U0335950

现代内科常见病诊疗思维

XIANDAI NEIKE CHANGJIANBING ZHENLIAO SIWEI

主编　刘一柱　刘伟霞　李　杰　孙中坤
杨艳涛　孙芹利　李斌华

黑龙江科学技术出版社

图书在版编目(CIP)数据

现代内科常见病诊疗思维 / 刘一柱等主编. -- 哈尔滨：黑龙江科学技术出版社，2021.9
ISBN 978-7-5719-1162-1

Ⅰ．①现… Ⅱ．①刘… Ⅲ．①内科－常见病－诊疗 Ⅳ．①R5

中国版本图书馆CIP数据核字（2021）第202226号

现代内科常见病诊疗思维
XIANDAI NEIKE CHANGJIANBING ZHENLIAO SIWEI

主　　编	刘一柱　刘伟霞　李　杰　孙中坤　杨艳涛　孙芹利　李斌华
责任编辑	项力福
封面设计	宗　宁
出　　版	黑龙江科学技术出版社
	地址：哈尔滨市南岗区公安街70-2号　邮编：150007
	电话：（0451）53642106　传真：（0451）53642143
	网址：www.lkcbs.cn
发　　行	全国新华书店
印　　刷	山东麦德森文化传媒有限公司
开　　本	787 mm×1092 mm　1/16
印　　张	33.25
字　　数	1064千字
版　　次	2021年9月第1版
印　　次	2021年9月第1次印刷
书　　号	ISBN 978-7-5719-1162-1
定　　价	268.00元

编委会

FOREWORD · 前 言

内科疾病病种繁多，病因复杂，病程长短不一，病情轻重不等；甚至某些疾病诊断困难，检查项目多，病情易反复发作、迁延不愈。由此导致内科患者有多重复杂的心理情绪，压抑、焦虑、急躁严重影响了患者的康复。中国工程院院士、复旦大学附属中山医院内科教授陈灏珠表示，医师要以患者为中心，而在此模式的基础上，内科医师掌握基于询证医学的临床诊断和治疗技术，从多元化信息资源途径获取询证医学证据，培养临床思维，掌握医学科学思维，有利于对内科疾病迅速作出判断，使患者及时得到正确治疗，预防疾病复发，缓解患者不良情绪，加速患者康复。因此，我们特编写了《现代内科常见病诊疗思维》一书。

本书详细介绍了常见内科疾病的最新诊断方法和诊断措施，并对现代治疗方法、治疗技术和治疗措施进行详细阐述。本书先简要介绍了内科学绪论；接着叙述了内科疾病常见症状与体征、内科疾病常用治疗技术；然后详细阐述了神经内科、呼吸内科、消化内科、肾内科等临床科室常见病的诊疗思维，以及消化内科疾病的护理。本书内容丰富，语言精练，理论与实践紧密结合，并融入了当前国内外临床内科学发展的新理论、新方法和新技术。

本书参编人员在编写时整合了多年的临床实践经验，综合了各领域的最新动态，我们真诚希望本书能为临床内科医护人员带来实实在在的帮助。鉴于时间仓促，编者编写经验有限，书中不完美之处，敬请各位读者批评指正。

《现代内科常见病诊疗思维》编委会

2021 年 6 月

目 录 ·········· CONTENTS

第一章 绪 论

第一节 现代内科学的发展

一、疾病谱演变

20 世纪上半叶之前,威胁人类生命的最主要疾病是传染性疾病。历史上曾出现多次鼠疫、霍乱等急性重大传染病大流行,其传染性强、流行面广、迅速致命的特点曾造成亿万人死亡。慢性传染病如疟疾、结核等也给人类造成了持续、巨大的生命和财产损失。因此,早期内科学面临的是以传染性疾病占主要地位的疾病模式。随着医学的不断进步,针对传染病的预防和治疗手段层出不穷,各种疫苗、抗生素以及化学药物的出现使大部分传染病得到了控制甚至于 1979 年宣布天花在全球范围内被消灭。虽然传染病在一定程度上得到了有效防控,但新的全球健康问题随之而来,那就是与社会和自然环境变迁、人类寿命延长、生活水平提高、不良生活方式泛滥以及心理行为密切相关的心脑血管疾病、恶性肿瘤以及其他慢性病。世界卫生组织(WHO)公布的数据显示,2012 年全世界估计 5 600 万人死亡,其中 68% 由非传染性疾病导致,比 2000 年的 60% 升高了 8%,四类主要非传染性疾病分别为心血管疾病、肿瘤、糖尿病以及慢性肺部疾病;从具体病种来看,目前全球范围造成死亡的三大最主要疾病依次是缺血性心脏病、脑卒中以及慢性阻塞性肺疾病。因此,与慢性非传染性疾病的斗争成为当前医学以及内科学的首要任务。

然而,近十余年先后有严重急性呼吸综合征(severe acute respiratory syndrome,SARS)、人感染禽流感、埃博拉病毒、寨卡病毒等在全球或者局部地区暴发流行,艾滋病、结核病等仍然位列当前全球致死主要病因之列,这都给我们的卫生工作敲响警钟:尽管全球疾病谱已转变为慢性非传染性疾病占主要地位,但是对传染性疾病的防控工作仍不能放松,而且还要不断加强。面对这些挑战,内科学任重而道远。

二、医学模式的变迁

医学模式是医学发展和实践活动中逐渐形成的观察和处理医学领域相关问题的基本思想和基本方法,是人们看待和研究医学问题时所遵循的总的原则,反映了特定时期人们认识健康和疾病及其相互关系的哲学观点,影响着这一时期整体医学工作的思维和行为方式。伴随科技文化的不断发展以及疾病谱的演变,医学模式也发生了深刻变化。从远古时代到 20 世纪 70 年代以前,人类先后经历了神灵主义的医学模式、自然哲学的医学模式、机械论的医学模式以及生物医学模式。

生物医学模式极大促进了现代医学的发展,使人们对疾病的认识愈加深入,对疾病的预防和治疗更加有效。但是,这一模式本身的缺陷也不断暴露,尤其是"心身二元论"的观点使人们忽视了人的生理、心理以及诸多社会环境因素之间的关系和影响,致使诸多疾病仅从生物学角度难以解释,单纯依靠生物学手段也难以达到理想疗效。在此背景下,美国 George L.Engel 教授于1977 年在《科学》杂志撰文,评价了传统生物医学模式的局限性,提出应该用"生物-心理-社会医学模式"取代生物医学模式,标志着医学模式发展进入新纪元。在生物-心理-社会医学模式中看待健康与疾病问题,既要考虑患者自身的生物学特性,还要充分考虑有关的心理因素及社会环境的影响;医疗工作从以疾病为主导转变为以健康为主导,从以医疗机构为基础转变为以社会为基础,从主要依靠医护人员和医学科技转变为需要全社会、多学科共同参与;卫生保健不仅面向个体更要面向群体,疾病防治的重点不仅是躯体疾病,也要重视与心理、社会和环境因素密切相关的疾病。新的医学模式的提出和建立使医疗工作发生了从局部到全身、从个体到群体、从医病到医人、从生物医学到生物-心理-社会整体医学的跨越,这对包括内科学在内的整个医学领域的发展都具有重要的理论和指导意义。

内科学作为医学的重要部分,临床工作中已经充分展现了生物-心理-社会医学模式的影响。例如,部分心血管病患者可能容易合并精神心理方面的问题,应激、焦虑等又会增加心血管事件的发生,因此在对待心血管病患者时,除了检查患者的心脏,还要注意了解其心理。消化性溃疡的发生也被认为与心理和社会因素密切相关,在临床药物治疗的基础上辅以适当的心理疏导和社会支持,可能取得更好的疗效。我们处在科学、技术、思想不断变革的时代,可以预见,未来的医学模式也不会一成不变,医师应该始终保持发展的眼光,并不断探寻每一个时期最合适的医学模式。

三、生命科学、临床流行病学的发展对内科学的促进作用

在过去的数十年,得益于生命科学的飞跃以及临床流行病学的创立、发展,我们对人类自身生命本质的认识,对疾病发生、发展规律的理解,对疾病预防、诊断和治疗手段的探索,都在不断进步。

基础医学研究的进步使越来越多内科疾病的病因和发病机制得到阐明,进而丰富了治疗手段。例如,心脏重构和神经内分泌系统不适当激活机制的发现使人们对心力衰竭的认识不止停留在血流动力学异常的层面,进而大大促进了血管紧张素转化酶抑制剂、β受体阻滞剂等药物在心力衰竭中的应用,使射血分数降低的心力衰竭患者的预后得到了一定程度的改善;幽门螺杆菌与消化性溃疡关系的阐明也是内科疾病病因与机制研究取得突破的典型案例,根除幽门螺杆菌也成为当下消化性溃疡治疗方案的重点;分子生物学的发展也使对异常血红蛋白病的认识从过去的遗传病发展到现在的血红蛋白分子病,同时也使血红蛋白病的产前和基因诊断得以在临床实施。

在内科疾病诊断技术的发展中,细胞和分子生物学扮演了重要角色。高效液相层析、放射免疫和免疫放射测量、酶学检查技术、酶联免疫吸附测定、聚合酶链反应、生物芯片等技术的建立,使测定体液或组织中的微量物质、免疫抗体、微生物 DNA 或 RNA 等成为可能,大大提高了疾病诊断的敏感度和特异度。例如,高敏肌钙蛋白的测定使急性心肌梗死的诊断时间大大缩短,血乙

型肝炎病毒 DNA 载量的测定为慢性乙型肝炎的治疗提供了重要参考等。医学、生命科学与物理学、化学、数学、机械工程等多学科交叉研究促成了多排螺旋计算断层扫描(CT)、磁共振成像(MRI)、正电子发射断层成像(positron emission tomography,PET)等辅助检查技术的开发和应用,使疾病的影像诊断条件发生了翻天覆地的改变,尤其是 PET 及正电子发射计算机体层显像(PET-CT)的问世,使肿瘤性疾病和部分心脑血管疾病在解剖和功能层面得到早期、快速、全面、准确的诊断,具有重大的临床意义。在细胞分子水平上针对致癌位点(特定蛋白或基因)设计的分子靶向治疗使肿瘤化学药物治疗(简称化疗)具有了更强的针对性和更好的效果,反映了肿瘤治疗理念的根本性转变,开创了肿瘤药物治疗的新局面,在内科药物治疗史上具有划时代的意义。新近问世的 CRISPR-Cas9 基因编辑技术不但对生命科学研究中各种动物模型的构建提供了极大便利,而且医师和科学家也开始尝试将这种最新的技术应用到人类疾病的诊治中。

启动于 1990 年、由多国科学家合作开展、被誉为生命科学"登月计划"的人类基因组计划(human genome project,HGP)是一项里程碑式的工作。通过长达 13 年的探索,HGP 测序了人类基因组三十亿碱基对,为探索生命奥秘迈出了重要一步。借助 HGP 的成果,我们可以了解基因如何在决定人类生长、发育、衰老、患病中发挥作用,从基因水平发现或者更深入认识一批遗传性疾病或与遗传有关的疾病,使基因诊断、基因治疗以及基于基因组信息的疾病识别、人群预防、危险因素干预等成为现实。作为 DNA 双螺旋结构提出者(之一)以及 HGP 主要领导者的 James D.Watson 教授于 2015 年在《自然》杂志撰文回顾 HGP 以及大生物学过去的 25 年,认为 HGP 不仅大力推动了生物医学研究的发展,还开启了科学探索的新途径,HGP 迄今仍在不断启发新的大规模医学与生命科学项目的探索,来源于 HGP 的六条重要经验在其中起到了重要作用,这些经验包括:通力合作、数据分享最大化、有计划地分析数据、优先发展技术、追踪研究进展带来的社会影响、大胆而灵活。这些经验对于当下我们内科学相关研究的开展同样值得借鉴。

与生命科学类似,临床流行病学的建立和发展也极大改变了内科学的面貌。临床流行病学于 20 世纪 70 年代开始兴起,是建立在临床医学基础上的一门关于临床研究的设计、测量和评价的方法学,以患病群体为研究对象,将流行病学、统计学、临床经济学以及医学社会学的原理和方法结合在一起探索疾病的病因、诊断、治疗和预后的规律。临床流行病学的发展反映了当代医学模式的转变,也促进了临床决策的科学化。医疗活动是一个不断决策的过程。既往医师决策主要依靠个人经验,但是经验决策的局限在于容易以偏概全和过于主观。例如,心脏科医师曾经一直认为 β 受体阻滞剂具有负性肌力作用而将其禁用于慢性心力衰竭的治疗,这种片面的认识直到 20 世纪 90 年代末三个经典的临床试验结果相继公布才被扭转,因为这三项大规模的研究一致证实 β 受体阻滞剂能够降低慢性心力衰竭患者的死亡率。这看似有悖常理的结论改变了慢性心力衰竭治疗的历史,β 受体阻滞剂作为能够明确改善心力衰竭患者预后的药物被写入国内外指南,成为以临床流行病学和循证医学为基础的"科学决策"代替"经验决策"的经典案例。所谓科学的临床决策,就是为了解决临床诊疗过程中遇到的各种问题,根据国内外医学科学的最新进展,在充分评价不同诊断或治疗方案的风险和收益之后做出对患者相对获益更多的选择。这其中蕴含了循证医学的概念。21 世纪的临床医学被认为是循证医学的时代,"任何医疗干预都应建立在新近最佳科学研究结果的基础上"这一核心思想已经深入人心,各种指南文件在疾病的诊疗中开始发挥巨大作用。需要注意的是,在临床实践中医师的个人经验并非不再重要,而是要与科学证据结合起来以使患者得到最佳的诊治。

四、微创、介入理念和技术为内科学带来的变革

内科学发展至今,已经不再是单纯依靠药物的传统学科,介入技术、内镜技术等掀开了"微创内科学"崭新的一页,其以创伤小、疗效好、风险低、康复快等优点,快速发展为与药物治疗、外科手术并驾齐驱的三大治疗手段之一,越来越多的内科疾病在微创手段的干预下得到了理想的诊断和治疗。心血管内科是成功运用微创介入诊疗技术的典范。1929 年德国 Werner Forssmann 医师在 X 线透视下通过自己的肘部静脉亲手成功将导管置入右心房,从此拉开了介入心脏病学时代的序幕,他也因为这一创举荣获 1956 年诺贝尔生理学与医学奖。之后,介入心脏病学蓬勃发展:1977 年进行了世界首例经皮冠状动脉成形术,1986 年开展了世界首例冠状动脉支架植入术,2002 年药物洗脱支架应用于临床,2006 年完全可降解支架问世;此外,心律失常射频消融术、心脏起搏器植入术、先天性心脏病介入封堵术也都已广泛开展。当下,心脏介入治疗已经进入了后冠脉介入时代,新的技术不断涌现,包括经皮心脏瓣膜介入治疗、经皮左心耳封堵术、经皮左心室重建术、经皮肾动脉交感神经消融术等。心血管微创介入技术的发展解决了诸多既往单靠药物难以解决的临床问题,甚至某些外科认为的手术禁区,如今也可以尝试利用内科介入技术使难题迎刃而解。

此外,呼吸内科、消化内科等也都已经广泛开展微创诊疗。例如,纤维支气管镜在呼吸系统领域的应用已不再限于肺癌的诊断,在肺部感染、肺不张、弥漫性肺疾病及呼吸急诊中也得到广泛应用;支气管内超声将支气管镜与超声系统相结合弥补了肉眼的不足。消化内科内镜技术飞速发展,经历了硬式内镜、纤维内镜到目前的电子内镜三个阶段,在消化系统疾病的诊治中发挥了重要作用。微创介入理念和技术的兴起、发展是现代内科学变革的一个缩影,可以预见未来这仍将是内科学发展的重要方向。

(周伟伟)

第二节　内科学机遇和挑战

一、转化医学、整合医学的兴起给内科学带来新的机遇

过去半个多世纪,生命科学发展迅速,解答了人类关于自身的诸多不解,政府在政策和经济上的鼓励和资助在其中起到了重要的支撑作用。20 世纪末,美国国立卫生研究院每年支出的研究经费就高达 200 多亿美元。但是,生命科学和基础医学的飞跃,与疾病得到解决之间仍然存在巨大的沟壑,如何将实验室中尖端的科研成果转变为临床上疾病诊治的工具,成为新时期医师和科学家需要着重研究的问题。在这个背景下,转化医学的概念应运而生。转化医学并不是狭义的单一学科,而是一种理念、一个平台,重点在于从临床到实验室、再从实验室到临床,强调实验室科研成果的临床转化,联合基础医学研究者、医师、企业甚至政府,利用来源于临床的问题促进实验室更深入全面解析疾病,并进一步帮助实验室研究成果转化为临床应用的产品与技术,最终目的是促进基础研究、提高医疗水平、解决健康问题。药物研发、分子诊断、医疗器械、生物标志物、样本库等都属于转化医学的范畴。尽管转化医学的概念近十几年才提出,但是转化医学的思

想和行为由来已久。例如,从 20 世纪 20 年代加拿大 Frederick Grant Banting 教授发现胰岛素,到 50 年代英国 Frederick Sanger 教授确定了胰岛素的完整氨基酸序列结构,到 60 年代我国科学家在世界上首次人工合成牛胰岛素,再到当前多种胰岛素制剂在临床糖尿病治疗上的广泛应用,胰岛素近百年的发展史其实也是践行转化医学的一个缩影。在坚持医学基础研究的同时,注重研究成果的临床转化,这是对新时期医学以及内科学的要求,同时也带来了学科发展的新机遇。

当前医学处在专科化的时期,内科学、外科学等都细化成诸多专科。专科化使疾病的诊疗越来越精细,但是也带来很多局限性,医师往往只看到"病",不能看到"人";只关注某一个器官,忽视了人的整体性。古人云"天下大势,分久必合,合久必分",在内科学的实践中,我们也应该重视"分中有合、合中有分",使专科化与整体性和谐并存,这也是整体整合医学(holistic integrative medicine,简称整合医学)的观点。整合医学指在理念上实现医学整体和局部的统一,在策略上以患者为核心,在实践上将各种防治手段有机融合。它将医学各领域最先进的知识理论和临床各专科最有效的实践经验有机结合,并根据社会、环境、心理等因素进行调整,使之成为更加适合人体健康和疾病防治的新的医学体系。医学模式由最初的神灵主义变迁为今天的生物-心理-社会医学模式,经历的其实也是"整体-局部-整体"的过程,整合医学也是新的医学模式的要求。内科学的临床实践也需要整合医学思想的指导,不但实现内科学各专科之间相互交流、协作诊治,还要注重与外科、心理医学科等其他学科的沟通合作。目前很多医院已经在开展的多学科综合诊疗的模式(multi-disciplinary team,MDT)其实也是顺应整合医学潮流而产生的新的工作模式。从广义上讲,整合医学强调的是整体观、整合观和医学观,要求的是将生物因素、社会环境因素、心理因素整合,将最先进的科学发现、科学证据与最有效的临床经验整合,将自然科学的思维方式与医学哲学的思考方式整合。具体地讲,是把数据证据还原成事实,把认识共识提升成经验,把技术艺术凝练成医术,然后在事实、经验、医术这个层面反复实践,实践出真知,最后不断形成新的医学知识体系。整合医学不是一种实体医学,而是一种认识论、方法学,通过整合医学可以不断形成或完善新的医学知识体系。由于自然在变,社会在变,医学对人体的认识在积累,人类对健康的需求在增加,所以整合医学或医学整合是一个永恒的主题。整合医学的兴起和发展对内科学提出了新的要求,也必将会促进内科学的发展。

二、信息化、大数据与精准医疗背景下的内科学

处在信息时代的今天,信息化、网络化、数字化已经渗透到医学的各个领域,使传统医学的理论、思想、方法和模式发生了极大转变,为医学的发展不断注入新的内容与活力。当下我们的日常医疗活动中到处都有网络和信息技术的身影,包括移动医疗、远程医疗、电子病历、医疗信息数据平台、智能可穿戴医疗产品、信息化服务等等,信息化、数字化武装下的医学和内科学的发展比以往任何一个历史阶段都迅速。同时不容忽视的是,在网络和信息技术的影响下内科学面临的挑战和机遇并存。我们应该注意到信息和技术资源享有的地域性差异导致的医疗资源分配不均和医疗质量参差不齐,注意到医学信息与网络环境的污染问题以及由虚假医学信息传播导致的社会问题,注意到网络化和信息化带来的医学伦理问题等。

互联网、云计算、超强生物传感器、基因测序等创造性技术喷涌而出,我们已不可避免地身处"大数据"时代。从人类文明萌芽到公元 2003 年,整个人类文明记录在案的数据量一共有 5EB。而今天,全世界两天就能产生 5EB 的新增数据。生物与医学领域可能是下一轮更大的数据海啸发

源地。例如,每位接受基因测序的人将产生约 2 400 亿字节的数据,截至 2011 年,已有 3 000～10 000人接受了完整 DNA 测序,随着测量费用的走低,愿意接受 DNA 测序的人群会飞速增长,随之基因数据库的容量将呈指数级增长。再如,越来越多的人佩戴可穿戴医疗设备,持续发送个体生理数据,他们通过移动终端互动、下达指令、发送照片、在线视频甚至预约诊疗,这些活动的同时产生了大量的数据。同时环境中也存在智慧网络,交通、气候、水、能源等被实时监测,并不断被上传至云数据端。这些来源多样、类型繁多、容量巨大、具有潜在价值的数据群称为"大数据"。大数据好似"未来的石油",不加以挖掘利用,则永远沉睡于地下,但如果掌握了有效技术对它们进行开发,大数据将变得价值连城。在医学的方方面面,包括临床研究分析、临床决策制订、疾病转归预测、个体化治疗、医疗质量管控等,大数据的分析和应用都将发挥巨大的作用。大数据时代医师的日常诊疗已伴随产生大量患者信息数据,如果与他们的基因组学和其他个人资料相结合,利用信息分析技术,完全可以产生具有相当价值的医学信息,甚至可以部分替代传统的医学研究模式。

与大数据相对应的是"精准医学计划"。大数据的特点是全部数据,而非随机取样;反映的是宏观大体方向,缺乏适当的微观精确度;庞大繁杂的数据之间更多的是相关关系,而不是科学研究中更喜欢的因果关系。在这种背景下,西方和我国都开始倡导实施精准医学计划,旨在大数据时代注重个体化医学研究,强调依据个人信息(例如基因信息)为肿瘤以及其他疾病患者制定个体医疗方案。狭义的精准医学指"按照基因匹配治疗方法",而广义的精准医学则可以认为是"集合现代科技手段与传统医学方法,科学认知人体功能和疾病本质,以最有效、最安全、最经济的医疗服务获取个体和社会健康效益最大化的新型医疗"。

精准医疗第一步是精准诊断。采集患者的个人情况、临床信息、生物样本,再通过基因测序、遗传学分析,进一步收集患者分子层面信息。除了传统的 DNA、RNA、染色体检测,目前还不断出现新型基因组学标志物,包括表达谱、小 RNA、表观遗传修饰、全基因组 DNA 序列、全外显子组 DNA 序列、蛋白质组、代谢组检测等。这些标志物深入不同维度,反映不同层面组学信息,帮助科研人员和临床医师更全面、深入、精确定位疾病的组学缺陷。第二步是精准治疗。对患者所有信息进行整合并分析,制定符合个体的治疗方案。尤其在分子层面,针对疾病的基因突变靶标,给予针对性治疗药物进行"精确打击"。精准医疗,在一定程度上可以理解为更为精确的个体化治疗,其在内科学的各个专业领域都是适合的,例如肿瘤性疾病的基因诊断和靶向治疗,心血管疾病患者抗栓治疗前相关基因检测以及针对性选择药物等。虽然精准医学概念提出的时间并不长,但是国家已经在政策层面给予了高度重视和支持,以此为契机,内科学各学科可以探索适合自身的精准之路,在大数据时代做到有的放矢,为个体化的患者带来个体化的诊治策略与受益。

(周伟伟)

第二章　常见症状与体征

第一节　眩　晕

眩晕实际上是一种运动幻觉(幻动),发作时患者感到外界旋转而自身不动,或感环境静止而自身旋转,或两者并存,除旋转外有时则为身体来回摆动、上升下降、地面高低不平、走路晃动。多为阵发性,短暂,但也有持续数周数月。除轻症外,通常均伴程度不等的恶心、呕吐、面色苍白、出汗、眼震、步态不稳,甚至不能坐立,严重时患者卧床不动,头稍转动症状加重。

一、病因

(一)外源性前庭障碍

前庭神经系统(自内耳至脑干前庭神经核、小脑、大脑额叶)以外的病变或环境影响所致。

1.全身性疾病

心脏病如充血性心力衰竭、心肌梗死、心律不齐、主动脉瓣狭窄、病态窦房结综合征等,高血压和低血压尤其是直立性低血压、颈动脉窦综合征,血管病如脉管炎、主动脉弓综合征,代谢病如糖尿病、低血糖,内分泌病如甲状腺及甲状旁腺功能不足、肾上腺皮质功能低下,月经、妊娠、绝经期或更年期等,以及贫血、真性红细胞增多症等。

2.药物中毒

耳毒性抗生素如链霉素、卡那霉素、庆大霉素等,其他如酒精、一氧化碳、铅、奎宁、水杨酸钠、苯妥英钠、卡马西平、镇静剂、三环类抗抑郁药等。

3.病灶感染

鼻窦炎、慢性咽炎、龋齿、耳带状疱疹等。

4.晕动病

晕船、晕车、晕飞机。

5.精神病

焦虑症、癔症、精神分裂症。

(二)周围性前庭障碍

即前庭周围性、迷路性或耳源性眩晕,引起眩晕的直接病因在周围性前庭神经系统本身(半规管、椭圆囊、圆囊、前庭神经节、前庭神经)。

1.梅尼埃病

其或称膜迷路积水,主要有三大症状:眩晕、耳鸣、耳聋。多起病于中年,男女发生率相等,影响内耳耳蜗及前庭系统,多为单侧,10%～20%为双侧。起病突然,先有耳鸣、耳聋,随后出现眩晕,持续数分钟至数小时,伴恶心、呕吐等,发作后疲劳、无力、嗜睡;眩晕消失后,耳鸣亦消失,听力恢复。急性期过后,一切如常,或有数小时、数天的平衡失调,间歇期长短不一。起初耳鸣、耳聋可完全消失,但反复发作后,耳鸣持续,听力亦不再恢复,无其他神经症状。间歇期体检,只有听力与前庭功能障碍,眼震为急性发作期的唯一体征,发作过后眼震消失。

2.前庭神经元炎

前庭神经元炎起病于呼吸道或胃肠道病毒感染之后,为突然发作的视物旋转,严重眩晕伴恶心、呕吐及共济失调,但无耳鸣或耳聋。患者保持绝对静卧,头部活动后眩晕加重,持续数日数周,消退很慢,急性期有眼震,慢相向病灶侧,一侧或双侧前庭功能减退,见于青年,有时呈流行性。

3.位置性眩晕

其特点是患者转头至某一位置时出现眩晕,20～30秒后消失,伴恶心、呕吐、苍白,几乎都与位置有关,绝对不会自发,不论头和身体活动的快慢,仰卧时转头或站立时头后仰均能引起发作,听力及前庭功能正常,其症状与伴发的眼震可在位置试验时重现。

大多数位置性眩晕的病变在末梢器官,如圆囊自发变性、迷路震荡、中耳炎、镫骨手术后、前庭动脉闭塞等(位置试验时有一过性眼球震颤,易疲劳,而眩晕较重),故称良性阵发性位置性眩晕。部分位置性眩晕病变在中枢,如听神经、小脑、第四脑室及颞叶肿瘤、多发性硬化、后颅凹蛛网膜炎、脑脊液压力增高等。当头保持某一特定的位置时,眼震持续,但眩晕不明显。

4.迷路炎

迷路炎为中耳炎的并发症,按病情轻重可分为迷路周围炎、浆液性迷路炎和化脓性迷路炎三种,均有不同程度的眩晕。

5.流行性眩晕

在一段时期内,眩晕患者明显增加。其特点为起病突然,眩晕甚为严重,无耳蜗症状,痊愈后很少再发,以往无类似发作史。可能与病毒感染影响迷路之前庭部位有关。

(三)中枢性前庭障碍

即前庭中枢性眩晕,任何病变累及前庭径路与小脑和大脑颞叶皮层连接的结构都可表现眩晕。

1.颅内肿瘤

肿瘤直接破坏前庭结构,或当颅内压增高时干扰前庭神经元的血液供应均可产生眩晕。成人以胶质瘤、脑膜瘤和转移性肿瘤居多,这些肿瘤除有中枢性位置性眼震外可无其他体征。儿童应考虑髓母细胞瘤。第四脑室囊肿可产生阵发性眩晕伴恶心和呕吐,称 Bruns 征(改变头位时突然出现眩晕、头痛、呕吐,甚至意识丧失,颈肌紧张收缩呈强迫头位)。

听神经瘤最先出现耳鸣,听力减弱,常缓慢进行。眩晕不严重,多为平衡失调而非旋转感,无眼震,前庭功能减退或消失。当肿瘤自内听道扩展至脑桥小脑角时出现角膜反射消失,同侧颜面麻木;当前庭神经核受压时出现眼震;压迫小脑时可有同侧肢体共济失调;压迫舌咽、迷走神经时则有声嘶、吞咽困难、同侧软腭瘫痪,视盘水肿,面瘫常为晚期症状。

2.脑血管病

(1)小脑后下动脉闭塞:引起延髓背外侧部梗死,可出现眩晕、恶心、呕吐及眼震;病侧舌咽、迷走神经麻痹,表现饮水呛咳、吞咽困难、声音嘶哑、软腭麻痹及咽反射消失,病侧小脑性共济失调及 Horner 征,病侧面部和对侧之躯肢痛觉减退或消失(交叉性感觉障碍),称 Wallenberg 综合征,此征常见于椎动脉血栓形成。

(2)迷路卒中:内听动脉分为耳蜗支和前庭支,前庭支受累产生眩晕、恶心、呕吐、虚脱,若耳蜗支同时受累则有耳鸣、耳聋,如为耳蜗支单独梗死则出现突发性耳聋。

(3)椎-基底动脉缺血综合征:典型症状为发作性眩晕和复视,常伴眼震,有时恶心、呕吐,眩晕发作可能是半规管或脑干前庭神经核供血不全影响所致。常见轻偏瘫、偏瘫伴脑神经麻痹,临床表现视脑干损害的不同平面而定,多为一侧下运动神经元型脑神经瘫痪,对侧轻偏瘫,为脑干病变的特征。可有"猝倒发作",突然丧失全身肌张力而倒地,意识清楚,下部脑干或上部脊髓发作性缺血影响皮质脊髓束或网状结构功能所致。可有枕部搏动性痛,在发作时或梗死进展期还可见到下列症状:①同向偏盲(枕叶缺血或梗死)。②幻听、幻视(与颞叶病变有关)。③意识障碍,无动性缄默或昏迷。④轻偏瘫,伴颅神经障碍,辨距不良,共济失调,言语、吞咽困难(继发于脑干损害)。⑤ 位置性眼震。⑥核间性眼肌瘫痪。⑦感觉障碍。眩晕作为首发症状时可不伴神经症状。若一次发作无神经症状,反复发作也无小脑、脑干体征时,那么缺血性椎-基底动脉病的诊断就不能成立。

(4)锁骨下动脉盗血综合征:系指无名动脉或锁骨下动脉近端部分闭塞发生患侧椎动脉压力下降,血液反流以致产生椎-基底动脉供血不足症状。以眩晕和视力障碍最常见,其次为晕厥。患侧桡动脉搏动减弱,收缩压较对侧相差 2.67 kPa(20 mmHg)以上。锁骨下可听到血管杂音。

(5)小脑、脑干梗死或出血。

3.颞叶癫痫

眩晕较常见,前庭中枢在颞叶,该处刺激时产生眩晕先兆,或为唯一的发作形式,发作严重时有旋转感,恶心、呕吐时间短暂。听觉中枢亦在颞叶,故同时可有幻听,也有其他幻觉,如幻嗅等。除先兆外常有其他发作症状,如失神、凝视、梦样状态,并有咀嚼、吮唇等自动症及行为异常。此外,有似曾相识,不真实感,视物变大,恐惧、愤怒、忧愁等精神症状。约 2/3 患者有大发作。病因以继发于产伤、外伤、炎症、缺血最常见,其他如肿瘤、血管畸形、变性等。

4.头部外伤

颅底骨折,尤其颞骨横贯骨折,病情严重,昏迷醒后发现眩晕。多数外伤后眩晕并无颅底骨折,具体损害部位不明。无论有无骨折,临床多为头痛,头晕,平衡失调,转头时更明显。若有迷路或第八脑神经损害,则有自发性眩晕。若脑干损伤,则表现为瞳孔不等大,形状改变,光反应消失,复视,眼震,症状持续数周、数月甚至数年。有的颅脑伤患者,出现持久的头晕、头痛、神经过敏、性格改变等,则与躯体及精神因素有关,称脑外伤后综合征。

5.多发性硬化

眩晕作为最初出现的症状占 25%,而在所有病例的病程中可占 75%。耳鸣、耳聋少见。眼震呈水平或垂直型。核间性眼肌麻痹(眼球做水平运动时不能内收而外展正常),其他为肢体无力,感觉障碍,深反射亢进,有锥体束征及小脑损害体征等。以多灶性,反复发作,病情波动为特征,85% 的患者脑脊液中 IgG 指数升高,头颅 CT 或 MRI 有助于诊断。

6.颈源性眩晕

眩晕伴颈枕痛,此外最显著的症状是颈项强直,有压痛,大多由颈椎关节强硬症骨刺压迫通过横突孔的椎动脉所致。

7.眼性眩晕

眼肌瘫痪复视时可产生轻度眩晕;屈光不正,先天性视力障碍,青光眼,视网膜色素变性等也可产生眩晕。

8.其他

延髓空洞症、遗传性共济失调等。

二、诊断

(一)明确是否为眩晕

应着重询问患者病史:发作时情况,有无自身或外界旋转感,发作与头位及运动的关系,起病缓急,程度轻重,持久或短暂等。鼓励患者详细描述,避免笼统地用头昏二字概括病情。伴随症状,有无恶心、呕吐、苍白、出汗,有无耳鸣、耳聋、面部和肢体麻木无力、头痛、发热,过去病史中应特别注意耳流脓、颅脑伤、高血压、动脉硬化、应用特殊药物等。根据病史,首先明确是否眩晕,还是头重足轻、头昏眼花等一般性头昏。重度贫血、肺气肿咳嗽、久病后或者老年人突然由卧位或蹲位立起,以及神经症患者常诉头昏,正常人过分劳累也头昏,凡此等等,都不是真正眩晕,应加区别。

(二)区别周围性或中枢性眩晕

1.周围性(迷路性)眩晕

其特点是明的发作性旋转感,伴恶心、呕吐、面色苍白、出汗、血压下降,并有眼震、共济失调等,眩晕与伴发症状的严重性成正比。前庭神经核发出的纤维与迷走神经运动背核等有广泛联系,因此病变时可引起反射性内脏功能紊乱。多突然开始,症状严重,数分钟到数小时症状消失,很少超过数天或数周(因中枢神经有代偿作用),发作时出现眼震,水平型或细微旋转型,眼球转向无病变的一侧时眼震加重。严重发作时患者卧床,头不敢转动,常保持固定姿势。因病变同时侵犯耳蜗,故伴发耳鸣和耳聋。本型眩晕见于梅尼埃病、迷路炎、内耳外伤等。

2.中枢性(脑性)眩晕

无严重旋转感,多为持续不平衡感,如步态不稳。不伴恶心、呕吐及其他自主神经症状,可有自发性眼震,若有位置性眼震则方向多变且不固定,眼震的方向及特征多无助于区别中枢或周围性眩晕,但垂直型眼震提示脑干病变,眼震持续时间较长。此外,常有其他脑神经损害症状及长束征。耳鸣、耳聋少见,听力多正常,冷热水反应(变温)试验亦多正常。眩晕持续时间长,数周、数月,甚至数年。其见于椎-基底动脉缺血、脑干或后颅凹肿瘤、脑外伤、癫痫等。

(三)检查

全面体检,着重前庭功能及听力检查,诸如错定物位试验、闭目难立征、变温试验等,测两臂及立、卧位血压,尤其查有无位置性眼震(患者仰卧,头悬垂于检查台沿之外 30°,头摆向左侧或右侧,每改变位置时维持 60 秒)。正常时无眼震。周围性病变时产生的眩晕感与患者主诉相同,眼震不超过 15 秒;中枢性位置性眼震无潜伏期。

此外,应有针对性地选择各项辅助检查,如听神经瘤患者腰椎穿刺约 2/3 病例脑脊液蛋白增高。可摄 Towne 位、Stenver 位 X 线片、头颅 CT 或 MRI 等。怀疑"颈性眩晕"时可摄颈椎 X 线片。癫痫患者可做脑电图检查。经颅多普勒超声(TCD)可了解颅内血管病变及血液循环情况。眼震电图、脑干诱发电位检查有助于前庭系统眩晕的定位诊断。

(屈阳阳)

第二节 头 痛

狭义的头痛只是指颅顶部疼痛而言,广义的头痛可包括面、咽、颈部疼痛。对头痛的处理首先应找到产生头痛的原因。急性剧烈头痛与既往头痛无关,且以暴发起病或不断加重为特征者,提示有严重疾病存在,可带来不良后果。慢性或复发性头痛,成年累月久治不愈,多半属血管性或精神性头痛。临床上绝大部分患者是慢性或复发性头痛。

一、病因

(一)全身性疾病伴发的头痛

(1)高血压:头痛位于枕部或全头,跳痛性质,晨醒最重为高血压性头痛的特征,舒张压在17.33 kPa(130 mmHg)以上者较常见。

(2)肾上腺皮质功能亢进、原发性醛固酮增多症、嗜铬细胞瘤等,常引起持续性或发作性剧烈头痛,头痛与伴随儿茶酚胺释放时阵发性血压升高有关。

(3)颞动脉炎:50岁以上,女性居多,头痛剧烈,常突然发作,并呈持续跳动性,一般限于一侧颞部,常伴有皮肤感觉过敏;受累的颞动脉发硬增粗,如管壁病变严重,颞动脉搏动消失,常有触痛,头颅其他血管也可发生类似病变。其可怕的并发症是单眼或双眼失明。本病不少患者伴有原因不明的"风湿性肌肉-关节痛",可有夜汗、发热、血沉加速、白细胞计数增多。

(4)甲状腺功能减退或亢进。

(5)低血糖,当发生低血糖时通常有不同程度的头痛,尤其是儿童。

(6)慢性充血性心力衰竭、肺气肿。

(7)贫血和红细胞增多症。

(8)心脏瓣膜病变 如二尖瓣脱垂。

(9)传染性单核细胞增多症、亚急性细菌性心内膜炎、艾滋病所致的中枢神经系统感染或继发的概率性感染。

(10)头痛型癫痫:脑电图有癫痫样放电,抗癫痫治疗有效,多见于儿童的发作性剧烈头痛。

(11)绝经期头痛:头痛是妇女绝经期常见的症状,常伴有情绪不稳、心悸、失眠、周身不适等症状。

(12)变态反应性疾病引起的头痛常从额部开始,呈弥漫性,双侧或一侧,每次发作都是接触变应原后而发生,伴有过敏症状。头痛持续几小时甚至几天。

(13)急慢性中毒后头痛。①慢性铅、汞、苯中毒:其特点类似功能性头痛,多伴有头昏、眩晕、乏力、食欲减退、情绪不稳以及自主神经功能紊乱。慢性铅中毒可出现牙龈边缘蓝色铅线,慢性汞中毒可伴有口腔炎,牙龈边缘出现棕色汞线。慢性苯中毒伴有白细胞减少,血小板和红细胞计数也相继减少。②一氧化碳中毒。③有机磷农药中毒。④乙醇中毒,宿醉头痛是在大量饮酒后隔天早晨出现的持续性头痛,由于血管扩张所致。⑤颠茄碱类中毒,由于阿托品、东莨菪碱过量引起头痛。

(14)脑寄生虫病引起的头痛:如脑囊虫病通常是全头胀痛、跳痛,可伴恶心、呕吐,但无明显定位意义。脑室系统囊虫病头痛的显著特征为:由于头位改变突然出现剧烈头痛发作,呈强迫头位伴眩晕及喷射性呕吐,称为 Bruns 征。流行病学史可以协助诊断。

(二)五官疾病伴发的头痛

1.眼

(1)眼疲劳如隐斜、屈光不正尤其是未纠正的老视等。

(2)青光眼:眼深部疼痛,放射至前额。急性青光眼可有眼部剧烈疼痛,瞳孔常不对称,病侧角膜周围充血。

(3)视神经炎:除视物模糊外并有眼内、眼后或眼周疼痛,眼过分活动时产生疼痛,眼球有压痛。

2.耳、鼻、喉

(1)鼻源性头痛:系指鼻腔、鼻窦病变引起的头痛,多为前额深部头痛,呈钝痛和隐痛,无搏动性,上午痛较重,下午痛减轻,一般都有鼻病症状,如鼻塞、流脓涕等。

(2)鼻咽癌:除头痛外常有耳鼻症状如鼻衄、耳鸣、听力减退、鼻塞以及脑神经损害(第Ⅴ、第Ⅵ、第Ⅸ、第Ⅻ对神经较常见),及颈淋巴结转移等。

3.齿

(1)龋病或牙根炎感染可引起第 2、3 支三叉神经痛。

(2)Costen 综合征:即颞颌关节功能紊乱,患侧耳前疼痛,放射至颞、面或颈部,伴耳阻塞感。

(三)头面部神经痛

1.三叉神经痛

疼痛不超出三叉神经分布范围,常位于口-耳区(自下犬齿向后扩展至耳深部)或鼻-眶区(自鼻孔向上放射至眼眶内或外),疼痛剧烈,来去急骤,约数秒钟即过。可伴面肌抽搐,流涎流泪,结膜充血,发作常越来越频繁,间歇期正常。咀嚼、刷牙、说话、风吹颜面均可触发。须区别系原发性或症状性三叉神经痛,后者检查时往往有神经损害体征,如颜面感觉障碍、角膜反射消失、颞肌咬肌萎缩等。病因有小脑脑桥角病变、鼻咽癌侵蚀颅底等。

2.眶上神经痛

其位于一侧眼眶上部,眶上切迹处有持续性疼痛并有压痛,局部皮肤有感觉过敏或减退,常见于感冒后。

3.舌咽神经痛

累及舌咽神经和迷走神经的耳、咽支的感觉分布区域,疼痛剧烈并呈阵发性,但也可呈持续性,疼痛限于咽喉,或波及耳、腭甚至颈部,吞咽、伸舌均可促发。

4.枕神经痛

病变侵犯上颈神经感觉根或枕大神经或耳后神经,疼痛自枕部放射至头顶,也可放射至肩或同侧颞、额、眶后区域,疼痛剧烈,活动、咳嗽、喷嚏使疼痛加重,常为持续性痛,但可有阵发性痛,常有头皮感觉过敏,梳头时觉两侧头皮感觉不一样。病因不一,可见于受凉、感染、外伤、上颈椎类风湿病、寰枢椎畸形、Arnoid-Chiari 畸形(小脑扁桃体下疝畸形)、小脑或脊髓上部肿瘤。

5.其他

Tolosa-Hunt 综合征,带状疱疹性眼炎等。

(四)颈椎病伤引起的头痛

1.颈椎关节强硬及椎间盘病

头痛位于枕部或下枕部,多钝痛,单侧或双侧,严重时波及前额、眼或颞部,甚至同侧上臂,起初间歇发作,后呈持续性,多发生在早晨,颈转动以及咳嗽和用力时头痛加重。除由于颈神经根病变或脊髓受压引起者外神经体征少见,头和颈可呈异常姿势,颈活动受限,几乎总有枕下部压痛和肌痉挛,头顶加压可再现头痛。

2.类风湿关节炎和关节强硬性脊椎炎

枕骨下深部的间歇或持续疼痛,头前屈时成锐痛和刀割样痛,头后仰或固定于两手间可暂时缓解,疼痛可放射至颜面部或眼。

3.枕颈部病变

寰枢椎脱位、寰枢关节脱位、寰椎枕化及颅底压迹均可产生枕骨下疼痛,屈颈或向前弯腰促发疼痛,平卧时减轻。小脑扁桃体疝、枕大孔脑膜瘤、上颈部神经纤维瘤、室管膜瘤、转移性瘤可牵拉神经根而产生枕骨下疼痛,向额部放射。头颅和脊柱本身病变诸如骨髓瘤、转移瘤、骨髓炎、脊椎结核、变形性骨炎引起骨膜痛,并产生反射性肌痉挛。

4.颈部外伤后

头痛剧烈,有时枕部一侧较重,持续性,颈活动时加重,运动受限,颈肌痉挛。

（五）颅内疾病所致头痛

1.脑膜刺激性头痛

自发性蛛网膜下腔出血,起病突然,多为全头痛,扩展至头、颈后部,呈"裂开样"痛,常有颈项强直。脑炎、脑膜炎时也为全面性头痛,伴有发热及颈项强直,脑脊液检查有助诊断。

2.牵引性头痛

由于脑膜与血管或脑神经的移位或过牵引产生。见于颅内占位病变、颅内高压症和颅内低压症。各种颅内占位病变如硬膜下血肿、脑瘤、脑脓肿等均可产生头痛。脑瘤头痛,起初常是阵发性,早晨最剧,其后变为持续性,可并发呕吐。阻塞性脑积水引起颅内压增高,头痛为主要症状,用力、咳嗽、排便时头痛加重,常并发喷射性呕吐、脉缓、血压高、呼吸不规则、意识模糊、癫痫、视盘水肿等。颅内低压症见于腰穿后、颅脑损伤、脱水等,腰穿后头痛于48小时内出现,于卧位坐起或站立后发生头痛,伴恶心、呕吐,平卧后头痛缓解,腰穿压力在0.69 kPa以下,严重时无脑脊液流出,可伴有颈部僵直感。良性高颅压性头痛具有颅压增高的症状,急性或发作性全头痛,有呕吐、眼底视乳盘水肿,腰穿压力增高,头颅CT或MRI无异常。

（六）偏头痛

偏头痛可有遗传因素,以反复发作性头痛为特征,头痛程度、频度及持续时间可有很大差别,多为单侧,常有厌食、恶心和呕吐,有些病例伴有情绪障碍。又可分为以下几种。

1.有先兆的偏头痛

其占10%～20%,青春期发病,有家族史,劳累、情绪因素、月经期等易发。发作前常有先兆,如闪光、暗点、偏盲以及面、舌、肢体麻木等。继之以一侧或双侧头部剧烈搏动性跳痛或胀痛,多伴有恶心、呕吐、面色苍白、畏光或畏声。持续2～72小时恢复。间歇期自数天至十余年不等。

2.没有先兆的偏头痛

其最常见,无先兆或有不清楚的先兆,见于发作前数小时或数日,包括精神障碍、胃肠道症状和体液平衡变化,面色苍白、头昏、出汗、兴奋、局部或全身水肿则与典型偏头痛相同,头痛可双侧,持续时间较长,自十多小时至数日不等,随年龄增长头痛强度变轻。

3.眼肌瘫痪型偏头痛

其少见,头痛伴有动眼神经麻痹,常在持续性头痛3～5天后,头痛强度减轻时麻痹变得明显,睑下垂最常见。若发作频繁动眼神经偶可永久损害。颅内动脉瘤可引起单侧头痛和动眼神经麻痹。

4.基底偏头痛

其少见。见于年轻女性,与月经周期明显有关。先兆症状包括失明、意识障碍和各种脑干症状如眩晕、共济失调、构音障碍和感觉异常,历时 20～40 分钟,继之剧烈搏动性枕部头痛和呕吐。

5.偏瘫型偏头痛

其以出现偏瘫为特征,头痛消失后神经体征可保留一段时期。

(七)丛集性头痛

丛集性头痛为与偏头痛密切相关的单侧型头痛,男多于女,常在 30～60 岁起病,其特点是一连串紧密发作后间歇数月甚至数年。发作突然,强烈头痛位于面上部、眶周和前额,常在夜间发作,密集的短阵头痛每次15～90 分钟;有明显的并发症状,包括球结膜充血、流泪、鼻充血,约 20％患者同侧有 Horner 综合征(瞳孔缩小,但对光及调节反射正常,轻度上睑下垂,眼球内陷,患侧头面颈部无汗,颜面潮红,温度增高,系交感神经损害所致),发作通常持续 3～16 周。

(八)紧张型头痛

紧张型头痛包括发作性及慢性肌肉收缩性头痛或非肌肉收缩性痛(焦虑、抑郁)。患者叙述含糊的弥漫性钝痛和重压感、箍紧感,几乎总是双侧性。偏头痛的特征样单侧搏动性疼痛少见,无明显恶心、呕吐等伴随症状。慢性头痛可以持续数十年,导致焦虑、抑郁状态,失眠、噩梦、厌食、疲乏、便秘、体重减轻等。镇痛剂短时有效,但长期服用反而可能造成药物依赖性头痛,生物反馈是较好的治疗方法。

(九)脑外伤后头痛

脑外伤后头痛指外伤恢复期后的慢性头痛,主要起源于颅外因素,如头皮局部疤痕。可表现肌肉收缩性痛、偏头痛、功能性头痛。有时并发转头时眩晕、恶心、过敏和失眠。

二、诊断

(一)问诊

不少头痛病例的诊断(如偏头痛、精神性头痛等),主要是以病史为依据,特别要注意下列各点。

1.头痛的特点

(1)起病方式及病程 急、慢、长、短,发作性、持续性或在持续性基础上有发作性加重,注意发作时间长短及次数,以及头痛发作前后情况。

(2)头痛的性质及程度 压榨样痛、胀痛、钝痛、跳痛、闪电样痛、爆裂样痛、针刺样痛,加重或减轻因素,与体位的关系。

(3)头痛的部位 局部、弥散、固定、多变。

2.伴随症状

有无先兆(眼前闪光、黑矇、口唇麻木及偏身麻木、无力),恶心、呕吐、头昏、眩晕、出汗、排便,五官症状(眼痛、视力减退、畏光、流泪、流涕、鼻塞、鼻出血、耳鸣、耳聋)神经症状(抽搐、瘫痪、感觉障碍),精神症状(失眠、多梦、记忆力减退、注意力不集中、淡漠、忧郁等),以及发热等。

3.常见病因

有无外伤、感染、中毒或精神因素、肿瘤病史。

（二）系统和重点检查

在一般检查、神经检查及精神检查中应着重以下几点。

（1）体温、脉搏、呼吸、血压的测量。

（2）眼、耳、鼻、鼻窦、咽、齿、下颌关节有无病变,特别注意有无鼻咽癌迹象。

（3）头、颈部检查:注意有无强迫头位,颈椎活动幅度如何。观察体位改变(直立、平卧、转头)对头痛的影响。头颈部有无损伤、肿块、压痛、肌肉紧张、淋巴结肿大,有无血管怒张、发硬、杂音、搏动消失等。有无脑膜刺激征。

（4）神经检查:注意瞳孔大小、视力、视野,视盘有无水肿,头面部及肢体有无瘫痪和感觉障碍。

（三）分析方法

根据病史和体检的发现,对照前述病因分类中各种头痛的临床特点,进行细致考虑。一般而论,首先考虑是官能性还是器质性头痛。若属后者,分析是全身性疾病,还是颅内占位性病变或非占位性病变引起的头痛,或颅外涉及眼、耳、鼻、喉、齿部疾病和头面部神经痛性头痛。对一时诊断不清者,应严密观察,定期复查,切忌"头痛医头",以免误诊。

（四）选择辅助检查

根据前述设想,推断头痛患者可能的病因,依照拟诊,选做针对性的辅助检查,如怀疑蛛网膜下腔出血,可检查脑脊液;怀疑脑瘤,可行头颅 CT 或 MRI;怀疑颅内感染,可行脑电图检查。

（郝　强）

第三节　呼吸困难

正常人平静呼吸时,其呼吸运动无须费力,也不易察觉。呼吸困难尚无公认的明确定义,通常是指伴随呼吸运动所出现的主观不适感,如感到空气不足、呼吸费劲等。体格检查时可见患者用力呼吸,辅助呼吸肌参加呼吸运动,如张口抬肩,并可出现呼吸频率、深度和节律的改变。严重呼吸困难时,可出现鼻翼扇动、发绀,患者被迫采取端坐位。许多疾病可引起呼吸困难,如呼吸系统疾病、心血管疾病、神经肌肉疾病、肾脏疾病、内分泌疾病(包括妊娠)、血液系统疾病、类风湿疾病以及精神情绪改变等。正常人运动量大时也会出现呼吸困难。

一、呼吸困难的临床类型

（一）肺源性呼吸困难

肺源性呼吸困难的两个主要原因是肺或胸壁顺应性降低引起的限制性缺陷和气流阻力增加引起的阻塞性缺陷。限制性呼吸困难的患者(如肺纤维化或胸廓变形)在休息时可无呼吸困难,但当活动使肺通气接近其最大受限的呼吸能力时,就有明显的呼吸困难。阻塞性呼吸困难的患者(如阻塞性肺气肿或哮喘),即使在休息时,也可因努力增加通气而致呼吸困难,且呼吸费力而缓慢,尤其是在呼气时。尽管详细询问呼吸困难感觉的特性和类型有助于鉴别限制性和阻塞性呼吸困难,然而这些肺功能缺陷常是混合的,呼吸困难可显示出混合和过渡的特征。体格检查和肺功能测定可补充得之于病史的详细信息。体格检查有助于显示某些限制性呼吸困难的原因(如胸腔积液、气胸),肺气肿和哮喘的体征有助于确定其基础的阻塞性肺病的性质和严重程度。肺功能检查可提供限制性或气流阻塞存在的数据,可与正常值或同一患者不同时期的数据作比较。

(二)心源性呼吸困难

在心力衰竭早期,心排血量不能满足活动期间的代谢增加,因而组织和大脑酸中毒使呼吸运动大大增强,患者过度通气。各种反射因素,包括肺内牵张感受器,也可促成过度通气,患者气短,常伴有乏力、窒息感或胸骨压迫感。其特征是"劳力性呼吸困难",即在体力运动时发生或加重,休息或安静状态时缓解或减轻。

在心力衰竭后期,肺充血水肿,僵硬的肺脏通气量降低,通气用力增加。反射因素,特别是肺泡-毛细血管间隔内毛细血管旁感受器,有助于肺通气的过度增加。心力衰竭时,循环缓慢是主要原因,呼吸中枢酸中毒和低氧起重要作用。端坐呼吸是在患者卧位时发生的呼吸不舒畅,迫使患者取坐位。其原因是卧位时回流入左心的静脉血增加,而衰竭的左心不能承受这种增加的前负荷,其次是卧位时呼吸用力增加。端坐呼吸有时发生于其他心血管疾病,如心包积液。急性左心功能不全,患者常表现为阵发性呼吸困难。其特点是多在夜间熟睡时,因呼吸困难而突然憋醒,胸部有压迫感,被迫坐起,用力呼吸。轻者短时间后症状消失,称为夜间阵发性呼吸困难。病情严重者,除端坐呼吸外,尚可有冷汗、发绀、咳嗽、咳粉红色泡沫样痰,心率加快,两肺出现哮鸣音、湿啰音,称为心源性哮喘。其是由于各种心脏病发生急性左心功能不全,导致急性肺水肿所致。

(三)中毒性呼吸困难

糖尿病酸中毒产生一种特殊的深大呼吸类型,然而,由于呼吸能力储存完好,故患者很少主诉呼吸困难。尿毒症患者由于酸中毒、心力衰竭、肺水肿和贫血联合作用造成严重气喘,患者可主诉呼吸困难。急性感染时呼吸加快,是由于体温增高及血中毒性代谢产物刺激呼吸中枢引起的。吗啡、巴比妥类药物急性中毒时,呼吸中枢受抑制,使呼吸缓慢,严重时出现潮式呼吸或间停呼吸。

(四)血源性呼吸困难

由于红细胞携氧量减少,血含氧量减低,引起呼吸加快,常伴有心率加快。发生于大出血时的急性呼吸困难是一个需立即输血的严重指征。呼吸困难也可发生于慢性贫血,除非极度贫血,否则呼吸困难仅发生于活动期间。

(五)中枢性呼吸困难

颅脑疾病或损伤时,呼吸中枢受到压迫或供血减少,功能降低,可出现呼吸频率和节律的改变。如病损位于间脑及中脑上部时出现潮式呼吸;中脑下部与脑桥上部受累时出现深快均匀的中枢型呼吸;脑桥下部与延髓上部病损时出现间停呼吸;累及延髓时出现缓慢不规则的延髓型呼吸,这是中枢呼吸功能不全的晚期表现;叹气样呼吸或抽泣样呼吸常为呼吸停止的先兆。

(六)精神性呼吸困难

癔症时,其呼吸困难主要特征为呼吸浅表频速,患者常因过度通气而发生胸痛、呼吸性碱中毒。易出现手足搐搦症。

二、呼吸困难的诊断思维

根据呼吸困难多种多样的临床表现可引导出对某些疾病的诊断思维。以下可供参考。

（一）呼吸频率

每分钟呼吸超过 24 次称为呼吸频率加快，见于呼吸系统疾病、心血管疾病、贫血、发热等。每分钟呼吸少于 10 次称为呼吸频率减慢，是呼吸中枢受抑制的表现，见于麻醉安眠药物中毒、颅内压增高、尿毒症、肝性脑病等。

（二）呼吸深度

呼吸加深见于糖尿病及尿毒症酸中毒，呼吸变浅见于肺气肿、呼吸肌麻痹及镇静剂过量。

（三）呼吸节律

潮式呼吸和间停呼吸见于中枢神经系统疾病和脑部血液循环障碍如颅内压增高、脑炎、脑膜炎、颅脑损伤、尿毒症、糖尿病昏迷、心力衰竭、高山病等。

（四）年龄性别

儿童呼吸困难应多注意呼吸道异物、先天性疾病、急性感染等，青壮年则应想到胸膜疾病、风湿性心脏病、结核，老年人应多考虑冠心病、肺气肿、肿瘤等。癔症性呼吸困难较多见于年轻女性。

（五）呼吸时限

吸气性呼吸困难多见于上呼吸道不完全阻塞如异物、喉水肿、喉癌等，也见于肺顺应性降低的疾病如肺间质纤维化、广泛炎症、肺水肿等。呼气性呼吸困难多见于下呼吸道不完全阻塞，如慢性支气管炎、支气管哮喘、肺气肿等。大量胸腔积液、大量气胸、呼吸肌麻痹、胸廓限制性疾病则呼气、吸气均感困难。

（六）起病缓急

呼吸困难缓起者包括心肺慢性疾病，如肺结核、肺尘埃沉着病、肺气肿、肺肿瘤、肺纤维化、冠心病、先心病等。呼吸困难发生较急者有肺水肿、肺不张、呼吸系统急性感染、迅速增长的大量胸腔积液等。突然发生严重呼吸困难者有呼吸道异物、张力性气胸、大块肺梗死、成人呼吸窘迫综合征等。

（七）患者姿势

端坐呼吸见于充血性心力衰竭患者，一侧大量胸腔积液患者常喜卧向患侧，重度肺气肿患者常静坐而缓缓吹气，心肌梗死患者常叩胸作痛苦貌。

（八）劳力活动

劳力性呼吸困难是左心衰竭的早期症状，肺尘埃沉着症、肺气肿、肺间质纤维化、先天性心脏病往往也以劳力性呼吸困难为早期表现。

（九）职业环境

接触各类粉尘的职业是诊断肺尘埃沉着病的基础；饲鸽者、种蘑菇者发生呼吸困难时应考虑外源性过敏性肺泡炎。

（十）伴随症状

伴咳嗽、发热者考虑支气管-肺部感染，伴神经系统症状者注意脑及脑膜疾病或转移性肿瘤，伴何纳综合征者考虑肺尖瘤，伴上腔静脉综合征者考虑纵隔肿块，触及颈部皮下气肿时立即想到纵隔气肿。

（陈乐生）

第四节　胸　　痛

胸痛主要由胸部疾病引起,少数由其他部位的病变所致,心血管系统疾病是胸痛的常见原因,但其他部位的疾病亦可引起胸痛症状,如肝脓肿等。因痛阈个体差异性大,胸痛的程度与原发疾病的病情轻重并不完全一致。

一、病因

(一)胸壁疾病

肋软骨炎、带状疱疹、流行性肌炎、颈胸椎疾病、胸部外伤、肋间神经痛和肋骨转移瘤。

(二)呼吸系统疾病

胸膜炎、肺炎、支气管肺癌和气胸。

(三)纵隔疾病

急性纵隔炎、纵隔肿瘤、纵隔气肿。

(四)心血管疾病

心绞痛、心肌梗死、心包炎、胸主动脉瘤、肺栓塞和夹层动脉瘤等。

(五)消化系统疾病

食管炎、胃十二指肠溃疡、胆囊炎、胰腺炎等。

(六)膈肌疾病

膈疝、膈下脓肿。

(七)其他

骨髓瘤、白血病胸骨浸润、心脏神经官能症等。

二、临床表现

(一)发病年龄

青壮年胸痛,应注意结核性胸膜炎、自发性气胸、心肌炎、心肌病、风湿性心瓣膜病;年龄在40岁以上患者还应注意心绞痛、心肌梗死与肺癌。

(二)胸痛部位

(1)局部有压痛,炎症性疾病,尚伴有局部红、肿、热表现。

(2)带状疱疹是成簇水疱沿一侧肋间神经分布伴剧痛,疱疹不越过体表中线。

(3)非化脓性肋骨软骨炎多侵犯第1~2肋软骨,对称或非对称性,呈单个或多个肿胀隆起,局部皮色正常,有压痛,咳嗽、深呼吸或上肢大幅度活动时疼痛加重。

(4)食管及纵隔病变,胸痛多位于胸骨后,进食或吞咽时加重。

(5)心绞痛和心肌梗死的疼痛多在心前区与胸骨后或剑突下,疼痛常放射至左肩、左臂内侧,达环指与小指,亦可放射于左颈与面颊部,患者误认为牙痛。

(6)夹层动脉瘤疼痛位于胸背部,向下放射至下腹、腰部及两侧腹股沟和下肢。

(7)自发性气胸、胸膜炎和肺梗死的胸痛多位于患侧腋前线与腋中线附近,后二者如累及肺底、膈胸膜,则疼痛也可放射于同侧肩部。肺尖部肺癌(肺上沟癌、Pancoast 癌)以肩部、腋下痛为主,疼痛向上肢内侧放射。

（三）胸痛性质

(1)带状疱疹呈刀割样痛或灼痛,剧烈难忍。

(2)食管炎则为烧灼痛。

(3)心绞痛呈绞窄性并有重压窒息感。

(4)心肌梗死则疼痛更为剧烈并有恐惧、濒死感。

(5)纤维素性胸膜炎常呈尖锐刺痛或撕裂痛。

(6)肺癌常为胸部闷痛,而 Pancoast 癌则呈火灼样痛,夜间尤甚。

(7)夹层动脉瘤为突然发生胸背部难忍撕裂样剧痛。

(8)肺梗死亦为突然剧烈刺痛或绞痛。常伴呼吸困难及发绀。

（四）持续时间

(1)平滑肌痉挛或血管狭窄缺血所致疼痛为阵发性。

(2)炎症、肿瘤、栓塞或梗死所致疼痛呈持续性。如心绞痛发作时间短暂,而心肌梗死疼痛持续时间很长且不易缓解。

（五）影响胸痛因素

影响胸痛因素包括诱因、加重与缓解。劳累、体力活动、精神紧张可诱发心绞痛发作,休息、含服硝酸甘油或硝酸异山梨酯,可使心绞痛缓解,而对心肌梗死疼痛则无效。胸膜炎和心包炎的胸痛则可因深呼吸和咳嗽而加剧。反流性食管炎的胸骨后灼痛,饱餐后出现,仰卧或俯卧位加重,服用抗酸剂和促动力药多潘立酮或西沙必利后可减轻或消失

三、胸痛伴随症状

(1)胸痛伴吞咽困难或咽下痛者,提示食管疾病,如反流性食管炎。

(2)胸痛伴呼吸困难者,提示较大范围病变,如大叶性肺炎、自发性气胸、渗出性胸膜炎和肺栓塞等。

(3)胸痛伴面色苍白、大汗、血压下降或休克表现时,多考虑心肌梗死、夹层动脉瘤、主动脉窦瘤破裂和大块肺栓塞等。

（陈乐生）

第五节 恶心与呕吐

恶心与呕吐是临床常见症状,恶心为上腹部不适、紧迫,欲吐伴以迷走神经兴奋的一系列症状如苍白、冷汗、流涎、心动过缓等;呕吐则是胃内容物甚至部分小肠内容物经食管至口腔再排出体外的症状。恶心多为呕吐的先兆,二者均为一复杂的反射动作,且由多种原因引起。多数为消化系统疾病所致,少数由全身疾病引起,须全面、系统问诊、查体方能作出诊断。反复持续的呕吐尚可引起严重并发症,故应予重视。

一、病因及分类

由于发病机理不完全清楚,恶心呕吐尚无满意分类,一般分为反射性和中枢性两类。

(一)反射性呕吐

1.咽部受到刺激

如吸烟、剧咳、鼻咽部炎症或溢脓等。

2.胃、十二指肠疾病

急慢性胃肠炎、消化性溃疡、急性胃扩张或幽门梗阻、十二指肠淤滞等。

3.肠道疾病

急性阑尾炎、各型肠梗阻、急性出血坏死性肠炎、腹型过敏性紫癜。

4.肝胆胰疾病

急性肝炎、肝硬化、肝淤血、急慢性胆囊炎或胰腺炎。

5.全身性疾病

如肾输尿管结石、急性肾盂肾炎、急性盆腔炎、异位妊娠破裂等。心肌梗死、内耳迷路病变、青光眼、屈光不正等亦可出现恶心呕吐。

(二)中枢性呕吐

(1)颅内感染、各种脑炎、脑膜炎。

(2)脑血管疾病:如脑出血、脑栓塞、脑血栓形成、高血压脑病及偏头痛等。

(3)颅脑损伤:脑挫裂伤或颅内血肿。

(4)癫痫,特别是持续状态。

(5)全身疾病,可能因尿毒症、肝昏迷、糖尿病酸中毒或低血糖累及脑水肿、颅压改变等而致。

(6)药物:某些药物可因兴奋呕吐中枢而致呕吐。

二、诊断方法

(一)病史

1.呕吐的特点

先有恶心继而呕吐多为反射性呕吐,由消化系统疾病、药物、中毒等引起;恶心缺如或很轻,呕吐剧烈呈喷射状为中枢性呕吐的特征,多由于颅内高压引起,患者常有头痛、脉缓;精神性呕吐,恶心轻微,呕吐不费力。

2.呕吐的时间

晨起恶心呕吐见于早孕、尿毒症、酒精中毒及鼻窦炎;晚上呕吐则见于幽门梗阻,呈朝食暮吐特征;餐后即吐、群体发病多为食物中毒;餐后或数餐之后呕吐见于胃潴留、胃轻瘫。

3.呕吐物性质

含隔顿、隔夜食物者提示幽门梗阻,一般不含胆汁;含大量胆汁则梗阻平面多在十二指肠乳头以下或空肠梗阻,量大带粪臭提示低位肠梗阻或胃、小肠结肠瘘;呕吐大量酸性胃液见于活动期溃疡或胃泌素瘤。

4.呕吐伴随症状

伴头痛、眩晕应考虑到颅内高压、青光眼、偏头痛等,伴眩晕者应考虑迷路病变,如迷路炎或氨基糖苷类药物的毒性;伴腹痛者多为消化系统疾病所致,溃疡病、胃炎、肠梗阻等于呕吐后腹痛减轻,而胆囊炎、胰腺炎呕吐后不能缓解;伴腹泻者多为急性胃肠炎或各种原因的急性中毒;伴黄疸、发热及右上腹痛者多为胆道感染所致。

5.其他病史

有神经衰弱症状一般情况尚好者注意精神性呕吐,有腹部手术史者应考虑粘连、梗阻之可能,因其他疾病用药者(抗生素、抗肿瘤药、性激素类等)应考虑到药物的毒副作用,有其他消化道症状如厌食、厌油等应注意病毒性肝炎的黄疸前期。

(二)体征

应注意患者精神面貌、神志状态,疑有中枢性原因者应常规检查眼底有否视盘水肿,有否脑膜刺激征,另外应注意异常的呼吸气味,如肝臭、尿味、丙酮味等,注意有否充血性心力衰竭体征。腹部检查注意有否肝大、脾大、上腹压痛、肠型、蠕动波、振水声以及肠鸣改变。

(三)实验室检查和特殊检查

根据上述资料的分析进行有选择性的、有的放矢的辅助检查,如对颅压升高者涉及头颅CT、血压等检查;对疑有肝炎者的肝功能检查;早孕的妊娠试验等。

呕吐物的检查应注意量、性状,有否胆汁、血液等,必要时做细菌培养、毒物分析,可能提供重要的病原学诊断依据。

三、鉴别诊断

恶心与呕吐鉴别涉及全身各系统许多疾病鉴别,根据其各自临床特点应无困难,兹不一一赘述。但临床实践中应特别注意器质性呕吐与神经性呕吐的鉴别(表 2-1),前者又应注意中枢性呕吐与反射性呕吐的鉴别(表 2-2)。

表 2-1　器质性呕吐与神经性呕吐的鉴别

	器质性呕吐	神经性呕吐
基本病变	存在	缺乏
精神因素	无	常伴怠倦、失眠、神经过敏、忧郁、焦虑等症状
恶心与干呕	一般较明显	缺乏
呕吐运动	较剧烈、费力	较轻,不费力
与进食的关系	不定	餐后即吐
呕吐量	多	少
食欲	减退	正常
全身情况	差	尚好或稍差

表 2-2　中枢性呕吐与反射性呕吐的鉴别

	中枢性呕吐	反射性呕吐
基本病变	神经系统疾病	消化系统疾病,药物、毒物等
举例	颅内肿瘤	幽门梗阻
发作因素	咳嗽、弯腰等颅压升高因素	溃疡或肿瘤病变加重
恶心、干呕	不明显	明显
呕吐特点	喷射性,量不定	反射性,量偏大或潴留性
伴随症状体征	头痛或眩晕、脉缓、视盘水肿或神经系统异常	腹痛、腹胀胃、肠型或振水声等

四、处理原则

（一）病因治疗

初步判断神经性、器质性疾病的可能性，予以病因治疗。

（二）注意水盐平衡和营养支持

输液、输血，必要时全肠外营养（TPN）或胃造瘘、胃肠营养等。

（三）止吐药

1.抗胆碱能药

本药可阻断迷走神经冲动传入呕吐中枢，可用阿托品、普鲁苯辛或山莨菪碱等。

2.抗组织胺类药物

本药可作用于迷路和化学受体促发带，或抑制 5-羟色胺（5-HT）活性，可用苯海拉明、异丙嗪或赛庚啶等。

3.吩噻嗪类药物

本药主要作用于呕吐中枢，可用氯丙嗪、奋乃静等药。

4.多巴胺受体阻滞剂

本药可使迷走神经兴奋性相对加强而促进胃排空，可用甲氧氯普胺、吗丁啉。

5.西沙必利

本药选择性地作用于胃肠道肌间神经促进胆碱能神经递质传递，促进胃肠蠕动，防止恶心呕吐，应用时应防心律失常。

6.高选择性 5-HT 受体拮抗剂

康泉、恩丹西酮，多用于肿瘤的化学治疗前或治疗中静脉推注或滴注，亦有片剂用于长期罹病的慢性恶心呕吐患者。

（宋玉君）

第六节　腹　部　包　块

腹部包块可由患者自己触及或医师做体格检查时发现，包块大多来自腹腔内，少数位于腹膜后或腹壁。

一、病因

腹部包块的病变性质包括肿大的脏器、炎症、良恶性肿瘤、肠梗阻、先天性疾病、结石、囊肿、器官移位等。腹腔内器官繁多，盆腔内器官发生肿块时也可在腹部检查时触及，更涉及泌尿生殖系统。一般说来，包块出现的部位与包块的来源和病因有关。

（一）右上腹部包块

1.肝大

如肝癌、各种肝炎、肝硬化、血吸虫病等。

2.胆囊肿大

如急性胆囊炎、胆囊积液、胰腺癌和壶腹癌所致的淤胆性胆囊肿大、胆囊癌、先天性胆总管囊肿等。

3.其他

肝曲部结肠癌、腹膜间皮瘤。

（二）中上腹肿块

1.胃来源的肿块

如胃癌、胃淋巴瘤、胃平滑肌瘤、胃扭转、胃周围粘连。

2.胰腺肿块

如胰腺癌、胰腺囊肿、胰腺囊性纤维化。

3.肝左叶肿块

如肝癌、肝脓肿、肝囊肿。

4.肠系膜与网膜肿块

如肠系膜淋巴结结核、肠系膜囊肿、大网膜囊肿。

5.小肠肿瘤

如小肠癌、恶性淋巴瘤、平滑肌瘤和纤维瘤。

6.其他

腹主动脉瘤。

（三）左上腹部肿块

1.脾大

如肝硬化门脉高压症、缩窄性心包炎、血液疾病、感染性疾病等。

2.其他

如胰腺肿瘤和囊肿、脾曲部结肠癌、腹膜后肿瘤等。

（四）右下腹部肿块

如回盲部结核、克罗恩病、阑尾周围脓肿、盲肠癌、阑尾类癌、右侧卵巢囊肿、肿瘤或附件炎。

（五）下腹部包块

如膀胱肿瘤、子宫肿瘤和尿潴留。

（六）左下腹包块

如乙状结肠癌、直肠癌、慢性非特异性溃疡性结肠炎、肠血吸虫性肉芽肿、乙状结肠阿米巴性肉芽肿、左侧卵巢肿瘤、附件炎。

（七）左右腰腹部包块

如肾下垂、游走肾、先天性多囊肾、巨大肾盂积水、马蹄形肾、肾脏肿瘤、肾上腺囊肿、嗜铬细胞瘤、腹膜后肿瘤。

（八）广泛性或不定性腹部包块

如结核性腹膜炎、腹膜转移癌、腹膜间皮瘤、肠套叠、肠梗阻、肠扭转、腹部包虫囊肿、腹型肺吸虫病。

二、诊断方法

首先明确有否腹部包块，仔细查体，鉴别开正常腹部可触到的包块样结构，如腰椎椎体和骶骨岬、乙状结肠粪块、右肾下极、腹主动脉和腹直肌肌腹及腱划。

如能除外上述内容的包块,则为异常,多有病理意义,必须对包块的来源器官和病理性质作出正确判断。

（一）病史

1.年龄与性别

自幼发生的包块多考虑为先天性发育异常,如先天性幽门肥厚症和肾母细胞瘤;青少年多见结核性病变;老年人则应多考虑恶性肿瘤;女性患者应注意源于生殖系统的病变,如子宫肌瘤、卵巢囊肿等常见病。

2.发生发展过程

腹块呈急性起病,伴有发热、腹痛、局部压痛等,多考虑为腹内急性炎症;有腹部外伤史,考虑血肿的可能;腹块生长缓慢,不伴有全身或局部症状者,可能为良性肿瘤;有低热和结核病史者,考虑肠系膜淋巴结结核或腹膜结核;腹块进行性肿大,伴消瘦、贫血等症状,提示恶性肿瘤;腹块时大时小,多源于空腔器官;时有时无,多为胃肠功能紊乱。

3.伴随症状

伴有腹痛、呕吐、腹胀和停止排便排气者,提示肠梗阻;伴有黄疸,提示肝、胆道或胰腺疾病;伴腹水,多见于结核性腹膜炎、原发性或继发性肝癌、腹膜转移癌、卵巢肿瘤或间皮瘤;血性腹水、进行性消瘦和贫血,多考虑恶性肿瘤;伴尿路症状,多属泌尿系统疾病,如多囊肾、肾肿瘤、肾积水、膀胱肿瘤等。伴月经紊乱及阴道出血,应注意妊娠子宫、妇科肿瘤。

（二）体格检查

全身体格检查可判断患者营养状态、有无黄疸等。对腹部包块进行重点检查,可为诊断提供依据。

1.部位

据腹部包块的部位,常常可以大致判断其起源器官。但随着腹块的长大和病理改变的发展,有时也不完全符合原器官的部位,如高位阑尾脓肿可位于肝下,游走脾可移至其他部位,肾下垂可移位于下腹部。

2.大小与表面情况

大而表面光滑者多为良性肿瘤、肿大的实质性器官或囊肿等;腹块大而表面不规则,或呈结节状,多见于恶性肿瘤。

3.数目

多个腹块、边缘不清楚互相粘连,多见于腹部结核;多个而大小不等、分散、坚韧,常见于腹部淋巴瘤。

4.质地

坚硬者提示恶性肿瘤;柔韧或中等质地者可能是良性肿瘤;柔软而有弹性者可能为囊肿或积液、积气的空腔脏器。

5.压痛

压痛明显并伴有腹肌紧张、发热者多为急性感染或炎性病变;无压痛者多见于良性肿瘤或囊肿。慢性炎性包块或恶性肿瘤可有轻度压痛或无压痛。

6.活动度

明显随呼吸上下移动者,考虑肿大的肝脏、脾脏、胆囊,或源于胃、横结肠和大网膜的肿块。

大肠和肠系膜来源的肿块和游走脾、游走肾,活动度比较大。能被推动的包块提示为良性肿瘤或囊肿;固定而不易推动者常提示恶性肿瘤已浸润周围组织或器官。

7.搏动

包块有膨胀性搏动者,常见于腹主动脉瘤或主动脉旁疾病。三尖瓣关闭不全所致的肝脏搏动为肝本身的扩张性搏动,而肝脏单向性搏动,则常常是肝下面的主动脉搏动传导所致。

8.叩诊

叩诊浊音或实音,提示为实质性器官或包块;充气的胃肠呈鼓音。注意若实质性器官被胃肠覆盖时,也可呈鼓音。

另外,直肠指检,指套上有血迹提示肠道肿瘤;盆腔检查能发现源于卵巢、子宫的肿瘤。

(三)实验室检查

进行性加重的贫血多见于恶性肿瘤;轻度或中度贫血,见于感染性病变。白细胞计数增高多见于炎性肿块,白细胞计数降低见于门脉高压、脾功能亢进者。大便隐血阳性提示包块源于消化道;若持续阳性,可能是胃肠道肿瘤。尿常规检查有助于泌尿系统肿瘤的诊断。血沉增快多见于恶性肿瘤、结核性包块。甲胎蛋白(AFP)、癌胚抗原(CEA)、癌抗原19-9(CA19-9)等有助于消化道肿瘤的诊断。

(四)特殊检查

1.X线检查

腹部平片可显示肝、脾、肾的肿大与腹内钙化。钡剂造影可发现胃肠道肿瘤,若显示食道静脉曲张则提示可能为门脉高压所致脾脏肿大。肾盂造影有助于肾脏肿瘤的诊断。

2.B超检查

B超检查能显示腹块的位置、大小、实质性或囊性、累及范围及其与周围脏器或组织的关系,可作为腹部包块的常规检查。

3.核素扫描

核素扫描对肝脏占位病变有一定帮助。

4.内镜检查

胃镜、肠镜、腹腔镜、膀胱镜、宫腔镜,观察胃肠道、腹腔、膀胱和子宫,并可活检,尤其有助于肿瘤诊断。经内镜逆行胆胰管成像(ER-CP)可检查胰胆系统,对肿瘤的诊断有较大价值。超声内镜能探查常规B超不易检查的部位,如腹膜后包块。

5.CT和MRI检查

其价格较高,但由于其高度精确性,对腹部包块的诊断极有价值。

6.穿刺活检

对上述检查不能明确诊断者,有时可对肝、胰、肾等脏器及腹腔内包块进行细针穿刺,做病理或细胞学、免疫组化或基因检查。如仍不能确诊,必要时可行剖腹探查术。

三、鉴别诊断

(一)腹壁包块

如脂肪瘤、脐部囊肿等,其特点为位置较浅表,可随腹壁移动,坐位或收紧腹肌时,包块更明显,而腹肌松弛时,包块不明显。腹腔内包块则相反,腹壁肌肉紧张时包块不明显,不易触及,腹肌松弛时较容易触及。

（二）疝

如脐疝、腹股沟疝、股疝等，出现在相应部位，其特征是时隐时现，腹压增加时包块增大，咳嗽时可触到膨胀性冲击感，如疝内容物是肠管，可听到肠鸣。

（三）妊娠子宫

生育期妇女，有停经史和尿妊娠试验呈阳性可作出诊断。

（四）正常人能触到的包块

粪块，见于便秘患者，多位于左下腹，呈条索状，质硬，排便或灌肠后消失；充盈的膀胱，位于耻骨联合上方，呈圆形，排尿或导尿后消失；腰椎椎体和骶骨岬，见于形体消瘦及腹壁薄软者，在脐附近正中线位置，骨样硬度向前突起；腹直肌肌腱及腱划，见于腹肌发达者，位于正中线两旁，隆起呈圆形，较硬，其间有横行凹沟的腱划。

四、治疗原则

治疗原发病。

（李斌华）

第七节　腰　　痛

在泌尿内科疾病中通常所说的腰部疼痛是指肾区疼痛。因为肾实质没有感觉神经分布，所以受损害时没有疼痛感，但 T_{10} 至 L_1 段的感觉神经分布在肾被膜、输尿管和肾盂上，当肾盂、输尿管内张力增高或被膜受牵扯时刺激到感觉神经，可发生肾区疼痛。

一、临床表现

根据疼痛性质可分为两类。

（一）肾绞痛

表现为腰背部间歇性剧烈绞痛，常向下腹、外阴及大腿内侧等部位放射。疼痛可突然发生，伴有恶心、呕吐、面色苍白、大汗淋漓，普通止痛药不能缓解。常由输尿管内结石、血块或块死组织等阻塞引起。梗阻消失疼痛即便缓解。常伴肉眼或镜下血尿。

（二）肾区钝痛及胀痛

（1）肾病所致疼痛：疾病导致肾肿大，肾被膜被牵撑引起疼痛。常见于急性肾炎、急性肾盂肾炎、肾静脉血栓、肾盂积水、多囊肾及肾癌等。

（2）肾周疾病所致腰痛：如肾周围脓肿、肾梗死并发肾周围炎、肾囊肿破裂及肾周血肿。肾区疼痛较重，患侧腰肌紧张，局部明显叩压痛。

（3）肾下垂也可致腰痛。

（4）脊柱或脊柱旁疾病：脊柱或脊柱旁软组织疾病也可引起腰部疼痛。此外胰、胆及胃部疼痛也常放射腰部。

二、鉴别诊断

(一) 肾绞痛

肾绞痛发作时常伴血尿。腹部 X 线平片可见结石。尿路造影及 B 超检查可见结石。

(二) 肾病所致的腰痛

均伴有相应肾病表现。急性肾盂肾炎除腰痛外,尚有膀胱刺激症状,以及畏寒、高热等全身表现。患侧腰区叩痛,尿白细胞增多,细菌培养阳性。肾小球疾病腰痛一般都较轻,并且不是患者来就诊的主要原因。

(三) 肾周围脓肿所致腰痛

腰痛明显,畏寒、高热等全身中毒症状。体检患侧腰部肌肉紧张,局部压痛、叩痛。实验室检查外周血白细胞增多并出现核左移。腹部 X 线平片示肾外形不清,腰大肌阴影消失。B 超波发现肾周暗区。

(四) 肾梗死所致腰痛

腰痛突然发生,患侧剧痛,伴恶心、呕吐及发热、血尿。体格检查患侧肾区叩痛,外周血白细胞增多,血清谷草转氨酶升高,尿乳酸脱氢酶升高,放射性核素肾血管造影对诊断有意义。

(孙中坤)

第八节 水 肿

一、概述

内环境保持动态平衡取决于渗出压和回收压,渗出压 = 毛细血管内静脉压 − 血浆胶体渗透压-(组织间隙压 + 组织胶体渗透压);回收压 = 组织压 + 血浆胶体渗透压 − 组织胶体渗透压 − 毛细血管内压。当上述任何一个环节有改变均可影响水分潴留在组织间隙中,因此产生水肿有下列主要因素:①水、钠潴留。②毛细血管内压力增高,如右心衰竭时。③毛细血管通透性增高,如急性肾小球肾炎。④血浆胶体渗透压下降,如肝硬化、肾病时血浆清蛋白下降。⑤淋巴回流受阻时,如血丝虫病。水肿是一个常见症状,有功能性和器质性,器质性中以心、肝、肾疾病为最常见(图 2-1)。

二、器质性水肿的常见病因

(一) 心源性水肿

各种原因致心衰后心功能下降,有效循环血量减少,肾血流量肾小球滤过率(GFR)下降,同时继发醛固酮(Aldo)及抗利尿激素(ADH)释放,使水、钠潴留,加上静脉压增高,毛细血管压力增加,组织回吸收能力下降致组织水肿。从下肢向上的水肿,伴有颈静脉怒张、肝大、肝颈反流征阳性、静脉压增高,可伴胸腹水。心源性水肿的特点是从身体下垂部位开始,体检可有心脏听诊异常。

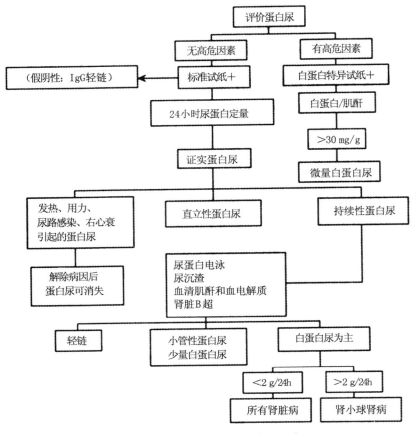

图 2-1　蛋白尿的诊断思路

（二）肾性水肿

其分为肾炎性水肿和肾病性水肿两类。

1.肾炎性水肿

肾炎性水肿多见于急性肾炎。肾小球免疫变态反应使肾脏滤过率下降,毛细血管通透性增高,使水、钠潴留。开始常在组织疏松的部位如眼睑部出现水肿,以后发展到全身水肿,多为紧张性水肿,凹陷不明显,体重明显增加,儿童可并发心衰,伴有血尿、蛋白尿、高血压。

2.肾病性水肿

肾病综合征时大量蛋白尿,造成血浆清蛋白的低下,胶体渗透压下降,血容量下降,使肾小球滤过率下降;血容量下降又继发 Aldo 和 ADH 增高发生水肿。水肿特别明显,凹陷性,往往伴有胸腹水,除蛋白尿外还可有肾功能的损害。

（三）肝脏性水肿

任何肝脏疾病引起血浆蛋白合成障碍,使胶体渗透压下降,继发 Aldo 升高,同时由于肝病门静脉压力增高,故往往先有腹水,再出现下肢水肿,伴有肝功能减退的门静脉高压症状,如腹壁静脉怒张、胃底食管静脉曲张等。

（四）营养不良性水肿

由慢性消耗性疾病及营养障碍性疾病引起,如手术、癌肿、结肠瘘、烧伤、维生素 B_1 缺乏等引起低蛋白血症而发生水肿,往往从足部开始,加上皮下脂肪少,组织松弛加重了组织液的潴留,纠正病因后即可消退。目前已少见。

（五）内分泌性水肿

鉴于甲状腺功能减退、原发性醛固酮增多症、库欣综合征或长期大剂量使用激素、丙酸睾酮等。甲减引起组织中黏蛋白的增多，是非凹陷性水肿，面部明显组织增厚的感觉，血促甲状腺激素（TSH）升高，三碘甲状腺原氨酸（T_3）、甲状腺素（T_4）下降，同时有嗓音变粗、眉毛脱落、便秘、怕冷等症状。

三、功能性水肿的原因

（一）特发性水肿

女性多见。水肿与体位有关，直立及劳累后加重，平卧休息后逐渐消退，常伴有其他神经衰弱症状。目前认为是由于直立时颈动脉窦交感神经感受器兴奋不足，导致脑血流供应相对不足，通过容量感受器的反射引起 Aldo 分泌增加所致。立、卧位水试验可呈阳性。

（二）卵巢功能紊乱

常见的是经前期水肿，在排卵期后逐渐开始眼睑有沉重感或轻度水肿，体重增加、尿量减少、腹胀或下肢轻度水肿，至月经来潮时达高峰，行经后逐步消退，再周而复始。

（三）功能性水肿

女性多见，水肿往往局限于两下肢及（或）眼睑，程度较重，间歇持续数年，可与季节有关（常在初春），与体位无关（此与特发性水肿有区别），常伴全身乏力、食欲减退等。

四、局部性水肿

由其静脉或淋巴回流受阻或毛细血管通透性增加所致。

（一）感染中毒性（大多属炎症性）

如血栓性静脉炎、丹毒、疖、痈、蜂窝织炎、痛风以及毒蛇或虫咬中毒等，有感染症状，局部有红肿热痛，血白细胞增高。

（二）淋巴回流梗阻

如慢性淋巴管炎、丝虫病、淋巴周围组织受压等。局部检查除水肿外，皮肤可见橘皮样，毛孔显著；慢性可反复发作，皮肤增厚、色素沉着，疑为丝虫病，可外周血涂片找到尾丝蚴。乳房根治术亦可引起患侧手臂水肿。

（三）物理性

如烧伤、冻伤等。

（四）变态反应性

过敏性接触性皮炎、血管神经性水肿如唇部血管丰富处。

（五）神经营养障碍

如肢体瘫痪等。

（六）上腔静脉受阻

由于纵隔肿瘤、胸腔内动脉瘤或淋巴结肿大等引起上腔静脉回流受阻，表现为头、面、颈及上肢水肿和 Horner 征。

（七）下腔静脉受阻

由于血栓形成，腹内肿块，卵巢囊肿，腹水压迫，癌肿在下腔静脉内转移等，表现为下肢水肿伴腹壁静脉曲张。

（八）正常妊娠

肿大子宫压迫下腔静脉使之回流受阻，同时伴水、钠潴留，妊娠期高血压疾病时有蛋白尿、高血压及肾功能改变。

（孙中坤）

第九节　血　尿

血尿分为镜下血尿和肉眼血尿，肉眼血尿是指尿液颜色呈洗肉水色或者鲜血的颜色，肉眼可见；镜下血尿是指尿色肉眼观察正常，经显微镜检查，离心沉淀后的尿液镜检每高倍视野有红细胞3个以上。二者都属于血尿。

血尿是泌尿系统疾病最常见的症状之一，大多数由泌尿系统疾病引起，也可能由全身性疾病或泌尿系统邻近器官病变所致。尿的颜色，如为红色应进一步了解是否进食引起红色尿的药品或食物，是否为女性的月经期间，以排除假性血尿；血尿出现在尿程的哪一段，是否全程血尿，有无血块；是否伴有全身或泌尿系统症状；有无腰腹部新近外伤和泌尿道器械检查史；过去是否有高血压和肾炎史；家族中有无耳聋和肾炎史。

一、临床表现

（一）尿颜色的表现

血尿的主要表现是尿颜色的改变，除镜下血尿其颜色正常外，肉眼血尿根据出血量多少而尿呈不同颜色。尿液呈淡红色像洗肉水样，提示每升尿含血量超过1 mL。出血严重时尿可呈血液状。外伤性肾出血时，尿与血混合均匀，尿呈暗红色；膀胱或前列腺出血尿色鲜红，有时有血凝块。

尿液红色不一定是血尿。如尿呈暗红色或酱油色，不浑浊无沉淀，镜检无或仅有少量红细胞，见于血红蛋白尿。棕红色或葡萄酒色，不浑浊，镜检无红细胞见于卟啉尿。服用某些药物如大黄、利福平，或进食某些红色蔬菜也可排红色尿，但镜检无红细胞。

（二）分段尿异常

将全程尿分段观察颜色。尿三杯试验，是用3个清洁玻璃杯分别留起始段，中段和终末段尿。如果起始段血尿提示病变在尿道；终末段血尿提示出血部位在膀胱颈部，三角区或后尿道的前列腺和精囊腺；三段尿均呈红色为全程血尿，提示血尿来自肾或输尿管。

（三）镜下血尿

尿颜色正常，用显微镜检查可判断是肾源性或非肾源性血尿。

1.新鲜尿沉渣相差显微镜检查

变形红细胞血尿为肾小球源性，均一形态正常红细胞尿为非肾小球源性。因红细胞从肾小球基膜漏出，通过具有不同渗透梯度的肾小管时，化学和物理作用使红细胞膜受损，血红蛋白溢出而变形。如镜下红细胞形态单一，与外周血近似，为均一型血尿。提示血尿来源于肾后，见于肾盂、肾盏、输尿管、膀胱和前列腺病变。

2.尿红细胞容积分布曲线

肾小球源性血尿常呈非对称曲线,其峰值红细胞容积小于静脉峰值红细胞容积;非肾小球源性血尿常呈对称性曲线,其峰值红细胞容积大于静脉峰值红细胞容积。

(四)症状性血尿

血尿的同时伴有全身或局部症状。而以泌尿系统症状为主,如伴有肾区钝痛或绞痛提示病变在肾脏,如有尿频尿急和排尿困难提示病变在膀胱和尿道。

(五)无症状性血尿

未有任何伴随的血尿见于某些疾病的早期,如肾结核、肾盂或膀胱癌早期。

二、常见原因

(一)泌尿系统疾病

肾小球疾病如急、慢性肾小球肾炎、IgA肾病、遗传性肾炎和薄基膜肾病。间质性肾炎、尿路感染、泌尿系统结石、结核、肿瘤、多囊肾、尿路憩室、息肉和先天性畸形等。

(二)全身性疾病

(1)感染性疾病:败血症、流行性出血热、猩红热、钩端螺旋体病和丝虫病等。

(2)血液病:白血病、再生障碍性贫血、血小板减少性紫癜、过敏性紫癜和血友病。

(3)免疫和自身免疫性疾病:系统性红斑狼疮、结节性多动脉炎、皮肌炎、类风湿关节炎、系统性硬化症等引起肾损害时。

(4)心血管疾病:亚急性感染性心内膜炎、急进性高血压、慢性心力衰竭、肾动脉栓塞和肾静脉血栓形成等。

(三)尿路邻近器官疾病

急、慢性前列腺炎,精囊炎,急性盆腔炎或宫颈癌,阴道炎,急性阑尾炎,直肠和结肠癌等。

(四)化学物品或药品对尿路的损害

如磺胺类药、吲哚美辛、甘露醇、汞、铅、镉等重金属对肾小管的损害;环磷酰胺引起的出血性膀胱炎;抗凝药如肝素过量也可出现血尿。

(五)功能性血尿

平时运动量小的健康人,突然加大运动量可出现运动性血尿。

三、伴随症状

(1)血尿伴肾绞痛是肾或输尿管结石的特征。

(2)血尿伴尿流中断见于膀胱和尿道结石。

(3)血尿伴尿流细和排尿困难见于前列腺炎、前列腺癌。

(4)血尿伴尿频尿急尿痛见于膀胱炎和尿道炎,同时伴有腰痛,高热畏寒常为肾盂肾炎。

(5)血尿伴有水肿、高血压、蛋白尿见于肾小球肾炎。

(6)血尿伴肾肿块,单侧可见于肿瘤、肾积水和肾囊肿,双侧肿大见于先天性多囊肾,触及移动性肾脏见于肾下垂或游走肾。

(7)血尿伴有皮肤黏膜及其他部位出血,见于血液病和某些感染性疾病。

(8)血尿合并乳糜尿见于丝虫病、慢性肾盂肾炎。

(刘一柱)

第十节 蛋 白 尿

蛋白尿是慢性肾脏病的重要临床表现,并参与了肾脏损伤。蛋白尿不仅是反映肾脏损伤严重程度的重要指标,也是反映疾病预后、观察疗效的重要指标。

一、尿蛋白生理

每日经过肾脏循环的血清蛋白有 10～15 g,但 24 小时中只有 100～150 mg 的蛋白质从尿中排泄。肾小球毛细血管壁主要作用是滤过蛋白质,近端肾小管则重吸收大部分滤过的蛋白质。正常情况下,60％的尿蛋白来源于血浆,其他 40％则来源于肾脏和尿路。

正常尿蛋白主要包括:①来源于血浆的蛋白,如清蛋白(10～20 mg)、低相对分子质量球蛋白以及大量的多肽类激素。②来源于肾脏和尿路的蛋白,如由髓祥升支合成的 Tamm-Horsfall 蛋白(约有 80 mg,但其作用尚未知)、分泌性 IgA、尿激酶等。

二、蛋白尿的定量和定性检查方法

(一)半定量法

半定量法即试纸法,是最常用的蛋白尿的筛查手段,但无法检测出尿中的免疫球蛋白轻链。

(二)尿蛋白定量

测定 24 小时的尿蛋白,其中包含了几乎所有的尿蛋白(包括免疫球蛋白的轻链)。但大量血尿或脓尿有可能影响尿蛋白的定量结果。肉眼血尿(而非镜下血尿)也可能导致大量蛋白尿。

(三)尿清蛋白检测

主要包括尿清蛋白特异性试纸、24 小时尿清蛋白排泄率(urinary albumin excretion,UAE)、尿清蛋白/肌酐比值(ACR)和 24 小时尿清蛋白定量,其中 UAE 和 ACR 目前已广泛应用于临床。UAE 可采用24 小时尿量或 12 小时尿标本测定,ACR 的检测以清晨第一次尿取样比较正规,随意尿样亦可,该比值校正了由脱水引起的尿液浓度变化,但女性、老年人肌酐排泄低,则结果偏高。

(四)尿蛋白电泳

通常用醋酸纤维素膜测定,可以对尿蛋白进行定性测定,对于检测蛋白的来源十分有用。

1.选择性蛋白尿

清蛋白比例大于 80％。一般见于光镜下肾小球无明显损伤的肾病(微小病变所致的肾病综合征)。

2.非选择性蛋白尿

清蛋白比例低于 80％。通常包含各种类型的血清球蛋白。所有的肾脏病都可能引起这种类型的蛋白尿。

3.包含有大量异常蛋白的蛋白尿

尿中 β 或 γ 单株峰的增高意味着单克隆免疫球蛋白轻链的异常分泌。尿本周蛋白的特征是在50 ℃ 左右时可以积聚,而温度更高时则会分解。

4.小管性蛋白尿

主要包括低相对分子质量的球蛋白,用聚丙烯酰胺胶电泳能根据不同的相对分子质量区分不同的蛋白。

三、临床表现

（一）微量清蛋白尿

所谓微量清蛋白尿（MAU）,是指 UAE 20～200 μg/min 或 ACR 10～25 mg/mmol,即尿中清蛋白含量超出健康人参考范围,但常规尿蛋白试验阴性的低浓度清蛋白尿。MAU 是一个全身内皮细胞损伤的标志,也是心血管疾病发病和死亡的危险因素。通过微量清蛋白尿的检测而早期发现肾脏病,这将有利于及时治疗和延缓疾病进程。K/DOQI（Kidney Disease Outcome Quality Initiative）指南推荐对于糖尿病、高血压和肾小球疾病引起的慢性肾脏病（CKD）,尿清蛋白是一个比总蛋白更为敏感的指标。近年来 MAU 作为 CKD 的早期检测指标逐渐得到重视。

（二）间歇性蛋白尿

其往往见于某些生理性或病理性的状态,如用力、高热、尿路感染、右心衰竭、球蛋白增多症、直立性蛋白尿等。

直立性蛋白尿多见于青春期生长发育较快、体型较高的年轻人,而在青春期结束时可突然消失,年龄大多小于 20 岁。诊断直立性蛋白尿必须要证实平卧后蛋白尿可消失（收集平卧 2 小时后的尿样）。直立性蛋白尿患者不伴有血尿或肾外体征,不存在任何病理改变,静脉肾盂造影结果正常。

（三）持续性蛋白尿

病因诊断取决于蛋白尿的量和组成。以下几点需要特别指出。

（1）大量蛋白尿而没有肾病综合征的表现,可能由于尿蛋白主要由 IgG 的轻链组成或是见于新发的肾小球病变。

（2）当肾小球滤过率低于 50 mL/min 时,尿蛋白量也往往随之减少。但对于糖尿病肾病或肾脏淀粉样变的患者仍会有大量蛋白尿,且肾脏体积不缩小。

（3）肾小球病变可能会伴发肾小管或肾血管病变（如肾血流量减少引起的玻璃样变性）。

一般情况下,大多数的肾脏病伴有蛋白尿,但应除外以下情况。①某些新发的肾脏病,需通过肾组织活检确诊。②某些间质性肾病,特别是代谢原因引起的。③不伴有蛋白尿的肾衰竭需考虑流出道梗阻。

（孙中坤）

第三章　常用治疗技术

第一节　神经介入治疗技术

一、概述

神经介入治疗就是利用血管内导管操作技术,在计算机控制的数字减影血管造影(DSA系统)的支持下,对累及人体神经系统血管的异常进行纠正,对所造成的神经功能和器质性损害进行诊断与治疗,从而达到消除病痛、恢复正常功能的效果。

神经介入治疗因优点众多而逐渐被广泛应用,其主要优点包括:①操作简单、在微创条件下进行各种诊断和治疗,避免了传统外科手术对人体结构的破坏,从而可减轻对功能的干扰;②直接触及病灶、可重复性好;③适应证广泛,通过通、堵、注、放等技术完成各种诊断和治疗;④定位(诊断)精确、治疗效果显著;⑤不良反应小、并发症少、恢复快和住院时间短。

神经介入治疗也有其绝对或相对禁忌证,包括:①严重神经功能损伤或显著认知功能障碍的患者;②肾功能不全、不能安全使用造影剂的患者;③手术前3周内有活动性出血或目前有严重出血倾向、血小板减少的患者;④有严重全身器质性疾病以及无安全血管径路(例如主动脉弓、颈总动脉或颈内动脉严重扭曲、病变部位重度钙化或异常迂曲、病变部位可见活动性血栓等)的患者。

二、神经介入治疗室的环境

从麻醉角度考虑,目前大多数神经介入治疗室的条件并不乐观,并且存在患者转运距离远、转运途中缺乏适当监护、治疗室内光线昏暗、手术中因存在放射线不能近距离观察和处理患者等危险因素。

理想的神经介入治疗室必须具备同手术室相当的麻醉规范及设备,包括墙壁输出氧气、麻醉机、监护仪、气管插管需要的物品、喉罩通气道、吸引器以及除颤器和简易呼吸囊。这些设备必须经过检查并确保随时能够使用。

三、神经介入治疗的范围

神经血管疾病大致可分为出血性血管病和闭塞性血管病两大类。前者主要包括颅内动脉瘤、颅内动静脉畸形（AVM）、硬脑膜动静脉瘘、颅内海绵状血管瘤等；后者主要包括椎动脉、基底动脉狭窄，大脑中动脉、颈动脉狭窄以及急性脑梗死等。此分类决定了神经介入治疗的目的，即对出血性病灶进行封堵、栓塞，而对闭塞性病变进行溶栓、疏通或血管成形。

（一）颅内动脉瘤

颅内动脉瘤由脑血管异常改变产生的脑血管瘤样突起，在成年人中的发病率大约为1%，其最常见于颅底动脉环（Willis环）周围，大致易发生部位依次为后交通动脉、前交通动脉、大脑中动脉、椎基底动脉和眼动脉段等。

颅内动脉瘤的病因主要包括：①动脉发育异常或缺陷（例如动脉弹力内板和中层发育不良）、动脉管壁中层有裂隙等先天性因素；②动脉壁粥样硬化使弹力纤维断裂、消失，从而使动脉壁承受来自大动脉冲击的能力减弱；③源自身体某部位的感染栓子由外部侵蚀动脉壁形成感染性或真菌性动脉瘤；④颅脑开放性或闭合性创伤、手术创伤等伤及动脉壁形成的假性或真性动脉瘤。

大多数颅内动脉瘤较小，因而在不发生破裂的情况下患者可无任何临床表现。而较大的颅内动脉瘤贴近脑神经或脑脊液循环通路时则可导致一定的压迫症状。由于颅内动脉瘤具有持续的搏动性，所以对相邻脑组织所产生的挤压损害作用远较其实际大小为重。

颅内动脉瘤是蛛网膜下腔出血的最常见原因，而颅内动脉瘤的致命危险就是直接破裂出血，造成患者脑神经功能障碍甚至死亡。颅内动脉瘤的出血破口处常常被较小的血栓块填堵，这种血栓通常是在1周左右随着体内纤溶系统激活而逐渐溶解。此时任何可能增加血管内压的情况，例如兴奋、疲劳、便秘甚至体位快速变化和饱食等，均可导致颅内动脉瘤破口开放，再次发生出血，而这将明显增加患者的死亡率和伤残率。

颅内动脉瘤发病突然、变化快、患者精神高度紧张，任何微小刺激即可导致再次出血和死亡率增加，为了减少再次颅内出血的风险，目前倡导超早期（0～3天）实施介入治疗，大多数患者来不及进行全面的手术前检查。此外，颅内动脉瘤患者大多是老年人，合并有高血压、冠心病或其他脏器损害，对麻醉药的耐受较差，所以麻醉诱导期和手术中极易引起循环功能波动而发生颅内动脉瘤破裂出血或梗死。因此，麻醉诱导必须力求平稳。

（二）AVM

AVM是一种脑血管发育障碍引起的脑局部血管数量和结构异常。发病率是颅内动脉瘤的1/10～1/7。大约80%的颅内AVM是在一侧大脑半球发病，5%～10%出现在中线深部，5%～10%出现在脑干和小脑。

1.病因

颅内AVM是胚胎时期血管网分化失常导致的发育畸形，无明显的家族史。

2.病理生理

颅内AVM是先天性疾病，并可随年龄逐渐长大，使正常脑组织受压移位而离开原来的位置。颅内AVM的组织结构缺少毛细血管成分，具有粗大、扩张、扭曲的输入和输出血管，它们之间形成异常的直接交通，因而局部脑血管阻力降低，畸形供血动脉内血流速度明显加快，层流现象突出，容易形成局部动脉瘤和动脉囊样扩张。

3.临床表现

位于畸形灶内和灶旁的动脉瘤和囊样扩张是颅内AVM出血的主要原因。在瘘口部位，动脉内的血流压力可直接传递到静脉内，高流量、高灌注压向脆弱的静脉分流，直接导致畸形血管破裂，出现连续性脑内或蛛网膜下腔出血。另外，大量血流在压力差的作用下，短路通过畸形血管团,减少了邻近脑组织的血流灌注,产生盗血现象而引起潜在性脑缺血,导致一过性或持久性神经功能障碍,例如癫痫发作、共济失调和早老性痴呆等。

(三)硬脑膜动静脉瘘

硬脑膜动静脉瘘是动静脉直接交通在硬脑膜及其延续的大脑镰和小脑幕的异类血管性疾病,大约占颅内血管畸形的15%。虽然硬脑膜动静脉瘘可发生在硬脑膜的任何部位,但是以横窦、乙状窦、海绵窦和小脑幕多见。

1.病因

目前硬脑膜动静脉瘘的病因尚不清楚,但是大多学者支持先天性学说,认为在胚胎发育中,血管发育不良极易导致硬脑膜动静脉瘘的发生。也有认为该病与外伤、手术和炎症有关。

2.病理生理

病变部位存在丰富的血管网,动静脉吻合尤为发达,主要是来源于颈外、颈内和椎基底动脉系统的脑膜分支。特点是血供丰富、来源复杂,大多为双侧、对称供血。

3.临床表现

硬脑膜动静脉瘘患者的临床表现复杂多样,主要是与静脉引流方向及速度、流量等有关。大约67%的患者有颅内杂音,与心搏同步,可给患者带来较大痛苦。大约50%的患者出现头痛,大多为搏动性钝痛或偏头痛;大约20%以上的患者以蛛网膜下腔出血为首发症状。此外,患者亦可有颅内压(ICP)增高、中枢神经功能障碍和脊髓功能障碍等。

(四)颈部和颅内动脉狭窄

在缺血性神经介入治疗中,以微支架安装或球囊扩张治疗颈部、颅内动脉狭窄为最常见。

形成颈部、颅内动脉狭窄的病因包括动脉粥样硬化斑块形成、结节性动脉炎、外伤后瘢痕或外科手术并发症。从发病部位上看,50岁以上患者大多是颈动脉分叉部狭窄,30~50岁患者大多是颅内段脑动脉的狭窄,30岁以下的年轻人常常是颈动脉起始部或锁骨下动脉狭窄。

狭窄的动脉可直接造成单位时间内的脑动脉血流量减少,使脑组织的氧化代谢能力绝对降低。动脉粥样硬化引起的狭窄及斑块造成内膜粗糙,极易使血小板等凝血物质附着并形成血栓,后者在血流冲击下脱落,造成脑动脉堵塞。

临床上患者常常是以缺血性神经功能障碍发病,在未发生出血的情况下,一般不会有头痛,而以短暂性脑缺血发作(transient ischemic attack,TIA)为主。个别患者可因脑梗死而出现偏瘫和失语。

四、神经介入治疗的抗凝处理

颅内血管的内皮损伤处、置入动脉的导管内以及植入血管内的材料均有促进血栓形成的风险,手术中应持续静脉应用肝素抗凝,以预防血栓形成。而手术结束时应用鱼精蛋白中和肝素。

激活全血凝固时间(activated clotting time,ACT)监测方便、简捷、快速,能及时调整肝素和鱼精蛋白的剂量,防止抗凝不足或过度,预防不良并发症,其正常值为80~120秒。ACT监测在神经介入治疗过程中十分重要,能确保介入治疗的安全性。

治疗前需要首先测定ACT基础值,一般是在股动脉套管插入后开始肝素化。抗凝的原则可根据各单位自己的标准和实践经验而调整。一般来讲,首先静脉应用70~100 U/kg的肝素,靶目标为使ACT达到基础值的2~3倍。肝素化过程中每小时至少测一次ACT,并追加应用额外剂量的肝素,亦可根据依据经验每小时追加应用1 000 U的肝素。手术结束时应用鱼精蛋白逆转肝素化的剂量为每 1 g 鱼精蛋白对抗 100 U 肝素。应用鱼精蛋白的并发症包括低血压、变态反应和肺动脉高压。

有研究认为,全身肝素化后,ACT 值保持在 250～300 秒较为理想,小于 250 秒说明肝素化不满意,操作中可形成血栓。手术后抗肝素化,2 小时后测定 ACT,如果小于 150 秒,可安全拔除动脉鞘;如果大于180 秒,则提示有出血倾向,应相对延长拔管时间,以防出血。

五、神经介入治疗的并发症及处理

神经介入手术并发症的发生快并且严重,其中最严重的并发症是脑梗死和蛛网膜下腔出血,其他包括造影剂反应、微粒栓塞、动脉瘤穿孔、颅内出血、局部并发症、心血管并发症等。在紧急情况下,首先需要辨别并发症是阻塞性还是出血性,因为它决定了下一步不同的治疗措施,因而非常关键。此时,神经介入医师、麻醉科医师和放射科技师之间必须立即就处理措施做完善的沟通,并且麻醉科医师首先要保证气道安全,其次是对症处理和提供脑保护。

(一)出血性并发症

出血大多见于导管、金属导丝、弹簧圈或注射造影剂所致的颅内动脉瘤破裂或普通血管穿孔。颅内动脉瘤手术中破裂大多是因导丝或导管前端在动脉瘤内操作不慎、刺破动脉瘤壁所致。颅内 AVM 破裂出血的原因除了机械性刺激之外,还可有许多因素,例如栓塞材料过早堵塞增加了病灶内压力;注射造影剂或植入栓塞材料前将微导管楔入小血管,引起血管内损伤或因注射压力突然增加导致供血血管破裂。另外,正常灌注压的突破或阻塞性充血亦是造成颅内 AVM 出血的原因。

在临床上,颅内 AVM 破裂出血常常伴有平均动脉压(MAP)突然增高和心率减慢,提示 ICP 升高和造影剂外溢。如果患者清醒,则可会出现意识丧失。此外,头痛、恶心、呕吐和手术区血管性疼痛等常常是颅内大出血的前兆。

对于神经介入手术中发生出血性并发症的患者,快速而恰当的治疗措施可明显影响最终的转归,包括:①解除病因,微小穿孔可予以保守治疗,有时导管本身就可用于阻塞破孔,或尽快置入更多的电解式可脱微弹簧圈以封闭血管裂口。经处理,大部分患者的颅内动脉瘤内会持续形成血栓。②如果 ICP 持续增加,需要进一步行 CT 扫描检查,可能需要行紧急脑室切开术甚至开颅血肿清除术(颅内动脉瘤夹闭术)。③立即逆转肝素的抗凝作用。④降低收缩压,减少出血。⑤通过过度通气[将二氧化碳分压($PaCO_2$)维持在4.5～5.0kPa]和静脉注射甘露醇 0.25～0.5 g/kg 等措施减轻脑水肿和降低 ICP。

(二)阻塞性并发症

血栓栓塞、栓塞材料、血管痉挛、低灌注、动脉剥离或静脉梗阻等均可导致颅内血管阻塞和缺血。由于脑血管具有壁薄和易痉挛的特点,痉挛性缺血多见。

颅内血管痉挛的原因包括:①手术中导管、导丝等介入治疗器械对血管壁的直接物理刺激。②对比剂用量过大或浓度过高:存在引发脑血管痉挛的基础因素时,对比剂的不良影响、大剂量注射导致的血管内压力变化等可诱发或加剧血管痉挛。③存在动脉粥样硬化、高血压、吸烟等促脑血管痉挛的危险因素。

脑血管痉挛重在预防,手术中应维持正常范围的血压和血容量以及适当的血液稀释,手术前可常规应用钙通道阻滞剂(例如尼莫地平),多于手术前 2 小时开始静脉应用。尼莫地平作用于平滑肌细胞膜上的钙离子通道,阻止钙离子跨膜内流,从而阻止脑动脉血管收缩,起到解痉作用。

尼莫地平是优先作用于脑血管,特别是直径小于 $70\sim100\mu m$ 的微血管,对 Wills 环周围大血管的解痉作用有限。

脑血管痉挛的处理措施包括:①应用高血压、高容量和血液稀释的三原则治疗方法,但应警惕肺水肿、心肌缺血、电解质紊乱和脑水肿等相关并发症的出现。②动脉内灌注罂粟碱具有较好的解痉效果。罂粟碱是非特异性血管扩张剂,通过抑制平滑肌细胞磷酸二酯酶活性,加强细胞内环磷酸腺苷(cAMP)和环磷酸鸟苷(cGMP)的作用,舒张平滑肌细胞,从而扩张脑血管和缓解脑血管痉挛。$25\%\sim50\%$ 的脑血管痉挛患者通过局部动脉内应用罂粟碱可以获得临床症状改善,但是罂粟碱的作用为一过性,并可能引起低血压、惊厥、瞬间 ICP 增高、瞳孔散大、呼吸暂停及难以解释的痉挛加重等不良反应,应予以注意。③据报道,动脉内灌注尼莫地平、尼卡地平或酚妥拉明等药物治疗血管痉挛亦有效。

对于神经介入手术中发生阻塞性并发症的患者,应采取以下处理措施:①升高动脉压以增加相关血流,并采取脑保护措施。②造影下可视的血栓可通过金属导丝或局部注射盐水机械分解。③通过微导管注射溶栓剂可治疗血栓,但结果不确定。据报道,动脉内局部应用组织纤溶酶原激活物,血管再通率可达 44%;也曾有应用抗血小板药物,例如阿司匹林、噻氯匹定、糖蛋白 Ⅱb/Ⅲ 等,取得了良好的治疗效果。在溶栓治疗时,增强的血流通过原来的低灌注区可导致脑水肿、出血和 ICP 的突然变化,应予以注意。④血管成形术被广泛认为是最有效的治疗手段,早期应用效果最佳,应在缺血症状出现的 2 小时内实施,以防止从缺血性梗死转化为出血性梗死。Varma 等指出,$98\%\sim100\%$ 的血管成形术患者治疗有效,$70\%\sim80\%$ 的血管成形术患者治疗后临床症状改善。血管成形术的并发症包括血管破裂、无防护的颅内动脉瘤再出血。⑤肝素抗凝可用于预防和治疗血管栓塞并发症。⑥地塞米松可治疗栓塞引起的脑水肿。

(三)造影剂性肾病

造影剂性肾病是医源性肾衰竭的第 3 位,占 12%。造影剂引起的肾功能不全与应用高渗造影剂和手术前肾功能不全(特别是糖尿病性肾功能不全)明显相关,其他危险因素还包括高剂量造影剂、液体缺乏、同时服用肾损害药物以及既往肾脏病史等。因此,对于存在肾功能障碍的患者,应特别注意以下问题:①应用非离子造影剂可减少医源性肾病的发生;②液体治疗(容量的保证)是防止肾脏并发症的关键,围手术期液体治疗的目标是标准容量,应注意补偿造影剂的利尿效应;③高风险患者建议应用 N-乙酰半胱氨酸 $600\sim1\,200$ mg/d,手术前和手术后各应用 1 次,可显著降低造影剂肾病的发生率;静脉输注等张重碳酸盐碱化肾小管液体,减轻对小管的损害;其他药物包括血管扩张剂(多巴胺、酚妥拉明)、茶碱、钙通道阻滞剂、抗氧化剂(维生素 C)等也曾尝试应用,但无确凿证据说明其有效。造影剂导致的新发肾功能不全或肾功能不全加重大多为自限性,并且在 2 周内恢复。但是也有患者可能需要透析治疗。对于接受二甲双胍治疗的非胰岛素依赖性糖尿病且已有肾功能损害的患者,一定要更加谨慎,如果肾功能进一步损伤,则可能出现致命性乳酸酸中毒。

(四)造影剂反应

旧的造影剂为离子型、高渗、毒性作用较大,目前应用的新造影剂为非离子型、等渗、毒性作用较低,发生变态反应的概率也明显降低。造影剂反应的诱发因素包括支气管痉挛史、过敏史、心脏疾病、容量不足、血液疾病、肾功能不全、高龄或小儿、焦虑以及应用 β 肾上腺素受体阻滞剂、阿司匹林或非甾体抗炎药物等。发生造影剂反应后即刻识别并治疗可阻止进一步出现严重并发症。治疗措施均为对症性的,包括给氧和解除支气管痉挛等,严重或持续的支气管痉挛可需要应用肾上腺素治疗,而对于可能是免疫性病因引起的反应,应给予糖皮质激素和抗组胺药物。对于有造影剂过敏史的患者,造影前12小时和2小时可预防性应用氢化泼尼松50 mg,手术前给予苯海拉明50 mg。

（五）心血管并发症

在神经介入治疗过程中,特别是颈内动脉分叉处的操作,可直接刺激颈动脉窦,加之支架对血管壁的机械牵张产生减压反射,患者可出现心率减慢和血压明显降低、烦躁、出汗、胸闷等症状。处理时应注意:①手术前建立可靠的静脉输液通路,积极扩容,正确使用血管活性药物,改善心脑供血和纠正心律失常;②手术中操作熟练,尽量减轻牵拉刺激;③释放支架和球囊扩张时,密切观察循环系统的变化;④频繁使用球囊扩张时,静脉注射予阿托品以减轻迷走神经兴奋;⑤手术后密切监测循环功能,防止迟发性心血管事件的发生。

（六）其他并发症

局部穿刺点的并发症常常是出现在手术后,因此需要仔细观察穿刺点,以及时发现血肿。其他并发症包括栓塞材料填放位置错误、导管问题和血管狭窄等。

（李　杰）

第二节　氧　气　疗　法

氧疗是各种原因引起的急性低氧血症患者常规和必不可少的治疗,有着纠正缺氧、缓解呼吸困难、保护重要生命器官的功能,有利于疾病痊愈。

低氧血症是肺心病发生和发展的一个重要影响因素,如果长期的低氧血症得不到纠正,持续的肺血管痉挛和肺动脉高压可使肺小动脉肌层肥厚、内膜纤维增生、管腔狭窄,加上肺毛细血管床大大减少,肺循环阻力增加,肺动脉压力持续和显著升高,右心负荷增加,最终导致右心衰竭。

夜间氧疗试验（NOTT）和医学研究协会（MRC）的研究结果显示:长期氧疗（LTOT）是影响慢性阻塞性肺疾病（COPD）发展最重要的因素之一。持续家庭氧疗可延长COPD患者的寿命,所延长寿命的时间与每天吸氧时间相关。其他长期氧疗的效果包括可减少红细胞增多的发生（与降低碳氧血红蛋白水平有关,而不是改善动脉血氧饱和度的结果）、降低肺动脉压力、改善呼吸困难、改善睡眠、减少夜间心律失常的发生。氧疗增加运动耐力,其主要机制是在同样工作负荷下减少每分钟通气量,因而氧疗延迟了通气受限的发生;提高动脉氧分压,使氧输送能力增强、逆转了低氧血症引起的支气管痉挛;增加了呼吸肌对氧的摄取利用。总之,COPD急性加重期吸氧具有挽救生命的作用,慢性呼吸衰竭患者长期氧疗可延长寿命。

一、氧疗的生理机制

为了明确氧疗的机制,首先要了解低氧和低氧血症的病理生理。长期氧疗的目的是纠正低氧血症,而又不引起高碳酸血症酸中毒,且有利于提高患者的生存率、改善生活质量、预防肺心病和右心衰竭的发生。总之,纠正低氧可保持生命器官的功能。

氧分压（PaO_2）由3个因素决定:①吸入氧浓度（FiO_2）;②肺泡通气量（VA）;③肺弥散功能与通气/血流比。高原地区的FiO_2减少、肺泡通气降低和心肺疾病引起的肺弥散功能和通气/血流(V/Q)分布异常时均可产生低氧血症。氧疗可提高 FiO_2，但是否能提高 PaO_2，很大程度上与肺弥散功能和通气/血流比异常的程度有关。其他可影响氧疗效果的因素有:肺不张、低氧性的肺血管痉挛，或两者引起的 V/Q 失衡、通气减少等。输送氧到组织依赖于心排血量、机体脏器灌注和毛细血管情况,血液的氧输送量由血红蛋白浓度和血红蛋白对氧的亲和力来决定,血 pH、PCO_2 和 2,3-二磷酸甘油水平会影响氧的这种输送能力,氧输送能力可因碳氧血红蛋白水平增高而降低。

(一)呼吸系统效果

氧疗可使气道阻力减小,而每分钟通气量(VE)和平均吸气流速均与 $P_{0.1}$(作为呼吸驱动的指标)有关。患者于运动时吸氧,呼吸肌运动较弱时就能满足机体对氧的需求,因而运动耐力有所提高。正常人吸 40% 的氧气即可减少通气和膈肌疲劳肌电图信号,并伴有疲劳程度的降低。在 COPD 患者中,氧疗也可使膈肌疲劳及反常腹肌运动的肌电图信号延迟。

(二)血流动力学效果

正常人予以氧疗可以使心率下降,COPD 患者也有同样的现象。这种心率下降与心排血量增加有关。有一些 COPD 患者还表现有左室射血分数的增加。

氧疗还可减少夜间血氧饱和度(SaO_2)的降低,使夜间肺动脉压降低。FiO_2 增加,使肺血管扩张,因而可改善 COPD 的预后,如肺动脉压降低超过 0.67 kPa(5 mmHg),则 COPD 患者的预后较好。

(三)组织氧的改善

正常人运动时,做功量一定的情况下,低氧与每分钟通气量(VE)增高和血乳酸水平增高相关,因此氧疗可减少动脉乳酸水平,二氧化碳排除和 VE。限制性肺部疾病患者氧疗后也显示有血乳酸水平降低,反映了组织氧供的改善,这是由于动脉血氧含量增加所致。

(四)神经精神的改善

许多有低氧血症的 COPD 患者除了有肺、心血管功能异常外,还有脑部的损害。长期慢性缺氧使患者注意力不集中、记忆力和智力减退、定向力障碍,并有头痛、嗜睡、烦躁等表现。神经精神症状的轻重与慢性低氧血症的程度有关。吸氧可使 COPD 患者的神经精神功能有所改善,这个现象提示纠正组织缺氧对于改善精神状况非常重要。总之,长期氧疗可改善大脑的缺氧状态,减轻神经精神症状。

(五)血液系统的效果

氧疗可逆转继发性的红细胞增多症及延长血小板存活时间。

二、氧疗的肺康复作用

肺康复治疗中提倡便携式和家庭氧疗处方。长期氧疗的作用主要体现在以下几方面。

(一)增加运动耐力

无数研究表明,当呼吸不同浓度的氧气时,低氧血症患者的运动耐力有所增加,运动耐受时间延长。有人认为携带便携式氧气设备的额外做功可抵消氧疗的作用,但也有研究表明,尽管增加了携带氧气设备的做功,但仍能从氧疗中获益,且随着氧流量增加,则这种益处会相应增加。

(二)症状改善

氧疗对周围化学感受器张力有重要的作用。由于提高了 PaO_2,减少了颈动脉体的刺激,因而减轻了 COPD 患者的呼吸困难,在正常个体也是这样。

疲劳症状的改善与前述对神经精神的作用有关,氧疗更大的益处可能是由于增加了患者的活动能力,使其能更加主动地参加锻炼、减轻抑郁。

（三）纠正低氧血症和减缓肺功能恶化

氧疗后大多数患者动脉血氧分压明显升高,而没有出现二氧化碳潴留。研究结果发现,夜间氧疗可维持动脉血氧饱和度在 90% 以上,睡眠时动脉二氧化碳分压仅轻度增加,且这种轻度增高无重要意义。氧疗可延缓肺功能的恶化,氧疗后正常人第 1 秒用力呼气容积（FEV_1）降低值为每年 $18\sim35$ mL,COPD 患者 FEV_1 下降值为 $50\sim90$ mL。

（四）降低肺动脉压和延缓肺心病进展

长期氧疗可降低肺动脉压,减轻或逆转肺动脉高压的恶化。对肺动脉的改善作用受以下因素的影响。

1.氧疗的时间

每天氧疗的时间越长,肺动脉压的改善越明显。

2.肺动脉压的水平

长期氧疗对轻、中度肺动脉高压效果更好。

3.个体差异

对缺氧以及氧疗的反应存在着个体化差异,每天吸氧 15 个小时以上能纠正大多数重症 COPD 患者的肺动脉压的恶化。

因此可以肯定,长期氧疗能稳定或阻断肺动脉高压的发展,一部分患者可缓解肺动脉高压。

长期氧疗还可使血细胞比容减少、血液黏稠度降低以及使心、肺供氧增加,进一步改善心功能,延缓肺心病的发展。COPD 患者在氧疗 $4\sim6$ 周后始出现血细胞比容降低,且氧疗前血细胞比容越高（$\geqslant0.55$）者,疗效越好。

（五）提高生存率及生活质量

有一研究对 COPD 长期家庭氧疗患者进行了 5 年的随访发现,氧疗组每天鼻导管吸氧至少 15 个小时,病死率为 45%,而非氧疗组为 67%。可移动式氧疗能使患者增加身体锻炼的机会,从而打破了慢性呼吸疾病患者由于不能运动而形成的恶性循环,可更好地改善生存率,并提高生活质量。

三、氧疗的临床指征

急性低氧血症患者常规予以吸氧治疗,吸氧的方式依病情而定,此为住院患者综合治疗的一部分。

长期氧疗（LTOT）非常昂贵,因此氧疗处方必须有充分的临床依据。不同的国家有不同的 LTOT 处方标准。因有不同的供氧和输送方式,故标准也不同。

目前仅有 COPD 患者的氧疗标准,但一般认为这些标准也适用于其他肺部疾病引起的慢性低氧血症患者,如囊性纤维化、继发于间质性肺炎和慢性肉芽肿性疾病的肺纤维化,严重的限制性肺部疾病。

LTOT 是依据患者在海平面上呼吸室内空气时出现慢性低氧血症,测定其动脉血气值和脉搏血氧饱和度值来确定的。

（一）家庭氧疗处方

几个国家已经制订出严格的 LTOT 处方标准,在美国 LTOT 处方是根据两个关于氧疗的会议制订的。

开始 LTOT 的临床标准是依据休息时 PaO_2 测定的结果。血氧定量法测 SaO_2 用来随时调整氧流速,如果怀疑高碳酸血症或酸中毒,则必须测定动脉血气。

1.长期氧疗的适应证

慢性呼吸衰竭稳定 3～4 周,尽管已进行了必要的和适当的治疗,仍有:①静息时,PaO_2 ≤7.33 kPa(54.8 mmHg)或 SaO_2≤88%,有或无高碳酸血症;②静息时 PaO_2 在 7.33～8.00 kPa(55～60 mmHg)或 SaO_2≤89%,如果患者有肺动脉高压、充血性心力衰竭(并重力依赖性水肿)或血细胞比容>55%。

长期氧疗一般用于第Ⅳ期 COPD 患者,一些 COPD 患者在急性发作前没有低氧血症,且发作后可恢复到以往的水平,则不再需要长期吸氧。接受了适当的治疗,患者病情稳定后,患者需要在 30～90 天后重新评估,如果患者没有达到氧疗的血气标准,则氧疗不再继续。

2.氧疗的剂量

足以将 PaO_2 提高至 8.00 kPa(60 mmHg)或 SaO_2≥90%的氧流量大小。

3.氧疗的时间

除了仅在运动和睡眠需要吸氧外,氧疗的时间一般至少 15 小时/天。

4.治疗的目标

将 SaO_2 提高到≥90%和(或)PaO_2≥8.00 kPa(60 mmHg),但是 $PaCO_2$ 升高不超过 1.33 kPa(10 mmHg),pH 不低于 7.25。应当规律地监测动脉血气 PaO_2,不断调整氧流量直到达到预期治疗目的。

LTOT 时通常采用鼻导管给氧,Venturi 面罩供氧则给氧浓度更为准确。

(二)临床稳定性

进行夜间氧疗(NOT)试验后,许多患者 PaO_2 有自动改善的现象。Timms 发现,NOT 试验 4 周以后,PaO_2 上升到了 7.33 kPa(55 mmHg)以上,则不再需要氧疗,可用于氧疗患者的筛选。另外也有人发现适合进行 LTOT 的患者予以氧疗 3 个月以后,在不吸氧的情况下,PaO_2 可升至 7.87 kPa(59 mmHg)。目前还没有能力预测哪些患者 PaO_2 能够提高到这种程度。

应鼓励进行 LTOT 的患者戒烟,因研究发现在 LTOT 期间仍有 8%～10%的患者继续吸烟。

(三)特殊情况下的氧疗

美国目前的处方标准是,低氧血症患者在运动和睡眠时应予以氧疗。一般情况下在睡眠和运动(即低氧血症恶化)时,已经氧疗的患者需要将氧流量增加 1 L/min。如果在运动时,PaO_2 下降至 7.33 kPa(55 mmHg),则推荐使用便携式氧疗系统。目前已认识到 COPD、脊柱后凸、囊性纤维化、间质性肺疾病患者在睡眠时有低氧血症的情况,且夜间 SaO_2 的降低与肺动脉压增加相关,夜间氧疗可改善夜间的 PaO_2,而不会引起 $PaCO_2$ 大幅度的增高,且夜间氧疗消除了夜间发生氧饱和度降低的可能,使肺动脉压趋于正常。

低氧血症患者乘飞机旅行时应特别注意,虽然通常商业飞机的飞行高度超过9 144 m,但大多数航班机舱内予以加压,使之相当于 2 438.4 m 的高度,在这个高度时正常人和患者的 PaO_2 可下降 2.13～4.27 kPa(16～32 mmHg),已经接受 LTOT 的慢性低氧血症患者或接近低氧血症的患者,在旅行前需要予以仔细评估。一种方法是使用低氧血症激发试验:COPD 患者休息时呼吸 15%的氧气(相当于 2 438.4 m 激发试验高度),如患者的 PaO_2 降至6.67 kPa(50 mmHg),则在飞行期间需要另外补充氧。临床症状不稳定的低氧血症患者不提倡乘飞机旅行。

四、供氧和氧输送设备

（一）供氧设备

住院患者多使用墙壁氧，必要时可结合有创或无创呼吸机。

家庭氧疗的供氧设备基本上有 4 种：压缩气罐、液体氧、分子筛氧浓缩器和新的膜分离器。每一系统均有其优点和缺点。每一患者所适合的系统依赖于患者的条件和临床用途。氧疗系统的重量、价格、便携方式对老年残疾病者特别重要。原则上如果患者能走动，那么就不能使用限制患者活动的氧疗设备，至少部分时间是这样。

1.压缩气体罐

其为传统的供氧设备，较便宜，在高流量时可释放 100％的氧气。压缩气体罐在高压下贮存。便携式（小的）压缩气罐因氧气供应时间短和需频繁再填充而使其使用受限。一般不提倡在家中填充氧气罐，因为需要氧气供应商的帮助。

压缩氧气的优点是：价格便宜、实用，能够长期贮存。

压缩氧气的缺点是：重量大、氧气供应时间短、不易搬动，如果开关阀突然自行打开可发生危险。

2.液体氧

液体氧贮存在极低的温度下，比压缩气体所需的贮存容积小（1 L 液体氧＝860 L 气体），可将室温下等量的气体缩小至原来容量的 1％。其他优点有：系统的压力低，可提供更多的便携式氧疗机会，且易于运输；液体氧的便携式设备更轻便，也容易从大的氧站再填充；同压缩气体一样，液体氧也可提供 100％的氧浓度。液体氧系统的流量范围是通过加热、控制气体蒸发的速度来调节的。

液体氧比压缩气体更昂贵。如果患者有能力支付和需要外出旅行时，这种液体氧更适合。液体氧的缺点是：价格高、需要间断地进行压力释放导致氧浪费，甚至不用时也需这样做。

3.分子筛氧浓缩器

分子筛氧浓缩器是目前最便宜的供氧设备，为电力设备，通过一个分子筛从空气中分离氧，氧气输送给患者，氮气则回到空气中。氧浓缩器的重要优点是价格效益比高，缺点是移动性差，不能携带，一般在固定的地方如汽车或房间里使用，且需要电源和常规维护，可作为供氧后备设备。分子筛氧浓缩器是一种复杂的仪器，需要经常维修才能保证其功能正常。当使用的氧流量过大时，氧浓度会降低，避免这一问题的方法是选择大型号的筛床；另一个问题是增加仪器的使用时间，会使输出氧浓度降低，即使是常规维修、细心保养也是如此，因此分子筛氧浓缩器需要进行系统技术检查，以保证其工作状态良好。目前新型仪器有氧浓度表，有助于患者的使用。分子筛不能浓缩水蒸气，因此需要高流量氧气时，常需湿化。另外仪器也可浓缩有毒气体，筛床的消耗还可造成工业污染，设备位置固定限制了患者的活动。尽管有这些缺点，这种氧浓缩器还是具有明显的优点，如不需要反复填充就是其最大的优点。

4.膜分离器

使用聚乙烯膜和压缩器从空气中浓缩氧气。这种膜通常可使氧气和水蒸气透过，可使输出的氧气得到适当的湿化。膜分离器较分子筛浓缩器有技术优势：首先，膜浓缩器需更换的零件较少（仅有管内滤器需要更换），这种设备尤其适用于农村；作为后备设备，维护费用低，有经济上的优势；虽然膜分离器产生的氧浓度低为45%，但氧流量的范围仍较大；不需要湿化是其在经济上的另一个优势，适合于气管内氧疗；它还是一个细菌滤过器，聚乙烯有异物屏障作用。

（二）氧输送设备

氧输送设备有多种，传统的面罩和鼻导管最常见，经气管氧疗（TTOT）有增加的趋势，不同的氧输送设备，可使吸氧效率得到不同程度的改善。

1.面罩

使用合适的面罩是最好的氧输送方法之一，但不如鼻导管的耐受性好。固定式面罩使用高流量氧气，这种面罩可提供一个持续的、预定好的氧浓度。可调式面罩如Venturi面罩的氧浓度可调，调节空气的进量可控制氧浓度在25%～50%。在高流量时面罩的使用效果好，当氧浓度<35%时多不需要使用。

面罩的优点是：可保持一定的吸氧浓度，吸入氧浓度不受潮气量和呼吸频率的影响。

面罩的缺点是：面罩的无效腔会影响二氧化碳的排出，增加二氧化碳分压；所需氧流量较高（一般>4 L/min），耗氧量大，故家庭氧疗中很少使用；患者感觉不舒适、进食和讲话不方便。

2.鼻导管

鼻导管无疑是最常用的氧输送形式。它廉价、舒适，患者易于接受，吸氧的同时可以吃饭、睡眠、谈话和吐痰。氧浓度不会因患者从鼻子或口腔呼吸而有所改变。但吸入氧浓度随患者呼吸深度和频率不同而有所变化。氧流量与吸入氧浓度大致呈以下关系：吸入氧浓度=21+4×氧流量（L/min）。氧流量高时患者往往不能耐受局部冲力和刺激作用，可产生皮炎和黏膜干燥，故FiO_2不能过高。在某种程度上，适当湿化可避免此种情况的发生。与面罩吸氧不同，鼻导管吸氧不会使CO_2重新吸入。

由于向肺泡输送氧气仅占自由呼吸周期的一小部分（大约是开始的1/6），剩余的时间用来填充无效腔和呼气，因此，输送的大部分氧气没有被患者利用，而是跑到空气中白白地浪费掉了，在呼气时氧气被浪费30%～70%。

3.TTOT

TTOT首先由Heim Lich于1982年提出。在局部麻醉（局麻）下，将穿刺针穿刺进入气管内，将导管（直径1.7～2.0 mm）放入气管内，拔出穿刺针，导管送至隆突上2 cm处。外端固定于颈部，与输氧管相接。呼气时，气道无效腔可起储存氧气的作用，故氧流量比经鼻氧疗减少50%，且供氧不随呼吸深浅和频率的变化而变化。

TTOT有美容优点，能保持患者的个人形象，帮助患者避免了社会孤独症，使患者容易接受这种治疗，且此氧疗使所需氧流量较少，因而仪器变轻，移动范围加大，患者感觉较好，氧疗的效果也好，还可减少家庭氧疗费用。

TTOT的缺点是易发生干燥，分泌物阻塞导管，需每天冲洗导管2～3次，还可发生局部皮下气肿、局部皮肤感染、出血和肺部感染。对有气道高反应、严重心律失常和精神焦虑者慎用。在我国使用较少。

（张强明）

第三节　机　械　通　气

一、基本原理

正常人自主呼吸时由于呼吸肌主动收缩,膈下降,胸内负压增加,使肺泡内压低于气道口压,气体进入气管、支气管和肺泡内。目前临床采用的机械通气,主要是使用正压通气的方式来支持肺功能。正压通气是指由呼吸机提供高于肺泡内压的正压气流,使气道口与肺泡之间产生压力差,从而建立人工通气,因而,机械通气在通气过程中,气道压力势必升高。任何正压通气方式均应有 3 个必备的机械功能:启动,限制和切换。

（一）启动

启动是指使呼吸机开始送气的驱动方式,它有 3 种方式:时间启动,压力启动和流量启动。

1.时间启动

时间启动用于控制通气,是指呼吸机按固定频率进行通气。当呼气期达到预定的时间后,呼吸机开始送气,即进入吸气期,不受患者自主吸气的影响。

2.压力启动

压力启动用于辅助呼吸。压力启动是当患者存在微弱的自主呼吸时,吸气时气道内压降低为负压,触发呼吸机送气,而完成同步吸气。呼吸机的负压触发范围$-0.49\sim-0.098$ kPa（$-5\sim-1$ cmH$_2$O）,一般成人设置在-0.098 kPa（-1 cmH$_2$O）,小儿 0.049 kPa（0.5 cmH$_2$O）以上。辅助呼吸使用压力触发时,能保持呼吸机工作与患者吸气同步,利于撤离呼吸机。当患者吸气用力强弱不等时,传感器装置的灵敏度调节困难,易发生患者自主呼吸与呼吸机对抗以及过度通气或通气不足。

由于同步装置的技术限制,患者开始吸气时,呼吸机要延迟 20 毫秒左右才能同步送气,这称为呼吸滞后。患者呼吸频率越快,呼吸机滞后时间越长,患者出现欲吸而无气,反而增加呼吸做功。

3.流量启动

流量启动用于辅助呼吸。流量启动是指在患者吸气开始前,呼吸机输送慢而恒定的持续气流,并在呼吸回路入口和出口装有流速传感器,由微机测量两端的流速差值,若差值达到预定水平,即触发呼吸机送气。持续气流流速一般设定为 10 L/min,预定触发流速为 3 L/min。流量触发较压力触发灵敏度高,患者呼吸做功较小。

（二）限定

限定是指正压通气时,为避免对患者和机器回路产生损害作用,应限定呼吸机输送气体的量。一般有 3 种方式。

1.容量限定

预设潮气量,通过改变流量、压力和时间 3 个变量来输送潮气量。

2.压力限定

预设气道压力,通过改变流量、容量和时间 3 个变量来维持回路内压力。

3.流速限定

预设流速,通过改变压力、容量和时间 3 个变量来达到预设的流速。

(三)切换

切换指呼吸机由吸气期转换成呼气期的方式。有 4 种切换方式。

1.时间切换

达到预设的吸气时间,即停止送气,转向呼气。

2.容量切换

当预设的潮气量送入肺后,即转向呼气。

3.流速切换

当吸气流速降低到一定程度后,即转向呼气。

4.压力切换

当吸气压力达到预定值后,即转向呼气。

随着呼吸生理理论的发展,呼吸机的技术性能不断改善,机械通气在临床上应用日益增多。机械通气可大大降低呼吸衰竭的病死率,是治疗呼吸衰竭重要的有效手段。

二、适应证与禁忌证

(一)适应证

任何原因引起的缺 O_2 与 CO_2 潴留,均是呼吸机治疗的适应证。

1.应用范围

(1)心肺脑复苏时。

(2)中毒所致的呼吸抑制。

(3)神经-肌肉系统疾病造成的中枢或周围性呼吸抑制和停止。脑卒中、脑外伤、各类脑炎、脑部手术、癫痫持续状态、各种原因所致的脑水肿,脊髓、神经根、呼吸肌等受损造成的呼吸抑制、减弱和停止等。

(4)胸、肺部疾病,如急性呼吸窘迫综合征(ARDS)、严重肺炎、胸肺部大手术后、COPD、危重哮喘等。

(5)胸部外伤,如肺挫伤、开放性或闭合性血气胸、多发多处肋骨骨折所致的连枷胸,只要出现无法纠正的低氧血症,均是应用机械通气的适应证。

(6)循环系统疾病,急性肺水肿、心脏大手术后常规机械通气支持等。

(7)雾化吸入治疗。

2.应用指征

(1)任何原因引起的呼吸停止或减弱(<10 次/分钟)。

(2)呼吸窘迫伴低氧血症[PaO_2<8.00 kPa(60 mmHg)]。

(3)肺性脑病(强调意识障碍严重程度)。

(4)呼吸道分泌物多,无力排出。

(5)胸部手术后严重低氧血症。

(6)心脏大手术后,尤其是接受体外循环的患者。

(7)胸部外伤致连枷胸和反常呼吸。

（二）禁忌证

呼吸机治疗没有绝对禁忌证。任何情况下,对危重患者的抢救和治疗,均强调权衡利弊。病情复杂,矛盾重重,需选择利最大、弊最小的治疗方案。除未经引流的气胸和肺大疱是呼吸机治疗的禁忌证外,其余均是相对禁忌证。

(1)严重肺大疱和未经引流的气胸。

(2)低血容量性休克患者在血容量未补足以前。

(3)肺组织无功能。

(4)大咯血气道未通畅前。

(5)心肌梗死。

(6)支气管胸膜瘘。

(7)缺乏应用机械通气的基本知识或对机械通气机性能不了解。

三、常用机械通气模式

几种常见的通气模式典型气道压力曲线示意图见图 3-1。

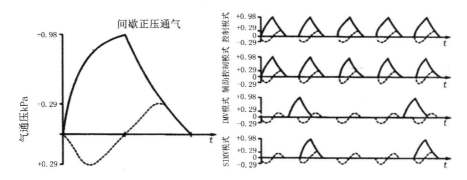

图 3-1　几种通气模式的典型气道压力曲线
（虚线示正常的自主呼吸,实线示机械通气时的压力曲线）

（一）控制通气

控制通气(CV)也称为间歇正压通气(IPPV),其特点是无论患者自主呼吸如何,呼吸机总是按预定的频率、潮气量(VT)或压力进行规律的通气,适应于自主呼吸消失或很微弱的患者。应用于自主呼吸较强的患者则很难达到自主呼吸与机械通气的协调。对自主呼吸增强的患者,如应用辅助通气模式仍不能与自主呼吸协调,可应用药物抑制自主呼吸后再采用控制通气模式。近年生产的呼吸机均兼有控制与辅助通气方式,或二者结合组成辅助控制通气方式。

（二）辅助通气

辅助通气(AV)与控制通气不同,启动是由患者自发吸气动作来触发。因此,它的通气频率决定于患者的自主呼吸,VT决定于预先设定的容积(或压力)的大小。对自主呼吸频率尚稳定的患者,应尽量采用辅助通气。

（三）辅助控制通气

辅助控制通气是一种较先进的通气模式。它与单纯辅助通气的主要不同在于,当自主呼吸频率过慢,每分钟通气量小于设定值时,呼吸机本身可测知,并自动以控制通气方式来补充,以防止通气不足,比较安全。即使采用辅助或辅助控制通气模式,有时自主呼吸仍难与机械通气协调,这时应注意触发灵敏度的调节,同时应注意气路是否漏气、堵塞,吸氧浓度是否不足,设定通气频率、每分钟通气量是否合适等。

（四）间歇指令通气与同步间歇指令通气

1.间歇指令通气(IMV)

在每分钟内,按事先设置的呼吸参数(频率、流速、流量、容量、吸/呼等),给予患者指令性呼吸,通气与自主呼吸不同步;在指令通气间隔时间内,患者可以有自主呼吸,自主呼吸频率、流速、流量、容量、吸/呼等不受呼吸机的影响。

2.同步间歇指令通气(SIMV)

呼吸机提供的指令性通气可以由自主呼吸触发,即通气能与自主呼吸同步,是IMV的改良。

3.IMV/SIMV通气模式的优点

(1)无须大量镇静剂。

(2)可减少因通气过度而发生碱中毒的机会。

(3)长期通气治疗时可防止呼吸肌萎缩,有利于脱离机械通气。

(4)降低平均气道内压,减少机械通气对循环系统的不良影响。

4.IMV/SIMV通气模式的缺点

对患者增加通气的要求反应不良,可导致通气不足,增加患者呼吸功消耗,可导致呼吸肌疲劳,使呼吸机撤离过渡时间延长。

（五）压力支持通气

1.工作原理

压力支持通气(PSV)是一种辅助通气方式,在自主呼吸的前提下,每次吸气都接受一定水平的压力支持,以辅助和增强患者的吸气能力,增加吸气幅度和吸入气量。与单独应用IMV/SIMV通气模式的不同之处是患者每次吸气(指令性或自主性),均能得到压力支持,支持水平随需要设定。

2.临床应用

主要应用于自主呼吸能力不足,但神经调节无明显异常的患者。应用PSV时,机体可在一定水平的压力支持下,克服疾病造成的呼吸道阻力增加和肺顺应性下降,得到充足的VT。随病情好转,压力支持水平可逐渐降低,常用于机械通气撤除的过程中、重症哮喘、COPD,胸部外伤和手术后需长期机械通气机支持者。

（六）容积支持通气

容积支持通气(VSV)是一种特殊的辅助通气模式,它的优点能保持恒定的潮气量,当患者自主呼吸增强时支持压力水平自动降低,相反,则自动增加支持压力水平。当患者自主呼吸停止20秒以上时,VSV可自动转换为压力调节容积控制通气。

（七）持续气道正压通气

持续气道正压通气(CPAP)是指在有自主呼吸的条件下,整个呼吸周期内均人为地施以一定水平的正压,故又可称为自主呼吸基础上的全周期正压通气。

1.CPAP通气模式的特点

(1)CPAP是一种独立的通气模式。

(2)CPAP是在自主呼吸的基础上,整个呼吸周期内均给予一定水平的正压。

(3)CPAP与呼气末正压通气(PEEP)相仿,也能防止气道闭合和肺泡萎陷,但CPAP仅仅是一种自主呼吸的通气方式,呼吸机并不提供恒定的潮气容积与吸气流速,在纠正由严重肺功能障碍所致的换气功能障碍时,远不如 PEEP 效果明显。

（4）CPAP 对自主呼吸要求较高,许多有严重肺功能障碍的患者,不适合应用于 CPAP 通气模式。

2.CPAP 通气模式的主要优缺点

吸气时恒定的持续正压气流（超过吸气气流）使吸气省力,呼吸做功减少;与患者的连接方式较为灵活,经人工气道或面罩均可。CPAP 可引起循环紊乱和气压伤等。

3.临床应用

其主要用于脱机前过渡或观察自主呼吸情况,如吸气压力、VT、VE 等。

（八）双气道正压通气

1.工作原理

吸气、呼气相的压力均可调节。P_1 相当于吸气压力,P_2 相当于呼气压力;T_1 相当于吸气时间,T_2 相当于呼气时间。这两个时相的压力和时间均可根据临床的需要随意调整。

2.临床应用

自主呼吸和控制呼吸时均可使用。一般情况下,根据临床需要,可灵活调节出多种通气方式。当 P_1＝吸气压力,T_1＝吸气时间,P_2＝0 或 PEEP 值,T_2＝呼气时间,即相当于定时压力调节的 PPV;当 P_1＝PEEP,T_1＝无穷大,P_2＝0,T_2＝0,即相当于 CPAP;当 P_1＝吸气压力,T_1＝吸气时间,P_2＝0 或 PEEP 值,T_2 值为期望的控制呼吸周期,即相当于 IMV 或 SIMV。

3.注意事项

应用时应监测 VT,适当设置报警参数,以防通气量不足,尤其当气道压力增高时,VT 常常多变或不恒定。

（九）压力调节容积控制通气

1.工作原理

呼吸机通过不断监测患者的胸/肺的顺应性（压力-容量变化）,计算出达到预定潮气量所需的最低吸气压力,反馈性地自动调节吸气压力,在 VT 保证前提下,将患者的吸气压力降低至最恰当水平。

2.临床应用

压力调节容积控制通气（PRVCV）模式主要适用于有气道阻力增高的患者,如危重支气管哮喘;或肺部病变较重如气道阻力增加和肺顺应性下降明显的患者。即使肺内存在着严重的时间常数不等和气体分布不均,应用 PRVCV 通气模式,也能得到较好的治疗效果;对需要较高初始流速或流量才能打开的闭合气道和肺单位,PRVCV 可能会有一定的价值,如 ARDS 患者的肺泡萎陷。

四、几种主要的通气功能

（一）吸气末屏气

呼吸机在吸气相产生正压,但在吸气末和呼气前,压力仍保持在一定水平,犹如自主吸气的屏气;然后再行呼气。这种将吸气末压力保持在一定水平的通气功能,称为吸气末屏气,或称为吸气平台或吸气末停顿。

该通气功能的优点是,延长了吸气时间,有利于气体分布与弥散,适用于气体分布不均、以缺氧为主（如弥散障碍或通气/血流比例失调）的呼吸衰竭。吸气末屏气通气功能有利于雾化吸入药物在肺内的分布和弥散,也有助于进行某些肺功能数据的监测,如气道阻力和静态顺应性等。

(二)呼气末正压通气

呼气末正压通气(PEEP)是指呼吸机在呼气末仍保持在一定的正压水平。

1.临床应用

PEEP 适用于由 Qs/Qt 增加所致的低氧血症,如 ARDS。PEEP 纠正 ARDS 低氧血症的作用机制是避免和防止小气道的闭合,减少肺泡萎陷,降低 Qs/Qt,纠正由 Qs/Qt 增加所致的低氧血症;增加 FRC,有利于肺泡-毛细血管两侧气体的充分交换;肺泡压升高,在 FiO_2 不变的前提下,能使肺泡-动脉血氧分压差[$P_{(A-a)}O_2$]升高,有利于氧向肺毛细血管内弥散;PEEP 使肺泡始终处于膨胀状态,能增加肺泡的弥散面积;肺泡充气的改善,能使肺顺应性增加,在改善肺的通气、弥散、V/Q 失调的同时,还可减少呼吸做功。

2.最佳 PEEP 选择

最佳 PEEP 应是能使萎陷的肺泡膨胀至最好状态、Qs/Qt 降低至最低水平、PaO_2 被提高至基本满意水平、对血流动力学影响和肺组织气压伤降低至最低程度的 PEEP 水平。疾病的严重程度不同,最佳 PEEP 水平不尽相同,即使是同一个患者,在疾病发生和发展的不同阶段,所需要的 PEEP 水平也可能不同。确定最佳 PEEP 水平最简便的选择法是:在保持 $FiO_2<60\%$ 前提下,能使 $PaO_2\geqslant8.00$ kPa(60 mmHg)时的最低 PEEP 水平。临床常用的确定最佳 PEEP 水平的方法是:在循环状态能负担前提下,FiO_2 降至 $40\%\sim50\%$、$PaO_2\geqslant8.00$ kPa(60 mmHg)时的最低 PEEP 水平。呼吸机应用过程中,应该根据患者氧合状况监测结果随时调节 PEEP 水平。

3.内源(内生)性 PEEP(PEEPi)或自发性 PEEP(auto-PEEP)

内源性 PEEP 是指因呼气时间短或呼吸阻力过高,致肺泡内气体滞留,使肺泡内压在整个呼吸周期均保持正压,相当于 PEEP 的作用,称 PEEPi 或 auto-PEEP,可由多种使呼吸道阻力增加的疾病造成,克服 PEEPi 的常用方法是应用相同水平的 PEEP。

(三)呼气延长或延迟

根据等压点(EPP)学说,呼气延长或延迟可减少支气管的动态压缩,有助于气体排出。COPD 患者习惯于噘嘴样呼吸,目的在于使 EPP 向口腔端移动,减少气道的动态压缩,有利于呼气。

(四)叹息

叹息即指深吸气。不同呼吸机设置的叹息次数和量不尽相同,一般每 $50\sim100$ 次呼吸周期中有 $1\sim3$ 次相当于 $1.5\sim2$ 倍于潮气量的深吸气,它相当于正常人的呵欠。目的是使那些易于陷闭的肺泡定时膨胀,改善这些部位肺泡的通气,防止肺不张,对长期卧床和接受机械通气治疗的患者有一定价值。

(五)反比通气

正常状态下,吸气时间总是少于呼气时间,吸/呼(I/E)多在 $1:(1.5\sim2)$。反比通气(IRV)时,吸气延长,大于呼气时间,I/E 可在$(1.1\sim1.7):1$。吸气延长有利于改善氧合、纠正缺氧、减少二氧化碳的排出,可以用于治疗 ARDS 或其他原因所致的低碳酸血症。

五、参数设置和调节

(一)常用参数及设置

1.呼吸频率

呼吸频率主要考虑因素是自主呼吸频率。自主呼吸频率正常、减弱、停止时,按正常呼吸频率设置(16～20次/分钟),自主呼吸频率＞28次/分钟时,初始呼吸频率不易设置过低,随着引起自主呼吸频率增快的原因去除,再将呼吸频率逐渐下调。其次考虑呼吸衰竭的病理生理,在有气道阻力增高时,选择慢而深的呼吸频率,限制性肺部疾病时,选择稍快的呼吸频率(18～24次/分钟)。

2.潮气量(VT)与每分钟通气量(VE)

VT与呼吸频率有一定关系,首次VT设置,应掌握一定规律,减少设置盲目性。一般先以5～10 mL/kg设置,以后根据动脉血气分析调整。特殊状况下,如有肺大疱、可疑气胸、血容量减少尚未纠正、血压下降等,应先将VT设置在较低水平,将呼吸频率适当提高,以预防通气不足。自主呼吸频率过快时,为减少对抗,呼吸频率设置应与自主呼吸频率接近,此时应适当降低VT水平。VE等于VT与呼吸频率乘积,VE可以不做设置。

3.吸/呼比

呼吸功能正常者以1:1.5左右为妥,阻塞性通气功能障碍为1:(2～2.5);限制性通气功能障碍为1:(1～1.5)。吸气末屏气时间,应算在吸气时间内。

4.PEEP

初接受呼吸机治疗时,一般不主张立即应用或设置PEEP。根据缺氧纠正的难易度适当设置PEEP水平,再依据缺氧纠正情况,调节PEEP水平。

5.FiO_2设置

开始时为迅速纠正低氧血症,可应用较高FiO_2(＞60%),100%也十分常用。随着低氧血症的纠正,再将FiO_2逐渐降低至60%以下;低氧血症改善明显后,将FiO_2设置在40%～50%水平为最佳。FiO_2设置原则是使PaO_2维持在8.00 kPa(60 mmHg)前提下的最低FiO_2水平。当低氧血症未能纠正时,不能盲目以提高FiO_2的方式纠正缺氧,应该选择其他通气方式,如PEEP等。

(二)常用参数调节

合理调节机械通气各类参数是机械通气治疗的必备条件,否则,非但达不到治疗目的,相反却会引起各种并发症,严重时能直接导致死亡。常用参数调节依据动脉血气分析指标、心脏功能、血流动力学状况,避免肺组织气压伤。

1.动脉血气分析指标

(1)PaO_2:是低氧血症是否被纠正的标准。$PaO_2 \geq 8.00$ kPa(60 mmHg),说明所设置的参数基本合理,如果FiO_2水平已经降至40%～50%水平,可以暂不进行调整,待PaO_2稳定一段时间后再进行调整,直至降低至准备脱机前的水平;如果所设置的FiO_2水平较高,应逐渐降低FiO_2直至相对安全的水平。

若低氧血症未被纠正时,可按以下思路调整机械通气参数。①分析低氧血症产生的原因,调整相应参数。Qs/Qt增加时,选择PEEP;弥散障碍时,提高FiO_2;通气功能障碍时,去除呼吸道分泌物、保持呼吸道通畅,并适当增加VT。②采用各种能纠正低氧血症的方法,如增加VT、延长吸气时间、增加吸气平台压或吸气屏气的时间、应用PEEP、提高FiO_2等,并观察疗效,酌情选择最佳方法。

(2)$PaCO_2$:是判断呼吸性酸、碱中毒的主要指标。呼吸性酸中毒,$PaCO_2 ＞ 6.67$ kPa(50 mmHg),提示通气不足;呼吸性碱中毒,$PaCO_2 ＜ 4.67$ kPa(35 mmHg),提示通气过度。过度通气时,降低VT,缩短呼气时间;严重低碳酸血症,如心功能和血流动力学状况允许,采用反比通气。通气不足时,保持呼吸道通畅,增加VT、VE,呼吸频率和延长呼气时间。

2.心功能和血流动力学状况

已存在心功能障碍和血流动力学紊乱,慎用 PEEP、吸气延长、吸气末屏气和反比通气等。

3.肺组织气压伤

熟悉容易引起气压伤的通气模式和通气功能,如 PEEP、PSV、高 VT 等。如有肺组织气压伤易发因素,如先天性或后天性肺大疱、肺损伤时,避免使用容易引起气压伤的通气模式和功能。无法避免使用这些模式和功能时,严密观察,及时发现和处理。即使是没有肺组织气压伤易发因素的患者,也应严密观察,警惕气压伤。

(三)报警参数设置和调节

1.容量(VT 或 VE)报警

容量报警的临床意义是预防漏气和脱机。多数呼吸机监测呼出气 VT、VE 或 VT 和 VE 同时监测。设置依据:依 VT 或 VE 的水平不同而异,高水平设置与 VT 或 VE 相同;低水平能维持生命的最低 VT 或 VE 水平。

2.压力报警

其分上限、下限压力报警,用于对气道压力的监测。气道压升高,超过上限水平时,高压报警;气道压降低,低于低压水平时,低压报警装置被启用。低压报警装置是对脱机的又一种保护措施,高压报警多提示咳嗽、分泌物堵塞、管道扭曲、自主呼吸与机械通气拮抗或不协调等。高压报警参数,设置在正常气道最高压(峰压)0.49~0.98 kPa(5~10 cmH$_2$O)水平;低压报警参数,设置为能保持吸气的最低压力水平。

3.低 PEEP 或 CPAP 水平报警

低 PEEP 或 CPAP 水平报警是保障 PEEP 或 CPAP 的压力能在所要求的水平。未应用 PEEP 或 CPAP 时,不需要设置。

4.FiO$_2$ 报警

FiO$_2$ 报警是保障 FiO$_2$ 在所需要的水平。设置依据根据病情,一般高于或低于实际设置的 FiO$_2$ 值的 10%~20% 即可。

六、机械通气对生理的影响

(一)对血流动力学的影响

正压通气使胸膜腔内压(ITP)增高,减少静脉回流至右心的血量,从而导致心排血量下降,下降程度与平均气道压、肺顺应性、胸壁顺应性及 PEEP(CPAP)水平有关。ITP 升高还阻碍右心室排空,使右心室收缩末容量增加,右房压升高,体循环静脉回流下降;过大的潮气量和高水平的 PEEP(CPAP)会对右冠状动脉疾病和右室功能不全患者产生不利影响。肺泡扩张压迫肺毛细血管床,从而增加肺血管阻力(PVR),增加右心室后负荷。当升高气道压力传递到心脏周围时,左心室也会发生改变。其机制是:高 PEEP(CPAP)使右心室舒张末容量(RVEDV)增加,导致室间隔右向左移动,降低左室顺应性、影响前负荷;较高的 RVEDV 也使心包腔内压增加,限制心脏活动。

为了避免有害的血流动力学影响,应采用支持心血管功能的措施,包括:①谨慎补充液体,维持合理的血容量及合适的前负荷;②给予强心药维持足够的心肌收缩力;③应用血管扩张药或血管收缩药。但最关键的是选择合适的通气方式、合理调节 VT、吸气时间及吸气流速,把机械通气对静脉回流影响减至最小。

（二）对脏器功能的影响

正压通气对肾功能的直接影响是使肾灌注减少、肾内血流重新分布,致肾小球滤过率降低,钠和水排泄减少,尿量减少。扩充血容量、给予利尿剂,或给予小剂量多巴胺可减少正压通气对肾功能的直接影响。

应用正压通气治疗超过 3 天,有近 40% 的患者会出现胃肠道出血,这主要由于胃肠黏膜急性的多发性溃疡所致。应用抗酸治疗,维持胃液 pH>5.0,能有效防止胃肠道出血。

七、呼吸机撤离

呼吸机治疗的时间随病情而异,少时可仅数小时,多时可数月或数年。合理掌握脱机时机,能降低呼吸机治疗的并发症。

（一）脱机指征

（1）导致呼吸衰竭的原发病已经解除或正在解除之中。

（2）通气和氧合能力良好。

（3）咳嗽和主动排痰能力强。

（4）呼吸肌有力量。

（5）气道通畅。

（二）撤离呼吸机标准

1.通气功能

VC:10～15 mL/kg,VT:5～8 mL/kg,FEV_1>10 mL/kg,最大吸气压>1.96 kPa(20 cmH_2O),静态每分钟通气量<10 L,每分钟最大自主通气量不少于 20 L(≥20 L)。

2.氧合指标(动脉血气分析)

(1)FiO_2<40% 时,PaO_2>8.00 kPa(60 mmHg)。

(2)FiO_2 为 100% 时,PaO_2>40.00 kPa(300 mmHg);$P_{(A-a)}O_2$ 为 40.00～47.06 kPa(300～353 mmHg)。

(3)Qs/Qt<15%,SaO_2>85%。

(4)VD/VT 为 0.55～0.6。

3.浅快呼吸指数(f/VT)和吸气初始 0.1 秒时口腔闭合压($P_{0.1}$)

浅快呼吸指数和吸气初始 0.1 秒时口腔闭合压是近年来主张应用的指标。前者≤105,后者为 0.39～0.59 kPa(4～6 cmH_2O),预计撤机可能成功。

截至目前,大量临床研究始终尚未寻找到切实可行的呼吸机撤离指标

（三）撤离呼吸机的方法

人工气道会妨碍患者主动而有效的排痰,人工气道拔除后,咳嗽动作恢复,有效排痰能改善通气和氧合,脱机、拔管后,各项指标有可能较脱机前明显改善。因而,只要患者呼吸平稳,就应在严密观察下试行脱机。

呼吸机撤离(脱机)的难易取决于原先肺功能状况与是否有肺部并发症。

1.直接脱机

撤离容易的患者直接脱机,可以先逐步降低呼吸机条件,观察氧合水平,撤除机械通气后,生命体征稳定,通气和氧合水平符合标准,可以脱机并拔除人工气道。

2.间断脱机

撤离困难的患者可以分次或间断撤离，即将脱机的时间分开，先是以分钟或小时为单位，每天分次脱机，以后视病情逐渐增加每天脱机的次数或延长每次脱机的时间，然后改成逐日或白天脱机、夜间上机等，直至完全脱机。

3.改变通气模式

在间断脱机前，常采用一定的通气模式作为撤除呼吸机的过渡措施。如应用 SIMV，逐渐降低 SIMV 呼吸次数，当降至 5 次/分钟时仍能较好地维持通气和氧合，再试行脱机。如应用 PSV时，先逐渐增加 PSV 的压力支持水平，促进肺、胸廓的膨胀，做被动性的肺功能锻炼，然后逐渐降低 PSV 压力，降至一定水平后仍能维持较好呼吸，可以试行脱机，或转为 SIMV 的通气模式，再按 SIMV 撤机方法脱机。

4.拔除人工气道

改变通气模式或间断脱机时，仍能维持较好的通气和氧合时，方可拔除人工气道。对病情复杂的患者，即使暂时脱机成功，也应慎重拔除人工气道，而是适当延长人工气道拔除后观察的时间。因为撤离失败屡有发生，保留人工气道的患者，再次行机械通气治疗并不困难，而拔除人工气道后，重新建立人工气道费时、费力，还会增加痛苦，严重时会给生命带来威胁。

5.拔管后气道护理

拔管后气道护理是脱机成败的关键。加强气道护理能促进呼吸道分泌物排出，保持气道通畅，预防肺部感染。主要方法有超声雾化吸入、拍背震荡、刺激咽喉部产生咳嗽与排痰，抗生素和祛痰药等。

（四）脱机困难的原因和处理

1.撤机困难的原因

原发病因未能解除，呼吸肌疲劳和衰弱，心理障碍。

2.脱机困难的处理

尽早、尽快控制和去除原发病因；采用特殊通气模式与通气功能，尽早锻炼呼吸肌力量，预防呼吸肌疲劳与衰竭；加强营养支持治疗，增加呼吸肌力量；树立信心，克服心理障碍；原有慢性呼吸功能不全，尽早做腹式呼吸，增强和改善呼吸功能。脱机困难的患者需要做相当长时间的观察，摸索和调试。大部分患者最终可能获得成功，部分患者需要长期呼吸机治疗。

八、常见并发症

（一）气压伤

气压伤较常见临床类型是气胸、皮下和（或）纵隔气肿。气压伤多为闭合性，胸膜腔内压高低取决于破裂口类型；处理方法是排气减压或停止呼吸机治疗。气压伤重在预防和早期发现，要避免所有可能诱发气压伤的因素，慎用 PEEP 和 PSV 等。

皮下和纵隔的气体除来源于肺组织之外，还可来源于呼吸道呼出的气体，如气管切开引起的皮下和纵隔气肿；胸部外伤和某些特殊检查或治疗也可引起皮下和纵隔气肿。

（二）呼吸系统并发症

较常见的有过度通气、通气不足和呼吸机相关性肺炎（VAP）。前两者主要依靠呼吸机参数调节和设置来预防和处理，后者是临床呼吸机治疗过程中十分棘手的难题。VAP 的病原学特征是多种细菌和真菌同时存在的混合感染，诱发因素很多，如气道开放时空气和环境因素、抵抗力下降、医疗器械污染等。研究还证明,胃肠道反流和误吸也是 VAP 的主要来源。加强气道护理是预防和治疗 VAP 的主要措施,其作用可能超过抗生素的应用。

（三）气管及邻近组织损伤

1.气管食管瘘

气管与食管之间相通,气体由瘘口进入胃肠道,胃肠道消化液也可经瘘口进入呼吸道,是十分危险的并发症,常见于气管与食管的直接损伤。

2.喉损伤

喉损伤是气管插管的重要并发症,主要临床类型是喉部水肿,多发生在拔管数小时至一天,产生的原因是导管与喉部黏膜的机械性摩擦和损伤。

3.气管损伤

气管损伤引起出血、气管食管瘘、狭窄。

4.血管损伤

气管切开时损伤甲状腺及其血管,气管导管或套管对周围黏膜压迫损伤、感染等侵蚀邻近的大血管。

（四）胃肠道系统并发症

胃肠道系统并发症主要是胃肠道胀气,尤其当应用面罩连接呼吸机、气管插管误入食管、并发气管食管瘘等时,更容易发生,预防的方法是及时安放胃管和应用胃肠减压。

（易怀生）

第四节 胃肠减压术

一、适应证

急性胃扩张、幽门梗阻、急腹症患者有明显肠胀气者或消化道手术后、上消化道大出血的诊断、活动性出血观察、注药止血等。

二、用品

普通胃管、液状石蜡、50 mL 注射器、胶布、纱布、无菌碗、消毒手套、胃肠减压器等。

三、方法

（1）将表面用液状石蜡湿润的胃管自鼻腔徐徐插入胃内（约距门齿 50 cm 左右）,用注射器抽尽胃内容物后固定,接上胃肠减压器。判断胃管是否在胃内,下列方法供参考:①用 50 mL 注射器向胃管快速注入 20 mL 气体,在左季肋区听诊闻及粗糙气泡音。②胃管内抽出胃内容物。③胃管内抽出液 pH<7。

（2）肠梗阻患者如做双腔管减压术时,可待双腔管吞至 75 cm 处后,从管内抽出少量液体,若 pH>7,表示该管已通过幽门,即可向气囊内注气 20～30 mL,夹住管口,依靠肠蠕动将管头送至梗阻部位（可借助 X 线定位）,接上胃肠减压器。

四、注意事项

(1)食管静脉曲张、食管梗阻应慎用,误服强酸、强碱等腐蚀性毒物患者禁用。

(2)应经常检查胃肠减压器是否密闭,皮管有否屈曲或松脱,胃管是否通畅,每 4～8 小时应冲洗一次胃管。

(宋玉君)

第五节 血 液 透 析

一、概述

血液透析(hemodialysis,HD)即人工肾,应用于临床已有半个世纪的历史。随着生物学工程、微电子技术的发展,使透析机功能日臻完善,使用更加安全、方便,疗效更加可靠。HD 技术在现代肾衰竭的治疗中具有极为重要的地位,并能治疗中毒、心源性水肿、肺水肿等多种疾病。许多国家已经开展了家庭透析。

二、原理

透析是指溶质通过半透膜,从高浓度一侧向低浓度方向运动。血液透析包括溶质的移动和水的移动,即血液和透析液在透析器(人工肾)内借半透膜接触利用浓度梯度进行物质交换,使血液中的代谢废物和过多的电解质向透析液侧移动透析液中的钙离子及碳酸氢根向血液侧移动,以达到清除体内多余水分和毒素,调节酸碱平衡的目的。半透膜是一张布满许多小孔的薄膜,膜的孔隙大小在一定范围内,使得膜两侧溶液中的水分子和小分子的溶质可自由通过透析膜进行交换,但大分子溶质不能通过透析膜。根据膜平衡原理,半透膜两侧液体各自所含溶质浓度的梯度差及其他溶质所形成的不同渗透浓度可使溶质从浓度高的一侧通过半透膜向浓度低的一侧移动(弥散作用),浓度梯度越大,弥散速度越快。这是清除尿素氮和肌酐、补充碳酸氢盐的主要机制。而水分子则从渗透浓度低的一侧向浓度高的一侧渗透(渗透作用)最终达到动态平衡。当血液进入透析器时,其代谢产物如尿素、肌酐、肽类、中分子物质便可通过透析膜弥散到透析液中,而透析液中的碳酸氢根、葡萄糖、电解质等机体所需物质则被补充到血液中,从而达到清除体内代谢废物、纠正水电解质紊乱和酸碱失衡的目的。

(一)弥散与透析

任何溶质总是从浓度高的部位向浓度低的部位扩散,这种依靠浓度梯度差进行的转运叫弥散。弥散与溶液的温度成正比,与溶液黏稠度、溶质的分子量成反比。提高血液和透析液的流速能够增加溶质尤其是小分子溶质(如尿素氮、肌酐)的清除。半透膜阻力的大小也可影响弥散的速度,高通透性膜薄而滤孔大,弥散阻力小。由于蛋白不能通过透析膜,与蛋白结合的物质不能通过弥散来清除。

弥散是分子的自由运动。只要溶质在溶剂中浓度分布不均一,即存在浓度梯度,溶质分子与溶剂分子的热运动就会使溶质分子在溶剂中分散趋于均匀。这种分子热运动产生的物质迁移现

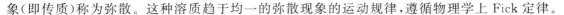

象(即传质)称为弥散。这种溶质趋于均一的弥散现象的运动规律,遵循物理学上 Fick 定律。

溶质的跨膜弥散遵循质量守恒与 Fick 定律。血液透析就是基于这样一个原理发展起来的。Fick 透析过程的溶质传质阻力主要在血液侧。因此,增加血液流率,改进血液侧流动状态,有助于降低血液侧的传质阻力,即可以在不改变透析器的情况下,提高透析效率,缩短透析时间。使用高通量透析器,由于血流速率高,则更利于缩短透析时间,从而达到治疗的目的与效果。

（二）对流与超滤

1.概述

超滤是指水的对流,以及溶质随着水对流在静水压和渗透压作用下产生的移动,液体在压力梯度作用下通过半透膜的运动称为超滤。水分子很容易被半透膜滤过,同时带动小分子物质的转运,这是溶质经半透膜转运的第二种机制——对流。超滤的驱动力取决于透析膜两侧静水压和渗透压所形成的梯度。在静水压或渗透压强边水通过半透膜时小分子溶质以与原溶液相同的浓度随水一起通过半透膜而被清除,大分子溶质保持不变。反映溶质在超滤时可被滤过膜清除的指标是筛选系数,它是超滤液中某溶质的浓度除以其血中浓度的值。因此,利用对流清除溶质的效果主要由超滤率和膜对溶质的筛选系数两个因素决定。

2.超滤的动力

跨膜压为超滤的动力,由静水压和渗透压组成。

(1)静水压超滤:透析器血液侧与透析液侧之间的静水压决定超滤的速度。透析器半透膜对水的通透性高,但变动范围很大,它取决于膜厚度和孔径大小。可用超滤系数来表示。

(2)渗透超滤:当两种溶液被半透膜隔开,溶液中溶质的颗粒数不等时,水分子向溶质颗粒数多的一侧流动,在水分子流动的同时也带着溶质通过半透膜。水分子移动后将使膜两侧的溶质浓度相等,渗透超滤也停止。因此这种超滤是暂时性的。

3.影响对流的因素

(1)膜的特性:每种透析器膜性质不尽相同。

(2)消毒剂:可使膜孔皱缩。

(3)血液成分:血浆蛋内浓度、血细胞比容以及血液黏滞度影响超滤率。

(4)液体动力学:膜表面的切变力或浓度梯度影响滤过量。

(5)温度:血液透析或血液滤过时温度与超滤率呈直线关系。

（三）吸附

通过正负电荷的相互作用使膜表面的亲水性基团选择性吸附某些蛋白质、毒物或药物,如β2微球蛋白、补体、内毒素等。膜吸附蛋白质后可使溶质的消除率降低。

正常肾脏对与蛋白结合的有机酸和有机碱有解毒作用。与蛋白结合的分子仅有少量经肾小球滤过,在小管周围毛细血管网,这些物质却能与白清蛋白分离并被近曲小管细胞摄取,然后被分泌入小管腔随尿液排泄。在近端肾小管滤过的蛋白质及与其结合的物质都发生了分解代谢。

血液透析对与蛋白结合物质的清除一方面取决于血浆中该化合物游离部分所占的比例,另一方面取决于蛋白结合部分解析的快慢程度。运用活性炭或树脂吸附进行血液灌流可有效地降低蛋白结合化合物的血液浓度,但不能常规用于尿毒症的长期治疗。

三、透析机的结构

目前有各种型号的透析机,其基本构造原理相同。主要结构有透析液供给系统、监护报警系统和透析器。

(一)透析液供给装置

其是保证透析过程中透析液供给的装置。即把配好的透析液通过泵不断地按设定要求送给透析器。

(二)自动监护报警系统

现代透析机为确保 HD 的正常进行都有良好的监护报警系统。当 HD 过程中出现异常情况,如温度过高,破膜漏血,静脉压表、负压表、流量表异常,透析液电解质浓度异常等情况,机器可立即报警。如不及时处理,机器可自动切断电源停机,以保证 HD 患者的安全。

(三)透析器

1.按结构形状分

根据结构分为管型、平板型、空心纤维型。前两种现在已经很少使用,目前被广泛采用的是空心纤维透析器。它是由 7 000～12 000 根由铜仿膜或醋酸纤维膜等制造的中空纤维组成,固定在透析器两端坚硬的聚氨酯中。透析器一端为动脉血入口,另一端为出口,透析器两端侧方各有一透析液接头。血液从透析器的中空纤维管内通过,透析液从管外通过后废弃。

2.按膜的材料分

(1)再生纤维素膜透析器:目前常用的就是这类透析器。铜仿膜和铜氨纤维透析器。该纤维表面有游离羟基团,血液成分与之接触后,可引起变态反应,故生物相容性差。而以铜氨处理后,纤维表面更光滑,提高了生物相容性。

(2)醋酸纤维膜透析器:纤维在形成膜之前被乙酰化,这种膜的通透性比再生纤维素膜透析器大,有较高的超滤率,生物相容性也得到了改善。

(3)替代纤维素膜透析器:血仿膜是一种替代的铜仿膜,其纤维素中的氢氧基由三级氨基置换后形成。纤维素是带有轻度的阴电荷的聚合物,而血仿纤维素因有氨基而为阳电荷聚合物,故生物相容性好,患者不易引起变态反应。

(4)合成纤维膜透析器:一般合成纤维膜为疏水性,蛋白附着比前几种多,故生物相容性好,此类包括有聚丙烯、聚甲基丙烯酸甲酯、聚砜膜、聚碳酸酯、聚酰胺等。

3.根据滤系数分

(1)低超滤系数透析器:超滤系数常小于 15 mL/(mmHg·h)。它们包括醋酸纤维素膜、铜仿膜、铜氨膜及血仿膜。

(2)高通量及高效透析器:超滤系数大于 15.5 mL/(mmHg·h),对中分子质量物质有相当高的清除率,能清除大量的 β_2-微球蛋白和其他大分子物质。典型的高效透析器包括聚砜膜系列、PAN 膜、PMMA 膜及三醋酸纤维素膜透析器。

四、透析液

(一)透析液的成分及渗透压

透析液的基本成分与人体内间液的成分相似,包括碳酸氢根离子、醋酸根离子、葡萄糖、钠、钾、钙、镁等。其渗透压与血浆的渗透压接近,在 280～300 mOsm/L。

（二）透析液的种类

1.醋酸盐透析液

此种透析液性质较稳定,避免了钙、镁沉淀的出现,易贮存,不易被细菌污染。但由于醋酸盐透析液不能直接供给HCO_3^-,故血中HCO_3^-通过弥散方式进入透析液中而丢失,再加之醋酸盐负荷使血中醋酸浓度升高。因此透析患者血$PaCO_2$和PaO_2在透析开始后15~30分钟下降,肺通气功能下降,出现低氧血症。血pH降低使代谢性酸中毒加重。待几小时后从透析液中跨膜进入血液的醋酸盐才经三羧酸循环代谢生成HCO_3^-,血中HCO_3^-浓度上升达正常范围而逐渐纠正了代谢性酸中毒,因此醋酸盐透析纠酸速度较慢,在高通量透析时,纠酸效果不够充分。此外醋酸盐透析低血压发生率高,原因是醋酸盐对末梢血管有扩张作用,末梢血管阻力下降,使四肢血流量增多。

2.碳酸盐透析液

目前普遍应用碳酸盐透析液,其纠正代谢性酸中毒效果更充分,并有可能把透析前血中HCO_3^-浓度提高到正常范围,且透析过程中PaO_2下降较少,低血压的发生率也较低,适用:①醋酸盐不耐受综合征;②透析中容易发生低血压的患者,特别是伴有自主神经功能障碍者;③严重心肺疾病,特别是伴有低氧血症者;④肝功能受损害者;⑤老年患者,特别是心血管功能不稳定者;⑥严重代谢性酸中毒;⑦低碳酸氢盐血症。

但碳酸氢盐透析液内容易生长细菌,这是高通量透析热原反应或毒血症、菌血症发生率增加的原因之一,对技术要求相对较高。

五、血管通路

血管通路是长期透析患者治疗过程的重要环节,是维持终末期肾衰竭患者的生命线。血管通路泛指体外循环的血液通路而言,即血液自身体引出,再返回体内的出入道。它建立和维持一个可靠的血管通路是进行血液透析的重要条件。不管选择什么样的血管通路,都应具备以下几个基本特征:①容易重复建立体外血液循环,保证一定的血流量;②保持长期血运功能,不影响远端血液供应和患者的生活和工作;③操作使用方便,没有明显并发症。

血管通路通常分为临时性血管通路和永久性血管通路。

（一）临时性血管通路

其是指能够迅速建立、立即使用的血管通路,包括直接穿刺和经皮静脉置管所建立的血管通路。目前,锁骨下静脉、颈内静脉、股静脉插管较广泛应用于临床,此方法简便易行,插管后血流量充分,可以紧急解决患者急诊透析通路,至今仍是临床深静脉插管首选方法。近几年来永久性皮下隧道带涤纶套的留置导管被用作血透通路,这种导管在大多数医院正发挥越来越重要的作用,大量使用后,发现它存在一些缺点,如血流量不足、反复感染和中心静脉狭窄等。

适应证:主要用于急性肾衰竭的HD紧急治疗以及慢性肾功能衰竭（CRF）患者需做临时性短期透析;或原有动静脉瘘闭塞及内瘘未成熟前的紧急透析;肾移植前过渡期的患者;低血压而不能维持瘘管血流量;已有心衰不可建立内瘘的患者。

（二）永久性血管通路

1.动静脉内瘘

在患者手臂或下肢采用手术永久性连接动脉和静脉,数周后内瘘扩大,管壁增厚可耐受透析针的反复穿刺。可选用头静脉-桡动脉、贵要静脉-尺动脉、大隐静脉-胫后动脉等做侧侧吻合、端

侧吻合、端端吻合。对于内瘘侧肢体应避免穿紧身衣裤,每日检查内瘘是否通畅,即用非瘘侧手触摸瘘侧手臂静脉,如有震颤或听诊有血管杂音,则提示通畅。理想的动静脉内瘘应有足够的流量,血流量应>400 mL/min;回心血量应适当,以避免静脉端高血压及心脏负荷增加所致的心衰;静脉侧应有足够的长度以供反复穿刺用;造瘘侧肢体无不适。

2.动静脉移植

当不能利用患者的自身血管建立动静脉内瘘时可选用动静脉移植。动静脉移植可选用自身、异体或人造血管搭桥造瘘。移植血管一端连接患者动脉,另一端连接静脉。

六、抗凝剂

在透析过程中,患者血液必须流经体外循环(透析器和血液管路),当血液接触这类材料时,易发生凝血。因此必须使用抗凝剂预防体外凝血。自从 1916 年 Mclean 发现肝素以来,至今一直是血透抗凝的主要药物。肝素为一种酸性蛋白多糖,在体内与循环的抗凝血酶结合,使凝血酶、IX、X、XI 和 XII 因子及激肽酶等活性灭活,还可通过激活肝素依赖性抗凝血蛋白,使凝血酶失活。正常人肝素的半衰期为 37 ± 8 分钟,尿毒症时可延长到 $60\sim90$ 分钟。肝素的主要不良反应有引发出血或血栓栓塞性疾病、血小板减少、变态反应、脱发、高脂血症、骨质疏松等。

常用的抗凝方法有以下几种。

(一)全身肝素化

其适用于无出血倾向和无心包炎者。首剂量 $0.2\sim0.8$ mg/kg,于透析前静脉推注,以后每小时由肝素泵动脉端推入 $5\sim10$ mg,体内凝血时间维持在 $45\sim60$ 分钟。透析结束前 60 分钟停用。此方法操作简单,主要缺点是有发生出血的可能,不能用于有出血倾向的患者。

(二)小剂量肝素化

其适用于一些有出血倾向患者,肝素的剂量仅为常规全身肝素化的半量。透析开始的同时在透析器的动脉侧导管内用肝素泵持续注入 $5\sim10$ mg/h 的肝素,使体内凝血时间维持在 $20\sim30$ 分钟即可。

(三)局部肝素化

其适用于创伤、大手术后、有活动性出血或有出血倾向者。在透析器动脉端给予肝素,静脉端给予鱼精蛋白中和,使透析器内凝血时间维持在 20 分钟左右,全身凝血时间保持正常。但此法可有反跳现象和鱼精蛋白不良反应,现已被放弃。

(四)低分子肝素

其是肝素的有效片段,它抑制凝血因子 X a、XII a 和血管舒缓素,对凝血酶、凝血因子 IX 和凝血因子 XI 几乎无影响,从而减少了出血,通常采用一次性静脉注射 $50\sim100$ IU/kg 即可获得满意的抗凝效果。

(五)枸橼酸盐

在体外循环动脉端输入枸橼酸盐,结合血中的钙,然后在静脉端输入氯化钙补充血循环中的钙离子。枸橼酸盐抗凝优于无肝素的原因主要为血流量不需要很大,透析器凝血发生率很低。但因枸橼酸在体内代谢产生碳酸氢根,故使用枸橼酸盐可引起血浆碳酸氢盐浓度增高,碱中毒患者使用要慎重。

(六)无肝素

其适用于脑出血或有严重活动性出血患者,在患者可耐受的情况下,尽可能设置高的血流量,至少在 250～300 mL/min 以上,以防止凝血;在透析中每 15～30 分钟用生理盐水冲洗管路 1 次;且不宜输血和脂肪乳剂,可增加透析器凝血的危险。

七、治疗时间和频度

血液透析治疗的时间和频度取决于透析器的效率、残余肾功能、体重、尿量、体内分解代谢的高低、全身状况及尿毒症症状等多种因素。肾功能损害严重、尿量少、体重较重、机体分解代谢旺盛、尿毒症症状明显者治疗的时间和频度增加。大多数患者每周透析 3 次,每次 4 小时。也有采用每周 2 次,每次 5 小时,甚至每周 1 次的方法。但如果透析间隔时间过长,使用高效透析器易发生失衡。目前亦有采用短时的透析方法。每周透析 4～7 次,每次 1.5～2 小时。通过增加每周透析频度使透析中的代谢变化较小,从而减少了 HD 的并发症。

八、诱导期血液透析的方法

慢性肾衰竭始末期由保守疗法向稳定的维持性透析过渡的一段时间称为诱导期。此时患者还不能完全习惯和适应,容易出现并发症。血液透析时应尽量选择小面积 0.8～1.0 m², 低效率的透析器,血流量应缓慢增加。第一次透析的时间应限制在 2～3 小时,以后逐渐增加到 4 小时。除非有严重的水肿和心功能不全,超滤量不宜过多,一般不超过 1 kg,应在血液透析前了解患者有无出血倾向和活动性出血灶,必要时采用局部肝素化或小剂量肝素化。

九、适 应 证

(一)急性肾衰竭时血液透析的指征

目前主张对急性肾衰应进行早期预防性透析,可显著减少感染、出血、昏迷、多脏器衰竭等并发症。预防性透析指在出现急性肾衰各种并发症前进行透析。出现下列情况应及时血液透析。

(1)合并急性肺水肿和脑水肿。

(2)高钾血症,血钾≥6.5 mmol/L。

(3)血肌酐≥442 μmol/L。

(4)尿素氮≥21.4 mmol/L。

(5)肌酐清除率 210 mL/(min・1.73 m²)。

(6)少尿 2 天以上伴水中毒、尿毒症症状和电解质紊乱。

(7)有明显水肿、恶心、呕吐、嗜睡或意识障碍等。

(8)输血血型错误者,游离血红蛋白≥80 g/L。

(二)慢性肾衰竭时血液透析的指征

慢性肾衰竭患者已丧失一般劳动能力,经饮食调理、药物治疗肾功能无改善,应在适当时机进行血液透析治疗,以提高存活率和生活质量。透析过迟,不仅透析中并发症多、病死率高,而且即使病情得到缓解,也只能依靠透析维持生命。但过早进行透析不利于残余肾功能的保留,也增加了患者身体和精神上的负担和痛苦。慢性肾衰竭患者的一般指征如下。

(1)有明显尿毒症症状。

(2)血尿素氮≥30 mmol/L。

(3)血肌酐≥707 μmol/L。

(4)肌酐清除率(Ccr)<10 mL/(min・1.73 m²)。

(5)血尿酸升高伴痛风者。

(6)高血钾,酸中毒或神经系统症状。

(7)充血性心衰或尿毒症性心包炎。

(8)严重的消化系统症状如恶心、呕吐者。

(9)有难以控制的高磷血症,X线检查发现软组织钙化。

(10)施行手术的患者,术前应进行血液透析以减少感染、出血等并发症。

(三)急性药物或毒物中毒时血液透析的指征

某些药物或毒物引起的急性中毒,已知进入人体内的毒物量或测知血液中毒物浓度已达致死量。患者出现了明显的中毒症状,经常规方法处理,病情继续恶化。该毒物或药物分子量较小,不与血液中蛋白质相结合,能透过透析器的滤过膜被清除,如某些镇静剂、安眠药、解热镇痛药、抗癌药、汞、砷等急性中毒时,可进行血液透析并用其他治疗措施,常能取得良好疗效。应在中毒后8小时内进行血透,因毒物一旦与蛋白结合后则用一般方法难以将其清除。但血液透析对毒物的清除效果不如血液灌流。

(四)血液透析的其他指征

(1)非尿毒症所致的严重水中毒,电解质紊乱如高钾血症、高钙血症和代谢性酸中毒,经常规治疗,疗效欠佳。

(2)高尿酸血症。

(3)梗阻性黄疸的术前准备。

(五)血液透析

一般无绝对的禁忌证,下列情况视为相对禁忌,应慎重考虑。

(1)休克或低血压。

(2)严重出血倾向。

(3)心功能不全或严重心律失常,不能耐受体外循环。

(4)恶性肿瘤晚期。

(5)脑血管意外。

(6)未控制的严重糖尿病。

(7)精神异常。

十、透析过程中的监测

(一)生命体征

维持性血液透析患者在治疗过程中应当监测生命体征,主要包括血压、心率、呼吸、体温的变化,对于危重患者要持续心电监护,监测透析患者的血压、心率、血氧饱和度、心律的变化。

1.血压

维持性血液透析主要并发症为低血压、高血压,部分患者发生低血压时无任何症状,直到血压降到极低甚至是危险水平时才出现症状。因此,在整个透析过程中应常规监测血压每小时1次或半小时1次甚至更短时间,视个体差异而定。

2.心率

透析过程中各种并发症均可引起心率加快,故在透析过程中患者出现心率加快现象,应及时排除诱因,保证透析安全。

3.血氧饱和度

对于心肺功能不全危重透析患者,透析过程中要严密观察 SpO_2 的变化,及时给予患者吸氧改善低氧血症发生。

4.心律

对于有心血管疾病的危重透析患者,透析过程中要给予心电监护,实时观察患者的心律变化。

(二)患者症状监测

透析过程中对各种症状的监测有利于及时发现透析并发症,做好预防及治疗。

1.恶心呕吐

在透析中恶心呕吐比较多见,发生率10～15％,可由多种因素导致,但有时找不到原因。可由低血压早期、失衡综合征、致热原反应、高血压、心衰、硬水综合征、酸碱度的急剧变化、对醋酸盐不耐受、透析水质不纯、胃肠疾病及某些药物等引起。恶心、呕吐往往也是脑出血、蛛网膜下腔出血的先兆症状。

2.头痛

在透析中头痛发生率为5％,但是大多数原因不明确。常见原因可能为高血压、神经性头痛。有偏头痛史者,在透析中头痛症状可能出现或加重。失衡综合征反应和醋酸盐的作用等可加重头痛。也有可能由脑出血、蛛网膜下腔出血所致。

3.发热

在透析当中或结束后发热,原因有感染、致热原反应、输血反应、高温透析,还有不明原因的发热。怀疑与感染有关系时,可做血培养。

4.肌肉痉挛

透析过程中部分患者会发生肌肉痉挛,发生率约20％,特别容易发生于除水较多和老年患者,多出现在透析的中后期,以下肢多发,也可发生在腹部。产生肌肉痉挛的原因还不清楚,最重要的诱因是低血压、低血容量、高超滤率、应用低钠透析液。在透析时间上,肌肉痉挛往往在透析第1个月更常见。另外,血清肌酸磷酸激酶升高、低镁血症、低钙血症、低钾血症等也是引起肌肉痉挛的原因。

5.胸痛和背痛

考虑与透析期间心绞痛的发生有关。

6.瘙痒

当瘙痒仅在透析过程中出现并伴有其他轻微变态反应症状时,提示可能是对透析器或者血液循环中某种物质轻度过敏。

(三)透析机参数监测

1.动脉压

动脉压通过连接在透析体外循环的动脉端血管通路中的压力监测器,对动脉端的血路压力进行测量的读数,通常在血泵前测量。由于血泵的驱动,泵前的动脉压通常为负压,正常范围在 $-37.33\ kPa\sim-8.00\ kPa(-280\sim-60mmHg)$。影响动脉压的因素包括血泵速度、血管通路有效血流速度及动脉穿刺针的内径、在血管内的位置、长度。

动脉压负压过高,提示血管通路出血量不足。如果在透析过程中发生负压由正常范围增加到异常,需要检查穿刺针是否部分脱出血管腔或针尖在血管内贴壁等位置原因导致出血不畅,通过调整穿刺针的位置通常可以解决。如果动脉负压持续高,需要检查血管通路是否存在狭窄、血栓等因素导致出血量不足。动静脉内瘘瘘口处狭窄、血栓形成,透析导管腔内或导管所在静脉腔内血栓形成、静脉腔缩窄或导管周围形成纤维蛋白鞘,都是通路出血不畅的常见原因,此时需要进行手术或导管更换解决。

2.静脉压

静脉压的压力检测器在血管通路的静脉端,因位于血泵后,因此为正压,正常范围是 1.33~26.66 kPa(10~200 mmHg)。静脉压大小受血泵速度、静脉穿刺针的位置、血液回路阻力等因素的影响。静脉压力降低提示动脉血流减少、中断或静脉针脱落;升高提示凝血或静脉回路受阻。

3.跨膜压

跨膜压是用压力传感器测得的透析膜两侧,即血液侧与透析液侧的压力差。影响跨膜压的因素包括透析器的性质(超滤系数)、单位时间超滤量、静脉压、是否发生透析器内凝血等。在其他条件相同时,透析器的超滤系数越大,跨膜压越小;单位时间内超滤量越大,跨膜压越大。跨膜压通常应该小于 40.00 kPa(300 mmHg)。过高的跨膜压可能导致发生破膜的危险。

如果透析初始跨膜压就比较高,可以通过换用超滤系数更大的透析器,或降低超滤率来使高跨膜压降低。如果在透析中超滤率没有改变的情况下跨膜压逐渐或突然上升,提示抗凝不足导致透析器内部分纤维凝血、有效膜面积下降,严重者需要更换新的透析器。

4.电导度监测

透析液的导电能力与其离子浓度相关。通过电导度传感器对透析液的电导度进行测定,可以间接地反映透析液的离子浓度,防止浓度错误的透析液进入透析器。

5.漏血报警

用光电传感器检测透析废液中有无血液成分。其原理是用光束透过废液管路照射到光敏管上。如果透析器破膜或血液溶血,导致血液或血红蛋白进入透析液,废液中的血液使监测器的透光率降低触发报警,同时透析机自动关闭血泵及透析液。严重黄疸的患者血液中的胆红素进入透析液也可以发生假性漏血报警。此外,废液中有空气、废液管路污染、传感器故障等原因也会导致假性报警,需要工作人员鉴别。

6.空气报警

空气报警装置是安装在静脉回路上的超声气泡监测装置,防止空气进入人体发生空气栓塞。当装置检测到管路中有气泡经过时,静脉夹自动夹闭管路、血泵停止,同时发出警报音等待处理。

7.其他面板显示解读

(1)血流速:血流速是通过血泵转速计算得到。

(2)透析液流速:通常使用 500mL/min 的速度。特殊情况下可以选择更高或更低的流速。如连续性肾脏代替治疗时或诱导透析可以用 300 mL/min 透析液流速;高效透析用 800 mL/min 流速。

(3)透析液温度:透析液温度通常可以设置在 35~39 ℃。透析机通过加热器使透析液加温,并用温度传感器使之保持恒温于需要的温度。

超滤及超滤曲线:透析中的超滤总目标、已完成超滤量、实时超滤速度都可在显示器上读出。具有可调超滤曲线、钠曲线功能的透析功能显示所选择的曲线模式及实施超滤量及超滤率。

（四）脱水量监测

应使用具有精确地超滤控制的透析机,每次透析前都应该认真评估患者的干体重及测量每次透析前体重以计算出精准的超滤目标,透析过程中监测患者生命体征及各种症状的发生,以防止脱水量过多。

十一、并发症的监测及防护

（一）血液透析医学并发症

1.失衡综合征

血液透析时血液内代谢产物如果清除过快,而脑实质、脑脊液中尿素及其他物质受血脑屏障的限制,浓度下降慢,就形成了尿素浓度不均衡的状态,称为失衡综合征。脑脊液和脑组织的高渗状态,导致脑脊液压力升高和脑水肿。常发生于急、慢性肾衰竭,首次血液透析时,尤其是使用高效透析器时。患者常有头痛、乏力、倦怠、烦躁不安、恶心、呕吐、血压升高。严重时可有精神异常、定向力丧失、嗜睡、抽搐、昏迷。

为了预防失衡综合征,首次血液透析应使用低效透析器,透析时间不宜长。可从每次2小时开始,逐渐增加时间。使用高钠、高渗透析液有预防作用。轻症不需要特殊治疗,经对症处理,几小时后症状可改善。反复发生失衡综合征应改为碳酸盐透析或血液滤过。

2.低血压

低血压可发生在血液透析开始,血液透析中间及血液透析结束之后,是常见的并发症。引起低血压的主要原因是超滤过多、过快,使用醋酸盐透析液使血管扩张,血液透析后血浆渗透浓度下降及低氧血症和心功能不全等。低血压时患者可伴有恶心、呕吐、胸闷、面色苍白、出汗、头晕、眼前发黑、肌肉痉挛,甚至一过性意识丧失。有脑动脉硬化和冠心病的患者可诱发抽搐和心绞痛发作。

应针对引起低血压的原因给以相应的处理。患者应头低位,停止超滤,静脉快速输入生理盐水、低分子右旋糖酐、清蛋白、血浆或甘露醇。改用碳酸盐透析液。血液透析前停用降压药,症状严重时应静脉滴注升压药物。持续性低血压,无法坚持血液透析者可改为腹透或血液滤过。

3.发热

非感染性发热见于管道内残留甲醛溶液、纤维蛋白和透析器重复使用,变性蛋白所致发热。此外透析液温度过高、血液透析初期超滤过多、变态反应均可致发热。应针对各种病因,给予相应的处理。合并感染性发热,应尽早使用抗生素治疗。

4.其他

还可有高血压、心律失常、急性溶血、头痛、恶心、呕吐、肌肉痉挛、皮疹、瘙痒等并发症。

（二）血管通路方面的并发症

1.深静脉穿刺留置导管的并发症

（1）感染:为最常见的并发症,应给予局部定时消毒,更换敷料,或口服抗菌药物,一般炎症可消退。隧道感染时,皮下隧道肿胀,必须使用有效抗菌药物2周,严重者要拔管。而临床上常见的是患者血他感染灶的前提下,应首先考虑留置导管内细菌繁殖致全身感染的可能,临时导管一般予以拔出,并将留置导管前端剪下做细菌培养,合理应用抗生素。

（2）出血:表现为导管皮肤出口处出血或局部血肿形成,常见于穿刺经过不顺利者,与反复穿刺血管损伤较重有关,使用抗凝剂后,更易出血。一旦发现,应立即通知医师,并予局部压迫止血,同时,调整抗凝剂用法,必要时拔管止血。

(3)血栓形成:留置导管因使用时间长,患者呈高凝状态,肝素用量不足或管路受压扭曲,则易引起血栓形成。此时,应采用尿激酶溶栓法,使 $90\%\sim95\%$ 的血栓得以溶解,具体方法为,25 万 U 尿激酶加生理盐水 $3\sim5$ mL 分别注入留置导管动静脉腔内,保留 30 分钟,回抽出被溶解的纤维蛋白或血凝块,若一次无效,可重复进行;如果上述溶栓无效,临时留置导管或长期留置导管时间不到 1 周,局部皮肤无炎症表现,可以通过导丝进行更换新导管。

(4)导管脱离:临时性深静脉留置导管因保留时间较长,缝线易致使导管滑脱,导管脱出可引起出血,特别是股静脉留置导管;一般情况应予拔除导管并局部压迫止血。对于股静脉留置导管的患者,规劝患者尽量少活动。有留置导管的患者,脱衣服时要特别注意,以免把导管拉出。

2.动静脉内瘘的并发症

(1)出血:出血并发症易发生在术后 8 小时内,常发生在麻醉穿刺点及手术切口处,这些皆由手术操作所致,也与全身出血情况、尿毒症血小板功能紊乱及肝功受损有关,术前应加以纠正,如改善贫血及充分透析。迟发性出血见于动脉瘤伴发感染破溃,急诊处理应对出血点进行压迫止血并适时手术。

(2)血栓:血栓形成是内瘘失败的常见原因,且常发生在血管狭窄处,应告知患者对血管进行自我监测,透析时观察静脉压上升情况。用多普勒超声可准确测定血栓部位,血管内扩张术进行治疗。血栓形成的另外因素为过度脱水及低血压,不正确的穿刺方法导致局部出血。侵入性的血管内溶栓术已被越来越多地采用,即在 X 线下将导管插入血栓部位灌注溶栓剂,如链激酶或重组组织纤维蛋白溶酶原激活物,另外的方法即用带气囊的导管取栓。

(3)感染:终末期肾衰患者易发感染特别是术后感染,血管手术应严格无菌,术后应用抗生素,尤其在糖尿病等易感患者更是如此。术后的伤口感染应引起足够重视以免引起继发性出血,治疗应在病原微生物监测的基础上进行,化脓性伤口应行清创,尽量引流脓液,用生理盐水及抗生素冲洗,如果血管发生感染应将血管结扎,如为特殊菌的感染应每日换药,视情况结扎接口。

(4)静脉窃血综合征:瘘口的动脉远端往往有低灌注,术后患者常感手部发冷或无力,较重者感手部疼痛及麻木,检查时发现手背水肿或发绀。术中对动静脉进行仔细的吻合可减少窃血综合征的发生率,一般使吻合口口径控制在 $8\sim10$ mm,但应仔细操作以免血流量会低于 200 mL/min,精确的方法应在术中及术后用多普勒测定。

(5)血管瘤:在接口及穿刺部位易形成假性血管瘤,可用人造血管做旁路搭桥手术,在血管瘤部位易发生感染,静脉端易发生血管扩张。

(6)肿胀手综合征:由于回流静脉被阻断或者动脉血流压力的影响,造成肢体远端静脉回流障碍,如果血管吻合后静脉流出道梗阻,动脉血流通过侧支循环流经手部静脉或尺侧静脉(贵要静脉)或深静脉,严重影响手部静脉的回流,出现肿胀手。早期可以通过握拳增加回流,减轻水肿,长期肿胀必须重新制作内瘘。

(7)心衰:一个成熟的内瘘血流量可达 $400\sim2~000$ mL/min,上臂内瘘和大腿部位内瘘由于血流量大,较易引起心衰,前臂内瘘发生心衰比较少见,一旦发生可采用内瘘包扎压迫,必要时采取外科手术缩小瘘口。

3.透析液方面的并发症

(1)硬水综合征:水软化装置故障,可使透析液中含有较多 Ca^{2+}、Mg^{2+},导致硬水综合征。可出现头痛、恶心、呕吐、全身温热感、皮肤瘙痒、发红、甚至惊厥、昏迷等症状。

血液透析前透析液应常规做软水试验。出现上述情况应中断或终止透析。高钙血症常在24～48小时内消退。

（2）其他：使用机外混合，人工搅拌，无电导度监护装置的陈旧设备会由于透析液浓度异常导致电解质紊乱；透析液由于恒温器、加热器故障导致温度过低，可有寒战、血管痉挛、血流量减少。温度过高可致出汗、沿静脉走行疼痛，甚至发生溶血，高钾血症；负压泵故障还可使负压过高、过低。

4.技术性并发症

在血液透析过程中还可出现停电、电路离断、漏血、空气栓塞、凝血等技术性并发症，应注意避免。

5.血液透析中突然死亡

其是少见的但十分严重的并发症。常见原因有急性心肌梗死、严重溶血致高钾、急性肺水肿、出血性心包压塞、低钙所致心肌抑制、休克、内出血（如颅内血肿、脑血管意外）、严重失衡综合征和严重低钠血症等。

（刘一柱）

第六节　连续性肾脏代替治疗

一、概述

连续性肾脏代替治疗（CRRT）是一种每天以24小时或接近于24小时连续血液净化的技术的总称。自1977年首次连续性动静脉血液滤过（CAVH）问世至今，CRRT已发展成一整套技术，近年来，CRRT技术日趋成熟，其临床应用范围远远超过了肾脏替代治疗领域，已经从最初的治疗重症急性肾衰竭，扩展到临床上常见危重病例的急救，已走出肾脏替代治疗的局限性，特别在重症监护病房（ICU）中得到普遍使用。因该技术除用于重症急性肾衰竭的肾脏替代外，还用于非肾衰竭危重患者，故亦有人提出用"连续性血液净化（CBP）"概念来代替CRRT。最先利用动静脉压力差驱动血液进行缓慢超滤（CAVSCUF）、血液滤过（CAVH）、血液透析（CAVHD）、血液透析滤过（CAVHDF）。随着中心静脉双腔管置管普及和带血泵、容量平衡控制的专用于CRRT机器问世，静脉-静脉（V-V）的CRRT技术已基本取代了上述动脉-静脉（A-V）模式。因前者可有更高的血流量和超滤率，可达到溶质清除率更高。同时相对于动脉插管而言，其安全性也大为提高。

近年来，又出现下列新的CRRT技术：高容量血液滤过（HVHF），其超滤率>35 mL/min；连续性高流量透析（CHFD），其需专门机器及专用10 L透析液袋每4小时更换一次。此方法不需置换液，但确有类似HDF清除率优点。连续性血浆滤过吸附（CPFA），其连续分离的血浆经吸附柱吸附后返回体内，以达到清除内毒素及炎症介质目的。

与间断性血透相比，CRRT具下列优点：①对血流动力学影响小。因CRRT连续、缓慢清除水分及溶质，故在重症急性肾衰竭、心血管功能严重不稳定者，CRRT具有突出优点。CRRT引起透析中低血压机会要少，故对急性肾衰竭患者肾功能恢复也较有利。CRRT对脑水肿患者的脑血流灌注下降及颅内压升高影响也明显小于间歇性血液透析(IHD)。②溶质清除率高。因CRRT为连续性血液净化,其累积的溶质总清除率可远高于IHD,故对伴高分解状态的重症急性肾衰竭患者能更好地清除代谢产物。③更好地维持内环境稳定。因CRRT相对于IHD,属于更符合生理化的血液净化,能使严重的水、电解质、酸碱平衡紊乱状况得到纠正,包括能使因营养治疗而摄入的大量液体得以有效清除。④可清除炎症介质。因CRRT可通过对流和吸附清除炎症介质,通过调整免疫内稳状态,对败血症、急性呼吸窘迫综合征(ARDS),多器官功能障碍综合征(MODS)等重症有治疗作用。

二、CRRT 原理

血液净化治疗的主要目的是清除血液中的有害物质。常用方法有血液透析、血液滤过及血液透析滤过,还有一些特殊方法,如免疫吸附、血液灌流等。清除物质的主要方式三种:弥散、对流及吸附。不同治疗模式的清除原理不同:血液透析以弥散清除为主,血液滤过以对流及部分吸附清除为主,而免疫吸附及血液灌流则以吸附清除为主。不同物质被清除的方式也不同:小分子物质弥散清除效果好,而中大分子物质则以对流及吸附清除效果好。因此,必须了解各种治疗模式对物质的清除原理,才能理解影响物质清除率的因素,根据不同的临床需要选择恰当的治疗模式,确定治疗剂量。如对于小分子溶质尿毒氮(BUN)、肌酐(SCr)、尿酸(Ua)而言,采用IHD每周3次,每次4~5小时即能达到满意的清除效果,采用连续性血液净化(CBP)治疗每日液体交换量达20~30 L即可,但对于中、大分子物质如细胞因子,间歇性血液透析清除效果不理想,只有高容量血液滤过才能清除。而一些与蛋白结合率较高的毒素,或自身免疫性疾病的自身抗体,用常规血液净化治疗方法很难奏效,必须采用血液灌流或免疫吸附方法。目前,最新的一些血液净化方法,如人工肝支持系统,其主要清除原理也是这三种。

三、血管通路

由于CAVH方式现在基本不用,动静脉直接穿刺已不适用。血管通路可选择中心静脉留置导管。中心静脉单针双腔导管出现和CVVH治疗模式的应用,最常用的血管通路为颈内静脉、锁骨下静脉及股静脉途径。行CVVH,血流量可达到250~350 mL/min,再循环率为20%左右。既保证血流量稳定,又避免了动脉穿刺的危险。

四、置换液

目前,大多数国家尚无商品性的固定置换液,部分说明置换液成分应因人而异。置换液的电解质原则上接近人体细胞外液成分,根据需要调节钠和碱基成分。碱基常用乳酸盐和醋酸盐。但是MODS及脓毒症伴乳酸酸中毒或合并肝功能障碍者,显然不宜用乳酸盐。大量输入醋酸盐也会使血流动力学不稳定。因此,近年来大多数学者推荐用碳酸氢盐作缓冲剂。

(一)常用置换液配方

1.林格乳酸盐配方

含 Na^+ 135mmol/L,乳酸盐 25 mmol/L,Ca^{2+} 0.75~1.5 mmol/L,根据需要可以补充 Mg^{2+} 和 K^+。

2.Kaplan 配方

第一组为等渗盐水 1 000 mL+10%氯化钙 20 mL;第二组为 0.45%盐水 1 000 mL+NaHCO₃

50mmol/L,交替输入。

3.Port 配方

第一组为等渗盐水 1 000 mL＋10％氯化钙 10 mL;第二组为等渗盐水 1 000 mL＋50％硫酸镁1.6 mL;第三组为等渗盐水 1 000 mL;第四组为 5％葡萄糖 1 000 mL＋NaHCO₃ 250 mL,总量 161 L。

4.最终的离子浓度分别为

Na^+ 147 mmol/L,Cl^- 115 mmol/L,HCO_3^- 36mmol/L,Ca^{2+} 2.4 mmol/L,Mg^{2+} 0.7 mmol/L,葡萄糖 200 mg/L 此配方钠含量较高,是考虑到全静脉营养液中钠离子含量偏低的缘故。必要时可将 1 000 mL 等渗盐水换成 0.45％盐水,可降低钠 19 mmol/L。

(二)置换液输入方法

置换液输入途径有前、后稀释法两种。目前多采用前稀释法。后稀释法虽有节省置换液用量、血液与滤过液中溶质的浓度基本相同等优点,但当血细胞压积大于 45％时不能采用,且易发生凝血。前稀释法滤过液中溶质浓度虽低于血浆,但其超滤量大,足以弥补。若每日超滤量大于 12 L,血尿素氮与肌酐将逐步降低。此外,前稀释法肝素用量小,出血发生率低,滤器使用时间显著延长。

五、抗凝剂

CRRT 抗凝有两个主要目标:一个是尽量减轻血滤器的膜和血路对凝血系统的激活作用,长时间维持血滤器和血路的有效性;另一个是尽量减少全身出血的发生率,即抗凝作用局限在体外循环的血滤器和血路内。因此,理想的抗凝剂应具有下列特点:①用量小,维持体外循环有效时间长;②不影响或改善血滤器膜的生物相容性;③抗血栓作用强而抗凝作用弱;④药物作用时间短,且抗凝作用主要局限在滤器内;⑤监测方法简单、方便,最适合床旁进行;⑥抗凝剂过量时有拮抗药物;⑦长期使用无严重不良反应。

CRRT 常用的抗凝方法有:①全身肝素化抗凝法;②低分子肝素法;③无肝素法;④前列腺素抗凝法;⑤局部枸橼酸盐抗凝法。

六、CRRT 适应证

在重症急性肾衰竭时,CRRT 实施时机宜早期,现有许多循证医学证据表明,早期给予 CRRT 比等待出现严重的水、电解质紊乱及氮质血症时再实施,其死亡率要明显下降。在败血症患者出现 MODS 趋势时,现也多主张及早行 CRRT 治疗。

(一)重症急性肾衰竭

重症急性肾衰竭又称为复杂性急性肾衰竭。相对于单纯性急性肾衰竭(药物或缺血等所致 ARF),重症急性肾衰竭多发生于败血症、严重创伤及大手术后。除肾脏外,其他多个重要脏器亦可出现功能障碍或衰竭(MODS),死亡率极高。此种患者常合并脑水肿、高分解状态,低血压、休克、严重酸中毒等。

(二)需透析的患者伴血流动力学不稳定

任何需透析患者如果同时合并较严重的低血压、休克、急性心梗等都可使用 CRRT。

(三)其他

(1)合并脑水肿的需透析患者。

（2）严重高分解状态所致严重高血钾及氮质血症。

（3）严重水、钠潴留、电解质紊乱及酸中毒。

（5）急性坏死性胰腺炎。

（5）急性呼吸窘迫综合征（ARDS）。

（6）败血症、全身炎症反应综合征（SIRS）。

七、并发症的监测及防护

（一）常见技术并发症

1.管道连接不良

体外循环中，血液流量范围为 $250\sim350$ mL/min。血路中任何部位突发连接不良，都会影响血流量。如在血泵作用下偶尔因压力变化使管道破裂，都可危及生命（尤其是在无报警和监测条件下）。因此，整个管道必须在可视范围，确保整个管道连接密闭完好。

2.气栓

在治疗开始排除透析器内气体或在治疗结束用盐水（气体回血更严重）回血时最容易使气体进入管路；当血流量不足，管路连接不紧密时，由于负压大也可以将气体吸入静脉系统形成气栓。

3.水、电解质平衡障碍

当用大量置换液时，或者机器平衡误差较大，容易出现电解质紊乱。现代化设备一般有液体平衡系统，可精确调控容量负荷，此并发症的发生率正在逐渐降低。关键是对每一患者需准确评估其临床情况和危重程度，严密监测液体出入量。另外要避免因配置大量置换液时出现差错导致的容量和电解质失衡。

4.滤器功能丧失

当血流量不足、超滤量过大、血细胞比容增高、血液黏滞性增大时容易在滤器内发生凝血，膜滤过功能低下，通透性能显著下降。

（二）临床并发症

1.出血

皮下穿刺和应用 Seldinger 技术置管均可导致出血甚至使静脉穿孔，特别是有凝血功能障碍时可出现严重出血。对有出血倾向的重症患者，可改变抗凝方法，如局部肝素化、低分子肝素、枸橼酸盐、前稀释或无肝素透析，以减少出血的风险。

2.血栓

在 CVVH 时，留置的导管尖端血流淤滞，特别当肝素量不足和患者高凝状态时非常容易形成血栓。因此，透析治疗结束导管内充满适当剂量肝素，或纠正患者的凝血状态以预防血栓。应常规监测血管灌注情况（多普勒超声），持续监测体外循环中的静脉压力，有助于早期发现血栓并发症。

3.感染和脓毒症

重症监护室（ICU）中患者由于免疫抑制，易于感染。体外循环可成为细菌感染源，管道连接、取样处和管道外露部分成为细菌侵入的部位。一旦细菌侵入，导致体内内毒素水平升高，患者即可发生脓毒症，污染的透析液中的内毒素可从透析膜小孔进入人体内。因此行体外循环时需高度谨慎，严格无菌操作，避免打开管道留取血标本，避免一切感染机会。

4.生物相容性和变态反应

血液和透析膜生物相容性不好,产生一系列不良反应,如激活多种细胞因子、补体系统,甚至发生全身性炎症反应综合征,导致低氧血症等,会加重病情或延迟肾功能恢复;另外,如用血管紧张素转换酶抑制剂(ACEI)治疗时,由于缓激肽积聚,也会引起心血管功能不稳定。

5.低温

超滤时大量液体交换可致体温下降,适度降低体温有利于病情恢复,是治疗所需;如体温过低,热量丢失过多,将影响机体代谢和正氮平衡。

6.营养丢失

CRRT 治疗时,平均每周丢失 40～50 g 蛋白质,并不比腹透及间歇透析治疗时间多,而且不会明显改变总蛋白和清蛋白浓度,但在肝合成蛋白障碍及长期治疗时,营养丢失就会显得比较突出,而维生素和稀有元素的丢失目前尚无人关注。

(刘一柱)

第四章　神经内科疾病

第一节　脑　出　血

一、中医病因病机

中风的发生，唐宋以前多以内虚邪中立论，唐宋以后多以内风立论；今认为大多是由于正气虚弱，肝风内动，与心肝脾肾脏腑阴阳失调有关，加以忧思恼怒，或嗜酒饱食，或房室劳累，或外邪侵袭等诱因下，致气血运行受阻，肌肤筋脉失于濡养，或致阴亏于下，阳浮于上，肝阳暴张，阳化风动，血随气逆，夹痰夹火，横窜经隧，上冲于脑，蒙蔽清窍而猝然昏仆、半身不遂诸症而发病。主要病因病机包括：①阴损及阳，阴阳两虚；②阴血亏虚，肝风内动；③脾失健运，痰浊内生；④五志所伤，情志过极。其病机概而论之有虚（阴虚、气虚）、火（肝火、心火）、风（肝风、外风）、痰（风痰、湿痰）、气（气逆）、血（血瘀）六端，此六端多在一定条件下相互影响，相互作用。

本病常见的诱因为：气候骤变，烦劳过度，情志相激，跌仆努力等。

二、西医病因病理

脑出血大多由高血压合并动脉硬化引起，少数为其他原因所致，如先天性脑血管畸形、动脉瘤、血液病（白血病、再生障碍性贫血、血小板减少性紫癜和血友病等）、梗死性出血、抗凝抗血小板或溶栓治疗、脑血管淀粉样变、脑底异常血管网及脑动脉炎等。此外，绒毛膜癌脑转移及其他恶性肿瘤均可引起脑内出血。虽然高血压是脑出血最常见的原因，但其发病机制至今仍有争论，单纯高血压不至于引起血管破裂，而是在血管病变的基础上血压升高所致。目前认为持续高血压可使脑内小动脉硬化、玻璃样变，形成微动脉瘤，当血压骤然升高时破裂出血，这种微动脉瘤已被微血管造影所证实，显微镜下也可见 $250~\mu m$ 以下的粟粒状动脉瘤。此外有人认为高血压引起血管痉挛致小血管缺氧坏死发生出血，出血融合成片即成较大的出血。脑内动脉壁薄弱，中层肌细胞及外膜结缔组织均少，且无外弹力层，这种结构特点可能是脑出血明显多于其他内脏出血的原因。

三、临床表现

急性脑出血起病急骤，变化迅速，同时，因为人体侧支循环不同及血管解剖异常的存在，临床表现差异极大,决定于脑部出血血管的部位、出血量大小等因素,即使同一部位的病变,亦可表现为完全不同。以下是脑出血的常见临床表现。

（一）症状与体征

常见症状包括头晕、头痛、呕吐、视听减退、言语失利、意识不清、突然跌倒、肢体麻木、抽搐发作及瘫痪等。90%的脑出血发生于 40～79 岁,男多于女,多数有长期高血压史,可有脑出血或脑梗死发作的病史。几乎都是在清醒、活动时发病。可能有情绪激动、费劲用力的诱因。通常突然起病,在几分钟至数小时发展达顶峰,有些经 24 至 48 小时缓慢进行。出血严重的患者发生头痛、呕吐后,短时间内进入昏迷。较轻的患者可能在头痛、头昏后,先发生肢体的无力,逐渐产生意识障碍。出血量小的患者可以始终意识清醒。头痛见于 50% 的患者,发生呕吐的占绝大多数。癫痫发作不到 10%。

壳核-外囊出血最常见,多表现为意识障碍和偏瘫或说话含糊或失语,双眼常偏向肌力正常侧的肢体。丘脑-内囊出血,则多见偏瘫、偏盲、偏深感觉障碍,丘脑出血可压迫中脑顶盖,产生双眼上视麻痹而固定向下注视、瞳孔缩小、光反应消失,双眼会聚麻痹等眼球运动障碍。脑桥出血表现为剧烈头痛、头晕、坠地、呕吐、复视、构音不清、病侧面部发麻、瘫痪和对侧肢体瘫痪(交叉性瘫痪),两眼向出血灶对侧同向凝视;反射性眼球运动消失,约 1/3 患者两侧瞳孔呈针尖样极度缩小,但瞳孔对光反应存在;体温可由于中枢调节障碍而迅速上升并持续高热,伴去脑强直和严重不规则呼吸,短期内死亡。小脑出血多见后枕痛、头晕、反复呕吐和站立不能,步态不稳,检查可发现构音障碍、辨距不良和两眼同向偏斜等。少数脑出血发生在脑的非重要功能区,如中央卵圆。有些小出血可以几乎没有症状,患者表现不严重,意识清醒,可基本恢复正常。诊断完全依据 CT、MRI 检查。脑室出血多数由壳核出血破入侧脑室。小脑和脑桥出血常破入第四脑室。脑室出血一般较严重,病情突然恶化,往往在 1～2 小时内陷深度昏迷,四肢弛缓性瘫痪,腱反射不能引出。当出现四肢阵发强直性痉挛、去脑强直、体温升高、呼吸不规则、脉搏、血压不稳定等时,病情凶险。脑室外少量出血的症状并不如此严重,甚至意识可完全清醒。脑叶出血临床表现为头痛、癫痫发作,意识障碍少见。额叶出血表现额部头痛,对侧单肢或偏身轻瘫。颞叶出血开始可有同侧耳痛,优势半球颞叶出血可有言语障碍。顶叶出血可有同侧颞顶部痛,可有对侧单肢或偏身的感觉障碍或手的运用障碍。枕叶出血的头痛可位于同侧眼区,可有不同程度的对侧同向偏盲。

（二）常见的并发症

有偏瘫、失语、失明、痴呆,长期卧床发生压疮、泌尿系统感染、坠积性肺炎、跌伤等,激素、阿司匹林等药物治疗引起上消化道出血等症状。并发症是死亡的常见原因。

四、实验室和其他辅助检查

一般项目有血、尿常规,血小板,出、凝血时间,凝血酶原时间,纤维蛋白原,血脂,血糖及其他血流变学项目,并根据需要查血沉、肝功、肾功、心电图等以指导用药。怀疑蛛网膜下腔出血而脑 CT 检查未见异常时,可施行腰椎穿刺。要测定脑脊液压力并送脑脊液常规、细胞学等检查。特殊检查宜首选脑 CT 检查,及时明确诊断是出血还是梗死;血肿或梗死的位置和范围;为了解脑血管狭窄或闭塞的情况,蛛网膜下腔出血的病因,并准备进行介入治疗或手术治疗者,最好做脑血管造影(数字减影血管造影);也可先选脑 CT 血管造影或磁共振血管成像进行筛查。必要时可行经颅多普勒、局部脑血流量测定。

五、诊断要点

(一)中风病诊断标准

(1)临床表现:神志昏蒙,半身不遂,口舌㖞斜,言语謇涩或语不达意,甚或不语,偏身麻木或出现头痛,眩晕,瞳神变化,饮水发呛,目偏不瞬,步履不稳等。

(2)起病方式:急性起病,渐进加重,或骤然起病。

(3)发病前多有诱因,且常有先兆症状:可见头晕、目眩,头痛,耳鸣,突然出现一过性言语不利或肢体麻木,视物昏花,1天内发作数次,或几天内多次复发。

(4)发病年龄:多在40岁以上。

(5)脑CT或MRI有脑出血或缺血病灶。

(二)中风病分期标准

1.超急性期

发病6小时之内。

2.急性期

发病2周以内,意识障碍者可延长至发病4周。

3.恢复期

发病2周至6个月。

4.后遗症期

发病6个月以后。

(三)病类诊断标准

1.中经络

中风病而无神志昏蒙者。

2.中脏腑

中风病伴有神志昏蒙者。

六、鉴别诊断

急性脑血管病发病典型者,均不难鉴别。脑出血多发病更急,常有头痛、呕吐等,颅内压增高症状及不同程度的意识障碍,血压增高明显。大面积脑梗死与脑出血,轻型脑出血与一般脑梗死临床症状相似,鉴别较为困难,影像学检查可资鉴别。应鉴别癔症,癫痫,低血糖,某些颅内占位病如硬膜下血肿、颅内肿瘤、脑脓肿,中枢系统感染性疾病如急性脑炎、脑膜炎等可以局灶性神经系统体征为首发症状起病,可做腰椎穿刺、CT等检查。而发病突然,迅速昏迷,局灶体征不明显的患者,应与可引起昏迷的全身性疾病如糖尿病、肝性脑病、尿毒症、急性酒精中毒、低血糖、药物中毒、一氧化碳中毒等相鉴别。

七、治疗

(一)辨证治疗

辨治原则:应注意中风先兆期、卒中期和后遗症期的标本缓急,选择不同治则治法。中风先兆期重点扶正、不忘除邪,未病(卒中)先防。中风卒中期又分中经络、中脏腑不同,中经络(神志清醒者)以祛邪为先,常以平肝息风、化痰活血通络为主;中脏腑(神志障碍)者,闭证当以豁痰通腑、醒神开窍为主;脱证宜救阴回阳固脱。若闭证开始转为脱证之时,可闭、脱治疗互相参用。如昏迷渐醒,闭、脱症状缓解,可根据病情,标本同治,如平肝息风、清热化痰,同时滋养肝肾或补气养血。中风后遗症期重点在于扶固正气,并佐祛除内邪(主要为涤痰活血通络)。

1.中风先兆期

(1)肝肾阴虚,风阳上扰。治法:滋养肝肾,佐以平肝清热。方药:建瓴汤。

(2)气虚痰阻。治法:益气健脾,化痰和胃。方药:十味温胆汤。

2.中风卒中期

(1)中经络。①风痰淤血,痹阻脉络。治法:息风涤痰,活血通络。方药:半夏白术天麻汤加减。②肝阳暴亢,风火上扰。治法:平肝泻火通络。方药:天麻钩藤饮加减。③痰热腑实,风痰上扰。治法:清热涤痰,通腑泄热。方药:星蒌承气汤加减。④气虚血瘀。治法:益气活血,扶正祛邪。方药:补阳还五汤加减。⑤阴虚风动。治法:滋养肝肾,潜阳息风。方药:镇肝熄风汤加减。⑥络脉空虚,风邪入中。治法:祛风通络,养血和营。方药:大秦艽汤。

(2)中脏腑。①痰热内闭清窍。治法:清热化痰,醒神开窍。方药:羚羊角汤加减,配合灌服或鼻饲安宫牛黄丸。②痰湿蒙塞心神。治法:温阳化痰,醒神开窍。方药:涤痰汤加减,配合灌服或鼻饲苏合香丸。③元气败脱,神明散乱。治法:益气回阳固脱。方药:参附汤、独参汤等加减。

3.中风后遗症期

(1)气虚血滞,脉络瘀阻。治法:益气活血通络。方药:补阳还五汤。

(2)阴虚阳亢,脉络瘀阻。治法:滋阴潜阳,活血通络。方药:虎潜丸。

(3)风痰阻窍,络脉瘀阻。治法:息风化痰,活血通络。方药:解语丹。

(二)西医治疗

1.控制脑水肿,降低颅内压

脑出血后脑水肿约在 48 小时达高峰,维持 3～5 天后逐渐消退,可持续 2～3 周或更长。积极控制脑水肿、降低颅内压是脑出血急性期治疗的重要环节。可选用:20％甘露醇、呋塞米、浓钠、10％人血清蛋白、甘油果糖。使用脱水剂时注意水、电解质平衡和肾功能。

2.控制稳定血压

应根据病前有无高血压、病后血压情况等确定最适血压水平。收缩压在 24.00～26.66 kPa(180～200 mmHg)或舒张压在 14.00～16.00 kPa(105～120 mmHg)可口服卡托普利、美托洛尔、硝苯地平控释片等降压药;收缩压在 24.00 kPa(180 mmHg)以内或舒张压在 14.00 kPa(105 mmHg)以内,既往认为可观察而不用降压药对收缩压超过 29.33 kPa(220 mmHg)的严重高血压的处理应比脑梗死积极,静脉给拉贝洛尔或避光滴注硝普钠。

3.防治

感染、应激性上消化道出血、癫痫发作、下肢深静脉血栓形成等并发症的防治。

(李　帅)

第二节　腔隙性脑梗死

腔隙性脑梗死是指大脑半球深部白质和脑干等中线部位,由直径为 $100\sim400~\mu m$ 的穿支动脉血管闭塞导致的脑梗死。所引起的病灶为 $0.5\sim15.0~mm^3$ 的梗死灶。大多由大脑前动脉、大脑中动脉、前脉络膜动脉和基底动脉的穿支动脉闭塞所引起。脑深部穿动脉闭塞导致相应灌注区脑组织缺血、坏死、液化,由吞噬细胞将该处组织移走而形成小腔隙。好发于基底节、丘脑、内囊、脑桥的大脑皮质贯通动脉供血区。反复发生多个腔隙性脑梗死,称多发性腔隙性脑梗死。临床引起相应的综合征,常见的有纯运动性轻偏瘫、纯感觉性卒中、构音障碍-手笨拙综合征、共济失调性轻偏瘫和感觉运动性卒中。高血压和糖尿病是主要原因,特别是高血压尤为重要。腔隙性脑梗死占脑梗死的 $20\%\sim30\%$。

一、病因与发病机制

(一)病因

真正的病因和发病机制尚未完全清楚,但与下列因素有关。

1.高血压

长期高血压作用于小动脉及微小动脉壁,致脂质透明变性,管腔闭塞,产生腔隙性病变。舒张压增高是多发性腔隙性脑梗死的常见原因。

2.糖尿病

糖尿病时血浆低密度脂蛋白及极低密度脂蛋白的浓度增高,引起脂质代谢障碍,促进胆固醇合成,从而加速、加重动脉硬化的形成。

3.微栓子(无动脉病变)

各种类型小栓子阻塞小动脉导致腔隙性脑梗死,如胆固醇、红细胞增多症、纤维蛋白等。

4.血液成分异常

如红细胞增多症、血小板增多症和高凝状态,也可导致发病。

(二)发病机制

腔隙性脑梗死的发病机制还不完全清楚。微小动脉粥样硬化被认为是症状性腔隙性脑梗死常见的发病机制。在慢性高血压患者中,在粥样硬化斑为 $100\sim400~\mu m$ 的小动脉中,也能发现动脉狭窄和闭塞。颈动脉粥样斑块,尤其是多发性斑块,可能会导致腔隙性脑梗死;脑深部穿动脉闭塞,导致相应灌注区脑组织缺血、坏死,由吞噬细胞将该处脑组织移走,遗留小腔,因而导致该部位神经功能缺损。

二、病理

腔隙性脑梗死灶呈不规则圆形、卵圆形或狭长形。累及管径在 $100\sim400~\mu m$ 的穿动脉,梗死部位主要在基底节(特别是壳核和丘脑)、内囊和脑桥的白质。大多数腔隙性脑梗死位于豆纹动脉分支、大脑后动脉的丘脑深穿支、基底动脉的旁中央支供血区。阻塞常发生在深穿支的前半部分,因而梗死灶均较小,大多数直径为 $0.2\sim15~mm$。病变血管可见透明变性、玻璃样脂肪变、玻璃样小动脉坏死、血管壁坏死和小动脉硬化等。

三、临床表现

本病常见于40～60岁以上的中老年人。腔隙性脑梗死患者中高血压的发病率约为75%，糖尿病的发病率为25%～35%，有TIA史者约有20%。

（一）症状和体征

临床症状一般较轻，体征单一，一般无头痛、颅内高压症状和意识障碍。由于病灶小，又常位于脑的静区，故许多腔隙性脑梗死在临床上无症状。

（二）临床综合征

Fisher根据病因、病理和临床表现，归纳为21种综合征，常见的有以下几种。

1.纯运动性轻偏瘫（pure motor hemiparesis，PMH）

本型最常见，约占60%，有病灶对侧轻偏瘫，而不伴失语、感觉障碍和视野缺损，病灶多在内囊和脑干。

2.纯感觉性卒中（pure sensory stroke，PSS）

本型约占10%，表现为病灶对侧偏身感觉障碍，也可伴有感觉异常，如麻木、烧灼和刺痛感。病灶在丘脑腹后外侧核或内囊后肢。

3.构音障碍-手笨拙综合征（dysarthric-clumsy hand syndrome，DCHS）

本型约占20%，表现为构音障碍、吞咽困难，病灶对侧轻度中枢性面、舌瘫，手的精细运动欠灵活，指鼻试验欠稳。病灶在脑桥基底部或内囊前肢及膝部。

4.共济失调性轻偏瘫（ataxic-hemiparesis，AH）

病灶同侧共济失调和病灶对侧轻偏瘫，下肢重于上肢，伴有锥体束征。病灶多在放射冠汇集至内囊处，或脑桥基底部皮质脑桥束受损所致。

5.感觉运动性卒中（sensorimotor stroke，SMS）

本型少见，以偏身感觉障碍起病，再出现轻偏瘫，病灶位于丘脑腹后核及邻近内囊后肢。

6.腔隙状态

本型由Marie提出，由于多次腔隙性脑梗死后，有进行性加重的偏瘫、严重的精神障碍、痴呆、平衡障碍、二便失禁、假性延髓性麻痹、双侧锥体束征和类帕金森综合征等。近年由于有效控制血压及治疗的进步，现在已很少见。

四、辅助检查

（一）神经影像学检查

1.颅脑CT

非增强CT扫描显示为基底节区或丘脑呈卵圆形低密度灶，边界清楚，直径为10～15 mm。由于病灶小，占位效应轻微，一般仅为相邻脑室局部受压，多无中线移位，梗死密度随时间逐渐降低，4周后接近脑脊液密度，并出现萎缩性改变。增强扫描于梗死后3天至1个月可能发生均一或斑块性强化，以2～3周明显，待达到脑脊液密度时，则不再强化。

2.颅脑MRI

MRI显示比CT优越，尤其是对脑桥的腔隙性脑梗死和新旧腔隙性脑梗死的鉴别有意义，增强后能提高阳性率。颅脑MRI检查在T_2W像上显示高信号，是小动脉阻塞后新的或陈旧的病灶。T_1WI 和 T_2WI 分别表现为低信号和高信号斑点状或斑片状病灶,呈圆形、椭圆形或裂隙形,最大直径常为数毫米,一般不超过 1 cm。急性期 T_1WI 的低信号和 T_2WI 的高信号,常不及慢性期明显,由于水肿的存在,使病灶看起来常大于实际梗死灶。注射造影剂后,T_1WI 急性期、亚急性期和慢性期病灶显示增强,呈椭圆形、圆形,也可呈环形。

3.CT 血管成像(CTA)、磁共振血管成像(MRA)

了解颈内动脉有无狭窄及闭塞程度。

(二)超声检查

经颅多普勒超声(TCD)了解颈内动脉狭窄及闭塞程度。三维B超检查,了解颈内动脉粥样硬化斑块的大小和厚度。

(三)血液学检查

了解有无糖尿病和高脂血症等。

五、诊断与鉴别诊断

(一)诊断

(1)中老年人发病,多数患者有高血压病史,部分患者有糖尿病史或 TIA 史。

(2)急性或亚急性起病,症状比较轻,体征比较单一。

(3)临床表现符合 Fisher 描述的常见综合征之一。

(4)颅脑 CT 或 MRI 发现与临床神经功能缺损一致的病灶。

(5)预后较好,恢复较快,大多数患者不遗留后遗症状和体征。

(二)鉴别诊断

1.小量脑出血

两者均为中老年发病,有高血压和急起的偏瘫和偏身感觉障碍。但小量脑出血头颅 CT 显示高密度灶即可鉴别。

2.脑囊虫病

CT 均表现为低信号病灶。但是,脑囊虫病 CT 呈多灶性、小灶性和混合灶性病灶,临床表现常有头痛和癫痫发作,血和脑脊液囊虫抗体阳性,可供鉴别。

六、治疗

(一)抗血小板聚集药物

抗血小板聚集药物是预防和治疗腔隙性脑梗死的有效药物。

1.肠溶阿司匹林(或拜阿司匹林)

每次 100 mg,每天 1 次,口服,可连用 6~12 个月。

2.氯吡格雷

每次 50~75 mg,每天 1 次,口服,可连用半年。

3.西洛他唑

每次 50~100 mg,每天 2 次,口服。

4.曲克芦丁

每次 200 mg,每天 3 次,口服;或每次 400~600 mg 加入 5%葡萄糖注射液或 0.9%氯化钠注射液500 mL中静脉滴注,每天 1 次,可连用 20 天。

（二）钙通道阻滞剂

1.氟桂利嗪

每次 5～10 mg,睡前口服。

2.尼莫地平

每次 20～30 mg,每天 3 次,口服。

3.尼卡地平

每次 20 mg,每天 3 次,口服。

（三）血管扩张药

1.丁苯酞

每次 200 mg,每天 3 次,口服。偶见恶心、腹部不适,有严重出血倾向者忌用。

2.丁咯地尔

每次 200 mg 加入 5％葡萄糖注射液或 0.9％氯化钠注射液 250 mL 中静脉滴注,每天 1 次,连用10～14 天;或每次 200 mg,每天 3 次,口服。可有头痛、头晕、恶心等不良反应。

3.倍他司汀

每次 6～12 mg,每天 3 次,口服。可有恶心、呕吐等不良反应。

（四）内科病的处理

有效控制高血压、糖尿病、高脂血症等,坚持药物治疗,定期检查血压、血糖、血脂、心电图和有关血液流变学指标。

（李　杰）

第三节　血栓形成性脑梗死

血栓形成性脑梗死主要是脑动脉主干或皮质支动脉粥样硬化导致血管增厚、管腔狭窄闭塞和血栓形成;还可见于动脉血管内膜炎症、先天性血管畸形、真性红细胞增多症及血液高凝状态、血流动力学异常等,均可致血栓形成,引起脑局部血流减少或供血中断,脑组织缺血、缺氧导致软化坏死,出现局灶性神经系统症状和体征,如偏瘫、偏身感觉障碍和偏盲等。大面积脑梗死还有颅内高压症状,严重者可发生昏迷和脑疝。约 90％的血栓形成性脑梗死是在动脉粥样硬化的基础上发生的,因此称动脉粥样硬化性血栓形成性脑梗死。

脑梗死的发病率约为 110/10 万,占全部脑卒中的60％～80％;其中血栓形成性脑梗死占脑梗死的 60％～80％。

一、病因与发病机制

（一）病因

1.动脉壁病变

血栓形成性脑梗死最常见的病因为动脉粥样硬化,常伴高血压,与动脉粥样硬化互为因果。其次为各种原因引起的动脉炎、血管异常(如夹层动脉瘤、先天性动脉瘤)等。

2.血液成分异常

血液黏度增高,以及真性红细胞增多症、血小板增多症、高脂血症等,都可使血液黏度增高,血液淤滞,引起血栓形成。如果没有血管壁的病变为基础,不会发生血栓。

3.血流动力学异常

在动脉粥样硬化的基础上,当血压下降、血流缓慢、脱水、严重心律失常及心功能不全时,可导致灌注压下降,有利于血栓形成。

(二)发病机制

主要是动脉内膜深层的脂肪变性和胆固醇沉积,形成粥样硬化斑块及各种继发病变,使管腔狭窄甚至阻塞。病变逐渐发展,则内膜分裂,内膜下出血和形成内膜溃疡。内膜溃疡易发生血栓形成,使管腔进一步狭窄或闭塞。由于动脉粥样硬化好发于大动脉的分叉处及拐弯处,故脑血栓的好发部位为大脑中动脉、颈内动脉的虹吸部及起始部、椎动脉及基底动脉的中下段等。由于脑动脉有丰富的侧支循环,管腔狭窄需达到80%以上才会影响脑血流量。逐渐发生的动脉硬化斑块一般不会出现症状,当内膜损伤破裂形成溃疡后,血小板及纤维素等血中有形成分黏附、聚集、沉着形成血栓。当血压下降、血流缓慢、脱水等血液黏度增加,致供血减少或促进血栓形成的情况下,即出现急性缺血症状。

病理生理学研究发现,脑的耗氧量约为总耗氧量的20%,故脑组织缺血缺氧是以血栓形成性脑梗死为代表的缺血性脑血管疾病的核心发病机制。脑组织缺血缺氧将会引起神经细胞肿胀、变性、坏死、凋亡以及胶质细胞肿胀、增生等一系列继发反应。脑血流阻断1分钟后神经元活动停止,缺血缺氧4分钟即可造成神经元死亡。脑缺血的程度不同而神经元损伤的程度也不同。脑神经元损伤导致局部脑组织及其功能的损害。缺血性脑血管疾病的发病是多方面而且相当复杂的过程,脑缺血损害也是一个渐进的过程,神经功能障碍随缺血时间的延长而加重。目前的研究发现氧自由基的形成、钙离子超载、一氧化氮(NO)和一氧化氮合成酶的作用、兴奋性氨基酸毒性作用、炎症细胞因子损害、凋亡调控基因的激活、缺血半暗带功能障碍等方面参与了其发生机制。这些机制作用于多种生理、病理过程的不同环节,对脑功能演变和细胞凋亡给予调节,同时也受到多种基因的调节和制约,构成一种复杂的相互调节与制约的网络关系。

1.氧自由基损伤

脑缺血时氧供应下降和三磷酸腺苷(ATP)减少,导致过氧化氢、羟自由基以及起主要作用的过氧化物等氧自由基的过度产生和超氧化物歧化酶等清除自由基的动态平衡状态遭到破坏,攻击膜结构和DNA,破坏内皮细胞膜,使离子转运、生物能的产生和细胞器的功能发生一系列病理生理改变,导致神经细胞、胶质细胞和血管内皮细胞损伤,增加血脑屏障通透性。自由基损伤可加重脑缺血后的神经细胞损伤。

2.钙离子超载

研究认为,Ca^{2+}超载及其一系列有害代谢反应是导致神经细胞死亡的最后共同通路。细胞内Ca^{2+}超载有多种原因:①在蛋白激酶C等的作用下,兴奋性氨基酸(EAA)、内皮素和NO等物质释放增加,导致受体依赖性钙通道开放使大量Ca^{2+}内流。②细胞内Ca^{2+}浓度升高可激活磷脂酶、三磷酸酯醇等物质,使细胞内储存的Ca^{2+}释放,导致Ca^{2+}超载。③ATP合成减少,Na^+-K^+-ATP酶功能降低而不能维持正常的离子梯度,大量Na^+内流和K^+外流,细胞膜电位下降产生去极化,导致电压依赖性钙通道开放,大量Ca^{2+}内流。④自由基使细胞膜发生脂质过氧化反应,细胞膜通透性发生改变和离子运转,引起Ca^{2+}内流使神经细胞内Ca^{2+}浓度异常升高。

⑤多巴胺、5-羟色胺和乙酰胆碱等水平升高,使 Ca^{2+} 内流和胞内 Ca^{2+} 释放。Ca^{2+} 内流进一步干扰了线粒体氧化磷酸化过程,且大量激活钙依赖性酶类,如磷脂酶、核酸酶及蛋白酶,以及自由基形成、能量耗竭等一系列生化反应,最终导致细胞死亡。

3.一氧化氮(NO)和一氧化氮合成酶的作用

有研究发现,NO 作为生物体内重要的信使分子和效应分子,具有神经毒性和脑保护双重作用,即低浓度 NO 通过激活鸟苷酸环化酶使环鸟苷酸(cGMP)水平升高,扩张血管,抑制血小板聚集、白细胞-内皮细胞的聚集和黏附,阻断 N-甲基-D-天冬氨酸(NMDA)受体,减弱其介导的神经毒性作用起保护作用;而高浓度 NO 与超氧自由基作用形成过氧亚硝酸盐或者氧化产生亚硝酸阴离子,加强脂质过氧化,使 ATP 酶活性降低,细胞蛋白质损伤,且能使各种含铁硫的酶失活,从而阻断 DNA 复制及靶细胞内的能量合成和能量衰竭,亦可通过抑制线粒体呼吸功能实现其毒性作用而加重缺血脑组织的损害。

4.兴奋性氨基酸毒性作用

兴奋性氨基酸(EAA)是广泛存在于哺乳动物中枢神经系统的正常兴奋性神经递质,参与传递兴奋性信息,同时又是一种神经毒素,以谷氨酸(Glu)和天冬氨酸(Asp)为代表。脑缺血使物质转化(尤其是氧和葡萄糖)发生障碍,使维持离子梯度所必需的能量衰竭和生成障碍。因为能量缺乏,膜电位消失,细胞外液中谷氨酸异常增高导致神经元、血管内皮细胞和神经胶质细胞持续去极化,并有谷氨酸从突触前神经末梢释放。胶质细胞和神经元对神经递质的再摄取一般均需耗能,神经末梢释放的谷氨酸发生转运和再摄取障碍,导致细胞间隙 EAA 异常堆积,产生神经毒性作用。EAA 毒性可以直接导致急性细胞死亡,也可通过其他途径导致细胞凋亡。

5.炎症细胞因子损害

脑缺血后炎症级联反应是一种缺血区内各种细胞相互作用的动态过程,是造成脑缺血后的第 2 次损伤。在脑缺血后,由于缺氧及自由基增加等因素均可通过诱导相关转录因子合成,淋巴细胞、内皮细胞、多形核白细胞和巨噬细胞、小胶质细胞以及星形胶质细胞等一些具有免疫活性的细胞均能产生细胞因子,如肿瘤坏死因子(TNF-α)、血小板活化因子(PAF)、白细胞介素(IL)系列、转化生长因子(TGF)-β_1 等,细胞因子对白细胞又有趋化作用,诱导内皮细胞表达细胞间黏附分子(ICAM-1)、P-选择素等黏附分子,白细胞通过其毒性产物、巨噬细胞作用和免疫反应加重缺血性损伤。

6.凋亡调控基因的激活

细胞凋亡是由体内外某种信号触发细胞内预存的死亡程序而导致的以细胞 DNA 早期降解为特征的主动性自杀过程。细胞凋亡在形态学和生化特征上表现为细胞皱缩,细胞核染色质浓缩,DNA 片段化,而细胞的膜结构和细胞器仍完整。脑缺血后,神经元生存的内外环境均发生变化,多种因素如过量的谷氨酸受体的激活、氧自由基释放和细胞内 Ca^{2+} 超载等,通过激活与调控凋亡相关基因、启动细胞死亡信号转导通路,最终导致细胞凋亡。缺血性脑损伤所致的细胞凋亡可分 3 个阶段:信号传递阶段、中央调控阶段和结构改变阶段。

7.缺血半暗带功能障碍

缺血半暗带(IP)是无灌注的中心(坏死区)和正常组织间的移行区。IP 是不完全梗死,其组织结构存在,但有选择性神经元损伤。围绕脑梗死中心的缺血脑组织的电活动中止,但保持正常的离子平衡和结构上的完整。假如再适当增加局部脑血流量,至少在急性阶段突触传递能完全恢复,即 IP 内缺血性脑组织的功能是可以恢复的。缺血半暗带是兴奋性细胞毒性、梗死周围去极化、炎症反应、细胞凋亡起作用的地方,使该区迅速发展成梗死灶。缺血半暗带的最初损害表现为功能障碍,有独特的代谢紊乱。主要表现在葡萄糖代谢和脑氧代谢这两方面:①当血流速度下降时,蛋白质合成抑制,启动无氧糖酵解、神经递质释放和能量代谢紊乱。②急性脑缺血缺氧时,神经元和神经胶质细胞由于能量缺乏、K^+释放和谷氨酸在细胞外积聚而去极化,缺血中心区的细胞只去极化而不复极;而缺血半暗带的细胞以能量消耗为代价可复极,如果细胞外的K^+和谷氨酸增加,这些细胞也只去极化,随着去极化细胞数量的增大,梗死灶范围也不断扩大。

尽管对缺血性脑血管疾病一直进行着研究,但对其病理生理机制尚不够深入,希望随着中西医结合对缺血性脑损伤治疗的研究进展,其发病机制也随之更深入地阐明,从而更好地为临床和理论研究服务。

二、病理

动脉闭塞6小时以内脑组织改变尚不明显,属可逆性,8～48小时缺血最重的中心部位发生软化,并出现脑组织肿胀、变软,灰白质界限不清。如病变范围扩大、脑组织高度肿胀时,可向对侧移位,甚至形成脑疝。镜下见组织结构不清,神经细胞及胶质细胞坏死,毛细血管轻度扩张,周围可见液体和红细胞渗出,此期为坏死期。动脉阻塞2～3天后,特别是7～14天,脑组织开始液化,脑组织水肿明显,病变区明显变软,神经细胞消失,吞噬细胞大量出现,星形胶质细胞增生,此期为软化期。3～4周后液化的坏死组织被吞噬和移走,胶质增生,小病灶形成胶质瘢痕,大病灶形成中风囊,此期称恢复期,可持续数月至1～2年。上述病理改变称白色梗死。少数梗死区,由于血管丰富,于再灌流时可继发出血,呈现出血性梗死或称红色梗死。

三、临床表现

(一)症状与体征

本病多在50岁以后发病,常伴有高血压;多在睡眠中发病,醒来才发现肢体偏瘫。部分患者先有头昏、头痛、眩晕、肢体麻木、无力等短暂性脑缺血发作的前驱症状,多数经数小时甚至1～2天症状达高峰,通常意识清楚,但大面积脑梗死或基底动脉闭塞可有意识障碍,甚至发生脑疝等危重症状。神经系统定位体征视脑血管闭塞的部位及梗死的范围而定。

(二)临床分型

有的根据病情程度分型,如完全性缺血性中风,系指起病6小时内病情即达高峰,一般较重,可有意识障碍。还有的根据病程进展分型,如进展型缺血性中风,则指局限性脑缺血逐渐进展,数天内呈阶梯式加重。

1.按病程和病情分型

(1)进展型:局限性脑缺血症状逐渐加重,呈阶梯式加重,可持续6小时至数天。

(2)缓慢进展型:在起病后1～2周症状仍逐渐加重,血栓逐渐发展,脑缺血和脑水肿的范围继续扩大,症状由轻变重,直到出现对侧偏瘫、意识障碍,甚至发生脑疝,类似颅内肿瘤,又称类脑瘤型。

(3)大块梗死型:又称爆发型,如颈内动脉或大脑中动脉主干等较大动脉的急性脑血栓形成,往往症状出现快,伴有明显脑水肿、颅内压增高,患者头痛、呕吐、病灶对侧偏瘫,常伴意识障碍,很快进入昏迷,有时发生脑疝,类似脑出血,又称类脑出血型。

(4)可逆性缺血性神经功能缺损(reversible ischemic neurologic deficit,RIND):此型患者症

状、体征持续超过 24 小时,但在 2～3 周内完全恢复,不留后遗症。病灶多数发生于大脑半球半卵圆中心,可能由于该区尤其是非优势半球侧侧支循环迅速而充分地代偿,缺血尚未导致不可逆的神经细胞损害,也可能是一种较轻的梗死。

2.OCSP 分型

(1)完全前循环梗死(TACI):表现为三联征,即完全大脑中动脉(MCA)综合征的表现。①大脑高级神经活动障碍(意识障碍、失语、失算、空间定向力障碍等);②同向偏盲;③对侧三个部位(面、上肢和下肢)较严重的运动和(或)感觉障碍。多为 MCA 近段主干,少数为颈内动脉虹吸段闭塞引起的大面积脑梗死。

(2)部分前循环梗死(PACI):有以上三联征中的两个,或只有高级神经活动障碍,或感觉运动缺损较 TACI 局限。提示是 MCA 远段主干、各级分支或 ACA 及分支闭塞引起的中、小梗死。

(3)后循环梗死(POCI):表现为各种不同程度的椎-基底动脉综合征——可表现为同侧脑神经瘫痪及对侧感觉运动障碍;双侧感觉运动障碍;双眼协同活动及小脑功能障碍,无长束征或视野缺损等。为椎-基底动脉及分支闭塞引起的大小不等的脑干、小脑梗死。

(4)腔隙性梗死(LACI):表现为腔隙综合征,如纯运动性偏瘫、纯感觉性脑卒中、共济失调性轻偏瘫、手笨拙-构音不良综合征等。大多是基底节或脑桥小穿支病变引起的小腔隙灶。

OCSP 分型方法简便,更加符合临床实际的需要,临床医师不必依赖影像或病理结果即可对急性脑梗死迅速分出亚型,并做出有针对性的处理。

(三)临床综合征

1.颈内动脉闭塞综合征

其指颈内动脉血栓形成,主干闭塞。病史中可有头痛、头晕、晕厥、半身感觉异常或轻偏瘫;病变对侧有偏瘫、偏身感觉障碍和偏盲;可有精神症状,严重时有意识障碍;病变侧有视力减退,有的还有视神经乳头萎缩;病灶侧有 Horner 综合征;病灶侧颈动脉搏动减弱或消失;优势半球受累可有失语,非优势半球受累可出现体象障碍。

2.大脑中动脉闭塞综合征

其指大脑中动脉血栓形成,大脑中动脉主干闭塞,引起病灶对侧偏瘫、偏身感觉障碍和偏盲,优势半球受累还有失语。累及非优势半球可有失用、失认和体象障碍等顶叶症状。病灶广泛,可引起脑肿胀,甚至死亡。

(1)皮质支闭塞:引起病灶对侧偏瘫、偏身感觉障碍,面部及上肢重于下肢,优势半球病变有运动性失语,非优势半球病变有体象障碍。

(2)深穿支闭塞:出现对侧偏瘫和偏身感觉障碍,优势半球病变可出现运动性失语。

3.大脑前动脉闭塞综合征

其指大脑前动脉血栓形成,大脑前动脉主干闭塞。在前交通动脉以前发生阻塞时,因为病损脑组织可通过对侧前交通动脉得到血供,故不出现临床症状;在前交通动脉分出之后阻塞时,可出现对侧中枢性偏瘫,以面瘫和下肢瘫为重,可伴轻微偏身感觉障碍;并可有排尿障碍(旁中央小叶受损);精神障碍(额极与胼胝体受损);强握及吸吮反射(额叶受损)等。

(1)皮质支闭塞:引起对侧下肢运动及感觉障碍;轻微共济运动障碍;排尿障碍和精神障碍。

(2)深穿支闭塞:引起对侧中枢性面、舌及上肢瘫。

4.大脑后动脉闭塞综合征

其指大脑后动脉血栓形成。约 70% 的患者两条大脑后动脉来自基底动脉,并有后交通动脉与颈内动脉联系交通。有 $20\%\sim25\%$ 的人一条大脑后动脉来自基底动脉,另一条来自颈内动脉;其余的人中,两条大脑后动脉均来自颈内动脉。

大脑后动脉供应颞叶的后部和基底面、枕叶的内侧及基底面,并发出丘脑膝状体及丘脑穿动脉供应丘脑血液。

(1)主干闭塞:引起对侧同向性偏盲,上部视野受损较重,黄斑回避(黄斑视觉皮质代表区为大脑中、后动脉双重血液供应,故黄斑视力不受累)。

(2)中脑水平大脑后动脉起始处闭塞:可见垂直性凝视麻痹、动眼神经麻痹、眼球垂直性歪扭斜视。

(3)双侧大脑后动脉闭塞:有皮质盲、记忆障碍(累及颞叶)、不能识别熟悉面孔(面容失认症)、幻视和行为综合征。

(4)深穿支闭塞:丘脑穿动脉闭塞则引起红核丘脑综合征,病侧有小脑性共济失调,意向性震颤。舞蹈样不自主运动和对侧感觉障碍。丘脑膝状体动脉闭塞则引起丘脑综合征,病变对侧偏身感觉障碍(深感觉障碍较浅感觉障碍为重),病变对侧偏身自发性疼痛。轻偏瘫,共济失调和舞蹈-手足徐动症。

5.椎-基底动脉闭塞综合征

其指椎-基底动脉血栓形成。椎-基底动脉实为一连续的脑血管干并有着共同的神经支配,无论是结构、功能还是临床病症的表现,两侧互为影响,实难予以完全分开,故常总称为"椎-基底动脉系疾病"。

(1)基底动脉主干闭塞综合征:指基底动脉主干血栓形成。发病虽然不如脑桥出血那么急,但病情常迅速恶化,出现眩晕、呕吐、四肢瘫痪、共济失调、昏迷和高热等。大多数在短期内死亡。

(2)双侧脑桥正中动脉闭塞综合征:指双侧脑桥正中动脉血栓形成,为典型的闭锁综合征,表现为四肢瘫痪、假性延髓性麻痹、双侧周围性面瘫、双眼球外展麻痹、两侧的侧视中枢麻痹。但患者意识清楚,视力、听力和眼球垂直运动正常,所以,患者通过听觉、视觉和眼球上下运动表示意识和交流。

(3)基底动脉尖综合征:基底动脉尖分出两对动脉——小脑上动脉和大脑后动脉,分支供应中脑、丘脑、小脑上部、颞叶内侧及枕叶。血栓性闭塞多发生于基底动脉中部,栓塞性病变通常发生在基底动脉尖。栓塞性病变导致眼球运动及瞳孔异常,表现为单侧或双侧动眼神经部分或完全麻痹、眼球上视不能(上丘受累)、光反射迟钝而调节反射存在(顶盖前区病损)、一过性或持续性意识障碍(中脑或丘脑网状激活系统受累)、对侧偏盲或皮质盲(枕叶受累)、严重记忆障碍(颞叶内侧受累)。如果是中老年人突发意识障碍又较快恢复,有瞳孔改变、动眼神经麻痹、垂直注视障碍、无明显肢体瘫痪和感觉障碍应想到该综合征的可能。如果还有皮质盲或偏盲、严重记忆障碍更支持本综合征的诊断,需做头部 CT 或 MRI 检查,若发现有双侧丘脑、枕叶、颞叶和中脑病灶则可确诊。

(4)中脑穿动脉综合征:指中脑穿动脉血栓形成,亦称 Weber 综合征,病变位于大脑脚底,损害锥体束及动眼神经,引起病灶侧动眼神经麻痹和对侧中枢性偏瘫。中脑穿动脉闭塞还可引起巴宾斯基征,累及动眼神经髓内纤维及黑质,引起病灶侧动眼神经麻痹及对侧锥体外系症状。

(5)脑桥支闭塞综合征:指脑桥支血栓形成引起的 Millard-Gubler 综合征,病变位于脑桥的腹外侧部,累及展神经核和面神经核以及锥体束,引起病灶侧眼球外直肌麻痹、周围性面神经麻痹和对侧中枢性偏瘫。

（6）内听动脉闭塞综合征：指内听动脉血栓形成（内耳卒中）。内耳的内听动脉有两个分支，较大的耳蜗动脉供应耳蜗及前庭迷路下部；较小的耳蜗动脉供应前庭迷路上部，包括水平半规管及椭圆囊斑。由于口径较小的前庭动脉缺乏侧支循环，以致前庭迷路上部对缺血选择性敏感，故迷路缺血常出现严重眩晕、恶心呕吐。若耳蜗支同时受累则有耳鸣、耳聋。耳蜗支单独梗死则会突发耳聋。

（7）小脑后下动脉闭塞综合征：指小脑后下动脉血栓形成，也称 Wallenberg 综合征。表现为急性起病的头晕、眩晕、呕吐（前庭神经核受损）、交叉性感觉障碍，即病侧面部感觉减退、对侧肢体痛觉、温度觉障碍（病侧三叉神经脊束核及对侧交叉的脊髓丘脑束受损），同侧 Horner 综合征（下行交感神经纤维受损），同侧小脑性共济失调（绳状体或小脑受损），声音嘶哑、吞咽困难（疑核受损）。小脑后下动脉常有解剖变异，常见不典型临床表现。

四、辅助检查

（一）影像学检查

1.胸部 X 线检查

了解心脏情况及肺部有无感染和癌肿等。

2.CT 检查

不仅可确定梗死的部位及范围，而且可明确是单发还是多发。在缺血性脑梗死发病 12～24 小时内，CT 常没有明显的阳性表现。梗死灶最初表现为不规则的稍低密度区，病变与血管分布区一致。常累及基底节区，如为多发灶，亦可连成一片。病灶大、水肿明显时可有占位效应。在发病后 2～5 天，病灶边界清晰，呈楔形或扇形等。1～2 周，水肿消失，边界更清，密度更低。发病第 2 周，可出现梗死灶边界不清楚，边缘出现等密度或稍低密度，即模糊效应；在增强扫描后往往呈脑回样增强，有助于诊断。4～5 周，部分小病灶可消失，而大片状梗死灶密度进一步降低和囊变，后者 CT 值接近脑脊液。

在基底节和内囊等处的小梗死灶（一般在 15 mm 以内）称之为腔隙性脑梗死，病灶亦可发生在脑室旁深部白质、丘脑及脑干。

在 CT 排除脑出血并证实为脑梗死后，CT 血管成像（CTA）对探测颈动脉及其各主干分支的狭窄准确性较高。

3.MRI 检查

其是对病灶较 CT 敏感性、准确性更高的一种检测方法，其无辐射、无骨伪迹、更易早期发现小脑、脑干等部位的梗死灶，并于脑梗死后 6 小时左右便可检测到由于细胞毒性水肿造成 T_1 和 T_2 加权延长引起的 MRI 信号变化。近年除常规应用 SE 法的 T_1 和 T_2 加权以影像对比度原理诊断外，更需采用功能性磁共振成像，如弥散成像（DWI）和表观弥散系数（apparent diffusion coefficient，ADC）、液体衰减反转恢复序列（FLAIR）等进行水平位和冠状位检查，往往在脑缺血发生后 1～1.5 小时便可发现脑组织水含量增加引起的 MRI 信号变化，并随即可进一步行磁共振血管成像（MRA）、CT 血管成像（CTA）或数字减影血管造影（DSA）以了解梗死血管部位，为超早期施行动脉内介入溶栓治疗创造条件，有时还可发现血管畸形等非动脉硬化性血管病变。

（1）超早期：脑梗死临床发病后 1 小时内，DWI 便可描出高信号梗死灶，ADC 序列显示暗区。实际上 DWI 显示的高信号灶仅是血流低下引起的缺血灶。随着缺血的进一步进展，DWI 从高信号渐转为等信号或低信号，病灶范围渐增大；PWI、FLAIR 及 T_2WI 均显示高信号病灶区。值得注意的是，DWI对超早期脑干缺血性病灶，在水平位不易发现，而往往在冠状位可清楚显示。

（2）急性期：血脑屏障尚未明显破坏，缺血区有大量水分子聚集，T_1WI 和 T_2WI 明显延长，T_1WI 呈低信号，T_2WI 呈高信号。

（3）亚急性期及慢性期：由于正血红铁蛋白游离，T_1WI 呈边界清楚的低信号，T_2WI 和 FLAIR 均呈高信号；迨至病灶区水肿消除，坏死组织逐渐产生，囊性区形成，乃至脑组织萎缩，FLAIR 呈低信号或低信号与高信号混杂区，中线结构移向病侧。

（二）脑脊液检查

脑梗死患者脑脊液检查一般正常，大块梗死型患者可有压力增高和蛋白含量增高；出血性梗死时可见红细胞。

（三）经颅多普勒超声（TCD）

TCD 是诊断颅内动脉狭窄和闭塞的手段之一，对脑底动脉严重狭窄（＞65%）的检测有肯定的价值。局部脑血流速度改变与频谱图形异常是脑血管狭窄最基本的 TCD 改变。三维 B 超检查可协助发现颈内动脉粥样硬化斑块的大小和厚度，有没有管腔狭窄及严重程度。

（四）心电图检查

进一步了解心脏情况。

（五）血液学检查

（1）血常规、血沉、抗"O"和凝血功能检查：了解有无感染征象、活动风湿和凝血功能情况。

（2）血糖：了解有无糖尿病。

（3）血清脂质：包括总胆固醇和三酰甘油有无增高。

（4）脂蛋白：低密度脂蛋白胆固醇（LDL-C）由极低密度脂蛋白胆固醇（VLDL-C）转化而来。通常情况下，LDL-C 从血浆中清除，其所含胆固醇酯由脂肪酸水解，当体内 LDL-C 显著升高时，LDL-C 附着到动脉的内皮细胞与 LDL 受体结合，而易被巨噬细胞摄取，沉积在动脉内膜上形成动脉硬化。有一组报道正常人组 LDL-C (2.051 ± 0.853)mmol/L，脑梗死患者组为 (3.432 ± 1.042)mol/L。

（5）载脂蛋白 B：载脂蛋白 B（ApoB）是血浆低密度脂蛋白（LDL）和极低密度脂蛋白（VLDL）的主要载脂蛋白，其含量能精确反映出 LDL 的水平，与动脉粥样硬化（AS）的发生关系密切。在 AS 的硬化斑块中，胆固醇并不是孤立地沉积于动脉壁上，而是以 LDL 整个颗粒形成沉积物；ApoB 能促进沉积物与氨基多糖结合成复合物，沉积于动脉内膜上，从而加速 AS 形成。对总胆固醇（TC）、LDL-C 均正常的脑血栓形成患者，ApoB 仍然表现出较好的差别性。

ApoA-I 的主要生物学作用是激活卵磷脂胆固醇转移酶，此酶在血浆胆固醇（Ch）酯化和高密度脂蛋白（HDL）成熟（即 $HDL\rightarrow HDL_2\rightarrow HDL_3$）过程中起着极为重要的作用。ApoA-I 与 HDL_2 可逆结合以完成 Ch 从外周组织转移到肝脏。因此，ApoA-I 显著下降时，可形成 AS。

（6）血小板聚集功能：近些年来的研究提示血小板聚集功能亢进参与体内多种病理反应过程，尤其是对缺血性脑血管疾病的发生、发展和转归起重要作用。血小板最大聚集率（PMA）、解聚型出现率（PDC）和双相曲线型出现率（PBC），发现缺血型脑血管疾病 PMA 显著高于对照组，PDC 明显低于对照组。

（7）血栓烷 A_2 和前列环素：许多文献强调花生四烯酸（AA）的代谢产物在影响脑血液循环中起着重要作用，其中血栓烷 A_2（TXA_2）和前列环素（PGI_2）的平衡更引人注目。脑组织细胞和血小板等质膜有丰富的不饱和脂肪酸,脑缺氧时,磷脂酶 A_2 被激活,分解膜磷脂使 AA 释放增加。后者在环氧化酶的作用下血小板和血管内皮细胞分别生成 TXA_2 和 PGI_2。TXA_2 和 PGI_2 水平改变在缺血性脑血管疾病的发生上是原发还是继发的问题,目前还不清楚。TXA_2 大量产生,PGI_2 的生成受到抑制,使正常情况下 TXA_2 与 PGI_2 之间的动态平衡受到破坏。TXA_2 强烈的缩血管和促进血小板聚集作用因失去对抗而占优势,对于缺血性低灌流的发生起着重要作用。

(8)血液流变学:缺血性脑血管疾病全血黏度、血浆比黏度、血细胞比容升高,血小板电泳和红细胞电泳时间延长。通过对脑血管疾病进行 133 例脑血流(CBF)测定,并将黏度相关的几个变量因素与 CBF 做了统计学处理,发现全部患者的 CBF 均低于正常,证实了血液黏度因素与 CBF 的关系。有学者把血液流变学各项异常作为脑梗死的危险因素之一。

红细胞表面带有负电荷,其所带电荷越少,电泳速度就越慢。有一组报道示脑梗死组红细胞电泳速度明显慢于正常对照组,说明急性脑梗死患者红细胞表面电荷减少,聚集性强,可能与动脉硬化性脑梗死的发病有关。

五、诊断与鉴别诊断

(一)诊断

(1)血栓形成性脑梗死为中年以后发病。

(2)常伴有高血压。

(3)部分患者发病前有 TIA 史。

(4)常在安静休息时发病,醒后发现症状。

(5)症状、体征可归为某一动脉供血区的脑功能受损,如病灶对侧偏瘫、偏身感觉障碍和偏盲,优势半球病变还有语言功能障碍。

(6)多无明显头痛、呕吐和意识障碍。

(7)大面积脑梗死有颅内高压症状,头痛、呕吐或昏迷,严重时发生脑疝。

(8)脑脊液检查多属正常。

(9)发病 12~48 小时后 CT 出现低密度灶。

(10)MRI 检查可更早发现梗死灶。

(二)鉴别诊断

1.脑出血

血栓形成性脑梗死和脑出血均为中老年人多见的急性起病的脑血管疾病,必须进行 CT/MRI 检查予以鉴别。

2.脑栓塞

血栓形成性脑梗死和脑栓塞同属脑梗死范畴,且均为急性起病,后者多有心脏病病史,或有其他肢体栓塞史,心电图检查可发现心房颤动等,以供鉴别诊断。

3.颅内占位性病变

少数颅内肿瘤、慢性硬膜下血肿和脑脓肿患者可以突然发病,表现局灶性神经功能缺失症状,而易与脑梗死相混淆。但颅内占位性病变常有颅内高压症状和逐渐加重的临床经过,颅脑 CT 对鉴别诊断有确切的价值。

4.脑寄生虫病

如脑囊虫病、脑型血吸虫病,也可在癫痫发作后,急性起病偏瘫。寄生虫的有关免疫学检查和神经影像学检查可帮助鉴别。

六、治疗

（一）溶栓治疗

理想的治疗方法是在缺血组织出现坏死之前,尽早清除栓子,早期使闭塞脑血管再开通和缺血区的供血重建,以减轻神经组织的损害,正因为如此,溶栓治疗脑梗死一直引起人们的广泛关注。国外早在1958年即有溶栓治疗脑梗死的报道,由于有脑出血等并发症,益处不大,溶栓疗法一度停止使用。近30多年来,由于溶栓治疗急性心肌梗死的患者取得了很大的成功,大大减少了心肌梗死的范围,死亡率下降20%～50%。溶栓治疗脑梗死又受到了很大的鼓舞。再者,CT扫描能及时排除颅内出血,可在早期或超早期进行溶栓治疗,因而提高了疗效和减少脑出血等并发症。

1.病例选择

(1)临床诊断符合急性脑梗死。

(2)头颅CT扫描排除颅内出血和大面积脑梗死。

(3)治疗前收缩压不宜＞24.00 kPa(180 mmHg),舒张压不宜＞14.67 kPa(110 mmHg)。

(4)无出血素质或出血性疾病。

(5)年龄＞18岁及＜75～80岁。

(6)溶栓最佳时机为发病后6小时内,特别在3小时内。

(7)获得患者家属的书面知情同意。

2.禁忌证

(1)病史和体检符合蛛网膜下腔出血。

(2)CT扫描有颅内出血、肿瘤、动静脉畸形或动脉瘤。

(3)两次降压治疗后血压仍＞24.00/14.67 kPa(180/110 mmHg)。

(4)过去30天内有手术史或外伤史,3个月内有脑外伤史。

(5)病史有血液疾病、出血素质、凝血功能障碍或使用抗凝药物史,凝血酶原时间(PT)＞15秒,部分凝血活酶时间(APTT)＞40秒,国际标准化比值(INR)＞1.4,血小板计数＜$100×10^9$/L。

(6)脑卒中发病时有癫痫发作的患者。

3.治疗时间窗

前循环脑卒中的治疗时间窗一般认为在发病后6小时内(使用阿替普酶为3小时内),后循环闭塞时的治疗时间窗适当放宽到12小时。这一方面是因为脑干对缺血耐受性更强,另一方面是由于后循环闭塞后预后较差,更积极的治疗有可能挽救患者的生命。许多研究者尝试放宽治疗时限,有认为脑梗死12～24小时内早期溶栓治疗有可能对少部分患者有效。但美国脑卒中协会(ASA)和欧洲脑卒中促进会(EUSI)都赞同认真选择在缺血性脑卒中发作后3小时内早期恢复缺血脑的血流灌注,才可获得良好的转归。两个指南也讨论了超过治疗时间窗溶栓的效果,EUSI的结论是目前仅能作为临床试验的组成部分。对于不能可靠地确定脑卒中发病时间的患者,包括睡眠觉醒时发现脑卒中发病的病例,两个指南均不推荐进行静脉溶栓治疗。

4.溶栓药物

(1)尿激酶:是从健康人新鲜尿液中提取分离,然后再进行高度精制而得到的蛋白质,没有抗原性,不引起变态反应。其溶栓特点为不仅溶解血栓表面,而且深入栓子内部,但对陈旧性血栓则难起作用。尿激酶是非特异性溶栓药,与纤维蛋白的亲和力差,常易引起出血并发症。尿激酶的剂量和疗程目前尚无统一标准,剂量波动范围也大。

(2)阿替普酶(rt-PA):rt-PA 是第一种获得美国食品药品监督管理局(FDA)批准的溶栓药,特异性作用于纤溶酶原,激活血块上的纤溶酶原,而对血循环中的纤溶酶原亲和力小。因纤溶酶赖氨酸结合部位已被纤维蛋白占据,血栓表面的 α_2-抗纤溶酶作用很弱,但血中的纤溶酶赖氨酸结合部位未被占据,故可被 α_2-抗纤溶酶很快灭活。因此,rt-PA 优点为局部溶栓,很少产生全身抗凝、纤溶状态,而且无抗原性。但 rt-PA 半衰期短(3～5 分钟),而且血循环中纤维蛋白原激活抑制物的活性高于 rt-PA,会有一定的血管再闭塞,故临床溶栓必须用大剂量连续静脉滴注。rt-PA 治疗剂量是0.85～0.90 mg/kg,总剂量＜90 mg,10％的剂量先予静脉推注,其余 90％的剂量在 24 小时内静脉滴注。

(二)降纤治疗

降纤治疗可以降解血栓蛋白质,增加纤溶系统的活性,抑制血栓形成或促进血栓溶解。此类药物亦应早期应用,最好是在发病后 6 小时内,但没有溶栓药物严格,特别适应于合并高纤维蛋白原血症者。目前国内纤溶药物种类很多,现介绍下面几种。

1.巴曲酶

巴曲酶又名东菱克栓酶,能分解纤维蛋白原,抑制血栓形成,促进纤溶酶的生成,而纤溶酶是溶解血栓的重要物质。巴曲酶的剂量和用法:第 1 天 10 BU,第 3 天和第 5 天各为 5～10 BU 稀释于100～250 mL 0.9％氯化钠注射液中,静脉滴注 1 小时以上。对治疗前纤维蛋白原在 4 g/L以上和突发性耳聋(内耳卒中)的患者,首次剂量为 15～20 BU,以后隔天 5 BU,疗程 1 周,必要时可增至 3 周。

2.精纯链激酶

链激酶又名注射用降纤酶,是以我国尖吻蝮蛇(又名五步蛇)的蛇毒为原料,经现代生物技术分离、纯化而精制的蛇毒制剂。本品为缬氨酸蛋白水解酶,能直接作用于血中的纤维蛋白 α-链释放出肽 A。此时生成的肽 A 血纤维蛋白体的纤维系统,诱发 rt-PA 的释放,增加rt-PA 的活性,促进纤溶酶的生成,使已形成的血栓得以迅速溶解。本品不含出血毒素,因此很少引起出血并发症。剂量和用法:首次 10 U 稀释于 100 mL 0.9％氯化钠注射液中缓慢静脉滴注,第 2 天10 U,第 3 天5～10 U。必要时可适当延长疗程,1 次5～10 U,隔天静脉滴注 1 次。

3.降纤酶

其曾用名蝮蛇抗栓酶、精纯抗栓酶和去纤酶。取材于东北白眉蝮蛇蛇毒,是单一成分蛋白水解酶。剂量和用法:急性缺血性脑卒中,首次 10 U 加入 0.9％氯化钠注射液 100～250 mL 中静脉滴注,以后每天或隔天 1 次,连用 2 周。

4.注射用纤溶酶

从蝮蛇蛇毒中提取纤溶酶并制成制剂,其原理是利用抗体最重要的生物学特性——抗体与抗原能特异性结合,即抗体分子只与其相应的抗原发生结合。纤溶酶单克隆抗体纯化技术,就是用纤溶酶抗体与纤溶酶进行特异性结合,从而达到分离纯化纤溶酶,同时去除蛇毒中的出血毒素和神经毒。剂量和用法:对急性脑梗死(发病后 72 小时内)第 1～3 天每次 300 U 加入 5％葡萄糖注射液或 0.9％氯化钠注射液250 mL中静脉滴注,第 4～14 天每次 100～300 U。

5.安康乐得

安康乐得是马来西亚一种蝮蛇毒液的提纯物,是一种蛋白水解酶,能迅速有效地降低血纤维蛋白原,并可裂解纤维蛋白肽 A,导致低纤维蛋白血症。剂量和用法:2～5 AU/kg,溶于 250～500 mL 0.9％氯化钠注射液中,6～8 小时静脉滴注完,每天 1 次,连用 7 天。

《中国脑血管病防治指南》建议:①脑梗死早期(特别是 12 小时以内)可选用降纤治疗,高纤维蛋白血症更应积极降纤治疗。②应严格掌握适应证和禁忌证。

(三)抗血小板聚集药

抗血小板聚集药又称血小板功能抑制剂。随着对血栓性疾病发生机制认识的加深,发现血小板在血栓形成中起着重要的作用。近年来,抗血小板聚集药在预防和治疗脑梗死方面愈来愈引起人们的重视。

抗血小板聚集药主要包括血栓烷 A_2 抑制剂(阿司匹林)、ADP 受体拮抗剂(噻氯匹定、氯吡格雷)、磷酸二酯酶抑制剂(双嘧达莫)、糖蛋白(GP)Ⅱb/Ⅲa 受体拮抗剂和其他抗血小板药物。

1.阿司匹林

阿司匹林是一种强效的血小板聚集抑制剂。阿司匹林抗栓作用的机制,主要是基于对环氧化酶的不可逆性抑制,使血小板内花生四烯酸转化为血栓烷 A_2(TXA_2)受阻,因为 TXA_2 可使血小板聚集和血管平滑肌收缩。在脑梗死发生后,TXA_2 可增加脑血管阻力、促进脑水肿形成。小剂量阿司匹林,可以最大限度地抑制 TXA_2 和最低限度地影响前列环素(PGI_2),从而达到比较理想的效果。国际脑卒中实验协作组和 CAST 协作组两项非盲法随机干预研究表明,脑卒中发病后 48 小时内应用阿司匹林是安全有效的。

阿司匹林预防和治疗缺血性脑卒中效果的不恒定,可能与用药剂量有关。有些研究者认为每天给75～325 mg最为合适。有学者分别给患者口服阿司匹林每天 50 mg、100 mg、325 mg 和 1 000 mg,进行比较,发现 50 mg/d 即可完全抑制 TXA_2 生成,出血时间从5.03 分钟延长到 6.96 分钟,100 mg/d 出血时间7.78 分钟,但 1 000 mg/d 反而缩减至 6.88 分钟。也有人观察到口服阿司匹林 45 mg/d,尿内 TXA_2 代谢产物能被抑制 95％,而尿内 PGI_2 代谢产物基本不受影响;每天 100 mg,则尿内 TXA_2 代谢产物完全被抑制,而尿内 PGI_2 代谢产物保持基线的25％～40％;若用 1 000 mg/d,则上述两项代谢产物完全被抑制。根据以上实验结果和临床体会提示,阿司匹林每天 100～150 mg 最为合适,既能达到预防和治疗的目的,又能避免发生不良反应。

《中国脑血管病防治指南》建议:①多数无禁忌证的未溶栓患者,应在脑卒中后尽早(最好48 小时内)开始使用阿司匹林。②溶栓患者应在溶栓 24 小时后,使用阿司匹林,或阿司匹林与双嘧达莫缓释剂的复合制剂。③阿司匹林的推荐剂量为 150～300 mg/d,分2 次服用,2～4 周后改为预防剂量(50～150 mg/d)。

2.氯吡格雷

由于噻氯匹定有明显的不良反应,已基本被淘汰,被第 2 代 ADP 受体拮抗剂氯吡格雷所取代。氯吡格雷和噻氯匹定一样对 ADP 诱导的血小板聚集有较强的抑制作用,对花生四烯酸、胶原、凝血酶、肾上腺素和血小板活化因子诱导的血小板聚集也有一定的抑制作用。与阿司匹林不同的是,它们对 ADP 诱导的血小板第Ⅰ相和第Ⅱ相的聚集均有抑制作用,且有一定的解聚作用。它还可以与红细胞膜结合,降低红细胞在低渗溶液中的溶解倾向,改变红细胞的变形能力。

氯吡格雷和阿司匹林均可作为治疗缺血性脑卒中的一线药物,多项研究都说明氯吡格雷的效果优于阿司匹林。氯吡格雷与阿司匹林合用防治缺血性脑卒中,比单用效果更好。氯吡格雷可用于预防颈动脉粥样硬化高危患者急性缺血事件。有文献报道23 例颈动脉狭窄患者,在颈动脉支架置入术前常规服用阿司匹林 100 mg/d,介入治疗前晚给予负荷剂量氯吡格雷 300 mg,术后服用氯吡格雷 75 mg/d,3 个月后经颈动脉彩超发现,新生血管内皮已完全覆盖支架,无血管闭塞和支架内再狭窄。

氯吡格雷的使用剂量为每次 50～75 mg,每天 1 次。它的不良反应与阿司匹林比较,发生胃肠道出血的风险明显降低,发生腹泻和皮疹的风险略有增加,但明显低于噻氯匹定。主要不良反应有头昏、头胀、恶心、腹泻,偶有出血倾向。氯吡格雷禁用于对本品过敏者及近期有活动性出血者。

3.双嘧达莫

双嘧达莫又名潘生丁,通过抑制磷酸二酯酶活性,阻止环腺苷酸(cAMP)的降解,提高血小板 cAMP 的水平,具有抗血小板黏附聚集的能力。双嘧达莫已作为预防和治疗冠心病、心绞痛的药物,而用于防治缺血性脑卒中的效果仍有争议。欧洲脑卒中预防研究(ESPS)大宗研究认为双嘧达莫与阿司匹林联合防治缺血性脑卒中,疗效是单用阿司匹林或双嘧达莫的 2 倍,并不会导致更多的出血不良反应。

美国食品药品监督管理局(FDA)最近批准了阿司匹林和双嘧达莫复方制剂用于预防脑卒中。这一复方制剂每片含阿司匹林 50 mg 和缓释双嘧达莫 400 mg。一项单中心大规模随机试验发现,与单用小剂量阿司匹林比较,这种复方制剂可使脑卒中发生率降低 22%,但这项资料的价值仍有争论。

双嘧达莫的不良反应轻而短暂,长期服用可有头痛、头晕、呕吐、腹泻、面红、皮疹和皮肤瘙痒等。

4.血小板糖蛋白(glycoprotein,GP)Ⅱb/Ⅲa 受体拮抗剂

GPⅡb/Ⅲa 受体拮抗剂是一种新型抗血小板药,其通过阻断 GPⅡb/Ⅲa 受体与纤维蛋白原配体的特异性结合,有效抑制各种血小板激活剂诱导的血小板聚集,进而防止血栓形成。GPⅡb/Ⅲa 受体是一种血小板膜蛋白,是血小板活化和聚集反应的最后通路。GPⅡb/Ⅲa 受体拮抗剂能完全抑制血小板聚集反应,是作用最强的抗血小板药。

GPⅡb/Ⅲa 受体拮抗剂分 3 类,即抗体类如阿昔单抗、肽类如依替巴肽和非肽类如替罗非班。这 3 种药物均获美国 FDA 批准应用。

该药还能抑制动脉粥样硬化斑块的其他成分,对预防动脉粥样硬化和修复受损血管壁起重要作用。GPⅡb/Ⅲa 受体拮抗剂在缺血性脑卒中二级预防中的剂量、给药途径、时间、监护措施以及安全性等目前仍在探讨之中。

有报道对于阿替普酶(rt-PA)溶栓和球囊血管成形术机械溶栓无效的大血管闭塞和急性缺血性脑卒中患者,GPⅡb/Ⅲa 受体拮抗剂能够提高治疗效果。阿昔单抗的抗原性虽已减低,但仍有部分患者可引起变态反应。

5.西洛他唑

西洛他唑又名培达,可抑制磷酸二酯酶(PDE),特别是 PDEⅢ,提高 cAMP 水平,从而起到扩张血管和抗血小板聚集的作用,常用剂量为每次 50～100 mg,每天 2 次。

为了检测西洛他唑对颅内动脉狭窄进展的影响,Kwan 进行了一项多中心双盲随机与安慰剂对照研究,将 135 例大脑中动脉 M1 段或基底动脉狭窄有急性症状者随机分为两组,一组接受西洛他唑200 mg/d 治疗,另一组给予安慰剂治疗,所有患者均口服阿司匹林 100 mg/d,在进入试验和 6 个月后分别做 MRA 和 TCD 对颅内动脉狭窄程度进行评价。主要转归指标为 MRA 上有症状颅内动脉狭窄的进展,次要转归指标为临床事件和 TCD 的狭窄进展。西洛他唑组,

45 例有症状颅内动脉狭窄者中有 3 例（6.7%）进展、11 例（24.4%）缓解；而安慰剂组 15 例（28.8%）进展、8 例（15.4%）缓解,两组差异有显著性意义。

有症状颅内动脉狭窄是一个动态变化的过程,西洛他唑有可能防止颅内动脉狭窄的进展。西洛他唑的不良反应可有皮疹、头晕、头痛、心悸、恶心、呕吐,偶有消化道出血、尿路出血等。

6.三氟柳

三氟柳的抗血栓形成作用是通过干扰血小板聚集的多种途径实现的,如不可逆性抑制环氧化酶(CoX)和阻断血栓素 A_2(TXA$_2$)的形成。三氟柳抑制内皮细胞 CoX 的作用极弱,不影响前列腺素合成。另外,三氟柳及其代谢产物 2-羟基-4-三氟甲基苯甲酸可抑制磷酸二酯酶,增加血小板和内皮细胞内 cAMP 的浓度,增强血小板的抗聚集效应,该药应用于人体时不会延长出血时间。

有研究将 2 113 例 TIA 或脑卒中患者随机分组,进行三氟柳(600 mg/d)或阿司匹林(325 mg/d)治疗,平均随访 30.1 个月,主要转归指标为非致死性缺血性脑卒中、非致死性心肌梗死和血管性疾病死亡的联合终点,结果两组联合终点发生率、各个终点事件发生率和存活率均无明显差异,三氟柳组出血性事件发生率明显低于阿司匹林组。

7.沙格雷酯

沙格雷酯又名安步乐克,是 5-羟色胺(5-HT)受体阻滞剂,具有抑制由 5-HT 增强的血小板聚集作用和由 5-HT 引起的血管收缩的作用,增加被减少的侧支循环血流量,改善周围循环障碍等。口服沙格雷酯后 1～5 小时即有抑制血小板的聚集作用,可持续 4～6 小时。口服每次 100 mg,每天 3 次。不良反应较少,可有皮疹、恶心、呕吐和胃部灼热感等。

8.曲克芦丁

曲克芦丁又名维脑路通,能抑制血小板聚集,防止血栓形成,同时能对抗 5-HT、缓激肽引起的血管损伤,增加毛细血管抵抗力,降低毛细血管通透性等。每次 200 mg,每天 3 次,口服;或每次 400～600 mg 加入 5% 葡萄糖注射液或 0.9% 氯化钠注射液 250～500 mL 中静脉滴注,每天 1 次,可连用 15～30 天。不良反应较少,偶有恶心和便秘。

(四)扩血管治疗

扩张血管药目前仍然是广泛应用的药物,但脑梗死急性期不宜使用,因为脑梗死病灶后的血管处于血管麻痹状态,此时应用血管扩张药,能扩张正常血管,对病灶区的血管不但不能扩张,还要从病灶区盗血,称"偷漏现象"。因此,血管扩张药应在脑梗死发病 2 周后才应用。常用的扩张血管药如下。

1.丁苯酞

每次 200 mg,每天 3 次,口服。偶见恶心,腹部不适,有严重出血倾向者忌用。

2.倍他司汀

每次 20 mg 加入 5% 葡萄糖注射液 500 mL 中静脉滴注,每天1次,连用 10～15 天;或每次 8 mg,每天3次,口服。有些患者会出现恶心、呕吐和皮疹等不良反应。

3.盐酸法舒地尔注射液

每次 60 mg(2 支)加入 5% 葡萄糖注射液或 0.9% 氯化钠注射液 250 mL 中静脉滴注,每天 1 次,连用 10～14 天。可有一过性颜面潮红、低血压和皮疹等不良反应。

4.丁咯地尔

每次 200 mg 加入 5% 葡萄糖注射液或 0.9% 氯化钠注射液250～500 mL中,缓慢静脉滴注,每天1次,连用10～14天。可有头痛、头晕、肠胃道不适等不良反应。

5.银杏达莫注射液

每次 20 mL 加入 5％葡萄糖注射液或 0.9％氯化钠注射液 500 mL 中静脉滴注,每天 1 次,可连用14 天。偶有头痛、头晕、恶心等不良反应。

6.葛根素注射液

每次 500 mg 加入 5％葡萄糖注射液或 0.9％氯化钠注射液 500 mL 中静脉滴注,每天 1 次,连用14 天。少数患者可出现皮肤瘙痒、头痛、头昏、皮疹等不良反应,停药后可自行消失。

7.灯盏花素注射液

每次 20 mL(含灯盏花乙素 50 g)加入 5％葡萄糖注射液或 0.9％氯化钠注射液 250 mL 中静脉滴注,每天 1 次,连用 14 天。偶有头痛、头昏等不良反应。

(五)钙通道阻滞剂

钙通道阻滞剂是继 β 受体阻滞剂之后,脑血管疾病治疗中最重要的进展之一。正常时细胞内钙离子浓度为 10^{-9} mol/L,细胞外钙离子浓度比细胞内大 10 000 倍。在病理情况下,钙离子迅速内流到细胞内,使原有的细胞内外钙离子平衡破坏,结果造成:①由于血管平滑肌细胞内钙离子增多,导致血管痉挛,加重缺血、缺氧。②大量钙离子激活 ATP 酶,使 ATP 酶加速消耗,结果细胞内能量不足,多种代谢无法维持。③由于大量钙离子破坏了细胞膜的稳定性,使许多有害物质释放出来。④由于神经细胞内钙离子陡增,可加速已经衰竭的细胞死亡。使用钙通道阻滞剂的目的在于阻止钙离子内流到细胞内,阻断上述病理过程。

钙通道阻滞剂改善脑缺血和解除脑血管痉挛的机制可能是:①解除缺血灶中的血管痉挛。②抑制肾上腺素受体介导的血管收缩,增加脑组织葡萄糖利用率,继而增加脑血流量。③有梗死的半球内血液重新分布,缺血区脑血流量增加,高血流区血流量减少,对临界区脑组织有保护作用。

1.尼莫地平

尼莫地平为选择性扩张脑血管作用最强的钙通道阻滞剂。口服,每次 40 mg,每天 3～4 次。注射液,每次24 mg,溶于 5％葡萄糖注射液 1 500 mL 中静脉滴注,开始注射时,1 mg/h,若患者能耐受,1 小时后增至2 mg/h,每天 1 次,连续用药 10 天,以后改用口服。德国 Bayer 药厂生产的尼莫同,每次口服 30～60 mg,每天 3 次,可连用 1 个月。注射液开始 2 小时可按照 0.5 mg/h 静脉滴注,如果耐受性良好,尤其血压无明显下降时,可增至 1 mg/h,连用 7～10 天后改为口服。该药规格为尼莫同注射液 50 mL 含尼莫地平 10 mg,一般每天静脉滴注 10 mg。不良反应比较轻微,口服时可有一过性消化道不适、头晕、嗜睡和皮肤瘙痒等。静脉给药可有血压下降(尤其是治疗前有高血压者)、头痛、头晕、皮肤潮红、多汗、心率减慢或心率加快等。

2.尼卡地平

尼卡地平对脑血管的扩张作用强于外周血管的作用。每次口服 20 mg,每天 3～4 次,连用 1～2 个月。可有胃肠道不适、皮肤潮红等不良反应。

3.氟桂利嗪

氟桂利嗪又名西比灵,每次 5～10 mg,睡前服。有嗜睡、乏力等不良反应。

4.桂利嗪

桂利嗪又名脑益嗪,每次口服 25 mg,每天 3 次。有嗜睡、乏力等不良反应。

（六）防治脑水肿

大面积脑梗死、出血性梗死的患者多有脑水肿，应给予降低颅压处理，如床头抬高 30°，避免有害刺激、解除疼痛、适当吸氧和恢复正常体温等基本处理；有条件行颅内压测定者，脑灌注压应保持在 9.33 kPa(70 mmHg)以上；避免使用低渗和含糖溶液，如脑水肿明显者应快速给予降颅压处理。

1.甘露醇

甘露醇对缩小脑梗死面积与减轻病残有一定的作用。甘露醇除降低颅内压外，还可降低血液黏度、增加红细胞变形性、减少红细胞聚集、减少脑血管阻力、增加灌注压、提高灌注量、改善脑的微循环。同时，还可提高心搏出量。每次 125～250 mL 静脉滴注，6 小时 1 次，连用 7～10 天。甘露醇治疗脑水肿疗效快、效果好。不良反应：降颅压有反跳现象，可能引起心力衰竭、肾功能损害、电解质紊乱等。

2.复方甘油注射液

其能选择性脱出脑组织中的水分，可减轻脑水肿；在体内参加三羧酸循环代谢后转换成能量，供给脑组织，增加脑血流量，改善脑循环，因而有利于脑缺血病灶的恢复。每天 500 mL 静脉滴注，每天 2 次，可连用 15～30 天。静脉滴注速度应控制在 2 mL/min，以免发生溶血反应。由于要控制静脉滴速，并不能用于急救。有大面积脑梗死的患者，有明显脑水肿甚至发生脑疝，一定要应用足量的甘露醇，或甘露醇与复方甘油同时或交替用药，这样可以维持恒定的降颅压作用和减少甘露醇的用量，从而减少甘露醇的不良反应。

3.七叶皂苷钠注射液

其有抗渗出、消水肿、增加静脉张力、改善微循环和促进脑功能恢复的作用。每次 25 mg 加入 5％葡萄糖注射液或 0.9％氯化钠注射液 250～500 mL 中静脉滴注，每天 1 次，连用 10～14 天。

4.手术减压治疗

手术主要适用于恶性大脑中动脉（MCA）梗死和小脑梗死。

（七）提高血氧和辅助循环

高压氧是有价值的辅助疗法，在脑梗死的急性期和恢复期都有治疗作用。最近研究提示，脑广泛缺血后，纠正脑的乳酸中毒或脑代谢产物积聚，可恢复神经功能。高压氧向脑缺血区域弥散，可使这些区域的细胞在恢复正常灌注前得以生存，从而减轻缺血缺氧后引起的病理改变，保护受损的脑组织。

（八）神经细胞活化剂

据一些药物实验研究报告，这类药物有一定的营养神经细胞和促进神经细胞活化的作用，但确切的效果，尚待进一步大宗临床验证和评价。

1.胞磷胆碱

胞磷胆碱参与体内卵磷脂的合成，有改善脑细胞代谢的作用和促进意识的恢复。每次 750 mg 加入 5％葡萄糖注射液 250 mL 中静脉滴注，每天 1 次，连用 15～30 天。

2.三磷酸胞苷二钠

其主要药效成分是三磷酸胞苷，该物质不仅能直接参与磷脂与核酸的合成，而且还间接参与磷脂与核酸合成过程中的能量代谢，有神经营养、调节物质代谢和抗血管硬化的作用。每次 60～120 mg 加入 5％葡萄糖注射液 250 mL 中静脉滴注，每天 1 次，可连用 10～14 天。

3.小牛血去蛋白提取物

其又名爱维治,是一种小分子肽、核苷酸和寡糖类物质,不含蛋白质和致热原。爱维治可促进细胞对氧和葡萄糖的摄取和利用,使葡萄糖的无氧代谢转向为有氧代谢,使能量物质生成增多,延长细胞生存时间,促进组织细胞代谢、功能恢复和组织修复。每次1 200~1 600 mg加入5%葡萄糖注射液500 mL中静脉滴注,每天1次,可连用15~30天。

4.依达拉奉

依达拉奉是一种自由基清除剂,有抑制脂自由基的生成、抑制细胞膜脂质过氧化连锁反应及抑制自由基介导的蛋白质、核酸不可逆的破坏作用,是一种脑保护药物。每次30 mg加入5%葡萄糖注射液250 mL中静脉滴注,每天2次,连用14天。

(九)其他内科治疗

1.调节和稳定血压

急性脑梗死患者的血压检测和治疗是一个存在争议的领域。因为血压偏低会减少脑血流灌注,加重脑梗死。在急性期,患者会出现不同程度的血压升高。原因是多方面的,如脑卒中后的应激反应、膀胱充盈、疼痛及机体对脑缺氧和颅内压升高的代偿反应等,且其升高的程度与脑梗死病灶大小和部位、疾病前是否患高血压有关。脑梗死早期的高血压处理取决于血压升高的程度及患者的整体情况。美国脑卒中学会(ASA)和欧洲脑卒中促进会(EUSI)都赞同:收缩压超过29.33 kPa(220 mmHg)或舒张压超过16.00 kPa(120 mmHg)以上,则应给予谨慎缓慢降压治疗,并严密观察血压变化,防止血压降得过低。然而有一些脑血管治疗中心,主张只有在出现下列情况才考虑降压治疗,如合并夹层动脉瘤、肾衰竭、心脏衰竭及高血压脑病时。但在溶栓治疗时,需及时降压治疗,应避免收缩压>24.66 kPa(185 mmHg),以防止继发性出血。降压推荐使用微输液泵静脉注射硝普钠,可迅速、平稳地降低血压至所需水平,也可用利喜定、卡维地洛等。血压过低对脑梗死不利,应适当提高血压。

2.控制血糖

糖尿病是脑卒中的危险因素之一,并可加重急性脑梗死和局灶性缺血再灌注损伤。欧洲脑卒中组织(ESO)《缺血性脑卒中和短暂性脑缺血发作处理指南》指出,已证实急性脑卒中后高血糖与大面积脑梗死、皮质受累及其功能转归不良有关,但积极降低血糖能否改善患者的临床转归,尚缺乏足够证据。如果过去没有糖尿病史,只是急性脑卒中后血糖应激性升高,则不必应用降糖措施,只需输液中尽量不用葡萄糖注射液似可降低血糖水平;有糖尿病史的患者必须同时应用降糖药适当控制高血糖;血糖超过10 mmol/L(180 mg/dL)时需降糖处理。

3.心脏疾病的防治

对并发心脏疾病的患者要采取相应防治措施,如果要应用甘露醇脱水治疗,则必须加用呋塞米以减少心脏负荷。

4.防治感染

对有吞咽困难或意识障碍的脑梗死患者,常常容易合并肺部感染,应给予相应抗生素和止咳化痰药物,必要时行气管切开,有利吸痰。

5.保证营养和水、电解质的平衡

特别是对有吞咽困难和意识障碍的患者,应采用鼻饲,保证营养、水与电解质的补充。

6.体温管理

在实验室脑卒中模型中,发热与脑梗死体积增大和转归不良有关。体温升高可能是中枢性高热或继发感染的结果,均与临床转归不良有关。应积极迅速找出感染灶并予以适当治疗,并可使用乙酰氨基酚进行退热治疗。

(十)康复治疗

脑梗死患者只要生命体征稳定,应尽早开始康复治疗,主要目的是促进神经功能的恢复。早期进行瘫痪肢体的功能锻炼和语言训练,防止关节挛缩和足下垂,可采用针灸、按摩、理疗和被动运动等措施。

(李 杰)

第四节 蛛网膜下腔出血

蛛网膜下腔出血(subarachnoid hemorrhage,SAH)是指脑表面或脑底部的血管自发破裂,血液流入蛛网膜下腔,伴或不伴颅内其他部位出血的一种急性脑血管疾病。本病可分为原发性、继发性和外伤性。原发性 SAH 是指脑表面或脑底部的血管破裂出血,血液直接或基本直接流入蛛网膜下腔所致,称特发性蛛网膜下腔出血或自发性蛛网膜下腔出血(idiopathic subarachnoid hemorrhage,ISAH),占急性脑血管疾病的 15% 左右,是神经科常见急症之一;继发性 SAH 则为脑实质内、脑室、硬脑膜外或硬脑膜下的血管破裂出血,血液穿破脑组织进入脑室或蛛网膜下腔者;外伤引起的概称外伤性 SAH,常伴发于脑挫裂伤。SAH 临床表现为急骤起病的剧烈头痛、呕吐、精神或意识障碍、脑膜刺激征和血性脑脊液。SAH 的年发病率世界各国各不相同,中国约为 5/10 万,美国为 6/10 万~16/10 万,德国约为 10/10 万,芬兰约为 25/10 万,日本约为 25/10 万。

一、病因与发病机制

(一)病因

SAH 的病因很多,以动脉瘤为最常见,包括先天性动脉瘤、高血压动脉硬化性动脉瘤、夹层动脉瘤和感染性动脉瘤等,其他如脑血管畸形、脑底异常血管网、结缔组织病、脑血管炎等。75%~85% 的非外伤性 SAH 患者为颅内动脉瘤破裂出血,其中,先天性动脉瘤发病多见于中青年;高血压动脉硬化性动脉瘤为梭形动脉瘤,约占 13%,多见于老年人。脑血管畸形占第 2 位,以动静脉畸形最常见,约占 15%,常见于青壮年。其他如烟雾病、感染性动脉瘤、颅内肿瘤、结缔组织病、垂体卒中、脑血管炎、血液病及凝血障碍性疾病、妊娠并发症等均可引起 SAH。近年发现约 15% 的 ISAH 患者病因不清,即使 DSA 检查也未能发现 SAH 的病因。

1.动脉瘤

近年来,对先天性动脉瘤与分子遗传学的多个研究支持 I 型胶原蛋白 α_2 链基因(COLIA$_2$)和弹力蛋白基因(FLN)是先天性动脉瘤最大的候补基因。颅内动脉瘤好发于 Willis 环及其主要分支的血管分叉处,其中位于前循环颈内动脉系统者约占 85%,位于后循环基底动脉系统者约占 15%。对此类动脉瘤的研究证实,血管壁的最大压力来自沿血流方向上的血管分叉处的尖部。随着年龄增长,在血压增高、动脉瘤增大,更由于血流涡流冲击和各种危险因素的综合因素作用下,出血的可能性也随之增大。颅内动脉瘤体积的大小与有无蛛网膜下腔出血相关,直径

<3 mm的动脉瘤,SAH的风险小;直径>5 mm的动脉瘤,SAH的风险高。对于未破裂的动脉瘤,每年发生动脉瘤破裂出血的危险性介于1%～2%。曾经破裂过的动脉瘤有更高的再出血率。

2.脑血管畸形

以动静脉畸形最常见,且90%以上位于小脑幕上。脑血管畸形是胚胎发育异常形成的畸形血管团,血管壁薄,在有危险因素的条件下易诱发出血。

3.高血压动脉硬化性动脉瘤

长期高血压动脉粥样硬化导致脑血管弯曲多,侧支循环多,管径粗细不均,且脑内动脉缺乏外弹力层,在血压增高、血流涡流冲击等因素影响下,管壁薄弱的部分逐渐向外膨胀形成囊状动脉瘤,极易破裂出血。

4.其他病因

动脉炎或颅内炎症可引起血管破裂出血,肿瘤可直接侵袭血管导致出血。脑底异常血管网形成后可并发动脉瘤,一旦破裂出血可导致反复发生的脑实质内出血或SAH。

(二)发病机制

蛛网膜下腔出血后,血液流入蛛网膜下腔淤积在血管破裂相应的脑沟和脑池中,并可下流至脊髓蛛网膜下腔,甚至逆流至第四脑室和侧脑室,引起一系列变化。①颅内容积增加:血液流入蛛网膜下腔使颅内容积增加,引起颅内压增高,血液流入量大者可诱发脑疝。②化学性脑膜炎:血液流入蛛网膜下腔后直接刺激血管,使白细胞崩解释放各种炎症介质。③血管活性物质释放:血液流入蛛网膜下腔后,血细胞破坏产生各种血管活性物质(氧合血红蛋白、5-羟色胺、血栓烷A_2、肾上腺素、去甲肾上腺素)刺激血管和脑膜,使脑血管发生痉挛和蛛网膜颗粒粘连。④脑积水:血液流入蛛网膜下腔在颅底或逆流入脑室发生凝固,造成脑脊液回流受阻引起急性阻塞性脑积水和颅内压增高;部分红细胞随脑脊液流入蛛网膜颗粒并溶解,使其阻塞,引起脑脊液吸收减慢,最后产生交通性脑积水。⑤下丘脑功能紊乱:血液及其代谢产物直接刺激下丘脑引起神经内分泌紊乱,引起发热、血糖含量增高、应激性溃疡、肺水肿等。⑥脑-心综合征:急性高颅压或血液直接刺激下丘脑、脑干,导致自主神经功能亢进,引起急性心肌缺血、心律失常等。

二、病理

肉眼可见脑表面呈紫红色,覆盖有薄层血凝块;脑底部的脑池、脑桥小脑三角及小脑延髓池等处可见更明显的血块沉积,甚至可将颅底的血管、神经埋没。血液可穿破脑底面进入第三脑室和侧脑室。脑底大量积血或脑室内积血可影响脑脊液循环出现脑积水,约5%的患者,由于部分红细胞随脑脊液流入蛛网膜颗粒并使其堵塞,引起脑脊液吸收减慢而产生交通性脑积水。蛛网膜及软膜增厚、色素沉着,脑与神经、血管间发生粘连。脑脊液呈血性。血液在蛛网膜下腔的分布,以出血量和范围分为弥散型和局限型。前者出血量较多,穹隆面与基底面蛛网膜下腔均有血液沉积;后者血液则仅存于脑底池。40%～60%的脑标本并发脑内出血。出血的次数越多,并发脑内出血的比例越大。并发脑内出血的发生率第1次约39.6%,第2次约55%,第3次达100%。出血部位随动脉瘤的部位而定。动脉瘤好发于Willis环的血管上,尤其是动脉分叉处,可单发或多发。

三、临床表现

SAH发生于任何年龄,发病高峰多在30～60岁;50岁后,ISAH的危险性有随年龄的增加而升高的趋势。男女在不同的年龄段发病不同,10岁前男性的发病率较高,男女比为4:1;40～50岁时,男女发病相等;70～80岁时,男女发病率之比高达1:10。临床主要表现为剧烈头痛、脑膜刺激征阳性、血性脑脊液。在严重病例中,患者可出现意识障碍,从嗜睡至昏迷不等。

(一)症状与体征

1.先兆及诱因

先兆通常是不典型头痛或颈部僵硬,部分患者有病侧眼眶痛、轻微头痛、动眼神经麻痹等表现,主要由少量出血造成;70%的患者存在上述症状数天或数周后出现严重出血,但绝大部分患者起病急骤,无明显先兆。常见诱因有过量饮酒、情绪激动、精神紧张、剧烈活动、用力状态等,这些诱因均能增加ISAH的风险性。

2.一般表现

出血量大者,当日体温即可升高,可能与下丘脑受影响有关;多数患者于2～3天后体温升高,多属于吸收热;SAH后患者血压增高,1～2周病情趋于稳定后逐渐恢复病前血压。

3.神经系统表现

绝大部分患者有突发持续性剧烈头痛。头痛位于前额、枕部或全头,可扩散至颈部、腰背部;常伴有恶心、呕吐。呕吐可反复出现,系由颅内压急骤升高和血液直接刺激呕吐中枢所致。如呕吐物为咖啡色样胃内容物则提示上消化道出血,预后不良。头痛部位各异,轻重不等,部分患者类似眼肌麻痹型偏头痛。有48%～81%的患者可出现不同程度的意识障碍,轻者嗜睡,重者昏迷,多逐渐加深。意识障碍的程度、持续时间及意识恢复的可能性均与出血量、出血部位及有无再出血有关。

部分患者以精神症状为首发或主要的临床症状,常表现为兴奋、躁动不安、定向障碍,甚至谵妄和错乱;少数可出现迟钝、淡漠、抗拒等。精神症状可由大脑前动脉或前交通动脉附近的动脉瘤破裂引起,大多在病后1～5天出现,但多数在数周内自行恢复。癫痫发作较少见,多发生在出血时或出血后的急性期,国外发生率为6%～26.1%,国内资料为10%～18.3%。在一项SAH的大宗病例报道中,大约有15%的动脉瘤性SAH表现为癫痫。癫痫可为局限性抽搐或全身强直-阵挛性发作,多见于脑血管畸形引起者,出血部位多在天幕上,多由于血液刺激大脑皮质所致,患者有反复发作倾向。部分患者由于血液流入脊髓蛛网膜下腔可出现神经根刺激症状,如腰背痛。

4.神经系统体征

(1)脑膜刺激征:为SAH的特征性体征,包括头痛、颈强直、Kernig征和Brudzinski征阳性。常于起病后数小时至6天内出现,持续3～4周。颈强直发生率最高(6%～100%)。另外,应当注意临床上有少数患者可无脑膜刺激征,如老年患者,可能因蛛网膜下腔扩大等老年性改变和痛觉不敏感等因素,往往使脑膜刺激征不明显,但意识障碍仍可较明显,老年人的意识障碍可达90%。

(2)脑神经损害:以第Ⅱ、第Ⅲ对脑神经最常见,其次为第Ⅴ、第Ⅵ、第Ⅶ、第Ⅷ对脑神经,主要由于未破裂的动脉瘤压迫或破裂后的渗血、颅内压增高等直接或间接损害引起。少数患者有一过性肢体单瘫、偏瘫、失语,早期出现者多因出血破入脑实质和脑水肿所致;晚期多由于迟发性脑血管痉挛引起。

(3)眼症状:SAH的患者中,17%有玻璃体膜下出血,7%～35%有视盘水肿。视网膜下出血及玻璃体下出血是诊断SAH有特征性的体征。

(4)局灶性神经功能缺失:如有局灶性神经功能缺失有助于判断病变部位,如突发头痛伴眼睑下垂者,应考虑载瘤动脉可能是后交通动脉或小脑上动脉。

(二)SAH 并发症

1.再出血

在脑血管疾病中,最易发生再出血的疾病是 SAH,国内文献报道再出血率为 24% 左右。再出血临床表现严重,病死率远远高于第 1 次出血,一般发生在第 1 次出血后 10～14 天,2 周内再发生率占再发病例的 54%～80%。近期再出血病死率为 41%～46%,甚至更高。再发出血多因动脉瘤破裂所致,通常在病情稳定的情况下,突然头痛加剧、呕吐、癫痫发作,并迅速陷入深昏迷,瞳孔散大,对光反射消失,呼吸困难甚至停止。神经定位体征加重或脑膜刺激征明显加重。

2.脑血管痉挛

脑血管痉挛(CVS)是 SAH 发生后出现的迟发性大、小动脉的痉挛狭窄,以后者更多见。典型的血管痉挛发生在出血后 3～5 天,于 5～10 天达高峰,2～3 周逐渐缓解。在大多数研究中,血管痉挛发生率在 25%～30%。早期可逆性 CVS 多在蛛网膜下腔出血后30 分钟内发生,表现为短暂的意识障碍和神经功能缺失。70% 的 CVS 在蛛网膜下腔出血后 1～2 周内发生,尽管及时干预治疗,但仍有约 50% 有症状的 CVS 患者将会进一步发展为脑梗死。因此,CVS 的治疗关键在预防。血管痉挛发作的临床表现通常是头痛加重或意识状态下降,除发热和脑膜刺激征外,也可表现局灶性的神经功能损害体征,但不常见。尽管导致血管痉挛的许多潜在危险因素已经确定,但 CT 扫描所见的蛛网膜下腔出血的数量和部位是最主要的危险因素。基底池内有厚层血块的患者比仅有少量出血的患者更容易发展为血管痉挛。虽然国内外均有大量的临床观察和实验数据,但是 CVS 的机制仍不确定。蛛网膜下腔出血本身或其降解产物中的一种或多种成分可能是导致 CVS 的原因。

CVS 的检查常选择经颅多普勒超声(TCD)和数字减影血管造影(DSA)检查。TCD 有助于血管痉挛的诊断。TCD 血液流速峰值大于 200 cm/s 和(或)平均流速大于 120 cm/s 时能很好地与血管造影显示的严重血管痉挛相符。值得提出的是,TCD 只能测定颅内血管系统中特定深度的血管段。测得数值的准确性在一定程度上依赖于超声检查者的经验。动脉插管血管造影诊断 CVS 较 TCD 更为敏感。CVS 患者行血管造影的价值不仅用于诊断,更重要的目的是血管内治疗。动脉插管血管造影为有创检查,价格较昂贵。

3.脑积水

大约 25% 的动脉瘤性蛛网膜下腔出血患者由于出血量大、速度快,血液大量涌入第三脑室、第四脑室并凝固,使第四脑室的外侧孔和正中孔受阻,可引起急性梗阻性脑积水,导致颅内压急剧升高,甚至出现脑疝而死亡。急性脑积水常发生于起病数小时至 2 周内,多数患者在 1～2 天内意识障碍呈进行性加重,神经症状迅速恶化,生命体征不稳定,瞳孔散大。颅脑 CT 检查可发现阻塞上方的脑室明显扩大等脑室系统有梗阻表现,此类患者应迅速进行脑室引流术。慢性脑积水是 SAH 后 3 周至 1 年内发生的脑积水,原因可能为蛛网膜下腔出血刺激脑膜,引起无菌性炎症反应形成粘连,阻塞蛛网膜下腔及蛛网膜绒毛而影响脑脊液的吸收与回流,以脑脊液吸收障碍为主,病理切片可见蛛网膜增厚纤维变性,室管膜破坏及脑室周围脱髓鞘改变。Johnston 认为脑脊液的吸收与蛛网膜下腔和上矢状窦的压力差以及蛛网膜绒毛颗粒的阻力有关。当脑外伤后颅内压增高时,上矢状窦的压力随之升高,使蛛网膜下腔和上矢状窦的压力差变小,从而使蛛网膜绒毛微小管系统受压甚至关闭,直接影响脑脊液的吸收。脑脊液的积蓄造成脑室内静水压升高,致使脑室进行性扩大。因此,慢性脑积水的初期,患者的颅内压是高于正常的,及至脑室扩大到一定程度之后,由于加大了吸收面,才渐使颅内压下降至正常范围,故临床上称之为正常颅压脑积水。但由于脑脊液的静水压已超过脑室壁所能承受的压力,脑室不断继续扩大、脑萎缩加重而致进行性痴呆。

4.自主神经及内脏功能障碍

其常因下丘脑受出血、脑血管痉挛和颅内压增高的损伤所致,临床可并发心肌缺血或心肌梗死、急性肺水肿、应激性溃疡。这些并发症被认为是交感神经过度活跃或迷走神经张力过高所致。

5.低钠血症

重症 SAH 常影响下丘脑功能,而导致有关水盐代谢激素的分泌异常。目前,关于低钠血症发生的病因有两种机制,即血管升压素分泌异常综合征(syndrome of inappropriate antidiuretic hormone,SIADH)和脑性耗盐综合征(cerebral salt-wasting syndrome,CSWS)。

SIADH 理论是 1957 年由 Bartter 等提出的,该理论认为,低钠血症产生的原因是由于各种创伤性刺激作用于下丘脑,引起血管升压素(ADH)分泌过多,或血管升压素渗透性调节异常,丧失了低渗对 ADH 分泌的抑制作用,而出现持续性 ADH 分泌。肾脏远曲小管和集合管重吸收水分的作用增强,引起水潴留、血钠被稀释及细胞外液增加等一系列病理生理变化。同时,促肾上腺皮质激素(ACTH)相对分泌不足,血浆 ACTH 降低,醛固酮分泌减少,肾小管排钾保钠功能下降,尿钠排出增多。细胞外液增加和尿、钠丢失的后果是血浆渗透压下降和稀释性低血钠,尿渗透压高于血渗透压,低钠而无脱水,中心静脉压增高的一种综合征。若进一步发展,将导致水分从细胞外向细胞内转移、细胞水肿及代谢功能异常。当血钠<120 mmol/L时,可出现恶心、呕吐、头痛;当血钠<110 mmol/L时可发生嗜睡、躁动、谵语、肌张力低下、腱反射减弱或消失甚至昏迷。

但 20 世纪 70 年代末以来,越来越多的学者发现,发生低钠血症时,患者多伴有尿量增多和尿钠排泄量增多,而血中 ADH 并无明显增加。这使得脑性耗盐综合征的概念逐渐被接受。SAH 时,CSWS 的发生可能与脑钠肽(BNP)的作用有关。下丘脑受损时可释放出 BNP,脑血管痉挛也可使 BNP 升高。BNP 的生物效应类似心房钠尿肽(ANP),有较强的利钠和利尿反应。CSWS 时可出现厌食、恶心、呕吐、无力、直立性低血压、皮肤无弹性、眼球内陷、心率增快等表现。诊断依据:细胞外液减少,负钠平衡,水摄入与排出率<1,肺动脉楔压<1.07 kPa(8 mmHg),中央静脉压<0.80 kPa(6 mmHg),体重减轻。Ogawasara 提出每天对 CSWS 患者定时测体重和中央静脉压是诊断 CSWS 和鉴别 SIADH 最简单和实用的方法。

四、辅助检查

(一)脑脊液检查

目前,脑脊液(CSF)检查尚不能被 CT 检查所完全取代。由于腰椎穿刺(LP)有诱发再出血和脑疝的风险,在无条件行 CT 检查和病情允许的情况下,或颅脑 CT 所见可疑时才可考虑谨慎施行 LP 检查。均匀一致的血性脑脊液是诊断 SAH 的金标准,脑脊液压力增高,蛋白含量增高,糖和氯化物水平正常。起初脑脊液中红、白细胞比例与外周血基本一致(700∶1),12 小时后脑脊液开始变黄,2～3 天后因出现无菌性炎症反应,白细胞计数可增加,初为中性粒细胞,后为单核细胞和淋巴细胞。LP 阳性结果与穿刺损伤出血的鉴别很重要。通常是通过连续观察试管内红细胞计数逐渐减少的三管试验来证实,但采用脑脊液离心检查上清液黄变及匿血反应是更灵敏的诊断方法。脑脊液细胞学检查可见巨噬细胞内吞噬红细胞及碎片,有助于鉴别。

（二）颅脑 CT 检查

CT 检查是诊断蛛网膜下腔出血的首选常规检查方法。急性期颅脑 CT 检查快速、敏感,不但可早期确诊,还可判定出血部位、出血量、血液分布范围及动态观察病情进展和有无再出血迹象。急性期 CT 表现为脑池、脑沟及蛛网膜下腔呈高密度改变,尤以脑池局部积血有定位价值,但确定出血动脉及病变性质仍需借助 DSA 检查。发病距 CT 检查的时间越短,显示蛛网膜下腔出血病灶部位的积血越清楚。Adams 观察发病当日 CT 检查显示阳性率为 95%,1 天后降至 90%,5 天后降至 80%,7 天后降至 50%。CT 显示蛛网膜下腔高密度出血征象,多见于大脑外侧裂池、前纵裂池、后纵裂池、鞍上池、和环池等。CT 增强扫描可能显示大的动脉瘤和血管畸形。须注意 CT 阴性并不能绝对排除 SAH。

部分学者依据 CT 扫描并结合动脉瘤好发部位推测动脉瘤的发生部位,如蛛网膜下腔出血以鞍上池为中心呈不对称向外扩展,提示颈内动脉瘤;外侧裂池基底部积血提示大脑中动脉瘤;前纵裂池基底部积血提示前交通动脉瘤;出血以脚间池为中心向前纵裂池和后纵裂池基底部扩散,提示基底动脉瘤。CT 显示弥漫性出血或局限于前部的出血发生再出血的风险较大,应尽早行 DSA 检查确定动脉瘤部位并早期手术。MRA 作为初筛工具具有无创、无风险的特点,但敏感性不如 DSA 检查高。

（三）DSA

确诊 SAH 后应尽早行 DSA 检查,以确定动脉瘤的部位、大小、形状、数量、侧支循环和脑血管痉挛等情况,并可协助除外其他病因如动静脉畸形、烟雾病和炎性血管瘤等。大且不规则、分成小腔(为责任动脉瘤典型的特点)的动脉瘤可能是出血的动脉瘤。如发病之初脑血管造影未发现病灶,应在发病 1 个月后复查脑血管造影,可能会有新发现。DSA 可显示 80% 的动脉瘤及几乎 100% 的血管畸形,而且对发现继发性脑血管痉挛有帮助。脑动脉瘤大多数在 2～3 周内再次破裂出血,尤以病后 6～8 天为高峰,因此对动脉瘤应早检查、早期手术治疗,如在发病后 2～3 天内,脑水肿尚未达到高峰时进行手术则手术并发症少。

（四）MRI 检查

MRI 对蛛网膜下腔出血的敏感性不及 CT。急性期 MRI 检查还可能诱发再出血。但 MRI 可检出脑干隐匿性血管畸形;对直径 3～5 mm 的动脉瘤检出率可达 84%～100%,而由于空间分辨率较差,不能清晰显示动脉瘤颈和载瘤动脉,仍需行 DSA 检查。

（五）其他检查

心电图可显示 T 波倒置、QT 间期延长、出现高大 U 波等异常;血常规、凝血功能和肝功能检查可排除凝血功能异常方面的出血原因。

五、诊断与鉴别诊断

（一）诊断

根据以下临床特点,诊断 SAH 一般并不困难,如突然起病,主要症状为剧烈头痛,伴呕吐;可有不同程度的意识障碍和精神症状,脑膜刺激征明显,少数伴有脑神经及轻偏瘫等局灶症状;辅助检查 LP 为血性脑脊液,脑 CT 所显示的出血部位有助于判断动脉瘤。

临床分级:一般采用 Hunt-Hess 分级法(表 4-1)或世界神经外科联盟(WFNS)分级。前者主要用于动脉瘤引起 SAH 的手术适应证及预后判断的参考,Ⅰ～Ⅲ级应尽早行 DSA,积极术前准备,争取尽早手术;对Ⅳ～Ⅴ级先行血块清除术,待症状改善后再行动脉瘤手术。后者根据格拉斯哥昏迷评分(GCS)和有无运动障碍进行分级(表 4-2),即Ⅰ级的 SAH 患者很少发生局灶性神经功能缺损;GCS≤12 分(Ⅳ～Ⅴ级)的患者,不论是否存在局灶神经功能缺损,并不影响其预后判断;对于 GCS 13～14 分(Ⅱ～Ⅲ级)的患者,局灶神经功能缺损是判断预后的补充条件。

表 4-1　Hunt-Hess 分级法

分类	标准
0 级	未破裂动脉瘤
Ⅰ级	无症状或轻微头痛
Ⅱ级	中-重度头痛、脑膜刺激征、脑神经麻痹
Ⅲ级	嗜睡、意识混浊、轻度局灶性神经体征
Ⅳ级	昏迷、中或重度偏瘫,有早期去大脑强直或自主神经功能紊乱
Ⅴ级	深昏迷、去大脑强直,濒死状态

注:凡有高血压、糖尿病、高度动脉粥样硬化、慢性肺部疾病等全身性疾病,或 DSA 呈现高度脑血管痉挛的病例,则向恶化阶段提高 1 级

表 4-2　WFNS 的 SAH 分级(1988 年)

分类	GCS	运动障碍
Ⅰ级	15	无
Ⅱ级	14～13	无
Ⅲ级	14～13	有局灶性体征
Ⅳ级	12～7	有或无
Ⅴ级	6～3	有或无

(二)鉴别诊断

1.脑出血

脑出血深昏迷时与 SAH 不易鉴别,但脑出血多有局灶性神经功能缺失体征,如偏瘫、失语等,患者多有高血压病史。仔细的神经系统检查及脑 CT 检查有助于鉴别诊断。

2.颅内感染

颅内感染发病较 SAH 缓慢。各类脑膜炎起病初均先有高热,脑脊液呈炎性改变而有别于 SAH。进一步脑影像学检查,脑沟、脑池无高密度增高影改变。脑炎临床表现为发热、精神症状、抽搐和意识障碍,且脑脊液多正常或只有轻度白细胞数增高,只有脑膜出血时才表现为血性脑脊液;脑 CT 检查有助于鉴别诊断。

3.瘤卒中

依靠详细病史(如有慢性头痛、恶心、呕吐等)、体征和脑 CT 检查可以鉴别。

六、治疗

主要治疗原则:①控制继续出血,预防及解除血管痉挛,去除病因,防治再出血,尽早采取措施预防、控制各种并发症。②掌握时机尽早行 DSA 检查,如发现动脉瘤及动静脉畸形,应尽早行血管介入、手术治疗。

（一）一般处理

绝对卧床护理 4～6 周,避免情绪激动和用力排便,防治剧烈咳嗽,烦躁不安时适当应用止咳剂、镇静剂;稳定血压,控制癫痫发作。对于血性脑脊液伴脑室扩大者,必要时可行脑室穿刺和体外引流,但应掌握引流速度要缓慢。发病后应密切观察 GCS 评分,注意心电图变化,动态观察局灶性神经体征变化和进行脑功能监测。

（二）防止再出血

二次出血是本病的常见现象,故积极进行药物干预对防止再出血十分必要。蛛网膜下腔出血急性期脑脊液纤维素溶解系统活性增高,第 2 周开始下降,第 3 周后恢复正常。因此,选用抗纤维蛋白溶解药物抑制纤溶酶原的形成,具有防治再出血的作用。

1.6-氨基己酸

6-氨基己酸为纤维蛋白溶解抑制剂,可阻止动脉瘤破裂处凝血块的溶解,又可预防再破裂和缓解脑血管痉挛。每次 8～12 g 加入 10％葡萄糖盐水 500 mL 中静脉滴注,每天 2 次。

2.氨甲苯酸

氨甲苯酸又称抗血纤溶芳酸,能抑制纤溶酶原的激活因子,每次200～400 mg,溶于葡萄糖注射液或 0.9％氯化钠注射液 20 mL 中缓慢静脉注射,每天 2 次。

3.氨甲环酸

氨甲环酸为氨甲苯酸的衍化物,抗血纤维蛋白溶酶的效价强于前两种药物,每次 250～500 mg加入 5％葡萄糖注射液 250～500 mL 中静脉滴注,每天 1～2 次。

但近年的一些研究显示抗纤溶药虽有一定的防止再出血作用,但同时增加了缺血事件的发生,因此不推荐常规使用此类药物,除非凝血障碍所致出血时可考虑应用。

（三）降颅压治疗

蛛网膜下腔出血可引起颅内压升高、脑水肿,严重者可出现脑疝,应积极进行脱水降颅压治疗,主要选用 20％甘露醇静脉滴注,每次 125～250 mL,2～4 次/天;呋塞米入小壶,每次 20～80 mg,2～4 次/天;清蛋白 10～20 g/d,静脉滴注。药物治疗效果不佳或疑有早期脑疝时,可考虑脑室引流或颞肌下减压术。

（四）防治脑血管痉挛及迟发性缺血性神经功能缺损

目前认为脑血管痉挛引起迟发性缺血性神经功能缺损(delayed ischemic neurologic deficit,DIND)是动脉瘤性 SAH 最常见的死亡和致残原因。钙通道阻滞剂可选择性作用于脑血管平滑肌,减轻脑血管痉挛和 DIND。常用尼莫地平,每天 10 mg(50 mL),以每小时2.5～5.0 mL速度泵入或缓慢静脉滴注,5～14 天为 1 个疗程;也可选择尼莫地平,每次 40 mg,每天 3 次,口服。国外报道高血压-高血容量-血液稀释(hypertension-hypervolemia-hemodilution,3H)疗法可使大约 70％的患者临床症状得到改善。有数个报道认为与以往相比,"3H"疗法能够明显改善患者预后。增加循环血容量,提高平均动脉压(MAP),降低血细胞比容(HCT)至 30％～50％,被认为能够使脑灌注达到最优化。3H 疗法必须排除已存在脑梗死、高颅压,并已夹闭动脉瘤后才能应用。

（五）防治急性脑积水

急性脑积水常发生于病后 1 周内,发生率为 9％～27％。急性阻塞性脑积水患者脑 CT 显示脑室急速进行性扩大,意识障碍加重,有效的疗法是行脑室穿刺引流和冲洗。但应注意防止脑脊液引流过度,维持颅内压在 2.00～4.00 kPa(15～30 mmHg),因过度引流会突然发生再出血。

长期脑室引流要注意继发感染（脑炎、脑膜炎），感染率为 5%～10%。同时常规应用抗生素防治感染。

（六）低钠血症的治疗

SIADH 的治疗原则主要是纠正低血钠和防止体液容量过多。可限制液体摄入量，1 天＜500～1 000 mL，使体内水分处于负平衡以减少体液过多与尿钠丢失。注意应用利尿剂和高渗盐水，纠正低血钠与低渗血症。当血浆渗透压恢复，可给予 5% 葡萄糖注射液维持，也可用抑制 ADH 药物，地美环素 1～2 g/d，口服。

CSWS 的治疗主要是维持正常水盐平衡，给予补液治疗。可静脉或口服等渗或高渗盐液，根据低钠血症的严重程度和患者耐受程度单独或联合应用。高渗盐液补液速度以每小时0.7 mmol/L，24 小时＜20 mmol/L 为宜。如果纠正低钠血症速度过快可导致脑桥脱髓鞘病，应予特别注意。

七、预后与预防

（一）预后

临床常采用 Hunt 和 Kosnik 修改的 Botterell 的分级方案，对预后判断有帮助。Ⅰ～Ⅱ级患者预后佳，Ⅳ～Ⅴ级患者预后差，Ⅲ级患者介于两者之间。

首次蛛网膜下腔出血的死亡率为 10%～25%。死亡率随着再出血递增。再出血和脑血管痉挛是导致死亡和致残的主要原因。蛛网膜下腔出血的预后与病因、年龄、动脉瘤的部位、瘤体大小、出血量、有无并发症、手术时机选择及处置是否及时、得当有关。

（二）预防

蛛网膜下腔出血病情常较危重，死亡率较高，尽管不能从根本上达到预防目的，但对已知的病因应及早积极对因治疗，如控制血压、戒烟、限酒，以及尽量避免剧烈运动、情绪激动、过劳、用力排便、剧烈咳嗽等；对于长期便秘的个体应采取辨证论治思路长期用药（如麻仁润肠丸、芪蓉润肠口服液、香砂枳术丸、越鞠保和丸等）；情志因素常为本病的诱发因素，对于已经存在脑动脉瘤、动脉血管夹层或烟雾病的患者，保持情绪稳定至关重要。

不少尸检材料证实，患者生前曾患动脉瘤但未曾破裂出血，说明存在危险因素并不一定完全会出血，预防动脉瘤破裂有着非常重要的意义。应当强调的是，蛛网膜下腔出血常在首次出血后2 周再次发生出血且常常危及生命，故对已出血患者积极采取有效措施进行整体调节并及时给予恰当的对症治疗，对预防再次出血至关重要。

（李　杰）

第五节　脑神经疾病

一、面神经炎

面神经炎也称特发性面神经麻痹或 Bell 麻痹，是最常见面神经疾病，可能因茎乳孔内面神经非特异性炎症导致周围性面瘫。年发病率 23/10 万，男女发病率相近，任何年龄均可发病，无明显季节性。

（一）病因及病理

面神经炎病因未完全阐明。骨性面神经管仅能容纳面神经通过,面神经一旦发生缺血、水肿,必然导致面神经受压。诱发因素可为风寒、病毒感染(单纯疱疹病毒、水痘带状疱疹病毒、巨细胞病毒、EB病毒、腮腺炎病毒与人类疱疹病毒6)及自主神经功能不稳,局部神经营养血管痉挛导致神经缺血水肿,也可为吉兰-巴雷综合征体征之一。单侧的、临床的、免疫学的、血清学的和组织病理学的发现通常提示在膝状神经节内的单纯疱疹病毒(HSV)的再活化是面神经炎的主要病因。Burgess等在一例Bell麻痹发病6周后死亡老年男性膝状神经节鉴定出HSV染色体组,Murakami等在14例Bell麻痹患者神经减压术时,抽取面神经的神经内膜液,用聚合酶链反应(PCR)扩增病毒基因组序列,11例患者面神经及膝状神经节鉴定出HSV-I抗原,并在小鼠耳和舌上接种HSV产生面瘫。因此,有的学者建议,特发性面神经麻痹应称为单纯疱疹性面神经麻痹或疱疹性面神经麻痹。

有学者发现女性妊娠7～9个月时,特别是产前、产后2周发病率可增加3倍,有些面神经麻痹女性患者每次妊娠都可复发,但许多学者未发现妊娠的影响。也有学者认为,糖尿病和高血压患者可能较正常人群易感。

目前资料显示,面神经炎早期病理改变为神经水肿和脱髓鞘,严重者可出现轴索变性。

（二）临床表现

(1)本病通常急性起病,约半数病例面神经麻痹在48小时内达到严重程度,所有病例5天内达到高峰。部分患者麻痹前1～2天患侧耳后持续疼痛和乳突部压痛,主要表现患侧面部表情肌瘫痪,额纹消失,不能皱额蹙眉,眼裂不能闭合或闭合不全,闭眼时眼球向上外方转动,显露白色巩膜,称为Bell征;鼻唇沟变浅、口角下垂,露齿时口角偏向健侧,口轮匝肌瘫痪,鼓气或吹口哨漏气,颊肌瘫痪,食物滞留于患侧齿颊间;少数患者出现三叉神经1～2个分支感觉减退。多为单侧性,双侧多见于吉兰-巴雷综合征。

(2)鼓索以上面神经病变出现同侧舌前2/3味觉丧失;发出镫骨肌支以上受损时出现同侧舌前2/3味觉丧失和听觉过敏;膝状神经节病变除周围性面瘫、舌前2/3味觉障碍和听觉过敏,可有患侧乳突部疼痛、耳郭和外耳道感觉减退、外耳道或鼓膜疱疹等,称Hunt综合征。

（三）诊断及鉴别诊断

1.诊断

根据急性起病周围性面瘫,伴舌前2/3味觉障碍、听觉过敏、耳郭及外耳道感觉减退、患侧乳突部疼痛等。

2.鉴别诊断

面神经炎须注意与下列疾病鉴别。

(1)吉兰-巴雷综合征:多为双侧性周围性面瘫,伴四肢对称性弛缓性瘫,脑脊液(CSF)蛋白-细胞分离等。

(2)耳源性面神经麻痹:常继发于中耳炎、迷路炎及乳突炎等,或由腮腺炎、颌面部肿瘤、下颌化脓性淋巴结炎等引起,常有明确原发病史及症状。

(3)莱姆病:常见单侧或双侧面神经麻痹,但可累及其他脑神经。

(4)颅后窝肿瘤或脑膜炎:周围性面瘫多起病缓慢,有原发病史及其他脑神经受损表现。

(5)面神经炎周围性面瘫须与核上(中枢)性面瘫鉴别,核上性面瘫额肌和眼轮匝肌不受累或较轻,可有情感性和自主性面部运动分离,常伴肢体瘫或失语(主侧半球病变),皮质侧裂周围区发育畸形也可见双侧面瘫和咽部麻痹,见于假性延髓性麻痹。

（四）辅助检查

脑脊液检查单个核细胞(MNC)可轻度增加。增强 MRI 可显示 Bell 麻痹的面神经。肌电图检查可有效鉴别暂时神经传导障碍与病理阻断,如 10 天后出现去神经支配证据,可预测恢复过程时间较长(平均 3 个月)。神经开始恢复常需 2 年或更长时间,且常不完全。

（五）治疗

治疗原则是改善局部血液循环,减轻面神经水肿,缓解神经受压,促进神经功能恢复。

(1)急性期尽早应用皮质类固醇,如地塞米松 10～20 mg/d,7～10 天为一个疗程;或泼尼松 1 mg/(kg·d),顿服或分 2 次口服,连续 5 天,以后 7～10 天逐渐减量。

(2)Hunt 综合征可口服阿昔洛韦 5 mg/kg,每天 5～6 次,连服 7～10 天。

(3)B 族维生素可促进神经髓鞘恢复,维生素 B_1 100 mg、维生素 B_{12} 500 μg,肌内注射。

(4)巴氯芬可减低肌张力,改善局部循环,从小剂量 5 mg 开始口服,每天 2～3 次,逐渐增量至 30～40 mg/d。个别患者不能耐受恶心、呕吐和嗜睡等不良反应。

(5)急性期在茎乳孔附近可行超短波透热疗法、红外线照射或局部热敷等,以改善局部循环,消除神经水肿。恢复期可用碘离子透入疗法、针刺或电针治疗等。

(6)患侧面肌稍能活动,应尽早开始功能训练和康复治疗,对着镜子皱眉、举额、闭眼、露齿、鼓腮和吹口哨等,每天数次,每次 10～15 分钟,辅以面肌按摩。

(7)手术疗法适于 Bell 麻痹 2 年未恢复,可行面神经-副神经、面神经-舌下神经或面神经-膈神经吻合术,疗效尚难肯定,只适宜严重病例,严重面瘫患者可做整容手术。

(8)患者不能闭眼、瞬目使角膜长期暴露,易发生感染,可戴眼罩防护,用左氧氟沙星眼药水及重组牛碱性成纤维细胞生长因子(贝复舒)滴眼剂等预防感染和保护眼角膜。

二、三叉神经痛

三叉神经痛是原因不明的三叉神经分布区短暂反复发作性剧痛,又称特发性三叉神经痛,Cushing 称为痛性抽搐。根据病因可分为特发性和继发性,继发性病因包括桥小脑角肿瘤、胆脂瘤、听神经瘤、脑膜瘤和动脉瘤等多见,以及三叉神经节肿瘤、脊索瘤、垂体瘤长入麦氏囊、颅底恶性肿瘤(如鼻咽癌、其他转移癌)、血管畸形、蛛网膜炎和多发性硬化等。古代的人们就认识这种疾病,Arateus 在公元前 1 世纪,以后 Lock、Andre、Fothergill 等曾分别描述此病。年发病率为 4.3/10 万,女性高于男性(3∶2),成年及老年人多见,40 岁以上患病占 70%～80%;特发性发病年龄为 52～58 岁,症状性发病年龄为 30～35 岁。

（一）病因及发病机制

本病病因和发病机制尚不清楚,根据临床观察及动物实验认为有两种病因。

1.中枢性病因

Penfield 等认为,三叉神经痛是周围性痫样放电,为一种感觉性癫痫样发作,发放部位可能在三叉神经脊束核。也有认为病因可能在脑干,轻微刺激面部触发点,刺激可在脑干内迅速"叠加",引起一次疼痛发作。本病突然发作、持续时间短、有触发点、抗癫痫药治疗有效、疼痛发作时在中脑可记录到局灶性痫样放电等特征,均支持中枢性病因设想。但尚不能解释许多临床现象,如大多数病例仅单侧疼痛,疼痛发作仅局限于一支或两支范围长期不发展,脑干病变(如肿瘤等)

并不产生三叉神经痛,长期发作而无神经体征等。

2.周围性病因

周围性病因是半月神经节到脑桥间后根部分病变。1920年Cushing发现肿瘤压迫后根产生三叉神经痛,后来许多神经外科医师手术时发现各种压迫性病因,如胆脂瘤、脑膜瘤、听神经瘤、血管畸形、患侧岩嵴较高、蛛网膜炎及血管等均可促发三叉神经痛。Jennetta提出,90%以上此病患者在三叉神经脑桥入口处有扭曲血管压迫三叉神经根,引起局部脱髓鞘。85%的压迫血管为动脉,如小脑上动脉、小脑前下动脉等,少数为静脉或动脉与静脉共同受压。Gardner等推测脱髓鞘局部可能产生异位冲动,相邻纤维间产生短路或伪突触形成和传递,轻微触觉刺激通过"短路"传入中枢,中枢传出冲动亦通过"短路"传入,如此很快叠加导致三叉神经痛发作。近年来三叉神经血管减压术获得良好效果,使人们普遍接受周围性病因理论。Kerr认为,中枢性与周围性因素并存,病变在周围部,发病机制在中枢部。

(二)病理

以往认为特发性三叉神经痛无特殊病理改变,近年来开展三叉神经感觉根切断术,活检发现神经节细胞消失、炎性细胞浸润、神经纤维脱髓鞘或髓鞘增厚、轴突变细或消失等,部分患者发现颅后窝小异常血管团压迫三叉神经根或延髓外侧面,手术解除压迫可缓解或治愈。病理变化表现节细胞轴突有不规则球状茎块,是髓鞘不正常染色形成,常沿神经束分布,发生在相邻束上。受损髓鞘明显增厚,失去原有层次结构,外层神经鞘膜破裂,髓鞘自破裂口挤出,有的碎裂成椭圆形颗粒,甚至呈粉末状;轴突扭曲不规则,节段性断裂或完全消失,轴浆改变可见Ranvier结附近集结大量线粒体。无髓鞘纤维也退行性变,但神经鞘膜细胞外层保持正常,神经节细胞附近卫星细胞胞质内常有空泡出现。

(三)临床表现

1.一般表现

三叉神经痛高龄患者较为常见,女多于男。

本病通常限于一或两支分布区,第2、3支多见。发作多为一侧性,仅少数(5%以下)为双侧性,先从一侧开始。疼痛多自上颌支或下颌支开始,以后可扩散为两支,眼支起病少见,两支同时发病以2、3支常见,3支同时受累罕见。下颌支受累最多(约60%),多由下颌犬齿部开始,向后上放射至耳深部或下颌关节处,少数可呈相反方向放射,局限于下颌支范围内;上颌支次之(约30%),由鼻孔处开始,放射至眼眶内、外缘,有时扩散至眼支区产生眼部疼痛。

2.发作特点

本病发作特点:①常无预兆,骤然发生,突然停止,每次发作数秒至1~2分钟,面颊、上下颌及舌部最明显,口角、鼻翼、颊部和舌部为敏感区,轻触可诱发。②患者常述剧烈电击样、针刺样、刀割样或撕裂样疼痛,发作时常以手掌或毛巾紧按患侧面部或用力擦面部减轻疼痛,极少数病例发作前或发作时伴咀嚼动作,严重者伴偏侧面肌痉挛。③通常早期发作次数较少,间歇期较长,可数天一次,以后发作逐渐频繁,甚至数分钟发作一次,终日不止。④病程可呈周期性,发作期可为数天、数周或数月不等,缓解期如常人,可达数年,少数仍有烧灼感,夜间发作较轻或停止,严重者昼夜发作,夜不成寐或睡后痛醒;病程愈长,通常发作愈频繁愈重,很少自愈;部分病例发作周期似与气候有关,春、冬季易发病。⑤可有扳机点或触发点,上下唇、鼻翼、口角、门齿或犬齿、齿根、颊和舌等部位特别敏感,稍触及即可诱发疼痛,刺激上唇外1/3、鼻翼、上门齿和颊部等扳机点可诱发上颌支发作,饮冷或热水、擤鼻涕、刷牙、洗脸和剃须等可诱发,严重影响患者生活,患者常不敢进食、大声说话或洗脸等;咀嚼、呵欠、讲话、冷或热水刺激下犬齿可诱发下颌支发作,皮肤扳机点较少诱发;可合并舌咽神经痛,发作时间数秒至1~2分钟。⑥有时伴面部发红、皮温增高、结膜充血、流泪、唾液分泌增多、鼻黏膜充血及流涕等。

3.神经系统检查

一般无阳性体征,患者因恐惧疼痛发作而不敢洗脸、剃须、刷牙和进食,表现面部、口腔卫生很差,全身营养不良,面色憔悴,精神抑郁及情绪低落等。慢性患者可发生面部营养障碍,如局部皮肤粗糙、眉毛脱落、角膜水肿混浊、麻痹性角膜炎、虹膜脱出及白内障、咬肌萎缩等,局部触痛觉轻度减退,封闭治疗者面部感觉可减退。

4.前三叉神经痛

前三叉神经痛偶发,最终注定要发展为三叉神经痛的患者可能有牙痛或鼻窦炎特点的前驱性疼痛,持续长达数小时。疼痛可被下颌运动、饮冷或热饮料所诱发,然后在数天甚至数年后在同一区域发生典型的三叉神经痛。

(四)诊断及鉴别诊断

1.诊断

典型特发性三叉神经痛诊断根据疼痛发作部位、性质、面部扳机点及神经系统无阳性体征等,多数病例卡马西平或苯妥英钠治疗有效,有助于确诊。

2.鉴别诊断

本病须注意与以下疾病鉴别。

(1)继发性三叉神经痛:发作特点与特发性相似,发病年龄较小,表现三叉神经麻痹如面部感觉减退、角膜反射迟钝等,伴持续性疼痛;常合并其他脑神经麻痹,可因多发性硬化、延髓空洞症、原发性或转移性颅底肿瘤所致。

(2)牙痛:牙痛一般呈持续钝痛,局限于牙龈部,进食冷、热食物加剧。X线检查可发现龋齿等牙病、埋伏牙及肿瘤等,有的患者拔牙后仍然疼痛才确诊。

(3)舌咽神经痛:较少见,常见于年轻妇女,性质与三叉神经痛相似,每次持续数秒至1分钟,位于扁桃体、舌根、咽及耳道深部,吞咽、讲话、打呵欠和咳嗽等常可诱发。咽喉、舌根和扁桃体窝可有触发点,用4%可卡因、1%丁卡因等喷涂,如能止痛可确诊。

(4)蝶腭神经痛:较少见,疼痛呈剧烈烧灼样、刀割样或钻样,位于鼻根后方、颧部、上颌、上腭及牙龈部,常累及同侧眼眶,疼痛向额、颞、枕和耳部等处放射,可伴患侧鼻黏膜充血、鼻塞、流泪。每天发作数次至数十次,每次持续数分钟至数小时,无扳机点。蝶腭神经节封闭有效。

(5)三叉神经炎:可因流感、上颌窦炎、额窦炎、下颌骨髓炎、伤寒、疟疾、糖尿病、痛风、乙醇中毒、铅中毒、食物中毒等引起,疼痛呈持续性,压迫可加剧,三叉神经区可有感觉减退或过敏,可伴运动支功能障碍。

(6)鼻窦炎:局部持续钝痛,可有发热、流脓涕、白细胞计数增高和局部压痛等炎症表现,鼻腔检查及X线检查可确诊。

(7)非典型性面痛:见于抑郁症及人格障碍患者,疼痛部位模糊不定,深在、弥散和不易定位,常为双侧,无触痛点。情绪是唯一加重疼痛因素。

(8)颞下颌关节病:咀嚼时疼痛,颞下颌关节局部压痛明显。

(五)治疗

特发性三叉神经痛首选药物治疗,无效或失效时考虑其他疗法。继发性三叉神经痛应针对病因治疗。

1.药物治疗

(1)卡马西平:为首选药物,作用于网状结构-丘脑系统,抑制三叉神经脊束核-丘脑系统病理性多神经元反射,有效率70%~80%。首次剂量0.1 g,每天2次,每天增加0.1 g,至疼痛停止,最大剂量1.2 g/d;减轻后可试验逐渐减量,用最小有效维持量,通常为0.6~0.8 g/d。妊娠妇女忌用,不良反应有头晕、嗜睡、口干、恶心、消化不良及步态不稳等,多可消失,偶有皮疹、血白细胞计数一过性减少,停药后可恢复;出现共济失调、复视、再生障碍性贫血、肝功能损害、心绞痛及精神症状等,须立即停药。无效者与苯妥英钠合用可能有效。

(2)苯妥英钠:显著抑制突触传导或可提高痛阈,0.1 g口服,每天3次,无效时可每天加量0.05 g,数天后加至0.6 g/d,疗效达54%~70%。疗效不显著时可辅用氯普芬、苯巴比妥、氯氮䓬等。

(3)氯硝西泮:以上两药无效时可试用,6~8 mg/d口服,40%~50%的患者可完全控制发作,25%明显缓解。不良反应为嗜睡、步态不稳,老年患者偶见短暂精神错乱,停药后可消失。

(4)七叶莲:木通科野木瓜属,又名假荔枝,止痛效果约达60%。0.4 g口服,每天3次;或2 mL肌内注射,每天1~2次。可先用针剂,疼痛减轻后改用口服。无严重不良反应,少数患者口干、腹部不适、食欲减退、轻微头昏等,停药可恢复。与苯妥英钠、卡马西平合用可提高疗效。

(5)巴氯芬:可试用,有效率约70%,其余30%不能耐受不良反应。自5 mg开始,每天2次,用量达20~30 mg/d。不良反应有恶心、呕吐和嗜睡等。

(6)大剂量维生素B_{12}:1 000 μg,肌内注射,每周2~3次,4~8周为一个疗程,部分患者可缓解,机制不清。无不良反应,偶有一过性头晕、全身瘙痒及复视等。复发时可给予以前的疗效剂量。可试用三叉神经分支注射,注射前先行普鲁卡因局部麻醉,眼支注射眶上神经,上颌支注射眶下神经,下颌支注射下颌神经,剂量250 g。

(7)匹莫齐特:文献报道,48例药物治疗无效的难治性三叉神经痛患者,用匹莫齐特治疗有效。通常第1~4天剂量4 mg/d,第5~9天6 mg/d,第10~14天8 mg/d,第14天后12 mg/d,均分2次口服。不良反应包括手颤、记忆力减退、睡眠中出现肢体不随意抖动等,出现率高达83.3%,多发生于治疗后4~6周。

2.无水乙醇或甘油封闭疗法

其适于服药无效者,在神经分支或半月神经节注药阻断传导,无水乙醇注射疗效较短,甘油注射疗效较长,甘油是高黏度神经化学破坏剂,注射后逐渐破坏感觉神经细胞,数小时至数天方能止痛。不良反应为注射区感觉缺失。可采取以下方式:①周围支封闭,在眶下、眶上、上颌、下颌神经分支处局部麻醉,注入无水乙醇0.3~0.5 mL,疗效期短(一般1~6个月),除眶上神经封闭现已少用。②半月神经节封闭,注射药物破坏节内感觉神经细胞,疗效较持久,但注射技术较难,CT监视下注射可提高成功率。

3.经皮半月神经节射频电凝疗法

在X线或CT导向下将射频电极针经皮插入半月神经节,通电加热至65~75 ℃,维持1分钟,选择性破坏半月节后无髓鞘痛温觉传导A和C细纤维,保留有髓鞘触觉传导Aα、β粗纤维,疗效达90%以上;适于年老患者及系统疾病不能耐受手术患者;约20%患者出现并发症,如面部感觉异常、角膜炎、咬肌无力、复视、带状疱疹等;长期随访复发率21%~28%,重复应用有效。

三、面肌痉挛

（一）定义

面肌痉挛又称面肌抽搐，以一侧面肌阵发性不自主抽动为表现。

（二）病因

本病病因未明，导致面肌痉挛的异常神经冲动可能来自面神经通路的某个部位受到压迫而发生的水肿、脱髓鞘等改变，病变处纤维"短路"形成异常兴奋。部分患者在面神经近脑干部分受邻近血管的压迫，以小脑后下动脉和小脑前下动脉最多见。还可因为邻近面神经的肿瘤、颅内感染、血管瘤等累及面神经而引起。少数病例是面神经炎的后遗症。

（三）临床表现

本病在中年以后发病，女性多于男性。痉挛多是首先从一侧眼轮匝肌的阵发性抽搐开始，逐渐向口角、整个面肌扩展，重者眼轮匝肌抽动使睁眼困难。每次抽动数秒至数分钟。随病程延长，抽搐持续的时间逐渐延长，间歇期缩短。说话、进食或精神紧张、情绪激动可诱发症状加剧，入睡后抽搐停止。不经治疗很少自发缓解。神经系统检查，原发性者无阳性体征。但继发于肿瘤、炎症、血管瘤的多伴有其他神经症状和体征。

（四）辅助检查

肌电图于受累侧面肌可记录到同步阵发性高频率发放的动作电位。伴有其他神经系统受累表现者应做头部 X 线、CT 或 MRI 检查，以明确病因。与局部性痫性发作鉴别困难时应做脑电图检查。

（五）诊断与鉴别诊断

本病以单侧发作性面部表情的同步性痉挛为特点，神经系统检查无其他阳性体征，可诊断。但应除外以下疾病。

1.习惯性眼睑痉挛

习惯性眼睑痉挛为习惯性面肌抽动的一种表现形式，多见于儿童及青壮年，为短暂的眼睑或面部肌肉收缩，常为双侧，可由意志暂时控制。其发病与精神因素有关。脑电图、肌电图均正常，抽动时肌电图所见与正常的肌肉主动收缩波形一致。

2.局限性运动性癫痫

本病面肌抽搐幅度较大，多同时伴有颈部肌肉、上肢或偏身的抽搐。脑电图可有癫痫波发放，CT 或 MRI 检查可有阳性发现。

3.癔症性眼睑痉挛

本病常见于女性患者，多局限于双侧眼睑肌，下部面肌不受累。可伴有其他癔症症状，其发生、消失与暗示有关。

4.颅内肿瘤、炎症、血管瘤

本病伴有同侧面部感觉障碍、听力障碍、偏身或四肢肌力减低、锥体束征阳性等体征时，应考虑由颅内肿瘤、炎症、血管瘤等疾病所致。

（六）治疗

1.病因治疗

病因明确者应针对病因积极治疗。

2.药物治疗

(1)可用抗癫痫药、镇静药,如卡马西平 0.1 g,每天 2 次开始,渐增量至0.2 g,每天 3 次,或苯妥英0.1 g,每天 3 次,或地西泮 2.5 mg,每天 3 次。也可试用巴氯芬和加巴喷丁等口服。

(2)近年来发展的 A 型肉毒毒素,其作用机制是选择性作用于外周胆碱能神经末梢的突触前膜,抑制乙酰胆碱囊泡的量子性释放,使肌肉收缩力减弱,缓解肌肉痉挛,注射部位常为眼轮匝肌、颊肌、颧大小肌和颏肌。多数报道有效率在 90% 以上,并发症主要是面瘫和暴露性角膜炎,效果维持 3～6 个月,可重复注射。

3.理疗

可选用直流电钙离子透入疗法、红外线疗法或平流电刺激等。

4.面神经干阻滞

以 50% 乙醇封闭面神经分支或茎乳孔内面神经主干。也有报道用地西泮在上述部位进行面神经封闭者。接受这种治疗后,均有不同程度的面瘫,需要3～5 个月才恢复。

(李　杰)

第六节　脊神经疾病

脊神经疾病是指各种原因引起的脊神经支配区的疾病。主要临床表现是按照受损神经支配区分布的运动、感觉和自主神经功能障碍。根据病因分为外伤、卡压、感染、中毒、营养障碍、遗传等;根据损伤范围分为单神经病、多发神经病等。

一、单神经病

(一)定义

单神经病是单一神经受损产生与该神经分布一致的运动、感觉功能缺失症状和体征。

(二)病因和发病机制

单神经病可因局部性原因或全身性原因引起。局部性原因主要有急性创伤、缺血、机械性卡压、高温、电击和射线损伤等。全身性原因可为代谢性疾病和中毒,在这种情况下,神经对局部压迫更为敏感,受压后更易出现神经损害。

周围神经卡压综合征是指周围神经经过某些解剖上的特定部位受到卡压,如经过肌肉的腱性起点,穿过肌肉,绕过骨性隆起,或经过骨纤维鞘管及异常纤维束带处,因这些部位较硬韧,神经在这些部位反复摩擦造成局部水肿等炎症反应,引起血液循环障碍,发生髓鞘脱失,造成不同程度的感觉及运动功能障碍。

(三)临床表现及治疗

1.正中神经麻痹

正中神经由来自 C_5～T_1 的纤维组成,沿肱二头肌内侧沟伴肱动脉下降至前臂之后分支,支配旋前圆肌、桡侧腕屈肌、各指屈肌、掌长肌、拇对掌肌及拇短展肌。

正中神经的常见损伤原因是肘前区静脉注射时,药物外渗引起软组织损伤,肱骨或前臂骨折或腕部割伤,或腕管综合征的卡压所致。正中神经受损部位不同,表现不同:①正中神经受损部位在上臂时,前臂不能旋前,桡侧 3 个手指屈曲功能丧失,握拳无力,拇指不能对掌、外展。鱼际肌出现萎缩后手掌平坦,拇指紧靠示指而状如猿手。掌心、鱼际、桡侧 3 个半手指掌面和 2、3 指末节背面的皮肤感觉减退或丧失。由于正中神经富含自主神经纤维,损害后常出现灼性神经痛。②当损伤位于前臂中下部时,运动障碍仅有拇指的外展、屈曲与对指功能丧失。③腕管综合征:是临床上最常见的正中神经损害。正中神经在腕部经由腕骨与腕横韧带围成的骨纤维通道——腕管,到达手部。多见于中年女性,右侧多见。手和腕长期过度使用引起腕横韧带及内容肌腱慢性损伤性炎症,使管腔狭窄,导致正中神经受压,产生桡侧手掌及桡侧 3 个半指的疼痛、麻木、感觉减退、手指运动无力和鱼际肌麻痹、萎缩。腕管掌侧卡压点有压痛及放射痛,疼痛可放射到前臂甚至肩部。甩手后疼痛减轻或消失是其特点,有鉴别诊断价值。治疗轻症采用局部夹板固定制动,服用非甾体抗炎药,配合腕管内注射泼尼松龙可有效缓解症状;严重者需手术离断腕横韧带以解除正中神经受压。

2.尺神经麻痹

尺神经由 $C_7 \sim T_1$ 的纤维组成,初在肱动脉内侧下行,继而向后下进入尺神经沟,再沿前臂掌面尺侧下行,主要支配尺侧腕屈肌、指深屈肌尺侧半、小鱼际肌、拇收肌与骨间肌,还支配手掌面 1 个半指,背面 2 个半指的皮肤感觉。

尺神经损伤可由于腕、肘部外伤,尺骨鹰嘴部骨折、肘部受压等所致。尺神经损伤的主要表现如下。①运动障碍:手部小肌肉的运动丧失,精细动作困难;屈腕能力减弱并向桡侧偏斜;拇指不能内收,其余各指不能内收和外展;多数手肌萎缩,小鱼际平坦,骨间肌萎缩,骨间隙加深。拇指以外和各掌指关节过伸,第 4、5 指的指间关节弯曲,形成"爪形手"。②感觉障碍:以小指感觉减退或丧失最明显。

尺神经在肘管内受压的临床表现称为肘管综合征。肘管是由肱骨内上髁、尺骨鹰嘴和肘内侧韧带构成的纤维-骨性管道,其管腔狭窄,屈肘时内容积更小,加之位置表浅,尺神经易于此处受到嵌压。主要表现小指及环指尺侧感觉障碍,小肌肉萎缩,肘关节活动受限,肘部尺神经增粗以及肘内侧压痛等。

腕部尺管内有尺神经和尺动、静脉通过,尺神经在其内受压引起"尺管综合征"。病因以腱鞘囊肿最多,常见于需要长期用手根部尺侧重压或叩击工具的职业人员和长时间手持鼠标操作电脑者。若尺神经浅支受累可引起尺神经支配区感觉障碍;深支卡压可致手的内侧肌萎缩,无力,手深部胀痛和灼痛,夜间痛显著,拇指内收及其他四指收展无力,环指、小指可表现为爪形畸形,夹纸试验阳性。以上症状极易与肘部尺管综合征相混淆,可检查小指掌背侧感觉,如小指背侧感觉正常,可以排除肘部尺神经压迫,因为手背皮支是在尺神经进入腕部尺管之前分出的。治疗主要包括关节制动、应用非甾体抗炎药及手术减压。

3.桡神经麻痹

桡神经源自 $C_5 \sim C_8$ 神经根,行于腋动脉后方,继而与肱深动脉伴行入桡神经沟,转向外下至肱骨外上髁上方,于肱桡肌与肱肌间分为浅、深两终支分布于前臂及手背。所支配各肌的主要功能是伸肘、伸腕及伸指。由于其位置表浅,是臂丛神经中最易受损的神经。

桡神经损伤的常见病因是骨折、外伤、炎症或睡眠时以手代枕手术中上肢长时间外展和受压上肢被缚过紧等。近年来,醉酒深睡导致的桡神经受压损伤发病率有所增加。桡神经损伤的典型表现是腕下垂,但受损伤部位不同,症状亦有差异:①高位损伤时上肢所有伸肌瘫痪,肘关节、腕关节和掌指关节均不能伸直;上肢伸直的情况下前臂不能旋后,手呈旋前位,垂腕至腕关节不能固定,因而握力减弱;②在上臂中1/3以下损伤时,伸肘功能保留;③在前臂上部损伤时伸肘、伸腕功能保留;④前臂中1/3以下损伤时,仅出现伸指功能丧失而无垂腕;⑤腕关节部损伤时仅出现感觉障碍。桡神经损伤的感觉障碍一般轻微,多仅限于手的虎口区,其他部位因邻近神经的重叠支配而无明显症状。

4.腓总神经麻痹

腓总神经源自$L_4 \sim S_3$神经根,在大腿下1/3从坐骨神经分出,是坐骨神经的两个主要分支之一。其下行至腓骨头处转向前方,分出腓肠外侧皮神经,支配小腿外侧面感觉,在腓骨颈前分为腓深和腓浅神经,前者支配胫骨前肌、拇长伸肌、拇短伸肌和趾短伸肌,后者支配腓骨长肌和腓骨短肌及足背2~5趾背面皮肤。在腓骨颈外侧,腓总神经位置表浅,又贴近骨面,因而最易受损。

腓总神经麻痹的最常见原因为各种原因的压迫,也可因腓骨头或腓骨颈部外伤、骨折等引起;糖尿病、感染、乙醇中毒和铅中毒也是致病的原因。临床表现包括足与足趾不能背屈,足下垂并稍内翻,行走时为使下垂的足尖抬离地面而用力抬高患肢,并以足尖先着地呈跨阈步态。不能用足跟站立和行走,感觉障碍在小腿前外侧和足背。

5.胫神经麻痹

胫神经由$L_4 \sim S_3$神经根组成。在腘窝上角自坐骨神经分出,在小腿后方下行达内踝后方,在屈肌支持带深面踝管内,分为足底内、外侧两终末支,支配腓肠肌、比目鱼肌、腘肌、跖肌、趾长屈肌和拇长屈肌以及足底的所有短肌。其感觉分支分布于小腿下1/3后侧与足底皮肤。

胫神经麻痹多为药物、乙醇中毒,糖尿病等引起,也见于局部囊肿压迫及小腿损伤。主要表现是足与足趾不能屈曲,不能用足尖站立和行走,感觉障碍主要在足底。当胫神经及其终末支在踝管处受压时可引起特征性表现——足与踝部疼痛及足底部感觉减退,称为"踝管综合征"。其病因包括穿鞋不当、石膏固定过紧、局部损伤后继发的创伤性纤维化以及腱鞘囊肿等。

6.臂丛神经痛

臂丛由$C_5 \sim T_1$脊神经的前支组成,包含运动、感觉和自主神经纤维,主要支配上肢的运动和感觉。臂丛神经痛是由多种病因引起的臂丛支配区以疼痛、肌无力和肌萎缩为主要表现的综合征。常见的病因是臂丛神经炎、神经根型颈椎病、颈椎间盘突出、颈椎及椎管内肿瘤、胸廓出口综合征、肺尖部肿瘤以及臂丛神经外伤。

(1)臂丛神经炎:也称为原发性臂丛神经病或神经痛性肌萎缩,多见于成人,男性多于女性。半数患者有前驱感染史,如上呼吸道感染、流感样症状,或接受免疫治疗,或接受外科手术。因而多数学者认为这是一种变态反应性疾病。少数患者有家族史。

本病起病呈急性或亚急性,主要是肩胛部和上肢的剧烈疼痛,常持续数小时至2周,肩与上肢的活动可明显加重疼痛,而后逐渐减轻,但肌肉无力则逐渐加重,在2~3周时达高峰。肌无力多限于肩胛带区和上臂近端,臂丛完全损害者少见。数周后肌肉有不同程度的萎缩及皮肤感觉障碍。部分患者双侧臂丛受累。急性期治疗可用糖皮质激素,如口服泼尼松20~40 mg/d,连用1~2周或静脉滴注地塞米松5~10 mg/d,待病情好转后逐渐减量。可口服非甾体类解热止痛剂,也可应用物理疗法或局部封闭疗法止痛。恢复期注意患肢功能锻炼,给予促进神经细胞代谢药物以及针灸等。90%患者在3年内康复。

(2)神经根型颈椎病:是继发性臂丛神经病最常见的病因,因椎间盘退行性病变及椎体骨质增生性病变,压迫颈神经根和(或)脊髓导致的临床综合征,表现为颈痛及强迫头位、臂丛神经痛及脊髓压迫症状,可单独或先后合并出现,其中臂丛神经痛最常见。

颈椎病多在 40～50 岁起病,男性较多见,病程缓慢,常反复发作。表现为 C_5～C_7 神经根受压引起臂丛神经痛,压迫运动神经根产生肌痛性疼痛,根性痛表现为发麻或触电样疼痛,位于上肢远端,与神经根支配节段分布一致,相应区域可有感觉减退。肌痛性疼痛常在上肢近端、肩部和(或)肩胛等区域,表现持续性钝痛和(或)短暂的深部钻刺样不适感,许多病例因疼痛引起肩部运动受限,病程较长可导致凝肩,肩部附近常有肌腱压痛,肱二头肌、肱三头肌反射可减低。颈椎 X 线侧位片可见生理前凸消失,椎间隙变窄,斜位片可见椎间孔变小狭窄。颈椎 CT 或 MR 可较清晰地显示神经根与周围解剖结构的关系,可为诊断与鉴别诊断提供重要依据。肌电图检查有助于确定根性受损的诊断,同侧椎旁肌可出现失神经支配现象。根据以上临床表现和辅助检查,神经根型颈椎病不难诊断,但需注意与周围神经卡压综合征相鉴别。

颈椎病引起的神经根损害大多数采用非手术综合治疗即可缓解,需注意平卧时枕头不宜过高,避免颈部过伸、过屈,不宜使头位固定在某一位置,时间太久等。局部理疗、针灸等措施,颈椎牵引及用颈托支架或吊带牵引以减少颈部活动,均有助于减轻病情及促进功能恢复。药物治疗可以口服非甾体类消炎止痛药。疼痛较重者,可用局部麻醉剂加醋酸泼尼松龙 25 mg 在压痛点局部注射。有以下情况可考虑手术治疗:①临床与放射学证据提示伴有脊髓病变;②经适当地综合治疗疼痛不缓解;③受损神经根支配的肌群呈进行性无力。

(3)胸廓出口综合征:是指一组臂丛和锁骨下血管在由第一肋骨所形成的胸腔出口处遭受压迫所致的综合征,是臂丛神经受卡压的常见原因。在此部位可能产生致压作用的既有骨性的,如颈肋、第 1 肋;也有软组织性的,如前斜角肌、中斜角肌、锁骨下肌以及连接颈肋和第 1 肋的纤维束带等。主要表现为患侧颈肩部疼痛不适,由于臂丛下干受压出现尺神经分布区麻木、疼痛,并向前臂及手部尺侧放射,小鱼际肌及骨间肌萎缩或瘫痪,有时累及正中神经可致动作失调,持物易落等,当同时伴锁骨下动脉受压时,可出现肢体怕冷、发凉,上举时苍白,脉细触摸不到等表现。检查发现患侧锁骨上区饱满,可触及前斜角肌紧张。存在颈肋时锁骨上窝可消失,触之有隆起感,并出现压痛及放射痛。过度外展试验阳性。但此征必须注意与颈椎疾病相鉴别。

7.肋间神经痛

肋间神经痛是肋间神经支配区的疼痛。原发性者罕见,继发性者可见于邻近组织感染(如胸椎结核、胸膜炎、肺炎)、外伤、肿瘤(如肺癌、纵隔肿瘤、脊髓肿瘤)、胸椎退行性病变、肋骨骨折等。带状疱疹病毒感染也是常见原因。临床特点:①由后向前沿一个或多个肋间呈半环形的放射性疼痛;②呼吸、咳嗽、喷嚏、哈欠或脊柱活动时疼痛加剧;③相应肋骨边缘压痛;④局部皮肤感觉减退或过敏。水疱带状疱疹病毒引起者发病数天内在患处出现带状疱疹。胸部与胸椎影像学检查、腰穿检查可提示继发性肋间神经痛的部分病因。

治疗原则如下。①病因治疗:继发于带状疱疹者给予抗病毒治疗,如用阿昔洛韦 5～10 mg/kg 静脉滴注,8 小时 1 次;肿瘤、骨折等病因者按其治疗原则行手术、化学药物治疗及放射治疗。②镇静止痛:可用地西泮类药物、布洛芬、双氯芬酸、曲马多等药物。③B 族维生素与血管扩张药物,如维生素 B_1、维生素 B_{12}、烟酸、地巴唑。④理疗:可改善局部血液循环,促进病变组织恢复,但结核和肿瘤病患者不宜使用。⑤局部麻醉药行相应神经的封闭治疗。

8.股外侧皮神经病

股外侧皮神经病也称为感觉异常性股痛,是临床最常见的皮神经炎。股外侧皮神经由 L_2～L_3 脊神经后根组成,是纯感觉神经,分布于股前外侧皮肤。

股外侧皮神经病的主要病因是受压与外伤,长期系用硬质腰带或盆腔肿瘤、妊娠子宫等均是可能的因素。其他,如感染、糖尿病、乙醇及药物中毒、动脉硬化等也是常见病因。临床表现:本病男性多于女性,起病可急可缓,多为单侧;大腿前外侧面皮肤感觉异常,包括麻木、针刺样疼痛、烧灼感,可有局部感觉过敏。行走、站立症状加重;查体可有髂前上棘内侧或其下方的压痛点,股外侧皮肤可有限局性感觉减退或缺失。对症状持续者应结合其他专业的检查及盆腔 X 线检查,以明确病因。

治疗除针对病因外,可给予口服 B 族维生素,也可给予止痛药物。局部理疗、封闭也有疗效。疼痛严重者可手术切开压迫神经的阔筋膜或腹股沟韧带。

9.坐骨神经痛

坐骨神经痛是沿着坐骨神经通路及其分布区域内以疼痛为主的综合征。坐骨神经是人体中最长的神经,由 L_4~S_3 的脊神经前支组成,在腘窝上角附近分为胫神经和腓总神经,支配大腿后侧和小腿肌群,并传递小腿与足部的皮肤感觉。

坐骨神经痛有原发性和继发性两类,原发性坐骨神经痛也称为坐骨神经炎,为感染或中毒等原因损害坐骨神经引起。继发性者临床更为多见,是因坐骨神经通路受病变的压迫或刺激所致。根据发病部位可分为根性、丛性和干性。根性坐骨神经痛病变主要在椎管内以及脊椎,如腰椎间盘突出、椎管内肿瘤、脊椎骨结核与骨肿瘤,腰椎黄韧带肥厚、粘连性脊髓蛛网膜炎等;丛性、干性坐骨神经痛的病变主要在椎管外,常为腰骶神经丛及神经干邻近组织病变,如骶髂关节炎、盆腔疾病(肿瘤、子宫附件炎)、妊娠子宫压迫、臀部药物注射位置不当以及梨状肌病变造成的坐骨神经卡压等。

临床表现:①青壮年男性多见,急性或亚急性起病。②沿坐骨神经走行区的疼痛,自腰部、臀部向大腿后侧、小腿后外侧和足部放射,呈持续性钝痛并阵发性加剧,也有呈刀割样或烧灼样疼痛者,夜间疼痛加剧。③患者为减轻疼痛,常采取特殊姿势:卧位时卧向健侧,患侧下肢屈曲;平卧位欲坐起时先使患侧下肢屈曲;坐下时以健侧臀部着力;站立时腰部屈曲,患侧屈髋屈膝,足尖着地;俯身拾物时,先屈曲患侧膝关节。以上动作均是为避免坐骨神经受牵拉而诱发疼痛加重所采取的强迫姿势。④直腿抬高试验(Lasègue 征)阳性。⑤根性坐骨神经痛以腰骶部疼痛明显,在咳嗽、喷嚏和排便用力等产生 Valsalva 动作的状态时疼痛加重。在 L_4、L_5 棘突旁有明显压痛,于坐骨神经干走行区的臀点、股后点、腓点及踝点可有轻压痛;丛性坐骨神经痛以骶部疼痛明显,疼痛除沿坐骨神经放射,还可放射至股前及会阴部,于坐骨神经干走行区各点压痛明显;干性坐骨神经痛以臀部以下疼痛为特点,沿坐骨神经干走行区各点压痛明显。⑥神经系统检查可有轻微体征,如患侧臀肌松弛、小腿轻度肌萎缩,踝反射减弱或消失。小腿外侧与足背外侧可有轻微感觉减退。辅助检查的主要目的是寻找病因。包括腰骶部 X 线、腰部脊柱 CT、MRI 等影像学检查;脑脊液常规、生化及动力学检查;肌电图与神经传导速度测定等。

坐骨神经痛的诊断根据疼痛的分布区域、加重的诱因、减痛的姿势、压痛部位、Lasègue 征阳性及踝反射改变一般无困难,同时应注意区分是神经根还是神经干受损。诊断中的重点是明确病因,应详细询问病史,全面进行体格检查,注意体内是否存在感染病灶,重点检查脊柱、骶髂关节、髋关节及盆腔内组织的情况,针对性地进行有关辅助检查。鉴别诊断主要区别局部软组织病变引起的腰、臀及下肢疼痛,如腰肌劳损、急性肌纤维组织炎、髋关节病变引起的局部疼痛。

治疗首先应针对病因。如局部占位病变者,应尽早手术治疗。结核感染患者需抗结核治疗,引起腰椎间盘突出者大多数经非手术治疗可获缓解。对症处理包括:①卧硬板床休息;②应用消炎止痛药物,如布洛芬;③B族维生素;④局部封闭;⑤局部理疗可用于肺结核、肿瘤的患者;⑥在无禁忌的前提下可短期口服或静脉应用糖皮质激素治疗。

二、多发性神经病

（一）定义

多发性神经病曾称作末梢神经炎,是由不同病因引起的,以四肢末端对称性感觉、运动和自主神经功能障碍为主要表现的临床综合征。

（二）病因及病理

引起本病的病因都是全身性的。

1.代谢障碍与营养缺乏

糖尿病、尿毒症、血卟啉病、淀粉样变性等疾病由于代谢产物在体内的异常蓄积或神经滋养血管受损均可引起神经功能障碍;妊娠、慢性胃肠道疾病或胃肠切除术后,长期酗酒、营养不良等均可因维持神经功能所需的营养物质缺乏而致病。

2.各类毒物中毒

（1）药物:呋喃唑酮、呋喃西林、异烟肼、乙胺丁醇、甲硝唑、氯霉素、链霉素、胺碘酮、甲巯咪唑、丙米嗪、长春新碱、顺铂等。

（2）工业毒物:丙烯酰胺、四氯化碳、三氯乙烯、二硫化碳、正己烷、有机磷和有机氯农药、砷制剂、菊酯类农药等。

（3）重金属:铅、汞、铊、铂、锑等。

（4）生物毒素:白喉、伤寒、钩端螺旋体病、布氏杆菌病等。

3.遗传性疾病

遗传性疾病有遗传性运动感觉性神经病（hereditary motor sensory neuropathy,HMSN）、遗传性共济失调性多发性神经病（Refsum病）、遗传性淀粉样变性神经病、异染色性脑白质营养不良等。

4.结缔组织病

结缔组织病有在系统性红斑狼疮、结节性多动脉炎、类风湿性关节炎、硬皮病和结节病,多发性神经病是疾病表现的组成部分,多因血管炎而致病。

5.其他

恶性肿瘤、麻风病、莱姆病与POEMS综合征等出现多发性神经病的机制与致病因子引起自身免疫反应有关。

病理改变无病因特异性,主要为轴突变性与节段性脱髓鞘,以轴突变性更为多见。通常轴突变性从远端开始,向近端发展,即逆死或称为远端轴突病。

（三）临床表现

多发性神经病可发生于任何年龄。由于病因不同,起病可表现为急性和慢性过程,部分患者呈缓解-复发的病程。常在数周至数月达到高峰。主要症状、体征如下。

1.感觉障碍

感觉障碍为肢体远端对称性感觉异常和深浅感觉缺失,呈手套袜子形分布。感觉异常可表现为刺痛、灼痛、蚁行感、麻木感等,常有感觉过敏。

2.运动障碍

肢体远端不同程度肌力减弱,呈对称性分布,肌张力减低。病程长者可有肌肉萎缩,常发生于骨间肌、蚓状肌、鱼际肌和小鱼际肌、胫前肌和腓骨肌。可有垂腕、垂足和跨阈步态。

3.腱反射减低或消失

以踝反射明显且较膝反射减低出现更早。上肢的桡骨膜、肱二头肌、肱三头肌反射也可减低或消失。

4.自主神经功能障碍

肢体远端皮肤变薄、干燥、苍白或发绀,皮温低。

由于病因不同,临床表现也略有不同,后面将分述部分常见的多发性神经病。

(四)辅助检查

1.电生理检查

肌电图与神经传导速度测定可鉴别神经源性损害与肌源性损害,鉴别轴突病变与节段性脱髓鞘,也可用于疗效观察及随访。轴突变性主要表现为运动诱发波幅的降低和失神经支配肌电图表现,脱髓鞘则主要表现神经传导速度减慢。

2.血生化检测

重点注意检查血糖、尿素氮、肌酐、T_3、T_4、维生素 B_{12} 等代谢物质及激素水平。可疑毒物中毒者需做相应的毒理学测定。

3.免疫检查

对疑有自身免疫病者可做自身抗体系列检查,疑有生物性致病因子感染者,应做病原体或相应抗体测定。

4.脑脊液常规与生化检查

检查结果示大多正常,偶有蛋白增高。

5.神经活组织检查

疑为遗传性疾病者可行周围神经活组织检查,可提供重要的诊断证据。

(五)诊断与鉴别诊断

根据四肢远端对称性运动、感觉和自主神经功能障碍可诊断。但应进一步寻找病因,这主要依靠详细的病史、病程特点、伴随症状和辅助检查结果。亚急性联合变性的发病早期表现与本病相似,应注意鉴别。该病的早期症状为四肢末端对称性感觉异常,如刺痛、麻木、烧灼感,感觉减退呈手套袜子形分布,随病情进展逐渐出现双下肢软弱无力,步态不稳,双手动作笨拙等。早期巴宾斯基征可为阴性,随病情进展转为阳性。深感觉性共济失调是其临床特点之一。肌张力增高、腱反射亢进、锥体束征阳性及深感觉性共济失调是区别于多发性神经病的主要鉴别点。

(六)治疗

1.病因治疗

(1)中毒性多发性神经病治疗原则:应尽快停止与毒物的接触,补液、应用解毒剂,促进体内毒物的清除;药物引起者应停药,异烟肼引起者如神经病变不重,可在应用大量维生素 B_6 治疗时继续使用。重金属砷中毒可应用二巯丙醇 3 mg/kg,肌内注射,4~6 小时 1 次,2~3 天后改为 2 次/天,连用 10 天;铅中毒用二巯丁二钠 1 g/d,加入 5% 葡萄糖液 500 mL 静脉滴注,5~7 天为一个疗程,可重复 2~3 个疗程;也可用依地酸钙钠 1 g/d,稀释后静脉滴注,3~4 天为一个疗程,停 2~4 天后重复应用,一般可用 3~4 个疗程。

（2）营养缺乏与代谢性多发性神经病治疗原则：积极治疗原发病，糖尿病应严格控制血糖；尿毒症可血液透析或肾移植；黏液性水肿用甲状腺素有效；肿瘤所致者可用手术、化疗、放射治疗等手段治疗；麻风性神经病可用砜类药物治疗；与自身免疫病相关者需采用激素、免疫球蛋白治疗或血浆置换疗法。

2.药物治疗

（1）糖皮质激素：泼尼松 10 mg，3 次/天口服；地塞米松 0.75 mg，3 次/天口服，7～14 天后逐渐减量，1 个月为一个疗程。重症病例也可用地塞米松 10～20 mg/d，静脉滴注，连续 2～3 周后改为口服。

（2）B 族维生素药物及其他营养神经药物：补充水溶性维生素如维生素 B_1、甲钴胺或氰钴胺、维生素 B_6，适用于 B 族维生素缺乏及大部分原因引起的周围神经病，重症病例可合用辅酶 A、ATP 及神经生长因子等。

3.一般治疗

急性期应卧床休息；加强营养，调节饮食，多摄入富含维生素的蔬菜、水果、奶类、豆制品等；疼痛明显者可用各种止痛剂，严重者可用卡马西平或苯妥英钠；对重症患者须加强护理，四肢瘫痪的患者应定期翻身，维持肢体的功能位，预防瘫痪肢体的挛缩和畸形；恢复期可增加理疗、康复训练及针灸等综合治疗手段。

（七）几种常见多发性神经病的临床表现

1.糖尿病性周围神经病（diabetic neuropathy，DNP）

糖尿病性周围神经病是糖尿病的代谢障碍导致的周围神经病，此组病变是糖尿病最常见和最复杂的并发症。超过 50% 的糖尿病患者有糖尿病神经病变，最常见的是慢性感觉运动性的对称性 DNP 和糖尿病自主神经病变。以下主要介绍慢性感觉运动性的对称性糖尿病周围神经病变。

（1）临床分类：美国糖尿病学会（ADA）推荐将糖尿病神经病变分为以下几类。

1）全身对称性多发神经病变。①急性感觉性神经病变：少见，主要见于急性并发症（如酮症酸中毒）或血糖急剧波动时，在胰岛素治疗时因血糖变化过大引起的特殊情况称为胰岛素性神经病变。急性感觉性神经病变的特点是症状严重，但往往无阳性的客观检查指标和体征。②慢性感觉运动性 DNP：是糖尿病神经病变最常见类型。常见症状有烧灼样疼痛、电击或刀刺疼、麻木、感觉过敏和深部肌肉痛等，以下肢多见，夜间加剧。

2）局灶或多局灶神经病变：或称为单神经病变，主要累及正中神经、尺神经、桡神经和第Ⅲ、第Ⅳ、第Ⅵ和等Ⅶ对脑神经。病因为微小血管梗死，大多数会在数月后自愈。

3）糖尿病自主神经病变：常见症状有静息时心动过速、运动耐受降低、直立性低血压、性功能低下、低血糖时缺乏自主神经反应等，有较高的致死率。

（2）病因及发病机制如下。

1）微血管病变学说：血糖过高及代谢障碍可能导致神经小动脉内膜及毛细血管基底膜增厚，血管内皮细胞增生。管壁内脂肪和多糖类沉积使管腔狭窄，血液黏滞度增高使血管易被纤维蛋白与血小板聚集堵塞，引起神经纤维缺血、营养障碍及神经变性等。

2）生化和代谢异常学说：①糖尿病患者体内持续高血糖抑制钠依赖性肌醇转运，使神经组织磷脂酰肌醇和神经磷酸肌醇代谢紊乱，磷酸肌醇减少，Na^+-K^+-ATP酶活性降低，引起轴索变性，运动神经传导速度减慢；②在胰岛素不足的情况下，葡萄糖在醛糖还原酶作用下转化为山梨醇和果糖,神经组织内山梨醇、果糖含量增高和大量沉积,使细胞内渗透压增高,导致神经节段性脱髓鞘;③施万细胞髓鞘蛋白合成障碍,轴索内逆向转运减少导致周围神经远端轴索变性。

(3)临床表现:本病表现为感觉、运动、自主神经功能障碍,通常感觉障碍较突出,如出现四肢末端自发性疼痛呈隐痛、刺痛、灼痛,可伴有麻木、蚁行感,夜间症状更重,影响睡眠。症状以下肢更多见。也可出现肢体远端对称性感觉消失、营养不良性足跖溃疡、沙尔科关节。肢体无力通常较轻。查体可有手套袜套样痛觉障碍,部分患者振动觉与关节位置觉消失。瞳孔和泪腺功能异常,瞳孔缩小及光反射减弱,瞳孔光反射潜伏期延长可作为糖尿病性自主神经病的早期诊断指标。发汗和血管反射异常,常见腰部以下少汗或无汗,足底皮肤干燥无汗,头部、躯干上部大汗淋漓,可出现胃肠蠕动减慢、恶心、呕吐、尿便失禁,以及阳痿、弛缓性膀胱,逼尿肌无力和残余尿增多易导致尿路感染。50%慢性 DNP 患者无症状,10%~20%的患者存在轻微的症状。诊断DNP 不能单凭一个简单的症状、体征,至少需要两项不正常表现(症状、体征、神经传导异常、感觉和自主神经的定量检查异常)。

(4)治疗方法如下。

1)控制血糖:用胰岛素严格控制血糖可以延迟发生糖尿病神经病变,但过量应用胰岛素可引起反复低血糖及痛性神经病。近年来研究发现,长期慢性高血糖的患者,当血糖戏剧性下降且伴有糖化血红蛋白突然降低时,患者会出现糖尿病神经病变,或原有症状加重,应该寻找最佳的血糖控制速度,在合理的时间窗内以适当的速度降低糖化血红蛋白。

2)病因治疗。①营养神经药物:甲钴胺是蛋氨酸合成酶辅酶,促进细胞内核酸、蛋白和脂质的合成,从而修复受损的神经组织,并促进髓鞘形成和轴突再生,临床证实可改善 DNP 的症状。轻者可口服,每次 500 mg,3 次/天;重者肌内注射,500 $\mu g/d$,两周或更长为一个疗程。神经节苷脂是神经细胞膜正常组分,40 mg 肌内注射,每周注射 5 天,共 6 周。②改善神经血液微循环药物:前列腺素 E_1 及其类似物可增加神经内膜血流,如前列地尔 10 μg 静脉注射,2 次/天,10 天为一个疗程。血管紧张素转换酶抑制剂和钙通道阻滞剂等可增加神经血流量及神经内毛细血管密度,改善神经缺血、缺氧。阿司匹林、噻氯匹定等具有抗血小板聚集及血管扩张作用。③抗氧化药物:α-硫辛酸可增加周围神经血流量,改善血供;清除自由基,减少自由基对神经损伤;减少山梨醇,避免神经纤维水肿、坏死;促进神经元生长,减少神经功能病变。④中药:很多具有抗凝、扩血管、降低血小板黏附性作用的活血化瘀类中药,如川芎嗪、复方丹参、葛根素、刺五加等。

3)疼痛治疗。①抗惊厥药物:主要有苯妥英和卡马西平,但疗效不理想。目前广泛应用的是加巴喷丁,需注意不良反应的发生。拉莫三嗪是谷氨酸受体阻滞剂,起始剂量为 25 mg/d,逐渐加至最大维持剂量 400 mg/d,可有效改善 DNP 的症状,且不良反应少,安全性好。②三环类抗抑郁药:如丙米嗪、阿米替林通常有效,常规剂量 50~150 mg/d,但可加重直立性低血压;5-羟色胺再摄取抑制剂舍曲林、氟西汀等耐受性较好。

预防糖尿病性神经病并发症糖尿病足给予足部护理,感觉缺失的患者应注意保护,以防发生足部无痛性溃疡。

2.尿毒症性多发性神经病

尿毒症性多发性神经病是慢性肾衰竭最常见并发症。病因尚不清楚,可能与甲基胍嘧啶、肌醇等毒素聚集有关。表现为无痛性、进展性和对称性感觉运动麻痹,通常先累及下肢,然后累及上肢。有些患者最初出现足部烧灼样感觉障碍或下肢蚁走感、瘙痒感,症状在夜间加重,活动时减轻,颇似不安腿综合征。病情继续进展则出现双下肢麻木、感觉缺失、肌力减弱,严重者可有四肢远端肌肉萎缩。神经病变通常在数月内缓慢进展,偶可为亚急性。经长期血液透析后,神经病变的症状和体征可趋于稳定,但仍有少数患者病情进展加快。患者成功接受肾脏移植后,通常经6~12个月周围神经功能可望得到完全恢复。

3.营养缺乏性多发性神经病

消化系统疾病引起的吸收功能障碍、长期酗酒、剧烈的妊娠呕吐、慢性消耗性疾病、甲状腺功能亢进症等导致营养缺乏,主要是维生素 B_1 的缺乏。表现为两腿沉重感、腓肠肌压痛或痛性痉挛。可有双足踝部刺痛、灼痛及蚁行感,呈袜套样改变。病情进展可出现小腿肌肉无力,表现为垂足,行走时呈跨阈步态。腱反射早期亢进,后期减弱或消失。

乙醇营养障碍性神经病是长期大量酗酒导致营养障碍,引起慢性对称性感觉运动性多发性神经病。与 B 族维生素尤其是维生素 B_1 的缺乏有关。慢性乙醇中毒患者起病缓慢,症状及体征下肢较上肢重,以感觉障碍为主,深感觉常常受累,表现为双足踝部灼痛、刺痛及蚁行感,呈袜套样改变,部分病例腓肠肌压痛较明显,下肢位置觉、振动觉减退或消失,出现走路踩棉花感和共济失调等。传导深感觉的神经纤维对慢性乙醇毒性较敏感,其受累引起的振动觉的改变可出现在没有临床症状的长期饮酒的人群中。运动神经受累较晚,表现为下肢末端无力,腱反射减弱或消失,跟腱反射改变比膝反射早,病变严重者可有肌萎缩。偶有病例出现脑神经受损,如动眼、外展及前庭神经损害,也可有自主神经调节功能异常。电生理检查,运动神经传导速度(MCV)、感觉神经传导速度(SCV)可有不同程度减慢。本病应于戒酒同时补充大剂量 B 族维生素,症状及体征可有缓解。

4.呋喃类药物中毒

常见的呋喃类药物有呋喃唑酮、呋喃妥因等。肾功能障碍者可因血药浓度增高而发病。症状常在用药后5~14天出现,首先表现为肢体远端感觉异常、感觉减退和肢端疼痛。肢端皮肤多汗,可有色素沉着。肌肉无力与肌萎缩相对轻微。应用此类药物时应密切观察周围神经症状。尤应注意不可超过正常剂量及长时间使用此类药物。

5.异烟肼中毒

本病多发生于长期服用异烟肼的患者。临床表现以双下肢远端感觉异常和感觉缺失为主,可有肌力减弱与腱反射消失。其发病机制与异烟肼干扰维生素 B_6 的正常代谢有关。病情严重者应停药,服用维生素 B_6。异烟肼引起者如神经病变不重,可在应用维生素 B_6 治疗时继续服用异烟肼。

6.正己烷中毒性周围神经病

正己烷是一种常用工业有机溶剂,用于工业粘胶配制、油脂萃取、制鞋等多个行业。作业人员长期接触低浓度正己烷且缺乏有效地防护可诱发正己烷中毒性周围神经病。其发病机制可能与轴索骨架蛋白、能量代谢障碍以及神经生长因子信号转导通路等有关。

本病潜伏期8个月,接触程度高时潜伏期较短。前驱症状有头痛、头昏、食欲缺乏、体重减轻等,然后四肢远端缓慢出现上行性的感觉障碍和运动障碍,表现为四肢末端麻木、触电样、蚁走样或“胀大变厚”感,肢体远端痛、触觉减弱或消失、音叉振动觉减弱或消失。多数病例出现肌腱反射减弱或消失,跟腱反射异常出现最早。肌力减退多见于下肢,患者行走呈跨阈步态。可以出现肌萎缩,以鱼际肌和掌骨间肌萎缩最常见,部分患者伴小腿及前臂肌群萎缩。可伴有自主神经功能障碍,如心率增快和手足湿冷等。偶有病例出现眼底异常和视力障碍。神经肌电图检查即可显示神经源性损害,潜伏期减慢、波幅下降、MCV 及 SCV 减慢,可呈典型失神经支配现象,表明损伤主要在轴索。病理检查也发现损害以轴索肿胀和轴索变性为特征。

正己烷在体内主要代谢产物之一为 2,5-己二酮,其尿中浓度只反映人体近期接触正己烷的程度,不能作为慢性正己烷中毒的诊断依据。慢性正己烷中毒的诊断应结合接触史、临床表现和神经肌电图结果。治疗应用 B 族维生素、神经生长因子,辅以理疗和四肢运动功能锻炼等,多数患者可以痊愈。部分病例脱离接触后 3～4 个月内病情仍继续恶化,然后进入恢复。该病病程长达数月或 1 年以上。

7.POEMS 综合征

POEMS 综合征是一组以多发性周围神经病和单克隆浆细胞增生为主要表现的临床综合征。病名由 5 种常见临床表现的英文字头组成,即多发性神经病、脏器肿大、内分泌病、M 蛋白和皮肤损害。多中年以后起病,男性较多见。起病隐袭、进展慢。依照症状、体征出现频率可有下列表现:①慢性进行性感觉运动性多神经病,脑脊液蛋白含量增高。②皮肤改变:因色素沉着变黑,并有皮肤增厚与多毛。③内分泌改变:男性出现阳痿、女性化乳房,女性出现闭经、痛性乳房增大和溢乳,可合并糖尿病。④内脏肿大:肝、脾大,周围淋巴结肿大。⑤水肿:视盘水肿;胸腔积液、腹水、下肢指凹性水肿。⑥异常球蛋白血症:血清蛋白电泳出现 M 蛋白,尿检可有本周蛋白。⑦骨骼改变:可在脊柱、骨盆、肋骨及肢体近端发现骨硬化性改变,为本病影像学特征,也可有溶骨性病变,骨髓检查可见浆细胞增多或骨髓瘤。⑧低热、多汗、杵状指。治疗用皮质激素、免疫抑制剂,近期对水肿、内脏肿大、内分泌改变等效果较好,但周围神经损害改善不明显,骨髓瘤的化疗＋放射治疗(简称放疗)、手术切除,各症状可有所改善。

(屈阳阳)

第七节 急性脊髓炎

急性脊髓炎通常指急性非特异性脊髓炎,是局限于数个脊髓节段的急性非特异性炎症,为横贯性脊髓损害。病因多为病毒性感染或疫苗接种后的自身免疫反应。病理上以病变区域神经元坏死、变性、缺失和血管周围神经髓鞘脱失,炎性细胞浸润,胶质细胞增生等为主要变化。而由外伤、压迫、血管、放射、代谢、营养、遗传等非生物源性引起的脊髓损害称为脊髓病。

一、病因与发病机制

病因未明,可能大部分病例是病毒感染或疫苗接种后引起的自身免疫反应。1957 年亚洲流行性感冒(简称流感)流行后,世界各地的急性脊髓炎的发病率均有增高,故有人推测本病与流感病毒感染有关。但研究发现,患者脑脊液中抗体正常,神经组织中亦未能分离出病毒。不少研究资料提示,许多患者病前有上呼吸道不适、发热和腹泻等病毒感染史或疫苗接种史。故也有可能是病毒感染后或疫苗接种后所诱发的一种自身免疫性疾病。

二、病理

脊髓炎症可累及脊髓全长的任何节段,但以胸段为主(74.5%),其次为颈段(12.7%)和腰段(11.7%),以 $T_{3\sim5}$ 节段最常受累。受累脊髓肿胀、质地变软,软脊膜充血或有炎性渗出物,脊髓断面可见病变脊髓软化,边缘不光整,变为灰色或红黄色,灰、白质间分界不清。显微镜下可见软膜和脊髓血管扩张、充血,血管周围是以淋巴细胞和浆细胞为主的炎症细胞浸润;灰质内神经细胞肿胀,尼氏小体溶解,甚至细胞溶解、消失;白质内髓鞘脱失,轴突变性,大量吞噬细胞和神经胶质细胞增生。若脊髓严重破坏时,可软化形成空腔。轻症或者早期患者,病变仅累及血管周围,出现血管周围的炎性细胞渗出和髓鞘脱失,小胶质细胞增生并吞噬类脂质而成为格子细胞,散在于病灶之中。病情严重和晚期者,常可见溶解区的星形胶质细胞增生,并随病程延长逐渐形成纤维瘢痕,脊髓萎缩。

三、临床表现

(1)任何年龄均可发病,但好发于青壮年,无性别差异。

(2)各种职业均可发病,以农民居多。

(3)全年可散在发病,以冬春及秋冬相交时较多。

(4)病前1~2周常有上呼吸道感染症状,或有疫苗接种史。以劳累、受凉、外伤等为诱因。

(5)本病起病较急,约半数以上的患者在2~3天内症状发展到高峰。

(6)首发症状为双下肢麻木、无力,病变相应部位的背痛,病变节段的束带感,以及病变以下的肢体瘫痪,感觉缺失和尿便障碍。

(7)病变可累及脊髓的几个节段,最常侵犯胸段,尤其是 $T_{3\sim5}$ 节段,颈髓、腰髓次之。也有部分病例受累的脊髓节段呈上升性过程,可累及颈段或延髓,出现呼吸困难,为病变的严重状态。

(8)病变平面以下无汗,出现皮肤水肿、干燥和指甲松脆等自主神经症状。

(9)急性脊髓炎急性期表现为脊髓休克。休克期一般为2~4周。表现为瘫痪肢体肌张力降低,腱反射消失,病理反射引不出,尿潴留(无张力性神经性膀胱)。休克期后肌张力增高,腱反射亢进,肌力开始恢复,病理反射出现,感觉平面逐渐下降,膀胱充盈300~400 mL 即自动排尿(反射性神经性膀胱)。

四、辅助检查

(1)急性期周围血中白细胞总数正常或轻度升高。

(2)脑脊液动力学检查提示椎管通畅,少数病例因脊髓严重水肿,蛛网膜下腔部分梗阻。脑脊液外观无色、透明,白细胞数正常或有不同程度的增高,以淋巴细胞为主。蛋白质正常或轻度增高,脊髓严重水肿出现明显椎管梗阻时蛋白质含量可明显增高(高达2 g/L以上)。糖与氯化物含量正常。

(3)影像学检查,如脊柱 X 线检查及脊髓 CT 或 MRI 检查通常无特异性改变。若脊髓严重肿胀,MRI 可见病变部位脊髓增粗等改变。

(4)视觉诱发电位、脑干诱发电位检查有助于排除脑干和视神经早期损害的证据。MRI 能早期区别脊髓病变性质范围、数量,是确诊急性脊髓炎最可靠的措施,亦是早期诊断多发性硬化的可靠手段。

五、诊断和鉴别诊断

根据起病急、病前有感染史或疫苗接种史及有截瘫、传导束型感觉障碍和大小便功能障碍等症状,结合脑脊液检查,一般不难诊断。但需要与下列疾病鉴别。

（一）视神经脊髓炎

视神经脊髓炎为多发性硬化的一种特殊类型。除有脊髓炎的表现外，还有视力下降等视神经炎的表现或视觉诱发电位的异常。视神经症状可在脊髓炎的表现之前或之后出现。有些多发性硬化的首发症状为横贯性脊髓损害，但病情通常有缓解及复发，并可相继出现其他多灶性体征，如复视、眼球震颤和共济失调等可鉴别。

（二）感染性多发性神经根炎

病前常有呼吸道感染，全身症状轻，起病急，逐渐进展，数天至数周疾病达到高峰，无背痛，无脊柱压痛，表现为对称性的下肢或四肢软瘫，反射消失，近端重于远端，感觉障碍为末梢样感觉障碍，呈手套、袜套样，无感觉平面，无膀胱直肠功能障碍，脑脊液蛋白-细胞分离，脊髓造影正常。

（三）脊髓出血

脊髓出血多由外伤或脊髓血管畸形引起。起病急骤并伴有剧烈背痛，出现肢体瘫痪和括约肌障碍，可呈血性脑脊液。MRI 有助于诊断，脊髓血管造影可发现血管畸形。

（四）梅毒性脊髓炎

其通常伴视神经萎缩和阿-罗瞳孔。疼痛是本病患者常见的主诉。血清和脑脊液梅毒检查可确定诊断。

（五）周期性瘫痪

周期性瘫痪有多次发作史，且多在饱食后发病，表现为对称弛缓性瘫痪，无感觉和括约肌障碍，短时间内（数小时至数天）可自行缓解，部分病例发病时血钾降低，心电图有低钾改变，补钾后症状缓解。

（六）急性脊髓压迫症

脊柱结核、脊柱转移性癌等，可由于病变椎体被破坏后突然塌陷而出现急性症状。其表现为有原发病史，局部脊椎压迫或有变形，椎管阻塞，脑脊液蛋白明显增高，CT 或 MRI 或脊柱 X 线平片检查均有助于鉴别。

（七）急性硬脊膜外脓肿

有身体其他部位化脓性感染史，如细菌性心内膜炎、皮肤疖肿、扁桃体化脓等；有根痛、发热等感染征象；有局限性脊柱压痛、椎管阻塞、脑脊液蛋白质增多等表现。影像学检查如 MRI 有助于诊断。

六、治疗

（一）药物治疗

1.激素治疗

急性期应用激素治疗对减轻水肿有帮助，可短程使用糖皮质激素，如甲泼尼龙 0.5～1.0 g、氢化可的松 100～300 mg 或地塞米松 10～20 mg 静脉滴注，1/d，10～20 天为 1 个疗程，如病情稳定，在逐渐减量的同时给予促肾上腺皮质激素（ACTH）12.5～25 U/d 静脉滴注，连用 3～5 天，或者可改为泼尼松 40～60 mg/d，顿服，每周减量 1 次，5～6 周内逐渐停用。同时，应注意给予适当的抗生素预防感染，补充足够的钾盐和钙剂，加强支持疗法以保证足够的水和热能的供应，预防各种并发症。

2.20％甘露醇

有报道可使病变早期脊髓水肿减轻，并可清除自由基，减轻脊髓损害，对脊髓炎治疗有效。

20％甘露醇 1～2 g/(kg·次),每天2 或 3 次,连用 4～6 天。

3.细胞活化剂和维生素的应用

辅酶 A、三磷酸腺苷、肌苷、胰岛素、氯化钾等加入葡萄糖溶液内组成能量合剂,静脉滴注,每天 1 次,10～20 天为 1 个疗程;大剂量 B 族维生素如维生素 B_1、维生素 B_6、维生素 B_{12} 及维生素 C 等,能加速周围神经的增生,促进神经功能的恢复,多被常规应用。胞磷胆碱、醋谷胺也有类似作用,也可用来促进脊髓功能的恢复。

4.抗生素的应用

应根据感染部位和可能的感染菌选择足量有效的抗生素,尽快控制感染,以免加重病情。

5.中药

大青叶、板蓝根等药物可活血通络,清热解毒,促进肢体恢复。

6.其他药物

干扰素、转移因子、聚肌胞可调节机体免疫力,伴有神经痛者可给予卡马西平等对症治疗。

(二)并发症的处理

(1)高颈位脊髓炎有呼吸困难者应尽早行气管切开或人工辅助呼吸。

(2)注意及时治疗泌尿系统或呼吸道感染,以免加重病情。

(三)血液疗法

1.全血输入疗法

目前很少应用,适合于合并贫血的患者。

2.血浆输入疗法

将健康人血浆 200～300 mL 静脉输入,每周 2 或 3 次,可提高患者免疫力,改善脊髓血液供应,改善营养状态及减轻肌肉萎缩。

3.血浆交换疗法

使用血浆分离机,将患者的血浆分离出来弃除,再选择健康人的血浆、清蛋白、羧甲淀粉及生理盐水等替换液予以补充,可减轻免疫反应,促进神经肌肉功能的恢复。每天 1 次,7 天为 1 个疗程。可用于应用激素治疗无效的患者,亦可用于危重患者的抢救。

4.紫外线照射充氧自体血回输疗法(光量子疗法)

将患者自体血经紫外线照射后回输,可提高血氧含量,利于脊髓功能的恢复,增强机体的免疫功能。但是否有效尚有争议。

(四)高压氧治疗

高压氧可提高血氧张力,增加血氧含量,改善和纠正病变脊髓缺氧性损害,促进有氧代谢和侧支循环的建立,有利于病变组织的再生和康复。每天 1 次,20～30 天为 1 个疗程。

(五)康复治疗

早期宜进行被动活动、按摩等康复治疗。部分肌力恢复时,应鼓励患者主动活动,加强肢体锻炼,促进肌力恢复。瘫痪肢体应尽早保持功能位置,如仰卧、下肢伸直、略外展,以防止肢体屈曲挛缩,纠正足下垂。针灸、理疗等治疗将有助于康复。

(六)护理

极为重要。

1.皮肤护理

应注意防治压疮。应勤翻身,在骶部、足跟及骨隆起处加垫气圈,以保持皮肤清洁、干燥。有大、小便失禁者应勤换尿布,保持会阴部清洁。皮肤有红肿、硬块时,应及时用70%的乙醇棉球轻擦,再涂滑石粉或3.5%安息酸酊。已发生溃疡者,若创面表浅,应控制感染,预防扩大;有脓液和坏死组织者,应手术清除坏死组织;如果创面炎症已经消退,局部可用紫外线照射,并外敷紫草油纱条,促进肉芽组织生长。

2.尿潴留的处理

发生尿潴留者可先用针灸治疗,选取气海、关元和三阴交等穴位治疗,无效时可给予导尿。导尿后应留置导尿管并用封闭式集尿袋,鼓励患者多饮水,每3～4小时放1次尿,以保持膀胱有一定的容量,防止挛缩,并用0.02%呋喃西林溶液250～500 mL冲洗膀胱,停留半小时后放出,1次/天或2次/天。如有尿路感染,应及时检查病原菌,根据病原菌的种类,选用敏感的抗生素,进行静脉滴注治疗。

3.瘫痪护理

瘫痪肢体应保持在功能位,早期进行被动运动,四肢轮流进行,每次5～10分钟。可防止肌肉挛缩和促进瘫痪肢体恢复,经常翻身、拍背预防坠积性肺炎。瘫痪下肢需要用简易支架,瘫痪侧足应穿新布鞋,维持足背功能位。所盖的棉被不宜太重,以免发生足下垂。当肌力开始恢复时,应尽早鼓励患者做主动运动,锻炼肌肉,以利于恢复。

4.直肠功能障碍的护理

对排便困难者,应及时清洁灌肠或适当选用缓泻剂,促进粪便排出,防止肠麻痹。对于大便失禁者应及时识别其排便信号,如脸红、出汗、用力及烦躁等,以便及时清理,防止污染皮肤。

5.饮食护理

长期卧床不起的瘫痪患者应多食酸性食物,多吃蔬菜,防止长骨脱钙。不能吞咽者应给予鼻饲。

七、预后

本病的预后与下列因素有关。

(1)病前有否先驱症状。凡有发热等上呼吸道感染等先驱症状的患者,预后较好。

(2)脊髓受损程度。部分性或单一横贯损害的患者,预后较好;上升性和弥漫性脊髓受累者预后较差。

(3)并发压疮、尿路感染或肺部感染者预后较差。这三种并发症不仅影响预后,而且还常常是脊髓炎致命的主要原因。

(4)若无严重并发症,患者通常在3～6个月内恢复生活自理。其中1/3的患者基本恢复,只遗留轻微的感觉运动障碍;另有1/3的患者能行走,但步态异常,有尿频、便秘,有明显感觉障碍;还有1/3的患者将持续瘫痪,伴有尿失禁。

(屈阳阳)

第八节　吉兰-巴雷综合征

吉兰-巴雷综合征(Guillain-Barrésyndrome,GBS)是一种由多种因素诱发,通过免疫介导而引起的自身免疫性脱髓鞘性周围神经病,原称格林-巴利综合征。1916年,Guillain、Barré、Strohl报道了2例急性瘫痪的士兵,表现运动障碍、腱反射消失、肌肉压痛、感觉异常,无客观感觉障碍,并首次提出该病会出现脑脊液蛋白-细胞分离现象,经病理检查发现与1859年Landry报道的"急性上升性瘫痪"的病理改变非常相似。因此,被称为兰兑-吉兰-巴雷-斯特尔综合征。

急性炎性脱髓鞘性多发性神经病(acute inflammatory demyelinating polyneuropathy,AIDP)是最早被认识的经典GBS,也是当今世界多数国家最常见的一种类型,又称急性炎性脱髓鞘性多发性神经根神经炎、急性感染性多发性神经根神经炎、急性感染性多发性神经病、急性特发性多发性神经根神经炎、急性炎性多发性神经根炎。病理特点是周围神经炎症细胞浸润、节段性脱髓鞘。临床主要表现为对称性弛缓性四肢瘫痪,可累及呼吸肌致呼吸肌麻痹而危及生命;脑脊液呈蛋白-细胞分离现象等。

该病在世界各地均有发病,其发病率在多数国家是0.4/10万~2.0/10万。1984年,我国21省农村24万人口调查中,GBS的年发病率为0.8/10万。1993年,北京郊区两县98万人口采用设立监测点进行前瞻性监测,其年发病率为1.4/10万。多数学者报道GBS发病无季节倾向,但我国河北省石家庄地区多发生于夏、秋季,并有数年1次流行趋势,或出现丛集发病。

一、病因

(一)感染因素

流行病学资料提示发病前的前驱非特异性感染,是促发GBS的重要因素。如Hutwitz(1983)报道1034例GBS,约有70%的患者在发病前8周内有前驱感染因素,其中呼吸道感染占58%,胃肠道感染占22%,二者同时感染占10%。前驱感染的主要病原体有:①空肠弯曲菌(Campylobacter jejuni,CJ)。Rhodes(1982)首先注意到GBS与CJ感染有关。Hughes(1997)提出CJ感染常与急性运动轴索性神经病有关。在我国和日本,42%~76%的GBS患者血清中CJ特异性抗+体增高。CJ是革兰氏性微需氧弯曲菌,是引起人类腹泻的常见致病菌之一,感染潜伏期为24~72小时,腹泻开始为水样便,以后出现脓血便,高峰期为24~48小时,1周左右恢复。GBS患者常在腹泻停止后发病。②巨细胞病毒(cytomegalovirus,CMV)是欧洲和北美洲地区GBS的主要前驱感染病原体。研究证明CMV感染与严重感觉型GBS有关,发病症状严重,常出现呼吸肌麻痹,脑神经及感觉神经受累多见。③其他病毒。如E-B病毒(Epstein-Barr virus,EBV)、肺炎支原体(Mycoplasma pneumonia,MP)、乙型肝炎病毒(HBV)、带状疱疹病毒(varicella zoster virus,VZV)、单纯疱疹病毒(human herpes virus,HHV)、麻疹病毒、流行性感冒病毒、腮腺炎病毒、柯萨奇病毒、甲型肝炎病毒等。新近研究又发现屡有流感嗜血杆菌、幽门螺杆菌等感染与GBS发病有关。还有人类免疫缺陷病毒(human immunodeficiency virus,HIV)与GBS的关系也越来越受到关注。但是,研究发现人群中经历过相同病原体前驱感染,仅有少数人发生GBS,又如流行病学调查发现,许多人即使感染了CJ也不患GBS,提示感染因素不是唯一的病因,可能还与存在遗传易感性个体差异有关。

(二)遗传因素

目前认为GBS的发生是具有某种易感基因的人群感染后引起的自身免疫性疾病。国外学者报道GBS与人类白细胞抗原(HLA)基因分型(如HLA-DR3、DR2、DQBI、B35)相关联;李春岩等对31例艾滋病、33例急性运动轴索型神经病(AMAN)患者易感性与HLA-A、HLA-B基因分型关系的研究,发现HLA-A33与AIDP易患性相关联;HLA-B15、B35与AMAN易患性相关联;郭力等发现 *HLA-DR16* 和 *DQ5* 与 GBS 易患性相关,而且不同 GBS 亚型 HLA 等位基因分布不同。还发现在GBS患者携带 *TNF2* 等位基因频率、*TNF1/2* 和 *TNF2/2* 的基因频率都显著高于健康对照组,说明携带 *TNF2* 等位基因的个体较不携带者发生 GBS 的危险性增加,编码 *TAFa* 基因位于人类 6 号染色体短臂上(6p21 区),HLA-Ⅲ类基因区内,因 *TAFa* 基因多个位点具有多态性,转录起始位点为上游第 308 位(-308 位点),故提示 *TAFa* 基因启动子-308G-A 的多态性与 GBS 的遗传易感性相关。所以,患者遗传素质可能决定个体对 GBS 的易感性。

（三）其他因素

有报道患者发病前有疫苗接种史、外伤史、手术史等,还有人报道因其他疾病用免疫抑制剂治疗发生 GBS;也有患有其他自身免疫性疾病者合并 GBS 的报道。

二、临床表现

半数以上的患者在发病前数日或数周曾有感染史,以上呼吸道及胃肠道感染较为常见,或有其他病毒感染性疾病发生,或有疫苗接种史、手术史等。多以急性或亚急性起病。一年四季均可发病,但以夏秋季(6~10 月约占 75.4％)为多发;男女均可发病,男女之比 1.4∶1;任何年龄均可发病,但以 30 岁以下者最多。国内报道儿童和青少年为 GBS 发病的两个高峰。

（一）症状与体征

1.运动障碍

首发症状常为双下肢无力,从远端开始逐渐向上发展,四肢呈对称性弛缓性瘫痪,下肢重于上肢,近端重于远端,亦有远端重于近端者。轻者尚可行走,重者四肢完全性瘫痪,肌张力低,腱反射减弱或消失,部分患者有轻度肌萎缩。长期卧床可出现失用性肌萎缩。GBS 患者呈单相病程,发病 4 周后肌力开始恢复,一般无复发-缓解。急性重症患者对称性肢体无力,在数日内从下肢上升至躯干、上肢或累及支配肋间及膈肌的神经,导致呼吸肌麻痹,称为 Landry 上升性麻痹,表现除四肢弛缓性瘫痪外,有呼吸困难、说话声音低、咳嗽无力、缺氧、发绀,严重者可因完全性呼吸肌麻痹,而丧失自主呼吸。

2.脑神经损害

舌咽-迷走神经受损较为常见,表现吞咽困难、饮水呛咳、构音障碍、咽反射减弱或消失等;其次是面神经受损,表现为周围性面瘫;动眼神经亦可受累,表现眼球运动受限;三叉神经受累,表现为张口困难及面部感觉减退。总的来说,单发脑神经受损较少,多与脊神经同时受累。

3.感觉障碍

发病后多有肢体感觉异常,如麻木、蚁行感、烧灼感、针刺感及不适感等。客观感觉障碍不明显,或有轻微的手套样、袜套样四肢末端感觉障碍,少数人有位置觉障碍及感觉性共济失调。常有 Lasègue 征阳性及腓肠肌压痛。

4.自主神经障碍

皮肤潮红或苍白,多汗,四肢末梢发凉,血压升高或降低,心动过速或过缓,尿潴留或尿失禁等。

5.其他

少数患者有精神症状,或有头疼、呕吐、视盘水肿,或一过性下肢病理征,或有脑膜刺激征等。

(二)GBS 变异型

1.急性运动轴索型神经病(acute motor axonal neuropathy,AMAN)

免疫损伤主要的靶位是脊髓前根和运动神经纤维的轴索,导致轴索损伤,或免疫复合物结合导致轴索功能阻滞,病变多集中于周围神经近段或末梢,髓鞘相对完整无损,无明显的炎症细胞浸润,多伴有血清抗神经节苷脂 GM1、GM1b、GD1a 或 Ga1Nac-CD1a 抗体滴度增高。

AMAN 的病因及发病机制不清,目前认为与 CJ 感染有关。据报道 GBS 发病前 CJ 感染率美国为 4%、英国为 26%、日本为 41%、中国为 51%或 66%。病变以侵犯神经远端为主,临床表现主要为肢体瘫痪,无感觉障碍症状,病情严重者发病后迅速出现四肢瘫痪,伴有呼吸肌受累。早期出现肌萎缩者,预后相对不好。年轻患者神经功能恢复较好。本型流行病学特点是儿童多见,夏秋季多见,农村多见。

2.急性运动感觉性轴索型神经病(acute motor and sensory axonal neuropathy,AMSAN)

其也称暴发轴索型 GBS。免疫损伤主要的靶位在轴索,但同时波及脊髓前根和背根,以及运动和感觉纤维。临床表现病情大多严重,恢复缓慢,预后较差。患者常有血清抗 GM1、GM1b 或 GD1a 抗体滴度增高。此型不常见,约占 GBS 的 10%以下。

3.Miller-Fisher 综合征(MFS)

MFS 简称 Fisher 综合征。此型约占 5%,以急性或亚急性发病。临床表现以眼肌麻痹、共济失调和腱反射消失三联征为特点,无肢体瘫,若伴有肢体肌力减低也极轻微。部分电生理显示受累神经同时存在髓鞘脱失、炎症细胞浸润和轴索传导阻滞,患者常有血清抗 GQ1b 抗体滴度增高。MFS 呈单相性病程,病后2~3 周或数月内大多数患者可自愈。

4.复发型急性炎性脱髓鞘性多发性神经根神经病(relapsing type of AIDP)

复发型急性炎性脱髓鞘性多发性神经根神经病是 AIDP 患者数周至数年后再次复发,5%~9%的 AIDP 患者有 1 次以上的复发。复发后治疗仍有效。但恢复不如第一次完全,有少数复发患者呈慢性波动性进展病程,变成慢性型 GBS。

5.纯感觉型吉兰-巴雷综合征

表现为四肢对称性感觉障碍和疼痛,感觉性共济失调,伴有肢体无力,电生理检查符合脱髓鞘性周围神经病,病后 5~14 个月肌无力恢复良好。

6.多数脑神经型吉兰-巴雷综合征

多数脑神经型吉兰-巴雷综合征是 GBS 伴多数运动性脑神经受累。

7.全自主神经功能不全型吉兰-巴雷综合征

全自主神经功能不全型吉兰-巴雷综合征是以急性或亚急性发作的单纯全自主神经系统功能失调综合征,病前有感染史。表现为全身无汗、口干、皮肤干燥、便秘、排尿困难、直立性低血压、阳痿等,无感觉障碍和瘫痪。病程呈单相性,预后良好。

三、辅助检查

(一)脑脊液检查

1.蛋白细胞分离

病初期蛋白含量与细胞数均无明显变化,1 周后蛋白含量开始增高,病后 4~6 周达高峰,最高可达10 g/L,一般为 1~5 g/L。蛋白含量高低与病情不呈平行关系。在疾病过程中,细胞数多为正常,有少数可轻度增高,表现蛋白-细胞分离现象。

2.免疫球蛋白含量升高

脑脊液中 IgG、IgM、IgA 含量明显升高,可出现寡克隆 IgG 带,阳性率在 70% 以上。

(二)血液检查

1.血常规

白细胞多数正常,部分患者中等多核白细胞增多,或核左移。

2.外周血

T 淋巴细胞亚群异常,急性期患者抑制 T 细胞(Ts)减少,辅助 T 细胞(Th)与 Ts 之比(Th/Ts)升高。

3.血清免疫球蛋白含量升高

血清中 IgG、Ig M、IgA 等含量均明显升高。

(三)电生理检查

1.肌电图

约有 80% 的患者神经传导速度减慢,运动神经传导速度减慢更明显,常有神经传导潜伏期延长,F 波的传导速度减慢。当临床症状消失后,神经传导速度仍可减慢,可持续几个月或更长时间。此项检查可预测患者的预后情况。

2.心电图

多数患者的心电图正常,部分患者出现 ST 段降低、T 波低平、窦性心动过速,以及心肌劳损、传导阻滞、心房颤动等表现。

四、诊断与鉴别诊断

(一)诊断

根据如下表现,典型病例诊断并不困难:①儿童与青少年多发;②病前多有上呼吸道或胃肠道感染或疫苗接种史;③急性或亚急性起病;④表现双下肢或四肢无力,对称性弛缓性瘫痪,腱反射减弱或消失;⑤可有脑神经受损;⑥多有感觉异常;⑦脑脊液有蛋白-细胞分离现象等。

诊断标准如下。

(1)进行性肢体力弱,基本对称,少数也可不对称,轻则下肢无力,重则四肢瘫,包括躯体瘫痪、延髓性麻痹、面肌以至眼外肌麻痹,最严重的是呼吸机麻痹。

(2)腱反射减弱或消失,尤其是远端常消失。

(3)起病迅速,病情呈进行性加重,常在数日至一两周达高峰,到第 4 周停止发展,稳定,进入恢复期。

(4)感觉障碍主诉较多,客观检查相对较轻,可呈手套样、袜子样感觉异常或无明显感觉障碍,少数有感觉过敏,神经干压痛。

(5)脑神经受损以舌咽神经、迷走神经、面神经多见,其他脑神经也可受损,但视神经、听神经几乎不受累。

(6)可合并自主神经功能障碍,如心动过速、高血压、低血压、血管运动障碍、出汗多,可有一时性排尿困难等。

(7)病前 1~3 周约半数有呼吸道、肠道感染,不明原因发热、水痘、带状疱疹、腮腺炎、支原体、疟疾等,或淋雨受凉、疲劳、创伤、手术等。

(8)发病后 2~4 周进入恢复期,也可迁延至数月才开始恢复。

(9)脑脊液检查,白细胞数常少于 $10 \times 10^6 / L$,1～2周蛋白含量增高,呈蛋白-细胞分离现象,如细胞数超过 $10 \times 10^6 / L$,以多核为主,则需排除其他疾病。细胞学分类以淋巴细胞、单核细胞为主,并可出现大量吞噬细胞。

(10)电生理检查,病后可出现神经传导速度明显减慢,F反应近端神经干传导速度减慢。

(二)鉴别诊断

1.多发性周围神经病

(1)缓慢起病。

(2)感觉神经、运动神经、自主神经同时受累,远端重于近端。

(3)无呼吸肌麻痹。

(4)无神经根刺激征。

(5)脑脊液正常。

(6)多能查到病因,如代谢障碍、营养缺乏、药物中毒,或有重金属及化学药品接触史等。

2.低钾型周期麻痹

(1)急性起病,四肢瘫痪,近端重、远端轻,下肢重、上肢轻。

(2)有反复发作史或家族史,病前常有过饱、过劳、饮酒史。

(3)无脑神经损害,无感觉障碍。

(4)脑脊液正常。

(5)发作时可有血清钾低。

(6)心电图出现 Q-T 间期延长,ST 段下移,T 波低平或倒置,可出现宽大的U 波或 T 波、U 波融合等低钾样改变。

(7)补钾后症状迅速改善。

3.全身型重症肌无力

(1)四肢无力,晨轻夕重,活动后加重,休息后症状减轻。

(2)无感觉障碍。

(3)常有眼外肌受累,表现上眼睑下垂、复视等。

(4)新斯的明试验或疲劳试验阳性。

(5)肌电图重复刺激波幅减低。

(6)脑脊液正常。

4.急性脊髓炎

(1)先驱症状发热。

(2)急性起病,数小时或数日达高峰。

(3)脊髓横断性损害,有明显的节段性感觉平面,有传导束性感觉障碍,脊髓休克期后应出上单位瘫。

(4)括约肌症状明显。

(5)脑脊液多正常,或有轻度的细胞数和蛋白含量增多。

5.急性脊髓灰质炎

患者常未服或未正规服用脊髓灰质炎疫苗。①起病时常有发热;②急性肢体弛缓性瘫痪,多为节段性,瘫痪肢体多明显不对称;③无感觉障碍,肌萎缩出现较早;④脑脊液蛋白含量和细胞数均增多;⑤肌电图呈失神经支配现象,运动神经传导速度可正常,或有波幅减低。

6.多发性肌炎

(1)常有发热、皮疹、全身不适等症状。

(2)全身肌肉广泛受累,以近端多见,表现酸疼无力。

(3)无感觉障碍。

(4)血常规白细胞计数增高、血沉快。

(5)血清肌酸激酶、醛缩酶和谷丙氨酸氨基转移酶明显增高。

(6)肌电图示肌源性改变。

(7)病理活检示肌纤维溶解断裂,炎细胞浸润,毛细血管内皮细胞增厚。

7.血卟啉病

(1)急性发作性弛缓性瘫痪。

(2)急性腹痛伴有恶心、呕吐。

(3)有光感性皮肤损害。

(4)尿呈琥珀色,暴露在日光下呈深黄色。

8.肉毒中毒

(1)有进食物史,如吃家制豆腐乳、豆瓣酱后发病,且与同食者一起发病。

(2)有眼肌麻痹、吞咽困难、呼吸肌麻痹、心动过缓等。

(3)肢体瘫痪轻。

(4)感觉无异常。

(5)脑脊液正常。

9.脊髓肿瘤

(1)起病缓慢。

(2)常有单侧神经根痛,后期可双侧持续痛。

(3)早期一般来说病侧肢体无力,后期双侧受损或出现脊髓横断性损害。

(4)腰椎穿刺椎管梗阻。

(5)脊髓 MRI 检查可显示占位性病变。

五、治疗

(一)一般治疗

由于 GBS 病因及发病机制不清,目前尚无特效治疗,但 GBS 的病程自限,如能精心护理及给予恰当的支持治疗,一般预后良好。急性期患者需要及时住院观察病情变化,GBS 最严重和危险的情况是发生呼吸肌麻痹,所以要严密监控患者的自主呼吸;新入院患者病情尚未得到有效控制,尤其需要观察有无呼吸肌麻痹的早期症状,如通过询问患者呼吸是否费力,有无胸闷、气短,能否吞咽及咳嗽等;观察患者的精神状态、面色改变等可了解其呼吸情况。同时:①加强口腔护理,常拍背,有痰要及时吸痰,或体位引流,清除口腔内分泌物,保持呼吸道畅通,预防呼吸道感染。②对重症患者应进行心肺功能监测,发现病情变化及时处置,如呼吸肌麻痹则及时抢救,尽早使用呼吸器,是减少病死率的关键。③有吞咽困难者应尽早鼻饲,防止食物流入气管内而窒息或引起肺部感染。④瘫痪肢体要保持功能位,适当进行康复训练,防止肌肉萎缩,促进瘫痪肢体的功能恢复。⑤定时翻身,受压部位要经常给予按摩,改善局部的血液循环,预防压疮。

（二）呼吸肌麻痹抢救

呼吸肌麻痹表现：①患者说话声音低，咳嗽无力；②呼吸困难或矛盾呼吸（当肋间肌麻痹时吸气时腹部下陷）。

1.呼吸肌麻痹的处理

当患者有轻度呼吸肌麻痹时，首先是口腔护理，及时清除口腔内分泌物，湿化呼吸道，用蒸汽吸入或超声雾化，2～4次/日。每次20分钟，可降低痰液黏稠度，有利痰液的排出。对重症GBS患者要床边监护，每2小时测量呼吸量，当潮气量<1 000 mL时或患者连续读数字不超过4时，说明换气功能不好，患者已血氧不足、二氧化碳潴留，需及时插管行人工呼吸。

2.应用人工呼吸机的指标

（1）患者呼吸浅、频率快、烦躁不安等呼吸困难，四肢末梢轻度发绀有缺氧。

（2）检测二氧化碳分压达8.00 kPa（60 mmHg）以上。

（3）氧分压低于6.67 kPa（50 mmHg）或动脉pH在7.3及以下时，均提示有缺氧和二氧化碳潴留，要尽快使用人工辅助呼吸纠正乏氧。

3.停用人工呼吸机的指征

（1）患者神经系统症状改善，呼吸功能恢复正常。

（2）平静呼吸时矛盾呼吸基本消失。

（3）肺通气功能维持正常生理需要。

（4）肺部炎症基本控制。

（5）血气分析正常。

（6）间断停用呼吸器无缺氧现象。

（7）已达24小时以上的正常自主呼吸。

4.气管切开插管的指征

（1）GBS患者发生呼吸肌麻痹。

（2）或伴有舌咽神经、迷走神经受累。

（3）或伴有肺部感染，患者咳嗽无力，呼吸道分泌物排出有困难时，应及时行气管切开，保持呼吸道畅通。气管切开后要严格执行气管切开护理规范。

5.拔管指征

（1）患者有正常的咳嗽反射。

（2）口腔内痰液能自行咯出。

（3）深吸气时无矛盾呼吸。

（4）肺部炎症已控制。

（5）吞咽功能已恢复。

（6）血气分析正常。

（三）静脉注射免疫球蛋白（IVIG）

（1）免疫球蛋白治疗GBS的机制有多种解释：①通过IgG的Fc段封闭靶细胞Fc受体，阻断抗原刺激和自身免疫反应。②通过IgG的Fab段结合抗原，防止产生自身抗体，或与免疫复合物中抗原结合，更易被巨噬细胞清除。③中和循环中的抗体，可影响T、B细胞的分化及成熟，抑制白细胞免疫反应及炎症细胞因子的产生等。

（2）临床应用指征：①急性进展期不超过2周，且独立行走不足5 m的GBS患者。②使用其他疗法后,病情仍继续恶化者。③对已用 IVIG 治疗,病情仍继续加重者或 GBS 复发者。④病程超过 4 周,可能为慢性炎性脱髓鞘性多发性神经病者。

(3)推荐用量:人免疫球蛋白制剂 400 mg/(kg·d),开始速度要慢,40 mL/h,以后逐渐增加至 100 mL/h,静脉滴注,5 日为 1 个疗程。该治疗见效快,不需要复杂设备,用药安全,故已推荐为重型 GBS 患者的一线用药。

(4)不良反应:有发热、头痛、肌痛、恶心、呕吐、皮疹及短暂性肝功能异常等,经减慢滴速或停药即可消失。偶见如变态反应、溶血、肾衰竭等。不良反应发生率在 1%～15%,通常低于 5%。

(5)禁忌证:免疫球蛋白过敏、高球蛋白血症、先天性 IgA 缺乏患者。

(四)血浆置换(plasma exchange,PE)

血浆置换疗法可清除患者血中的有害物质,特别是髓鞘毒性抗体及致敏的淋巴细胞、抗原-免疫球蛋白的免疫复合物、补体等,从而减轻和避免神经髓鞘的损害,改善和缓解临床症状,并缩短患者从恢复到独立行走的时间,缩短患者使用呼吸机辅助呼吸的时间,能明显降低重症的病死率。每次交换血浆量按 40～50mL/kg 体重计算或 1～1.5 倍血浆容量计算,血容量恢复主要依靠 5% 人血清蛋白。从患者静脉抽血后分离血细胞和血浆,弃掉血浆,将洗涤过的血细胞与 5% 人血清蛋白重新输回患者体内。轻度、中度和重度患者每周应分别做 2 次、4 次和 6 次。不良反应有血容量减少、心律失常、心肌梗死、血栓、出血、感染及局部血肿等。血浆置换疗法的缺点是价格昂贵及费时等。

禁忌证:严重感染、心律失常、心功能不全和凝血功能异常者。

(五)糖皮质激素

目前糖皮质激素对 GBS 的治疗作用及疗效意见尚不一致,有的学者认为急性期应用糖皮质激素治疗无效,不能缩短病程和改善预后,甚至推迟疾病的康复和增加复发率。也有报道称应用甲泼尼龙治疗轻、中型 GBS 效果较好,减轻脱髓鞘程度,改善神经传导功能;重型 GBS 患者肺部感染率较高,还有合并应激性上消化道出血者,不主张应用。临床诊疗指南:规范的临床试验未能证实糖皮质激素治疗 GBS 的疗效,应用甲泼尼龙冲击治疗 GBS 也没有发现优于安慰剂对照组。因此,AIDP 患者不宜首先推荐应用大剂量糖皮质激素治疗。

糖皮质激素不良反应:①大剂量甲泼尼龙冲击治疗能升高血压,平均动脉压增高 1.60～3.60 kPa(12～27 mmHg)。②静脉滴注速度过快可出现心律失常。③有精神症状,如语言增多、欣快等。④其他有上消化道出血、血糖升高、面部潮红、踝部水肿等。

(六)神经营养剂

神经营养药可促进周围损害的神经修复和再生;促进神经功能的恢复。常用有 B 族维生素、辅酶 A、ATP、细胞色素 C、肌苷、胞磷胆碱等。

(七)对症治疗

1.呼吸道感染

重型 GBS 患者易合并呼吸道感染,如有呼吸道感染者,除加强护理及时清除呼吸道分泌物外,还要应用有效足量的抗生素控制呼吸道炎症。

2.心律失常

重型 GBS 患者出现心律失常,多由机械通气、肺炎、酸碱平衡失调、电解质紊乱、自主神经功能障碍等引起。首先明确引起心律失常的病因,再给予相应的处理。

3.尿潴留、便秘

尿潴留可缓慢加压按摩下腹部排尿。预防便秘应鼓励患者多进食新鲜蔬菜、水果,多饮水,每日早晚按摩腹部,促进肠蠕动以防便秘。

4.心理护理

因突然发病,进展又快,四肢瘫,或不能讲话,患者会很紧张、恐惧、焦虑、悲观,心理负担很大,医务人员要鼓励开导患者,树立信心和勇气,消除不良情绪,配合治疗。

(八)康复治疗

GBS 是周围神经脱髓鞘疾病,肌肉出现失神经支配,肌肉萎缩,所以对四肢瘫痪的患者要尽早开始康复治疗,可明显改善神经功能。对肌力在Ⅲ级以上者,鼓励患者要进行主动运动锻炼。肌力在 0～Ⅱ级者,支具固定,保持肢体关节功能位,同时做被动运动训练和按摩,其作用是保持和增加关节活动度,防止关节挛缩变形、肌肉萎缩及足下垂,改善局部血液循环,有利于瘫痪肢体的恢复。另外,还要进行日常生活能力的训练,复合动作训练及作业(即职业)训练等。康复治疗的效果与疾病的严重程度、病程、坚持训练等有关。从患者就诊开始,早期治疗的同时就要注意早期康复治疗。康复治疗不是一朝一夕之事,要鼓励患者持之以恒、循序渐进地坚持功能练习。

(郝　强)

第九节　血管性痴呆

血管性痴呆(vascular dementia,VaD/VD)是指由于脑血管病变引起一组表现为认知障碍的临床综合征,在中国,60 岁以上的人群痴呆的发病率为 3.0%,其中 VD 约占总人群的 0.9%,年龄越大,发病率越高,且有地域差异,北方发病率高于南方,城市高于农村。VD 是一种可防治的痴呆。

血管性痴呆在中医学中曾属于"呆证""健忘""癫证""郁证"等范畴。

一、中医病因病机研究

有关其病因病机,中医自古以来论述较多,多从五脏、阴阳论治,也有从痰、瘀、气、火、浊毒论治者。张志慧等从络病论述其发病机理,认为痴呆多为精、气、血不足,痰、毒、瘀闭阻,脑络不通所致。黄煜从三焦论治,认为本病皆因三焦气化失常,影响精气血传导,导致脑脉失养。王永炎等从玄府阐述其发病机理,认为痴呆的主要病因为脑内玄府郁闭,导致神机失用。

综上,本病病理性质多属本虚标实,本虚为五脏、气血不足,导致髓海失养,标实则为气火、痰瘀、浊毒阻滞,脑脉不通。

二、西医病因病理研究

现代医学认为,VD 的病因主要涉及脑血管病及危险因素两个方面,VD 的危险因素主要包括遗传因素及非遗传因素。遗传因素主要表现为遗传异质性及基因多态性,非遗传因素主要包括种族、年龄、性别、低受教育水平,不良生活习惯如吸烟、酗酒等,社会及心理因素,接触与有毒化学药品的职业等。Ruth 通过流行病学证实高血压和吸烟与 VD 的发作呈正相关,而饮酒则与

VD 发病率呈"U"或"J"形关系。

VD 的发病机制一般认为是脑血管病的病灶涉及额颞叶及边缘系统,或病灶损害了脑组织的足够容量,导致高级认知功能的损害。VD 的发病机制目前研究较多,主要包括以下几种。

(一)脑血管损害

1.多发性脑梗死

皮质或皮质下的多发脑梗死灶达到一定的脑容量时可诱发认知障碍。Loeb 等在一项尸检研究中证实,>70% 的 VD 患者脑损害体积>50 mL,常在 60~80 mL,而当脑容量>100 mL 时,绝大多数患者均进展为痴呆。

2.分水岭性梗死

分水岭性梗死是由于心律失常、低血压、休克等血流动力学改变或颈动脉硬化或狭窄闭塞等导致循环急性或慢性灌注不足,引起两支动脉边缘地带的脑组织发生梗死性改变所致。

3.腔隙性梗死

腔隙梗死或小梗死是 VD 的最主要原因。腔隙性梗死是直径 3~15 mm 的粟粒状软化或小的空腔,有不止一种病理构成,常见为小的梗死,少见的也包括痊愈和重吸收的小量出血。腔隙性梗死早期多无明显症状,临床上易忽视,但当腔隙性梗死脑容量达到一定的数量,常可引发认知障碍。

4.关键部位性脑梗死

关键部位性脑梗死是指梗死部位发生于丘脑、海马、尾状核、角回的关键组织,此类组织与认知功能密切相关,故尽管影像学可见梗死灶范围不大,但初次梗死就可引起明显的认知功能障碍。

(二)白质损伤

小血管导致的脑白质损伤与血管性认知障碍关系最密切。脑白质损害病理形态特征包括脱髓鞘、轴突丢失和腔隙性梗死,发病机制可能是由于低灌注和脑血流紊乱引起脑内大动脉的粥样硬化和穿支动脉的几种微血管病理,包括小动脉增厚的纤维样变和玻璃样变导致迂曲等引起白质出血或缺血性损伤从而引起脑白质受损,引发认知功能障碍。

(三)神经生化系统

1.中枢胆碱能系统

胆碱能系统主要影响胆碱能突触(记忆突触的主要部分)从而参与大脑的记忆形成和储存。目前大量研究证明,乙酰胆碱(Ach)合成减少和胆碱酯酶(AchE)活性相对增高均可导致 VD 患者的认知障碍。

2.氨基酸受体的兴奋毒性

氨基酸受体的兴奋毒性是指兴奋性氨基酸(EAA)受体激活后引起的神经元细胞凋亡,中枢 EAA 最主要的是谷氨酸,研究表明,脑缺血缺氧后谷氨酸再摄取受阻,大量作用于突触后膜,导致钙离子内流,细胞内钙超载,轻则引起海马区长时程效应,突触间传导障碍,记忆障碍;重则介导一系列钙离子依赖生化反应,导致神经细胞凋亡,引发痴呆。

3.氧自由基

脑缺血再灌注的急性期,大量的自由基产生并攻击富含脂质的脑细胞如灰质神经元,破坏并降解磷脂导致其变性失能,大大增加细胞膜的通透性,从而引起细胞毒性水肿,神经递质的释放等连锁反应,最终导致细胞坏死,导致梗死范围的进一步扩大。

4.单胺类神经递质

脑内的各种单胺类神经递质,如多巴胺(DA),去甲肾上腺素(NE),5-羟色胺(5-HT)和5-羟吲哚乙酸(5-HIAA)等在记忆的形成和保持中起着不可或缺的作用。当大脑缺血缺氧时,脑内单胺类神经递质释放及调节紊乱,导致记忆障碍,诱发痴呆。

5.一氧化氮

少量一氧化氮(NO)对神经细胞有保护作用,可以调节脑血流及承担信使及递质作用,但当脑组织缺血缺氧时,NO大量增多,参与过氧化反应,并生成过硝酸盐,产生神经毒性而损伤磷脂、核酸,破坏神经细胞。

6.炎性机制

脑缺血再灌注时,内皮细胞和神经元被激活释放大量的炎症因子(关键是 TNF-α 和 IL-1β),促使白细胞聚集在受损脑组织处,引起脑血管的再阻塞,导致"无再流现象",同时,白细胞尚可产生蛋白水解酶和效应因子,直接损害神经元,两方面结果,加重脑组织的损伤。

三、临床表现

(一)症状和体征

VD是脑血管病后所引发的痴呆,发病前多有卒中病史,临床特点具有突发、阶梯性进展、波动性及慢性病程的特点。其症状和体征包括认知功能障碍和脑损伤的神经功能定位。

1.临床症状学

(1)注意力下降:VD患者注意力下降主要表现为回答问题时反应迟钝,不能回答或答非所问,严重者置之不理,无法进行互动及交流。

(2)语言功能障碍:VD患者晚期神经功能退化可导致不同程度的语言表达和理解障碍,部分患者存在严重的构音障碍。

(3)记忆力减退:VD患者的记忆力呈选择性斑片状减退,对某些事件记忆全无,对另一些事件的记忆却可完整无误,但以近事遗忘为主。

(4)视觉空间障碍:因枕叶和顶叶大面积梗死的患者可出现视觉空间定向力障碍,患者可忘记回家的路,不能完成画钟表行动等。

(5)执行能力:因额叶、顶叶损害的患者可出现执行能力障碍,患者可出现失算、失认等执行能力障碍。

2.特征性症状及体征

(1)神经病学症状和体征:VD患者可出现典型的睡眠倒错现象,夜间难以入睡,日间嗜睡。神经系统检查可见中枢性面舌瘫,肢体偏瘫,肌张力增高,腱反射亢进以及锥体束征。

(2)行为异常:VD患者可出现无意义的反复询问同一问题,大声哭闹,还可出现刻板运动、攻击和暴力行为。部分患者出现贪食、异食癖等饮食障碍。

(3)精神病性症状:VD患者早期因智能的减低、记忆力、判断力等下降引起对疾病的恐惧、对未来的担忧易引起情感障碍及人格障碍,表现为淡漠、欣快、抑郁、焦虑、易激惹等症状,晚期因生物学的改变加重抑郁及焦虑,甚至引起伤人、自杀等意外事件发生。

(二)并发症

VD患者认知功能下降,自理个人卫生困难,易引发呼吸系统、泌尿系统等感染性疾病;随着平衡功能的减退,跌仆多发并易引起骨折等外伤性疾病;摄食不当则引发胃肠功能紊乱及营养不良;晚期护理不当,易导致压疮或长期服用阿司匹林等药物导致消化道出血。

(三)临床常用实验室检查

1.痴呆诊断量表

痴呆患者认知能力简易筛查量表(MMSE)为目前应用最广泛的简易痴呆评定量表,检查结果与患者的文化教育水平相关。修订的长谷川简易痴呆量表(HDS)可用于门诊及住院患者的痴呆简易初筛。临床痴呆评定量表(CDR)可从记忆力、定向力、解决问题的能力以及社交能力四个方面评价痴呆等级,评定结果可分为健康、可疑、轻度、中度和重度痴呆五个等级。其他可评价血管性痴呆的量表还包括日常生活能力量表(ADL)、日常生活及社会能力调查表(FAQ)、总体退化量表(GDS)和修订的 Hachinski 缺血性量表。

2.神经电生理检查

评定 VD 的神经电生理检查主要包括脑电图(EEG)、视觉和听觉诱发电位(EAP、BAEP)、事件相关电位(ERP)。其中 EEG 可显示在大面积脑梗死侧脑半球在慢波情况下的不对称改变;EAP、BAEP 主要用于枕叶、脑干梗死性痴呆的筛查;ERP 主要用于痴呆患者的注意力下降的严重程度进行分级评定。

3.神经心理测验

常用韦氏成人智力量表(WAIS)以及其记忆量表,但该检查较费时费力,现已由简易的物体记忆测验以及快速词汇检测所代替。

4.脑功能及脑代谢检查

正电子发射计算机断层显像(PET-CT)是一项能通过检查脑内代谢从而区别各种痴呆类型的检查,双侧大脑半球散在多发低代谢灶常提示 VD,而双侧顶叶的低代谢灶多为早期 AD 患者,额颞叶痴呆(FID),额、颞叶前部的代谢异常;路易体痴呆(DLB)的低代谢区常位于额顶枕交界区及小脑。

5.经颅多普勒超声(TCD)及颈部血管彩超

TCD 可通过检测颅内血管的流速及阻力判断责任血管的血流动力情况以助于排查病灶;颈部血管彩超可通过超声波探查血管的形态、管壁情况以了解颈外血管的供血情况以排查责任病灶。

6.神经影像学检查

VD 患者头颅 CT 可见多发散在的脑血管病变的责任病灶的低密度影或脑沟变宽、脑室扩大、脑皮质变薄等脑萎缩征象;而头颅 MR 则可见额颞叶、海马等的萎缩征象。

四、诊断要点

采用国际上最严格的 NINDS-AIREN 标准,其诊断标准如下。

(一)诊断标准

临床常用血管性痴呆标准

(1)有痴呆(通过临床和神经心理学检查有充分证据表明符合痴呆的诊断标准;同时排除了由意识障碍、谵妄、神经症、严重失语及全身性疾病或脑变性疾病所引起的痴呆)。

(2)有脑血管病的证据:①临床证明有脑血管病所引起的局灶性体征,如偏瘫、中枢性舌瘫、病理征、偏身失认、构音障碍等。②影像学检查(如 CT 或 MRI)有相应的脑血管病的证据,如大血管梗死、重要部位单个的梗死、多发性脑梗死和腔隙性脑梗死、广泛的脑室周围白质病变、上述病变共存等。

（3）上述两种损害有明显的因果关系：①在明确的卒中后 3 个月内出现痴呆；②突然出现认知功能衰退，或波动样、阶梯样进行性认知功能损害。

（4）临床支持很可能血管性痴呆标准：①早期出现步态异常（小碎步、慌张步态、失用及共济失调步态等）；②不能用其他原因解释的多次摔倒病史；③早期出现尿急、尿频及其他泌尿系统症状，且不能用泌尿系统疾病来解释。④假性延髓性麻痹。

（5）人格及精神状态改变：意志缺乏、抑郁、情感改变及其他皮质下功能损害，包括精神运动迟缓和运动障碍。

（二）严重程度标准

采用 MMSE 量表及 CDR 评定量表通过对患者的记忆力、定向力、理解力、执行能力以及社交力情况把痴呆分成五个类型。CDR＝0 为无痴呆，0.5 为可疑痴呆，1.0 为轻度痴呆，2.0 为中度痴呆，3.0 为重度痴呆。

五、鉴别诊断

（一）阿尔茨海默病（AD）

AD 目前原因未明，呈隐匿起病，进展缓慢，发病率女性大于男性，认知方面主要表现为记忆力下降，近事记忆下降为主，对日常生活工具应用能力下降，多数患者伴有人格障碍，缺乏局灶性神经系统体征，脑脊液中存在 tau 蛋白，典型病理特征是神经元纤维缠结，老年斑沉积及神经元数量减少，脑电图呈弥散性异常，CT、MRI 显示前额、颞顶脑萎缩，单光子发射计算机断层成像（SPECT）可见以双侧颞顶叶为主的双侧皮层血流量对称性减少。

（二）路易体痴呆（DLB）

DLB 是一种病因未明的进行性痴呆，以神经元胞浆内路易小体形成为病理特征，临床特点为合并波动性认知障碍、帕金森综合征以及反复发作的视幻觉三主征。神经病理学检查可见苏木精-伊红染色的包涵体，神经影像学检查可见脑萎缩及血管性病变。

（三）额颞痴呆

本病是一种遗传性疾病，以胶质细胞增生、肿胀或嗜银包涵体（pick 小体）为病理特征，多在中老年起病，缓慢出现人格改变、言语障碍以及行为异常，影像学可见额颞叶局限性萎缩。SPECT 可见额颞叶的对称性血流量减少。

（四）正常颅压脑积水

当 VD 出现脑萎缩及脑室扩大，需与正常颅压脑积水相鉴别。正常颅压脑积水常表现为进行性智力衰退、共济失调步态、二便失禁三大主征。发病隐匿，部分患者发病前可有蛛网膜下腔出血病史，头颅 CT、MRI 无明确的脑梗死病灶，而仅表现为脑萎缩及脑室扩大征象。

六、治疗

随着我国人口老龄化的加剧，目前 VD 的发病率也在不断地增高，治疗上没有特效药可治愈，主要是以预防卒中、改善认知功能及延缓病程为主。而中医药辨证治疗因其综合效益高、疗效佳以及不良反应少而得到临床认可。目前研究中医中药结合药线灸、针灸等的中医综合治疗方案因疗效佳已引起广大医疗同行的效仿。

（一）辨证治疗

VD当属于中医"痴呆"的范畴。传统医学认为起发病机制为五脏气血虚损,外加气、火、痰、瘀阻滞,最终导致髓海不足。病性属本虚标实。中医治疗以补虚泻实为则。对于五脏虚损者,应以培补先后天为主;以气郁、痰凝、血瘀为主要者,当以开郁、化痰、消瘀为法,当虚实夹杂者,则当补泻兼施。临床上痴呆具有以下辨证分型。

1.积损正伤,髓海不足

治法:填精补髓,开窍醒神;方药:七福饮加减。

2.肝郁化火,上扰清窍

治法:清热泻火,镇静安神;方药:天麻钩藤饮加减。

3.痰湿内阻,上蒙清窍

治法:豁痰开窍,健脾化浊;方药:涤痰汤加减。

4.瘀阻脑络,清窍失灵

治法:活血化瘀,开窍醒神;方药:通窍活血汤加减。

5.内生浊毒,毒损脑络

治法:清热解毒,通窍达邪;方药:黄连解毒汤加减。

（二）其他治疗

1.针灸治疗

中医综合治疗除了中药外,最常用的是针灸疗法。

(1)体针:体针当注意通窍醒脑,主穴均采用百会、四神聪。而各证型需搭配不同穴位。①髓海不足。治则:补肾填髓;取穴:太溪、肾俞、关元。②肝肾亏损。治则:补益肝肾,填髓健脑;取穴:肝俞、肾俞、悬钟。③痰湿内阻。治则:健脾益气,化痰通窍;取穴:足三里、阴陵泉、丰隆、中脘。④瘀阻脑络。治则:化瘀通络,健脑益智;取穴:血海、膈俞、内关、百会、四神聪。

(2)耳针及耳穴压豆。取穴:神门、皮质下、肾、脑点、交感、心、枕等穴。

(3)头针。取穴:双侧语言区、晕听区。

(4)穴位注射。取穴:双侧肾俞为主穴,配合足三里、丰隆。用当归注射液、丹参注射液等穴位注射;或选足三里、肾俞,用醋谷胺注射液等穴位注射。

(5)刺血疗法。主穴:中冲、天枢;配穴:涌泉、劳宫。

(6)艾灸:艾灸能刺激血管内皮生长因子,促进受损血管再生,更好地改善VD大鼠学习记忆、神经行为。

2.心理治疗

行为疗法是在VD中最常用的心理治疗,治疗的方式通常有支持疗法、音乐疗法、行为矫正、文体活动康复训练、生活基本技能训练。心理治疗可帮助患者加强对疾病的了解,消除对未知的恐惧,树立正常的生活观,延缓痴呆的进展。早期心理治疗强调家属的参与和理解支持。

3.高压氧治疗

高压氧治疗是指让患者在高于大气压的压力下呼吸纯氧。高压氧具有抑菌、改善脑循环、促进葡萄糖的有氧氧化供能,改善脑代谢、恢复脑功能等作用。目前采用高压氧治疗缺血或出血性疾病在临床上已广泛应用。

4.康复治疗

康复治疗是指通过对患者的运动、言语、感觉等锻炼以增强其患者思维、记忆力、想象力从而改善患者日常生活质量及认知。为更好地修复 VD 患者损伤、重建运动反射,康复治疗应尽早介入。

(三)西医治疗

目前西医治疗主要分为防止卒中的发生以及改善认知、控制精神及行为三方面。

1.防止卒中的发生

预防卒中的发生主要包括建立积极健康的生活方式,如参加有氧运动,戒烟戒酒等;以及控制脑血管危险因素如高血压、糖尿病、高脂血症等。

2.改善认知功能症状

(1)胆碱酶抑制剂:现代研究证明胆碱酶抑制剂可通过抑制乙酰胆碱酯酶(AchE)活性,减少乙酰胆碱(Ach)降解,增加与突触结合的乙酰胆碱量,从而改善 VD 患者的认知功能。

(2)兴奋性氨基酸受体(EAA)拮抗剂:兴奋性氨基酸受体拮抗剂的代表药为美金刚,其可竞争性与 N-甲基-D-天冬氨酸受体(NMDA)结合,防止 Ca^{2+} 离子内流,从而拮抗兴奋性氨基酸对神经细胞的损害,改善认知功能。

(3)钙通道阻滞剂:钙通道阻滞剂可拮抗 Ca^{2+} 进入细胞,起到松弛血管平滑肌,扩张脑血管,改善脑循环作用,从而改善 VD 患者的认知功能。其代表药物有尼莫地平。

(4)麦角生物碱制剂:代表药物尼麦角林为一种 α_1 受体阻滞剂,可通过扩张血管达到改善脑循环作用。此外其尚能促进脑组织对葡萄糖、磷脂的摄取及利用,并能起到抑制胆碱酯酶活性,增加纹状体内 Ach 含量,多方面作用起到改善认知的作用。

(5)自由基清除剂:此类药物能清除脑内自由基,减少脂质过氧化作用,达到保护脑血管及神经功能,改善认知的作用。

(6)脑代谢激活药:脑代谢激活剂能够增强脑细胞对磷脂及葡萄糖的利用,促乙酰胆碱的合成,改善中枢性 EAA 活性从而改善由缺氧造成的逆行性遗忘,改善记忆、认知等功能。代表药物为吡咯烷酮衍生物,如吡拉西坦以及胞磷胆碱、ATP 等。

(7)神经营养药:神经营养药是指可促进神经细胞再生及修复的药物。其代表药神经节苷脂能介导神经生长因子促进神经细胞再生,从而达到改善认知功效。

(8)降低同型半胱氨酸:同型半胱氨酸(Hcy)是蛋氨酸代谢中的产物,当其生成过多时可抑制 NO 活性,造成动脉粥样硬化;当其当谢异常时可产生同型胱氨酸,产生神经毒性直接损害海马神经元,造成认知的缺损。Hcy 的生成和代谢异常常与维生素 B_{12}、叶酸、维生素 B_6 相关,临床多通过补充后三者的摄入以降低 Hcy 的生成。

3.控制精神及行为

根据症状使用抗精神病药物。目前常用的药物包括有抗精神病药,如奋乃静、奥氮平、利培酮、喹硫平等;情感稳定剂如丙戊酸钠;抗抑郁药如西酞普兰、帕罗西汀、氟西汀;抗焦虑药如阿普唑仑、艾司唑仑、劳拉西泮、氯硝西泮等。

(李　帅)

第五章　呼吸内科疾病

第一节　肺　炎

一、概说

肺炎系细菌、病毒、支原体、衣原体、立克次体以及真菌等致病微生物的原发性或继发性感染引起的呼吸系统疾病。其临床主要特征为畏寒、高热、咳嗽、胸痛、气急或咯铁锈色痰，甚至出现发绀或休克，多发于冬春两季。

本病属中医"温病"范畴。一般多见于"风温""冬温""春温"，也可见于"厥脱"。

二、病因病理

本病的病因，一为风温之邪，或风寒外束，郁肺化热；二是正气虚弱、卫外不固或素有肺热，一旦感受外邪，则内外相合而发病。

其病理变化，起始阶段邪热尚浅，病在卫分，主要表现为一系列肺卫症状，此时若邪势不甚，且能及时得到清解，则邪从表散，病情转安。如果正虚邪盛或由于失治、误治，肺卫之邪热不解而内传入里，一是顺传于气分，若气分不解则传入营血；一是逆传心包，扰乱心神、蒙蔽清窍。同时，如热毒亢炽，劫阴伤气，还可以发生亡阴厥脱之变，致使病情更趋严重。

三、诊断

(一)临床表现

1.病史

肺炎球菌性肺炎常有受凉、劳累、雨淋等致病因素。金黄色葡萄球菌性肺炎多见于老人与小儿，常继发于流感、麻疹等呼吸道病毒感染或皮肤疮疖等感染。支原体肺炎以儿童及青年人居多。肺炎衣原体肺炎常在聚居场所的人群中流行，如军队、学校、家庭，通常感染所有的家庭成员，但3岁以下的儿童患病较少。病毒性肺炎多发生于婴幼儿及老年体弱者，常有病毒感染病史。军团菌肺炎主要发生于细胞免疫功能低下，如糖尿病、恶性肿瘤、器官移植、肝肾衰竭者。传染性非典型肺炎人群普遍易感，呈家庭和医院聚集性发病，多见于青壮年，儿童感染率较低。

2.症状

主要表现为畏寒、发热、咳嗽、咳痰、胸痛、气急等。中毒性或休克型肺炎患者可出现烦躁、嗜睡、意识模糊、面色苍白、发绀、四肢厥冷、少尿、无尿及脉速而细弱等神经系统症状及周围循环衰竭危象。典型的肺炎球菌性肺炎痰呈铁锈色;金黄色葡萄球菌性肺炎痰呈脓性或脓血性;肺炎克雷伯杆菌性肺炎痰呈脓性或棕红色胶冻状;铜绿假单胞菌性肺炎痰呈绿色脓痰;支原体性肺炎可有少量黏痰或血痰;病毒性肺炎咯少量黏痰;军团杆菌性肺炎则咯少量黏液痰或有时有血丝。

3.体征

早期肺部体征无明显异常,重症者可有呼吸频率增快,鼻翼煽动,发绀。肺实变时有典型的体征,如叩诊浊音、语颤增强和支气管呼吸音等,也可闻及湿性啰音。并发胸腔积液者,患侧胸部叩诊浊音,语颤减弱,呼吸音减弱。

(二)实验室检查

肺炎球菌性肺炎、金黄色葡萄球菌性肺炎、肺炎杆菌性肺炎等细菌性肺炎血常规检查白细胞总数增加,中性粒细胞比例显著升高,伴核左移或有中毒颗粒。支原体肺炎和病毒性肺炎血检白细胞数正常或略增多。

痰涂片,肺炎球菌革兰氏染色为阳性双球菌;金黄色葡萄球菌亦为革兰氏染色阳性球菌;肺炎克雷伯杆菌及铜绿假单胞菌为革兰氏染色阴性杆菌。痰培养可确定致病菌。支原体肺炎痰培养分离出肺炎支原体则可确诊。病毒性肺炎痰细胞检查胞浆内可出现包涵体,病毒分离有助于明确诊断。

(三)特殊检查

1.X 线检查

肺炎球菌性肺炎早期 X 线胸片可见均匀的淡影,大叶实变为大片均匀致密阴影,多呈叶、段分布。金黄色葡萄球菌性肺炎早期呈大片絮状、密度不均的阴影,呈支气管播散;在短期内变化很快,迅速扩大,呈蜂窝状改变伴空洞,常伴脓胸或气胸。肺炎克雷伯杆菌性肺炎呈大叶性肺炎样实变,以上叶多见,水平叶间隙下坠,有不规则透亮坏死区。铜绿假单胞菌性肺炎病变较多呈两侧中、下肺野散在性结节状阴影。支原体性肺炎多数呈片絮状肺段性浸润,密度淡而均匀,边缘模糊的阴影,往往由肺门向外延伸,以肺下野为多见。病毒性肺炎 X 线胸片呈斑点状、片状或密度均匀的阴影,也可见有弥漫性结节状浸润,多见于两肺下野。

2.冷凝集试验

约半数支原体性肺炎患者在第 1 周末或第 2 周初开始出现冷凝集试验阳性,至第 4 周达最高峰,滴定效价在 1:32 以上,有助于诊断,但特异性不强。

3.补体结合试验

70%~80%的支原体性肺炎患者可出现阳性结果(1:40~1:80),第 3、4 周达高峰,对诊断具有重要价值。

4.酶联免疫吸附法(ELISA 夹心法)

支气管肺泡冲洗液或尿液检出军团菌可溶性抗原者,有助于军团杆菌性肺炎的诊断。

四、鉴别诊断

(一)肺结核

肺结核多有全身中毒症状,如午后低热、盗汗、疲乏无力、体重减轻、失眠、心悸,女性患者可有月经失调或闭经等。X线胸片见病变多在肺尖或锁骨上下,密度不匀,消散缓慢,且可形成空洞或肺内播散。痰中可找到结核分枝杆菌。一般抗菌治疗无效。

（二）肺癌

多无急性感染中毒症状,有时痰中带血丝。血白细胞计数不高,若痰中发现癌细胞可以确诊。肺癌可伴发阻塞性肺炎,经抗菌药物治疗后炎症消退,肿瘤阴影渐趋明显,或可见肺门淋巴结肿大,有时出现肺不张。若经过抗菌药物治疗后肺部炎症不消散,或暂时消散后于同一部位再出现肺炎,应密切随访,对有吸烟史及年龄较大的患者,必要时进一步做 CT、MRI、纤维支气管镜和痰脱落细胞等检查,以免贻误诊断。

（三）急性肺脓肿

早期临床表现与肺炎链球菌肺炎相似。但随病程进展,咳出大量脓臭痰为肺脓肿的特征。X线显示脓腔及气液平,易与肺炎鉴别。

（四）肺血栓栓塞症

多有静脉血栓的危险因素,如血栓性静脉炎、心肺疾病、创伤、手术和肿瘤等病史,可发生咯血、晕厥,呼吸困难较明显,颈静脉充盈。X线胸片示区域性肺血管纹理减少,有时可见尖端指向肺门的楔形阴影,动脉血气分析常见低氧血症及低碳酸血症。D-二聚体、CT肺动脉造影（CTPA）、放射性核素肺通气/灌注扫描和MRI等检查可帮助鉴别。

（五）非感染性肺部浸润

还需排除非感染性肺部疾病,如肺间质纤维化、肺水肿、肺不张、肺嗜酸性粒细胞增多症和肺血管炎等。

五、并发症

严重败血症或毒血症患者易发生感染性休克,胸膜炎、脓胸、心包炎、脑膜炎和关节炎等。肺脓肿、肺气囊肿和脓胸。心力衰竭、呼吸衰竭、中毒性脑病、感染性休克、败血症、水电解质紊乱等。肺脓肿最常见,其次为脓胸、胸膜肥厚。严重病例可伴发感染性休克,甚至有因脑水肿而发生脑疝者。

六、中医诊治枢要

肺炎系因温热之邪袭肺所致,故其治本以清邪热为主,治标以化痰瘀为主,标本必须兼顾。邪在卫气者,宜以清热解毒、透表散邪为法;邪毒入营血或上扰神明者,应以解毒凉血、清营开窍为要;如正不胜邪,致使热毒内陷,阴竭阳脱,肺气欲绝时,亟当回阳救阴,益气固脱以解其急;如邪热炽盛,热结于肠胃,以致腑气不通,大便秘结者,则及早予以通腑泄热,急于存阴为治。

七、辨证施治

（一）邪犯肺卫

（1）主症:恶寒,发热,咳嗽,口渴,头痛或头胀,胸痛,倦怠。舌苔薄白或微黄,舌边红,脉浮数。

（2）治法:疏风散热,宣肺化痰。

（3）处方:桑菊饮加减。桑叶 9 g,菊花 9 g,甘草 6 g,薄荷（后下）6 g,芦根 30 g,杏仁 9 g,浙贝母 15 g,前胡 12 g,桔梗 9 g,瓜蒌皮 15 g,牛蒡子 9 g,竹叶 9 g,防风 6 g。

(4)阐述:肺炎为风温之邪致病,初起邪在肌表,可以本方疏风散热。但若病势较重,服之发热不退,可用银花30 g、连翘15 g、黄芩12 g、鱼腥草30 g、金荞麦30 g;如反增烦渴、高热,则酌加生石膏30 g、知母9 g,以阻断邪热进退,防其传里生变。温邪致病,传变最快,往往还来不及治疗,就已出现卫气证候并见,因此临床上决不可拘泥于"到气才可清气"之说,早期就须在疏风解表的同时,酌加清热解毒类药,方能两全。此外,还须注意,凡治风温之证,应以清宣肺气为宜,有咳嗽自不必说,即使没有咳嗽症状,也不能离开清宣肺气之药,因肺气宣通,咯痰易出,治节百脉循行,温热之邪容易外达,此乃避免逆传心包的重要方法之一。所谓未雨绸缪,弭祸于先机。

(二)肺胃热盛

(1)主症:高热不退,剧烈咳嗽,汗出烦渴,呼吸气粗,胸痛便结,咳吐黄痰或铁锈色痰,尿黄赤。舌红,苔黄燥,脉滑数或洪大。

(2)治法:清热解毒,泻肺化痰。

(3)处方:麻杏石甘汤合清肺饮加减。生石膏30～45 g,知母12 g,甘草6 g,桑白皮12 g,杏仁9 g,桔梗9 g,鲜芦根30～45 g,枇杷叶12 g,连翘15 g,黄芩12 g,川连3～4.5 g,山栀9 g,竹叶9 g,金荞麦30 g。

(4)阐述:本型临床表现属肺炎进展期阶段,此时往往高热不退,全身中毒症状较为严重,根据温病"热由毒生,毒寓于邪"的观点,若不速除其毒,则热象难退,势必热势愈炽,以致耗伤津液愈甚,尤其是胃津亏耗或肾液劫灼发展到一定限度,则会演变为诸多急候和变证。由此可见,治热治变之要旨在于解毒清热,生津保液。方中石膏、知母、竹叶、甘草为肺胃实热治疗主药。黄连、黄芩、山栀为苦寒泻火、解毒祛邪要药。历来认为温病最易化火伤阴,故在温病尚未化火之前,主张慎用苦寒之品,因苦具燥意,早用有助火劫液之虑。但表现为热毒亢奋者,选用苦寒,同时配合咸寒、甘寒以泻火解毒,实为必要,所谓"有故无殒亦无殒也",适时用苦寒,有利无弊。如腑有结热,大便秘结者,则可酌加生大黄9～12 g、枳实9～12 g、瓜蒌仁12～15 g等以清里通下,使热毒从下出,从而可收"急下存阴"的效果。此外,由于邪热伤肺,清肃失司,故咳嗽、咯痰、胸痛等肺系症状进一步加重,方中之桑白皮、杏仁、枇杷叶、桔梗、芦根、金荞麦等则具有清肺化痰、生津止咳的功效,特别是金荞麦一药,不仅能菌毒并治,而且可散结化瘀,对改善全身中毒症状及防止其炎症扩展有较好的作用:如果痰中带血,可加藕节15 g、仙鹤草30 g等止血之品。

(三)热毒内陷

(1)主症:高热不退,烦躁不安,咳嗽鼻翼煽动,痰中带血,口渴引饮,神昏谵语,惊厥抽搐,呼吸急促。舌红绛无苔或苔黄黑干燥,脉细数或弦数。

(2)治法:清营开窍,凉血解毒。

(3)处方:清营汤或清瘟败毒饮加减。水牛角30～50 g,生地30 g,丹皮12 g,赤芍12 g,银花30 g,连翘15～30 g,川连5 g,竹叶12 g,生石膏30～45 g,知母12 g,广郁金9 g,石菖蒲9 g,羚羊角片3～5 g(另炖冲入),金荞麦30 g。

(4)阐述:本型证候多见于重症肺炎或并发脑膜炎的患者。凡温毒内陷、逆传心包之时,常出现高热、昏谵、痉厥等中毒症状及神经系统症状,此时的辨治重点除凉血解毒、清热存阴,采用大剂量生地、生石膏、知母、竹叶、黄连、丹皮、金荞麦等药物外,还须注意因"热极生风"及"风痰相煽"而导致扰乱神明的严重局面,如方中之水牛角、羚羊角、广郁金、石菖蒲等尚不足以息风开窍者,则可适当选服安宫牛黄丸、局方至宝丹、紫雪丹等,或用清开灵注射液肌内注射。同时,应予指出的是,肺炎发展至营血分,往往是"热毒"或"火毒"对人体影响的后果,此时人体阴血津液明显耗伤,脏腑的实质损害和功能障碍进一步加重,由于邪热煎熬,阴液亏损,气机阻滞等原因而导致淤血内生,甚则动血,如方中之赤芍、丹皮等凉血、活血类药仍不足以消弭淤血时,可酌加丹参15～30 g、桃仁9 g,也可用丹参注射液加入葡萄糖注射液进行静脉滴注。

(四)正虚欲脱

(1)主症:高热突降,冷汗频作,面色苍白,唇青肢冷,呼吸急促,鼻翼煽动神疲,甚则烦躁昏谵。舌质发绀,脉微细欲绝。

(2)治法:益气固脱,回阳救逆。

(3)处方:参附汤加减。别直参9 g,炮附子15 g,麦冬12 g,五味子6 g龙骨、牡蛎各30 g(先煎),甘草6 g。

(4)阐述:在急性肺炎的病程中,如出现上述临床症状者,为合并中毒性休克之危症。此时须根据中医"急则治标"的原则,及早选用益气养阴固脱、回阳救逆之参附汤及生脉散等方药投治,或选用已经临床与实验研究证明确有快速、明显抗休克作用的中药注射剂,如参附、参麦、参附等注射液进行静脉滴注。另外,必须强调的是,正虚邪盛往往是肺炎较易发生厥脱变证的重要因素,特别是年老体弱者或原有慢性呼吸系疾病的患者,一旦感受温邪则变化最快。因此,在重视扶正的同时,决不可忽视解毒、祛邪、清热的重要作用。不管有无厥脱、昏谵,均须适当应用鱼腥草、银花、金荞麦等药,予以解毒清热,使之邪去正安。

(五)气阴俱伤

(1)主症:咳嗽,低热,自汗,乏力,动则气短,手足心热,食欲欠佳,舌质淡红,苔薄,脉细数或细软。

(2)治法:益气养阴,清热止咳。

(3)处方:竹叶石膏汤合黄芪生脉饮加减。竹叶9 g,生石膏30 g,炙甘草6 g,怀山药15 g,麦冬12 g,党参15 g,杏仁9 g,黄芪15～30 g,五味子5 g,沙参30 g,金荞麦30 g,虎杖30 g,石斛30 g,丹参15 g。

(4)阐述:肺炎恢复阶段,临床表现多属邪去正虚,气阴待复,余热未清状态。此时,应用竹叶石膏汤以清热养阴、益气生津,对促进病情的康复很有裨益。但也不可一味纯补,以致温热之邪死灰复燃,因而宜扶正与祛邪清热兼顾。为此,在竹叶石膏汤的基础上,增加金荞麦、虎杖、杏仁、丹参等药以解毒祛瘀、清宣肺气,加强祛邪作用,有助于提高其治疗效果。

八、西医治疗

(一)抗生素治疗

1.肺炎球菌肺炎

首选青霉素G,用药途径及剂量视病情轻重及有无并发症而定:对于成年轻症患者,可用240万～480万U/d,分3～4次肌内注射或静脉滴注;对青霉素过敏者,或耐青霉素或多重耐药菌株感染者,可用头孢噻肟2～4 g/d,每日2～3次,或头孢曲松钠2 g/d;氟喹诺酮类药物亦可选用,如左氧氟沙星0.4～0.5 g/d,莫西沙星0.4 g/d。

2.金黄色葡萄球菌肺炎

院外感染轻症患者可以选用青霉素G,240万～480万U/d,分3～4次肌内注射或静脉滴注;病情较重或院内感染者宜选用耐青霉素酶的半合成青霉素或头孢菌素,如苯唑西林钠6～12 g/d,分次静脉滴注,或4～8 g/d,分次静脉滴注等,联合氨基糖苷类如阿米卡星0.4 g/d等亦有较好疗效。阿莫西林、氨苄西林与酶抑制剂组成的复方制剂对产酶金黄色葡萄球菌有效,亦可选用。对于 MRSA 感染者,则应选用万古霉素 1～2 g/d 分次静脉滴注,或替考拉宁首日 0.4 g 静脉滴注,以后 0.2 g/d,或利奈唑胺 0.6 g 每 12 小时 1 次静脉滴注或口服。

3.肺炎克雷伯杆菌性肺炎

常选用第 2、第 3 代头孢菌素,如头孢呋辛 3～6 g/d,头孢哌酮 2～4 g/d,分次静脉滴注或肌内注射,病情较重者可联合氨基糖苷类或氟喹诺酮类。但目前随着 3 代头孢的广泛使用,部分地区肺炎克雷伯杆菌产超光谱 B-内酰胺酶(ESBLs)多见,常呈多重耐药,故选择时常选用含 β-内酰胺酶的复合制剂,如头孢哌酮舒巴坦钠 4～6 g/d,分 2～3 次静脉滴注,对于危重症患者可选用碳青霉烯类药物,如亚胺培南西司他丁 1.0～1.5 g/d,分 2～3 次静脉滴注。

4.铜绿假单胞菌性肺炎

哌拉西林 2～3 g,每日 2～3 次肌内注射或静脉滴注,或头孢他啶 1～2 g/d,每日 2～3 次,或庆大霉素 16 万～40 万 U/d,分次肌内注射,或环丙沙星 0.4～0.8 g/d,分 2 次静脉滴注。对于顽固或重症病例,可用哌拉西林舒巴坦钠 9～13.5 g/d,分 2～3 次静脉滴注,或头孢哌酮舒巴坦钠 6～9 g/d,分 2～3 次静脉滴注。必要时多种抗生素联合应用以增加疗效。

5.军团菌肺炎

阿奇霉素或克拉霉素 500 mg 静脉滴注或口服,或左氧氟沙星 0.5 g 静脉滴注或口服,或莫西沙星 0.4 g 静脉滴注或口服。

6.肺炎衣原体肺炎

首选红霉素,1.0～2.0 g/d,分次口服,亦可选用多西环素或克拉霉素,疗程均为 14～21 天。或阿奇霉素 0.5 g/d,连用 5 天。氟喹诺酮类也可选用。

7.肺炎支原体肺炎

大环内酯类抗菌药物为首选,如红霉素 1.0～2.0 g/d,分次口服,或罗红霉素 0.15 g,每日 2 次,或阿奇霉素 0.5 g/d。氟喹诺酮类以及四环素类也用于肺炎支原体肺炎的治疗。疗程一般 2～3 周。

8.病毒性肺炎

(1)利巴韦林:0.8～1.0 g/d,分 3～4 次服用;静脉滴注或肌内注射每日 10～15 mg/kg,分 2 次。连续 5～7 天。

(2)阿昔洛韦:每次 5 mg/kg,静脉滴注,一日 3 次,连续给药 7 天。

(3)更昔洛韦:7.5～15 mg/(kg·d),连用 10～15 天。

(4)奥司他韦:75 mg,每天 2 次,连用 5 天。

(5)阿糖腺苷:5～15 mg/(kg·d),静脉滴注,每 10～14 天为 1 个疗程。

9.传染性非典型肺炎

一般性治疗和抗病毒治疗同病毒性肺炎。重症患者可酌情使用糖皮质激素,具体剂量及疗程应根据病情而定,甲泼尼龙一般剂量为 2～4 mg/(kg·d),连用 2～3 周。

(二)抗休克治疗

重症肺炎可以并发感染性休克,此时在应用强有力的抗生素同时还需要尽快进行抗休克治疗,使生命体征恢复正常。

1.液体复苏

补充血容量是抗休克的重要抢救措施,一旦临床诊断感染性休克,应尽快积极液体复苏,可先给予低分子右旋糖酐 500～1 000 mL,继而补充各种浓度的葡萄糖注射液、林格液或平衡盐液等。最好监测中心静脉压以指导输液,尽快使中心静脉压达到 1.07～1.60 kPa(8～12 mmHg);尿量>0.5 mL/(kg・h)。

2.纠正酸中毒

动脉血 pH<7.25 者,可适当应用 5％碳酸氢钠溶液静脉滴注处理。所需补碱剂量(mmol)=目标 CO_2 结合力－实测 CO_2 结合力(mmol/L)×0.3×体重(kg)。

3.糖皮质激素应用

严重感染和感染性休克患者往往存在有相对肾上腺皮质功能不足,应用肾上腺糖皮质激素,可稳定机体受累部分的细胞膜,保护细胞内的线粒体和溶酶体,防止溶酶体破裂等。对于经足够的液体复苏仍需升压药来维持血压的感染性休克患者,推荐静脉使用糖皮质激素,氢化可的松200～300 mg/d,分 3～4 次或持续给药。因使用大剂量肾上腺皮质激素,常能引起体内感染的扩散以及水与电解质的紊乱,故休克一经改善,则应尽快撤除。

4.应用血管活性药物

在补足血容量及纠正酸中毒的基础上,若血压仍不能恢复正常范围,休克症状仍为改善者可以给予血管活性药物。多巴胺作为感染性休克治疗的一线血管活性药物,多巴胺兼具多巴胺能与肾上腺素能 α 和 β 受体的兴奋效应,在不同的剂量下表现出不同的受体效应。一般先用多巴胺 10～20 μg/(kg・min),静脉滴注;如无效可改用去甲肾上腺素 0.03～1.5 μg/(kg・min),静脉滴注;如果仍无效则可以考虑加用小剂量血管升压素(0.01～0.04 U/min),无须根据血压调整剂量。必要时,可选用山莨菪碱 10～20 mg,每 15～30 分钟 1 次,静脉注射;待面色转红、眼底血管痉挛和毛细血管血充盈好转,微循环改善,脉差加大,血压回升后,逐渐延长给药间期。但要注意,血管活性药用药时间不宜超过 10 小时,休克控制后,应逐渐减缓滴速,乃至撤除。同时,补液应控制速度,不宜过速,以免引起肺水肿。

5.防治心肺功能不全

心力衰竭者,可用毛花苷 C0.2～0.4 mg 或毒毛花苷 K 0.125～0.25 mg 加 50％葡萄糖注射液 20～40 mL,缓慢静脉注射,若应用后症状不能改善,可以考虑应用多巴酚丁胺 2～20 μg/(kg・min)增加心排血量;同时应用祛痰剂以保持呼吸道通畅,呼吸困难及发绀明显者应予吸氧,若吸氧后仍不能纠正低氧血症者应当使用呼吸兴奋剂或者机械通气治疗。

九、中西医优化选择

近年来的临床观察表明,一般轻中度肺炎等急性感染性疾病,中医药的疗效尚属满意。至于对重症肺炎,因中医药的有效剂型单调,急救手段不多,故临床疗效起伏,不够稳定,这显然与具有速效、高效及敏感性强的抗生素相比,难以匹敌。但是,抗生素也有其不足之处,除有过敏、长期应用易引起耐药外,不但无抗细菌毒素作用,而且反因杀灭大量细菌使菌体破裂释放出更多的毒素,引起更加严重的临床症状,甚至增加休克的发生率。解毒清热药虽在抑菌抗炎症方面不及抗生素,然抗细菌毒素作用则独占鳌头。因此,集中中西医两法的治疗特长,相互取长补短,发挥"菌毒并治"的良好作用,无疑有助于提高急性肺炎的临床疗效。

值得指出的是,对于严重的细菌性肺炎,特别是高年体虚或原有宿疾的患者,常常伴有机体免疫功能、非特异抵抗力及适应、代偿和修复能力的低下,此时即使施用高敏感、大剂量的抗生素,也往往难以奏效,但倘能及早合用中医益气养阴方药,则常能取得意料不到的效果。

在休克型肺炎的治疗中,经过补充血容量、纠正酸中毒、重用激素及应用血管活性药物等措施之后,能有效地纠正休克状态;近年虽也有参附注射液、参麦注射液、参附青注射液等抗休克的中药新剂型问世,但效果不如西药治疗来得迅速有力。尽管如此,若在抗休克过程中,配合中医回阳救逆药治疗,也已证明有助于低血压休克的逆转和稳定;同时,对使用西药升压药物而不易撤除者,加用中药后,西药升压药物则较易于减量和撤除,且又无西药的不良反应,这显然是中医药抗休克作用的一大优势和特色。

总而言之,从当前重症肺炎的治疗发展前景和趋势分析,必须把更新急救手段与研制速效、高效的新型制剂结合起来,这样才有可能提高其临床治疗水平。在这方面西医显然居于优势地位,但是由于这些新型抗感染的新制剂,多具有严重的医源性并发症,而且这个问题在短期内还不可能得到有效的解决,所以其优势也会变为劣势。目前已有多种中成药注射剂应用于肺炎,如双黄连注射液、痰热清注射液、炎琥宁注射液等。双黄连注射液药物组成为金银花、黄芩和连翘等,用于外感风热引起的发热、咳嗽、咽痛。适用于细菌及病毒感染的上呼吸道感染、肺炎等。药理作用显示对金黄色葡萄球菌、肺炎球菌、溶血性链球菌、痢疾杆菌等有一定的抑制作用。痰热清注射液的主要成分是黄芩、胆粉、山羊角、金银花和连翘,与头孢曲松钠治疗急性肺炎相比较,痰热清与头孢曲松钠疗效相当,充分说明痰热清注射液具有很好的消炎、抗病毒作用,且用药安全,不良反应小,不易产生抗药性。炎琥宁注射液临床治疗小儿肺炎过程中无论在退热、止咳、促进肺部啰音吸收及 X 线、血常规一些指标恢复等方面都有较好的效果,而且炎琥宁注射液安全、有效,无明显毒副作用,无耐药性。

(陈乐生)

第二节 支气管哮喘

一、病因和发病机制

(一)病因

哮喘的病因还不十分清楚,大多认为是与多基因遗传有关的疾病,同时受遗传因素和环境因素的双重影响。

许多调查资料表明,哮喘的亲属患病率高于群体患病率,并且亲缘关系越近,患病率越高。哮喘患儿双亲大多存在不同程度气道反应性增高。目前,哮喘的相关基因尚未完全明确,但有研究表明存在有与气道高反应性、IgE 调节和特应性反应相关的基因,这些基因在哮喘的发病中起着重要的作用。

环境因素中主要包括某些激发因素,包括吸入物,如尘螨、花粉、真菌、动物毛屑、二氧化硫、氨气等各种特异和非特异性吸入物;感染,如细菌、病毒、原虫、寄生虫等;食物,如鱼、虾、蟹、蛋类、牛奶等;药物,如普萘洛尔、阿司匹林等;气候变化、运动、妊娠等都可能是哮喘的激发因素。

(二)发病机制

哮喘的发病机制尚不完全清楚。多数人认为哮喘与变态反应、气道炎症、气道反应性增高及神经机制等因素相互作用有关。

1.变态反应

当变应原进入具有特应性体质的机体后,可刺激机体通过 T 细胞的传递,由 B 细胞合成特异性 IgE,并结合于肥大细胞和嗜碱性粒细胞表面的高亲和性的 IgE 受体($FceR_1$);IgE 也能结合于某些 B 细胞、巨噬细胞、单核细胞、嗜酸性粒细胞、NK 细胞及血小板表面的低亲和性 Fca 受体($FceR_2$),但是 $FceR_2$ 与 IgE 的亲和力比 $FceR_1$ 低 10~100 倍。若变应原再次进入体内,可与结合在 FceR 上的 IgE 交联,使该细胞合成并释放多种活性介质导致平滑肌收缩、黏液分泌增加、血管通透性增高和炎症细胞浸润等。炎症细胞在介质的作用下又可分泌多种介质,使气道病变加重,炎症反应增加,产生哮喘的临床症状。根据变应原吸入后哮喘发生的时间,可分为速发型哮喘反应(IAR)、迟发型哮喘反应(LAR)和双相型哮喘反应(OAR)。IAR 几乎在吸入变应原的同时立即发生反应,15~30 分钟达高峰,2 小时后逐渐恢复正常。LAR 6 小时左右发病,持续时间长,可达数天。而且临床症状重,常呈持续性哮喘表现,肺功能损害严重而持久。LAR 的发病机制较复杂,不仅与 IgE 介导的肥大细胞脱颗粒有关,而且主要是气道炎症所致。现在认为哮喘是一种涉及多种炎症细胞和结构细胞相互作用,许多介质和细胞因子参与的一种慢性炎症疾病。LAR 是由于慢性炎症反应的结果。

2.气道炎症

气道慢性炎症被认为是哮喘的本质。表现为多种炎症细胞特别是肥大细胞、嗜酸性粒细胞和 T 细胞等多种炎症细胞在气道的浸润和聚集。这些细胞相互作用可以分泌出多种炎症介质和细胞因子,这些介质、细胞因子与炎症细胞和结构细胞相互作用构成复杂的网络,使气道反应性增高,气道收缩,黏液分泌增加,血管渗出增多。已知肥大细胞、嗜酸性粒细胞、中性粒细胞、上皮细胞、巨噬细胞和内皮细胞都可产生炎症介质。

3.气道高反应性(AHR)

表现为气道对各种刺激因子出现过强或过早的收缩反应,是哮喘患者发生和发展的另外一个重要因素。目前普遍认为气道炎症是导致气道高反应性的重要机制之一,当气道受到变应原或其他刺激后,由于多种炎症细胞、炎症介质和细胞因子的参与,气道上皮和上皮内神经的损害等而导致气道高反应性。AHR 常有家族倾向,受遗传因素的影响,AHR 为支气管哮喘患者的共同病理生理特征,然而出现 AHR 者并非都是支气管哮喘,如长期吸烟、接触臭氧、病毒性上呼吸道感染、慢性阻塞性肺疾病(COPD)等也可出现 AHR。

4.神经机制

神经因素也被认为是哮喘发病的重要环节。支气管受复杂的自主神经支配。除胆碱能神经、肾上腺素能神经外,还有非肾上腺素能非胆碱能(NANC)神经系统。支气管哮喘与 β 肾上腺素受体功能低下和迷走神经张力亢进有关,并可能存在有 α 肾上腺素神经的反应性增加。NANC 能释放舒张支气管平滑肌的神经介质如血管活性肠肽(VIP)、一氧化氮(NO),及收缩支气管平滑肌的介质如 P 物质、神经激肽,两者平衡失调,则可引起支气管平滑肌收缩。

二、病理

显微镜下可见纤毛上皮剥离、气道上皮下有肥大细胞、嗜酸性粒细胞、淋巴细胞与中性粒细胞浸润。气道黏膜下组织水肿,微血管通透性增加,杯状细胞增殖及支气管分泌物增加,支气管平滑肌痉挛等病理改变。若哮喘长期反复发作,表现为支气管平滑肌肌层肥厚,气道上皮细胞下纤维化、黏液腺增生和新生血管形成等,导致气道重构。

三、临床表现

几乎所有的支气管哮喘患者都有长期性和反复发作性的特点,哮喘的发作与季节、周围环境、饮食、职业、精神心理因素、运动和服用某种药物有密切关系。

(一)主要临床表现

1.前驱症状

在变应原引起的急性哮喘发作前往往有打喷嚏、流鼻涕、眼痒、流泪、干咳或胸闷等前驱症状。

2.喘息和呼吸困难

其是哮喘的典型症状,喘息的发作往往较突然。呼吸困难呈呼气性,表现为吸气时间短,呼气时间长,患者感到呼气费力,但有些患者感到呼气和吸气都费力。当呼吸肌收缩克服气道狭窄产生的过高支气管阻力负荷时,患者即可感到呼吸困难。一般来说,呼吸困难的严重程度和气道阻力增高的程度呈正比。但有 15% 的患者当 FEV_1 下降到正常值的 50% 时仍然察觉不到气流受限,表明这部分患者产生了颈动脉窦的适应,即对持续的刺激反应性降低。这说明单纯依靠症状的严重程度来评估病情有低估的危险,需要结合其他的客观检查手段来正确评价哮喘病情的严重程度。

3.咳嗽、咳痰

咳嗽是哮喘的常见症状,由于气道的炎症和支气管痉挛引起。干咳常是哮喘的前兆,哮喘发作时,咳嗽、咳痰症状反而减轻,以喘息为主。哮喘发作接近尾声时,支气管痉挛和气道狭窄减轻,大量气道分泌物需要排出时,咳嗽、咳痰可能加重,咳出大量的白色泡沫痰。有一部分哮喘患者,以刺激性干咳为主要表现,无明显的喘息症状,这部分哮喘称为咳嗽变异性哮喘(CVA)。

4.胸闷和胸痛

哮喘发作时,患者可有胸闷和胸部发紧的感觉。如果哮喘发作较重,可能与呼吸肌过度疲劳和拉伤有关。突发的胸痛要考虑自发性气胸的可能。

5.体征

哮喘的体征与哮喘的发作有密切的关系,在哮喘缓解期可无任何阳性体征。在哮喘发作期,根据病情严重程度的不同可有不同的体征。哮喘发作时支气管和细支气管进行性的气流受限可引起肺部动力学、气体交换和心血管系统一系列的变化。为了维持气道的正常功能,肺出现膨胀,伴有残气容积和肺总量的明显增加。由于肺的过度膨胀使肺内压力增加,产生胸腔内负压所需要的呼吸肌收缩力也明显增加。呼吸肌负荷增加的体征是呼吸困难、呼吸加快和辅助呼吸肌运动。在呼气时,肺弹性回缩压降低和气道炎症可引起显著的气道狭窄,在临床上可观察到喘息、呼气延长和呼气流速减慢。这些临床表现一般和第 1 秒用力呼气容积(FEV_1)和呼气流量峰值(PEF)的降低相关。由于哮喘患者气流受限并不均匀,通气的分布也不均匀,可引起肺通气/血流比值的失调,发生低氧血症,出现发绀等缺氧表现。在吸气期间肺过度膨胀和胸腔负压的增加对心血管系统有很大的影响。右心室受胸腔负压的牵拉使静脉回流增加,可引起肺动脉高压和室间隔的偏移。在这种情况下,受压的左心室需要将血液从负压明显增高的胸腔射到体循环,产生吸气期间的收缩压下降,称为奇脉。

(1)一般体征:哮喘患者在发作时,精神一般比较紧张,呼吸加快、端坐呼吸,严重时可出现口唇和指(趾)发绀。

（2）呼气延长和双肺哮鸣音：在胸部听诊时可听到呼气时间延长而吸气时间缩短，伴有双肺如笛声的高音调，称为哮鸣音。这是小气道梗阻的特征。两肺满布的哮鸣音在呼气时较明显，称呼气性哮鸣音。很多哮喘患者在吸气和呼气都可闻及哮鸣音。单侧哮鸣音突然消失要考虑发生自发性气胸的可能。在哮喘严重发作，支气管发生极度狭窄，出现呼吸肌疲劳时，喘鸣音反而消失，称为寂静肺，是病情危重的表现。

（3）肺过度膨胀体征：即肺气肿体征。表现为胸腔的前后径扩大，肋间隙增宽，叩诊呈过清音，肺肝浊音界下降，心浊音界缩小。长期哮喘的患者可有桶状胸，儿童可有鸡胸。

（4）奇脉：重症哮喘患者发生奇脉是吸气期间收缩压下降幅度（一般不超过 1.33 kPa 即 10 mmHg）增大的结果。这种吸气期收缩压下降的程度和气流受限的程度相关，它反映呼吸肌对胸腔压波动的影响的程度明显增加。呼吸肌疲劳的患者不再产生较大的胸腔压波动，奇脉消失。严重的奇脉（收缩压≥3.33 kPa）是重症哮喘的可靠指征。

（5）呼吸肌疲劳的表现：表现为呼吸肌的动用，肋间肌和胸锁乳突肌的收缩，还表现为反常呼吸，即吸气时下胸壁和腹壁向内收。

（6）重症哮喘的体征：随着气流受限的加重，患者变得更窘迫，说话不连贯，皮肤潮湿，呼吸和心率增加。并出现奇脉和呼吸肌疲劳表现。呼吸频率≥25/min，心率≥110/min，收缩压≥3.33 kPa 是重症哮喘的指征。患者垂危状态时可出现寂静肺或呼吸乏力、发绀、心动过缓、意识恍惚或昏迷等表现。

（二）重症哮喘的表现

1.哮喘持续状态

哮喘持续状态指哮喘严重发作并持续 24 小时以上，通常被称为"哮喘持续状态"。这是指发作的情况而言，并不代表该患者的基本病情，但这种情况往往发生于重症的哮喘患者，而且与预后有关，是哮喘本身的一种最常见的急症。许多危重哮喘病例的病情常常在一段时间内逐渐加剧，所有重症哮喘患者在某种因素的激发下都有随时发生严重致命性急性发作的可能，而无特定的时间因素。其中一部分患者可能在哮喘急性发作过程中，虽经一段时间的治疗，但病情仍然逐渐加重。

2.哮喘猝死

有一部分哮喘患者在经过一段相对缓解的时期后，突然出现严重急性发作，如果救治不及时，可在数分钟到数小时内死亡，称为哮喘猝死。哮喘猝死的定义为哮喘突然急性严重发作、患者在 2 小时内死亡。哮喘猝死的原因可能与哮喘突然发作或加重，引起严重气流受限或其他心肺并发症导致心跳和呼吸骤停有关。

3.潜在性致死性哮喘

包括以下几种情况：①长期口服糖皮质激素类药物治疗；②以往曾因严重哮喘发作住院抢救治疗；③曾因哮喘严重发作而行气管切开、机械通气治疗；④既往曾有气胸或纵隔气肿病史；⑤本次发病过程中需不断超常规剂量使用支气管扩张药，但效果不明显。在哮喘发作过程中，还有一些征象值得高度警惕，如喘息症状频发，持续甚至迅速加重，气促（呼吸频率超过 30 次/分），心率超过140 次/分，体力活动和言语受限，夜间呼吸困难显著，取前倾位，极度焦虑、烦躁、大汗淋漓，甚至出现嗜睡和意识障碍，口唇、指甲发绀等。患者的肺部一般可以听到广泛哮鸣音，但若哮鸣音减弱，甚至消失，而全身情况不见好转，呼吸浅快，甚至神志淡漠和嗜睡，则意味着病情危重，随时可能发生心跳和呼吸骤停。此时的血气分析对病情和预后判断有重要参考价值。若动脉血氧分压(PaO_2)低于8.0 kPa(60 mmHg)和(或)动脉二氧化碳分压($PaCO_2$)高于6.0 kPa(45 mmHg),动脉血氧饱和度(SaO_2)低于90%,pH<7.35,则意味患者处于危险状态,应加强监护和治疗。

4.脆性哮喘(BA)

正常人的支气管舒缩状态呈现轻度生理性波动,FEV_1和PEF在晨间降至最低(波谷),午后达最大值(波峰)。哮喘患者这种变化尤其明显。有一类哮喘患者FEV_1和PEF在治疗前后或一段时间内大幅度地波动,称为"脆性哮喘"。Ayres在综合各种观点的基础上提出BA的定义和分型如下。

(1)Ⅰ型BA:尽管采取了正规、有力的治疗措施,包括吸入糖皮质激素(如吸入二丙酸倍氯米松1500 μg/d以上),或口服相当剂量糖皮质激素,同时联合吸入支气管舒张药,连续观察至少150天,半数以上观察日的PEF变异率超过40%。

(2)Ⅱ型BA:在基础肺功能正常或良好控制的背景下,无明显诱因突然急性发作的支气管痉挛,3小时内哮喘严重发作伴高碳酸血症,可危及生命,常需机械通气治疗。月经期前发作的哮喘往往属于此类。

(三)特殊类型的哮喘

1.运动诱发性哮喘(EIA)

EIA也称为运动性哮喘,是指达到一定的运动量后,出现支气管痉挛而产生的哮喘。其发作大多是急性的、短暂的,而且大多能自行缓解。运动性哮喘并非说明运动即可引起哮喘,实际上短暂的运动可兴奋呼吸,使支气管有短暂的舒张,其后随着运动时间的延长,强度增加,支气管发生收缩。运动性哮喘特点为:①发病均发生在运动后;②有明显的自限性,发作后经一定时间的休息后即可逐渐恢复正常;③一般无过敏性因素参与,特异性过敏原皮试阴性,血清IgE水平不高。

但有些学者认为,运动性哮喘常与过敏性哮喘共存,说明两者之间存在一些联系。临床上可进行运动诱发性试验来判断是否存在运动性哮喘。如果运动后FEV_1下降20%~40%,即可诊断为轻度运动性哮喘;FEV_1下降40%~65%,即可诊断为中度运动性哮喘;FEV_1下降65%以上可诊断为重度运动性哮喘。有严重心肺或其他影响运动疾病的患者不宜进行运动诱发性试验。

2.药物性哮喘

由于使用某种药物导致的哮喘发作。常见的可能引起哮喘发作的药物有阿司匹林、β受体阻滞药、血管紧张素转换酶抑制剂(ACEI)、局部麻醉药、添加剂(如酒石黄)、医用气雾剂中的杀菌复合物等。个别患者吸入支气管舒张药时,偶尔也可引起支气管收缩,可能与其中的氟利昂或表面活性剂有关。免疫血清、含碘造影剂也可引起哮喘发作。这些药物通常是以抗原、半抗原或佐剂的形式参与机体的变态反应过程,但并非所有的药物性哮喘都是机体直接对药物产生变态反应引起。例如β受体阻滞药,它是通过阻断β受体,使β_2受体激动剂不能在支气管平滑肌的效应器上起作用,从而导致支气管痉挛。

阿司匹林是诱发药物性哮喘最常见的药物,某些患者可在服用阿司匹林或其他非甾体抗炎药数分钟或数小时内发生剧烈支气管痉挛。此类哮喘多发生于中年人,在临床上可分为药物作用相和非药物作用相。药物作用相指服用阿司匹林等解热镇痛药后引起哮喘持续发作的一段时间,潜伏期可为5分钟至2小时,患者的症状一般很重,常见明显的呼吸困难和发绀,甚至意识丧失,血压下降,休克等。药物作用相的持续时间不等,从2~3小时至1~2天。非药物作用相阿司匹林性哮喘指药物作用时间之外的时间,患者可因各种不同的原因发作哮喘。阿司匹林性哮喘的发病可能与其抑制呼吸道花生四烯酸的环氧酶途径,使花生四烯酸的脂氧酶代谢途径增强,产生过多的白三烯有关。白三烯具有很强的支气管平滑肌收缩能力。近年来研制的白三烯受体阻滞剂,如扎鲁斯特和孟鲁斯特可以很好地抑制口服阿司匹林导致的哮喘发作。

3.职业性哮喘

从广义上讲,凡是由职业性致喘物引起的哮喘统称为"职业性哮喘"。但从职业病学的角度,职业性哮喘应该有严格的定义和范围。

我国在 20 世纪 80 年代末制订了职业性哮喘诊断标准,致喘物规定为:异氰酸酯类、苯酐类、多胺类固化剂、铂复合盐、剑麻和青霉素。职业性哮喘的发生率往往与工业的发展水平有关,发达的工业国家,职业性哮喘的发病率较高,美国的职业性哮喘的发病率估计为 15% 左右。

职业性哮喘的病史有如下特点:①有明确的职业史,本病只限于与致喘物直接接触的劳动者;②既往(从事该职业前)无哮喘史;③自开始从事该职业至哮喘首次发作的"潜伏期"最少半年以上;④哮喘发作与致喘物的接触关系非常密切,接触则发病,脱离则缓解。

还有一些患者在吸入氯气、二氧化硫等刺激性气体时,出现急性刺激性干咳症状、咳黏痰、气急等症状,称为反应性气道功能不全综合征,可持续 3 个月以上。

四、实验室和其他检查

(一)血液学检查

发作时可有嗜酸性粒细胞增高,但多不明显,如并发感染可有白细胞计数增高,分类中性粒细胞比例增高。

(二)痰液检查

涂片在显微镜下可见较多嗜酸性粒细胞,可见嗜酸性粒细胞退化形成的尖棱结晶(Charcort-Leyden 结晶体),黏液栓(Curschmann 螺旋体)和透明的哮喘珠(Laennec 珠)。如合并呼吸道细菌感染,痰涂片革兰氏染色、细菌培养及药物敏感试验有助于病原菌诊断及指导治疗。

(三)呼吸功能检查

在哮喘发作时有关呼气流量的全部指标均显著下降,FEV_1、第 1 秒用力呼气容积占用力肺活量比值($FEV_1/FVC\%$)、最大呼气中期流量(MMEF)、25% 与 50% 肺活量时的最大呼气流量($MEF_{25}\%$、$MEF_{50}\%$)以及 PEF 均减少。缓解期可逐渐恢复。有效支气管舒张药可使上述指标好转。在发作时可有用力肺活量减少、残气容积增加、功能残气量和肺总量增加,残气容积占肺总量百分比增高。

(四)动脉血气分析

哮喘严重发作时可有缺氧,PaO_2 降低,由于过度通气可使 $PaCO_2$ 下降,pH 上升,表现为呼吸性碱中毒。如重症哮喘,病情进一步发展,气道阻塞严重,可有缺氧及二氧化碳潴留,$PaCO_2$ 上升,表现呼吸性酸中毒。如缺氧明显,可合并代谢性酸中毒。

(五)胸部 X 线检查

早期在哮喘发作时可见两肺透亮度增加,呈过度充气状态;在缓解期多无明显异常。如并发呼吸道感染,可见肺纹理增加及炎性浸润阴影。同时要注意肺不张、气胸或纵隔气肿等并发症的存在。

（六）支气管激发试验

支气管激发试验用于测定气道反应性。哮喘患者的气道处于一种异常敏感状态，对某些刺激表现出一种过强和（或）过早的反应，称为气道高反应性（AHR）。如果患者就诊时 FEV_1 或 PEF 测定值在正常范围内，无其他禁忌证时，可以谨慎地试行支气管激发试验。吸入激发剂后，FEV_1 或 PEF 的下降超过 20%，即可确定为支气管激发试验阳性。此种检查主要价值见于以下几个方面。

1.辅助诊断哮喘

对于轻度、缓解期的支气管哮喘患者或患有变应性鼻炎而哮喘处于潜伏期的患者，气道高反应性可能是唯一的临床特征和诊断依据。早期发现气道高反应性对于哮喘的预防和早期治疗具有重要的指导价值，对于有职业刺激原反复接触史且怀疑职业性哮喘者，采用特异性支气管激发试验可以鉴别该刺激物是否会诱发支气管收缩，明确职业性哮喘的诊断很有意义。

2.评估哮喘严重程度和预后

气道反应性的高低可直接反映哮喘的严重程度，并对支气管哮喘的预后提供重要的参考资料。

3.判断治疗效果

气道反应轻者表示病情较轻，可较少用药，重者则提示应积极治疗。哮喘患者经长期治疗，气道高反应性减轻，可指导临床减药或停药，有学者提出将消除 AHR 作为哮喘治疗的最终目标。

（七）支气管舒张试验

测定气流受限的可逆性。对于一些已有支气管痉挛、狭窄的患者，采用一定剂量的支气管舒张药使狭窄的支气管舒张，以测定其舒张程度的肺功能试验，称为支气管舒张试验。若患者吸入支气管舒张药后，FEV_1 或 PEF 改善率超过或等于 15% 可诊断支气管舒张试验阳性。此项检查的应用价值在于以下几个方面。

1.辅助诊断哮喘

支气管哮喘的特征之一是支气管平滑肌的痉挛具有可逆性，故在支气管舒张试验时，表现出狭窄的支气管舒张。对一些无明显气流受限症状的哮喘患者或哮喘的非急性发作期，当其肺功能不正常时，经吸入支气管舒张药后肺功能指标有明显的改善，也可作为诊断支气管哮喘的辅助方法。对有些肺功能较差，如 $FEV_1 < 60\%$ 预计值患者，不宜做支气管激发试验时，可采用本试验。

2.指导用药

可通过本试验了解或比较某种支气管舒张药的疗效。有不少患者自述使用 β_2 受体激动剂后效果不佳，但如果舒张试验阳性，表示气道痉挛可逆，仍可据此向患者耐心解释，指导正确用药。

（八）PEF 的测定和监测

PEF 是反映哮喘患者气流受限程度的一项客观指标。通过测定大气道的阻塞情况，对于支气管哮喘诊断和治疗具有辅助价值。由于方便、经济、实用、灵活等优点，可以随时进行测定，在指导偶发性和夜间哮喘治疗方面更有价值。哮喘患者 PEF 值的变化规律是凌晨最低，午后或晚上最高，昼夜变异率不低于 20% 则提示哮喘的诊断。在相同气流受限程度下，不同患者对呼吸困难的感知能力不同，许多患者感觉较迟钝，往往直至 PEF 降至很低时才感到呼吸困难，往往延误治疗。对这部分患者,定期监测 PEF 可以早期诊断和预示哮喘病情的恶化。

(九)特异性变应原检测

变应原是一种抗原物质,能诱发机体产生 IgE 抗体。变应原检测可分为体内试验(变应原皮试)、体外特异性 IgE 抗体检测、嗜碱性粒细胞释放能力检测、嗜酸性粒细胞阳离子蛋白(ECP)检测等。目前常用前两种方法。变应原皮肤试验简单易行,但皮肤试验结果与抗原吸入气道反应并不一致,不能作为确定变应原的依据,必须结合临床发作情况或进行抗原特异性 IgE 测定加以评价。特异性 IgE 抗体(SIgE)是体外检测变应原的重要手段,灵敏度和特异性都很高,根据 SIgE 含量可确定患者变应原种类,可评价患者过敏状态,对哮喘的诊断和鉴别诊断都有一定的意义。

五、诊断

(一)诊断标准

(1)反复发作喘息、气急、胸闷或咳嗽,多与接触变应原、冷空气、物理、化学性刺激以及病毒性上呼吸道感染、运动等有关。

(2)发作时在双肺可闻及散在或弥漫性、以呼气相为主的哮鸣音,呼气相延长。

(3)上述症状和体征可经治疗缓解或自行缓解。

(4)除外其他疾病所引起的喘息、气急、胸闷和咳嗽。

(5)临床表现不典型者(如无明显喘息或体征),应至少具备以下 1 项试验阳性:①支气管激发试验或运动激发试验阳性;②支气管舒张试验阳性 FEV_1 增加超过 12%,且 FEV_1 增加绝对值不低于 200 mL;③呼气流量峰值(PEF)日内(或 2 周)变异率不低于 20%。

符合前 4 项或后 2 项者,可以诊断为哮喘。

(二)分期

根据临床表现支气管哮喘可分为急性发作期、慢性持续期和临床缓解期。慢性持续期是指每周均不同频度和(或)不同程度地出现症状(喘息、气急、胸闷、咳嗽等);临床缓解期系指经过治疗或未经治疗症状、体征消失,肺功能恢复到急性发作前水平,并维持 3 个月以上。

(三)病情严重程度分级

1.病情严重程度的分级

主要用于治疗前或初始治疗时严重程度的判断,在临床研究中更有其应用价值(表 5-1)。

表 5-1　哮喘病情严重程度的分级

分级	临床特点
间歇状态(第 1 级)	症状不足每周 1 次
	短暂出现
	夜间哮喘症状不超过每个月 2 次
	FEV_1 占预计值%达到 80%或 PEF 达到 80%个人最佳值,PEF 或 FEV_1 变异率<20%
轻度持续(第 2 级)	症状达到每周 1 次,但不到每天 1 次
	可能影响活动和睡眠
	夜间哮喘症状每个月超过 2 次,但每周低于 1 次

分级	临床特点
中度持续(第3级)	FEV$_1$占预计值%达到80%或PEF达到80%个人最佳值,PEF或FEV$_1$变异率20%～30%
	每天有症状
	影响活动和睡眠
	夜间哮喘症状达到每周1次
重度持续(第4级)	FEV$_1$占预计值%60%～79%或PEF60%～79%个人最佳值,PEF或FEV$_1$变异率>30%
	每天有症状
	频繁出现
	经常出现夜间哮喘症状
	体力活动受限
	FEV$_1$占预计值%<60%或PEF<60%个人最佳值,PEF或FEV$_1$变异率>30%

2.控制水平的分级

这种分级方法更容易被临床医师掌握,有助于指导临床治疗,以取得更好的哮喘控制(表5-2)。

表5-2　哮喘控制水平分级

	完全控制 (满足以下所有条件)	部分控制(在任何1周内 出现以下1～2项特征)	未控制 (在任何1周内)
白天症状	无(或不超过2次/周)	超过2次/周	
活动受限	无	有	
夜间症状/憋醒	无	有	出现不低于3项部分控制特征
需要使用缓解药的次数	无(或不超过2次/周)	超过2次/周	
肺功能(PEF或FEV$_1$)	正常或不低于正常预计值/本人最佳值的80%	小于正常预计值(或本人最佳值)的80%	
急性发作	无	达到每年1次	在任何1周内出现1次

3.哮喘急性发作时的分级

哮喘急性发作是指喘息、气促、咳嗽、胸闷等症状突然发生,或原有症状急剧加重,常有呼吸困难,以呼气流量降低为其特征,常因接触变应原、刺激物或呼吸道感染诱发。其程度轻重不一,病情加重,可在数小时或数天内出现,偶尔可在数分钟内即危及生命,故应对病情作出正确评估,以便给予及时有效的紧急治疗。哮喘急性发作时病情严重程度的分级,见表5-3。

表5-3　哮喘急性发作时病情严重程度的分级

临床特点	轻度	中度	重度	危重
气短	步行、上楼时	稍事活动	休息时	
体位	可平卧	喜坐位	端坐呼吸	
讲话方式	连续成句	单词	单字	不能讲话
精神状态	可有焦虑,尚安静	时有焦虑或烦躁	常有焦虑、烦躁	嗜睡或意识模糊

续表

临床特点	轻度	中度	重度	危重
出汗	无	有	大汗淋漓	
呼吸频率	轻度增加	增加	常超过 30 次/分	
辅助呼吸肌活动及三凹征	常无	可有	常有	胸腹矛盾运动
哮鸣音	散在,呼吸末期	响亮、弥漫	响亮、弥漫	减弱乃至无
脉率(次/分)	<100	100～120	>120	脉率变慢或不规则
奇脉	无,<1.3 kPa(10 mmHg)	可有,1.3～3.3 kPa(10～25 mmHg)	常有,>3.3 kPa(25 mmHg)(成人)	无,提示呼吸肌疲劳
最初支气管扩张药治疗后 PEF 占预计值或个人最佳值%	>80%	60%～80%	<60% 或 <100 L/min 或作用持续时间<2 小时	
PaO$_2$(吸空气)	正常	不低于 8.0 kPa(60 mmHg)	<8.0 kPa(60 mmHg)	<8.0 kPa(60 mmHg)
PaCO$_2$	<6.0 kPa(45 mmHg)	不超过 6.0 kPa(45 mmHg)	>6.0 kPa(45 mmHg)	
SaO$_2$	>95%	91～95%	不超过 90%	不超过 90%
pH				降低

只要符合某一严重程度的某些指标,而不需满足全部指标,及可提示为该级别的急性发作

六、鉴别诊断

(一)心源性哮喘

心源性哮喘常见于左心衰竭,发作时的症状与哮喘相似,但心源性哮喘多有高血压、冠状动脉粥样硬化性心脏病、风湿性心脏病和二尖瓣狭窄等病史和体征。阵发性咳嗽,常咳出粉红色泡沫痰,两肺可闻及广泛的湿啰音和哮鸣音,左心界扩大,心率增快,心尖部可闻及奔马律。病情许可行胸部 X 线检查时,可见心脏增大,肺淤血征,有助于鉴别。若一时难以鉴别,可雾化吸入 β$_2$ 肾上腺素受体激动剂或静脉注射氨茶碱缓解症状后,进一步检查,忌用肾上腺素或咖啡,以免造成危险。

(二)喘息型慢性支气管炎

实际上为慢支合并哮喘,多见于中老年人,有慢性咳嗽史,喘息长年存在,有加重期。有肺气肿体征,两肺可闻及湿啰音。

(三)支气管肺癌

中央型肺癌由于肿瘤压迫导致支气管狭窄或伴发感染时,可出现喘鸣音或类似哮喘样呼吸困难,肺部可闻及哮鸣音。但肺癌的呼吸困难及喘鸣症状进行性加重,常无诱因,咳嗽可有血痰,痰中可找到癌细胞,胸部 X 线、CT 或 MRI 检查或支气管镜检查常可明确诊断。

(四)肺嗜酸性粒细胞浸润症

其见于热带性嗜酸细胞增多症、肺嗜酸性粒细胞增多性浸润、外源性变态反应性肺泡炎等。致病原为寄生虫、花粉、化学药品、职业粉尘等,多有接触史,症状较轻,患者常有发热,胸部 X 线

检查可见多发性、此起彼伏的淡薄斑片浸润阴影,可自行消失或再发。肺组织活检也有助于鉴别。

（五）变态反应性支气管肺曲菌病

本病是一种由烟曲菌等致病真菌在具有特应性个体中引起的一种变态反应性疾病。其与哮喘的鉴别要点如下:①典型者咳出棕褐色痰块,内含多量嗜酸性粒细胞;②X 线胸片呈现游走性或固定性浸润病灶;③支气管造影可以显示出近端支气管呈囊状或柱状扩张;④痰镜检或培养发现烟曲菌;⑤曲菌抗原皮试呈速发反应阳性;⑥曲菌抗原特异性沉淀抗体(IgG)测定阳性;⑦烟曲菌抗原皮试出现局部变态反应;⑧烟曲菌特异性 IgE 水平增高。

（六）气管、支气管软化及复发性多软骨炎

由于气管支气管软骨软化,气道不能维持原来正常状态,患者呼气或咳嗽时胸膜腔内压升高,可引起气道狭窄,甚至闭塞,临床表现为呼气性喘息,其特点:①剧烈持续性、甚至犬吠样咳嗽;②气道断层摄影或 CT 显示气管、大气管狭窄;③支气管镜检查时可见气道呈扁平状,呼气或咳嗽时气道狭窄。

（七）变应性肉芽肿性血管炎（又称 Churg-Strauss 综合征）

本病主要侵犯小动脉和小静脉,常侵犯细小动脉,主要累及多器官和脏器,以肺部浸润和周围血管嗜酸性粒细胞浸润增多为特征,本病患者绝大多数可出现喘息症状,其与哮喘的鉴别要点如下:①除喘息症状外,常伴有副鼻旁窦炎(88%)、变应性鼻炎(69%)、多发性神经炎(66%～98%);②病理检查特征有嗜酸性粒细胞浸润、肉芽肿病变、坏死性血管炎。

七、治疗

（一）脱离变应原

部分患者能找到引起哮喘发作的变应原或其他非特异刺激因素,应立即使患者脱离变应原的接触。

（二）药物治疗

治疗哮喘的药物可以分为控制药物和缓解药物。①控制药物:是指需要长期每天使用的药物。这些药物主要通过抗炎作用使哮喘维持临床控制,其中包括吸入糖皮质激素(简称激素)、全身用激素、白三烯调节药、长效 β_2 受体激动剂(LABA,须与吸入激素联合应用)、缓释茶碱、色甘酸钠、抗 IgE 抗体及其他有助于减少全身激素剂量的药物等。②缓解药物:是指按需使用的药物。这些药物通过迅速解除支气管痉挛从而缓解哮喘症状,其中包括速效吸入 β_2 受体激动剂、全身用激素、吸入性抗胆碱能药物、短效茶碱及短效口服 β_2 受体激动剂等。

1.激素

激素是最有效的控制气道炎症的药物。给药途径包括吸入、口服和静脉应用等,吸入为首选途径。

（1）吸入给药:吸入激素的局部抗炎作用强;通过吸气过程给药,药物直接作用于呼吸道,所需剂量较小。通过消化道和呼吸道进入血液药物的大部分被肝灭活,因此全身性不良反应较少。研究结果证明吸入激素可以有效减轻哮喘症状、提高生命质量、改善肺功能、降低气道高反应性、控制气道炎症,减少哮喘发作的频率和减轻发作的严重程度,降低病死率。当使用不同的吸入装置时,可能产生不同的治疗效果。多数成人哮喘患者吸入小剂量激素即可较好地控制哮喘。过多增加吸入激素剂量对控制哮喘的获益较小而不良反应增加。由于吸烟可以降低激素的效果,故吸烟患者须戒烟并给予较高剂量的吸入激素。吸入激素的剂量与预防哮喘严重急性发作的作用之间有非常明确的关系,所以,严重哮喘患者长期大剂量吸入激素是有益的。

吸入激素在口咽部局部的不良反应包括声音嘶哑、咽部不适和念珠菌感染。吸药后及时用清水含漱口咽部,选用干粉吸入剂或加用储雾器可减少上述不良反应。吸入激素的全身不良反应的大小与药物剂量、药物的生物利用度、在肠道的吸收、肝首关代谢率及全身吸收药物的半衰期等因素有关。已上市的吸入激素中丙酸氟替卡松和布地奈德的全身不良反应较少。目前有证据表明成人哮喘患者每天吸入低至中剂量激素,不会出现明显的全身不良反应。长期高剂量吸入激素后可能出现的全身不良反应包括皮肤瘀斑、肾上腺功能抑制和骨密度降低等。已有研究证据表明吸入激素可能与白内障和青光眼的发生有关,但前瞻性研究没有证据表明与后囊下白内障的发生有明确关系。目前没有证据表明吸入激素可以增加肺部感染(包括肺结核)的发生率,因此伴有活动性肺结核的哮喘患者可以在抗结核治疗的同时给予吸入激素治疗。

气雾剂给药:临床上常用的吸入激素有4种(表5-4)。包括二丙酸倍氯米松、布地奈德、丙酸氟替卡松等。一般而言,使用干粉吸入装置比普通定量气雾剂方便,吸入下呼吸道的药物量较多。

溶液给药:布地奈德溶液经以压缩空气为动力的射流装置雾化吸入,对患者吸气配合的要求不高,起效较快,适用于轻中度哮喘急性发作时的治疗。

吸入激素是长期治疗哮喘的首选药物。国际上推荐的每天吸入激素剂量,见表5-4。我国哮喘患者所需吸入激素剂量比该表中推荐的剂量要小一些。

表 5-4　常用吸入型糖皮质激素的每天剂量与互换关系

药物	低剂量(μg)	中剂量(μg)	高剂量(μg)
二丙酸倍氯米松	200~500	500~1 000	>1 000~2 000
布地奈德	200~400	400~800	>800~1 600
丙酸氟替卡松	100~250	250~500	>500~1 000
环索奈德	80~160	160~320	>320~1 280

(2)口服给药:适用于中度哮喘发作、慢性持续哮喘吸入大剂量激素联合治疗无效的患者和作为静脉应用激素治疗后的序贯治疗。一般使用半衰期较短的激素(如泼尼松、泼尼松龙或甲泼尼龙等)。对于激素依赖型哮喘,可采用每天或隔天清晨顿服给药的方式,以减少外源性激素对下丘脑-垂体-肾上腺轴的抑制作用。泼尼松的维持剂量最好每天不超过 10 mg。

长期口服激素可以引起骨质疏松症、高血压、糖尿病、下丘脑-垂体-肾上腺轴的抑制、肥胖症、白内障、青光眼、皮肤菲薄导致皮纹和瘀斑、肌无力。对于伴有结核病、寄生虫感染、骨质疏松、青光眼、糖尿病、严重忧郁或消化性溃疡的哮喘患者,全身给予激素治疗时应慎重并应密切随访。长期甚至短期全身使用激素的哮喘患者可感染致命的疱疹病毒应引起重视,尽量避免这些患者暴露于疱疹病毒是必要的。尽管全身使用激素不是一种经常使用的缓解哮喘症状的方法,但是对于严重的急性哮喘是需要的,因为它可以预防哮喘的恶化、减少因哮喘而急诊或住院的机会、预防早期复发、降低病死率。推荐剂量:泼尼松龙 30~50 mg/d,5~10 天。具体使用要根据病情的严重程度,当症状缓解或其肺功能已经达到个人最佳值,可以考虑停药或减量。地塞米松因对垂体-肾上腺的抑制作用大,不推荐长期使用。

(3)静脉给药:严重急性哮喘发作时,应经静脉及时给予琥珀酸氢化可的松(400～1 000 mg/d)或甲泼尼龙(80～160 mg/d)。无激素依赖倾向者,可在短期(3～5 天)内停药;有激素依赖倾向者应延长给药时间,控制哮喘症状后改为口服给药,并逐步减少激素用量。

2.β₂ 受体激动剂

本药通过对气道平滑肌和肥大细胞等细胞膜表面的 β₂ 受体的作用,舒张气道平滑肌、减少肥大细胞和嗜碱性粒细胞脱颗粒和介质的释放、降低微血管的通透性、增加气道上皮纤毛的摆动等,缓解哮喘症状。此类药物较多,可分为短效(作用维持 4～6 小时)和长效(维持 12 小时)β₂ 受体激动剂。后者又可分为速效(数分钟起效)和缓慢起效(30 分钟起效)两种(表 5-5)。

表 5-5　β₂ 受体激动剂的分类

起效时间	作用维持时间	
	短效	长效
速效	沙丁胺醇吸入剂	福莫特罗吸入剂
	特布他林吸入剂	
	非诺特罗吸入剂	
慢效	沙丁胺醇口服剂	沙美特罗吸入剂
	特布他林口服剂	

(1)短效 β₂ 受体激动剂(简称 SABA):常用的药物如沙丁胺醇和特布他林等。

1)吸入给药:可供吸入的短效 β₂ 受体激动剂包括气雾剂、干粉剂和溶液等。这类药物松弛气道平滑肌作用强,通常在数分钟内起效,疗效可维持数小时,是缓解轻至中度急性哮喘症状的首选药物,也可用于运动性哮喘。如每次吸入 100～200 μg 沙丁胺醇或 250～500 μg 特布他林,必要时每 20 分钟重复 1 次。1 小时后疗效不满意者应向医师咨询或去急诊。这类药物应按需间歇使用,不宜长期、单一使用,也不宜过量应用,否则可引起骨骼肌震颤、低血钾、心律失常等不良反应。压力型定量手控气雾剂(pMDI)和干粉吸入装置吸入短效 β₂ 受体激动剂不适用于重度哮喘发作;其溶液(如沙丁胺醇、特布他林、非诺特罗及其复方制剂)经雾化泵吸入适用于轻至重度哮喘发作。

2)口服给药:如沙丁胺醇、特布他林、丙卡特罗片等,通常在服药后 15～30 分钟起效,疗效维持 4～6 小时。如沙丁胺醇 2～4 mg,特布他林 1.25～2.5 mg,每天 3 次;丙卡特罗 25～50 μg,每天 2 次。使用虽较方便,但心悸、骨骼肌震颤等不良反应比吸入给药时明显。缓释剂型和控释剂型的平喘作用维持时间可达 8～12h,特布他林的前体药班布特罗的作用可维持 24 小时,可减少用药次数,适用于夜间哮喘患者的预防和治疗。长期、单一应用 β₂ 受体激动剂可造成细胞膜 β₂ 受体的向下调节,表现为临床耐药现象,故应予避免。

3)注射给药:虽然平喘作用较为迅速,但因全身不良反应的发生率较高,国内较少使用。

4)贴剂给药:为透皮吸收剂型。现有产品有妥洛特罗,分为 0.5 mg、1 mg、2 mg 3 种剂量。由于采用结晶储存系统来控制药物的释放,药物经过皮肤吸收,因此可以减轻全身不良反应,每天只需贴敷 1 次,效果可维持 24 小时。对预防晨降有效,使用方法简单。

(2)长效 β₂ 受体激动剂(简称 LABA):这类 β₂ 受体激动剂的分子结构中具有较长的侧链,舒张支气管平滑肌的作用可维持 12 小时以上。目前,在我国临床使用的吸入型 LABA 有 2 种。

沙美特罗:经气雾剂或碟剂装置给药,给药后 30 分钟起效,平喘作用维持 12 小时以上。推荐剂量 50 μg,每天 2 次吸入。福莫特罗:经吸入装置给药,给药后 3～5 分钟起效,平喘作用维持 8～12 小时以上。平喘作用具有一定的剂量依赖性,推荐剂量 4.5～9 μg,每天 2 次吸入。吸入 LABA 适用于哮喘(尤其是夜间哮喘和运动诱发哮喘)的预防和治疗。福莫特罗因起效相对较快,也可按需用于哮喘急性发作时的治疗。

近年来推荐联合吸入激素和 LABA 治疗哮喘。这两者具有协同的抗炎和平喘作用,可获得相当于(或优于)应用加倍剂量吸入激素时的疗效,并可增加患者的依从性、减少较大剂量吸入激素引起的不良反应,尤其适合于中至重度持续哮喘患者的长期治疗。不推荐长期单独使用 LABA,应该在医师指导下与吸入激素联合使用。

3.白三烯调节药

本类药包括半胱氨酰白三烯受体阻滞剂和 5-脂氧化酶抑制药。除吸入激素外,是唯一可单独应用的长效控制药,可作为轻度哮喘的替代治疗药物和中重度哮喘的联合治疗用药。目前在国内应用主要是半胱氨酰白三烯受体阻滞剂,通过对气道平滑肌和其他细胞表面白三烯受体的拮抗抑制肥大细胞和嗜酸粒细胞释放出的半胱氨酰白三烯的致喘和致炎作用,产生轻度支气管舒张和减轻变应原、运动和二氧化硫(SO_2)诱发的支气管痉挛等作用,并具有一定程度的抗炎作用。本品可减轻哮喘症状、改善肺功能、减少哮喘的恶化。但其作用不如吸入激素,也不能取代激素。作为联合治疗中的一种药物,本品可减少中至重度哮喘患者每天吸入激素的剂量,并可提高吸入激素治疗的临床疗效,联用本品与吸入激素的疗效比联用吸入 LABA 与吸入激素的疗效稍差。但本品服用方便。尤适用于阿司匹林哮喘、运动性哮喘和伴有过敏性鼻炎哮喘患者的治疗。本品使用较为安全。虽然有文献报道接受这类药物治疗的患者可出现 Churg-Strauss 综合征,但其与白三烯调节剂的因果关系尚未肯定,可能与减少全身应用激素的剂量有关。5-脂氧化酶抑制药齐留通可能引起肝损害,需监测肝功能。通常口服给药。白三烯受体阻滞剂扎鲁司特 20 mg,每天 2 次;孟鲁司特 10 mg,每天 1 次;异丁司特 10 mg,每天 2 次。

4.茶碱

茶碱具有舒张支气管平滑肌作用,并具有强心、利尿、扩张冠状动脉、兴奋呼吸中枢和呼吸肌等作用。有研究资料显示,低浓度茶碱具有抗炎和免疫调节作用。作为症状缓解药,尽管现在临床上在治疗重症哮喘时仍然静脉使用茶碱,但短效茶碱治疗哮喘发作或恶化还存在争议,因为它在舒张支气管,与足量使用的快速 β_2 受体激动剂对比,没有任何优势,但是它可能改善呼吸驱动力。不推荐已经长期服用缓释型茶碱的患者使用短效茶碱,除非该患者的血清中茶碱浓度较低或者可以进行血清茶碱浓度监测时。

口服给药:包括氨茶碱和控(缓)释型茶碱。用于轻至中度哮喘发作和维持治疗。一般剂量为每天 6～10 mg/kg。口服控(缓)释型茶碱后昼夜血药浓度平稳,平喘作用可维持 12～24 小时,尤其适用于夜间哮喘症状的控制。联合应用茶碱、激素和抗胆碱药物具有协同作用。但本品与 β_2 受体激动剂联合应用时,易出现心率增快和心律失常,应慎用并适当减少剂量。

静脉给药:氨茶碱加入葡萄糖溶液中,缓慢静脉注射[注射速度不宜超过 0.25 mg/(kg·min)]或静脉滴注,适用于哮喘急性发作且近 24 小时内未用过茶碱类药物的患者。负荷剂量为 4～6 mg/kg,维持剂量为 0.6～0.8 mg/(kg·h)。由于茶碱的"治疗窗"窄,以及茶碱代谢存在较大的个体差异,可引起心律失常、血压下降、甚至死亡,在有条件的情况下应监测其血药浓度,及时调整浓度和滴速。茶碱有效、安全的血药浓度范围应在 6～15 mg/L。影响茶碱代谢的因素较多,如发热性疾病、妊娠,抗结核治疗可以降低茶碱的血药浓度;而肝脏疾病、充血性心力衰竭以及合用西咪替丁或喹诺酮类、大环内酯类等药物均可影响茶碱代谢而使其排泄减慢,增加茶碱的毒性作用,应引起临床医师的重视,并酌情调整剂量。多索茶碱的作用与氨茶碱相同,但不良反应较轻。双羟丙茶碱的作用较弱,不良反应也较少。

5.抗胆碱药物

吸入抗胆碱药物如溴化异丙托品、溴化氧托品和溴化泰乌托品等,可阻断节后迷走神经传出支,通过降低迷走神经张力而舒张支气管。其舒张支气管的作用比 β_2 受体激动剂弱,起效也较慢,但长期应用不易产生耐药,对老年人的疗效不低于年轻人。

本品有气雾剂和雾化溶液两种剂型。经 pMDI 吸入溴化异丙托品气雾剂,常用剂量为,每天 3～4 次;经雾化泵吸入溴化异丙托品溶液的常用剂量为 50～125 μg,每天 3～4 次。溴化泰乌托品系新近上市的长效抗胆碱药物,对 M_1 和 M_3 受体具有选择性抑制作用,仅需每天 1 次吸入给药。本品与 β_2 受体激动剂联合应用具有协同、互补作用。本品对有吸烟史的老年哮喘患者较为适宜,但对妊娠早期妇女和患有青光眼或前列腺肥大的患者应慎用。尽管溴化异丙托品被用在一些因不能耐受 β_2 受体激动剂的哮喘患者上,但是到目前为止尚没有证据表明它对哮喘长期管理方面有显著效果。

6.抗 IgE 治疗

抗 IgE 单克隆抗体可应用于血清 IgE 水平增高的哮喘患者。目前它主要用于经过吸入糖皮质激素和 LABA 联合治疗后症状仍未控制的严重哮喘患者。目前在 11～50 岁的哮喘患者的治疗研究中尚没有发现抗 IgE 治疗有明显不良反应,但因该药临床使用的时间尚短,其远期疗效与安全性有待进一步观察。价格昂贵也使其临床应用受到限制。

7.变应原特异性免疫疗法(SIT)

通过皮下给予常见吸入变应原提取液(如尘螨、猫毛、豚草等),可减轻哮喘症状和降低气道高反应性,适用于变应原明确但难以避免的哮喘患者。其远期疗效和安全性尚待进一步研究与评价。变应原制备的标准化也有待加强。哮喘患者应用此疗法应严格在医师指导下进行。目前已试用舌下给药的变应原免疫疗法。SIT 应该是在严格的环境隔离和药物干预无效(包括吸入激素)情况下考虑的治疗方法。现在没有研究比较其和药物干预的疗效差异。现在还没有证据支持使用复合变应原进行免疫治疗的价值。

8.其他治疗哮喘药物

(1)抗组胺药物:口服第二代抗组胺药物(H_1 受体阻滞剂)如酮替芬、氯雷他定、阿司咪唑、氮䓬司丁、特非那定等具有抗变态反应作用,在哮喘治疗中的作用较弱。可用于伴有变应性鼻炎哮喘患者的治疗。这类药物的不良反应主要是嗜睡。阿司咪唑和特非那定可引起严重的心血管不良反应,应谨慎使用。

(2)其他口服抗变态反应药物:如曲尼司特、瑞吡司特等可应用于轻至中度哮喘的治疗。其主要不良反应是嗜睡。

(3)可能减少口服糖皮质激素剂量的药物:包括口服免疫调节药(甲氨蝶呤、环孢素、金制剂等)、某些大环内酯类抗生素和静脉应用免疫球蛋白等。其疗效尚待进一步研究。

(4)中医中药:采用辨证施治,有助于慢性缓解期哮喘的治疗。有必要对临床疗效较为确切的中(成)药或方剂开展多中心随机双盲的临床研究。

（三）急性发作期的治疗

哮喘急性发作的治疗取决于发作的严重程度以及对治疗的反应。治疗的目的在于尽快缓解症状、解除气流受限和低氧血症，同时还需要制订长期治疗方案以预防再次急性发作。

对于具有哮喘相关死亡高危因素的患者，需要给予高度重视，这些患者应当尽早到医疗机构就诊。高危患者包括：①曾经有过气管插管和机械通气的濒于致死性哮喘的病史；②在过去1年中因为哮喘而住院或看急诊；③正在使用或最近刚刚停用口服激素；④目前未使用吸入激素；⑤过分依赖速效 β_2 受体激动剂，特别是每月使用沙丁胺醇（或等效药物）超过1支的患者；⑥有心理疾病或社会心理问题，包括使用镇静药；⑦有对哮喘治疗计划不依从的历史。

轻度和部分中度急性发作可以在家庭中或社区中治疗。家庭或社区中的治疗措施主要为重复吸入速效 β_2 受体激动剂，在第1小时每20分钟吸入2～4喷。随后根据治疗反应，轻度急性发作可调整为每3～4小时2～4喷，中度急性发作每1～2小时6～10喷。如果对吸入性 β_2 受体激动剂反应良好（呼吸困难显著缓解，PEF占预计值＞80%或个人最佳值，且疗效维持3～4小时），通常不需要使用其他药物。如果治疗反应不完全，尤其是在控制性治疗的基础上发生的急性发作，应尽早口服激素（泼尼松龙0.5～1 mg/kg或等效剂量的其他激素），必要时到医院就诊。

部分中度和所有重度急性发作均应到急诊室或医院治疗。除氧疗外，应重复使用速效 β_2 受体激动剂，可通过压力定量气雾剂的储雾器给药，也可通过射流雾化装置给药。推荐在初始治疗时连续雾化给药，随后根据需要间断给药（每4小时1次）。目前尚无证据支持常规静脉使用 β_2 受体激动剂。联合使用 β_2 受体激动药和抗胆碱能制剂（如异丙托溴铵）能够取得更好的支气管舒张作用。茶碱的支气管舒张作用弱于SABA，不良反应较大应谨慎使用。对规则服用茶碱缓释制剂的患者，静脉使用茶碱应尽可能监测茶碱血药浓度。中重度哮喘急性发作应尽早使用全身激素，特别是对速效 β_2 受体激动剂初始治疗反应不完全或疗效不能维持，以及在口服激素基础上仍然出现急性发作的患者。口服激素与静脉给药疗效相当，不良反应小。

推荐用法：泼尼松龙30～50 mg或等效的其他激素，每天单次给药。严重的急性发作或口服激素不能耐受时，可采用静脉注射或滴注，如甲基泼尼松龙80～160 mg，或氢化可的松400～1 000 mg分次给药。地塞米松因半衰期较长，对肾上腺皮质功能抑制作用较强，一般不推荐使用。静脉给药和口服给药的序贯疗法有可能减少激素用量和不良反应，如静脉使用激素2～3天，继之以口服激素3～5天。不推荐常规使用镁制剂，可用于重度急性发作（FEV_1 25%～30%）或对初始治疗反应不良者。

重度和危重哮喘急性发作经过上述药物治疗，临床症状和肺功能无改善甚至继续恶化者，应及时给予机械通气治疗，其指征主要包括：意识改变、呼吸肌疲劳、$PaCO_2$ 不低于6.0 kPa（45 mmHg）等。可先采用经鼻（面）罩无创机械通气，若无效应及早行气管插管机械通气。哮喘急性发作机械通气需要较高的吸气压，可使用适当水平的呼气末正压（PEEP）治疗。如果需要过高的气道峰压和平台压才能维持正常通气容积，可试用允许性高碳酸血症通气策略以减少呼吸机相关肺损伤。

初始治疗症状显著改善，PEF或 FEV_1 占预计值的百分比恢复到或个人最佳值60%者以上可回家继续治疗，PEF或 FEV_1 为40%～60%者应在监护下回到家庭或社区继续治疗，治疗前PEF或 FEV_1 低于25%或治疗后低于40%者应入院治疗。在出院时或近期的随访时，应当为患者制订一个详细的行动计划，审核患者是否正确使用药物、吸入装置和峰流速仪，找到急性发作的诱因并制订避免接触的措施,调整控制性治疗方案。严重的哮喘急性发作意味着哮喘管理的失败,这些患者应当给予密切监护、长期随访,并进行长期哮喘教育。

大多数哮喘急性发作并非由细菌感染引起,应严格控制抗菌药物的使用指征,除非有细菌感染的证据,或属于重度或危重哮喘急性发作。

(四)慢性持续期的治疗

哮喘的治疗应以患者的病情严重程度为基础,根据其控制水平类别选择适当的治疗方案。哮喘药物的选择既要考虑药物的疗效及其安全性,也要考虑患者的实际状况,如经济收入和当地的医疗资源等。要为每个初诊患者制订哮喘防治计划,定期随访、监测,改善患者的依从性,并根据患者病情变化及时修订治疗方案。哮喘患者长期治疗方案分为5级(表5-6)。

表 5-6　根据哮喘病情控制分级制订治疗方案

第1级	第2级	第3级	第4级	第5级
		哮喘教育、环境控制		
按需使用短效 β_2 受体激动剂		按需使用短效 β_2 受体激动剂		
控制性药物	选用1种	选用1种	加用1种或以上	加用1种或2种
	低剂量 ICS	低剂量的 ICS 加 LABA	中高剂量的 ICS 加 LABA	口服最小剂量的糖皮质激素
	白三烯调节药	中高剂量的 ICS	白三烯调节药	抗 IgE 治疗
		低剂量的 ICS 加白三烯调节药	缓释茶碱	
		低剂量的 ICS 加缓释茶碱		

ICS:吸入糖皮质激素

对以往未经规范治疗的初诊哮喘患者可选择第2级治疗方案,哮喘患者症状明显,应直接选择第3级治疗方案。从第2级到第5级的治疗方案中都有不同的哮喘控制药物可供选择。而在每一级中都应按需使用缓解药物,以迅速缓解哮喘症状。如果使用含有福莫特罗和布地奈德单一吸入装置进行联合治疗时,可作为控制和缓解药物应用。

如果使用该分级治疗方案不能够使哮喘得到控制,治疗方案应该升级直至达到哮喘控制为止。当哮喘控制并维持至少3个月后,治疗方案可考虑降级。建议减量方案:①单独使用中至高剂量吸入激素的患者,将吸入激素剂量减少50%;②单独使用低剂量激素的患者,可改为每天1次用药;③联合吸入激素和LABA的患者,将吸入激素剂量减少约50%,仍继续使用LABA联合治疗。当达到低剂量联合治疗时,可选择改为每天1次联合用药或停用LABA,单用吸入激素治疗。若患者使用最低剂量控制药物达到哮喘控制1年,并且哮喘症状不再发作,可考虑停用药物治疗。上述减量方案尚待进一步验证。通常情况下,患者在初诊后2~4周回访,以后每1~3个月随访1次。出现哮喘发作时应及时就诊,哮喘发作后2周至1个月内进行回访。

对于我国贫困地区或低经济收入的哮喘患者,视其病情严重度不同,长期控制哮喘的药物推荐使用:①吸入低剂量激素;②口服缓释茶碱;③吸入激素联合口服缓释茶碱;④口服激素和缓释茶碱。这些治疗方案的疗效与安全性需要进一步临床研究,尤其要监测长期口服激素可能引起的全身不良反应。

八、教育与管理

尽管哮喘尚不能根治,但通过有效的哮喘管理,通常可以实现哮喘控制。成功的哮喘管理目标是:①达到并维持症状的控制;②维持正常活动,包括运动能力;③维持肺功能水平尽量接近正常;④预防哮喘急性加重;⑤避免因哮喘药物治疗导致的不良反应;⑥预防哮喘导致的死亡。

建立医患之间的合作关系是实现有效的哮喘管理的首要措施。其目的是指导患者自我管理,对治疗目标达成共识,制订个体化的书面管理计划,包括自我监测、对治疗方案和哮喘控制水平周期性评估、在症状和(或)PEF 提示哮喘控制水平变化的情况下,针对控制水平及时调整治疗以达到并维持哮喘控制。其中对患者进行哮喘教育是最基本的环节。

(一)哮喘教育

哮喘教育必须成为医患之间所有互助关系中的组成部分。对医院、社区、专科医师、全科医师及其他医务人员进行继续教育,通过培训哮喘管理知识,提高与患者沟通技巧,做好患者及家属教育。患者教育的目标是增加理解、增强技能、增加满意度、增强自信心、增加依从性和自我管理能力,增进健康减少卫生保健资源使用。

1.教育内容

(1)通过长期规范治疗能够有效控制哮喘。

(2)避免触发、诱发因素方法。

(3)哮喘的本质、发病机制。

(4)哮喘长期治疗方法。

(5)药物吸入装置及使用方法。

(6)自我监测,即如何测定、记录、解释哮喘日记内容、症状评分、应用药物、PEF,哮喘控制测试(ACT)变化。

(7)哮喘先兆、哮喘发作征象和相应自我处理方法,如何、何时就医。

(8)哮喘防治药物知识。

(9)如何根据自我监测结果判定控制水平,选择治疗。

(10)心理因素在哮喘发病中的作用。

2.教育方式

(1)初诊教育:是最重要的基础教育和启蒙教育,是医患合作关系起始的个体化教育,首先应提供患者诊断信息,了解患者对哮喘治疗的期望和可实现的程度,并至少进行以上内容教育,预约复诊时间,提供教育材料。

(2)随访教育和评价:是长期管理方法,随访时应回答患者的疑问、评估最初疗效。定期评价、纠正吸入技术和监测技术,评价书面管理计划,理解实施程度,反复提供更新教育材料。

(3)集中教育:定期开办哮喘学校、学习班、俱乐部、联谊会进行大课教育和集中答疑。

(4)自学教育:通过阅读报纸、杂志、文章、看电视节目、听广播进行。

(5)网络教育:通过中国哮喘联盟网、全球哮喘防治创议网 GINA 等或互动多媒体技术传播防治信息。

(6)互助学习:举办患者防治哮喘经验交流会。

(7)定点教育:与社区卫生单位合作,有计划开展社区、患者、公众教育。

(8)调动全社会各阶层力量宣传普及哮喘防治知识。

哮喘教育是一个长期、持续过程,需要经常教育,反复强化,不断更新,持之以恒。

(二)哮喘管理

1.确定并减少危险因素接触

尽管对已确诊的哮喘患者应用药物干预,对控制症状和改善生活质量非常有效,但仍应尽可能避免或减少接触危险因素,以预防哮喘发病和症状加重。

许多危险因素可引起哮喘急性加重,被称为"触发因素",包括变应原、病毒感染、污染物、烟草烟雾、药物。减少患者对危险因素的接触,可改善哮喘控制并减少治疗药物需求量。早期确定职业性致敏因素,并防止患者进一步接触,是职业性哮喘管理的重要组成部分。

2.评估、治疗和监测

哮喘治疗的目标是达到并维持哮喘控制。大多数患者或家属通过医患合作制订的药物干预策略,能够达到这一目标,患者的起始治疗及调整是以患者的哮喘控制水平为依据,包括评估哮喘控制、治疗以达到控制,以及监测以维持控制这样一个持续循环过程(图5-1)。

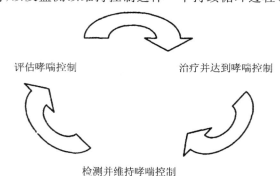

评估哮喘控制　　　　　治疗并达到哮喘控制

检测并维持哮喘控制

图 5-1　哮喘长期管理的循环模拟图

一些经过临床验证的哮喘控制评估工具如哮喘控制测试(ACT)、哮喘控制问卷(ACQ)、哮喘治疗评估问卷(ATAQ)等,也可用于评估哮喘控制水平。经国内多中心验证表明哮喘评估工具 ACT 不仅易学易用且适合中国国情。ACT 仅通过回答有关哮喘症状和生活质量的 5 个问题的评分进行综合判定,25 分为控制、20~24 分为部分控制、20 分以下为未控制,并不需要患者检查肺功能。这些问卷不仅用于临床研究,还可以在临床工作中评估患者的哮喘控制水平,通过长期连续检测维持哮喘控制,尤其适合在基层医疗机构推广,作为肺功能的补充,既适用于医师,也适用于患者自我评估哮喘控制,患者可以在家庭或医院,就诊前或就诊期间完成哮喘控制水平的自我评估。这些问卷有助于改进哮喘控制的评估方法并增进医患双向交流,提供了反复使用的客观指标,以便长期监测(表5-7)。

表 5-7　哮喘控制测试(ACT)

问题 1	在过去 4 周内,在工作、学习或家庭中,有多少时候哮喘妨碍您进行日常活动				
	所有时间 1	大多数时间 2	有些时候 3	很少时候 4	没有 5	得分
问题 2	在过去 4 周内,您有多少次呼吸困难?				
	每天不止 1 次 1	每天 1 次 2	每周 3 至 6 次 3	每周 1 至 2 次 4	完全没有 5	得分
问题 3	在过去 4 周内,因为哮喘症状(喘息、咳嗽、呼吸困难、胸闷或疼痛),您有多少次在夜间醒来或早上比平时早醒				
	每周 4 晚或更多 1	每周 2 至 3 晚 2	每周 1 次 3	1 至 2 次 4	没有 5	得分

续表

问题4	在过去4周内,您有多少次使用急救药物治疗(如沙丁胺醇)?					
	每天3次以上 1	每天1至2次 2	每周2至3次 3	每周1次或更少 4	没有 5	得分
问题5	您如何评价过去4周内,您的哮喘控制情况?					
	没有控制 1	控制很差 2	有所控制 3	控制很好 4	完全控制 5	得分

第1步:请将每个问题的得分写在右侧的框中。请尽可能如实回答,这将有助于与医师讨论您的哮喘;第2步:把每一题的分数相加得出总分;第3步:寻找总分的含义。25分:完全控制;20~24分:部分控制;低于20分:未得到控制

在哮喘长期管理治疗过程中,必须采用评估哮喘控制方法,连续监测提供可重复的客观指标,从而调整治疗,确定维持哮喘控制所需的最低治疗级别,以便维持哮喘控制,降低医疗成本。

(易怀生)

第三节 支气管扩张

一、概说

支气管扩张症是指支气管在组织解剖结构上呈现不可复原性的扩张和变形。主要以慢性咳嗽、咯大量脓痰和(或)反复咯血为特征。除少数先天性支气管扩张外,大多继发于鼻旁窦、支气管、肺部的慢性感染以及支气管阻塞等因素所致。

根据支气管扩张症的临床表现,相当于中医学中的"肺痿""咳嗽""痰饮""咯血""肺痈"等范畴。本病多见于儿童和青年,往往继发于麻疹、百日咳、流行性感冒、肺炎、肺结核等病之后。在呼吸系统疾病中,其发病率仅次于肺结核。

二、病因病理

支气管扩张症的发生与发展主要有以下几个方面。

(一)外邪犯肺

六淫外邪或平素嗜好吸烟,侵袭于肺,壅遏肺气,肺失宣肃,上逆生痰作咳,或咳伤肺络,致使血溢于气道,随咳而出。在六淫外伤中,尤以热邪与燥邪引起咯血之症最为多见。

(二)肝火犯肺

多因情志不遂,肝气郁结,日久则气郁化火,肝火上逆,既可煎液为痰,也易灼伤肺络;或因忽然暴怒伤肝,气逆化火,损伤肺络而出现咯血之症。

(三)肺肾阴虚

系因病久而致肾水亏虚,五行金水相生,肾水亏虚必致肺之津液亏虚,日久则肺肾之阴俱虚,水亏则火旺,以致虚火内炽,炼津成痰,甚则灼伤肺络而引起咯血。

(四)气不摄血

多因慢性咳嗽,迁延日久,又逢劳倦过度;或饮食失节,恣酒无度;或情志内伤;或外邪侵袭,更伤正气的情况下,以致正气极度虚衰,血无所主,不循经而外溢入气道,亦会出现咯血症状。

167

总之,本病的病理环节不外乎火、气、虚、瘀、痰。在临床上,这些病理因素常夹杂互见,且互相影响和转化,致使病情复杂难治。

三、诊断

（一）临床表现

1.病史

常有呼吸道慢性感染或支气管阻塞的病史。

2.症状

多数患者有反复咳嗽、咳痰和咯血症状。

（1）化脓性支气管扩张:继发感染时,出现发热、咳嗽加剧、痰量增多、痰黏脓样、有厌氧菌感染时可有恶臭味;痰液收集于玻璃瓶中静置后出现分层的特征:上层为泡沫,下悬脓性成分,中层为混浊黏液,下层为坏死组织沉淀物。反复感染时,往往有呼吸困难和缺氧等表现。

（2）单纯性支气管扩张:患者长期反复咳嗽、咳痰,但无明显继发感染。

（3）干性支气管扩张:患者无咳嗽、咳痰及全身中毒症状,但有反复咯血,血量不等。其病变多位于引流良好的上叶支气管。

（4）先天性支气管扩张:如 Kartagener 综合征,表现为囊状支气管扩张、心脏右位、鼻窦炎和胰腺囊肿性纤维病变。

3.体征

早期或干性支气管扩张可无异常肺部体征,病变重或继发感染时常可闻及下胸部、背部固定而持久的局限性粗湿啰音,有时可闻及哮鸣音,部分慢性患者伴有杵状指（趾）。出现肺气肿、肺心病等并发症时有相应体征。

（二）实验室检查

继发感染时白细胞计数及中性粒细胞比例增加,痰涂片及培养可发现致病菌。结核性支气管扩张时痰结核菌可为阳性。

（三）特殊检查

1.影像学检查

在胸部 X 线平片上患者患侧可有肺部纹理增粗、紊乱,柱状支气管扩张典型表现为轨道征,囊状支气管扩张可见蜂窝状（卷发状）阴影,继发感染时病变区有斑片状炎症阴影,也可以出现液平,且反复在同一部位出现。肺部 CT 检查显示支气管管壁增厚的柱状扩张或成串成簇的囊状改变,已基本取代支气管造影。支气管造影可以明确支气管扩张的部位、形态、范围和病变的严重程度,主要用于准备外科手术的患者。

2.肺功能检查

其变化与病变的范围和性质有一定关系。病变局限,肺功能可无明显改变。一般而言,柱状与梭状扩张,肺功能改变较轻微;囊状扩张对支气管肺组织的破坏较严重,可影响肺功能改变。早期由小支气管阻塞而引起者,往往表现为阻塞性通气功能障碍;随着病变的加剧和小血管的闭塞,可发展至通气/血流比例失调,动静脉分流和弥散功能障碍。对有咯血的患者,肺功能检查应在血止 2 周以上,病情较为稳定时进行。

3.支气管镜检查

当支气管扩张呈局灶性且位于肺段支气管以上时,支气管镜可发现弹坑样改变,可以发现部分患者的出血部位和阻塞原因。

四、鉴别诊断

(一)慢性支气管炎

本病多发生在中年以上的患者,在气候多变的冬、春季节咳嗽、咳痰明显,多为白色黏液痰,感染急性发作时可出现脓性痰,但无反复咯血史。听诊双肺可闻及散在干湿啰音。

(二)肺脓肿

本病起病急,有高热、咳嗽、大量脓臭痰;X线检查可见局部浓密炎症阴影,内有空腔液平。急性肺脓肿经有效抗生素治疗后,炎症可完全吸收消退。若为慢性肺脓肿则以往多有急性肺脓肿的病史。

(三)肺结核

常有低热、盗汗、乏力、消瘦等结核毒性症状,干湿啰音多位于上肺局部,X线检查和痰结核菌检查可作出诊断。

(四)先天性肺囊肿

X线检查可见多个边界纤细的圆形或椭圆形阴影,壁较薄,周围组织无炎症浸润。胸部CT检查和支气管造影可助诊断。

(五)弥漫性泛细支气管炎

本病多发于40～50岁中年人,有慢性咳嗽、咳痰、活动时呼吸困难,常伴有慢性鼻窦炎,胸部X线检查和胸部CT显示弥漫分布的小结节影,血清冷凝集效价增高64倍以上可确诊,大环内酯类抗生素(红霉素、阿霉素、克拉霉素、罗红霉素)治疗有效。

五、并发症

本病的并发症有肺炎、肺脓疡、肺气肿、肺心病和肺性骨关节病。

六、中医证治枢要

本病主要表现为痰热阻肺,热盛伤络,久则乃至气虚血瘀。故其治疗大法是:在急性发作阶段,以清热、排痰、止血为主;缓解阶段,则以养阴润肺、益气化瘀为主;对于温燥伤阴药物,应慎用或不用为宜。

本病多数反复咯血,故止血常是其治疗的重心。一般而言,对于支扩咯血者,采用降气止血法较为重要。因肺主气,性善肃降,气有余便是火,气降则火降,火降则气不上升,血随气行,无上溢咯出之患。

支扩咯血四季皆有,但由于季节不同,时令主气各异,且因患者素体阴阳属性各有所偏,虽同为咯血但临床脉证表现不同,因而其治法也不相同。如春季风木当令,肝气升发,平素肝郁之人,感受外邪,表现以肝旺气逆者较为多见;交秋暑热、秋燥之邪易灼伤肺津,阴亏之人感之尤甚,临床阴虚火旺则较多见;而秋冬天气转冷,感受寒邪郁而化热,表现为肺热亢盛者颇不少见。在治疗上根据气、血、热三者的关系,热偏盛者以清肺泄热,邪去热清,妄行之血可不止而血止;偏阴虚火旺者宜以滋阴降火,阴复火降则血宁;气逆肝旺者治以平肝降气,致使气降火降,血由气摄,咯血遂愈。

七、辨证施治

（一）痰热蕴肺

（1）主症：咳嗽胸闷，痰黄黏稠，咯血鲜红或痰中带血，或有身热，便秘溲赤。舌苔薄黄或黄腻、质红，脉弦滑数。

（2）治法：清热泻肺，凉血止血。

（3）处方：银翘栀芩汤加减。银花30 g，连翘15～30 g，黄芩12 g，焦山栀12 g，丹皮9 g，花蕊石12 g，白茅根30 g，七叶一枝花15 g，天葵子15 g，金荞麦根30 g，仙鹤草30 g，桑白皮12 g。

（4）阐述：方中银花、七叶一枝花、天葵子、金荞麦根具有较强的清热解毒、抗感染作用。如痰及呼气有臭味，痰培养有铜绿假单胞菌或厌氧菌感染时，可加用白毛夏枯草15 g或鱼腥草30 g；咳痰不爽和气息粗促时，酌用桔梗9～15 g、葶苈子12 g；如咯血量多难止者，可加十灰散10 g，分2次/日冲服。本方组合意在直折病势，但药性多偏于寒凉，对脾胃虚弱的患者，必要时可酌减剂量，或稍佐健脾和胃之品，如鸡内金、炒麦芽、法半夏、薏苡仁、陈皮等。寇焰等应用自拟清热凉血止血中药汤剂辨证论治，以2周为1个疗程观察疗效，结果能有效止血和缓解临床症状，总有效率达93.33%。

（二）肝旺气逆

（1）主症：咳嗽阵作，胸胁苦满或隐痛，咯血鲜红，心烦易怒，口苦而干，咳时面赤。舌质红，苔薄黄，脉弦数。

（2）治法：清肝泻肺，降气止血。

（3）处方：旋覆代赭汤合泻白散、黛蛤散加减。旋覆花（包）12 g，代赭石30 g（先煎），甘草6 g，桑白皮12 g，黄芩12 g，焦山栀12 g，姜半夏9 g，藕节9 g，丹皮12 g，黛蛤散（包）12 g，仙鹤草30 g，夏枯草12 g，花蕊石12 g（先煎）。

（4）阐述：本型患者多有心情不舒、情志郁怒等诱因，发病时间可在春升阳动季节。临床上常须肺肝同治，目的在于清肝以平其火，降气以顺其肺，凡属肝旺气逆而致咯血者均可用此组方治疗。如胸痛胁胀明显者，加瓜蒌皮15 g、广郁金10 g；大便干结者，加生大黄10 g；少寐者加夜交藤30 g、合欢皮15 g；口干咽燥明显者，宜加鲜石斛30 g、玉竹15 g或羊乳30 g。

（三）气虚失摄

（1）主症：长期卧床不起，体质较为虚弱，久咳不已，痰中带血，或纯咯鲜血，并伴有神疲乏力，头晕气喘，心慌心悸。舌质淡胖，苔白，脉细弱无力等。

（2）治法：益气摄血，宁络止咳。

（3）处方：参冬饮、牡蛎散、宁血汤合方化裁。党参15～30 g，黄芪30 g，麦冬12 g，牡蛎30 g（先煎），川贝母9 g，杏仁9 g，阿胶15 g（烊冲），北沙参30 g，仙鹤草30 g，旱莲草15 g，生地黄30 g，白茅根30 g。

（4）阐述：气虚失摄型支气管扩张咯血临床虽为少数，但往往是病情较为深重且易于发生变证的患者，治疗常须大剂量参芪等益气药并用，方能起到摄血止血的功能。若忽然出现大量咯血、汗出、肢冷、脉微欲绝者，乃属气虚血脱之危候，此时可用独参汤投治，以别直参10 g左右煎汤立服，常可见效。待血止及病情稳定时再以益气养血、润肺止咳善后。也可以上方为基础，加上一些健脾理气、凉血活血药，制成膏剂长服，这有助于提高机体免疫功能，增强抵御外邪的能力，减少或抑制支气管扩张症和咯血的复发。

（四）阴虚肺热

（1）主症：咯血停止，但常咳嗽、少痰，或见气短、盗汗、低热，胸膺不舒，口舌干燥，五心烦热。舌质偏红黯，苔薄少或乏津，脉弦细带数。

（2）治法：益气养阴，清肺化瘀。

（3）处方：生脉散合百合固金汤加减。太子参 30 g，麦冬 12 g，五味子 6 g，生地黄 15 g，熟地黄 15 g，百合 12 g，当归 12 g，绞股蓝 15～30 g，川贝母 9 g，甘草 6 g，玄参 12 g，丹皮 12 g，赤芍 12 g。

（4）阐述：此多见于支气管扩张症症状的缓解阶段。本方以生脉散益气养阴，用百合固金汤清肺润燥。加上当归、赤芍、丹皮、川贝等药，既可化瘀，又可止咳；如有脾胃虚弱，运化不及，食欲较差者，可减去方中滋腻之药，加用怀山药 15 g、鸡内金 10 g、谷麦芽各 12 g、薏苡仁 15～30 g 以健脾助运；有明显低热，不一定属阴虚内热，大多数常是由于感染未能控制的缘故，若处理不当，往往有可能再度出现急性复发。因而，有时须选用鱼腥草 30 g、七叶一枝花 15 g、金荞麦根 30 g、虎杖 30 g 等清热解毒类药以控制感染。但要注意的是，若低热确属阴虚所致者，则可酌用银柴胡 9 g、地骨皮 15 g、白薇 9 g 等清虚热类药进行治疗。曹世宏教授根据多年临床经验创立以具有养阴润肺、清热化痰、凉血行瘀的"支扩宁合剂"，临床实践证明支扩宁合剂治疗可以明显降低患者白细胞及中性粒细胞总数，减少致炎性细胞因子 IL-8 和 TNF-α 的释放，对中性粒细胞弹性蛋白酶有较好的抑制作用，其治疗组有效率 93.33%。

八、西医治疗

（一）控制感染

急性发作阶段应积极使用足量抗生素控制感染，同时应根据革兰氏染色或细菌培养及药敏试验来选择有效抗生素的使用，甚至考虑支气管镜取标本。支气管扩张由于能致病的病原菌种类多、耐药菌的存在、肺结构破坏等因素造成抗生素选择复杂。常见病原菌为流感嗜血杆菌、肺炎链球菌或口腔混合菌群，可选用氨苄西林、羟氨青霉素或复方新诺明。出现金黄色葡萄球菌可选用耐酶青霉素类或头孢菌素类，囊性纤维化或囊状支气管扩张患者急性发作时，铜绿假单胞菌往往是主要致病菌，通常需要联合用药。耐药假单胞菌可使用具抗假单胞菌活性的 3 代头孢菌素如头孢他啶（每次 1～2 g，每日 2～3 次）、头孢哌酮（每次 1 g，每日 2～3 次）等联合具抗假单胞菌的氨基糖苷类，如阿米卡星、妥布霉素或西索米星等，或选用亚胺培南西司他丁（1.0～1.5 g/d，分 2～3 次静脉滴注），或选 β-内酰胺酶抑制剂的抗生素如替卡西林/克拉维酸、头孢哌酮/舒巴坦（6～9 g/d，分 2～3 次静脉滴注）、哌拉西林/他唑巴坦（9～13.5 g/d，分 2～3 次静脉滴注）等。必要时联合具抗假单胞菌的氨基糖苷类。一般持续用至体温正常，痰量明显减少后 1 周左右，缓解期不用抗生素。

对重症患者一般需静脉用药，雾化吸入抗生素如庆大霉素 3 天能减少痰量，使痰液稀释，从而改善肺功能，用大环内酯类药物如阿奇霉素 500 mg，每周 2 次，连用 6 个月能显著减少急性发作次数，改善机体免疫调节能力。而伊曲康唑可用于变应性支气管肺曲霉病（ABPA）的治疗。

（二）促进排脓

1.体位引流

根据病变部位采取不同体位，将患肺位置抬高，使被引流的支气管开口朝下。同时，可嘱患者深呼吸及咳嗽,并帮助拍背,以促使痰液之流出。但对于体质十分虚弱及伴有严重心肺功能不全或大咯血的患者则应慎用。

2.祛痰剂

溴己新 16 mg,每日 3 次,口服;或化痰片 0.5 g,每日 3 次,口服;或氯化铵甘草合剂 10 mL,每日 3 次,口服;或氨溴索片 30 mg,每日 3 次口服;或吉诺通胶囊 300 mg,每日 3 次餐前口服;必要时应用氨溴索注射液静脉注射。

3.支气管扩张剂

部分患者存在支气管反应性增高或炎症的刺激,可出现支气管痉挛,影响痰液排出,故可雾化吸入异丙托溴铵及特布他林等,或口服氨茶碱 0.1 g,3~4 次/日以助化痰。

4.支气管镜吸痰

如果体位引流痰仍难排出,可经支气管镜吸痰,及用生理盐水冲洗稀释痰液,也可局部注入抗生素。

(三)咯血的处理

1.中等量至大量咯血者的治疗

立即用垂体后叶素 5~10 单位加入 25% 葡萄糖注射液 20~40 mL 中缓慢静脉注射(10~15 分钟注完),注射完毕后则以 10~20 单位加入 10% 葡萄糖注射液 250~500 mL 中静脉滴注 10~20 滴/分钟维持。注射本药时,患者宜取卧位,以免引起晕厥;对伴有严重高血压、冠心病、心力衰竭以及妊娠的患者,需禁用本药治疗。若在用药过程出现血压升高、胸闷不适等表现时则需同时加用硝酸甘油以控制血压及改善心脏供血。

对垂体后叶素禁忌者,可用 0.5% 普鲁卡因溶液 10~20 mL 加 50% 葡萄糖注射液 20 mL 缓慢静脉注射或 0.5% 普鲁卡因溶液 60 mL 加 5%~10% 葡萄糖注射液 500 mL 进行静脉滴注,每日 1~2 次。使用本药止血者宜先做皮试,并须缓慢注射;若注射过快,可致头晕、灼热、全身不适、心悸等不良反应;同时,用量也不宜过大,否则可引起中枢神经系统的毒性反应。

对支气管动脉破坏造成的大咯血经药物治疗无效时可考虑采用支气管动脉栓塞法。

2.少量咯血者的治疗

可选用卡巴克络 5~10 mg 肌内注射,每日 2~3 次,出血缓解后改为口服,每次 2.5~5 mg,每天 3 次;或酚磺乙胺 2~4 g 加入 5%~10% 葡萄糖注射液 500 mL 静脉注射,每日 1~2 次;或氨甲苯酸 0.1~0.3 g 加入 5%~10% 葡萄糖注射液 500 mL 静脉注射,每日 2~3 次;或巴曲酶 1 kU 静脉注射或皮下注射。

3.窒息的抢救

立即将患者头部后仰,头低脚高,使躯体与床成 40°~90°角,拍击背部,并迅速吸出气道内的血块。必要时应及时做气道插管或气管切开,呼吸皮囊或呼吸机辅助通气。

九、中西医优化选择

支气管扩张症的治疗重点是控制感染、排痰及止血,同时要预防和减少其复发。

对于支气管扩张症的急性发作阶段,西医治疗的明显优势是能多途径给药,经过药敏试验所选择的抗生素能较有效地控制感染;一旦出现水、电解质紊乱,则能及时地进行输液及纠正水、电解质失调;中度、重度咯血者,其止血效果较快而可靠;因血块堵塞气管而引起窒息时,可及时气管插管或气管切开。但过多地应用抗生素,往往易产生胃肠功能失调,出现细菌的耐药性或二重感染,甚至有时会发生变态反应。近几年来,中西医结合的临床和实验研究的结果证明,多数抗生素只有抑菌及杀菌作用,对由细菌所产生的毒素,特别是革兰氏阳性杆菌溶解后产生的内毒素所引起的毒血症状,抗生素无拮抗作用。诚然,中医临床所常用的清热解毒类药物,虽然抑菌和杀菌的效果不强,但却能增强机体的非特异性免疫功能、促进排痰以及不同程度拮抗内毒素的良好作用。为达到治"菌"、治"毒"、治"痰",此时,使用中西两法进行治疗,这时加强控制感染、改善全身中毒症状和缩短疗程,无疑会起到较好的作用。此外,在止血方面,中西医也各有长处和短处。一般来说,中、重度咯血西药常为首选,但如效果不大或有严重并发症时,结合中医药治疗有助于巩固和提高疗效,此为优点;轻度咯血则可先选中医药治疗,多数效果显著,由于是辨证用药,其作用不纯是止血,而且还可能具有通调气血及改善肺微循环等多种作用。

随着症状的缓解,如何防止其再度发作,中医治疗则大有作为。根据本病气阴两虚及瘀热内伏于肺的病理特点,采用益气养阴为主,清肺化瘀为辅;或对于反复发作、病程较长,发展至由肺及脾及肾或阴损及阳时,则治疗应予以健脾益胃,重点是调整阴阳、旺盛生化之源,特别是由于长期间断性咯血或大咯血之后体虚未复及出现贫血征象者,本法尤为适用。本病的治疗也与慢性支气管炎、阻塞性肺气肿和支气管哮喘等呼吸系统疾病一样,总的法则是"急则治标""缓则治本",只是在病情稳定时治疗有所区别,即前者着重于补阳,后者偏重于补阴而已。方剂可选用十全大补汤合麦味地黄汤及酌加冬虫夏草、巴戟天、杜仲、菟丝子、百合、北沙参等进行治疗;若须长期服用,则宜选用膏方剂型较为妥当。

(张强明)

第四节　慢性支气管炎

慢性支气管炎是由于感染或非感染因素引起气管、支气管黏膜及其周围组织的慢性非特异性炎症。临床上以慢性咳嗽、咳痰或气喘为主要症状。疾病不断进展,可并发阻塞性肺气肿、肺源性心脏病,严重影响劳动和健康。

一、病因和发病机制

病因尚未完全清楚,一般认为是多种因素长期相互作用的结果,这些因素可分为外因和内因两个方面。

（一）吸烟

大量研究证明吸烟与慢性支气管炎的发生有密切关系。吸烟时间越长,量越多,患病率也越高。戒烟可使症状减轻或消失,病情缓解,甚至痊愈。

（二）理化因素

包括刺激性烟雾、粉尘、大气污染(如二氧化硫、二氧化氮、氯气、臭氧等)的慢性刺激。这些有害气体的接触者慢性支气管炎患病率远较不接触者为高。

（三）感染因素

感染是慢性支气管炎发生、发展的重要因素,病毒感染以鼻病毒、黏液病毒、腺病毒和呼吸道合胞病毒为多见。细菌感染常继发于病毒感染之后,如肺炎链球菌、流感嗜血杆菌等。这些感染因素造成气管、支气管黏膜的损伤和慢性炎症。感染虽与慢性支气管炎的发病有密切关系,但目前尚无足够证据说明为首发病因。只认为是慢性支气管炎的继发感染和加剧病变发展的重要因素。

（四）气候

慢性支气管炎发病及急性加重常见于冬天寒冷季节,尤其是在气候突然变化时。寒冷空气可以刺激腺体,增加黏液分泌,使纤毛运动减弱,黏膜血管收缩,有利于继发感染。

（五）过敏因素

过敏因素主要与喘息性支气管炎的发生有关。在患者痰液中嗜酸性粒细胞数量与组胺含量都有增高倾向,说明部分患者与变应原有关。尘埃、尘螨、细菌、真菌、寄生虫、花粉以及化学气体等,都可以成为变应原而致病。

（六）呼吸道局部免疫功能减低及自主神经功能失调

其为慢性支气管炎发病提供内在的条件。老年人常因呼吸道的免疫功能减退,免疫球蛋白的减少,呼吸道防御功能退化等导致患病率较高。副交感神经反应增高时,微弱刺激即可引起支气管收缩痉挛,分泌物增多,而产生咳嗽、咳痰、气喘等症状。

综上所述,当机体抵抗力减弱时,呼吸道在不同程度易感性的基础上,有一种或多种外因的存在,长期反复作用,可发展成为慢性支气管炎。如长期吸烟损害呼吸道黏膜,加上微生物的反复感染,可发生慢性支气管炎。

二、病理

由于炎症反复发作,引起上皮细胞变性、坏死和鳞状上皮化生,纤毛变短,参差不齐或稀疏脱落。黏液腺泡明显增多,腺管扩张,杯状细胞也明显增生。支气管壁有各种炎性细胞浸润、充血、水肿和纤维增生。支气管黏膜发生溃疡,肉芽组织增生,严重者支气管平滑肌和弹性纤维也遭破坏以致机化,引起管腔狭窄。

三、临床表现

（一）症状

起病缓慢,病程长,常反复急性发作而逐渐加重。主要表现为慢性咳嗽、咳痰、喘息。开始症状轻微,气候变冷或感冒时,则引起急性发作,这时患者咳嗽、咳痰、喘息等症状加重。

1.咳嗽

主要由支气管黏膜充血、水肿或分泌物积聚于支气管腔内而引起咳嗽。咳嗽严重程度视病情而定,一般晨间和晚间睡前咳嗽较重,有阵咳或排痰,白天则较轻。

2.咳痰

痰液一般为白色黏液或浆液泡沫性,偶可带血。起床后或体位变动可刺激排痰,因此,常以清晨排痰较多。急性发作伴有细菌感染时,则变为黏液脓性,咳嗽和痰量也随之增加。

3.喘息或气急

喘息性慢性支气管炎可有喘息,常伴有哮鸣音。早期无气急。反复发作数年,并发阻塞性肺气肿时,可伴有轻重程度不等的气急,严重时生活难以自理。

（二）体征

早期可无任何异常体征。急性发作期可有散在的干、湿性啰音,多在背部及肺底部,咳嗽后可减少或消失。喘息型可听到哮鸣音及呼气延长,而且不易完全消失。并发肺气肿时有肺气肿体征。

四、实验室和其他检查

(一)X线检查

早期可无异常。病变反复发作,可见两肺纹理增粗、紊乱,呈网状或条索状、斑点状阴影,以下肺野较明显。

(二)呼吸功能检查

早期常无异常。如有小呼吸道阻塞时,最大呼气流速-容积曲线在75%和50%肺容量时,流量明显降低,它比FEV_1更为敏感。发展到呼吸道狭窄或有阻塞时,常有阻塞性通气功能障碍的肺功能表现,如FEV_1占用力肺活量的比值减少(<70%),最大通气量减少(低于预计值的80%);流速-容积曲线减低更为明显。

(三)血液检查

急性发作期或并发肺部感染时,可见白细胞计数及中性粒细胞增多。喘息型者嗜酸性粒细胞可增多。缓解期多无变化。

(四)痰液检查

涂片或培养可见致病菌。涂片中可见大量中性粒细胞,已破坏的杯状细胞,喘息型者常见较多的嗜酸性粒细胞。

五、诊断和鉴别诊断

(一)诊断标准

根据咳嗽、咳痰或伴喘息,每年发病持续3个月,连续2年或以上,并排除其他引起慢性咳嗽的心、肺疾病,可作出诊断。如每年发病持续不足3个月,而有明确的客观检查依据(如X线检查、呼吸功能检查等)也可诊断。

(二)分型、分期

1.分型

本病可分为单纯型和喘息型两型。单纯型的主要表现为咳嗽、咳痰;喘息型者除有咳嗽、咳痰外尚有喘息,伴有哮鸣音,喘鸣在阵咳时加剧,睡眠时明显。

2.分期

按病情进展可分为3期。急性发作期是指"咳""痰""喘"等症状任何一项明显加剧,痰量明显增加并出现脓性或黏液脓性痰,或伴有发热等炎症表现1周之内。慢性迁延期是指有不同程度的"咳""痰""喘"症状迁延1个月以上者。临床缓解期是指经治疗或临床缓解,症状基本消失或偶有轻微咳嗽少量痰液,保持2个月以上者。

(三)鉴别诊断

慢性支气管炎需与下列疾病相鉴别。

1.支气管哮喘

支气管哮喘常于幼年或青年突然起病,一般无慢性咳嗽、咳痰史,以发作性、呼气性呼吸困难为特征。发作时两肺布满哮鸣音,缓解后可无症状。常有个人或家族过敏性疾病史。喘息型慢性支气管炎多见于中、老年,一般以咳嗽、咳痰伴发喘息及哮鸣音为主要症状,感染控制后症状多可缓解,但肺部可听到哮鸣音。典型病例不难区别,但哮喘并发慢性支气管炎和(或)肺气肿则难以区别。

2.咳嗽变异性哮喘

咳嗽变异性哮喘以刺激性咳嗽为特征,常由受到灰尘、油烟、冷空气等刺激而诱发,多有家族史或过敏史。抗生素治疗无效,支气管激发试验阳性。

3.支气管扩张

支气管扩张具有咳嗽、咳痰反复发作的特点,合并感染时有大量脓痰,或反复咯血。肺部以湿啰音为主,可有杵状指(趾)。X线检查常见下肺纹理粗乱或呈卷发状。支气管造影或CT检查可以鉴别。

4.肺结核

肺结核多有发热、乏力、盗汗、消瘦等结核中毒症状,咳嗽、咯血等以及局部症状。经X线检查和痰结核菌检查可以明确诊断。

5.肺癌

患者年龄常在40岁以上,特别是有多年吸烟史,发生刺激性咳嗽,常有反复发生或持续的血痰,或者慢性咳嗽性质发生改变。X线检查可发现有块状阴影或结节状影或阻塞性肺炎。用抗生素治疗,未能完全消散,应考虑肺癌的可能,痰脱落细胞检查或经纤维支镜活检一般可明确诊断。

6.肺尘埃沉着病

肺尘埃沉着病患者有粉尘等职业接触史。X线检查肺部可见硅结节,肺门阴影扩大及网状纹理增多,可作出诊断。

六、治疗

在急性发作期和慢性迁延期应以控制感染和祛痰、镇咳为主。伴发喘息时,应予解痉平喘治疗。对临床缓解期宜加强锻炼,增强体质,提高机体抵抗力,预防复发为主。

(一)急性发作期的治疗

1.控制感染

根据致病菌和感染严重程度或药敏试验选择抗生素。轻者可口服,较重患者用肌内注射或静脉滴注抗生素。常用的有喹诺酮类、头孢菌素类、大环内酯类、β内酰胺类或磺胺类口服,如左氧氟沙星 0.4 g,1 次/天;罗红霉素 0.3 g,2 次/天;阿莫西林 2～4 g/d,分 2～4 次口服;头孢呋辛 1.0 g/d,分 2 次口服;复方磺胺甲噁唑 2 片,2 次/天。能单独应用窄谱抗生素应尽量避免使用广谱抗生素,以免二重感染或产生耐药菌株。

2.祛痰、镇咳

可改善患者症状,迁延期仍应坚持用药。可选用氯化铵合剂 10 mL,3 次/天;也可加用溴己新8～16 mg,3 次/天;盐酸氨溴索 30 mg,3 次/天。干咳则可选用镇咳药,如右美沙芬、那可丁等。中成药镇咳也有一定效果。对年老体弱无力咳痰者或痰量较多者,更应以祛痰为主,协助排痰,畅通呼吸道。应避免应用强的镇咳药,如可卡因等,以免抑制中枢,加重呼吸道阻塞和炎症,导致病情恶化。

3.解痉、平喘

主要用于喘息明显的患者,常选用氨茶碱 0.1 g,3 次/天,或用茶碱控释药;也可用特布他林、沙丁胺醇等 β_2 激动药加糖皮质激素吸入。

4.气雾疗法

对于痰液黏稠不易咳出的患者,雾化吸入可稀释气管内的分泌物,有利排痰。目前主要用超声雾化吸入,吸入液中可加入抗生素及痰液稀释药。

(二)缓解期治疗

(1)加强锻炼,增强体质,提高免疫功能,加强个人卫生,注意预防呼吸道感染,如感冒流行季节避免到拥挤的公共场所,出门戴口罩等。

(2)避免各种诱发因素的接触和吸入,如戒烟、脱离接触有害气体的工作岗位等。

(3)反复呼吸道感染者可试用免疫调节药或中医中药治疗,如卡介苗、多糖核酸、胸腺素等。

(易怀生)

第五节 慢性阻塞性肺疾病

一、病因与病机

(一)中医病因认识

本病的病因,总括起来有感受外邪和内伤两个方面。外感之中虽有"风、寒、暑、湿、燥、火"六气,但尤以感受风寒、风热和烟尘粉毒(烟雾粉尘、物理化学毒物等)为多见。内伤因素则有饮食失当(嗜好烟酒、过食肥厚辛辣之品等)、情志刺激(情怀不遂、悲忧、郁怒、惊恐等)、劳欲伤正几方面。本病的诱因多为寒冷促发,正如《诸病源候论》所云:"肺为微寒所伤则咳嗽,嗽则气还于肺间则肺胀,肺胀则气逆,而肺本虚,气为不足,复为邪所乘,壅痞不能宣畅,故咳逆、短气也。"

1.反复感邪

风寒外袭,或从口鼻,或经皮毛,内舍于肺,壅遏肺气,肺气不得宣畅,气机升降失常,肺气上逆,发为咳喘。

风热犯肺,肺气壅实,肺失宣肃;或邪热内盛,蒸液为痰,痰热蕴肺,清肃失司,肺气上逆,发为喘咳。

烟雾灰尘,熏灼肺津,损及肺体,壅阻气道,肺之清肃之令不行而为咳喘;同时,烟火熏灼,煎熬津液,炼津为痰,痰阻气道,气失宣畅,也可导致咳喘发作。

2.饮食不节

恣食生冷、肥甘,或嗜酒伤中,脾失健运,痰浊内生,上干于肺,壅阻肺气,升降不利,气逆而喘。湿痰郁久化热,或肺火素盛,痰受热蒸,痰火交阻,肺失清肃,则肺气上逆而为咳喘。若复感外邪诱发,则可见湿痰与风寒、邪热等内外合邪的错杂局面。

3.情志刺激

长期的情怀不遂,悲忧伤肺,肺气痹阻,气机不利;郁怒伤肝,肝气上逆犯肺,肺失肃降;思虑伤脾致脾气内结,运化失健,痰湿内生,上渍于肺,壅阻肺气,可致痰多、闷咳、喘促。

4.劳欲久病

劳欲(多指长期从事重力劳动者和房劳)伤肾,精气内夺,不耐劳力,易于感受外邪诱发咳喘;

而且肾之真元伤损，根本不固，不能助肺纳气，气失摄纳，逆气上奔为喘。久病伤肾，肾阳衰弱，水泛无主，干肺凌心，肺气上逆，心阳不振，也可致喘。

（二）中医病机认识

1.病变脏器

本病的病变脏器早期主要在肺、脾，涉及肝与大肠，后期病及于肾、心，多脏受损。

（1）肺为气之主，脾为肺之母。本病早期，多表现肺脾功能的失调。肺主气，开窍于鼻，外合皮毛，主表、卫外。肺为娇脏，不耐邪侵，故外邪从口鼻、皮毛入侵，首先犯肺。若外邪侵袭，或他脏病气上犯，皆可使肺失宣降，肺气胀满，壅阻气道，呼吸不利，出现咳嗽、气喘、胸闷之症。脾为肺之母，脾和肺在经络上联系密切，手太阴肺经起于中焦，下络大肠，还循胃口；病理上，肺病日久，子耗母气，则脾运失健，不能散精上归于肺，水谷精微不从正化，反而转为痰饮，上渍犯肺，则气逆作喘，咳嗽多痰，病程缠绵。

（2）肝肺有经脉络属关系。肝与肺既有经脉络属的关系，如"肝脉布两胁上注于肺"，又有五行相克的内在联系，金能制木，如肝气郁结，疏泄不畅，久郁化火，木火刑金，或金不制木，木反侮金，则气火上逆犯肺致咳嗽、喘逆、胸胁胀满。

（3）大肠与肺相表里。肺与大肠相表里，如痰阻肺气，肺气膹郁，可致气机痹阻，影响大肠转化功能；反之，大肠传导失常，肠痹气逆，也致肺气壅塞，喘逆不止。

（4）后期累肾伤心。肺为气之主，肾为气之根，肾能助肺纳气。呼吸之息，赖肺主气以呼浊吸清，赖肾摄纳以引气归元。病久由肺及肾，肾元亏虚，精气耗损，肺不主气，肾不纳气，可致气喘日益加重，吸入不易，气不归元，阴阳不相接续，入少出多，则喘息声低，呼吸浅短难续。《灵枢·经脉》篇云："肾足少阴之脉，是动则病喝喝而喘。"肺与心脉相通，同居上焦，肺朝百脉，肺气辅助心君运行血脉，肺主气，心主血。久咳久喘，肺病日深，治节失职，肺气痹阻，影响血液运行，则心营不畅，气滞血瘀，可致喘悸不宁、胸闷胸痛。心气、心阳虚衰，血脉推动无力，也可致心脉瘀阻，影响肺气肃降。心阳根于命门真火，如肾阳不振，进一步导致心肾阳衰，则可以出现喘脱、水肿等证候，最终形成多脏器损害的危候。

2.病机

本病大多迁延，病机总属本虚标实。本病属慢性久病，邪恋正虚，肺脾肾不足。在慢性支气管炎阶段，邪实为主，多由感受外邪致肺气失宣，失于布津，痰阻气逆，出现咳嗽、咳痰；痰阻气滞，肺气痹阻，则可见胸部闷塞、喘促之症；痰阻邪留，胸阳不振，则可见咳喘胸痹之候；痰郁化热，痰热蕴阻，肺失清肃，则见咯吐黄痰、口干、便结等症；发病延久，肺气渐损而痰恋难去，邪滞正伤，以致反复感邪，咳喘反复发作。至阻塞性肺气肿阶段，本虚为主，可兼标实。本虚多为肺、肾、脾的亏虚，标实则有外邪、痰留、气郁、血瘀的不同。

初期多为肺脾不足。肺虚有气虚和阴虚之别。反复感受寒邪，或寒痰内饮久伏，常可导致肺气亏虚或肺气虚寒；风热燥邪犯肺，或邪热壅肺日久，肺阴受灼，常致肺阴亏虚。脾为肺之母，肺虚子盗母气，也可致脾气亏虚，失于健运，致痰饮易生。后期由肺及肾，或年老体衰，劳欲过度，病及于肾，均可耗伤肾之精气，肾虚失于摄纳则咯吐咸痰，喘促气急，动则为甚。肾虚多为肾气（阳）亏虚为主。由于心肾水火互济，心阳根于命门，肾气肾阳亏虚，导致心气心阳衰惫，血脉鼓动无力，可致心悸、发绀，甚至出现喘促、虚脱，亡阳亡阴之危候。

标实为有外邪、痰阻、气郁、血瘀。风寒、风热、烟尘毒物侵袭肺卫，肺失宣肃，卫表失和，可见咳嗽、喘逆、咳痰、胸闷、恶寒发热、头身疼痛等。外邪反复袭肺，肺气益伤；肺虚卫表失固，又易复感外邪,愈伤愈感,愈感愈伤,反复不已。痰之生成,或由肺气郁闭,气不布津,津凝成痰;或由热壅于肺,灼津成痰;或由脾失健运,内生痰浊,上渍于肺,痰阻肺气,肺失宣降。肺有痰饮,易为外邪引动,外邪痰饮相搏,阻遏气道,致使咳喘加重。气郁者,是指肺气膹郁,气机痹阻。外邪、痰浊阻肺,或肝气犯肺,邪阻肺壅,清气不易吸入,浊气不易呼出,痹阻胸廓,胸阳不振,症见胸膺闷塞、喘息气促等。血瘀者,或由肺气痹阻,气滞而血涩;或由痰阻肺络,血行瘀滞;或由肺失治节,心血运行不畅,心脉瘀阻;也由病久气阳虚衰,不能鼓动血脉运行,而致血行滞涩,可见唇黯舌紫,舌下青筋紫黯,或颈部青筋暴露等。

(三)西医病因认识

本病确切的病因尚不完全清楚,研究认为本病发病与下列因素有关。

1.遗传

COPD在不同的种族人群有着不同的发病率,但这很难单用生活方式不同加以解释。不同种族人群COPD发病率的不同可能是由于某些基因频率的不同所致。有研究通过对COPD患者遗传因素的回归分析,证明COPD存在遗传效应,且目前多数学者认为COPD是一种多基因遗传疾病。

2.吸烟

吸烟是目前公认的已知危险因素中最为重要的。国外的研究结果表明,与不吸烟的人群相比,吸烟人群肺功能异常的发生率明显升高,出现呼吸道症状如咳嗽、咳痰等症状的人数明显增多,肺功能检查中反映气道是否有阻塞的核心指标——FEV_1的年下降幅度明显增快。而且已经确定,吸烟量与FEV_1的下降速率之间存在剂量/效应关系,即吸烟量越大,FEV_1下降越快。被动吸烟,也就是环境中有他人吸烟,也可能导致呼吸道症状以及COPD的发生。

吸烟产生的烟雾经过呼吸运动进入肺部,香烟燃烧的烟雾可分为气体和微粒两部分,其中超过4 000多种有害物质已被证实,主要的有毒复合物包括CO、尼古丁和焦油。虽然吸烟导致COPD的机制尚未完全明确,但机制的复杂性是肯定的,包括香烟烟雾成分导致直接或间接的肺组织破坏、氧化应激、免疫功能抑制、对病原微生物易感性增高及气流阻塞等。

3.呼吸道感染

对于已经罹患COPD者,呼吸道感染,包括病毒、细菌、非典型病原体如支原体、衣原体,是导致本病急性发作的一个重要因素,常可加剧病情,可以是单独感染,也可是混合感染。但是,感染与COPD发病机制之间的因果关系尚未被证实,尤其是病毒感染可能影响着COPD的发生和发展。

4.空气污染

长期生活在室外空气受到污染的区域也会导致COPD发病。对于已经患有COPD者,空气污染可以加重病情。有研究证明室内空气污染(如厨房内燃料的烟尘污染或室内取暖用煤产生了大量烟尘)也会引起COPD。

5.吸入职业粉尘和化学物质

生活和工作环境中有害物质和粉尘也会引起COPD。较常见的是从事煤矿、开凿硬岩石、隧道施工和水泥生产等职业的人群,他们肺功能的年下降率因其职业粉尘接触而增大,有的粉尘对肺功能的影响甚至超过吸烟。

6.社会经济地位

已有流行病学研究结果表明,社会经济地位与COPD的发病之间具有负相关关系,即社会经济地位较低的人群发生 COPD 的概率较大。但参与发病的具体过程尚待阐明,受到重视者包括室内与室外空气污染、居室拥挤、营养较差以及其他与社会经济地位较低相联系的因素。

(四)西医发病机制

COPD 的发病机制尚未完全明了,目前认为其发病机制主要包括三个方面。

1.气道和肺部炎症

目前普遍认为 COPD 以气道、肺实质和肺血管的慢性炎症为特征。当机体受到吸烟、感染及环境污染等因素刺激时,在肺的不同部位有肺泡巨噬细胞、T 淋巴细胞(尤其是 CD8⁺)和中性粒细胞增加,激活的炎性细胞释放多种炎症介质,包括白三烯 B4(LT-B4),白细胞介素 2、8(IL-2、IL-8)、肿瘤坏死因子 α(TNF-α)等炎性介质。其他细胞如上皮细胞、嗜酸性粒细胞、树突状细胞在本病发生发展中可能也有一定的作用。这些炎症介质可诱导血管内皮细胞合成细胞间黏附分子-1(ICAM-1)和血管内皮黏附分子-1(VCAM-1)增加,还可激活白细胞表面的黏附分子(LFA-1、VLA-4 和 MAC-4 等),使其表达上调并与内皮细胞上相应的黏附分子相互作用,导致白细胞快速黏附,跨越内皮移行到炎症部位参与炎症反应,从而破坏肺的结构和(或)促进中性粒细胞炎症反应。同时致病因素如吸烟及感染等对肺组织的损伤亦可刺激上皮细胞、巨噬细胞产生 IL-8、巨噬细胞炎症蛋白(MIP)-2,激活并趋化中性粒细胞在靶部位聚集,从而加重炎症反应。此外,活化的中性粒细胞释放的蛋白分解酶和弹性蛋白酶使支气管上皮脱落,纤毛运动减退,黏液分泌亢进导致黏液潴留和细菌繁殖使炎症反复发作并迁延不愈。

2.蛋白酶和抗蛋白酶失衡

蛋白酶-抗蛋白酶失衡在 COPD 特别是肺气肿的发病过程中起着重要的作用。在炎症性肺病中,蛋白酶是引起肺间质破坏的最主要因素之一,参与 COPD 发病过程的蛋白酶有中性粒细胞弹性蛋白酶(NE)、组织蛋白酶、基质金属蛋白酶(MMPs)等。NE 是一种中性粒细胞丝氨酸蛋白水解酶,可消化连接组织和蛋白聚糖,从而造成肺气肿的形成,NE 还可损害支气管上皮,减少纤毛摆动,刺激黏液腺分泌。组织蛋白酶是另一种中性粒细胞丝氨酸蛋白酶,参与了肺组织的降解过程。MMPs 主要由中性粒细胞、肺泡巨噬细胞和气道上皮细胞产生,能够降解肺实质细胞外基质的所有成分,包括弹性蛋白、胶原蛋白、蛋白多糖、层粘连蛋白和纤维连接蛋白。同时体内存在各种抗蛋白酶以消除蛋白酶的蛋白溶解作用。抗蛋白酶有 α1-AT、分泌型白细胞蛋白酶抑制剂(SLPI)、基质金属蛋白酶抑制剂(TIMPs)。其中最主要的是 α1-AT,是肺实质中丝氨酸蛋白酶的主要抑制物,TIMPs 是 MMPS 的内源性抑制剂,由成纤维细胞、上皮细胞、内皮细胞和血管内皮细胞产生,主要与活化的 MMPs 结合并抑制其活性。正常情况下,肺组织含有充分的抗蛋白酶保护肺组织免受蛋白酶的溶解破坏作用。吸烟和吸入其他有害颗粒或有害气体能诱发周围气道和肺实质的炎症反应,蛋白酶的释放增加,但抗蛋白酶足以消除蛋白酶的作用,然而吸烟的 COPD 患者可能由于基因多态性损伤了抗蛋白酶的产生或功能,使其相对缺乏,不足以对抗蛋白酶的作用,引起肺组织破坏,发生肺气肿。

3.氧化和抗氧化失衡

正常人体内存在着氧化-抗氧化平衡,肺部产生一定量的氧化物,同时肺脏具有抗氧化系统,使氧化物的产生和清除处于平衡状态。而吸烟导致肺部氧化应激,氧化应激时氧化剂产生增多,在体内大量聚积和肺内抗氧化剂的不断消耗使肺内出现氧化-抗氧化失衡。活化的炎症细胞也能产生内源性氧化剂,这些炎症细胞包括中性粒细胞和肺泡巨噬细胞。COPD 患者呼出气中的凝集水内的过氧化氢(H_2O_2)增加,在急性加重期尤为明显,可说明内源性氧化剂生成增加。氧化-抗氧化失衡可损害蛋白酶抑制剂,加强弹性酶的活性和增加黏液的分泌。同时氧化剂能活化 NF-κB,NF-κB 可协助转录其他许多炎症因子,包括 IL-8、TNF、诱导型一氧化氮(NO)合成酶和诱导型环氧化酶。另外,氧化剂通过直接氧化作用于花生四烯酸而产生异前列腺素,而异前列腺素对气道可产生多种效应,包括支气管缩窄,增加血浆渗出和黏液过度分泌。

COPD 肺部病理学的改变导致相应的疾病特征性的生理学改变,包括黏液高分泌、纤毛功能失调、气流受限、肺过度充气、气体交换异常、肺动脉高压和肺心病。黏液高分泌和纤毛功能失调导致慢性咳嗽及多痰,这些症状可出现在其他症状和病理生理异常发生之前。呼气气流受限,是 COPD 病理生理改变的标志,是疾病诊断的关键。气流受限原因中不可逆者为:气道的纤维化和狭窄、保持小气道开放的肺泡支撑作用的消失、由于肺泡破坏所致肺弹性回缩力的消失;可逆者为:支气管内炎症细胞等渗出物的聚积、外周和中央气道平滑肌收缩、运动期间的动态过度充气。气流受限主要是气道固定性阻塞及随之发生的气道阻力的增加所致。肺泡附着的破坏,这使小气道维持开放的能力受损,在气流受限中所起的作用较小。COPD 进展时,外周气道阻塞、肺实质破坏及肺血管的异常减少了肺气体交换容量,产生低氧血症,表现有气短、呼吸困难、喘息等,以后出现高碳酸血症。体重下降、食欲减退等为 COPD 常见的肺外表现,即"COPD 全身反应",与系统性炎症、营养不良、组织缺氧等有关。

综上所述,COPD 是一种在慢性炎症病变基础上,通过蛋白酶-抗蛋白酶失衡以及氧化-抗氧化系统失衡造成气道和肺组织损害,从而引起气流阻塞的渐进性发展的疾病。有研究表明,COPD 是多种遗传易感基因与复杂的环境因素相互作用的结果,其发病与空气污染、职业环境以及患者的社会经济地位密切相关。近年来,又有学者提出细胞凋亡和免疫失衡可能与 COPD 的发病有关。总之,COPD 是一种发病机制复杂的疾病,对其内在本质尚未完全认识,有关其发病机制的研究有待进一步深入。

二、临床表现

(一)症状

1.咳嗽

咳嗽通常为首发症状。初起咳嗽呈间歇性,早晨较重,以后早晚或整日均有咳嗽,但夜间咳嗽并不显著。少数病例咳嗽不伴咳痰,也有少数病例虽有明显气流受限但无咳嗽症状。

2.咯痰

咳嗽后通常咯少量黏液性痰,部分患者在清晨较多;合并感染时痰量增多,常有脓性痰。

3.气短或呼吸困难

这是 COPD 的标志性症状,是使患者焦虑不安的主要原因,早期仅于劳力时出现,其后逐渐加重,以致日常活动甚至休息时也感气短。

4.喘息和胸闷

喘息和胸闷不是 COPD 的特异性症状。部分患者特别是重度患者有喘息;胸部紧闷感通常于劳力后发生,与呼吸费力、肋间肌等容性收缩有关。

5.其他症状

晚期患者常有体重下降、食欲减退、精神抑郁和(或)焦虑等,合并感染时可咯血痰或咯血。

(二)体征

COPD 早期体征可不明显。随疾病进展常有以下体征。

1.视诊及触诊

胸廓形态异常,包括胸部过度膨胀、前后径增大、剑突下胸骨下角(腹上角)增宽及腹部膨凸等;常见呼吸变浅,频率增快,辅助呼吸肌如斜角肌及胸锁乳突肌参加呼吸运动,重症可见胸腹矛盾运动;患者不时采用缩唇呼吸以增加呼出气量;呼吸困难加重时常采取前倾坐位;低氧血症者可出现黏膜及皮肤发绀,伴右心衰者可见下肢水肿,触诊时肝脏增大。

2.叩诊

肺过度充气使心浊音界缩小,肺肝界降低,肺叩诊可呈过清音。

3.听诊

听诊可见两肺呼吸音可减低,呼气延长,平静呼吸时可闻干性啰音,两肺底或其他肺野可闻湿啰音;心音遥远,剑突部心音较清晰响亮。

三、实验室和其他辅助检查

(一)肺功能检查

肺功能检查是判断气流受限且重复性好的客观指标,对 COPD 的诊断、严重度评价、疾病进展、预后及治疗反应等均有重要意义。气流受限是以 FEV_1 和 FEV_1 与 FVC 之比(FEV_1/FVC)降低来确定的。FEV_1/FVC 是 COPD 的一项敏感指标,可检出轻度气流受限。FEV_1 占预计值的百分比是中、重度气流受限的良好指标,它变异性小,易于操作,常作为 COPD 肺功能检查的基本项目。吸入支气管舒张剂后 FEV_1<80%预计值且 FEV_1/FVC<70%者,可确定为气流受限。PEF 及最大呼气流量-容积曲线(MEFV)也可作为气流受限的参考指标,但 COPD 时 PEF 与 FEV_1 的相关性不够强,PEF 有可能低估气流阻塞的程度。气流受限可导致肺过度充气,使肺总量(TLC)、功能残气量(FRC)和残气容积(RV)增高,肺活量(VC)减低。TLC 增加不及 RV 增加的程度大,故 RV/TLC 增高。肺泡隔破坏及肺毛细血管床丧失可使弥散功能受损,一氧化碳弥散量(DLCO)降低,DLCO 与肺泡通气量(VA)之比(DLCO/VA)比单纯 DLCO 更敏感。

(二)胸部 X 线检查

X 线检查对确定肺部并发症及与其他疾病(如肺间质纤维化、肺结核等)鉴别有重要意义。COPD 早期 X 线胸片可无明显变化,以后出现肺纹理增多、紊乱等非特征性改变;主要 X 线征为肺过度充气:肺容积增大,胸腔前后径增宽,肋骨走向变平,肺野透亮度增高,横膈位置低平,心脏悬垂狭长,肺门血管纹理呈残根状,肺野外周血管纹理纤细稀少等,有时可见肺大疱形成。合并肺动脉高压和肺源性心脏病时,除右心增大的 X 线征外,还可有肺动脉圆锥膨隆、肺门血管影扩大及右下肺动脉增宽等。

(三)胸部 CT 检查

CT 检查一般不作为常规检查,但当诊断有疑问时,高分辨率 CT(HRCT)有助于鉴别诊断。另外,HRCT 对辨别小叶中央型或全小叶型肺气肿及确定肺大疱的大小和数量,有很高的敏感性和特异性,对预计肺大疱切除或外科减容手术等的效果有一定价值。

(四)血气分析

血气分析对晚期患者十分重要。FEV_1<40%预计值者及具有呼吸衰竭或右心衰竭临床征象者,均应做血气分析。血气异常首先表现为轻、中度低氧血症。随疾病进展,低氧血症逐渐加重,并出现高碳酸血症。呼吸衰竭的血气诊断标准为海平面吸空气时动脉血氧分压(PaO_2)<8.00 kPa(60 mmHg),伴或不伴动脉血二氧化碳分压($PaCO_2$)增高[≥6.67 kPa(50 mmHg)]。

（五）其他化验检查

低氧血症，即 PaO_2 ＜7.33 kPa(55 mmHg)时，血红蛋白及红细胞可增高，血细胞比容＞55%可诊断为红细胞增多症。并发感染时，痰涂片可见大量中性粒细胞，痰培养可检出各种病原菌，常见者为流感嗜血杆菌、肺炎链球菌、卡他摩拉菌、肺炎克雷伯杆菌等。

四、诊断标准

COPD 的诊断应根据病史、危险因素接触史、体征及实验室检查等资料综合分析确定。存在气流受限是诊断 COPD 的必备条件。肺功能检查是诊断 COPD 的金标准。用支气管舒张剂后，FEV_1＜80%预计值及 FEV_1/FVC＜70%可确定为气流受限。

需要说明的是 COPD 与慢性支气管炎和肺气肿密切相关，当慢性支气管炎、肺气肿患者肺功能检查出现气流受限时，则能诊断 COPD，如患者只有慢性支气管炎和（或）肺气肿，而无气流受限，则不能诊断为 COPD，故肺功能检查是诊断的关键所在。

COPD 早期轻度气流受限时可有或无临床症状。胸部 X 线检查有助于确定肺过度充气的程度及与其他肺部疾病鉴别。COPD 全球策略 2011 年修订版认为：任何患有呼吸困难、慢性咳嗽或多痰的患者，且有暴露于危险因素的病史，临床上需要考虑 COPD 的可能。当吸入支气管扩张药后 FEV_1/FVC＜70%即可诊断 COPD。新修订版不主张应用气流受限的可逆程度鉴别 COPD 和支气管哮喘（简称哮喘）。2011 年 COPD 全球策略修订版指出：虽然 COPD 的诊断和严重程度评估时，需要在应用支气管扩张药后测定肺功能，但已经不再推荐用于判断气流受限的可逆程度。气流受限的可逆程度也没有纳入 COPD 的定义以及用于哮喘和 COPD 的鉴别诊断。

五、临床分级与分期

（一）严重程度分级

COPD 严重程度评估需根据患者的症状、肺功能异常、是否存在并发症（呼吸衰竭、心力衰竭）等确定，其中反映气流受限程度的 FEV_1 下降有重要参考意义。根据肺功能把 COPD 严重性分为 4 级（表 5-8）。

表 5-8　慢性阻塞性肺疾病临床严重程度的肺功能分级（吸入支气管舒张剂后）

级别	特征
Ⅰ级（轻度）	FEV_1/FVC＜70%，FEV_1 占预计值百分比≥80%
Ⅱ级（中度）	FEV_1/FVC＜70%，50%≤FEV_1 占预计值百分比＜80%
Ⅲ级（重度）	FEV_1/FVC＜70%，30%≤FEV_1 占预计值百分比＜50%
Ⅳ级（极重度）	FEV_1/FVC＜70%，FEV_1 占预计值百分比＜30%或 FEV_1 占预计值百分比＜30%，或伴有慢性呼吸衰竭

由于 COPD 是一个渐进性疾病，早期防范尤为重要。因为目前尚没有充分的证据表明处于"危险期"（慢性咳嗽、咳痰，肺功能正常）的患者必然进展为Ⅰ级 COPD。然而，慢性咳嗽、咳痰是不正常的，这一健康信息的重要性并未改变。

Ⅰ级（轻度 COPD）：其特征为轻度气流受限（FEV_1/FVC＜70%但 FEV_1≥80%预计值），通常可伴有或不伴有咳嗽、咳痰。此时患者本人可能还没认识到自己的肺功能是异常的。

Ⅱ级（中度 COPD）：其特征为气流受限进一步恶化（50%≤FEV_1＜80%预计值）并有症状进

展和气短,运动后气短更为明显。此时,由于呼吸困难或疾病的加重,患者常去医院就诊。

Ⅲ级(重度COPD):其特征为气流受限进一步恶化(30%≤FEV_1<50%预计值),气短加剧,并且反复出现急性加重,影响患者的生活质量。

Ⅳ级(极重度COPD):为严重的气流受限(FEV_1<30%预计值)或者合并有慢性呼吸衰竭。此时,患者的生活质量明显下降,如果出现急性加重则可能有生命危险。

虽然FEV_1%预计值对反映COPD严重程度、健康状况及病死率有用,但FEV_1并不能完全反映COPD复杂的严重情况,除FEV_1以外,已证明体重指数(BMI)和呼吸困难分级在预测COPD生存率等方面有意义。

BMI等于体重(kg)除以身高(m)的平方,BMI<21kg/m^{2}的COPD患者死亡率增加。

功能性呼吸困难分级:可用呼吸困难量表来评价:0级,除非剧烈活动,无明显呼吸困难;1级,当快走或上缓坡时有气短;2级,由于呼吸困难比同龄人步行得慢,或者以自己的速度在平地上行走时需要停下来呼吸;3级,在平地上步行100m或数分钟后需要停下来呼吸;4级,明显的呼吸困难而不能离开房屋或者当穿、脱衣服时气短。

如果将FEV_1作为反映气流阻塞的指标,呼吸困难分级作为症状的指标,BMI作为反映营养状况的指标,再加上6分钟步行距离作为运动耐力的指标,将这四方面综合起来建立一个多因素分级系统(BODE),被认为可比FEV_1更好地反映COPD的预后。

生活质量评估:广泛应用于评价COPD患者的病情严重程度、药物治疗的疗效、非药物治疗的疗效(如肺康复治疗、手术)和急性发作的影响等。生活质量评估还可用于预测死亡风险,而与年龄、FEV_1及体重指数无关。常用的生活质量评估方法有圣乔治呼吸问卷(SGRQ)和治疗结果研究(SF-36)等。

此外,COPD急性加重次数也可作为COPD严重程度的一项监测指标。

(二)分期

虽然新版创议摒弃了分期,但从COPD的临床实际看,COPD病程有急性加重与稳定期的过程。COPD急性加重是指患者出现超越日常状况的持续恶化,并需改变基础COPD的常规用药者,通常在疾病过程中,患者短期内咳嗽、咳痰、气短和(或)喘息加重,痰量增多,呈脓性或黏脓性,可伴发热等炎症明显加重的表现。稳定期则指患者咳嗽、咳痰、气短等症状稳定或症状轻微。

六、分型辨证和要点

(一)急性加重期

1.风寒束肺证

(1)主症:咳嗽气喘,胸部闷窒,咳痰清稀量多,恶寒发热。

(2)次症:无汗或少汗,头痛,鼻塞,周身酸楚,舌苔薄白而润,脉浮紧。常因寒冷气候诱发加重。

具备2项主症及2项(或2项以上)次症者,即可诊断为本证型。

2.表寒里热证

(1)主症:喘咳气粗,或气急,鼻翼煽动,咳痰稠黏,痰色白或黄,咯吐不爽。

(2)次症:胸部胀痛,烦闷,口干口苦,形寒,发热,鼻塞,流清涕,身痛,无汗或少汗,苔薄白薄黄,舌边红,脉浮数或滑。

具备2项主症及2项(或2项以上)次症者,即可诊断为本证型。

3.外寒内饮证

(1)主症:咳嗽气急,呼吸不利,喉中水鸡声,胸膈满闷,痰多稀薄或如水样。

(2)次症:形寒背冷,口不渴或渴喜热饮,寒冷或冬季发作加重,舌苔白滑,脉细弦滑。

具备2项主症及2项(或2项以上)次症者,即可诊断为本证型。

4.痰湿阻肺证

(1)主症:咳声重浊或胸闷喘息,痰多黏腻色白,晨起痰多易咯,苔白腻或厚腻。

(2)次症:脘痞呕恶,口黏纳少,身困,脉濡滑。

具备2项主症及2项(或2项以上)次症者,即可诊断为本证型。

5.痰阻气痹证

(1)主症:咳嗽气逆阵作,或突然气憋胸闷,或胸痛,常由情志刺激而诱发,或症状随情绪波动而加重。

(2)次症:精神抑郁,胸胁满闷或咽中如室,失眠或心悸,脉弦。

具备2项主症及2项(或2项以上)次症者,即可诊断为本证型。

6.痰热蕴肺证

(1)主症:咳嗽气粗或喘息气急,痰多质稠,咯吐不爽,咯吐黄脓痰,痰有腥味或痰中带血。

(2)次症:胸中烦热或胀满疼痛,面赤身热,口干欲饮,小便短赤或大便秘结,舌红,苔黄腻,脉滑数。

具备2项主症及2项(或2项以上)次症者,即可诊断为本证型。

(二)稳定期

1.肺气阴两虚证

(1)主症:喘咳日久,气短息促,咳声低弱或嘶哑,咳痰无力,吸气不利。

(2)次症:语声低弱,体倦乏力,形体消瘦,或面红、口干、心烦,舌淡或舌红少苔,脉细弱或细数。

具备2项主症及2项(或2项以上)次症者,即可诊断为本证型。

2.肺气虚寒证

(1)主症:咳声低弱无力,气喘短促或气短不足以息,咳痰清稀色白量多。

(2)次症:面色㿠白,自汗畏风,神疲懒言,平素易反复感冒,且缠绵难已,舌淡苔薄,脉细弱。

具备2项主症及2项(或2项以上)次症者,即可诊断为本证型。

3.肺脾气虚证

(1)主症:咳声低弱无力,气短不足以息,气喘短促,咳痰色白量多。

(2)次症:面白少华,畏风,自汗,神疲懒言,纳少,便溏,舌淡苔白,脉细弱。

具备2项主症及2项(或2项以上)次症者,即可诊断为本证型。

4.肺肾阴虚证

(1)主症:干咳呛咳,咳声短促,喘促气急,痰少质黏难咯,或见痰中带血。

(2)次症:腰酸耳鸣,面红烦热,口干咽燥,舌红少津,脉细数无力。

具备2项主症及2项(或2项以上)次症者,即可诊断为本证型。

5.肺肾气虚证

(1)主症:呼吸浅短难续,声低气怯,甚则张口抬肩,不能平卧,胸闷咳嗽。

(2)次症:痰白如沫,咯吐不利,心慌,汗出,形寒,舌淡或黯紫,脉沉细虚数或有结代。

具备 2 项主症及 2 项(或 2 项以上)次症者,即可诊断为本证型。

6.肾阳亏虚证

(1)主症:喘促日久,动则喘甚,呼多吸少,气不得续,形寒肢冷。

(2)次症:形瘦神疲,水肿,汗出,面青唇紫,舌质淡,苔白滑或黑润,脉微细或沉弱。

具备 2 项主症及 2 项(或 2 项以上)次症者,即可诊断为本证型。

七、治疗

(一)中医辨证治疗

1.急性加重期

(1)风寒束肺证。

证候:咳嗽气喘,胸部闷窒,咳痰清稀量多,恶寒,发热,无汗或少汗,头痛,鼻塞,周身酸楚,舌苔薄白而润,脉浮紧。常因气候异常,或冬季风寒之邪外袭而加重或引起发作,多见于本病急性加重初期。

治法:疏风散寒,宣肺平喘。

组方思路:本病初期因有风寒束表之症,风寒外邪不去,肺气难以宣达,故可选用荆防达表汤以疏散风寒,解表祛邪。因有咳喘、胸闷、咳痰之症,故还应选用华盖散以加强宣肺利气化痰之功。

方药运用:荆防达表汤合华盖散加减。荆芥 10 g、防风 10 g、紫苏叶 10 g、生麻黄 5 g、杏仁 10 g、紫苏子 10 g、橘红 6 g、姜制半夏 10 g、前胡 10 g、紫菀 10 g、炙甘草 5 g、赤茯苓 10 g、焦神曲 10 g。

方药解释:荆芥、防风温散风寒;紫苏叶、紫苏子合用,一能温散理气和胃,一能降逆平喘,两者合用祛邪护胃,肃肺降气;麻黄散寒平喘两擅其长,用量不宜过大,一般 3～5 g,需防温散太过;麻黄与杏仁同用,一宣一降,实为风寒外束致喘常用的对之品;橘红、制半夏化痰燥湿;前胡、紫菀可增宣肺化痰止咳之力。若素禀脾虚易泻,则杏仁、紫苏子不宜量大,需防仁、子类药滑肠致泻,此时一般 6～10 g 为宜;加用赤茯苓、焦神曲意在健脾化湿,助运和胃;甘草调和诸药。全方共奏疏散风寒、宣肺平喘之功。

主要加减:若气急明显,加白前 10 g、金沸草 10 g 增强降气化痰作用;胸闷甚者,加枳壳 10 g、桔梗 6 g,一升一降,调畅气机;恶寒甚者,加桂枝 10 g、生姜 5 g,辛温散寒,以利肺气宣发;若见恶心欲吐,则加旋覆花 6 g(包煎)、陈皮 6 g,兼能降气和胃。

中成药:肺宁合剂(本院制剂),主要由麻黄、杏仁、瓜蒌皮、紫菀、前胡等组成。每次 30 mL,每日服用 3 次,可服 5～7 天。适用于本证兼有咽痒、胸闷、咳嗽者。

(2)表寒里热证。

证候:喘咳气粗,或气急,鼻翼煽动,咳痰稠黏,痰色白或黄,咯吐不爽,胸部胀痛,烦闷,口干,口苦,形寒,发热,身痛,无汗或少汗,苔薄白罩黄,舌边红,脉浮数或滑。多见于本病初期感受外寒未及表散,里已化热者。

治法:宣肺泄热。

组方思路:因本证既有形寒、身痛的外寒表证,又蕴痰稠、口干、口苦、苔薄白罩黄、舌边红等里(肺)热证,此时仅温散发表则影响里热,但苦寒清肺不利祛散外寒,因此,应当选用既能温散外寒,又具清肺顾里作用的麻杏石甘汤才属两全之策。

方药运用:麻杏石甘汤加减。麻黄 5 g、杏仁 10 g、生石膏 30 g(先煎)、甘草 3 g、知母 10 g、桑白皮 10 g、大贝母 10 g。

方药解释:麻黄辛温解表、宣肺平喘,石膏清泻肺热,二者相伍,解表宣肺,清泄里热,是外寒里(肺)热证常用对药,若平时脾胃不调,石膏需减量,且应配用健运脾胃之品,如橘皮 6 g、砂仁 3 g(后下)之类;杏仁降气化痰平喘,若平时易于泄泻者,用量不宜过大,以 5~6 g 为宜,且须配用健脾助运之品,如扁豆 10 g、炒薏苡仁 20 g 等;知母、桑白皮清肺泻热;大贝母清化痰热,甘草调和诸药。诸药合用外宣表寒,内清肺热,化痰降气,止咳平喘。

主要加减:痰热甚,见胸闷心烦,痰多色黄稠厚,加黄芩 10 g、瓜蒌皮 10 g、法半夏 10 g 以加强清肺泻热化痰之力;喉间痰涌,辘辘有声,加葶苈子 10 g、射干 10 g 以泻肺祛痰;表证重,恶寒发热头痛,周身酸痛,加荆芥 10 g、防风 10 g 以辛散表邪,外邪得去,则肺气得宣。

中成药:先声咳喘宁(主要由麻黄、杏仁、石膏等组成),每支 10 mL,每次 1~2 支,日服 3 次,可服 5~7 天。适用于本证兼有咳嗽较甚,夜间咳嗽明显者。

(3)外寒内饮证。

证候:咳嗽气急,或喘息不能平卧,喉中水鸡声,痰多稀薄或如水样,恶寒,无汗,肢冷,背寒,口不渴或渴喜热饮,舌苔白滑或白腻,脉弦紧。本证多见于慢阻肺合并哮喘患者,素体肺虚,在肺气壅遏的基础上,外受寒邪而诱发或加重者。

治法:解表散寒,温肺化饮。

组方思路:本证外有寒邪,内有寒饮,乃表里俱寒之证。故组方应选既能外散寒邪,又能温化寒饮之方,代表方如小青龙汤。

方药运用:小青龙汤加减。麻黄 5 g、桂枝 10 g、干姜 5 g、细辛 3 g、姜半夏 10 g、川椒 5 g、五味子 6 g、白芍 10 g、炙甘草 3 g。

方药解释:麻黄、桂枝解表散寒平喘,是为表寒证常用对药,若表寒不显,动则喘甚,易汗者,则不宜过用麻黄;干姜、细辛温化寒饮,其中细辛散剂用量一般不超过 3 g,其镇痛镇咳力较强;川椒入肺散寒,入脾暖胃燥湿,消食除胀,化饮截喘,尤宜于肺寒夹脾寒者,用量一般 3~5 g;半夏姜制去毒,辛温和胃,健脾除湿,若水痰明显,可选用矾水煮透,兼姜和造(名矾曲),上四味符合《金匮要略》"病痰饮者,当以温药和之"之意。五味子温敛肺气以止咳;白芍酸收,配桂枝以调和营卫,配甘草能缓急解痉;如果哮吼症明显(气道反应性较强)而又无苔腻腹胀者,可以加大甘草的剂量 15~40 g,以加强平喘定吼之效。诸药合用共奏解表散寒、温肺化饮之功。

主要加减:若气涌、痰多,加葶苈子 10 g、苏子 10 g 增强降气化痰作用;若怕冷咳嗽明显,可加制附子 10 g、鹅管石 30 g 以增温肺散寒止咳之力;若脉偏沉可以适当加大制附子用量(30~60 g,先煎 40~60 分钟),以加强温阳祛寒之力;胸闷甚,加苏梗 10 g、枳壳 10 g 行气解郁,加杏仁 10 g、桔梗 6 g 一升一降,宣畅气机;若饮郁化热,山栀子 10 g、生石膏 20 g 能兼清肺经郁热;如胸闷、喘逆、腹胀,则宜加杏仁 10 g、厚朴 10 g 可增宣肺降气平喘之功。

中成药:小青龙冲剂(市售)(组成同水剂),每包 10 g,每次 1 包,日服 3 次,主治同。

(4)痰湿阻肺证。

证候:咳嗽反复发作,咳声重浊,或胸闷喘息,痰多黏腻色白,或稠厚成块,尤以晨起痰多而易咯,兼有呕恶,脘痞,口中黏腻,纳少,身困,舌苔白腻或厚腻,脉濡滑。

治法:降气化痰,化湿和中。

组方思路:本证以痰湿为主,用方侧重化痰燥湿,而化痰燥湿的代表方有二陈汤、三子养亲汤,而平胃散具有燥湿理气作用,符合"治痰先治气"之意,故可选用这三张处方作为基础方进行化裁。

方药运用:平胃二陈汤合三子养亲汤加减。制半夏10 g、陈皮8 g、苍术10 g、茯苓12 g、紫苏子10 g、白芥子6 g、莱菔子6 g、杏仁10 g、厚朴6 g、甘草3 g。

方药解释:苍术温燥而辛烈,主要用于痰湿较重的证候,一般以舌苔白腻厚浊作为选用的依据,用治痰湿阻肺之证,常与半夏、茯苓等配合使用;半夏温燥化湿、下气降逆,为治湿痰的要药,因其具有良好的降逆止呕作用,因此适用于痰湿壅滞、咳嗽气逆兼有呕恶之症;茯苓既能健脾利湿,又能和中化饮,临床用治湿饮之症有标本兼顾之妙;厚朴燥湿除满,下气降逆,湿滞佐苍术,则司其燥湿健脾之职;痰滞佐半夏,则行燥湿化痰之功;肺气壅滞,咳逆喘满,可佐杏仁、紫苏子,则增下气平喘之力;陈皮理气燥湿,与半夏、茯苓相配可增化痰功效,与苍术、厚朴相配可加强燥湿健脾作用,尤适宜于痰湿咳喘而兼胃纳不香、甚至脘腹作胀者;苏子降气消痰,善能降气定喘,但其质润滑肠,故平素大便溏薄者需减量,一般5～6 g为宜;白芥子辛散温通而利气,既能祛除寒痰壅滞肺络,又能祛寒饮壅滞于胸膈,故临床痰湿阻肺兼胸膈满痛者尤为适宜,因对胃有刺激,故用量不宜过大,5～6 g为宜;莱菔子下气化痰作用甚为显著,常与紫苏子、白芥子同用,因其兼有消食化积作用,故临床尤适宜于痰多、气喘同时兼有脘痞腹胀、嗳气吞酸者。

主要加减:痰郁化热,咳痰转黄,加黄芩10 g、桑白皮10 g、大贝母10 g以清热化痰;若咳喘兼水肿候,可配用莱菔根(地枯萝)15 g、车前草10 g以增化滞消肿、利湿祛痰之功。

中成药:化痰合剂,主要由半夏、陈皮、茯苓、紫苏子、杏仁、白前、莱菔根等组成,每瓶250 mL,每次30～50 mL,日服3次,适用于本证兼有痰多不尽者。

(5)痰阻气痹证。

证候:喘息咳嗽,气憋胸闷,咽喉如窒,气急,或胸痛,常伴有精神抑郁,失眠或心悸,大便干结,苔黏腻,脉弦滑。本证多见于平素性情抑郁内向的患者。

治法:开泄化痰,宣痹降气。

组方思路:本证除有一般喘息咳嗽证候外,还有胸咽闷塞、苔黏腻、精神抑郁之胸痹、肺气郁滞之症,因此,选方时要抓住"胸痹""气郁"之特征,选用通阳泄浊之瓜蒌薤白半夏汤和行气解郁之五磨饮子为基本方为宜。

方药运用:瓜蒌薤白半夏汤合五磨饮子加减。全瓜蒌10 g、薤白10 g、沉香4 g(后下)、乌药10 g、法半夏10 g、枳壳10 g、郁金10 g、杏仁10 g、槟榔10 g、制香附10 g、紫菀10 g、石菖蒲10 g、甘草5 g。

方药解释:瓜蒌宽胸化痰,薤白泄浊通阳,两者相配,开泄宣痹,可使痰浊化、气痹开,是为痰浊痹阻胸阳之的对药;沉香降气平喘,性偏降,体轻易于挥发,故用量较轻(3～4 g),且需后下入煎;槟榔行气导滞,与杏仁相配,开上导下,是取《备急千金要方》下气汤之意;枳壳、郁金、香附、乌药,疏肝顺气、理气开郁;紫菀化痰止咳;半夏燥湿化痰;石菖蒲辛温,有化痰宣壅、化湿和中、通阳除胀之功,痰阻气痹之证常与瓜蒌、薤白同用,则其开通宣痹之力更宏;甘草调和诸药。诸药配合,有开郁降气,止咳平喘作用。

主要加减:气逆喘甚,加旋覆花6 g(包煎)、赭石30 g(先煎)增强降气镇逆作用;气郁夹痰,见咳而喘逆,喉中气响,加紫苏子10 g、射干10 g、杏仁10 g能降气化痰开郁;若伴有心悸、失眠,加百合15 g、合欢花10 g、远志6 g以宁心解郁、止咳化痰。

中成药:复方薤白胶囊,由瓜蒌、薤白、半夏、川连等组成,每次10粒,日服3次,适用于本证兼口苦、喘逆较甚者。

平哮合剂,主要由射干、麻黄、瓜蒌、薤白、僵蚕、紫苏子等组成,每瓶250 mL,每次服50 mL,日服3次,适用于本证兼有气喘,喉间痰鸣、胸憋较甚者。

(6)痰热蕴肺证。

证候:咳嗽气粗或喘息气涌,喉中痰鸣,痰多,质稠黄或黏厚,咯吐不爽,或痰有腥味,或痰中带血,胸中烦热或胀满疼痛,面赤,身热,口干欲饮,小便短赤,或便秘,舌红,苔黄腻,脉滑数。多见于本病急性加重感染者。

治法:清肺化痰,肃肺平喘。

组方思路:本证主要抓住"痰热"选方,既要清肺热,又要化热痰,如清金化痰汤、桑白皮汤均是本证的处方。

方药运用:清金化痰汤合桑白皮汤加减。桑白皮12 g、黄芩10 g、栀子10 g、黄连3 g、全瓜蒌10 g、法半夏10 g、紫苏子10 g、橘红6 g、茯苓10 g、杏仁10 g、象贝母10 g、南沙参10 g、知母10 g。

方药解释:桑白皮、黄芩、栀子清泻肺热,因具苦寒之性,一般10~12 g为宜,其中桑白皮(用量较大15~30 g)有泻肺平喘、行水消肿作用,尤适宜肺热喘逆兼有面目水肿、小便不利者;黄芩既能泻上焦肺火,又能除肠中湿热,故对肺热移肠者更佳;栀子能清热除烦,且能清热止血,故肺热较甚见热伤肺络咯血者尤宜;川连、瓜蒌、半夏三者是取"小陷胸汤"意,用川连之苦寒泻热、瓜蒌之寒润以涤垢、半夏以散结是也;杏仁、紫苏子、贝母降气化痰,止咳平喘;茯苓、橘红理气健脾,消食宽中,以防上述清肺之品过于苦寒伤胃之弊,橘红质轻,一般5~6 g为宜;南沙参、知母养阴化痰,可防痰热伤阴。诸药合用共奏清肺化痰、止咳平喘之功。

主要加减:若兼见恶风身热、咽喉疼痛等表热证,可加金银花10 g、连翘10 g、一枝黄花15 g,疏散风热、清热解毒;如痰多、胶黏难咯,加海蛤壳20 g、皂角10 g、莱菔子6 g以增软坚祛痰之效;痰涌便秘,喘不得平卧,加葶苈子10 g、制大黄5 g、风化硝3~5 g(另冲)涤痰通腑,使痰有去路;痰黄如脓腥味,加鱼腥草30 g、金荞麦30 g、冬瓜子15 g、薏苡仁30 g、桔梗6 g以清肺化痰排脓;口渴咽干,加天花粉10 g、麦冬10 g、川贝母10 g养阴润肺化痰。

中成药:清金糖浆,主要由黄芩、鱼腥草、鲜竹沥、枇杷叶、紫苏子等组成,每瓶250 mL,每次30 mL,日服3次,适用于本证兼有咯吐黄脓稠痰,口咽干燥,咳嗽较甚者。

黛蛤化痰丸,主要由射干、黄芩、海浮石、天冬、制香附、青果等组成,每次服6~9 g,日服3次,适用于本证兼有痰黏难咳、咽喉不适、咳逆、便结者。

清源化痰颗粒,主要由党参、白术、茯苓、半夏、陈皮、礞石、沉香、黄芩、制大黄等组成,每包10 g,每次1包,日服3次。适用于本证兼有饮食不香、脘腹作胀、神疲乏力、咳痰较难者。

金荞麦片每次4~6片,每日3次。具有清热解毒、祛痰止咳之功。适用于本证表现咳吐黄脓痰者。

2.稳定期

(1)肺气阴虚证。

证候:喘咳日久,气短息促,咳声低弱或嘶哑,咳痰无力,吸气不利,语声低弱,体倦乏力,形体消瘦,或面红、口干、心烦,舌淡或舌红少苔,脉细弱或细数。

治法:补肺益气,养阴肃肺。

组方思路:本证属虚证,且为气阴两虚,故选方的原则应从具补肺之气阴角度组方,因此,选用生脉散和补肺汤为宜。

方药运用:生脉散合补肺汤加减。人参 10 g(另炖)、炙黄芪 15 g、麦冬 12 g、五味子 6 g、生熟地各 10 g、紫菀 10 g、桑白皮 10 g、地骨皮 10 g、川贝粉 5 g(冲服)。

方药解释:人参大补元气,临床确属肺虚喘促,可以运用,但实证不虚,或外感初期,或里热较盛及湿阻、食滞均不宜用。由于天然野生产量少而价贵,故可用人工栽培代之,临床遇肺气虚而兼阴津不足,可用生晒参或糖参,为充分发挥其补气效应,一般不与它药混煎,可单独另炖服用,每次用量 6~9 g;黄芪补气升阳,与人参同用,则其补气力大增,用于肺气虚亏之老年患者效著,因取其补气之功,故此处选蜜炙用;麦冬、五味子滋阴敛肺,与人参、黄芪同用,则能气阴双补;生地、熟地滋阴益肾,因老年 COPD 患者大多肺肾两虚,故在补益肺虚的基础上,加用之取其肺肾同补、纳气平喘效佳;紫菀肃肺止咳;配用桑皮、地骨皮者,是兼顾虚火,且可防补气助火;川贝润肺化痰,因本品价贵故用粉剂,每次 3~5 g 蜜水冲服。整方补肺益气养阴,又能补肾敛肺纳气。

主要加减:肺气虚甚,加冬虫夏草(5~6 g,另炖服用)以增强补益肺气之功,加白术 10 g、山药 15 g,益气和中健脾,乃虚则补其母之意。肺阴虚甚,加北沙参 15 g、玉竹 10 g、诃子 5 g 养阴敛肺。兼有肾虚,加山萸肉 10 g、胡桃肉 10 g、坎炁 5 g 以补肾纳气。如痰稀有泡沫者,去生地、桑白皮、地骨皮之滋腻清泄,加干姜 5 g、苍术 6 g(与熟地、五味子共同组成黑地黄丸)、白石英 30 g(先煎)以温脾燥湿,益肾化痰,温肺化饮,止咳定喘。

中成药:生脉饮,主要由人参、麦冬、五味子组成,每支 10 mL,每次 1 支,日服 3 次,适用于本证兼有气短、口干、乏力者。

固本咳喘片,主要由党参、白术、茯苓、炙甘草、麦冬等组成,每次 6 克,日服 3 次,适用于本证兼有胃脘作胀、神倦便稀者。

参麦注射液(主要含红参、麦冬等),每支 10 mL,每次 30~50 mL,加入 5% 葡萄糖注射液 250 mL 中静脉滴注,每日 1 次,7~15 日为 1 个疗程。具有益气固脱、养阴生津、养心宁神之功,适用呼吸衰竭膈肌疲劳见气阴两虚证者。

(2)肺气虚寒证。

证候:喘咳反复久延,气促,或气短不足以息,咳声低弱,痰吐稀薄,色白量多,面色㿠白,神疲懒言,自汗,畏风,纳食减少,舌淡苔薄,脉细弱。平素易反复感冒,且缠绵难愈。

治法:温肺益气,止咳平喘。

组方思路:本证除有肺气亏虚,还有虚寒证,因此,宜选兼具温补肺气类方,如温肺汤。

方药运用:温肺汤加减。人参 10 g(另炖)、肉桂 4 g(后下)、干姜 9 g、钟乳石 30 g(先煎)、制半夏 10 g、橘红 6 g、广木香 10 g、炙甘草 5 g。

方药解释:人参补益肺气;肉桂温阳祛寒,与人参同用则温补肺气之力大增,因本品质轻,故每次用量 3~5 g,因其易于挥发,故不宜久煎需后下;干姜温肺散寒,运中化饮;钟乳石温肺散寒,重镇纳气,因其质重,用量在 20~30 g,需先煎 30 分钟后再入他药,因其辛温,阴虚有火之人不宜;半夏、橘红化痰降逆平喘;木香理气和中;甘草调和诸药。

主要加减:痰多清稀,加细辛 3 g、白芥子 6 g 以辛温散寒,温肺化饮;肢冷,畏寒,加制附子 6~10 g 温阳祛寒、温肺益气;喘逆气短,动则喘甚,加诃子 6 g、补骨脂 15 g、沉香 4 g(后下)补肾敛肺纳气,增强平喘效果。

3.肺脾气虚证

证候:咳声低弱无力,气短不足以息,气喘短促,咳痰色白量多,面白少华,畏风,自汗,神疲懒言,纳少,便溏,舌淡苔白,脉细弱。

治法:健脾养肺,益气平喘。

组方思路:本证要从"虚则补其母"的理论出发,侧重益气健脾,同时兼顾肺气不足,予补肺平喘,因此,可以选用六君子汤和玉屏风散化裁。

方药运用:六君子汤合玉屏风散加减。

党参 15 g、炒白术 10 g、制半夏 10 g、茯苓 10 g、陈皮 10 g、炙黄芪 30 g、山药 20 g、制黄精 10 g、紫苏子 10 g、杏仁 10 g、防风 6 g、炙甘草 5 g。

方药解释:党参、黄芪、山药、白术补脾益肺,扶土生金,其中炙黄芪配炒白术具有益气固表止汗作用,党参配白术补脾胃力强,而山药平补脾胃,兼能养肺,用量多在 20～40 g,黄芪配山药具有补气治虚喘作用;黄精补脾润肺,善治肺脾两虚咳喘;茯苓、陈皮、半夏健脾燥湿化痰;紫苏子、杏仁降气化痰、止咳平喘;防风与补气药同用,取其祛风升阳、补气防滞之效,此时用量5～6 g;甘草补中益气,调和诸药。

主要加减:兼有痰湿壅盛,加厚朴 6 g、苍术 10 g、苏梗 10 g 以燥湿化痰,理气宣壅,可达补而不腻,增加补益效果;若脾阳不振者,可加干姜 6～9 g、桂枝 6 g 以温脾化饮。

玉屏风胶囊(由黄芪、防风、白术组成),每次 2 粒,日服 3 次,8 周为 1 个疗程,具有益气固表止汗作用,适用于本证反复发作,易于感冒者。

黄芪注射液(主要由黄芪组成),每支 2 mL,每次 10～30 mL,加入 5%葡萄糖 250 mL 中静脉滴注,10～15 天为 1 个疗程。具有益气养肺、健脾利湿及提高机体免疫力和改善肺功能的作用,适用于本证肺功能低下患者气喘发作者。

4.肺肾阴虚证

证候:干咳呛咳,咳声短促,喘促气急,痰少质黏难咯,或见痰中带血,腰酸耳鸣,面红烦热,口干咽燥,汗出如油,舌红少津,脉细数无力。

治法:滋阴补肺,益肾平喘。

组方思路:本证见有肺肾两经证候,且属肺肾阴虚,故应选用补益肺肾、滋阴纳气之方,代表方如百合固金汤和七味都气丸,百合固金汤偏于滋肾润肺,化痰止咳;七味都气丸侧重补肾纳气平喘。另外,如金水六君煎有补肾养肺、化痰平喘作用,也可选用。

方药运用:百合固金汤合七味都气丸加减。熟地 15 g、山萸肉 10 g、山药 15 g、百合 10 g、知母 10 g、浙贝母 10 g、麦冬 12 g、五味子 8 g、诃子 6 g、陈皮 5 g、法半夏 10 g、茯苓 10 g。

方药解释:熟地滋补肾阴,因其性滋腻,易于助湿碍胃,故脾胃虚弱、湿阻胸闷、食少便溏者不宜多用,临床兼有此等症时,多与陈皮(5 g)、砂仁(3 g)等配伍同用,如气短,吸气尤难,胃纳正常,则可加大熟地用量30～60 g,以加强补肾纳气平喘之力;山萸肉滋补肝肾,与熟地同用滋肾补阴之力更甚;山药补肾平喘,百合润肺止咳,两者相配具有肺肾同补、止虚咳平虚喘作用;知母、贝母滋肾润肺,养阴止咳,也是肺肾阴虚常用对药;麦冬养阴润肺;五味子敛肺滋肾止汗,诃子敛肺下气利咽,两者相配,善治久咳虚喘,用量3～5 g;陈皮、半夏、茯苓化痰止咳,又能兼制滋阴滋腻之过。诸药合用,共奏补益肺肾、止咳平喘之功。

主要加减:若肾阴虚甚而喘剧,加龟甲 15～20 g(先煎)、紫石英 30 g(先煎)、胡桃肉 15 g、灵磁石 30 g(先煎),增强滋肾纳气、镇纳平喘作用;临床也可兼有便溏、肠鸣、痰稀者,此时可加用苍术 6～10 g、干姜6～9 g 组成黑地黄丸,以滋肾燥脾、滋阴化痰两相宜。

中成药:百合固金口服液(市售)(生地 15 g、熟地 15 g、山药 20 g、百合 20 g 等),每支

20 mL,每次1支,每日3次口服。具有养阴润肺、化痰止咳作用,适用于本证口干、咳嗽者。

河车大造胶囊(紫河车30 g、熟地15 g、天冬10 g、杜仲12 g、牛膝10 g、黄檗10 g、龟甲30 g等),每次2~4粒,每日3次口服。具有滋阴清热、补肾益肺之功。适用于本证兼有咳嗽、潮热骨蒸、腰膝酸软等症者。

蛤蚧定喘胶囊[蛤蚧10 g、瓜蒌50 g、紫菀75 g、麻黄45 g、鳖甲(醋制)50 g、黄芩50 g、甘草50 g、麦冬50 g、黄连30 g、百合75 g、紫苏子(炒)25 g、苦杏仁(炒)50 g、石膏(煅)25 g等],每次2~4粒,每日3次口服。8周为1个疗程。具有滋阴清肺、止咳定喘之功。适用于本证兼有喘促气短,咳喘日久,形瘦神疲,语言低微,动则喘甚,五心烦热,腰膝酸软,失眠盗汗,口干咽燥,舌红,脉细者。

5.肺肾气虚证

证候:呼吸浅短难续,声低气怯,甚则张口抬肩,不能平卧,胸闷咳嗽,痰白如沫,咯吐不利,心慌,汗出,形寒,舌淡或黯紫,脉沉细虚数或有结代。

治法:补肺纳肾,降气平喘。

组方思路:本证选方要抓住肺肾两虚,且主要针对气虚为着眼点,选择既补肺气,又补肾气,且具有降气化痰的处方作为代表方,如平喘固本汤、人参胡桃汤、补肺汤等皆为的对方剂。

方药运用:平喘固本汤合人参胡桃汤加减。

人参10 g(另炖)、炙黄芪30 g、熟地30 g、五味子6 g、冬虫夏草6 g(另炖)、胡桃肉15 g、坎炁2条、沉香4 g(后下)、灵磁石30 g(先煎)、紫苏子10 g、款冬花10 g、陈皮6 g、谷芽10 g。

方药解释:人参、黄芪补益肺气;胡桃肉补肾纳气,敛肺定喘,常与人参相配用治肺肾不足的虚喘,胡桃肉有润燥滑肠作用,故遇便溏腹泻时当慎用;熟地、五味子益肾敛肺,气虚以吸气困难,熟地用量需加大30~80 g,再加磁石以加强补肾纳气之力,用治肺肾虚喘效著,由于本品为矿石药,用量须大,一般在30 g左右,且须先煎40分钟以上;冬虫夏草为补益肺肾之佳品,物稀价贵,每次5~6 g,另炖服用;坎炁益肾纳气,平喘止汗,用量2~3条,常与补益肺肾之品相配以增纳气平喘作用;沉香温中降逆,纳肾平喘,因本品质轻易挥发,故用量3~4 g,入煎应后下。紫苏子、款冬花降气化痰平喘,陈皮、谷芽运脾消食,以助熟地消化吸收。诸药合用,共奏补益肺肾、纳气平喘之功。

主要加减:肺虚有寒,怕冷加肉桂3 g(后下)、干姜9 g、钟乳石30 g(先煎)温肺散寒;痰浊明显,咳痰量多,色白如沫,苔腻,需加厚朴10 g、杏仁10 g、白芥子6 g以加强宣化痰湿之力;见有气虚瘀阻,颈脉动甚,面唇发绀,应加当归10 g、丹参15 g、川芎5 g等以活血通脉。

中成药:金水宝胶囊(发酵虫草菌菌丝体干粉),每粒0.2 g,每次2~3粒,每日3次,8周为1个疗程,具有补益肺肾作用,适用于本证气喘反复发作者。

6.肾阳亏虚证

证候:喘促日久,动则喘甚,呼多吸少,气不得续,形瘦神疲,水肿,汗出,形寒肢冷,面青唇紫,舌质淡,苔白滑或黑润,脉微细或沉弱。

治法:温补肾阳,纳气平喘。

组方思路:本证主要针对肾阳亏虚之机,选用具有温补肾阳、纳气平喘之方,如金匮肾气丸、参蛤散、河车大造丸等皆为可用之方。

方药运用:金匮肾气丸、参蛤散加减。制附子9 g、肉桂5 g(后下)、熟地45 g、山萸肉10 g、山药20 g、紫河车10 g、人参10 g(另炖)、蛤蚧末3 g(吞服)、补骨脂10 g、陈皮6 g、砂仁4 g(后下)。

方药解释:附子性刚燥,为温肾扶阳佳品,临床常与肉桂同用,以增补阳益火之效,配人参则温阳益气,如怕冷明显,右尺沉弱者,制附子用量需加大 30～60 g,先煎 40～60 分钟,且加干姜 9 g、甘草 6～9 g,一方面加强温阳化饮之力,一方面解大剂量附子之毒。肉桂质轻易于挥发,故用小量,且需后下;熟地、山药、山萸肉滋补肾精,阴中求阳,因肾虚气短难续,其中熟地用量需加大(45～80 g),可增补肾纳气之功;人参大补元气,蛤蚧补益肺肾,两者合用,则补肾平喘之力较盛,是用治肾阳不足虚喘久喘常用药对。蛤蚧咸平,有小毒,用时需截去头足及鳞,用酒浸透,微火焙干,研末备服,每次 3 g 左右;紫河车、补骨脂温补肾阳,纳气平喘,陈皮、砂仁理气和中,运脾助食,以防大剂熟地滋腻碍胃,诸药同用,共奏温补肾阳、纳气平喘之效。该方多用治慢阻肺之虚喘、久喘。

主要加减:肾阳虚弱之喘咳,临床每兼有标实之候,形成虚实夹杂的复杂证候,常见的标实之邪有痰浊、水饮、淤血等。因此,治疗时需虚实兼顾,提高疗效。若兼见痰浊内阻,喘咳气急,胸闷痰多,苔腻,脉细滑者,可合用苏子降气汤以温肾治下,降气化痰治上;若兼见水饮内停,喘咳,咳痰清稀,肢体水肿,少尿,舌质淡胖,脉沉细者,可合用真武汤以加强温阳利水之功;若兼见血瘀,面唇、爪甲发绀,舌质紫黯,脉结代者,可加丹参15～20 g、桃仁10 g、川芎5 g、红花5 g、泽兰10 g等以加强活血化瘀;若阳虚较甚,背寒怕冷,喘促痰多,可合用阳和汤[熟地15 g、麻黄5 g、鹿角胶10 g(烊化)、白芥子6 g、肉桂4 g(后下)、生甘草5 g、炮姜4 g]以温肾祛寒,化饮平喘;若兼肾阴虚甚,可加天冬10 g、诃子6 g、龟甲胶10 g(烊化)以滋阴补肾,纳气平喘;若冲气上逆,气从少腹上奔者,加紫石英30 g(先煎)、磁石30 g(先煎)、沉香4 g(后下)等以镇摄纳气。

(二)西医治疗

COPD 是一种可以预防、可以治疗的常见疾病,其特征是持续存在的气流受限。气流受限呈进行性发展,伴有气道和肺对有害颗粒或气体所致慢性炎症反应的增加。急性加重和并发症影响患者整体疾病的严重程度。COPD 正日益受到世界各国的重视,包括我国在内的许多国家已制订了 COPD 诊断和治疗指南,对其治疗日趋规范化。

1.治疗目标

COPD 的基本病理改变包括气道纤维化、气道狭窄,肺泡破坏致弹性回缩力丧失,维持小气道开放的肺泡支撑结构破坏等不可逆性改变,和支气管中炎症细胞、黏液和浆液性渗出物的聚集,外周和中央气道平滑肌收缩以及运动时动态肺过度充气等可逆性改变。现有的治疗措施主要是针对这些可逆性的病理改变,是对症性的,并不能有效地延缓 COPD 患者肺功能长期下降的趋势。因此,COPD 的治疗目标有两个方面:①迅速缓解症状和减轻患者的临床表现,包括缓解症状、改善运动耐量和改善健康状态;②降低未来健康恶化的风险,阻止疾病进展,防治急性加重和降低病死率。

2.治疗思路

COPD 是一种复杂的疾病,不同患者之间症状严重程度、对生活质量的影响以及预后等方面均有显著不同,即使同一患者在不同时期的病情也有明显差异。随着 COPD 的研究进展,目前已有不少新的药物和非药物治疗方法应用于临床,治疗手段多种多样。COPD 的治疗可视为一项系统工程,即对 COPD 患者采取包括药物治疗在内的多种处理措施的综合治理。如何面对复杂的病情,在众多的治疗选项中选择合适的措施?将 COPD 患者分为具有一定共同特征的患者群,针对不同的患者群制订相对统一的治疗方案,是解决这一问题的合理途径,可以避免临床上选择治疗方案时无所适从,达到规范化治疗 COPD 的目的。因此,在给每一个体 COPD 患者确定治疗方案前,首先需要对其进行全面评估后分类,以便"对号入座"。

3.治疗方法

(1)COPD 的治疗药物:现有的药物虽然不能满意地控制 COPD 的气道炎症,不能缓解 COPD 患者肺功能长期下降的趋势,但能够有效地减轻症状,降低急性加重的风险,改善健康状态和运动耐力,药物治疗是 COPD 处理中的关键措施。常用的治疗 COPD 药物包括 β_2 受体激动剂、抗胆碱能药物、甲基黄嘌呤类药物、糖皮质激素和磷酸二酯酶-4 抑制剂等。

支气管扩张药和糖皮质激素是控制 COPD 症状的主要药物,应根据基于 COPD 患者症状和急性加重风险的分组合理选择。

支气管扩张药的给药途径主要有定量吸入器(MDI)或干粉吸入器(DPI,包括都宝、碟剂等)吸入、雾化吸入、口服和注射给药等,在 COPD 的治疗中应以吸入给药为主,通常使用 MDI 或干粉吸入器吸入,急性加重期或肺功能较差者以致装置吸入困难的患者可采用雾化吸入。吸入治疗最大的优点是疗效确切而全身吸入少,因此药物相关的全身不良反应少,安全性好。但大剂量吸入药物时仍须注意观察全身不良反应。

支气管扩张药短期按需使用可缓解症状,长期规律应用可预防和减轻症状。长效 β_2 激动剂 (LABA)和抗胆碱能药物均优于短效支气管扩张药。考虑药物的不良反应,如果患者已规律使用长效支气管扩张药治疗,应尽量避免按需使用高剂量的短效 β_2 受体激动剂。新型 LABA 茚达特罗作用时间长达 24 小时,能显著改善 FEV_1,缓解症状和改善生活质量。左旋沙丁胺醇的疗效不优于传统支气管扩张药。

在 COPD 气流受限的成因中,迷走胆碱能张力是重要的可逆因素。抗胆碱能药物(M 受体阻滞剂)可以缓解气道平滑肌痉挛,减少气道黏液过度分泌。因此认为,抗胆碱能药物治疗 COPD 的疗效可能优于 β_2 受体激动剂。长效抗胆碱能药物————噻托溴铵干粉吸入剂用于临床后取得了较好的疗效,能较显著地改善症状和生活质量,减少急性 COPD 的发作次数。有研究表明在已使用 LABA 加吸入激素(ICS)的患者,附加吸入噻托溴铵后还能进一步改善症状和改善生活质量。该药的主要药理特点是作用强、维持时间长,支气管扩张效应超过 24 小时,只需每天给药 1 次。有人设想,口服高选择性的 M_3 受体阻滞剂可能比现有的吸入抗胆碱能制剂疗效更好且更方便使用,但临床研究发现,口服选择性 M3 受体拮抗剂对 COPD 的疗效并不优于异丙托溴铵吸入制剂。

糖皮质激素对于控制 COPD 气道炎症和全身炎症的作用仍有争议。长期吸入糖皮质激素适用于严重和非常严重的 COPD 患者、反复发生急性加重且长效支气管扩张药不能良好控制症状的患者,宜与长效支气管扩张药联合应用。不推荐将全身使用糖皮质激素(包括口服和静脉用药)作为一种常规治疗手段。目前临床常用的吸入激素有倍氯米松、氟替卡松和布地奈德。规律吸入激素治疗可减少 COPD 急性加重的发作次数,改善健康状态和生活质量。循证医学证据表明,LABA 与 ICS 联合使用比一种药物单独使用的疗效更好,而药物相关不良反应并不比单药多。LABA/ICS 复合制剂的疗效优于同时分别吸入 LABA 和 ICS。因为两种药物同在一个吸入装置内,吸入后药物易于沉积在肺内同一个部位而发挥协同作用。目前临床可用的复合制剂有沙美特罗加丙酸氟替卡松和福莫特罗加布地奈德。由于福莫特罗具有剂量依赖性支气管扩张作用,在一定范围内,增加剂量可增加疗效,而沙美特罗的支气管扩张作用非剂量依赖性,而且吸入福莫特罗 5 分钟内即可起效,沙美特罗起效相对较慢,所以福莫特罗加布地奈德的每日剂量可调,在规律用药的基础上可根据病情按需使用。沙美特罗加丙酸氟替卡松不宜按需使用,只适合规律用药。

　　抗胆碱能药物与 β₂ 受体激动剂可能有协同作用。治疗严重 COPD 时,可酌情考虑吸入抗胆碱能药物加 ICS,或 LABA 加 ICS,甚至三者同时使用。选择吸入抗胆碱药物时,有条件者宜优先考虑长效制剂。

　　茶碱类药物在我国和其他发展中国家的应用较为广泛,但通常不作为首选。该药可扩张支气管,并能扩张肺血管,增加心肌收缩力,还可能对 COPD 的气道炎症过程起作用,可以明显地减少诱导痰中中性粒细胞的数量和活性。对于稳定期 COPD 患者,可长期口服小剂量缓释或控释茶碱,也可与上述支气管扩张药或 ICS 联合使用;急性加重期患者可静脉给药。茶碱的治疗效果相对较差,且安全范围窄,不良反应较多,生物利用度与消除速率的个体差异较大,影响其代谢的因素也较多。因此使用茶碱时须熟悉茶碱的不良反应,了解影响茶碱代谢的各种因素,监测血浆药物浓度,及时调整用量。

　　罗氟司特是一种磷酸二酯酶-4 抑制剂,可通过抑制细胞内 cAMP 降解而抑制炎症反应,国内尚未上市,常规剂量使用无明显的支气管扩张作用,与糖皮质激素联用可降低 COPD 急性发生率。对于已使用沙美特罗或噻托溴铵治疗的 COPD 患者加用罗氟司特可改善 FEV_1。

　　COPD 的急性加重往往与感染有关,稳定期 COPD 患者预防感染是防止其急性加重的重要措施。疫苗和免疫调节剂对于减少感染的发生有一定的作用,对老年或严重 COPD 患者更有效。已有多种疫苗可供临床选用,包括肺炎球菌多糖疫苗、流感疫苗等。免疫调节剂的长期效应还需要进一步证实,目前不推荐常规使用。稳定期 COPD 患者不宜使用抗菌药物来预防感染,盲目使用抗菌药物并不能给患者带来益处,只会增加细菌的耐药性,产生药物相关的不良反应。COPD 患者合并感染或发生急性加重时应考虑使用抗菌药物治疗。

　　因为黏液过度分泌是 COPD/慢性支气管炎的主要特征,痰液潴留易继发感染并加重气流阻塞。所以临床上长期以来使用各种黏液溶解剂,以期增加痰液咳出,从而改善患者的肺功能。但目前所用的药物如羧甲基半胱氨酸(羧甲司坦)、N-乙酰半胱氨酸、溴己新、氨溴索、愈创甘油醚、碘化钾以及重组人类 DNAse(α-脱氧核糖核酸酶,DNA 酶)等,对 COPD 的作用尚未得到循证医学证据,不推荐常规使用祛痰药。其实,停止吸烟是减少黏液过度分泌的最有效方法,另外抗胆碱能药物、β₂ 受体激动剂和茶碱在一定程度上也能减少黏液过度分泌或改善气道黏液清除。N-乙酰半胱氨酸可能具有抗氧化效应,有证据表明,该药可减少 COPD 急性发作。

　　白三烯调节剂在 COPD 治疗中的研究尚不充分,亦不推荐常规应用。

　　(2)稳定期 COPD 的处理:针对稳定期 COPD 的治疗既要关注短期治疗效应,又要重视长期效应。单一治疗措施所取得疗效通常有限,而应该进行综合处理。总体而言,稳定期 COPD 的处理包括以下几个方面:健康教育与管理、避免和消除危险因素、药物治疗、非药物治疗等。

　　健康教育与管理:很大一部分 COPD 患者存在消极、悲观、畏难等不良情绪,或有吸烟、居室不注意通风等不良生活习惯,或盲目锻炼、盲目用药。因此,应对 COPD 患者进行健康教育,帮助患者树立治疗疾病的信心,增强治疗疾病的能力,与患者一道共同设立短期和长远目标,使患者理解治疗目标、治疗方案,指导患者功能锻炼和正确使用药物,特别是正确使用支气管扩张药的吸入制剂。医务人员应对患者定期随访管理,建立必要的医疗档案。

　　避免和消除危险因素:吸烟、职业粉尘和化学烟雾、燃烧生物燃料、厨房通风不良等所致的室内空气污染是 COPD 的主要危险因素,早期识别、避免和消除危险因素是预防和控制 COPD 的重要措施。在 COPD 的所有危险因素中,吸烟最重要。目前我国的吸烟人群仍占很大比例,尼古丁具有成瘾性,应把烟草依赖视为慢性疾病。一次性戒断比逐渐减量更易获得成功,但即使执行严格的戒烟方案,一年期戒烟成功率仅约25%。除心理治疗外,某些药物可成倍提高戒烟的成功率,如尼古丁替代品(有口香糖、皮肤贴片、鼻喷雾剂和吸入剂等多种剂型)和安非他酮。后者是一种抗抑郁剂,通过刺激体内去甲肾上腺素活性而起作用。

药物治疗:根据COPD综合评估结果来制订治疗策略,选择合适的治疗药物。在选择药物时应首先考虑首选药物,如果受药物来源限制,或首选药物疗效不满意,患者希望获得更佳的疗效时,可应用次选药物。备选药物主要适用于受经济状况或药物来源限制的患者。

运动康复治疗:B、C、D组患者须接受运动康复训练,能改善运动耐量,改善症状,降低疲劳感。主要的功能锻炼方式是缩唇呼吸和腹式呼吸,旨在锻炼患者的膈肌和辅助呼吸肌。缩唇呼吸时患者用鼻吸气,用嘴呼气同时缩唇做吹口哨状以加大呼气阻力。腹式呼吸时可一手置胸部,另一手置于腹部中央,感受呼吸时手的起伏幅度,应尽可能加大腹部的起伏。缩唇呼吸和腹式呼吸两者结合起来,以深缓的节奏进行,可称之为"呼吸体操"。

外科手术:严重COPD患者,可考虑行肺大疱切除术(有巨大肺大疱者)、肺减容术(LVRS)或肺移植术。反复发作气胸的患者可用胸腔镜治疗。肺减容手术对运动耐量差、肺上叶肺气肿明显而其他部位相对正常的COPD患者有益,切除两上叶部分肺组织后可增加6分钟步行距离、增加FEV_1、降低RV、减少氧气的需求、减轻呼吸困难和改善生活质量。FEV_1预计值<20%,两肺病变弥漫呈均质性或弥散量<20%预计值者不宜做此手术。

长期家庭氧疗:长期家庭氧疗(LTOT)可提高COPD伴慢性呼吸衰竭患者的生存率,改善生活质量,近年在发达国家应用较为广泛。随着我国人民生活条件的改善,现已有一些城市正在逐步建立LTOT的服务体系,家用制氧机也逐步得到患者的认可和普及。应用LTOT的指征一般是呼吸衰竭稳定3~4周,$PaO_2 \leq 7.33$ kPa(55 mmHg),或PaO_2 7.33~7.87 kPa(55~59 mmHg)伴有肺动脉高压、肺心病、红细胞增多症或严重的夜间低氧血症等,但对继续吸烟的患者,一般不做LTOT。吸氧持续时间不应少于15小时/日,包括睡眠时间,通常采用经鼻导管吸氧,流量1.5~2.5 L/min。

营养支持:COPD患者通常伴有营养不良,营养不良是气流受限的独立预计因素,可加重COPD,增加病死率,导致健康状况恶化和呼吸衰竭。体重小于理想体重的90%者需调整饮食,加强营养,特别是小于80%者应采取积极的营养支持治疗。然而,由于COPD营养不良的形成机制仍不十分清楚,因此,如何制订适当的营养支持方案尚无一致意见,高蛋白、高脂肪、低碳水化合物的营养配比方案可能对COPD有益,尤其适宜于并发Ⅱ型呼吸衰竭的患者。

通气支持治疗:呼吸肌疲劳或伴有慢性呼吸衰竭的患者可考虑长期应用无创机械通气治疗。

(3)慢性阻塞性肺疾病急性加重期(AECOPD)的处理:AECOPD是指患者呼吸系统症状[呼吸困难、咳嗽和(或)咳痰]急性恶化,超出日常变异的基线水平,以致患者需要寻求更多的医疗帮助,改变治疗药物。AECOPD严重时可导致患者死亡,应引起重视。稳定期处理合适、依从性好的患者,急性发作的严重程度和发作频率可明显降低。导致AECOPD的常见原因是病毒性上呼吸道感染和气管支气管感染。某些患者因为不遵医嘱自行减少规律吸入支气管扩张药和(或)吸入激素的用量而导致症状加重,不能算作严格意义上的AECOPD,此时,只需调整吸入药物的剂量。AECOPD的治疗目标是减轻当前急性加重的临床表现,预防以后急性加重发生。

AECOPD的评估主要包括病史和体征两个方面。①病史:急性加重或新症状出现的时间,以气流受限判断的COPD严重程度,稳定期的治疗方案,既往加重次数和应用机械通气的资料,并发症情况。②体征:呼吸运动(辅助呼吸肌参与、胸壁矛盾运动),发绀,外周水肿,血流动力学状况与精神状态。根据病史和体征,结合胸部影像学、血气分析和其他实验室检查结果大致判断病情严重程度,决定患者院外治疗或住院治疗以及是否需要入住重症监护病房(ICU)。

AECOPD 的治疗药物主要有支气管扩张药、全身糖皮质激素和抗菌药物三大类。发生 AE-COPD 时,可适当增加吸入短效支气管扩张药的剂量和(或)用药次数,应考虑联合应用短效 β_2 受体激动剂和抗胆碱能药物,对于较严重的患者雾化吸入与 MDI 和 DPI 等吸入装置相比可能是更好的选择,亦可加用口服茶碱、口服 β_2 受体激动剂,但需注意不良反应。通常需要口服或静脉使用糖皮质激素,推荐口服泼尼松 30～40 mg/d,使用 10～14 天,或静脉使用甲泼尼龙 40 mg/d,3～5 天后改口服。雾化吸入布地奈德的全身不良反应相对较少。对于咯脓性痰同时伴有呼吸困难和(或)痰量增加的患者需酌情予以抗菌药物治疗,痰液增多者适当予以祛痰药物治疗。选择抗菌药物时应参考当地细菌耐药情况,治疗疗程应避免过长,建议为 5～7 天。

氧疗是 AECOPD 患者的重要治疗措施,一般采用低流量给氧,以维持患者的氧饱和度维持在 88%～92% 为宜。大量临床研究证实,合理使用无创机械通气可改善缺氧和 CO_2 潴留,缓解呼吸肌疲劳,降低呼吸频率和减轻呼吸困难程度,从而缩短住院时间,降低插管与死亡风险。对于无创机械通气不能耐受、治疗失败或有无创机械通气禁忌证的患者应积极采取有创机械通气。在进行氧疗和机械通气时,应监测动脉血气。

在处理 AECOPD 患者时,还需注意水电解质与酸碱平衡,维持血流动力学稳定,酌情抗凝、营养支持以及治疗并发症。

(4)治疗并发症:COPD 患者无论病情轻重,无论处于稳定期还是急性加重期,均可以有并发症。存在并发症无需改变 COPD 的治疗。

心血管疾病是 COPD 的最主要并发症,包括缺血性心脏病、心力衰竭、心房颤动和高血压。缺血性心脏病在 COPD 患者的诊断常常不足,心力衰竭与 COPD 的鉴别诊断有时十分困难,且两者可互相影响导致病情加重。COPD 合并的心血管疾病应按照相应疾病的治疗原则或指南进行治疗。长期以来对 COPD 患者使用 β 受体阻滞剂持谨慎或反对的态度,目前认为,在 COPD 患者中应用心脏选择性的 β_1 受体阻滞剂(如比索洛尔)是安全的,如果合并的心血管疾病有应用指征且益处大于潜在风险,即使重症的 COPD 患者也可使用 β_1 受体阻滞剂,但应避免高剂量使用。

吸入 β_2 受体激动剂可增加心力衰竭患者住院和死亡的风险,应用于重症心力衰竭患者时需密切随访、监测。心房颤动患者慎用大剂量 β_2 受体激动剂,可致心率难以控制。

COPD 还常伴有骨质疏松、焦虑和抑郁、肺癌、感染、代谢综合征和糖尿病等并发症,须给予相应的治疗。

(陈乐生)

第六节　急性呼吸衰竭

急性呼吸衰竭指的是短时间内(72 小时内,个别情况下在一周内发生)出现的呼吸衰竭,表现为缺氧和(或)高碳酸血症。最常见的急性呼吸衰竭包括重症肺炎导致的呼吸衰竭和急性呼吸窘迫综合征,以及急性气道阻塞。由于急性呼吸衰竭死亡率高,并发症多,是呼吸危重病救治的关键。发病原因包括肺炎、脓毒症、创伤、吸入性肺炎等。急性呼吸衰竭可分为三型,急性肺损伤和急性呼吸窘迫综合征属于Ⅰ型呼吸衰竭。

一、病因病机

（一）中医

1.病因

本病常由多种疾病引起,病因复杂,概言之有外感、内伤两大类。外感为六淫外邪侵袭肺系;内伤为饮食不当、情志失调、劳欲久病等导致肺气上逆,宣降失职,或气无所主,肾失摄纳而成。

（1）外邪侵袭:外邪（风寒、风热、燥邪等）袭体束肺,内郁肺气,外闭皮毛,阻遏阳气,致肺失宣降上逆而喘。

（2）饮食不节:过食生冷、肥甘厚味,或因嗜酒伤中,脾运失健,痰浊内生,上干于肺,壅阻肺气,升降不利,发为喘促。

（3）七情内伤:情志不遂,郁怒伤肝或惊恐伤及心肾,致肺气升降失常,气逆而喘。

（4）劳欲久病:过劳伤脾,过欲伤肾,加上久病肺虚,气阴亏耗,不能下荫于肾,脾肾既虚则摄纳无权而为喘。

2.病机

本病多在肺、肾,与脾、肝相关,重可累及于心;病理性质有虚实之分,实喘在肺,为外邪、痰浊、肝郁气逆,邪壅肺气,宣降不利所致;虚喘责之肺、肾两脏,因阳气不足,阴精亏耗,而致肺肾出纳失常,尤以气虚为主。外邪所致失于表散者可由表及里;痰浊、肝郁所致日久不愈者可化热、化火;肺虚所致反复不愈者可伤及脾、肾;肾虚致喘复感外邪者可转为上实下虚之证;迁延日久致肺脾肾严重虚损者,可累及于心转为心阳虚脱,不能鼓动血脉则血行瘀滞,甚至出现喘汗致脱,亡阴、亡阳的危重局面。简而言之,其为本虚标实,虚实相兼之病证,由于久病损及多个脏腑,且正虚邪实,互为因果,相互影响,因而病情迁延危重,病程缠绵难愈。

（二）西医

（1）意外事故:电击、溺水及意外事件如塌方、麻醉意外等。

（2）神经中枢及其传导系统的病变:如脑炎、脑外伤、肿瘤、中枢镇静药过量,急性中毒等直接或间接抑制呼吸中枢;脊髓病变如脊髓灰、白质炎、重症肌无力、多发性神经根炎等神经肌肉接头阻滞。

（3）胸廓病变:外伤、手术创伤、大量胸腔积液、气胸等。

（4）急性呼吸窘迫综合征（ARDS）:亦为急性呼衰的一个类型,目前临床上日益增多。

（5）气道阻塞:会厌炎、异物梗阻、广泛细支气管炎、支气管哮喘等。

（6）肺血管病:肺栓塞（血块或脂肪栓塞）。

（7）肺实质浸润性疾病:肺炎、肺免疫学反应。

二、临床表现

因低氧血症和高碳酸血症所引起的症状和体征是急性呼吸衰竭时最主要的临床表现。由于造成呼吸衰竭的基础病因不同,各种基础疾病的临床表现自然十分重要,需要注意。

（一）呼吸困难

呼吸困难是呼吸衰竭最早出现的症状。可表现为频率、节律和幅度的改变。早期表现为呼吸困难，呼吸频率可增加、深大呼吸、鼻翼煽动，进而辅助呼吸肌肉运动增强（三凹征），呼吸节律紊乱，失去正常规则的节律。呼吸频率增加（30～40 次/分）。中枢性呼吸衰竭，可使呼吸频率改变，如陈-施呼吸、比奥呼吸等。

（二）低氧血症

当动脉血氧饱和度低于 90%，PaO_2 低于 6.7 kPa（50 mmHg）时，可在口唇或指甲出现发绀，这是缺氧的典型表现。但患者的发绀程度与体内血红蛋白含量、皮肤色素和心脏功能相关，所以发绀是一项可靠但不特异的诊断体征。因神经与心肌组织对缺氧均十分敏感，在机体出现低氧血症时常出现中枢神经系统和心血管系统功能异常的临床征象。如判断力障碍、运动功能失常、烦躁不安等中枢神经系统症状。缺氧严重时，可表现为谵妄、癫痫样抽搐、意志丧失以致昏迷、死亡。肺泡缺氧时，肺血管收缩，肺动脉压升高，使肺循环阻力增加，右心负荷增加，乃是低氧血症时血流动力学的一项重要变化。在心血管方面常表现为心率增快、血压升高。缺氧严重时则可出现各种类型的心律失常，进而心率减慢，周围循环衰竭，甚至心搏停止。

（三）高碳酸血症

由于急性呼吸衰竭时，二氧化碳蓄积进展很快，因此产生严重的中枢神经系统和心血管功能障碍。高碳酸血症出现中枢抑制之前的兴奋状态，如失眠，躁动，但禁忌给予镇静或安眠药。严重者可出现肺性脑病（"CO_2 麻醉"），临床表现为头痛、反应迟钝、嗜睡，以致神志不清、昏迷。急性高碳酸血症主要通过降低脑脊液 pH 而抑制中枢神经系统的活动。扑翼样震颤也是二氧化碳蓄积的一项体征。二氧化碳蓄积引起的心血管系统的临床表现因血管扩张或收缩程度而异。如多汗，球结膜充血水肿，颈静脉充盈，周围血压下降等。

（四）其他重要脏器的功能障碍

严重的缺氧和二氧化碳蓄积损伤肝、肾功能，出现血清转氨酶增高，碳酸酐酶活性增加，胃壁细胞分泌增多，出现消化道溃疡、出血。当 $PaO_2 < 5.3$（40 mmHg）时，肾血流减少，肾功能抑制，尿中可出现蛋白、血细胞或管型，血液中尿素氮、肌酐含量增高。

（五）水、电解质和酸碱平衡的失调

严重低氧血症和高碳酸血症常有酸碱平衡的失调，如缺氧而通气过度可发生急性呼吸性碱中毒；急性二氧化碳潴留可表现为呼吸性酸中毒。严重缺氧时无氧代谢引起乳酸堆积，肾脏功能障碍使酸性物质不能排出体外，二者均可导致代谢性酸中毒。代谢性和呼吸性酸碱失衡又可同时存在，表现为混合性酸碱失衡。

酸碱平衡失调的同时，将会发生体液和电解质的代谢障碍。酸中毒时钾从细胞内逸出，导致高血钾，pH 每降低 0.1 血清钾大约升高 0.7 mmol/L。酸中毒时发生高血钾，如同时伴有肾衰竭（代谢性酸中毒），易发生致命性高血钾症。在诊断和处理急性呼吸衰竭时均应予以足够的重视。

又如当测得的 PaO_2 的下降明显超过理论上因肺泡通气不足所引起的结果时，则应考虑存在着除肺泡通气不足以外的其他病理生理学变化，因在实际临床工作中，单纯因肺泡通气不足引起呼吸衰竭并不多见。

三、诊断

一般说来，根据急慢性呼吸衰竭基础病史，如胸部外伤或手术后、严重肺部感染或重症革兰氏阴性杆菌败血症等,结合其呼吸、循环和中枢神经系统的有关体征,及时作出呼吸衰竭的诊断是可能的。但对某些急性呼吸衰竭早期的患者或缺氧、二氧化碳蓄积程度不十分严重时,单依据上述临床表现作出诊断有一定困难。动脉血气分析的结果直接提供动脉血氧和二氧化碳分压水平,可作为诊断呼吸衰竭的直接依据。而且,它还有助于我们了解呼吸衰竭的性质和程度,指导氧疗,呼吸兴奋剂和机械通气的参数调节,以及纠正电解质、酸碱平衡失调有重要价值故血气分析在呼吸衰竭诊断和治疗上具有重要地位。

急性呼吸衰竭患者,只要动脉血气证实 $PaO_2 < 8.0\ kPa(60\ mmHg)$,常伴 $PaCO_2$ 正常或 $< 4.7\ kPa(35\ mmHg)$,则诊断为 Ⅰ 型呼吸衰竭,若伴 $PaCO_2 > 6.7\ kPa(50\ mmHg)$,即可诊断为 Ⅱ 型呼吸衰竭。若缺氧程度超过肺泡通气不足所致的高碳酸血症,则诊断为混合型或 Ⅲ 型呼吸衰竭。

应当强调的是不但要诊断呼吸衰竭的存在与否,尚需要判断呼吸衰竭的性质,是急性呼吸衰竭还是慢性呼吸衰竭基础上的急性加重,更应当判别产生呼吸衰竭的病理生理学过程,明确为 Ⅰ 型或 Ⅱ 型呼吸衰竭,以利采取恰当的抢救措施。

此外还应注意在诊治过程中,应当尽快去除产生呼吸衰竭的基础病因,否则患者经氧疗或机械通气后因得到足够的通气量维持氧和二氧化碳分压在相对正常的水平后可再次发生呼吸衰竭。

四、治疗

（一）辨证治疗

急性呼衰多以清热,化痰,通下,补虚为治疗大法,根据患者不同的病因和不同的证型分别使用由于病程阶段和体质的不同,患者虚实夹杂的情况各不相同,应当根据临床表现和舌脉情况进行辨证,判别证型分类、正气的强弱、邪气的程度而辨证施治。

1.风寒内饮

证候特点:呼吸急促,喉间哮鸣,痰少咯吐不爽,色白而多泡沫,口不渴或渴喜热饮,形寒怕冷,舌淡黯,苔白滑,脉弦紧。

治法:温肺散寒,降逆涤痰。

推荐方剂:小青龙汤加减。

基本处方:炙麻黄 10 g,桂枝 10 g,干姜 10 g,细辛 3 g,法半夏 15 g,甘草 10 g,白芍 15 g,五味子 10 g。每日 1 剂,水煎服。

加减法:痰涌气逆,喘甚者,加葶苈子 15 g、苏子 15 g 以助泄肺降逆平喘之力;咳逆上气,汗多者,加白芍 15 g 以敛肺。

2.痰热壅肺

证候特点:喘促气急,喉间痰鸣,痰稠且黄,发热口渴,咳嗽,烦躁不安,时有抽搐,口干,舌质红,苔黄,脉滑数。

治法:清肺化痰,宣肺平喘。

推荐方剂:千金苇茎汤合麻杏石甘汤加减。

基本处方:苇茎 15 g,薏苡仁 20 g,冬瓜仁 20 g,麻黄 10 g,杏仁 10 g,石膏 30 g(先煎),甘草 5 g,连翘 15 g,黄芩 15 g,桔梗 10 g,鱼腥草 20 g。每日 1 剂,水煎服。

加减法:热甚者,加黄连 5 g、栀子 10 g 以加强清肺泄热祛湿之力;喘甚者,加葶苈子 15 g 以助泄肺平喘之力;夹瘀者,加桃仁 10 g 以化痰通瘀,痰瘀去而喘促可平。

3.阳明腑实

证候特点:发热不恶寒,喘促气憋,腹胀满痛,大便秘结,小便短赤,舌苔黄燥,脉洪数。

治法:宣肺泻下。

推荐方剂:宣白承气汤加减。

基本处方:石膏 30 g(先煎),杏仁 10 g,全瓜蒌 15 g,大黄 10 g(后下),桑白皮 15 g,芒硝 10 g(溶入)。每日 1 剂,水煎服。

加减法:喘甚者,加葶苈子 15 g、枇杷叶 15 g 以加强下气除痰、泄肺平喘之力;腹胀者,加厚朴 15 g、枳实 10 g 以行气消胀;热邪炽盛者,加知母 10 g、黄芩 10 g 助大黄、石膏清解三焦邪热之力。

4.痰蒙神窍

证候特点:嗜睡,朦胧,甚至昏迷,气促痰鸣,痰涎清稀,舌紫黯,苔白腻,脉细滑。

治法:涤痰开窍。

推荐方剂:涤痰汤合安宫牛黄丸或至宝丹加减。

基本处方:法半夏 15 g,橘红 10 g,茯苓 15 g,枳实 10 g,竹茹 10 g,制南星 15 g,石菖蒲 15 g,郁金 10 g,甘草 10 g。每日 1 剂,水煎服。

加减法:湿盛者,加苍术 10 g、薏苡仁 15 g 以加强祛痰利湿之力;痰多者,加桔梗 10 g、川贝母 10 g 以加强祛痰化痰之力;痰热内盛者,加黄芩 10 g、桑白皮 15 g、竹沥 10 g 以清热化痰;热伤血络者,加水牛角 30 g、生地黄 15 g、牡丹皮 10 g 以清热凉血止血;抽搐者,加钩藤 15 g、全蝎 10 g、蜈蚣 2 条以加强祛风镇痉之功效。

5.肺脾肾虚,痰浊阻肺

证候特点:神疲乏力,咳嗽气喘,动则喘甚,痰白质稀,食欲缺乏,舌淡黯,苔白腻,脉细滑。

治法:行气健脾、化痰平喘。

推荐方剂:二陈汤合三子养亲汤加减。

基本处方:陈皮 10 g,法半夏 15 g,茯苓 20 g,白术 10 g,白芥子 10 g,苏子 15 g,莱菔子 15 g,紫菀 15 g,桔梗 10 g,川贝母 10 g,甘草 5 g。每日 1 剂,水煎服。

加减法:阴虚者,加沙参 15 g、玉竹 15 g 以润肺生津;脾虚有寒,吐痰清稀,形寒肢冷者,加干姜 10 g、吴茱萸 5 g 温中回阳益气救逆。

6.脾肾阳虚,痰瘀泛滥

证候特点:喘促日久,呼多吸少,心悸气短,动则喘促更甚,汗出肢冷,面青唇黯,精神疲惫,时有下肢或颜面水肿,舌质淡胖,苔白腻,脉沉弱无力。

治法:温肾纳气,祛瘀利水。

推荐方剂:金匮肾气丸合真武汤加减。

基本处方:熟地黄 15 g,山药 15 g,山茱萸 15 g,茯苓 15 g,泽泻 10 g,牡丹皮 10 g,熟附子 15 g(先煎),肉桂 5 g,白芍 15 g,白术 15 g,丹参 15 g。每日 1 剂,水煎服。

加减法:肺气虚者,加党参 15 g、黄芪 15 g 以加强温阳益气之力;稍动则喘者,加沉香 5 g、枳壳 10 g 以加强下气平喘之力;痰多者,加白芥子 10 g、苏子 15 g 以加强肃肺平喘之力;舌质发绀,增赤芍 15 g 加强活血消瘀之力。

7.肺脾肾虚

证候特点:神疲乏力,咳痰无力,痰白稀,量少,气促,动则尤甚,汗出,纳呆,舌淡、苔薄白,脉虚无力。

治法:补肾健脾益肺。

推荐方剂:参苓白术散加减。

基本处方:黄芪 20 g,防风 10 g,白术 15 g,党参 25 g,茯苓 15 g,法半夏 10 g,甘草 10 g,补骨脂 15 g,枸杞子 15 g,淫羊藿 15 g。每日 1 剂,水煎服。

加减法:淤血阻络者,加丹参 15 g、桃仁 10 g 以活血祛瘀;肺虚有寒,怕冷者,加桂枝 10 g、细辛 3 g 以温阳散寒;阴伤低热者,加麦冬 15 g、玉竹 10 g、知母 10 g 以养阴清热。

8.气阴两虚

证候特点:神疲乏力,呼吸微弱,间断不续,或叹气样呼吸,咯痰无力,汗出气短,纳呆,口干,尿少便结,舌淡黯,苔少,脉细无力。

治法:益气养阴固脱。

推荐方剂:生脉散加减。

基本处方:太子参 20 g,麦门冬 15 g,陈皮 10 g,茯苓 15 g,五味子 10 g,黄芪 20 g,山药 15 g,炙甘草 10 g。每日 1 剂,水煎服。

加减法:大汗淋漓,汗出如洗者加龙骨 30 g、牡蛎 25 g 先煎以加强益气固脱之力;阳脱者,加熟附子 15 g、肉桂 5 g 以加强回阳救脱之力;暴喘下脱,肢厥滑泻者,加黑锡丹 10 g 以止泄固脱平喘。

9.元阳欲脱

证候特点:神志昏迷,面唇青黯,气息微弱,汗出如油,四肢厥冷,舌质淡胖,脉微欲绝。

治法:回阳救逆。

推荐方剂:人参四逆汤加减。

基本处方:人参 20 g,熟附子 15 g(先煎),干姜 10 g,肉桂 5 g,甘草 10 g。每日 1 剂,水煎服。

加减法:气虚甚者,加黄芪 20 g、玉竹 10 g 以加强益气回阳之力;汗出多者,加龙骨 30 g、牡蛎 25 g 先煎固涩止汗;发绀明显者,加丹参 20 g、川芎 15 g 以加强行气活血祛瘀之力。

(二)中成药

(1)安宫牛黄丸:清热解毒,镇惊开窍。主治:喘证病属痰蒙神窍者。适用于痰蒙神窍所致的痰厥昏迷。每次 1 丸鼻饲,每日 1 次。

(2)复方鲜竹沥液:清热化痰止咳。主治:喘证病属痰热壅肺者。适用于痰热咳嗽,痰黄黏稠之呼吸衰竭。每次 20 mL,每日 2～3 次。

(3)蛇胆川贝液:祛风止咳,除痰散结。主治:喘证病属痰热壅肺者。适用于风热咳嗽,痰多,气喘。每次 1 支,每日 2 次。

(4)祛痰止咳颗粒:健脾燥湿,祛痰止咳。主治:喘证病属肺脾肾虚,痰浊阻肺者。适用于痰多,咳嗽,喘息等症。每次 12 g,每日 2 次。

(5)痰热清注射液:清热、化痰、解毒。主治:感染性呼吸道疾病属痰热壅肺者。适用于呼吸衰竭属痰黄量多者。一般 1 次 20 mL,重症患者 1 次可用 40 mL,加入 5%葡萄糖注射液或 0.9%氯化钠注射液 250～500 mL 静脉滴注,控制滴数每分钟不超过 60 滴,每日 1 次。

(6)参麦注射液:益气固脱,养阴生津,生脉。主治:喘证病属气阴两虚者。适用于气阴两虚所致喘咳者。每次 20～100 mL,用 5％葡萄糖注射液 250～500 mL 稀释后静脉滴注,每日 1 次。

(7)参附注射液:回阳救逆,益气固脱。主治喘证病属元阳欲脱者。适用于阳气暴脱或阳虚所致的喘咳者。每次 20～100 mL,用 5％～10％葡萄糖注射液 250～500 mL 稀释后静脉滴注,每日 1 次,或者每次 5～20 mL,用 5％～10％葡萄糖注射液 20 mL 稀释后静脉推注,每日 1 次。

(三)西医治疗

急性呼吸衰竭其原则是保持呼吸道通畅、吸氧并维持适宜的肺泡通气量,以达到防止和缓解严重缺氧、二氧化碳潴留和酸中毒,为病因治疗赢得时间和条件。

1.通畅气道

保持呼吸道通畅是治疗低氧血症和高碳酸血症的前提,在氧疗和改善通气之前,必须想尽一切措施,使呼吸道保持通畅,常采用支气管扩张剂治疗和雾化吸入治疗,必要时可采用气管插管或切开以建立人工气道。常采用以下药物治疗气道痰阻及痉挛症状。

(1)盐酸氨溴索注射液:每次 30 mg 用 0.9％氯化钠溶液 10 mL 稀释后缓慢静脉推注,亦可雾化吸入,每日 2～3 次,稀释痰液。

(2)氨茶碱注射液:每次 0.125～0.25 g 用 50％葡萄糖溶液 20～40 mL 稀释后缓慢静脉推注,或每次 0.25～0.5 g 用 5％葡萄糖溶液 250 mL 稀释后缓慢静脉滴注,每日 1～2 次,为支气管解痉药。

(3)沙丁胺醇:选择性 β_2 受体激动剂,扩张支气管平滑肌,其剂型有片剂、胶囊剂、气雾剂及注射剂等。根据剂型确定用法。

(4)吸入用异丙托溴铵溶液:每次 1～2 mL,每日 2～3 次雾化吸入,扩张支气管平滑肌。

(5)吸入用布地奈德混悬液:每次 0.5～1 mg,每日 2～3 次雾化吸入,缓解支气管痉挛。

2.合理氧疗

氧气治疗是应用氧气纠正缺氧的一种治疗方法,简称氧疗。

(1)氧疗适应证:理论上只要 PaO_2 低于正常就可给予氧疗,但实际应用中更严格,应根据患者情况灵活掌握。

(2)氧疗方式:临床上最常用、简便的方法是应用鼻导管吸氧,其吸氧浓度(FiO_2)＝21％＋4％×吸入氧流量(L/min)。有条件者亦可用面罩吸氧。

吸氧浓度:Ⅰ型呼吸衰竭者吸氧浓度可适当提高,尽快使 PaO_2＞60 mmHg,但一般也不超过 40％。Ⅱ型呼吸衰竭者宜从低吸氧浓度开始,逐渐加大吸氧浓度,一般不超过 33％。

3.呼吸兴奋剂的应用

缺氧伴有二氧化碳潴留患者若出现神经精神症状时,可以使用呼吸中枢兴奋剂。Ⅱ型呼吸衰竭患者当 $PaCO_2$＞75 mmHg 时,即使无意识障碍也可酌情使用呼吸兴奋剂,增加通气量,促进二氧化碳排出。目前常用的呼吸兴奋剂有尼可刹米、洛贝林等,尼克刹米常规用量为 0.375～0.75 g 静脉缓慢推注,或 1.125～1.25 g 加入 250 mL 液体中缓慢静滴。

4.机械通气

机械通气是纠正严重低氧血症或二氧化碳潴留的最有效措施,合理应用机械通气可使呼吸衰竭患者起死回生。

(1)机械通气的目的与应用指征。

1)目的:改善肺脏气体交换功能,纠正严重的低氧血症,缓解急性呼吸性酸中毒,以避免即时的生命危险,获得治疗肺、气道疾病及原发病的机会;缓解呼吸窘迫症状,减少呼吸做功和氧耗量,改善呼吸肌疲劳;预防和逆转肺不张,并根据压力-容量的关系改善肺顺应性,预防更进一步的肺损害;避免因呼吸衰竭而致的严重并发症。

2)应用指征:在出现较为严重的呼吸功能障碍时,应使用机械通气。符合下述条件应实施机械通气:经积极治疗后病情仍继续恶化;意识障碍;呼吸形式严重异常,如呼吸频率每分钟>35 次或<8 次,节律异常,自主呼吸微弱或消失;血气分析提示严重通气和氧合障碍:PaO_2<50 mmHg,尤其是充分氧疗后仍<50 mmHg;$PaCO_2$进行性升高,pH 动态下降。下述情况行机械通气时可能使病情加重:如气胸及纵隔气肿未行引流,肺大泡和肺囊肿,低血容量性休克未补充血容量,严重肺出血,气管食管瘘等。但在出现致命性通气和氧合障碍时,应积极处理原发病(如尽快行胸腔闭式引流,积极补充血容量等),同时不失时机地应用机械通气。

(2)无创机械通气(NPPV):低氧血症在经过氧疗后仍难以纠正,或呼吸困难等症状改善不明显时,NPPV 是一个较好的选择。尤其是 COPD 急性加重期、急性心源性肺水肿所致的呼吸衰竭疗效是较为肯定的。

1)适应证:患者出现较为严重的呼吸困难,动用辅助呼吸机,常规氧疗方法(鼻导管和面罩)不能维持氧合或氧合障碍,有恶化趋势时,应及时使用无创机械通气。但患者必须具备使用无创的基本条件:如较好的意识状态,咳痰能力,自主呼吸能力,血流动力学稳定,有良好的配合无创通气的能力。

2)禁忌证:意识障碍,呼吸微弱或停止,无力排痰,严重的器官功能不全(上消化道大出血、血流动力学不稳定等),未经引流的气胸或纵隔气肿,严重腹胀,上气道或颌面部损伤、术后、畸形,不能配合无创或面罩不适等。

3)呼吸机的选择:要求能提供双水平正压通气(BiPAP)模式,提供的吸气相气道压力(IPAP)可达 20~30 cmH_2O,能满足患者吸气需求的高流量气体(>每分钟 100 L);若用于 I 型呼衰,要求能够提供较高的 FiO_2(>0.50)和更高的流速需求。

4)通气模式与参数调节:持续气道正压通气(CPAP)和 BiPAP 是最常用的两种通气模式,后者最为常用。BiPAP 有两种工作方式:自主呼吸通气模式[S 模式,相当于压力支持通气(PSV)+PEEP]和后备控制通气模式(T 模式,相当于 PCV+PEEP)。急性心源性肺水肿者应首选 CPAP,如果存在高碳酸血症或呼吸困难不缓解时可考虑换用 BiPAP。IPAP/EPAP 均从较低水平开始,患者耐受后再逐渐上调,直到达满意的通气和氧合水平,或调至患者可能耐受的水平。IPAP 10~25 cmH_2O,EPAP 3~5 cmH_2O,吸气时间 0.8~1.2 秒,后备控制通气频率(T 模式)每分钟 10~20 次。

5)转换时机:应用 NPPV 1~2 小时(短期),动脉血气和病情不能改善应转为有创通气。

(3)有创机械通气(IPPV):在积极药物和 NPPV 治疗后,患者呼吸衰竭仍进行性恶化,出现危及生命的酸碱失衡和(或)神志改变时宜用有创机械通气治疗。拔出气管插管后,根据情况可采用无创机械通气进行序贯治疗。

1)通气模式的选择:使用最广泛的三种通气模式为辅助控制模式(A/C)、同步间歇指令通气(SIMV)与 PSV 联合模式、压力支持通气(PSV)。

2)通气参数的调节:应采用保护性肺通气策略,包括小潮气量(每千克体重 6~8 mL)、维持气道平台压<30 cmH_2O 和(或)气道峰压(PIP)不超过 35~40 cmH_2O、允许高碳酸血症并配合最佳 PEEP(压力-容量曲线低拐点上 2 cmH_2O)治疗。通气频率一般以每分钟 10~15 次即可,流速设置为每分钟 40~60 L,吸/呼比为 1.0:1.5~2.0,压力触发常为-0.5~-1.5 cmH_2O,流

速触发常为每分钟 2～5 L。机械通气初始阶段可给予高 FiO_2（100％）以迅速纠正严重缺氧,以后依据目标 PaO_2、PEEP、Pmean 水平和血流动力学状态,酌情降低 FiO_2 至50％以下,并设法维持 $SaO_2>90％$。

3）IPPV 的撤离:当患者满足以下条件时,可考虑进行撤机:①引起呼衰的诱发因素得到有效控制,这是撤机的先决条件,应仔细分析可能的诱发因素并加以处理;②意识清楚,可主动配合;③自主呼吸能力有所恢复;④通气及氧合功能良好: $PaO_2/FiO_2>250$ mmHg,PEEP <8 cmH_2O,pH>7.35,$PaCO_2$ 达缓解期水平;⑤血流动力学稳定:无活动性心肌缺血,未使用升压药治疗或升压药剂量较小。通常采用 SIMV＋PSV,或者单纯 PSV 模式撤机。正确把握 IPPV 转为 NPPV 的切换点——"肺部感染控制窗"（PIC 窗）,临床表现为痰液量减少、黏度变稀、痰色转白、体温下降、白细胞计数降低、X 线胸片上支气管－肺部感染影消退。

5.抗感染治疗

肺部感染是引起急性呼吸衰竭最常见的原因,应结合患者肺部感染的类型（社区获得性或院内获得性）而选择适当抗生素,以求有效、快速控制感染。要做痰培养及药敏试验,尽量采集深部痰液,避免污染。注意针对药敏试验结果用药和经验用药相结合,注意个体化用药,尽量选用疗效好、毒性低的抗生素。对于严重感染必须联合使用抗生素,兼顾革兰氏阳性、革兰氏阴性和厌氧菌感染。常见的抗生素联合应用为一类杀菌药（β-内酰胺类）加二类杀菌药（氨基苷类）或喹诺酮药物。

6.纠正酸碱平衡失调和电解质紊乱

（1）酸碱平衡的治疗:首先要积极治疗支气管－肺部感染,解痉祛痰、通畅气道,解除二氧化碳潴留。强调尽快地通畅气道,解除二氧化碳潴留,呼酸及低氧血症随之纠正,因此原则上不需要补碱性药物。当 pH<7.20 时,可以适当补 5％碳酸氢钠,一次量为 40～60 mL,以后再根据动脉血气分析结果酌情补充。当呼酸并代谢性酸中毒时,补碱量可适当加大。而对于伴有严重低氧血症的呼吸性碱中毒,只要治疗肺部感染、通畅气道、吸氧纠正低氧血症等即可。应注意二氧化碳不要排出过快,特别是机械通气治疗时,避免二氧化碳排出后碱中毒的发生。

（2）水电解质紊乱的纠正:患者酸碱失衡常同时存在严重水和电解质紊乱。其中水、钠异常较为常见;血 HCO_3^- 和 Cl^- 变化常与血 CO_2 变化有关;电解质紊乱特别是血 K^+、Cl^- 和酸碱失衡互为因果。注意针对不同情况,进行相应的预防与治疗。

7.防治消化道出血

严重缺氧和二氧化碳潴留患者,应常规给予西咪替丁、雷尼替丁或奥美拉唑口服,预防消化道出血,出血时采用静脉注入。若出现大量呕血或柏油样大便,视程度予输血治疗。防治消化道出血的关键在于纠正缺氧和二氧化碳潴留。

8.营养支持

急性呼吸衰竭患者应尽早给予营养支持,首先肠内营养,并采取充分的措施避免反流和误吸的发生,必要时添加促胃肠动力药物。此外,患者应避免过度喂养,特别是过多的碳水化合物补充,将增加二氧化碳的产生,增加呼吸熵,加重呼吸负荷。同时添加含鱼油与抗氧化剂的营养配方,可能成为呼吸衰竭患者更理想的营养支持方式。每天适量补充各种维生素及微量元素,依据临床情况调整电解质用量,特别注意会影响呼吸功能的钾、镁、磷等元素。

（陈乐生）

第七节 肺 脓 肿

肺脓肿是由化脓性病原体引起肺组织坏死和化脓,导致肺实质局部区域破坏的化脓性感染。通常早期呈肺实质炎症。后期出现坏死和化脓。如病变区和支气管交通则有空洞形成(通常直径＞2 cm),内含由微生物感染引致的坏死碎片或液体,其外周环绕炎症肺组织。和一般肺炎相比,其特点是引致的微生物负荷量多(如急性吸入),局部清除微生物能力下降(如气道阻塞),以及受肺部邻近器官感染的侵及。如肺内形成多发的较小脓肿(直径＜2 cm)则称为坏死性肺炎。肺脓肿和坏死性肺炎病理机制相同,其分界是人为的。

肺脓肿通常由厌氧、需氧和兼性厌氧菌引起,也可由非细菌性病原体,如真菌、寄生虫等所致。应注意类似的影像学表现也可由其他病理改变产生,如肺肿瘤坏死后空洞形成或肺囊肿内感染等。

在抗生素出现前,肺脓肿自然病程常表现为进行性恶化,死亡率曾达 50％,患者存活后也往往遗留明显的临床症状,需要手术治疗,预后不理想。自有效抗生素应用后,肺脓肿的疾病过程得到显著改善。但近年来随着肾上腺皮质激素、免疫抑制药以及化疗药物的应用增加,造成口咽部内环境的改变,条件致病的肺脓肿发病率又有增多的趋势。

一、病因和发病机制

化脓性病原体进入肺内可有几种途径,最主要的途径是口咽部内容物的误吸。

(一)呼吸道误吸

口腔、鼻腔、口咽和鼻咽部隐匿着复杂的菌群,形成口咽微生态环境。健康人唾液中的细菌含量约 10^8/mL,半数为厌氧菌。在患有牙病或牙周病的人群中厌氧菌可增加 1 000 倍,易感个体中还可有多种需氧菌株定植。采用放射活性物质技术显示,45％健康人睡眠时可有少量唾液吸入气道。在各种因素引起的不同程度神智改变的人群中,约 75％在睡眠时会有唾液吸入。

临床上特别易于吸入口咽分泌物的因素有全身麻醉、过度饮酒或使用镇静药物、头部损伤、脑血管意外、癫痫、咽部神经功能障碍、糖尿病昏迷或其他重症疾病,包括使用机械通气者。呼吸机治疗时,虽然人工气道上有气囊保护,但在气囊上方的积液库内容物常有机会吸入到下呼吸道。当患者神智状态进一步受到影响时,胃内容物也可吸入,酸性液体可引起化学性肺炎,促进细菌性感染。

牙周脓肿和牙龈炎时,因有高浓度的厌氧菌进入唾液可增加吸入性肺炎和肺脓肿的发病。相反,仅 10％～15％厌氧菌肺脓肿可无明显的牙周疾病或其他促使吸入的因素。没有吸入因素者常需排除肺部肿瘤的可能性。

误吸后肺脓肿形成的可能性取决于吸入量、细菌数量、吸入物的 pH 和患者的防御机制。

(二)血液循环途径

通常由在体内其他部位的感染灶,经血液循环播散到肺内,如腹腔或盆腔以及牙周脓肿的厌氧菌感染可通过血液循环播散到肺。

感染栓子也可起自于下肢和盆腔的深静脉的血栓性静脉炎或表皮蜂窝织炎,或感染的静脉内导管,吸毒者静脉用药也可引起。感染性栓子可含金黄色葡萄球菌、化脓性链球菌或厌氧菌。

（三）其他途径

其他途径比较少见。

（1）慢性肺部疾病者,可在下呼吸道有化脓性病原菌定植,如支气管扩张症、囊性纤维化,而并发症肺脓肿。

（2）在肺内原有空洞基础上（肿胀或陈旧性结核空洞）合并感染,不需要有组织的坏死,空洞壁可由再生上皮覆盖。局部阻塞可在周围肺组织产生支扩或肺脓肿。

（3）邻近器官播散,如胃肠道。

（4）污染的呼吸道装置,如雾化器有可能携带化脓性病原体进入易感染着肺内。

（5）先天性肺异常的继发感染,如肺隔离症、支气管囊肿。

二、病原学

肺脓肿可由多种病原菌引起,多为混合感染.厌氧菌和需氧菌混合感染占90%。社区获得性感染和院内获得性感染的细菌出现频率不同。社区获得性感染中,厌氧菌为70%,而在院内获得性感染中,厌氧菌和铜绿假单胞菌起重要作用。

（一）厌氧菌

厌氧菌是正常菌群的主要组成部分,但可引起身体任何器官和组织感染。近年来由于厌氧菌培养技术的改进,可以及时得到分离和鉴定。在肺脓肿感染时,厌氧菌是常见的病原体。

引起肺脓肿感染的致病性厌氧菌主要指专性厌氧菌。专性厌氧菌只能在无氧或低于正常大气氧分压条件下才能生存或生长。厌氧菌分为革兰氏阳性厌氧球菌、革兰氏阴性厌氧球菌、革兰氏阳性厌氧杆菌、革兰氏阴性厌氧杆菌。其中革兰氏阴性厌氧杆菌包括类杆菌属和梭杆菌属,类杆菌属是最主要的病原菌,以脆弱类杆菌和产黑素类杆菌最常见。革兰氏阳性厌氧球菌主要为消化球菌属和消化链球菌属。革兰氏阴性厌氧球菌主要为产碱韦荣球菌。革兰氏阳性厌氧杆菌中产芽孢的有梭状芽孢杆菌属和产气荚膜杆菌;不产芽孢的为放线菌属、真杆菌属、丙酸杆菌属、乳酸杆菌属和双歧杆菌属。外源性厌氧菌肺炎较少见。

（二）需氧菌

需氧菌常形成坏死性肺炎,部分区域发展成肺脓肿,因而其在影像学上比典型的厌氧菌引起的肺脓肿病变分布弥散。

金黄色葡萄球菌是引起肺脓肿的主要革兰氏阳性需氧菌,是社区获得的呼吸道病原菌之一。通常健康人在流感后可引起严重的金黄色葡萄球菌肺炎,导致肺脓肿形成,并伴薄壁囊性气腔和肺大疱,后者多见于儿童。金黄色葡萄球菌是儿童肺脓肿的主要原因,也是老年人在基础疾病上并发院内获得性感染的主要病原菌。金黄色葡萄球菌也可由体内其他部位的感染灶经血液循环播散,在肺内引起多个病灶,形成血源性肺脓肿,有时很像是肿瘤转移。其他可引起肺脓肿的革兰氏阳性菌是化脓性链球菌（甲型链球菌,乙型B溶血性链球菌）。

最常引起坏死性肺炎伴肺脓肿的革兰氏阴性需氧菌为肺炎克雷伯杆菌,这种肺炎形成一到多个脓肿者占25%,同时常伴菌血症。但需注意有时痰培养结果可能是口咽定植菌,该病病死率高,多见于老年人和化疗患者,肾上腺皮质激素应用者,糖尿病患者也多见。铜绿假单胞菌也影响类似的人群,如免疫功能低下患者、有严重并发症者。铜绿假单胞菌在坏死性过程中形成多发小脓肿。

其他由流感嗜血杆菌、大肠埃希菌、鲍曼不动杆菌、变形杆菌、军团菌等所致坏死性肺炎引起脓肿则少见。

三、病理

肺脓肿时,细支气管受感染物阻塞,病原菌在相应区域形成肺组织化脓性炎症,局部小血管炎性血栓形成、血供障碍,在实变肺中出现小区域散在坏死,中心逐渐液化,坏死的白细胞及死亡细菌积聚,形成脓液,并融合形成 1 个或多个脓肿。当液化坏死物质通过支气管排出,形成空洞、形成有液平的脓腔,空洞壁表面残留坏死组织。当脓肿腔直径达到 2 cm,则称为肺脓肿。炎症累及胸膜可发生局限性胸膜炎。如果在早期及时给予适当抗生素治疗,空洞可完全愈合,胸 X 线检查可不留下破坏残余或纤维条索影。但如治疗不恰当,引流不畅,炎症进展,则进入慢性阶段。脓肿腔有肉芽组织和纤维组织形成,空洞壁可有血管瘤。脓肿外周细支气管变形和扩张。

四、分类

肺脓肿可按病程分为急性和慢性,或按发生途径分为原发性和继发性。急性肺脓肿通常少于 4～6 周,病程迁延 3 个月以上则为慢性肺脓肿。大多数肺脓肿是原发性,通常有促使误吸的因素,或由正常宿主肺炎感染后在肺实质炎症的坏死过程演变而来。而继发性肺脓肿则为原有局部病灶基础上出现的并发症,如支气管内肿瘤、异物或全身性疾病引起免疫功能低下所致。细菌性栓子通过血液循环引致的肺脓肿也为继发性。膈下感染经横膈直接通过淋巴管或膈缺陷进入胸腔或肺实质,也可引起肺脓肿。

五、临床表现

肺脓肿患者的临床表现差异较大。由需氧菌(金黄色葡萄球菌或肺炎克雷伯菌)所致的坏死性肺炎形成的肺脓肿病情急骤、严重,患者有寒战、高热、咳嗽、胸痛等症状。儿童在金黄色葡萄球菌肺炎后发生的肺脓肿也多呈急性过程。一般原发性肺脓肿患者首先表现吸入性肺炎症状,有间歇发热、畏寒、咳嗽、咳痰、胸痛、体重减轻、全身乏力、夜间盗汗等,和一般细菌性肺炎相似,但病程相对慢性化,症状较轻,可能和其吸入物质所含病原体致病力较弱有关。甚至有的起病隐匿,到病程后期多发性肺坏死、脓肿形成,与支气管相交通,则可出现大量脓性痰,如为厌氧菌感染则伴有臭味。但痰无臭味并不能完全排除厌氧菌感染的可能性,因为有些厌氧菌并不产生导致臭味的代谢终端产物,也可能是病灶尚未和气管支气管交通。咯血常见,偶尔可为致死性的。

继发性肺脓肿先有肺外感染症状(如菌血症、心内膜炎、感染性血栓静脉炎、膈下感染),然后出现肺部症状。在原有慢性气道疾病和支气管扩张的患者则可见痰量显著改变。

体格检查无特异性,阳性体征出现与脓肿大小和部位有关。如脓肿较大或接近肺的表面,则可有叩诊浊音,呼吸音降低等实变体征,如涉及胸膜则可闻胸膜摩擦音或胸腔积液体征。

六、诊断

肺脓肿诊断的确立有赖于特征性临床表现及影像学和细菌学检查结果。

(一)病史

原发性肺脓肿有促使误吸因素或口咽部炎症和鼻实炎的相关病史。继发性肺脓肿则有肺内原发病变或其他部位感染病史。

（二）症状与体征

由需氧菌等引起的原发性肺脓肿呈急性起病，如以厌氧菌感染为主者则呈亚急性或慢性化过程，脓肿破溃与支气管相交通后则痰量增多，出现脓痰或脓性痰，可有臭味，此时临床诊断可成立。体征则无特异性。

（三）实验室检查

1.血常规检查

血白细胞和中性粒细胞计数升高，慢性肺脓肿可有血红蛋白和红细胞计数减少。

2.胸部影像学检查

影像学异常开始表现为肺大片密度增深、边界模糊的浸润影，随后产生1个或多个比较均匀低密度阴影的圆形区。当与支气管交通时，出现空腔，并有气液交界面（液平），形成典型的肺脓肿。有时仅在肺炎症渗出区出现多个小的低密度区，表现为坏死性肺炎。需氧菌引起的肺脓肿周围常有较多的浓密炎性浸润影，而以厌氧菌为主的肺脓肿外周肺组织则较少见浸润影。

病变多位于肺的低垂部位和发病时的体位有关，侧位胸X线片可帮助定位。在平卧位时吸入者75％病变见于下中位背段及后基底段，侧卧位时则位于上叶后外段（由上叶前段和后段分支形成，又称腋段）。右肺多于左肺，这是受重力影响吸入物最易进入的部位。在涉及的肺叶中，病变多分布于近肺胸膜处，室间隔鼓出常是肺炎克雷伯杆菌感染的特征。病变也可引起胸膜反应、脓胸或气胸。

当肺脓肿愈合时，肺炎性渗出影开始吸收，同时脓腔壁变薄，脓腔逐渐缩小，最后消失。在71例肺脓肿系列观察中，经适当抗生素治疗，13％脓腔在2周消失，44％为4周，59％为6周，3个月内脓腔消失可达70％，当有广泛纤维化发生时，可遗留纤维条索影。慢性肺脓肿脓腔周围有纤维组织增生，脓腔壁增厚，周围细支气管受累，继发变形或扩张。

血源性肺脓肿则见两肺多发炎性阴影，边缘较清晰，有时类似转移性肿瘤，其中可见透亮区和空洞形成。

胸部CT检查对病变定位，坏死性肺炎时肺实质的坏死、液化的判断，特别是对引起继发性肺脓肿的病因诊断均有很大的帮助。

3.微生物学监测

微生物学监测的标本包括痰液、气管吸引物、经皮肺穿刺吸引物和血液等。

（1）痰液及气管分泌物培养：在肺脓肿感染中，需氧菌所占比例正在逐渐增加，特别是在院内感染中。虽然有口咽菌污染的机会，但重复培养对确认致病菌还是有意义的。由于口咽部厌氧菌内环境，痰液培养厌氧菌无意义，但脓肿性痰标本培养阳性，而革兰氏染色却见到大量细菌，且形态较一致，则可能提示厌氧菌感染。

（2）应用防污染技术对下呼吸道分泌物标本采集：是推荐的方法，必要时可采用。厌氧菌培养标本不能接触空气，接种后应放入厌氧培养装置和仪器以维持厌氧环境。气相色谱法检查厌氧菌的挥发脂肪酸，迅速简便，可用于临床用药选择的初步参考。

（3）血液标本培养：因为在血源性肺脓肿时常可有阳性结果，需要进行血培养，但厌氧菌血培养阳性率仅5％。

4.其他

（1）CT引导下经胸壁脓肿穿刺吸引物厌氧菌及需氧菌培养，以及其他无菌体腔标本采集及培养。

(2)纤维支气管镜检查,除通过支气管镜进行下呼吸道标本采集外,也可用于鉴别诊断,排除支气管肺癌、异物等。

七、鉴别诊断

(一)细菌性肺炎

肺脓肿早期表现和细菌性肺炎相似,但除由一些需氧菌所致的肺脓肿外,症状相对较轻,病程相对慢性化。后期脓肿破溃与支气管相交通后则痰量增多,出现脓痰或脓性痰,可有臭味,此时临床诊断则可成立。胸部影像学检查,特别是 CT 检查,容易发现在肺炎症渗出区出现多个小的低密度区。当与支气管交通时,出现空腔,肝有气液交界面(液平),形成典型的肺脓肿。

(二)支气管肺癌

在 50 岁以上男性出现肺空洞性病变时,肺癌(通常为鳞癌)和肺脓肿的鉴别常需考虑。由支气管肺癌引起的空洞性病变(癌性空洞),无吸入病史,其病灶也不一定发生在肺的低垂部位。而肺脓肿则常伴有发热、全身不适、脓性痰、血白细胞和中性粒细胞计数升高,对抗生素治疗反应好。影像学上显示偏心空洞,空洞壁厚,内壁不规则,则常提示恶性病变。痰液或支气管吸引物的细胞学检查以及微生物学涂片和培养对鉴别诊断也有帮助。如对于病灶的诊断持续存在疑问,情况允许时,也可考虑手术切除病灶及相应肺叶。其他肺内恶性病变,包括转移性肺癌和淋巴瘤也可形成空洞病变。

需注意的是肺癌和肺脓肿可能共存,特别在老年人中。因为支气管肿瘤可使其远端引流不畅,分泌物潴留。引起阻塞性肺炎和肺脓肿。一般病程较长,有反复感染史,脓痰量较少。纤维支气管镜检查对确定诊断很有帮助。

(三)肺结核

空洞继发感染肺结核常伴空洞形成,胸部 X 线检查空洞壁较厚,病灶周围有密度不等的散在结节病灶。合并感染时空洞内可有少量液平,临床出现黄痰,但整个病程长,起病缓慢,常有午后低热、乏力、盗汗、慢性咳嗽、食欲缺乏等慢性症状,经治疗后痰中常可找到结核杆菌。

(四)局限性脓胸

局限性脓胸常伴支气管胸膜漏和肺脓肿有时在影像学上不易区别。典型的脓胸在侧位胸片呈“D”字阴影,从后胸壁向前方鼓出。CT 对疑难病例有帮助,可显示脓肿壁有不同厚度,内壁边缘和外表面不规则;而脓胸腔壁则非常光滑,液性密度将增厚的壁层胸膜和受压肺组织下的脏层胸膜分开。

(五)大疱内感染

患者全身症状较胸 X 线片显示状态要轻。在平片和 CT 上常可见细而光滑的大疱边缘,和肺脓肿相比其周围肺组织清晰。以往胸片将有助于诊断。大疱内感染后有时可引起大疱消失,但很少见。

(六)先天性肺病变继发感染

支气管脓肿及其他先天性肺囊肿可能无法和肺脓肿鉴别,除非有以往胸部 X 线片进行比较。支气管囊肿未感染时,也不和气管支气管交通,但囊肿最后会出现感染,形成和气管支气管的交通,气体进入囊肿,形成含气囊肿,可呈单发或多发含气空腔,壁薄而均一;合并感染时,其中可见气液平面。如果患者一开始就表现为感染性支气管囊肿,通常清晰的边界就会被周围肺实质炎症和实变所遮掩。囊肿的真正本质只有在周围炎症或渗血消散吸收后才能显示出来。

先天性肺隔离症感染也会同样出现鉴别诊断困难,可通过其所在部位(多位于下叶)及胸部CT扫描和磁共振成像(MRI)及造影剂增强帮助诊断,并可确定异常血管供应来源,对手术治疗有帮助。

（七）肺挫伤血肿和肺撕裂

胸部刺伤或挤压伤后,影像学可出现空洞样改变,临床无典型肺脓肿表现,有类似的创伤病史常提示此诊断。

（八）膈疝

通常在后前位胸X线片可显示"双重心影",在侧位上在心影后可见典型的胃泡,并常有液平。如有疑问可进行钡剂及胃镜检查。

（九）包囊肿和其他肺寄生虫病

包囊肿可穿破,引起复合感染,曾在羊群牧羊分布的区域居住者需考虑此诊断。乳胶凝聚试验,补体结合和酶联免疫吸附试验,也可检测血清抗体,帮助诊断。寄生虫中如肺吸虫也可有类似症状。

（十）真菌和放线菌感染

肺脓肿并不全由厌氧菌和需氧菌所致,真菌、放线菌也可引起肺脓肿。临床鉴别诊断时也需考虑。

（十一）其他

易和肺脓肿混淆的还有空洞型肺栓塞、Wegener肉芽肿、结节病等,偶尔也会形成空洞。

八、治疗

肺脓肿的治疗应根据感染的微生物种类以及促使产生感染的有关基础或伴随疾病而确定。

（一）抗感染治疗

抗生素应用已有半个世纪,肺脓肿在有效抗生素合理应用下,加上脓液通过和支气管交通向体外排出,因而大多数对抗感染治疗有效。

近年来,某些厌氧菌已产生 β-内酰胺酶,在体外或临床上对青霉素耐药,故应结合细菌培养及药敏结果,及时合理选择药物。但由于肺脓肿患者很难及时得到微生物学的阳性结果,故可根据临床表现,感染部位和涂片染色结果分析可能性最大的致病菌种类,进行经验治疗。由于大多数和误吸相关,厌氧菌感染起重要作用,因而青霉素仍是主要治疗药物,但近年来情况已有改变,特别是院内获得感染的肺脓肿。常为多种病原菌的混合感染,故应联合应用对需氧菌有效的药物。

1.青霉素G

为首选药物,对厌氧菌和革兰氏阳性球菌等需氧菌有效。

用法:240万U/d肌内注射或静脉滴注;严重病例可加量至1 000万U/d静脉滴注,分次使用。

2.克林霉素

克林霉素是林可霉素的半合成衍生物,但优于林可霉素,对大多数厌氧菌有效,如消化球菌、消化链球菌、类杆菌梭形杆菌、放线菌等。目前有10%～20%脆弱类杆菌及某些梭形杆菌对克林霉素耐药。主要不良反应是假膜性肠炎。

用法:0.6～1.8/d,分2～3次静脉滴注,然后序贯改口服。

3.甲硝唑

该药是杀菌药,对厌氧菌,如脆弱类杆菌有作用。多为联合应用,不单独使用。通常和青霉素、克林霉素联合用于厌氧菌感染。对微需氧菌及部分链球菌如密勒链球菌效果不佳。

用法:根据病情,一般 6～12 g/d,可加量到 24 g/d。

4.β-内酰胺类抗生素

某些厌氧菌如脆弱类杆菌可产生 β-内酰胺酶,故青霉素、羧苄西林、三代头孢中的头孢噻肟、头孢哌酮效果不佳。对其活性强的药物有碳青霉烯类、替卡西林克拉维酸、头孢西丁等,加酶联合制剂作用也强,如阿莫西林克拉维酸或联合舒巴坦等。

院内获得性感染形成的肺脓肿,多数为需氧菌,并行耐药菌株出现,故需选用 β-内酰胺抗生素的第二代、第三代头孢菌素,必要时联合氨基糖苷类。

血源性肺脓肿致病菌多为金黄色葡萄球菌,且多数对青霉素耐药,应选用耐青霉素酶的半合成青霉素的药物,对耐甲氧西林的金黄色葡萄球菌(MRSA),则应选用糖肽类及利奈唑胺等。

给药途径及疗程尚未有大规模的循证医学证据,但一般先以静脉途径给药。

和非化脓性肺炎相比,其发热呈逐渐下降,7 天达到正常。如 1 周未能控制体温,则需再新评估。影像学改变时间长,有时达数周,并有残余纤维化改变。

治疗成功率与治疗开始时症状、存在的时间以及空洞大小有关。对治疗反应不好者,还需注意有无恶性病变存在。总的疗程要 4～6 周,可能需要 3 个月,以防止反复。

(二)引流

(1)痰液引流对于治疗肺脓肿非常重要,体位,引流有助于痰液排出。纤维支气管镜除作为诊断手段,确定继发性脓肿原因外,还可用来经气道内吸引及冲洗,促进引流,利于愈合。有时脓肿大、脓液量多时,需要硬质支气管镜进行引流,以便于保证气道通畅。

(2)合并脓胸时,除全身使用抗生素外,应局部胸腔抽脓或肋间置入导管水封并引流。

(三)外科手术处理

内科治疗无效,或疑及有肿瘤者为外科手术适应证。包括治疗 4～6 周后脓肿不关闭、大出血、合并气胸、支气管胸膜瘘。在免疫功能低下、脓肿进行性扩大时也需考虑手术处理。有效抗生素应用后,目前需外科处理病例已减少,<10%～15%,手术时要防止脓液进入对侧,麻醉时要置入双腔导管,否则可引起对侧肺脓肿和 ARDS。

九、预后

取决于基础病变或继发的病理改变,治疗及时、恰当者,预后良好。厌氧菌和革兰氏杆菌引起的坏死性肺炎,多表现为脓腔大(直径>6 cm),多发性脓肿,临床多发于有免疫功能缺陷,年龄大的患者。并发症主要为脓胸、脑脓肿、大咯血等。

十、预防

应注意加强个人卫生,保持口咽内环境稳定,预防各种促使误吸的因素。

(易怀生)

第八节 肺间质纤维化

一、概说

肺间质纤维化(PIF)是由已明或未明的致病因素通过直接损伤或有免疫系统介入,引起的肺泡壁、肺间质的进行性炎症,最后导致肺间质纤维化。常见的已知病因为有害物质(有机粉尘、无机粉尘)吸入,细菌、病毒、支原体的肺部感染,致肺间质纤维化药物的应用,以及肺部的化学、放射性损伤等。未明病因则称为特发性间质性肺炎(IIPs),可分6种亚型,其中以特发性肺间质纤维化(IPF)为最常见。此外,还继发于其他疾病,常见的有结缔组织病、结节病、慢性左心衰竭等。

PIF 的临床表现均因病变累及肺泡间质而影响肺换气功能,故引起低氧血症的临床表现,有病因或有原发病的 PIF 应归属原发病中介绍,故本文仅介绍病因未明的 PIF 即 IIPs。

二、诊断

(一)临床表现

1.症状

IIPs 均为病因不明,以进行性呼吸困难,活动后加重为其临床特征。急性型常有发热、干咳、起病后发展迅速的胸闷、气急,类似 ARDS 的病情,1～2 周即发生呼吸衰竭,1～2 个月可致死亡。慢性型隐匿起病,胸闷、气短呈进行性加重,初期劳累时加重,后期则静息时亦然。病程常数年。当继发感染后则咳吐痰液、喘急、发热,或导致呼吸衰竭。

2.体征

呼吸急促、发绀、心率快,两肺底听及弥漫性密集、高调、爆裂音或有杵状指。慢性型可并发肺心病,可有右心衰竭体征,颈静脉充盈,肝大,下肢水肿。

(二)辅助检查

1.肺活检

可采用纤维支气管镜进行肺活检。本病初期病变主要在肺泡壁,呈稀疏斑点状分布;增生期则肺组织变硬,病变相对广泛;晚期肺组织皱缩实变,可形成大囊泡。

2.胸部 X 线检查

早期可无异常,随病变进展肺野呈磨砂玻璃样,逐渐出现细网影和微小结节,以肺外带为多,病变重时则向中带、内带发展。且细网状发展为粗网状、索条状,甚至形成蜂窝肺,此期肺容积缩小,膈肌上升,可并有肺大疱。

3.肺功能检查

呈限制性通气功能障碍,肺活量下降,弥散功能减退,$P_{(A-a)}O_2$ 增大,低氧血症,运动后加重,早期 $PaCO_2$ 正常或降低,晚期可增加。

4.血气检测

IIPs 主要表现为低氧血症,或并有呼吸性碱中毒,PaO_2、$SaO_2\%$ 降低的程度和速度与病情严重程度呈正相关,可作为判断病情严重程度、疗效反映及预后的依据。

(三)临床诊断要点

1.临床表现

(1)发病年龄多在中年以上,男:女≈2:1,儿童罕见。

(2)起病隐袭,主要表现为干咳、进行性呼吸困难,活动后明显。

(3)本病少有肺外器官受累,但可出现全身症状,如疲倦、关节痛及体重下降等,发热少见。

(4)50%左右的患者出现杵状指(趾),多数患者双肺下部可闻及 velcro 音。

(5)晚期出现发绀,偶可发生肺动脉高压、肺心病和右心功能不全等。

2.X线检查(高千伏摄片)

(1)常表现为网状或网状结节影伴肺容积减小。随着病情进展,可出现直径多在 3～15 mm 大小的多发性囊状透光影(蜂窝肺)。

(2)病变分布多为双侧弥漫性,相对对称,单侧分布少见。病变多分布于基底部、周边部或胸膜下区。

(3)少数患者出现症状时,X线胸片可无异常改变。

3.高分辨 CT(HRCT)

(1)HRCT 扫描有助于评估肺周边部、膈肌部、纵隔和支气管-血管束周围的异常改变,对 IPF 的诊断有重要价值。

(2)可见次小叶细微结构改变,如线状、网状、磨玻璃状阴影。

(3)病变多见于中下肺野周边部,常表现为网状和蜂窝肺,亦可见新月形影、胸膜下线状影和极少量磨玻璃影。多数患者上述影像混合存在,在纤维化严重区域常有牵引性支气管和细支气管扩张,和(或)胸膜下蜂窝肺样改变。

4.肺功能检查

(1)典型肺功能改变为限制性通气功能障碍,表现为肺总量(TLC)、功能残气量(FRC)和残气量(RV)下降。FEV_1/FVC 正常或增加。

(2)单次呼吸法一氧化碳弥散(DLCO)降低,即在通气功能和肺容积正常时,DLCO 也可降低。

(3)通气/血流比例失调,PaO_2、$PaCO_2$ 下降,$P_{(A-a)}O_2$ 增大。

5.血液检查

(1)IPF 的血液检查结果缺乏特异性。

(2)可见红细胞沉降率增快,丙种球蛋白、乳酸脱氢酶(LDH)水平升高。

(3)出现某些抗体阳性或滴度增高,如抗核抗体(ANA)和类风湿因子(RF)等可呈弱阳性反应。

6.组织病理学改变

(1)开胸/胸腔镜肺活检的组织病理学呈 UIP 改变。

(2)病变分布不均匀,以下肺为重,胸膜下、周边部小叶间隔周围的纤维化常见。

(3)低倍显微镜下呈"轻重不一,新老并存"的特点,即病变时相不均一,在广泛纤维化和蜂窝肺组织中常混杂炎性细胞浸润和肺泡间隔增厚等早期病变或正常肺组织。

(4)肺纤维化区主要由致密胶原组织和增殖的成纤维细胞构成。成纤维细胞局灶性增殖构成所谓的"成纤维细胞灶"。蜂窝肺部分由囊性纤维气腔构成,常常内衬以细支气管上皮。另外,在纤维化和蜂窝肺部位可见平滑肌细胞增生。

（5）排除其他已知原因ILD和其他类型的IIP。

三、鉴别诊断

（一）嗜酸性粒细胞性肺疾病（eosinophilic lung disease，ELD）

包括单纯性、慢性、热带型、哮喘性或变应性支气管肺曲霉病、过敏性血管炎性肉芽肿、特发性嗜酸细胞增多综合征等类型，影响多为肺实质嗜酸细胞癌浸润，部分并有肺间质浸润征象，亦常为弥漫性阴影故需鉴别，主要依据ELD的临床病情和周围血中嗜酸性粒细胞增加＞10%。

（二）外源性过敏性肺泡炎（HP）

HP的影像亦为弥漫性肺间质炎、纤维化征象，其和IIPs影响相似，不能区别，主要依据IIPs病因不明，HP则有变应原（如鸟禽、农民肺等）接触，淋巴细胞增高（常至0.3～0.7），治疗需脱离变应原接触，否则糖皮质激素治疗不能阻止病情。

（三）郎格罕组织细胞增多症（LCH）

LCH以往称为肺嗜酸细胞肉芽肿、组织细胞增多症，好发于中青年，累及肺者为LCH细胞浸润，发病过程可分为三期：细胞期（细胞浸润），增殖期（肺间质纤维化），纤维化期（细支气管阻塞形成囊泡），肺影响呈弥漫性，早期为小结节，继之纤维化和囊泡，胸片特征为常不侵犯肋膈角部位。其和IIPs的鉴别为LCH具有弥漫性囊泡的特征。

（四）肺结节病

肺结节病可分为4期。Ⅰ期肺门、纵隔淋巴结肿大，Ⅱ期淋巴结肿大并间质性肺炎，Ⅲ期肺间质纤维化，Ⅳ期蜂窝肺。Ⅱ、Ⅲ、Ⅳ期时需和IIPs鉴别，常依据结节病有Ⅱ、Ⅲ、Ⅳ期相应的影像发展过程，有时需依据病理。

（五）结缔组织病

类风湿关节炎，进行性系统硬化症、皮肌炎和多发性肌病、干燥综合征等为全身性疾病，可伴有肺间质纤维化。可依据结缔组织病的临床表现如关节畸形、皮肤肌肉炎症、口腔干燥等病情和相应的自身免疫抗体相鉴别。

（六）药物性肺间质病

抗肿瘤化疗与免疫抑制剂如博莱霉素、氮芥类、百消安、环磷酰胺、甲氨蝶呤、巯基嘌呤、丝裂霉素、甲基苄肼等均可引起肺间质病变。苯妥英钠、异烟肼、肼屈嗪当引起不良反应时可伴有肺间质损害。胺碘酮、呋喃妥因、青霉胺等也可引起肺间质病变，可依据有关应用药物史作鉴别。

（七）肺尘埃沉着病

石棉沉着病是因吸入多量石棉粉尘引起广泛弥漫性肺间质纤维化及胸膜增厚。痰内和肺组织中可查到石棉小体。硅沉着病是因吸入多量游离二氧化硅粉尘、煤尘引起，影响以结节性肺纤维化为特征。均有职业接触史为特点。

四、并发症

本病常因呼吸不畅引起阻塞性肺气肿和泡性肺气肿，甚至发生气胸。合并慢性感染时易形成阻塞性肺炎、支气管扩张、慢性肺化脓症。累及胸膜时常有胸膜增厚，随病情进展可导致肺心病。合并肺癌者也不少见，多发于明显纤维化的下叶，多为腺癌、未分化细胞癌及扁平细胞癌。

五、治疗

(一)肾上腺糖皮质激素

IIPs 的发病涉及类证和免疫反应所致肺损伤,产生大量促纤维化生长因子导致纤维化,而糖皮质激素对炎性和免疫反应有抑制作用,但对纤维化则失去有效作用,因此要采取早期用药、控制病情最小剂量、长期维持用药的方法,以求有效控制病情的进展。使用该药的依据是患者肺部炎症进展(复查肺部 X 片炎症进展或者患者呼吸困难明显加重伴剧烈阵发咳嗽或者肺底部爆裂音),这证明患者自身产生肾上腺皮质激素已不能控制肺部非特异性炎症,需要加用外源性药物治疗,但大剂量用药会造成自身肾上腺皮质功能迅速衰退,常对患者病情不利,甚至使部分患者病情加重,笔者看到许多案例都是因为大剂量冲击治疗导致。通过 20 年临床治疗数百例患者的治疗,摸索出以下用药原则,使患者临床病控率提高,介绍如下,以临床供参考。

1.剂量

对缓慢隐匿进展(前后肺部 CT 片对照观察)无显著临床症状者建议给甲泼尼龙片 4 mg/d 或泼尼松 5 mg/d,晨顿服,并按随访病情变化予以调整剂量。对有近期肺部炎症进展者(依据临床表现为阵咳或呼吸困难加剧,近期肺部 CT 片有病变轻度进展者)根据病情给予甲泼尼龙片 4～8 mg/d,每日 2 次,或泼尼松 5～10 mg/d,每日 2 次。病情较重者(平地走动即感呼吸困难者)则根据病情适当加大剂量,甲泼尼龙片 12 mg/d,每日 2 次,或泼尼松 15 mg/d,每日 2 次,对严重者或 AIP、IPF 急性加重患者采用静脉冲击治疗(甲泼尼龙注射液 40～80 mg/d,每日 2～3 次)。

2.疗程

原则上开始用较大剂量,如中度或较重病情口服泼尼松 15～30 mg/d(其他制剂可折换相应剂量),待病情缓解后则减为维持剂量,连续用药 3 个月至半年,根据患者改善程度持续减药至停用。严重患者或 IPF 急性加重(AE-IPF)患者、AIP 患者静脉给药冲击治疗 5～10 天后,改甲泼尼龙片 12 mg/d,每日 2～3 次或泼尼松 15 mg/d,每日 2～3 次,渐依据病情减至维持量。连续用药 6 个月至 1 年后根据临床肺功能评价、胸部 X 线、肺功能检查明显改善者即可继续减量至停药。部分患者需要用药 2～3 年以上才能随病情改善继续减量至停药。

3.合并用药

(1)百令胶囊 2 g,每日 3 次。

(2)中药辨证用药,参照以上辨证论治方法,每日 1 剂。

(3)假如病情需要静脉给肾上腺糖皮质激素时,需要同时与低分子肝素 5 000 U 皮下注射,每日 1 次,防止激素长期使用导致的动静脉血栓形成,应观察凝血指标。

(4)钙片和止酸剂可防止骨质疏松、胃肠道不良反应等。

(5)对于肺部炎症进展明显者,常同时用 3 组中草药静脉给药——清热剂(苦参碱、穿心莲)、活血剂(丹参、川芎)、益气剂(参麦、参芪),可有效缓解患者病情的进展。

(二)免疫抑制剂

免疫抑制剂仅用于泼尼松疗效差者,可并用环孢素 A、环磷酰胺、硫唑嘌呤等。

(三)抗纤维化药物

纤维化的发生初为炎细胞浸润释放细胞因子和炎性递质及生长因子等而致纤维化细胞增

殖,胶原形成及基质沉积,至晚期为纤维化,故治疗应针对发病机制,吡非尼酮能抑制炎细胞因子,因而阻断纤维化的早期阶段,同时能抑制肺成纤维化细胞增殖、减少胶原合成、细胞外基质沉积,还能抑制巨噬细胞产生加重肺组织炎症损伤的血小板衍生生长因子(PDGF),并可能有类似自由基清除作用,故此药具有抗纤维化作用。剂量 $20\sim40$ mg/kg,每日 3 次(最大剂量 3 500 mg/d),有改善肺功能、稳定病情、减少急性发作等作用。

1.反应良好或改善

(1)症状减轻,活动能力增强。

(2)X 线胸片或 HRCT 异常影像减少。

(3)肺功能表现 TLC、VC、DLCO、PaO_2 较长时间保持稳定。以下数据供参考:TLC 或 VC 增加≥10%,或至少增加≥200 mL;DLCO 增加≥15%或至少增加 3 mL/(min・mmHg);SaO_2 增加>4%;心肺运动试验中 PaO_2 增加≥0.53 kPa(4 mmHg)(具有 2 项或 2 项以上者认为肺生理功能改善)。

2.反应差或治疗失败

(1)症状加重,特别是呼吸困难和咳嗽。

(2)X 线胸片或 HRCT 上异常影像增多,特别是出现了蜂窝肺或肺动脉高压迹象。

(3)肺功能恶化。以下数据供参考:TLC 或 VC 下降≥10%或下降≥200 mL;DLCO 下降≥15%或至少下降≥3 mL/(min・mmHg);SaO_2 下降≥4%,或运动试验中 $P_{(A-a)}O_2$ 增加≥0.53 kPa(4 mmHg)(具有 2 项或 2 项以上者认为肺功能恶化)。

疗效评定多数患者接受治疗 3 个月至半年以上。

(4)疗效尚不能肯定的药物。①N-乙酰半胱氨酸(NAC)和超氧化物歧化酶(SOD)能清除体内氧自由基,作为抗氧化剂用于肺纤维化治疗。NAC 推荐大剂量(1.8 g/d)口服。②γ 干扰素、甲苯吡啶酮、前列腺素 E2 以及转化生长因子等细胞因子拮抗剂,对胶原合成有抑制作用。③红霉素具有抗炎和免疫调节功能,对肺纤维化治疗作用是通过抑制中性粒细胞功能来实现的。主张小剂量(0.25 g/d)长期口服,但应观察不良反应。

(易怀生)

第九节　胸膜腔积液

胸膜由一层间皮细胞组成,外观平滑,半透明状,由结缔组织、纤维弹性组织、淋巴及血管的网状结构所支撑。壁层胸膜覆盖于胸壁、膈肌和纵隔的表面,它的血供来源于体循环,并含有感觉神经。脏层胸膜覆盖于肺表面包括叶间裂,它的血供来源于低压的肺循环,且不含感觉神经。胸膜的脏层和壁层之间存在有一个潜在腔隙,称之为胸膜腔。正常人胸腔内有 $5\sim15$ mL 液体将两层胸膜分开,在呼吸运动时起润滑作用,利于肺扩张,帮助肺维持在一个膨胀状态,同时可降低吸气做功。胸腔液体量并非固定不变,正常人每 24 小时亦有 $500\sim1\ 000$ mL 液体渗出与再吸收,两者处于平衡状态。任何因素造成其渗出增多和(或)再吸收减少,出现胸膜腔内液体增多时亦称为胸腔积液。

一、胸腔积液转运机制

正常情况下,胸腔液体主要由壁层胸膜的毛细血管进入胸膜腔,再由脏层胸膜的毛细血管和淋巴管重吸收。胸腔积液渗出与吸收遵循 Starling 定律,即,

$$F=K[(Pcap-Pp_l)-O(\pi cap-\pi p_l)]$$

F 代为胸腔积液转运量,K 为胸膜滤过系数,Pcap 代表胸膜毛细血管静水压,Pp_l 代表胸膜腔内压力,O 为返流系数,πcap 代表毛细血管胶体渗透压,πp_l 代表胸腔积液中胶体渗透压。胸膜和胸膜腔中均有形成胸腔积液渗出和再吸入的因素,其中胸膜毛细血管静水压、胸膜腔内负压、胸膜腔液胶体渗透压为渗出胸腔积液因素,而毛细血管内胶体渗透压为胸腔积液再吸收的因素。正常健康人胸膜腔为负压约为 -5 cmH_2O;胸腔积液内含有少量蛋白质,胶体渗透压为 8 cmH_2O;壁层胸膜毛细血管静水压 30 cmH_2O;脏层胸膜毛细血管静水压较低仅为 11 cmH_2O;而壁层和脏层毛细血管的胶体渗透压均为 34 cmH_2O。胸腔液体渗出的压力梯度与胸腔液体再吸收的压力梯度几乎相等,胸腔积液由壁层毛细血管渗出进入胸膜腔,再由脏层胸膜以相等速度再吸收胸腔积液进入脏层毛细血管,以达到平衡(图 5-2)。

有报道,存在于下纵隔胸膜、下部壁层胸膜以及膈胸膜表面小孔与淋巴管相通,这些胸膜下淋巴管是液体和溶质吸收的重要通道。壁层胸膜淋巴管重吸收在胸腔积液渗出和再吸收的平衡中起重要作用,特别是胸腔积液中蛋白质主要是由淋巴管进入胸导管。淋巴系统吸入液体的能力是正常胸腔积液生成量的 20 倍,因此一旦胸腔积液经淋巴管吸收减少,可引起胸腔积液。少部分液体也可由肺间质间隙经脏层胸膜进入胸膜腔,或经膈肌上的小孔由腹腔进入胸膜腔。

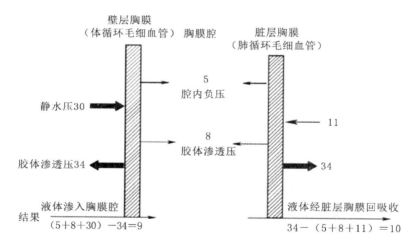

图 5-2 胸腔积液渗出和再吸收动力学机制示意图

二、病因和发病机制

(一)发病机制

1.胸膜毛细血管静水压增高

胸膜毛细血管静水压增高是形成胸腔积液的重要因素。如充血性心力衰竭、缩窄性心包炎等疾病可使体循环和(或)肺循环的静水压增加,胸腔液体渗出增多,形成胸腔积液。单纯体循环静脉压增高,如上腔静脉或奇静脉阻塞时,壁层胸膜液体渗出量超过脏层胸膜回吸收的能力,可

产生胸腔积液。此类胸腔积液多属漏出液。

2.胸膜毛细血管通透性增加

胸膜炎症(结核、肺炎累及胸膜),结缔组织疾病(系统性红斑狼疮等),胸膜肿瘤(恶性肿瘤胸膜转移、间皮瘤),肺栓塞膈下炎症性疾病(膈下脓肿、肝脓肿、急性胰腺炎)等累及胸膜,均可使胸膜毛细血管通透性增加,毛细血管内细胞、蛋白及液体等大量渗入胸膜腔;胸腔积液中蛋白质含量升高、胸腔积液胶体渗透压升高,进一步促进胸腔液增多。此类胸腔积液为渗出液。

3.胸膜毛细血管内胶体渗透压降低

肾病综合征、低蛋白血症、肝硬化、急性肾小球肾炎和黏液性水肿等疾病均存在血浆清蛋白减少,血浆胶体渗透压降低,壁层胸膜毛细血管液体渗出增加而脏层胸膜毛细血管液体胶体渗透压同样下降,因此脏层胸膜再吸收减少。最终引起胸腔积液增多,此类胸腔积液为漏出液。

4.壁层胸膜淋巴回流障碍

壁层胸膜淋巴回流在胸腔积液再吸出中起重要作用,特别是蛋白质再吸入。癌性淋巴管阻塞,先天性发育异常致淋巴管引流异常,外伤所致淋巴回流受阻等均可引起富含蛋白的胸腔渗出液。

5.损伤性胸腔积液

外伤(如食管破裂、胸导管破裂)或疾病(如胸主动脉瘤破裂)等原因,胸腔内出现血性、脓性(感染)、乳糜性胸腔积液,属渗出液。

(二)主要病因

1.漏出液

充血性心力衰竭(右心衰竭或全心衰竭),上腔静脉阻塞,缩窄性心包炎,肝硬化,肾病综合征,急性肾小球肾炎,腹膜透析,黏液性水肿,药物过敏,放射反应。

2.渗出液

(1)浆液性:①感染性疾病,包括结核性胸膜炎、细菌性肺炎(包括膈下感染)、病毒感染、真菌性感染和寄生虫感染;②恶性肿瘤,包括胸膜间皮瘤、各种肿瘤转移至胸膜,最常见有肺癌、乳腺癌和淋巴瘤;③肺栓塞;④结缔组织疾病包括肉芽肿等;⑤气胸;⑥Meigs综合征;⑦胸部手术后。

(2)脓胸:①结核性脓胸;②肺部感染引起脓胸;③外伤、食管穿孔、气胸、胸腔穿刺术后继发化脓性感染。

(3)血胸:①恶性肿瘤包括胸膜间皮瘤和胸膜转移瘤;②外伤;③血气胸(包括粘连带撕裂);④胸主动脉瘤破裂;⑤冠状动脉搭桥术后;⑥肺栓塞。

(4)乳糜胸:①外伤致胸导管破裂;②丝虫病;③癌细胞致胸导管阻塞。

三、临床表现

(一)症状

1.原有基础疾病的相应症状

胸腔积液的病因较多,胸腔积液出现多伴有基础疾病,包括肺、胸膜、心血管、肾脏、肝脏及全身性疾病等,因此仔细询问病史和观察患者症状,对于胸腔积液的病因诊断十分重要。

2.胸腔积液引起的症状

少量胸腔积液可无明显症状或仅有胸痛,并随呼吸运动疼痛加剧;胸腔积液 $300 \sim 500$ mL

以上时,可感胸闷或轻度气急;随着胸腔积液增多,胸闷、气急逐渐加剧;大量胸腔积液时,可出现呼吸困难和心悸,但胸痛缓解或消失。

(二)体征

胸腔积液体征与胸腔积液的多少有关。少量胸腔积液时,可无明显体征或仅因胸痛所致患侧胸部运动受限,胸式呼吸减弱,患侧可闻及胸膜摩擦音及呼吸音减弱;中等量以上胸腔积液时,患侧叩诊浊音,呼吸音减弱,触觉语颤减弱;大量胸腔积液尚可伴有气管向健侧移位。

四、实验室和辅助检查

(一)胸部X线检查

较少量胸腔积液时胸部X线检查不易发现。当胸腔积液量达0.3~0.5 L时,胸部X线检查显示肋膈角变钝,有时难以与胸膜增厚鉴别,常需要在X线透视下缓慢侧倾斜变换体位加以区别。随着胸腔积液增多,肋膈角消失,显示一凹面向上,外侧高内侧低的弧形积液影,平卧位时,积液散开,使整个肺野透亮度降低。大量胸腔积液时,整个患侧胸部呈致密影,纵隔和气管被推向健侧。局限包裹性积液可发生于胸腔任何部位,常见有叶间积液,呈梭形,不随体位改变而变动,边缘光滑饱满;肺底积液时显示一侧膈肌明显升高或胃底气泡影与肺下缘影之间明显加宽。液气胸时积液有液平面。在胸部X线片与胸腔积液量判断:胸腔积液在第4前肋间以下称为少量胸腔积液;第4前肋与第2前肋之间属于中等量胸腔积液;积液位于第2前肋以上为大量胸腔积液。

胸部CT对胸腔积液诊断有其特殊优点,适用于:①胸部X线片难以显示的少量胸腔积液;②通过病灶密度观察可将局限包裹性积液与肺实质病变加以鉴别;③显示胸腔积液同时可了解肺组织受压和肺实质是否存在病变;④可显示纵隔、气管与淋巴结情况。

(二)超声检查

胸腔积液可采用"A"型或"B"型超声仪检查,目前多采用"B"型超声诊断仪。积液在B超图像中呈暗区或无回声区,较易区分,但在积液甚少时,B超图像不能很好显示,使识别较难,不及胸部CT敏感。B超检查对确定有无胸腔积液以及积液量、部位、胸腔穿刺的定位均有重要价值。B超引导下胸腔穿刺可用于局限性胸腔积液或粘连分隔胸腔积液。

(三)胸腔穿刺术和胸腔积液检查

胸腔穿刺术既可用于诊断,又可作为一种治疗手段,抽出胸腔液体以缓解胸腔积液引起的呼吸困难和加快胸腔积液的吸收等。胸腔穿刺抽出液做下列检查对明确积液性质及病因诊断均至关重要。

1.常规检查

(1)外观:漏出液常呈透明清亮,多为淡黄色,静置不凝固,比重<1.018。渗出液可因病因不同颜色有所不同,混浊、比重>1.018。结核性胸腔积液多呈草黄色或深黄色,少数为淡红色;血性胸腔积液可因出血程度不同呈淡红血性、洗肉水样、肉眼全血(静脉血)样;脓性积液呈黄脓性,厌氧菌感染有恶臭味;阿米巴肝脓肿破溃入胸腔引起的胸腔积液呈巧克力色;乳白色胸腔积液为乳糜胸腔积液;曲菌感染的胸腔积液可为黑色胸腔积液。

(2)细胞计数与分类:正常胸腔积液中有少量间皮细胞或淋巴细胞,胸膜炎症时,胸腔积液中可见各种细胞及增生与退化的间皮细胞。漏出液有核细胞数较少,常<$100×10^6$/L,以淋巴胞和间皮细胞为主。渗出液的细胞数较多,有核细胞常>$500×10^6$/L,以白细胞为主。肺炎并胸腔积液、脓胸时细胞数可达 $10×10^9/L$ 以上。胸腔积液中红细胞>$5×10^9/L$ 时,胸腔积液可呈淡红色,红细胞 $10×10^{10}/L$ 以上时,呈肉眼血性胸腔积液,主要见于外伤、肿瘤、肺栓塞,但尚需与胸膜穿刺损伤所致的血性胸腔积液相鉴别。

胸腔积液中以中性粒细胞为主,提示细菌性肺炎、胰腺炎等急性胸膜炎症;结核性胸膜炎或肿瘤所致胸腔积液则以淋巴细胞为主;嗜酸性粒细胞增多,主要见于寄生虫感染、真菌感染和结缔组织疾病。恶性胸膜间皮瘤或恶性肿瘤累及胸膜时,胸腔积液中间皮细胞增多,常可超过5%;非肿瘤性胸腔积液间皮细胞<1%。系统性红斑狼疮伴胸腔积液时胸腔积液中可找到狼疮细胞。

2.生化检查

(1)pH:结核性胸腔积液、肺炎并发胸腔积液、类风湿性胸腔积液、血胸、脓胸时胸腔积液 pH <7.30。系统性红斑狼疮(SLE)及恶性胸腔积液时 pH 常>7.35。

(2)蛋白质:漏出液蛋白含量低(<30 g/L),以清蛋白为主,胸腔积液/血液中蛋白质含量比值<0.5,粘蛋白试验(Rivalta 试验)阴性。渗出液中蛋白含量高,>30 g/L,胸腔积液/血液中蛋白质含量比值>0.5,Rivalta 试验阳性。

(3)葡萄糖:正常胸腔积液中葡萄糖含量与血糖相近。漏出液内葡萄糖含量常正常(>3.35 mmol/L)。恶性肿瘤所致的胸腔积液葡萄糖含量也多正常。葡萄糖含量下降主要见于类风湿关节炎并发胸腔积液、结核性胸腔积液、化脓性胸腔积液、少数恶性胸腔积液,而其中脓性胸腔积液和类风湿关节炎并发胸腔积液的葡萄糖可低于 1.10 mmol/L。

(4)类脂:乳糜性胸腔积液中含较多三酰甘油(含量>1.21 mmol/L),且其成分改变与饮食内容相关,主要见于肿瘤、寄生虫或外伤等原因导致胸导管压迫或破裂,胸腔积液苏丹Ⅲ染色呈红色,而胆固醇含量正常。在假性乳糜性胸腔积液中胆固醇含量高(>26 mmol/L),主要由于胆固醇积聚所致,见于陈旧性结核性胸腔积液、类风湿关节炎性胸腔积液、癌性胸腔积液、肝硬化等,通常胸腔积液三酰甘油正常,苏丹Ⅲ染色阴性。

3.酶学测定

(1)腺苷脱氨酶(ADA):ADA 广泛存在于机体的组织细胞中,其中淋巴细胞及单核细胞内含量高。以>45 U/L 为升高。结核性胸腔积液 ADA 常明显升高,可高达 100 U/L。感染性积液 ADA 如肺炎并发胸腔积液、化脓性胸腔积液等 ADA 也升高,>45 U/L。肿瘤性胸腔积液 ADA 通常下降(<45 U/L,甚至<20 U/L)。ADA<45 U/L 也可见于类风湿关节炎性胸腔积液、SLE 并发胸腔积液。

(2)乳酸脱氢酶(LDH):胸腔积液中 LDH 含量>200 U/L,胸腔积液 LDH/血清 LDH 的比值>0.6,则可诊断为渗出液,反之考虑为漏出液。在化脓性胸腔积液或恶性胸腔积液时 LDH 可明显增高,可达正常血清的 10~30 倍,其中恶性胸腔积液 LDH 与患者自身血清中 LDH 比值达35 倍以上。

(3)其他:肺癌(主要为小细胞肺癌)胸膜转移并胸腔积液时胸腔积液中神经烯醇化酶(NSE)升高。结核性胸腔积液中血管紧张素转化酶(ACE)明显升高(≥25 U/L)。结核性胸腔积液的溶菌酶活性常>80 μg/mL,而恶性胸腔积液溶菌酶<65 μg/mL。前列腺癌胸膜转移伴胸腔积液酸性磷酸酶升高。急性胰腺炎、食管破裂、恶性肿瘤并发胸腔积液时,胸腔积液淀粉酶可升高。胰腺炎患者约 10%可并发胸腔积液,胰腺酶特别是淀粉酶溢出进入胸腔积液中,甚至高于血清淀粉酶水平。

4.癌胚抗原(CEA)

CEA 为多种肿瘤相关的标志物,恶性胸腔积液中 CEA 含量也增高,可作为恶性胸腔积液的鉴别诊断的标志之一。CEA>10 μg/L 或胸腔积液/血清 CEA 比值>1,常提示恶性胸腔积液,而 CEA>20 μg/L,胸腔积液/血清 CEA>1 诊断恶性胸腔积液的敏感性和特异性均超过 90%。胸腔积液 CEA 对于腺癌尤其是血清中分泌 CEA 的胃肠道肿瘤、肺腺癌、乳腺癌所致胸腔积液的诊断价值更高。

5.免疫学检查

结核性和恶性胸腔积液中淋巴细胞均见升高,前者以 CD4+ 辅助淋巴细胞为主,而后者 CD4+ 细胞数量及 CD4+/CD8+ 比值较前者低。

肿瘤性胸腔积液胸腔积液 IL-1β、IL-2、sIL-2R(可溶性 IL-2 受体)、IL-6、IL-8、PDGF(血小板衍生的生长因子)、IFN-γ(γ-干扰素)、TNF(肿瘤坏死因子)常下降,且低于结核性胸腔积液。

细菌性肺炎、结核病、癌症、风湿热伴有胸腔积液时胸腔积液中类风湿因子滴度常升高,大于 1:160 以上。系统性红斑狼疮、类风湿关节炎胸腔积液中补体成分(CH_{50}、C_3、C_4)降低,相反胸腔积液中免疫复合物含量升高,其胸腔积液含量/血清含量比值常大于 1。

6.细胞学检查

恶性胸腔积液约 40%~80% 患者可检出恶性细胞,反复多次检查有助于提高检测阳性率。

7.病原学检测

胸腔积液涂片查找细菌及培养,对于病原诊断与鉴别诊断有一定帮助,必要时可经胸腔镜活检。

五、诊断和鉴别诊断

根据胸闷、气促等症状,患侧呼吸音低或消失、叩诊浊音等体征,结合胸部 X 线、B 超等辅助检查,不难确定胸腔积液。

一旦确定存在胸腔积液,则首先明确积液的性质,即漏出液或渗出液。胸腔积液中的蛋白含量与血清中的总蛋白含量比值>0.5;胸腔积液中 LDH 含量>200 U/L 或大于正常血清 LDH 最高值的 2/3;胸腔积液中 LDH/血清 LDH>0.6,符合以上三条标准中任何一条考虑渗出液,反之为漏出液。

漏出液的病因诊断较简单,结合病史不难作出诊断。漏出液的主要原因有:①充血性心力衰竭,是最常见的病因,常因胸腔毛细血管静水压增高所致,也可见于左心衰竭时肺间质间隙的液体量、部分经过脏层胸膜到达胸腔。积液常为双侧胸腔,而且右侧胸腔较多;②肾病综合征,该病由于低蛋白血症,胶体渗透压降低和静水压增高,常发生于双侧胸腔,它随着蛋白丢失的纠正而改善;③肝硬化和继发于腹水通过膈肌上小孔或淋巴结进入胸腔,胸腔积液大多在右胸腔;④其他如急性肾小球肾炎、缩窄性心包炎、腹膜透析、黏液性水肿、药物过敏和放射反应等。渗出液病因较多,国外以细菌性肺炎、恶性肿瘤、病毒感染和肺栓塞多见,而我国以结核性胸膜炎最常见,其次为恶性肿瘤和细菌感染,而肺栓塞相对较少。

结核性胸膜炎是机体感染结核杆菌后引起胸膜发生充血、渗出、坏死、增生及纤维化等炎性病理变化过程。渗出期以胸腔积液为主,称结核性渗出性胸膜炎。常见症状有发热、胸痛、干咳、夜间盗汗,胸腔积液呈草黄色,以淋巴细胞为主,pH<7.30,ADA>45 U/L,CEA 正常,结核菌素(PPD)试验阳性。恶性肿瘤侵犯胸膜引起的胸腔积液,称为恶性胸腔积液。常可在胸腔积液中发现恶性肿瘤细胞或胸膜活检组织中发现恶性肿瘤细胞。常见病因为恶性肿瘤胸膜转移,主要为肺癌、乳腺癌和淋巴瘤,其次为胸膜间皮瘤。胸腔积液多呈血性,增长迅速、量大,pH>7.40,CEA>10 μg/L,LDH>500 U/L。结合病史、胸腔积液脱落细胞检查、胸膜活检、纤维支气管镜检及胸腔镜直观下胸膜活检,常可作出明确诊断。对于结核性胸膜炎和恶性胸腔积液这两种临床最常见胸腔积液,需认真加以鉴别,这对于指导临床治疗和判断预后是十分重要的。

六、治疗

胸腔积液是胸部或全身疾病的一部分,其病因治疗尤为重要。临床治疗包括胸腔积液消除和病因治疗。漏出液常在纠正病因后吸收,常不需要抽液。渗出性胸腔积液根据不同病因而处理有所差异。下面简要介绍结核性胸膜炎、恶性胸腔积液和化脓性胸腔积液三种常见的渗出性胸膜炎的治疗。

(一)结核性胸膜炎

1.抗结核药物治疗

应给予正规抗结核治疗。

2.胸腔穿刺抽液

少量胸腔积液一般不需行胸腔穿刺抽液治疗。中等量以上胸腔积液可适当胸腔穿刺抽液,以减轻或解除胸腔积液对心、肺受压症状,减少纤维蛋白沉着和减轻胸膜增厚,减轻结核中毒症状。抽液每次不宜超过1 000 mL,不宜过快,以免胸腔压力骤降引起的休克以及复张后肺水肿。此种由抽胸腔积液后迅速产生的复张后肺水肿,主要是因肺复张后肺毛细血管通透性增加、大量液体渗入肺间质或肺泡,临床表现为剧咳、气促、咳大量泡沫状痰或泡沫血痰,双肺常满布湿性啰音,PaO_2下降,胸部X线显示肺水肿。应立即让患者取坐位或半卧位、吸氧,酌情使用糖皮质激素及利尿剂,控制静脉补液量。及时处理,预后较好。抽液过程中患者出现头晕、面色苍白、出汗、心悸、四肢发凉,则考虑"胸膜反应",应立即停止抽液,使患者平卧,必要时皮下注射0.1%肾上腺素0.5 mL,密切观察病情、血压变化。

3.糖皮质激素

糖皮质激素可降低炎症反应,减轻结核中毒症状,加速胸腔积液吸入,减少胸膜粘连和增厚机会。结核性渗出性胸膜炎全身毒性症状严重,胸腔积液较多者,可在正规抗结核治疗同时加用糖皮质激素。常用剂量为泼尼松20~30 mg/d。待体温正常,全身结核中毒症状减轻或消失,胸腔积液明显较少时,即应逐渐减量以至停药,一般疗程为4~6周。

(二)恶性胸腔积液

恶性胸腔积液的最常见病因是肺癌、乳腺癌和淋巴瘤的胸膜转移,是晚期恶性肿瘤常见并发症。此种恶性胸腔积液生长迅速且持续存在,治疗效果较差,预后不良,需要包括病因治疗、胸腔穿刺抽液、胸腔局部治疗、生物治疗等综合治疗。最终目的为缓解症状,减轻痛苦,提高生存质量,延长生命。

1.病因治疗

针对不同肿瘤采取相应治疗。一般说恶性胸腔积液一旦确诊,属晚期肿瘤,已不是手术根治的适应证。对于全身性化疗较敏感的恶性肿瘤,如小细胞肺癌、淋巴瘤、乳腺癌可考虑行全身性化疗。

2.胸腔穿刺抽液

恶性胸腔积液生长迅速、量大,对心、肺压迫症状重,大量胸腔积液的压迫可引起严重呼吸困难,甚至导致死亡,故需反复胸腔穿刺抽液。但反复抽液可使大量蛋白丢失,加速患者衰竭。因此对于此类患者抽液,应结合患者情况综合考虑。

3.胸腔局部治疗

(1)胸腔注入抗肿瘤药物:在胸腔穿刺抽液后,根据肿瘤细胞类型选择合适的抗肿瘤药物行胸腔内注射。常用抗肿瘤药物有:顺铂 40~80 mg、阿霉素 30 mg、丝裂霉素 10~20 mg、博莱霉素 60 mg、5-氟尿嘧啶 750~1 000 mg 等。此疗法既有杀伤肿瘤细胞作用,又可缓解胸腔积液的产生,并可引起胸膜粘连。

(2)胸腔内注入生物免疫抑制剂:如短小棒状杆菌疫苗、链球菌 722 剂量(沙培林)、胞必佳、IL-2、干扰素、淋巴细胞因子激活的杀伤细胞(LAK 细胞)、肿瘤浸润性淋巴细胞(TIL)等。此疗法可抑制恶性肿瘤细胞,增强淋巴细胞局部浸润及活性,减少胸腔积液生成并使胸膜粘连。

(3)胸膜粘连术:常用四环素(每次<2 g)、滑石粉(每次<5 g)、多西环素等粘连剂,使胸膜粘连,闭锁胸膜腔,减少胸腔液体生成。

给胸腔局部治疗时,应注意:①注射药物前应先抽液,减少胸腔积液,以利提高治疗效果。②注射药物同时可注入少量利多卡因和地塞米松,可减轻局部胸痛及发热症状。③嘱患者在注药后24 小时内卧床休息并定时不断更换体位,以使药物能与胸膜活或病灶广泛接触,达到最佳治疗效果。④每次注射 5~10 mL 液体为宜。

(三)脓胸

脓胸是指各种病原微生物引起胸膜腔感染性炎症,常继发于化脓性感染和外伤。常见感染病原体为金黄色葡萄球菌及肺炎球菌;若为肺脓肿或支气管扩张并发脓胸,多为以厌氧菌为主的混合感染;使用免疫抑制剂患者中,真菌多见。

脓胸治疗原则是控制感染,引流胸腔积液,并使肺复张,恢复肺功能,针对脓胸的病原菌,尽早应用强有力的抗感染治疗(全身和局部胸腔治疗)。应积极引流胸腔脓液,可反复胸穿抽脓或肋间切开闭式引流。可用 2%碳酸氢钠液或生理盐水反复冲洗胸腔,然后注入适量抗生素和链激酶,使脓液变稀便于引流。对于支气管胸膜瘘者不宜行胸腔冲洗,以免引起窒息和细菌播散。慢性脓胸有广泛胸膜增厚、胸廓塌陷、肺包裹不能张开,伴有慢性消耗杵状指(趾),应考虑做胸膜剥脱术或胸廓改形术。同时应加强支持疗法,给予高蛋白、高维生素和高能量食物,注意纠正水、电解质紊乱和维持酸碱平衡。

(王玉荣)

第十节　睡眠呼吸暂停低通气综合征

一、概说

睡眠呼吸暂停低通气综合征(sleep apnea hypopnea syndrome,SAHS)是指各种原因导致睡眠状态下反复出现呼吸暂停和(或)低通气,引起低氧血症、高碳酸血症、睡眠中断,从而使机体发生一系列病理生理改变的临床综合征。其主要临床表现为形体肥胖,睡眠时打鼾且鼾声不规律、呼吸及睡眠节律紊乱,反复出现呼吸暂停及觉醒,或患者自觉憋气,夜尿增多,白天嗜睡,乏力,睡不解乏,晨起头痛、口干,注意力不集中,记忆力下降,性格异常等。

根据睡眠过程中呼吸暂停时胸腹呼吸运动的情况,临床上将睡眠呼吸暂停综合征分为中枢型(CSAS)、阻塞型和混合型,中枢型指呼吸暂停过程中呼吸运动消失,阻塞型指呼吸暂停过程中呼吸运动仍然存在,混合型指一次呼吸暂停过程中前半部分为中枢型特点,后半部分为阻塞型特点。三种类型中以阻塞型最常见,目前把阻塞型和混合型两种类型统称为阻塞型睡眠呼吸暂停低通气综合征(OSAHS)。

二、诊断

(一)临床表现

1.病史

常有打鼾、憋醒,白天出现疲劳、嗜睡、精神行为异常等表现。

2.症状

(1)白天症状:主要表现为嗜睡、乏力、睡不解乏、晨起头痛、注意力不集中、精细操作能力下降、记忆力下降等,约有10%的患者可以出现性欲减低,甚至阳痿,部分可以出现烦躁、抑郁、焦虑等个性变化。其中以嗜睡最为常见,轻者表现为日间工作或学习时间困倦、困睡,严重时吃饭、与人谈话时即可入睡。

(2)夜间症状:打鼾为主要症状,其鼾声多不规则,高低不等,并与呼吸暂停间歇交替出现,夜间出汗较多,睡眠行为异常(包括恐惧、惊叫、呓语、夜游、幻听等),部分患者有夜尿增多甚至遗尿,严重者可出现呼吸暂停后憋醒,常伴有翻身、四肢不自主运动甚至抽搐,或突然坐起,感觉心慌、胸闷等。

3.体征

CSAS可有原发病的相应体征;OSAHS的体征有肥胖(BMI指数＞28),颈围＞40 cm,鼻甲肥大,鼻中隔偏曲,下颌短小,下颌后缩,悬雍垂肥大,扁桃体和腺样体肥大,舌体肥大等。

(二)实验室检查

1.血常规

病程时间长,血中红细胞计数及血红蛋白含量可有不同程度的增加。

2.血气分析

病情严重者可以出现低氧血症、高碳酸血症及呼吸性酸中毒。

(三)特殊检查

1.胸部X线检查

早期可以没有异常表现,后期并发高血压、肺动脉高压及冠心病等疾病时,可以出现心影增大,肺动脉段突出等表现。

2.肺功能检查

并发肺心病、呼吸衰竭时,可以出现不同程度的通气功能障碍。

3.心电图

伴有高血压、冠心病时,可出现心室肥厚、心肌缺血或心律失常表现等变化。

4.多导睡眠图(PSG)

PSG是诊断SAHS的金标准,当睡眠呼吸暂停低通气指数≥5次/小时则可确诊。它不仅可判断其严重程度,还可全面定量评估患者的睡眠结构,睡眠中呼吸紊乱、低血氧情况,以及心电、血压的变化。呼吸暂停是指睡眠过程中口鼻呼吸气流完全停止 10 秒以上；低通气是指睡眠过程中呼吸气流强度（幅度）较基础水平降低 50％以上，并伴有血氧饱和度较基础水平下降≥4％或微醒觉；睡眠呼吸暂停低通气指数是指每小时睡眠时间内呼吸暂停加低通气的次数。

三、鉴别诊断

（一）单纯性鼾症

有明显的鼾声，PSG 检查无气道阻力增加，无呼吸暂停和低通气，无低氧血症。

（二）上气道阻力综合征

气道阻力增加，PSG 检查反复出现 α 醒觉波，夜间醒觉＞10 次/小时，睡眠连续性中断，有疲倦及半天嗜睡，可有或无明显鼾声，无呼吸暂停及低氧血症。

（三）发作性睡病

半天过度嗜睡，发作性猝倒，PSG 检查睡眠潜伏期＜10 分钟，入睡后 20 分钟内有快速眼动时相出现，无呼吸暂停和低氧血症，多次小睡潜伏时间试验检测平均睡眠潜伏期＜8 分钟，有家族史。

（四）不宁腿综合征和睡眠中周期性腿动综合征

患者主诉多为失眠或白天嗜睡，多伴有醒觉时的下肢感觉异常，PSG 监测有典型的周期性腿动，每次持续 0.5～5 秒，每 20～40 秒出现 1 次，每次发作持续数分钟到数小时。通过详细向患者及同床睡眠者询问患者睡眠病史，结合体检和 PSG 监测结果可以予以鉴别。

四、并发症

SAHS 可以并发高血压病、冠心病、心律失常、脑血管病、肺心病、呼吸衰竭、精神异常（包括抑郁、焦虑、躁狂性精神病等）、糖尿病、性功能障碍等。

五、治疗

（一）CSAS 的治疗

CSAS 临床上较少见，治疗包括原发病的治疗、呼吸兴奋药物治疗（阿米三嗪、乙酰唑胺和氨茶碱等）、氧疗及辅助机械通气等。

（二）OSAHS 的治疗

1.一般治疗

减肥、戒烟酒、侧位睡眠、抬高床头以及避免服用镇静剂、白天避免过度劳累等。

2.氧疗

低流量控制性吸氧能预防低氧的并发症。

3.药物治疗

疗效不肯定，可试用乙酰唑胺、甲羟孕酮等治疗。抗抑郁药普罗替林（10 mg，1～2 次/天），可抑制快动眼（REM）睡眠期。莫达非尼有改善白天嗜睡作用，应用于接受 CPAP 治疗后嗜睡症状改善不明显的患者，有一定的疗效。长期服用药物最好用多导睡眠图检查核实疗效，并注意避免药物不良反应。近期有文献报道，药物对 OSAHS 无效，目前已不主张使用。

4.机械治疗

（1）经鼻持续气道正压通气治疗（CPAP）：此法是目前治疗中重度 OSAHS 患者的首选方

法,CPAP犹如一个上气道的空气扩张器,可以防止吸气时软组织的被动塌陷,并刺激颏舌肌的机械感受器,使气道张力增加。可单独作为一种疗法,也可和外科手术配合使用。

(2)双水平气道内正压治疗:使用鼻(面)罩呼吸机时,在吸气和呼气相分别给予不同的压力,更符合呼吸的生理过程,增加了治疗的依从性。

(3)自动调压智能呼吸机治疗:根据患者夜间气道阻塞程度的不同,呼吸机送气压力随之变化。疗效及耐受性可能优于CPAP治疗,但费用贵,难以普及。

(4)各种口腔矫治器治疗:睡眠时戴用专用矫治器可以抬高软腭,牵引舌主动或被动向前,以及下颌前移,达到扩大口咽及下咽部,改善呼吸的目的,但对重症患者无效。

(5)手术治疗:手术是治疗OSAHS的基本方法,手术治疗的目的在于减轻和消除气道阻塞,防止气道软组织塌陷。选择何种手术方法要根据气道阻塞部位、严重程度、是否有病态肥胖及全身情况来决定。常用的手术方法有以下几种。①扁桃体、腺样体切除术:这类手术仅用于青春期前有扁桃体、腺样体增生所致的儿童患者。一般术后短期有效,随着青春发育,舌、软腭肌发育后,仍然可复发。②鼻腔手术:对鼻中隔偏曲、鼻息肉或鼻甲肥大引起鼻气道阻塞者,可行鼻中隔成形术,鼻息肉或鼻甲切除,以减轻症状。③舌成形术:有舌体肥大、巨舌症、舌根后移、舌根扁桃体增大者,可行舌成形术。④腭垂、软腭、咽成形术:此手术是切除腭垂过长的软腭后缘和松弛的咽侧壁黏膜,将咽侧壁黏膜向前拉紧缝合,以达到缓解软腭和口咽水平气道阻塞的目的,但不能解除下咽部的气道阻塞,因此一定要选好适应证。⑤激光辅助咽成形术:利用激光进行咽部成形术,局部麻醉,可以门诊进行,降低了手术风险。⑥正颌外科:常用的方法有下颌前移术、颏前移术、颏部移、舌骨下肌群切断悬吊术及双颌前移术等,要严格掌握手术适应证,对高龄患者、重度肥胖、有全身脏器功能不良者,手术危险性很大,故应非常谨慎。

七、饮食调护

肥胖引起的阻塞性睡眠呼吸暂停综合征的患者,首选治疗为控制体重,而控制体重以限制饮食和增加体力活动为主。饮食上宜高蛋白,减少高脂肪、高胆固醇食物,限制总热量的摄入;宜多吃蔬菜和水果、瘦肉、鸡蛋、鱼类、豆类,少吃猪油、黄油、奶油、油酥点心、肥鹅、烤鸭、肥肉、花生、核桃及油炸食物。限制高胆固醇食物,如动物肝、脑、鱼子、蛋黄等。戒饮酒和咖啡。有饥饿感时,可供给低热量蔬菜如芹菜、冬瓜、南瓜等,以增加饱食感,减少热量的吸收。适当给予蛋白质如瘦肉、鱼虾、脱脂奶、豆制品等。

(易怀生)

第十一节　肺　不　张

一、概述

肺不张是指一侧肺或其一个或多个叶、段及亚段的容量及含气量减少,肺组织塌陷。肺不张可分为先天性或后天获得性两种。先天性肺不张是指婴儿出生时肺泡内无气体充盈,常见原因为新生儿呼吸窘迫综合征,又称肺透明膜病。由于早产等原因,患儿缺乏肺表面活性物质,呼气末肺泡萎陷,临床表现为出生不久即有进行性加重的呼吸窘迫和呼吸衰竭。临床绝大多数肺不张为后天获得性,又可根据起病时间分为急性肺不张及慢性肺不张。

肺的主要功能是进行气体交换,从外界环境摄取新陈代谢所需要的 O_2,排出代谢过程中产生的 CO_2。当肺组织塌陷时,影响肺通气和(或)肺换气两个环节,导致外界吸入的气体不能进入肺泡,流经病变区域的血流不能得到充分的气体交换,进一步导致低氧血症等病理生理改变。

肺不张在中医学归属"厥脱证""肺痨""喘证""肺痿"等范畴。中医学认为外感六淫之邪稽留,或内伤久病,缠绵日久,或因外损性跌仆挫伤,以致伤阴耗气,肺脏受损,导致虚损,故胸闷,气促,呼吸浅速,锁骨缺盆处凹陷;血运不畅,营血不充,故发绀;肺气将绝,则呼吸极度困难。痰阻气道,血脉瘀阻,致成厥脱重证。

二、病因和发病机制

（一）中医

1.外感六淫

感受外邪(如风、寒、暑、湿、燥、火),不能及时清解,肺脏受损,痰气郁结,或痰热互结,致肺络阻塞,肺叶萎陷不用。

2.内伤久病

久病耗气伤阴,或气血瘀滞,或宿痰内伏,致使营血不充,肺脏受损,功能失调,宗气难以贯通心脉而行呼吸。

3.跌仆挫伤

肺脏受损,淤血痰浊阻滞,宗气不能贯通,肺叶不举。

（二）西医

肺不张的病因很多,根据其发生机制分为阻塞性和非阻塞性,后者包括压迫性、被动性、粘连性、瘢痕性及盘状肺不张等。大多数肺不张由叶或段的支气管内源性或外源性的阻塞所致。常见原因包括肿瘤、弥漫性间质性肺疾病肺气囊以及肺大泡、胸腔积气、积液、纵隔肿瘤、膈疝、肺栓塞、急慢性炎症及新生儿透明膜病、手术并发症等。

三、临床表现

肺不张的症状和体征主要取决于原发病因,阻塞的程度发生的速度、受累的范围以及是否合并感染。由肺不张自身导致的症状只有呼吸困难。短期内形成的阻塞伴大面积的肺组织萎陷,特别是合并感染时,除了突发的呼吸困难、发绀以外,患侧可有明显的疼痛,甚至出现血压下降、心动过速、发热。而缓慢形成的肺不张可以没有症状或只有轻微的症状。而中叶综合征多无症状,但常有剧烈的刺激性干咳。

既往病史可提示支气管阻塞和肺不张的可能性。若病史中有肺结核、肺真菌感染、异物吸入或慢性哮喘,应注意有无支气管狭窄。以前有胸部创伤史应注意排除有无未发现的支气管裂伤和支气管狭窄。某些哮喘患儿若持续发作喘息,可能因黏液嵌塞发生肺不张,此时如有发热,则需考虑是否合并变态反应性肺曲霉菌病;外科手术后 48 小时出现发热和心动过速(手术后肺炎)常由肺不张引起。继发于支气管结石的肺不张患者约有 50% 有咳出钙化物质的历史,患者常常未加以注意,需要医生的提示。部分患者比较容易发生肺不张,如重症监护病房的患者、全身麻醉手术患者,当此类患者出现不明原因呼吸急促、血氧饱和度下降等表现时,需要考虑是否发生肺不张。儿童出现呼吸系统症状时均应想到异物吸入的可能。继发于支气管肺癌的肺不张主要见于有吸烟史的中年或老年男性并常有慢性咳嗽史。

阻塞性肺不张的典型体征有肺容量减少的证据(触觉语颤减弱膈肌上抬、纵隔移位)、叩浊、语音震颤和呼吸音减弱或消失如果有少量的气体进入萎陷的区域,可闻及湿啰音。手术后发生肺不张的患者可有明显的发绀和呼吸困难,较有特征的是反复的带痰声而无力的咳嗽。如果受累的区域较小,或周围肺组织充分有效地代偿性过度膨胀此时肺不张的体征可能不典型或缺如。非阻塞性肺不张其主要的支气管仍然通畅,故语音震颤常有增强,呼吸音存在。上叶不张因其邻近气管,可在肺尖闻及支气管呼吸音。下叶不张的体征与胸腔积液和单侧膈肌抬高的体征相似。体检时发现与基础疾病有关的体征,可提供诊断线索。

四、诊断

肺不张不是一种疾病而是众多疾病的一种共同的临床表现,因此,对肺不张的诊断主要包括两个部分:明确肺不张的诊断,寻找导致肺不张的基础病因(病因诊断)。

(一)明确肺不张的诊断

存在容易发生肺不张基础疾病的患者,出现呼吸困难或者呼吸困难程度迅速加重,需考虑是否在基础疾病基础上发生肺不张,而影像学检查常常能够建立诊断,在胸部平片上,除了肺部实变影,更具有诊断意义的是由于肺不张导致的不张肺容量降低而导致的影像学改变,如叶间裂移位,肺门、气管、膈以及心脏移位,肋间隙变窄,以及邻近肺代偿性气肿等。

(二)病因诊断

当通过临床症状及胸部 X 线检查明确肺不张诊断后,不论患者年龄大小,均需寻找阻塞原因。借助纤维支气管镜检查,可以窥视到段支气管和亚段支气管内病变,胸部 CT 则可帮助澄清发生肺不张的原因。

五、治疗

(一)中医药治疗

1.辨证论治

(1)喘证。

1)实喘——风寒袭肺。

主症:喘息,呼吸气促,胸部胀闷,咳嗽,痰多稀薄色白,兼有头痛,鼻塞,无汗,恶寒,或伴发热,口不渴,舌苔薄白而滑,脉浮紧。

治法:散寒宣肺。

方药:麻黄汤。方中麻黄、桂枝宣肺散寒解表;杏仁、甘草利气化痰。喘重者,加苏子、前胡降逆平喘。若寒痰阻肺,见痰白清稀量多泡沫,加细辛、生姜、半夏、陈皮温肺化痰,利气平喘。

若得汗而喘不平,可用桂枝加厚朴杏仁汤和营卫,利肺气。若素有寒饮内伏,复感客寒而引发者,可用小青龙汤发表温里。

若寒邪束表,肺有郁热,或表寒未解,内已化热,热郁于肺,而见喘逆上气,息粗鼻翼煽动,咯痰黏稠,并伴形寒身热,烦闷口渴,有汗或无汗,舌质红,苔薄白或黄,脉浮数或滑者,用麻杏石甘汤解表清里,宣肺平喘,还可加黄芩、桑白皮、瓜蒌、葶苈子、射干等以助其清热化痰。

2)实喘——表寒里热。

主症:喘逆上气,胸胀或痛,息粗,鼻翼煽动,咳而不爽,咯痰黏稠,形寒,身热,烦闷,身痛,有汗或无汗,口渴,溲黄,便干。舌质红,苔薄白或黄,脉浮数或滑。

治法:宣肺泄热。

方药:麻杏石甘汤。方中重用辛寒之生石膏清泄肺热,麻黄辛温解表,宣肺平喘,共奏清热解表,宣肺平喘之效;杏仁苦降肺气而平喘咳;甘草调和诸药。

3)实喘——痰热蕴肺。

主症:喘咳气涌,胸部胀痛,痰多黏稠色黄,或夹血色,伴胸中烦热,面红身热,汗出口渴喜冷饮,咽干,尿赤,或大便秘结,苔黄或腻,脉滑数。

治法:清化痰热。

方药:桑白皮汤。方中桑白皮、黄芩、黄连、栀子清泻肺热;杏仁、贝母、半夏、苏子降气化痰。

若痰多黏稠,加瓜蒌、海蛤粉清化痰热;喘不得卧,痰涌便秘,加葶苈子、大黄涤痰通腑;痰有腥味,配鱼腥草、金荞麦根、蒲公英、冬瓜子等清热解毒化痰;身热甚者,加生石膏、知母、银花等以清热泻火。

4)实喘——痰浊阻肺。

主症:喘而胸满闷窒,甚则胸盈仰息,咳嗽痰多,黏腻色白,咯吐不利,兼有呕恶纳呆,口黏不渴,苔厚腻色白,脉滑。

治法:化痰降逆。

方药:二陈汤合三子养亲汤。方中用半夏、陈皮、茯苓、甘草燥湿化痰;苏子、白芥子、莱菔子化痰降气平喘。可加苍术、厚朴等燥湿理脾行气,以助化痰降逆。痰浊壅盛,气喘难平者,加皂荚、葶苈子涤痰除壅以平喘。

若痰浊夹瘀,见喘促气逆,喉间痰鸣,面唇发绀,舌质紫黯,苔腻浊者,可用涤痰汤,加桃仁、红花、赤芍、水蛭等涤痰祛瘀。

5)实喘——饮凌心肺。

主症:喘咳气逆,倚息难以平卧,咳痰稀白,心悸,面目肢体水肿,小便量少,怯寒肢冷,面唇发绀,舌胖黯,苔白滑,脉沉细。

治法:温阳利水,泻肺平喘。

方药:真武汤合葶苈大枣泻肺汤。方中用真武汤温阳利水,葶苈大枣泻肺汤泻肺除壅,喘促甚者,可加桑白皮、五加皮行水去壅平喘。心悸者加枣仁养心安神。怯寒肢冷者,加桂枝温阳散寒。面唇发绀甚者,加田七、益母草活血祛瘀。

6)实喘——肝火犯肺。

主症:每遇情志刺激而诱发,发病突然,呼吸短促,息粗气憋,胸闷胸痛,咽干口苦,咳嗽痰少,喘后如常人,或失眠、心悸,平素常多忧思抑郁,舌红苔黄少津,脉弦。

治法:开郁降气,清肝泻火。

方药:五磨饮子加减。方中以沉香为主药,温而不燥,行而不泄,既可降逆气,又可纳肾气,使气不复上逆;槟榔破气降逆,乌药理气顺降,共助沉香以降逆平喘;木香、枳实疏肝理气,加强开郁之力。本证在于七情伤肝,肝火上犯肺脏,灼伤肺阴而上气喘息。肝火盛者可在原方基础上加柴胡、郁金、青皮、栀子、龙胆草等疏肝理气清热之品以增强解郁清热之力。若气滞腹胀,大便秘者又可加用大黄以降气通腑。伴有心悸、失眠者,加百合、酸枣仁、合欢花等宁心安神。精神恍惚,喜悲伤欲哭,宜配合甘麦大枣汤宁心缓急。

7)虚喘——肺气虚。

主症:喘促短气,气怯声低,喉有鼾声,咳声低弱,痰吐稀薄,自汗畏风,极易感冒,舌质淡红,脉软弱。

治法:补肺益气。

方药:补肺汤合玉屏风散。方中人参、黄芪、白术补益肺气;防风助黄芪益气护卫;五味子敛肺平喘;熟地益精以化气;紫菀、桑白皮化痰以利肺气。若寒痰内盛,加钟乳石、苏子、款冬花温肺化痰定喘。若食少便溏,腹中气坠,肺脾同病,可与补中益气汤配合治疗。若伴咳呛痰少质黏,烦热口干,面色潮红,舌红苔剥,脉细数,为气阴两虚,可用生脉散加沙参、玉竹、百合等益气养阴。痰黏难出,加贝母、瓜蒌润肺化痰。

8)虚喘——肾气虚。

主症:喘促日久,气息短促,呼多吸少,动则喘甚,气不得续,小便常因咳甚而失禁,或尿后余沥,形瘦神疲,面青肢冷,或有跗肿,舌淡苔薄,脉微细或沉弱。

治法:补肾纳气。

方药:金匮肾气丸合参蛤散。前方温补肾阳,后方纳气归肾。还可酌加仙茅、淫羊藿、紫石英、沉香等温肾纳气平喘。若见喘咳,口咽干燥,颧红唇赤,舌红少津,脉细或细数,此为肾阴虚,可用七味都气丸合生脉散以滋阴纳气。

如兼标实,痰浊壅肺,喘咳痰多,气急满闷,苔腻,此为"上实下虚"之候,治宜化痰降逆、温肾纳气,可用苏子降气汤加紫石英、沉香等。肾虚喘促,多兼血瘀,如面、唇、爪甲、舌质黯黑,舌下青筋显露等,可酌加桃仁、红花、川芎等活血化瘀。

9)虚喘——喘脱。

主症:喘逆甚剧,张口抬肩,鼻翼煽动,端坐不能平卧,稍动则喘剧欲绝,或有痰鸣,咳吐泡沫痰,心慌动悸,烦躁不安,面青唇紫,汗出如珠,肢冷,脉浮大无根,或见结、代,或散乱不清。

治法:扶阳固脱,镇摄肾气。

方药:参附汤合黑锡丹。参附汤益气回阳,黑锡丹镇摄浮阳,纳气定喘。应用时尚可加龙骨、牡蛎、山萸肉以固脱。同时还可加服蛤蚧粉以纳气定喘。

若呼吸微弱,间断难续,或叹气样呼吸,汗出如洗,烦躁内热,口干颧红,舌红无苔,或光绛而紫赤,脉细微而数,或散或芤,为气阴两竭之危证,治应益气救阴固脱,可用生脉散加生地、山萸肉、龙骨、牡蛎以益气救阴固脱。若出现阴竭阳脱者,加附子、肉桂急救回阳。

(2)肺痿。

1)虚热型。

主症:咳吐涎沫,其质黏稠,或咳痰带血,咳声不扬,气急喘促,口干咽燥。舌质红而干,脉虚数。

治法:清热润肺。

方药。①主方麦门冬汤加减,处方:党参15 g,麦冬18 g,法半夏6 g,山药18 g,玉竹15 g,石斛12 g,甘草6 g。水煎服,每日1剂。②中成药:百花定喘丸,每次1丸,每日2~3次;蛤蚧定喘丸,每次6 g,每日2次。

2)虚寒型。

主症:吐涎沫,质清稀量多,口淡不渴,短气不足以息,神疲乏力,食少便溏,小便频数。舌质淡,脉虚弱。

治法:温肺益气。

方药。①主方甘草干姜汤加味,处方:炙甘草 9 g,干姜 12 g,党参 15 g,白术 12 g,茯苓 12 g,黄芪 12 g,大枣 5 枚。水煎服,每日 1 剂。②中成药蛇胆半夏片,每次 2~4 片,每日 3 次。③单方验方紫河车粉,处方:紫河车 1 具,研末,每次 3 g,每日 1~2 次。

3)痰湿型。

主症:胸膺满闷,短气喘息,咳嗽痰白黏腻,易汗畏风,脘痞纳少,倦怠乏力,舌黯,苔薄腻或浊腻,脉小滑。

治法:化痰理气,健脾益肺。

方药。①涤痰汤合三子养亲汤,处方:法半夏 9 g,陈皮 9 g,茯苓 15 g,竹茹 9 g,枳壳 9 g,胆南星 9 g,石菖蒲 9 g,党参 12 g,苏子 15 g,白芥子 9 g,莱菔子 9 g。②若痰浊夹瘀,见唇甲紫黯,加甲珠,丹参,地龙,水蛭,桃仁,红花,赤芍等。若痰瘀化热,见黄痰胶着,难以咯出,加黄连,天竺黄,海蛤壳等。

(3)肺痨。

1)肺阴亏损。

主症:干咳、咳声短促,或咯少量黏痰,或痰中带有血丝、色鲜红,胸部隐隐闷痛,午后自觉手足心热,或见颧红、盗汗。苔薄白、边尖红,脉细数。兼症也可见皮肤干灼,口干咽燥,疲倦乏力,纳食不香。

治法:滋阴润肺。

方药:月华丸加减。本方功在补虚抗痨,养阴润肺止咳,化痰消瘀止血,是治疗肺痨的基本方。用于阴虚咳嗽、咳血者。主要药物有北沙参、麦冬、天冬、玉竹、百部、生地、熟地、山药、阿胶、桑叶、菊花。

若咳嗽频而痰少质黏者,可川贝母、甜杏仁以润肺化痰止咳,并可配合琼玉膏以滋阴润肺;若痰中带血丝较多者,加蛤粉炒阿胶、仙鹤草、白茅根等以润肺和络止血;若低热不退者可配银柴胡、青蒿、胡黄连、地骨皮、功劳叶等以清热除蒸;若咳久不已,声音嘶哑者,于前方中加诃子皮、木蝴蝶、凤凰衣等以养肺利咽,开音止咳。

2)虚火灼肺。

主症:呛咳气急,痰少质黏,或吐痰黄稠量多,时时咯血、血色鲜红、混有泡沫痰涎,午后潮热,骨蒸,五心烦热,颧红,盗汗量多。舌干而红,苔薄黄而剥,脉细数。兼证也可见口渴心烦,失眠,性情急躁易怒,或胸肋掣痛。男子可见遗精,女子月经不调;形体日益消瘦。

治法:滋阴降火。

方药:百合固金汤合秦艽鳖甲散加减。百合固金汤功能滋养肺肾,用于阴虚阳浮,肾虚肺燥,咳痰带血,烦热咽干者。秦艽鳖甲散滋阴清热除蒸,用于阴虚骨蒸,潮热盗汗等症。主要药物有沙参、麦冬、玉竹、百合、生地、熟地、五味子、玄参、阿胶、紫菀。

若火旺较甚,热势明显升高者,当增入胡黄连等以苦寒坚阴清热;若骨蒸劳热再加秦艽、白薇、鳖甲等;若痰热蕴肺,咳嗽痰黏色黄,酌加桑皮、花粉、知母、海蛤粉、马兜铃等以清热化痰;咯血较著者,加丹皮、黑山栀、紫珠草、醋制大黄等,或配合十灰散以凉血止血;若血色紫黯成块,伴有胸肋刺痛者,加三七、血余炭、花蕊石、广郁金等以化瘀和络止血。

3)气阴耗伤。

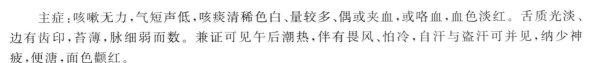

主症:咳嗽无力,气短声低,咳痰清稀色白、量较多、偶或夹血,或咯血,血色淡红。舌质光淡、边有齿印,苔薄,脉细弱而数。兼证可见午后潮热,伴有畏风、怕冷,自汗与盗汗可并见,纳少神疲,便溏,面色颧红。

治法:益气养阴。

方药:保真汤、参苓白术散加减。前方功能补气养阴,兼清虚热。主治肺脾气阴耗伤,形瘦体倦,咳而短气,劳热骨蒸等;后方健脾补气,培土生金,主治食少腹胀,便溏,短气,面浮,咳痰清稀等。主要药物有:党参、黄芪、白术、甘草、山药、沙参、百合、麦冬、地黄、阿胶、五味子、冬虫夏草、白及、紫菀、冬花、苏子等。

若夹有湿痰者,可加姜半夏、橘红、茯苓等燥湿化痰;若咯血量多者,可加山萸肉、仙鹤草、煅龙骨、煅牡蛎、三七等,以配合补气药,共奏补气摄血之功;若见劳热、自汗、恶风者,可宗甘温除热之意,取桂枝、白芍、红枣,配合党参、黄芪、炙甘草等和营气而固卫表;若兼有骨蒸盗汗等阴伤症状者,酌加鳖甲、牡蛎、乌梅、地骨皮、银柴胡等以益阴配阳,清热除蒸;若纳少腹胀、大便溏薄者,加扁豆、薏苡仁、莲肉、橘白等健脾之品,忌用地黄、麦冬、阿胶等过于滋腻的药物。

4)阴阳虚损。

主症:咳逆喘息少气,咳痰色白有沫,或夹血丝、血色黯淡,潮热,自汗,盗汗。苔黄而剥,舌质光淡隐紫,少津,脉微细而数,或虚大无力。

兼证可见声嘶或失音,面浮肢肿,心慌,唇紫,肢冷,形寒,或见五更泄泻,口舌生糜,大肉尽脱,男子遗精阳痿,女子经闭。

治法:滋阴补阳。

方药:补天大造丸加减。本方功在温养精气,培补阴阳,用于肺痨五脏俱伤、真气亏损之证。主要药物有:人参、黄芪、白术、山药、麦冬、生地、五味子、阿胶、当归、枸杞、山萸肉、龟板、鹿角胶、紫河车等。

若肾虚气逆喘息者,配冬虫夏草、诃子、钟乳石摄纳肾气;若心悸者加紫石英、丹参、远志镇心安神;见五更泄泻,配煨肉蔻、补骨脂补火暖土,并去地黄、阿胶等滋腻碍脾药物。

总体而言,肺痨初期表现为肺阴亏损证,阴虚程度较轻,无明显火旺现象,病损主要在肺;而虚火灼肺证多见于肺痨中期,病程较长,阴虚程度较重,并有火象,病损由肺及肾;气阴耗伤证多见于肺痨中后期,病程较久,阴伤气耗,肺脾同病;阴阳虚损证则为肺脾同病、气阴耗损的进一步发展,因下损及肾,阴伤及阳,肺脾肾三脏俱亏,病属晚期,病情重笃,预后多凶。

2.中成药

(1)痰热清注射液:组成黄芩、熊胆粉、山羊角、金银花、连翘,功能主治清热、化痰、解毒,用于痰热阻肺证的肺不张。用法痰热清注射液20 mL加入5%葡萄糖注射液250 mL静滴,每日1次,同时联合抗生素,疗程为7~10天。并可用于成人和新生儿呼吸窘迫综合征引起的肺不张。

(2)血必净注射液:组成红花、赤芍、川芎、丹参、当归,功能主治化瘀解毒,用于瘀毒互结证的肺不张。在治疗控制原发病的基础上联合使用本品。用法本品50 mL加入生理盐水100 mL中静滴,一日2次。

(3)蛇胆半夏片:每次2~4片,每日3次。

(4)痰咳清片:组成暴马子皮、满山红、黄芩、盐酸麻黄碱、氯化铵,本品为糖衣片,除去糖衣后果显黑褐色,味苦。功能主治清肺化痰,止咳平喘。用于痰热阻肺所致的咳嗽胸闷、痰多黄稠。

(5)清肺消炎丸:本方组成麻黄、石膏、地龙、牛蒡子、葶苈子、人工牛黄、苦杏仁、羚羊角。本品为淡黄色水丸,气微味苦。功能主治清肺化痰,止咳平喘,用于痰热阻肺、咳嗽气喘、胸胁胀痛、吐痰黄稠的肺不张。

(二)西医治疗

1.急性肺不张

急性肺不张(包括手术后急性大面积的肺萎陷)需要尽快去除基础病因。如果怀疑肺不张由阻塞所致而咳嗽、吸痰、24 小时的胸部理疗仍不能缓解时或者患者不能配合治疗时,应当考虑行纤维支气管镜检查。支气管阻塞的诊断一旦确定,治疗措施即应针对阻塞病变以及合并的感染。纤维支气管镜检查时可吸出黏液栓或浓稠的分泌物而使肺脏得以复张。如果怀疑异物吸入,应立即行支气管镜检查,较大的异物可能需经硬质支气管镜方能取出。

肺不张患者的一般处理包括:①卧位时头低脚高患侧向上,以利引流;②适当的物理治疗;③鼓励翻身咳嗽、深呼吸。如果在医院外发生肺不张,例如由异物吸入所致而又有感染的临床或实验室证据,应当使用广谱抗生素。住院患者应根据病原学资料和药敏试验选择针对性强的抗生素。神经肌肉疾病引起的反复发生的肺不张可试用 5～15 cmH$_2$O 的经鼻导管持续气道正压(CPAP)通气可能有一定的帮助。

2.慢性肺不张

肺萎陷的时间越久,则肺组织毁损纤维化或继发支气管扩张的可能性越大。任何原因的肺不张均可继发感染,故若有痰量及痰中脓性成分增加应使用适当的抗生素。部分结核性肺不张通过抗结核治疗也可使肺复张。以下情况应考虑手术切除不张的肺叶或肺段:①缓慢形成或存在时间较久的肺不张,通常继发慢性炎症使肺组织机化挛缩,此时即使解除阻塞性因素,肺脏也难以复张;②由于肺不张引起频繁的感染和咯血。如系肿瘤阻塞所致肺不张,应根据细胞学类型,肿瘤的范围与患者的全身情况,决定是否进行手术治疗以及手术的方式,放射治疗与化疗亦可使部分患者的症状得以缓解。对某些管腔内病变可试用激光治疗。

(陈乐生)

第六章　消化内科疾病

第一节　慢性胃炎

慢性胃炎是由各种病因引起的胃黏膜慢性炎症,分为非萎缩性(浅表性)胃炎及萎缩性胃炎两大基本类型和一些特殊类型胃炎。

一、流行病学

幽门螺杆菌感染为慢性非萎缩性胃炎的主要病因。大致上说来,慢性非萎缩性胃炎发病率与幽门螺杆菌感染情况相平行,慢性非萎缩性胃炎流行情况因不同国家、不同地区幽门螺杆菌感染情况而异。一般幽门螺杆菌感染率发展中国家高于发达国家,感染率随年龄增加而升高。我国属幽门螺杆菌高感染率国家,估计人群中幽门螺杆菌感染率为 $40\%\sim70\%$。慢性萎缩性胃炎是原因不明的慢性胃炎,在我国是一种常见病、多发病,在慢性胃炎中占 $10\%\sim20\%$。

二、病因

(一)慢性非萎缩性胃炎的常见病因

1.幽门螺杆菌感染

幽门螺杆菌感染是慢性非萎缩性胃炎最主要的病因,两者的关系符合 Koch 提出的确定病原体为感染性疾病病因的 4 项基本要求,即该病原体存在于该病的患者中,病原体的分布与体内病变分布一致,清除病原体后疾病可好转,在动物模型中该病原体可诱发与人相似的疾病。

研究表明,$80\%\sim95\%$ 的慢性活动性胃炎患者胃黏膜中有幽门螺杆菌感染,$5\%\sim20\%$ 的幽门螺杆菌阴性率反映了慢性胃炎病因的多样性;幽门螺杆菌相关胃炎者,幽门螺杆菌胃内分布与炎症分布一致;根除幽门螺杆菌可使胃黏膜炎症消退,一般中性粒细胞消退较快,但淋巴细胞、浆细胞消退需要较长时间;志愿者和动物模型中已证实幽门螺杆菌感染可引起胃炎。

幽门螺杆菌感染引起的慢性非萎缩性胃炎中胃窦为主全胃炎患者胃酸分泌可增加,十二指肠溃疡发生的危险度较高;而胃体为主全胃炎患者胃溃疡和胃癌发生的危险性增加。

2.胆汁和其他碱性肠液反流

幽门括约肌功能不全时含胆汁和胰液的十二指肠液反流入胃,可削弱胃黏膜屏障功能,使胃黏膜遭到消化液作用,产生炎症、糜烂、出血和上皮化生等病变。

3.其他外源因素

酗酒、服用非甾体抗炎药（NSAID）等药物、某些刺激性食物等均可反复损伤胃黏膜。这类因素均可各自或与幽门螺杆菌感染协同作用而引起或加重胃黏膜慢性炎症。

（二）慢性萎缩性胃炎的主要病因

1973年，Strickland将慢性萎缩性胃炎分为A、B两型，A型是胃体弥漫萎缩，导致胃酸分泌下降，影响维生素B$_{12}$及内因子的吸收，因此常合并恶性贫血，与自身免疫有关；B型在胃窦部，少数人可发展成胃癌，与幽门螺杆菌、化学损伤（胆汁反流、非皮质激素消炎药、吸烟、酗酒等）有关，我国80%以上的属于第2类。

胃内攻击因子与防御修复因子失衡是慢性萎缩性胃炎发生的根本原因。具体病因与慢性非萎缩性胃炎相似，包括幽门螺杆菌感染；长期饮浓茶、烈酒、咖啡、过热、过冷、过于粗糙的食物，可导致胃黏膜的反复损伤；长期大量服用非甾体抗炎药如阿司匹林、吲哚美辛等可抑制胃黏膜前列腺素的合成，破坏黏膜屏障；烟草中的尼古丁不仅影响胃黏膜的血液循环，还可导致幽门括约肌功能紊乱，造成胆汁反流；各种原因的胆汁反流均可破坏黏膜屏障造成胃黏膜慢性炎症改变。比较特殊的是壁细胞抗原和抗体结合形成免疫复合体在补体参与下，破坏壁细胞；胃黏膜营养因子（如促胃液素、表皮生长因子等）缺乏；心力衰竭、动脉硬化、肝硬化合并门脉高压、糖尿病、甲状腺病、慢性肾上腺皮质功能减退、尿毒症、干燥综合征、胃血流量不足及精神因素等均可导致胃黏膜萎缩。

三、病理生理学和病理学

（一）病理生理学

1.幽门螺杆菌感染

幽门螺杆菌感染途径为粪-口或口-口途径，其外壁靠黏附素而紧贴胃上皮细胞。

幽门螺杆菌感染的持续存在，致使腺体破坏，最终发展成为萎缩性胃炎。而感染幽门螺杆菌后胃炎的严重程度则除了与细菌本身有关外，还决定与患者机体情况和外界环境。如带有空泡毒素（VacA）和细胞毒相关基因（CagA）者，胃黏膜损伤明显较重。患者的免疫应答反应强弱、其胃酸的分泌情况、血型、民族和年龄差异等也影响胃黏膜炎症程度。此外，患者饮食情况也有一定作用。

2.自身免疫机制

研究早已证明，以胃体萎缩为主的A型萎缩性胃炎患者血清中，存在壁细胞抗体（PCA）和内因子抗体（IFA）。前者的抗原是壁细胞分泌小管微绒毛膜上的质子泵H$^+$-K$^+$-ATP酶，它破坏壁细胞而使胃酸分泌减少。而IFA则对抗内因子（壁细胞分泌的一种糖蛋白），使食物中的维生素B$_{12}$无法与后者结合被末端回肠吸收，最后引起维生素B$_{12}$吸收不良，甚至导致恶性贫血。IFA具有特异性，几乎仅见于胃萎缩伴恶性贫血者。

造成胃酸和内因子分泌减少或丧失，恶性贫血是A型萎缩性胃炎的终末阶段，是自身免疫性胃炎最严重的标志。当泌酸腺完全萎缩时称为胃萎缩。

另外，近年发现幽门螺杆菌感染者中也存在着自身免疫反应，其血清抗体能与宿主胃黏膜上皮及黏液起交叉反应，如菌体LewisX和LewisY抗原。

3.外源损伤因素破坏胃黏膜屏障

碱性十二指肠液反流等，可减弱胃黏膜屏障功能。致使胃腔内H$^+$通过损害的屏障，反弥散入胃黏膜内,使炎症不易消散。长期慢性炎症,又加重屏障功能的减退,如此恶性循环使慢性胃炎久治不愈。

4.生理因素和胃黏膜营养因子缺乏

萎缩性变化和肠化生等皆与衰老相关,而炎症细胞浸润程度与年龄关系不大。这主要是老龄者的退行性变-胃黏膜小血管扭曲,小动脉壁玻璃样变性,管腔狭窄导致黏膜营养不良、分泌功能下降。

新近研究证明,某些胃黏膜营养因子(胃泌素、表皮生长因子等)缺乏或胃黏膜感觉神经终器对这些因子不敏感可引起胃黏膜萎缩。如手术后残胃炎原因之一是 G 细胞数量减少,而引起胃泌素营养作用减弱。

5.遗传因素

萎缩性胃炎、低酸或无酸、维生素 B_{12} 吸收不良的患病率和 PCA、IFA 的阳性率很高,提示可能有遗传因素的影响。

(二)病理学

慢性胃炎病理变化是由胃黏膜损伤和修复过程所引起。病理组织学的描述包括活动性慢性炎症、萎缩和化生及异型增生等。此外,在慢性炎症过程中,胃黏膜也有反应性增生变化,如胃小凹上皮过形成、黏膜肌增厚、淋巴滤泡形成、纤维组织和腺管增生等。

近几年对于慢性胃炎尤其是慢性萎缩性胃炎的病理组织学,有不少新的进展。以下结合2006 年 9 月中华医学会消化病学分会的《全国第二次慢性胃炎共识会议》中制订的慢性胃炎诊治的共识意见,论述以下关键进展问题。

1.萎缩的定义

1996 年,新悉尼系统把萎缩定义为"腺体的丧失",这是模糊而易产生歧义的定义,反映了当时肠化是否属于萎缩,病理学家间有不同认识。其后国际上一个病理学家的自由组织——萎缩联谊会进行了 3 次研讨会,并在 2002 年发表了对萎缩的新分类。

萎缩联谊会把萎缩新定义为"萎缩是胃固有腺体的丧失",将萎缩分为 3 种情况:无萎缩、未确定萎缩和萎缩,进而将萎缩分两个类型:非化生性萎缩和化生性萎缩。前者特点是腺体丧失伴有黏膜固有层中的纤维化或纤维肌增生;后者是胃黏膜腺体被化生的腺体所替换。这两类萎缩的程度分级仍用最初悉尼系统标准和新悉尼系统的模拟评分图,分为 4 级,即无、轻度、中度和重度萎缩。国际的萎缩新定义对我国来说不是新的,我国学者早年就认为"肠化或假幽门腺化生不是胃固有腺体,因此尽管胃腺体数量未减少,但也属萎缩",并在全国第一届慢性胃炎共识会议作了说明。

对于上述第 2 个问题,答案显然是肯定的。这是因为多灶性萎缩性胃炎的胃黏膜萎缩呈灶状分布,即使活检块数少,只要病理活检发现有萎缩,就可诊断为萎缩性胃炎。在此次全国慢性胃炎共识意见中强调,需注意取材于糜烂或溃疡边缘的组织易存在萎缩,但不能简单地视为萎缩性胃炎。此外,活检组织太浅、组织包埋方向不当等因素均可影响萎缩的判断。

"未确定萎缩"是国际新提出的观点,认为黏膜层炎症很明显时,单核细胞密集浸润造成腺体被取代、移置或隐匿,以致难以判断这些"看来似乎丧失"的腺体是否真正丧失,此时暂先诊断为"未确定萎缩",最后诊断延期到炎症明显消退(大部分在幽门螺杆菌根除治疗 3~6 个月后),再取活检时做出。对萎缩的诊断采取了比较谨慎的态度。

目前,我国共识意见并未采用此概念。因为:①炎症明显时腺体被破坏、数量减少,在这个时点上,病理按照萎缩的定义可以诊断为萎缩,非病理不能。②一般临床希望活检后有病理结论,病理如不作诊断,会出现临床难出诊断、对治疗效果无法评价的情况。尤其在临床研究上,设立此诊断项会使治疗前或后失去相当一部分统计资料。慢性胃炎是个动态过程,炎症可以有两个结局:完全修复和不完全修复(纤维化和肠化),炎症明显期病理无责任预言今后趋向哪个结局。可以预料对萎缩采用的诊断标准不一,治疗有效率也不一,采用"未确定萎缩"的研究课题,因为事先去除了一部分可逆的萎缩,萎缩的可逆性就低。

2.肠化分型的临床意义与价值用

AB-PAS 和 HID-AB 黏液染色能区分肠化亚型,然而,肠化分型的意义并未明了。传统观念认为,肠化亚型中的小肠型和完全型肠化无明显癌前病变意义,而大肠型肠化的胃癌发生危险性增高,从而引起临床的重视。支持肠化分型有意义的学者认为化生是细胞表型的一种非肿瘤性改变,通常在长期不利环境作用下出现。这种表型改变可以是干细胞内出现体细胞突变的结果,或是表现遗传修饰的变化导致后代细胞向不同方向分化的结果。胃内肠化生部位发现很多遗传改变,这些改变甚至可出现在异型增生前。他们认为肠化生中不完全型结肠型者,具有大多数遗传学改变,有发生胃癌的危险性。但近年越来越多的临床资料显示其预测胃癌价值有限而更强调重视肠化范围,肠化分布范围越广,其发生胃癌的危险性越高。10 多年来罕有从大肠型肠化随访发展成癌的报道。另一方面,从病理检测的实际情况看,肠化以混合型多见,大肠型肠化的检出率与活检块数有密切关系,即活检块数越多,大肠型肠化检出率越高。客观地讲,该型肠化生的遗传学改变和胃不典型增生(上皮内瘤)的改变相似。因此,对肠化分型的临床意义和价值的争论仍未有定论。

3.关于异型增生

异型增生(上皮内瘤变)是重要的胃癌癌前病变。分为轻度和重度(或低级别和高级别)两级。异型增生和上皮内瘤变是同义词,后者是 WHO 国际癌症研究协会推荐使用的术语。

4.萎缩和肠化发生过程是否存在不可逆转点

胃黏膜萎缩的产生主要有两种途径:一是干细胞区室和(或)腺体被破坏;二是选择性破坏特定的上皮细胞而保留干细胞。这两种途径在慢性幽门螺杆菌感染中均可发生。

萎缩与肠化的逆转报道已经不在少数,但是否所有病患均有逆转可能,是否在萎缩的发生与发展过程中存在某一不可逆转点。这一转折点是否可能为肠化生,已明确幽门螺杆菌感染可诱发慢性胃炎,经历慢性炎症→萎缩→肠化→异型增生等多个步骤最终发展至胃癌(Correa 模式)。可否通过根除幽门螺杆菌来降低胃癌发生危险性始终是近年来关注的热点。多数研究表明,根除幽门螺杆菌可防止胃黏膜萎缩和肠化的进一步发展,但萎缩、肠化是否能得到逆转尚待更多研究证实。

Mera 和 Correa 等最新报道了一项长达 12 年的大型前瞻性随机对照研究,纳入 795 例具有胃癌前病变的成人患者,随机给予他们抗幽门螺杆菌治疗和(或)抗氧化治疗。他们观察到萎缩黏膜在幽门螺杆菌根除后持续保持阴性 12 年后可以完全消退,而肠化黏膜也有逐渐消退的趋向,但可能需要随访更为长时间。他们认为通过抗幽门螺杆菌治疗来进行胃癌的化学预防是可行的策略。

但是,部分学者认为在考虑萎缩的可逆性时,需区分缺失腺体的恢复和腺体内特定细胞的再生。在后一种情况下,干细胞区室被保留,去除有害因素可使壁细胞和主细胞再生,并完全恢复腺体功能。当腺体及干细胞被完全破坏后,腺体的恢复只能由周围未被破坏的腺窝单元来完成。

当萎缩伴有肠化生时,逆转机会进一步减小。如果肠化生是对不利因素的适应性反应,而且不利因素可以被确定和去除,此时肠化生有可能逆转。但是,肠化生还有很多其他原因,如胆汁反流、高盐饮食、酒精。这意味着即使在幽门螺杆菌感染个体,感染以外的其他因素亦可以引发或加速化生的发生。如果肠化生是稳定的干细胞内体细胞突变的结果,则改变黏膜的环境也许不能使肠化生逆转。

1992—2002年文献34篇,根治幽门螺杆菌后萎缩可逆和无好转的基本各占一半,主要由于萎缩诊断标准、随访时间和间隔长短、活检取材部位和数量不统一所造成。建议今后制订统一随访方案,联合各医疗单位合作研究,使能得到大宗病例的统计资料。根治幽门螺杆菌可以产生某些有益效应,如消除炎症,消除活性氧所致的DNA损伤,缩短细胞更新周期,提高低胃酸者的泌酸量,并逐步恢复胃液维生素C的分泌。在预防胃癌方面,这些已被证实的结果可能比希望萎缩和肠化生逆转重要得多。

四、临床表现

流行病学研究表明,多数慢性非萎缩性胃炎患者无任何症状。少数患者可有上腹痛或不适、上腹胀、早饱、嗳气、恶心等非特异性消化不良症状。某些慢性萎缩性胃炎患者可有上腹部灼痛、胀痛、钝痛或胀闷且以餐后为著,食欲缺乏、恶心、嗳气、便秘或腹泻等症状。内镜检查和胃黏膜组织学检查结果与慢性胃炎患者症状的相关分析表明,患者的症状缺乏特异性,且症状之有无及严重程度与内镜所见及组织学分级并无肯定的相关性。

伴有胃黏膜糜烂者,可有少量或大量上消化道出血,长期少量出血可引起缺铁性贫血。胃体萎缩性胃炎可出现恶性贫血,常有全身衰弱、疲软、神情淡漠、隐性黄疸,消化道症状一般较少。

体征多不明显,有时上腹轻压痛,胃体胃炎严重时可有舌炎和贫血。

慢性萎缩性胃炎的临床表现不仅缺乏特异性,而且与病变程度并不完全一致。

五、辅助检查

(一)胃镜及活组织检查

1.胃镜检查

随着内镜器械的长足发展,内镜观察更加清晰。内镜下慢性非萎缩性胃炎可见红斑(点状、片状、条状),黏膜粗糙不平,出血点(斑),黏膜水肿及渗出等基本表现,尚可见糜烂及胆汁反流。萎缩性胃炎则主要表现为黏膜色泽白,不同程度的皱襞变平或消失。在不过度充气状态下,可透见血管纹,轻度萎缩时见到模糊的血管,重度时看到明显血管分支。内镜下肠化黏膜呈灰白色颗粒状小隆起,重者贴近观察有绒毛状变化。肠化也可以呈平坦或凹陷外观的。如果喷撒亚甲蓝色素,肠化区可能出现被染上蓝色,非肠化黏膜不着色。

胃黏膜血管脆性增加可致黏膜下出血,谓之壁内出血,表现为水肿或充血胃黏膜上见点状、斑状或线状出血,可多发、新鲜和陈旧性出血相混杂。如观察到黑色附着物常提示糜烂等致出血。

值得注意的是,少数幽门螺杆菌感染性胃炎可有胃体部皱襞肥厚,甚至宽度达到5 mm以上,且在适当充气后皱襞不能展平,用活检钳将黏膜提起时,可见帐篷征,这是和恶性浸润性病变鉴别点之一。

2.病理组织学检查

萎缩的确诊依赖于病理组织学检查。萎缩的肉眼与病理之符合率仅为 $38\%\sim78\%$，这与萎缩或肠化甚至幽门螺杆菌的分布都是非均匀的，或者说多灶性萎缩性胃炎的胃黏膜萎缩呈灶状分布有关。当然，只要病理活检发现有萎缩，就可诊断为萎缩性胃炎。但如果未能发现萎缩，却不能轻易排除之。如果不取足够多的标本或者内镜医师并未在病变最重部位（这也需要内镜医师的经验）活检，则势必可能遗漏病灶。反之，当在糜烂或溃疡边缘的组织活检时，即使病理发现了萎缩，却不能简单地视为萎缩性胃炎，这是因为活检组织太浅、组织包埋方向不当等因素均可影响萎缩的判断。还有，根除幽门螺杆菌可使胃黏膜活动性炎症消退，慢性炎症程度减轻。一些因素可影响结果的判断。①活检部位的差异。②幽门螺杆菌感染时胃黏膜大量炎症细胞浸润，形如萎缩；但根除幽门螺杆菌后胃黏膜炎症细胞消退，黏膜萎缩、肠化可望恢复。然而在胃镜活检取材多少问题上，病理学家的要求与内镜医师出现了矛盾。从病理组织学观点来看，5 块或更多则有利于组织学的准确判断，然而，就内镜医师而言，考虑到患者的医疗费用，主张 2～3 块即可。

（二）幽门螺杆菌检测

活组织病理学检查时可同时检测幽门螺杆菌，并可在内镜检查时多取 1 块组织做快速尿素酶检查以增加诊断的可靠性。其他检查幽门螺杆菌的方法包括：①胃黏膜直接涂片或组织切片，然后以 Gram 或 Giemsa 或Warthin-Starry 染色（经典方法），甚至 HE 染色，免疫组化染色则有助于检测球形幽门螺杆菌。②细菌培养，为金标准；需特殊培养基和微需氧环境，培养时间 3～7 天，阳性率可能不高但特异性高，且可做药物敏感试验。③血清幽门螺杆菌抗体测定，多在流行病学调查时用。④尿素呼吸试验，是一种非侵入性诊断法，口服^{13}C 或^{14}C 标记的尿素后，检测患者呼气中的$^{13}CO_2$ 或$^{14}CO_2$ 量，结果准确。⑤聚合酶链反应法（PCR 法），能特异地检出不同来源标本中的幽门螺杆菌。

根除幽门螺杆菌治疗后，可在胃镜复查时重复上述检查，亦可采用非侵入性检查手段，如^{13}C 或^{14}C 尿素呼气试验、粪便幽门螺杆菌抗原检测及血清学检查。应注意，近期使用抗生素、质子泵抑制药、铋剂等药物，因有暂时抑制幽门螺杆菌作用，会使上述检查（血清学检查除外）呈假阴性。

（三）X 线钡剂检查

其主要是以很好地显示胃黏膜相的气钡双重造影。对于萎缩性胃炎，常常可见胃皱襞相对平坦和减少。但依靠 X 线诊断慢性胃炎价值不如胃镜和病理组织学检查。

（四）实验室检查

1.胃酸分泌功能测定

非萎缩性胃炎胃酸分泌常正常，有时可以增高。萎缩性胃炎病变局限于胃窦时，胃酸可正常或低酸，低酸是由于泌酸细胞数量减少和 H^+ 向胃壁反弥散所致。测定基础胃液分泌量（BAO）及注射组胺或五肽胃泌素后测定最大泌酸量（MAO）和高峰泌酸量（PAO）以判断胃泌酸功能，有助于萎缩性胃炎的诊断及指导临床治疗。A 型慢性萎缩性胃炎患者多无酸或低酸，B 型慢性萎缩性胃炎患者可正常或低酸，往往在给予酸分泌刺激药后，亦不见胃液和胃酸分泌。

2.胃蛋白酶原（PG）测定

胃体黏膜萎缩时血清 PG I 水平及 PG I/II 比例下降，严重时可伴餐后血清 G-17 水平升高；胃窦黏膜萎缩时餐后血清 G-17 水平下降，严重时可伴 PG I 水平及 PG I/II 比例下降。然而，这主要是一种统计学上的差异（图 6-1）。

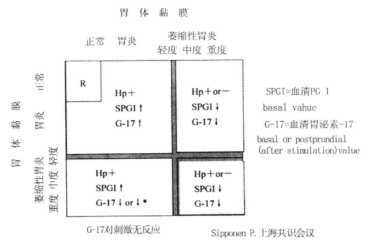

图 6-1 **胃蛋白酶原测定**

日本学者发现无症状胃癌患者,本法 85% 阳性,PG I 降低者,推荐进一步胃镜检查,以检出伴有萎缩性胃炎的胃癌。该试剂盒用于诊断萎缩性胃炎和判断胃癌倾向在欧洲国家应用要多于我国。

3.血清促胃液素测定

如果以放射免疫法检测血清促胃液素,则正常值应低于 100 pg/mL。慢性萎缩性胃炎胃体为主者,因壁细胞分泌胃酸缺乏、反馈性地 G 细胞分泌促胃液素增多,致促胃液素中度升高。特别是当伴有恶性贫血时,该值可达 1 000 pg/mL 或更高。注意此时要与胃泌素瘤相鉴别,后者是高胃酸分泌。慢性萎缩性胃炎以胃窦为主时,空腹血清促胃液素正常或降低。

4.自身抗体

血清 PCA 和 IFA 阳性对诊断慢性胃体萎缩性胃炎有帮助,尽管血清 IFA 阳性率较低,但胃液中 IFA 的阳性,则十分有助于恶性贫血的诊断。

5.血清维生素 B_{12} 浓度和维生素 B_{12} 吸收试验

慢性胃体萎缩性胃炎时,维生素 B_{12} 缺乏,常低于 200 ng/L。维生素 B_{12} 吸收试验(Schilling 试验)能检测维生素 B_{12} 在末端回肠吸收情况且可与回盲部疾病和严重肾功能障碍相鉴别。同时服用 ^{58}Co 和 ^{57}Co(加有内因子)标记的氰钴素胶囊。此后收集 24 小时尿液。如两者排出率均大于 10% 则正常,若尿中 ^{58}Co 排出率低于 10%,而 ^{57}Co 的排出率正常则常提示恶性贫血;而两者均降低的常常是回盲部疾病或者肾衰竭者。

六、诊断和鉴别诊断

(一)诊断

鉴于多数慢性胃炎患者无任何症状,或即使有症状也缺乏特异性体征,因此根据症状和体征难以作出慢性胃炎的正确诊断。慢性胃炎的确诊主要依赖于内镜检查和胃黏膜活检组织学检查,尤其是后者的诊断价值更大。

按照悉尼胃炎标准要求,完整的诊断应包括病因、部位和形态学 3 方面。例如,诊断为"胃窦为主慢性活动性幽门螺杆菌胃炎"和"NSAIDs 相关性胃炎"。当胃窦和胃体炎症程度相差 2 级或以上时,加上"为主"修饰词,如"慢性(活动性)胃炎,胃窦显著"。当然这些诊断结论最好是在病理报告后给出,实际的临床工作中,胃镜医师可根据胃镜下表现给予初步诊断。病理诊断则主要根据新悉尼胃炎系统如图 6-2 所示。

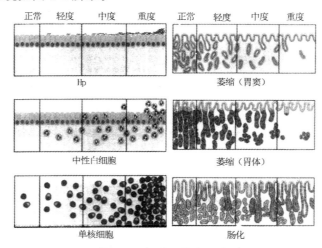

图 6-2　新悉尼胃炎系统

对于自身免疫性胃炎诊断,要予以足够的重视。因为胃体活检者甚少,或者很少开展 PCA 和 IFA 的检测,诊断该病者很少。为此,如果遇到以全身衰弱和贫血为主要表现,而上消化道症状往往不明显者,应做血清促胃液素测定和(或)胃液分析,异常者进一步做维生素 B_{12} 吸收试验,血清维生素 B_{12} 浓度测定可获确诊。注意不能仅仅凭活检组织学诊断本病,特别标本数少时,这是因为幽门螺杆菌感染性胃炎后期,胃窦肠化,幽门螺杆菌上移,胃体炎症变得显著,可与自身免疫性胃炎表现相重叠,但后者胃窦黏膜的变化很轻微。另外,淋巴细胞性胃炎也可出现类似情况,而其并无泌酸腺萎缩。

A 型、B 型萎缩性胃炎特点如下表(表 6-1)。

表 6-1　A 型和 B 型慢性萎缩性胃炎的鉴别

项目		A 型慢性萎缩性胃炎	B 型慢性萎缩性胃炎
部位	胃窦	正常	萎缩
	胃体	弥漫性萎缩	多然性
血清促胃液素		明显升高	不定,可以降低或不变
胃酸分泌		降低	降低或正常
自身免疫抗体(内因子抗体和壁细胞抗体)阳性率		90%	10%
恶性贫血发生率		90%	10%
可能的病因		自身免疫,遗传因素	幽门螺杆菌、化学损伤

(二)鉴别诊断

1.功能性消化不良

2006 年,《我国慢性胃炎共识意见》将消化不良症状与慢性胃炎做了对比:一方面慢性胃炎患者可有消化不良的各种症状;另一方面,一部分有消化不良症状者如果胃镜和病理检查无明显阳性发现,可能仅仅为功能性消化不良。当然,少数功能性消化不良患者可同时伴有慢性胃炎。这样在慢性胃炎与消化不良症状功能性消化不良之间形成较为错综复杂的关系。但一般说来,消化不良症状的有无和严重程度与慢性胃炎的内镜所见或组织学分级并无明显相关性。

2.早期胃癌和胃溃疡

几种疾病的症状有重叠或类似,但胃镜及病理检查可鉴别。重要的是,如遇到黏膜糜烂,尤其是隆起性糜烂,要多取活检和及时复查,以排除早期胃癌。这是因为即使是病理组织学诊断,也有一定局限性。原因主要是:①胃黏膜组织学变化易受胃镜检查前夜的食物(如某些刺激性食物加重黏膜充血)性质、被检查者近日是否吸烟、胃镜操作者手法的熟练程度、患者恶心反应等诸种因素影响。②活检是点的调查,而慢性胃炎病变程度在整个黏膜面上并非一致,要多点活检才能做出全面估计,判断治疗效果时,尽量在黏膜病变较重的区域或部位活检,如系治疗前后比较,则应在相同或相近部位活检。③病理诊断易受病理医师主观经验的影响。

3.慢性胆囊炎与胆石症

其与慢性胃炎症状十分相似,同时并存者亦较多。对于中年女性诊断慢性胃炎时,要仔细询问病史,必要时行胆囊 B 超检查,以了解胆囊情况。

4.其他

慢性肝炎和慢性胰腺疾病等,也可出现与慢性胃炎类似症状,在详询病史后,行必要的影像学检查和特异的实验室检查。

七、治疗

慢性非萎缩性胃炎的治疗目的是缓解消化不良症状和改善胃黏膜炎症。治疗应尽可能针对病因,遵循个体化原则。消化不良症状的处理与功能性消化不良相同。无症状、幽门螺杆菌阴性的非萎缩性胃炎无须特殊治疗。

(一)一般治疗

慢性萎缩性胃炎患者,不论其病因如何,均应戒烟、忌酒,避免使用损害胃黏膜的药物如NSAID 等,及避免对胃黏膜有刺激性的食物和饮品,如过于酸、甜、咸、辛辣和过热、过冷食物,浓茶、咖啡等,饮食宜规律,少吃油炸、烟熏、腌制食物,不食腐烂变质的食物,多吃新鲜蔬菜和水果,所食食品要新鲜并富于营养,保证有足够的蛋白质、维生素(如维生素 C 和叶酸等)及铁质摄入,精神上乐观,生活要规律。

(二)针对病因或发病机制的治疗

1.根除幽门螺杆菌

慢性非萎缩性胃炎的主要症状为消化不良,其症状应归属于功能性消化不良范畴。目前,国内外均推荐对幽门螺杆菌阳性的功能性消化不良行根除治疗。因此,有消化不良症状的幽门螺杆菌阳性慢性非萎缩性胃炎患者均应根除幽门螺杆菌。另外,如果伴有胃黏膜糜烂,也该根除幽门螺杆菌。大量研究结果表明,根除幽门螺杆菌可使胃黏膜组织学得到改善;对预防消化性溃疡和胃癌等有重要意义;对改善或消除消化不良症状具有费用-疗效比优势。

2.保护胃黏膜

关于胃黏膜屏障功能的研究由来已久。1964 年,美国密歇根大学 Horace Willard Davenport 博士首次提出"胃黏膜具有阻止 H^+ 自胃腔向黏膜内扩散的屏障作用"。1975 年,美国密歇根州 Upjohn 公司的Robert博士发现前列腺素可明显防止或减轻 NSAID 和应激等对胃黏膜的损伤,其效果呈剂量依赖性。从而提出细胞保护的概念。1996 年,加拿大的 Wallace 教授较全面阐述胃黏膜屏障,根据解剖和功能将胃黏膜的防御修复分为 5 个层次——黏液-HCO_3^- 屏障、单层柱状上皮屏障、胃黏膜血流量、免疫细胞-炎症反应和修复重建因子作用等。至关重要的上皮屏障主要包括胃上皮细胞顶膜能抵御高浓度酸、胃上皮细胞之间紧密连接、胃上皮抗原呈递,免疫探及并限制潜在有害物质,并且它们大约每 72 小时完全更新一次。这说明它起着关键作用。

近年来,有关前列腺素和胃黏膜血流量等成为胃黏膜保护领域的研究热点。这与 NSAID 药物的广泛应用带来的不良反应日益引起学者的重视有关。美国加州大学戴维斯分校的 Tarnawski 教授的研究显示,前列腺素保护胃黏膜抵抗致溃疡及致坏死因素损害的机制不仅是抑制胃酸分泌。当然表皮生长因子(EGF)、成纤维生长因子(bFGF)和血管内皮生长因子(VEGF)及热休克蛋白等都是重要的黏膜保护因子,在抵御黏膜损害中起重要作用。

然而,当机体遇到有害因素强烈攻击时,仅依靠自身的防御修复能力是不够的,强化黏膜防卫能力,促进黏膜的修复是治疗胃黏膜损伤的重要环节之一。具有保护和增强胃黏膜防御功能或者防止胃黏膜屏障受到损害的一类药物统称为胃黏膜保护药。包括铝碳酸镁、硫糖铝、胶体铋剂、地诺前列酮、替普瑞酮、吉法酯、谷氨酰胺类、瑞巴派特等药物。另外,吉法酯能增加胃黏膜更新,提高细胞再生能力,增强胃黏膜对胃酸的抵抗能力,达到保护胃黏膜作用。

3.抑制胆汁反流

促动力药如多潘立酮可防止或减少胆汁反流;胃黏膜保护药,特别是有结合胆酸作用的铝碳酸镁制剂,可增强胃黏膜屏障、结合胆酸,从而减轻或消除胆汁反流所致的胃黏膜损害。考来烯胺可络合反流至胃内的胆盐,防止胆汁酸破坏胃黏膜屏障,方法为每次 3~4 g,1 天 3~4 次。

(三)对症处理

消化不良症状的治疗由于临床症状与慢性非萎缩性胃炎之间并不存在明确关系,因此症状治疗事实上属于功能性消化不良的经验性治疗。慢性胃炎伴胆汁反流者可应用促动力药(如多潘立酮)和(或)有结合胆酸作用的胃黏膜保护药(如铝碳酸镁制剂)。

(1)有胃黏膜糜烂和(或)以反酸、上腹痛等症状为主者,可根据病情或症状严重程度选用抗酸药、H_2 受体阻滞剂或质子泵抑制药(PPI)。

(2)促动力药如多潘立酮、马来酸曲美布汀、莫沙必利、盐酸伊托必利主要用于上腹饱胀、恶心或呕吐等为主要症状者。

(3)胃黏膜保护药如硫糖铝、瑞巴派特、替普瑞酮、吉法酯、依卡倍特适用于有胆汁反流、胃黏膜损害和(或)症状明显者。

(4)抗抑郁药或抗焦虑治疗:可用于有明显精神因素的慢性胃炎伴消化不良症状患者,同时应予耐心解释或心理治疗。

(5)助消化治疗:对于伴有腹胀、食欲缺乏等消化不良症而无明显上述胃灼热、反酸、上腹饥饿痛症状者,可选用含有胃酶、胰酶和肠酶等复合酶制剂治疗。

(6)其他对症治疗:包括解痉止痛、止吐、改善贫血等。

(7)对于贫血,若为缺铁,应补充铁剂。大细胞贫血者根据维生素 B_{12} 或叶酸缺乏分别给予补充。

(李斌华)

第二节　消化性溃疡

消化性溃疡主要指发生在胃和十二指肠的慢性溃疡,即胃溃疡(gastric ulcer,GU)和十二指肠溃疡(duodenal ulcer,DU),因溃疡形成与胃酸/胃蛋白酶的消化作用有关而得名。溃疡的黏膜缺损超过黏膜肌层,不同于糜烂。

一、流行病学

消化性溃疡是全球性常见病。西方国家资料显示,自20世纪50年代以后,消化性溃疡发病率呈下降趋势。我国临床统计资料提示,消化性溃疡患病率在近十多年来亦开始呈下降趋势。本病可发生于任何年龄,但中年最为常见,DU多见于青壮年,而GU多见于中老年,后者发病高峰比前者约迟10年。男性患病比女性较多。临床上DU比GU为多见,两者之比为(2～3):1,但有地区差异,在胃癌高发区GU所占的比例有增加。

二、病因和发病机制

在正常生理情况下,胃、十二指肠黏膜经常接触有强侵蚀力的胃酸和在酸性环境下被激活、能水解蛋白质的胃蛋白酶,此外,还经常受摄入的各种有害物质的侵袭,但却能抵御这些侵袭因素的损害,维持黏膜的完整性,这是因为胃、十二指肠黏膜具有一系列防御和修复机制。目前认为,胃、十二指肠黏膜的这一完善而有效的防御和修复机制,足以抵抗胃酸/胃蛋白酶的侵蚀。一般而言,只有当某些因素损害了这一机制才可能发生胃酸/胃蛋白酶侵蚀黏膜而导致溃疡形成。近年的研究已经明确,幽门螺杆菌和非甾体抗炎药是损害胃、十二指肠黏膜屏障从而导致消化性溃疡发病的最常见病因。少见的特殊情况,当过度胃酸分泌远远超过黏膜的防御和修复作用也可能导致消化性溃疡发生。现将这些病因及其导致溃疡发生的机制分述如下。

(一)幽门螺杆菌

确认幽门螺杆菌为消化性溃疡的重要病因主要基于两方面的证据:①消化性溃疡患者的幽门螺杆菌检出率显著高于对照组的普通人群,在DU的检出率约为90%、GU为70%～80%(幽门螺杆菌阴性的消化性溃疡患者往往能找到NSAID服用史等其他原因)。②大量临床研究肯定,成功根除幽门螺杆菌后溃疡复发率明显下降,用常规抑酸治疗后愈合的溃疡年复发率为50%～70%,而根除幽门螺杆菌可使溃疡复发率降至5%以下,这就表明去除病因后消化性溃疡可获治愈。至于何以在感染幽门螺杆菌的人群中仅有少部分人(约15%)发生消化性溃疡,一般认为,这是幽门螺杆菌、宿主和环境因素三者相互作用的不同结果。

幽门螺杆菌感染导致消化性溃疡发病的确切机制尚未阐明。目前比较普遍接受的一种假说试图将幽门螺杆菌、宿主和环境3个因素在DU发病中的作用统一起来。该假说认为,胆酸对幽门螺杆菌生长具有强烈的抑制作用,因此正常情况下幽门螺杆菌无法在十二指肠生存,十二指肠球部酸负荷增加是DU发病的重要环节,因为酸可使结合胆酸沉淀,从而有利于幽门螺杆菌在十二指肠球部生长。幽门螺杆菌只能在胃上皮组织定植,因此在十二指肠球部存活的幽门螺杆菌只有当十二指肠球部发生胃上皮化生才能定植下来,而据认为十二指肠球部的胃上皮化生是十二指肠对酸负荷的一种代偿反应。十二指肠球部酸负荷增加的原因,一方面与幽门螺杆菌感染引起慢性胃窦炎有关,幽门螺杆菌感染直接或间接作用于胃窦 D、G 细胞,削弱了胃酸分泌的负反馈调节,从而导致餐后胃酸分泌增加;另一方面,吸烟、应激和遗传等因素均与胃酸分泌增加有关(详后述)。定植在十二指肠球部的幽门螺杆菌引起十二指肠炎症,炎症削弱了十二指肠黏膜的防御和修复功能,在胃酸/胃蛋白酶的侵蚀下最终导致 DU 发生。十二指肠炎症同时导致十二指肠黏膜分泌碳酸氢盐减少,间接增加十二指肠的酸负荷,进一步促进 DU 的发生和发展过程。

对幽门螺杆菌引起 GU 的发病机制研究较少,一般认为是幽门螺杆菌感染引起的胃黏膜炎症削弱了胃黏膜的屏障功能,胃溃疡好发于非泌酸区与泌酸区交界处的非泌酸区侧,反映了胃酸对屏障受损的胃黏膜的侵蚀作用。

(二)NSAID

NSAID 是引起消化性溃疡的另一个常见病因。大量研究资料显示,服用 NSAID 患者发生消化性溃疡及其并发症的危险性显著高于普通人群。临床研究报道,在长期服用 NSAID 患者中 10%～25% 可发现胃或十二指肠溃疡,有 1%～4% 的患者发生出血、穿孔等溃疡并发症。NSAID 引起的溃疡以 GU 较 DU 多见。溃疡形成及其并发症发生的危险性除与服用 NSAID 种类、剂量、疗程有关外,尚与高龄、同时服用抗凝血药、糖皮质激素等因素有关。

NSAID 通过削弱黏膜的防御和修复功能而导致消化性溃疡发病,损害作用包括局部作用和系统作用两方面,系统作用是主要致溃疡机制,主要是通过抑制环氧合酶(COX)而起作用。COX 是花生四烯酸合成前列腺素的关键限速酶,COX 有两种异构体,即结构型 COX-1 和诱生型 COX-2。COX-1 在组织细胞中恒量表达,催化生理性前列腺素合成而参与机体生理功能调节;COX-2 主要在病理情况下由炎症刺激诱导产生,促进炎症部位前列腺素的合成。传统的 NSAID 如阿司匹林、吲哚美辛等旨在抑制COX-2而减轻炎症反应,但特异性差,同时抑制了COX-1,导致胃肠黏膜生理性前列腺素 E 合成不足。后者通过增加黏液和碳酸氢盐分泌、促进黏膜血流增加、细胞保护等作用在维持黏膜防御和修复功能中起重要作用。

NSAID 和幽门螺杆菌是引起消化性溃疡发病的两个独立因素,至于两者是否有协同作用则尚无定论。

(三)胃酸和胃蛋白酶

消化性溃疡的最终形成是由于胃酸/胃蛋白酶对黏膜自身消化所致。因胃蛋白酶活性是 pH 依赖性的,在 pH>4 时便失去活性,因此在探讨消化性溃疡发病机制和治疗措施时主要考虑胃酸。无酸情况下罕有溃疡发生及抑制胃酸分泌药物能促进溃疡愈合的事实均确证胃酸在溃疡形成过程中的决定性作用,是溃疡形成的直接原因。胃酸的这一损害作用一般只有在正常黏膜防御和修复功能遭受破坏时才能发生。

DU 患者中约有 1/3 存在五肽胃泌素刺激的最大酸排量(MAO)增高,其余患者 MAO 多在正常高值,DU 患者胃酸分泌增高的可能因素及其在 DU 发病中的间接及直接作用已如前述。GU 患者基础酸排量(BAO)及 MAO 多属正常或偏低。对此,可能解释为 GU 患者多伴多灶萎缩性胃炎,因而胃体壁细胞泌酸功能已受影响,而 DU 患者多为慢性胃窦炎,胃体黏膜未受损或受损轻微因而仍能保持旺盛的泌酸能力。少见的特殊情况如促胃液素瘤患者,极度增加的胃酸分泌的攻击作用远远超过黏膜的防御作用,而成为溃疡形成的起始因素。近年来非幽门螺杆菌、非 NSAID(也非胃泌素瘤)相关的消化性溃疡报道有所增加,这类患者病因未明,是否与高酸分泌有关尚有待研究。

（四）其他因素

下列因素与消化性溃疡发病有不同程度的关系。

（1）吸烟：吸烟者消化性溃疡发生率比不吸烟者高，吸烟影响溃疡愈合和促进溃疡复发。吸烟影响溃疡形成和愈合的确切机制未明，可能与吸烟增加胃酸分泌、减少十二指肠及胰腺碳酸氢盐分泌、影响胃十二指肠协调运动、黏膜损害性氧自由基增加等因素有关。

（2）遗传：遗传因素曾一度被认为是消化性溃疡发病的重要因素，但随着幽门螺杆菌在消化性溃疡发病中的重要作用得到认识，遗传因素的重要性受到挑战。例如，消化性溃疡的家族史可能是幽门螺杆菌感染的"家庭聚集"现象；O 型血胃上皮细胞表面表达更多黏附受体而有利于幽门螺杆菌定植。因此，遗传因素的作用尚有待进一步研究。

（3）急性应激可引起应激性溃疡已是共识。但在慢性溃疡患者，情绪应激和心理障碍的致病作用却无定论。临床观察发现长期精神紧张、过劳，确实易使溃疡发作或加重，但这多在慢性溃疡已经存在时发生，因此情绪应激可能主要起诱因作用，可能通过神经内分泌途径影响胃十二指肠分泌、运动和黏膜血流的调节。

（4）胃十二指肠运动异常：研究发现部分 DU 患者胃排空增快，这可使十二指肠球部酸负荷增大；部分 GU 患者有胃排空延迟，这可增加十二指肠液反流入胃，加重胃黏膜屏障损害。但目前认为，胃肠运动障碍不大可能是原发病因，但可加重幽门螺杆菌或 NSAID 对黏膜的损害。

概言之，消化性溃疡是一种多因素疾病，其中幽门螺杆菌感染和服用 NSAID 是已知的主要病因，溃疡发生是黏膜侵袭因素和防御因素失平衡的结果，胃酸在溃疡形成中起关键作用。

三、病理

DU 发生在球部，前壁比较常见；GU 多在胃角和胃窦小弯。组织学上，GU 大多发生在幽门腺区（胃窦）与泌酸腺区（胃体）交界处的幽门腺区一侧。幽门腺区黏膜可随年龄增长而扩大（假幽门腺化生和（或）肠化生），使其与泌酸腺区之交界线上移，故老年患者 GU 的部位多较高。溃疡一般为单个，也可多个，呈圆形或椭圆形。DU 直径多小于 10 mm，GU 要比 DU 稍大。亦可见到直径大于 2 cm 的巨大溃疡。溃疡边缘光整、底部洁净，由肉芽组织构成，上面覆盖有灰白色或灰黄色纤维渗出物。活动性溃疡周围黏膜常有炎症水肿。溃疡浅者累及黏膜肌层，深者达肌层甚至浆膜层，溃破血管时引起出血，穿破浆膜层时引起穿孔。溃疡愈合时周围黏膜炎症、水肿消退，边缘上皮细胞增生覆盖溃疡面，其下的肉芽组织纤维转化，变为瘢痕，瘢痕收缩使周围黏膜皱襞向其集中。

四、临床表现

上腹痛是消化性溃疡的主要症状，但部分患者可无症状或症状较轻以至不为患者所注意，而以出血、穿孔等并发症为首发症状。典型的消化性溃疡有如下临床特点：①慢性过程，病史可达数年至数十年。②周期性发作，发作与自发缓解相交替，发作期可为数周或数月，缓解期亦长短不一，短者数周、长者数年；发作常有季节性，多在秋冬或冬春之交发病，可因精神情绪不良或过劳而诱发。③发作时上腹痛呈节律性，表现为空腹痛即餐后 2～4 小时或（及）午夜痛，腹痛多为进食或服用抗酸药所缓解，典型节律性表现在 DU 多见。

（一）症状

上腹痛为主要症状，性质多为灼痛，亦可为钝痛、胀痛、剧痛或饥饿样不适感。多位于中上腹,可偏右或偏左。一般为轻至中度持续性痛。疼痛常有典型的节律性如上述。腹痛多在进食或服用抗酸药后缓解。

部分患者无上述典型表现的疼痛,而仅表现为无规律性的上腹隐痛或不适。具或不具典型疼痛者均可伴有反酸、嗳气、上腹胀等症状。

（二）体征

溃疡活动时上腹部可有局限性轻压痛,缓解期无明显体征。

五、实验室和其他检查

（一）胃镜检查

胃镜检查是确诊消化性溃疡首选的检查方法。胃镜检查不仅可对胃十二指肠黏膜直接观察、摄像,还可在直视下取活组织做病理学检查及幽门螺杆菌检测,因此胃镜检查对消化性溃疡的诊断及胃良、恶性溃疡鉴别诊断的准确性高于 X 线钡餐检查。例如,在溃疡较小或较浅时钡餐检查有可能漏诊;钡餐检查发现十二指肠球部畸形可有多种解释;活动性上消化道出血是钡餐检查的禁忌证;胃的良、恶性溃疡鉴别必须由活组织检查来确定。

内镜下消化性溃疡多呈圆形或椭圆形,也有呈线形,边缘光整,底部覆有灰黄色或灰白色渗出物,周围黏膜可有充血、水肿,可见皱襞向溃疡集中。内镜下溃疡可分为活动期（A）、愈合期（H）和瘢痕期（S）3 个病期,其中每个病期又可分为 1 和 2 两个阶段。

（二）X 线钡餐检查

其适用于对胃镜检查有禁忌或不愿接受胃镜检查者。溃疡的 X 线征象有直接和间接两种:龛影是直接征象,对溃疡有确诊价值;局部压痛、十二指肠球部激惹和球部畸形、胃大弯侧痉挛性切迹均为间接征象,仅提示可能有溃疡。

（三）幽门螺杆菌检测

幽门螺杆菌检测应列为消化性溃疡诊断的常规检查项目,因为有无幽门螺杆菌感染决定治疗方案的选择。检测方法分为侵入性和非侵入性两大类。前者需通过胃镜检查取胃黏膜活组织进行检测,主要包括快速尿素酶试验、组织学检查和幽门螺杆菌培养;后者主要有 ^{13}C 或 ^{14}C 尿素呼气试验、粪便幽门螺杆菌抗原检测及血清学检查（定性检测血清抗幽门螺杆菌 IgG 抗体）。

快速尿素酶试验是侵入性检查的首选方法,操作简便、费用低。组织学检查可直接观察幽门螺杆菌,与快速尿素酶试验结合,可提高诊断准确率。幽门螺杆菌培养技术要求高,主要用于科研。^{13}C 或 ^{14}C 尿素呼气试验检测幽门螺杆菌敏感性及特异性高而无须胃镜检查,可作为根除治疗后复查的首选方法。

应注意,近期应用抗生素、质子泵抑制剂、铋剂等药物,因有暂时抑制幽门螺杆菌作用,会使上述检查（血清学检查除外）呈假阴性。

（四）胃液分析和血清促胃液素测定

一般仅在疑有促胃液素瘤进行鉴别诊断时用。

六、诊断和鉴别诊断

慢性病程、周期性发作的节律性上腹疼痛,且上腹痛可为进食或抗酸药所缓解的临床表现是诊断消化性溃疡的重要临床线索。但应注意,一方面有典型溃疡样上腹痛症状者不一定是消化性溃疡,另一方面部分消化性溃疡患者症状可不典型甚至无症状。因此,单纯依靠病史难以得出可靠诊断。确诊有赖胃镜检查。X线钡餐检查发现龛影亦有确诊价值。

鉴别诊断本病主要临床表现为慢性上腹痛,当仅有病史和体检资料时,需与其他有上腹痛症状的疾病如肝、胆、胰、肠疾病和胃的其他疾病相鉴别。功能性消化不良临床常见且临床表现与消化性溃疡相似,应注意鉴别。如做胃镜检查,可确定有无胃、十二指肠溃疡存在。

胃镜检查如见胃、十二指肠溃疡,应注意与引起胃十二指肠溃疡的少见特殊病因或以溃疡为主要表现的胃十二指肠肿瘤鉴别。其中,与胃癌、促胃液素瘤的鉴别要点如下。

(一)胃癌

内镜或 X 线检查见到胃的溃疡,必须进行良性溃疡(胃溃疡)与恶性溃疡(胃癌)的鉴别。Ⅲ型(溃疡型)早期胃癌单凭内镜所见与良性溃疡鉴别有困难,放大内镜和染色内镜对鉴别有帮助,但最终必须依靠直视下取活组织检查鉴别。恶性溃疡的内镜特点为:①溃疡形状不规则,一般较大。②底凹凸不平、苔污秽。③边缘呈结节状隆起。④周围皱襞中断。⑤胃壁僵硬、蠕动减弱(X 线钡餐检查亦可见上述相应的X线征)。活组织检查可以确诊,但必须强调,对于怀疑胃癌而一次活检阴性者,必须在短期内复查胃镜进行再次活检;即使内镜下诊断为良性溃疡且活检阴性,仍有漏诊胃癌的可能,因此对初诊为胃溃疡者,必须在完成正规治疗的疗程后进行胃镜复查,胃镜复查溃疡缩小或愈合不是鉴别良、恶性溃疡的最终依据,必须重复活检加以证实。

(二)促胃液素瘤

促胃液素瘤亦称 Zollinger-Ellison 综合征,是胰腺非 β 细胞瘤分泌大量促胃液素所致。肿瘤往往很小(直径<1 cm),生长缓慢,半数为恶性。大量促胃液素可刺激壁细胞增生,分泌大量胃酸,使上消化道经常处于高酸环境,导致胃、十二指肠球部和不典型部位(十二指肠降段、横段、甚或空肠近端)发生多发性溃疡。促胃液素瘤与普通消化性溃疡的鉴别要点是该病溃疡发生于不典型部位,具难治性特点,有过高胃酸分泌(BAO 和 MAO 均明显升高,且 BAO/MAO>60%)及高空腹血清促胃液素(>200 pg/mL,常>500 pg/mL)。

七、治疗

治疗的目的是消除病因、缓解症状、愈合溃疡、防止复发和防治并发症。针对病因的治疗如根除幽门螺杆菌,有可能彻底治愈溃疡病,是近年消化性溃疡治疗的一大进展。

(一)一般治疗

生活要有规律,避免过度劳累和精神紧张。注意饮食规律,戒烟、酒。服用 NSAID 者尽可能停用,即使未用亦要告诫患者今后慎用。

(二)治疗消化性溃疡的药物及其应用

治疗消化性溃疡的药物可分为抑制胃酸分泌的药物和保护胃黏膜的药物两大类,主要起缓解症状和促进溃疡愈合的作用,常与根除幽门螺杆菌治疗配合使用。现就这些药物的作用机制及临床应用分别简述如下。

1.抑制胃酸药物

溃疡的愈合与抑酸治疗的强度和时间成正比。抗酸药具中和胃酸作用,可迅速缓解疼痛症状,但一般剂量难以促进溃疡愈合,故目前多作为加强止痛的辅助治疗。H_2 受体拮抗剂(H_2RA)可抑制基础及刺激的胃酸分泌,以前一作用为主,而后一作用不如 PPI 充分。使用推荐剂量各种 H_2RA 溃疡愈合率相近,不良反应发生率均低。西咪替丁可通过血脑屏障,偶有精神异常不良反应;与雄性激素受体结合而影响性功能;经肝细胞色素 P450 代谢而延长华法林、苯妥英钠、茶碱等药物的肝内代谢。雷尼替丁、法莫替丁和尼扎替丁上述不良反应较少。已证明 H_2RA 全天剂量于睡前顿服的疗效与 1 天 2 次分服相仿。由于该类药物价格较 PPI 便宜,临床上特别适用于根除幽门螺杆菌疗程完成后的后续治疗,及某些情况下预防溃疡复发的长程维持治疗。PPI 作用于壁细胞胃酸分泌终末步骤中的关键酶 H^+-K^+-ATP酶,使其不可逆失活,因此抑酸作用比 H_2RA 更强且作用持久。与 H_2RA 相比,PPI 促进溃疡愈合的速度较快、溃疡愈合率较高,因此特别适用于难治性溃疡或 NSAID 溃疡患者不能停用 NSAID 时的治疗。对根除幽门螺杆菌治疗,PPI 与抗生素的协同作用较 H_2RA 好,因此是根除幽门螺杆菌治疗方案中最常用的基础药物。使用推荐剂量的各种 PPI,对消化性溃疡的疗效相仿,不良反应均少。

2.保护胃黏膜药物

硫糖铝和胶体铋目前已少用作治疗消化性溃疡的一线药物。枸橼酸铋钾因兼有较强抑制幽门螺杆菌作用,可作为根除幽门螺杆菌联合治疗方案的组分,但要注意此药不能长期服用,因会过量蓄积而引起神经毒性。米索前列醇具有抑制胃酸分泌、增加胃十二指肠黏膜的黏液及碳酸氢盐分泌和增加黏膜血流等作用,主要用于 NSAID 溃疡的预防,腹泻是常见不良反应,因会引起子宫收缩故孕妇忌服。

(三)根除幽门螺杆菌治疗

对幽门螺杆菌感染引起的消化性溃疡,根除幽门螺杆菌不但可促进溃疡愈合,而且可预防溃疡复发,从而彻底治愈溃疡。因此,凡有幽门螺杆菌感染的消化性溃疡,无论初发或复发、活动或静止、有无并发症,均应予以根除幽门螺杆菌治疗。

1.根除幽门螺杆菌的治疗方案

已证明在体内具有杀灭幽门螺杆菌作用的抗生素有克拉霉素、阿莫西林、甲硝唑(或替硝唑)、四环素、呋喃唑酮、某些喹诺酮类如左氧氟沙星等。PPI 及胶体铋体内能抑制幽门螺杆菌,与上述抗生素有协同杀菌作用。目前尚无单一药物可有效根除幽门螺杆菌,因此必须联合用药。应选择幽门螺杆菌根除率高的治疗方案力求一次根除成功。研究证明以 PPI 或胶体铋为基础加上两种抗生素的三联治疗方案有较高根除率。这些方案中,以 PPI 为基础的方案所含 PPI 能通过抑制胃酸分泌提高口服抗生素的抗菌活性从而提高根除率,再者 PPI 本身具有快速缓解症状和促进溃疡愈合作用,因此是临床中最常用的方案。而其中,又以 PPI 加克拉霉素再加阿莫西林或甲硝唑的方案根除率最高。幽门螺杆菌根除失败的主要原因是患者的服药依从性问题和幽门螺杆菌对治疗方案中抗生素的耐药性。因此,在选择治疗方案时要了解所在地区的耐药情况,近年世界不少国家和我国一些地区幽门螺杆菌对甲硝唑和克拉霉素的耐药率在增加,应引起注意。呋喃唑酮(200 mg/d,分 2 次)耐药性少见、价廉,国内报道用呋喃唑酮代替克拉霉素或甲硝唑的三联疗法亦可取得较高的根除率,但要注意呋喃唑酮引起的周围神经炎和溶血性贫血不良反应。治疗失败后的再治疗比较困难,可换用另外两种抗生素(阿莫西林原发和继发耐药均极少见,可以不换)如 PPI 加左氧氟沙星(500 mg/d,每天 1 次)和阿莫西林,或采用 PPI 和胶体铋合用再加四环素(1 500 mg/d,每天 2 次)和甲硝唑的四联疗法。

2.根除幽门螺杆菌治疗结束后的抗溃疡治疗

在根除幽门螺杆菌疗程结束后,继续给予一个常规疗程的抗溃疡治疗(如 DU 患者予 PPI 常规剂量、每天 1 次、总疗程 2～4 周,或 H_2RA 常规剂量、疗程 4～6 周;GU 患者 PPI 常规剂量、每天 1 次、总疗程4～6 周,或 H_2RA 常规剂量、疗程 6～8 周)是最理想的。这在有并发症或溃疡面积大的患者尤为必要,但对无并发症且根除治疗结束时症状已得到完全缓解者,也可考虑停药以节省药物费用。

3.根除幽门螺杆菌治疗后复查

治疗后应常规复查幽门螺杆菌是否已被根除,复查应在根除幽门螺杆菌治疗结束至少 4 周后进行,且在检查前停用 PPI 或铋剂 2 周,否则会出现假阴性。可采用非侵入性的 ^{13}C 或 ^{14}C 尿素呼气试验,也可通过胃镜在检查溃疡是否愈合的同时取活检做尿素酶及(或)组织学检查。对未排除胃恶性溃疡或有并发症的消化性溃疡应常规进行胃镜复查。

(四)NSAID 溃疡的治疗、复发预防及初始预防

对服用 NSAID 后出现的溃疡,如情况允许应立即停用 NSAID,如病情不允许可换用对黏膜损伤少的 NSAID 如特异性 COX-2 抑制剂(如塞来昔布)。对停用 NSAID 者,可予常规剂量常规疗程的 H_2RA 或 PPI 治疗;对不能停用 NSAID 者,应选用 PPI 治疗(H_2RA 疗效差)。因幽门螺杆菌和 NSAID 是引起溃疡的两个独立因素,因此应同时检测幽门螺杆菌,如有幽门螺杆菌感染应同时根除幽门螺杆菌。溃疡愈合后,如不能停用 NSAID,无论幽门螺杆菌阳性还是阴性都必须继续 PPI 或米索前列醇长程维持治疗以预防溃疡复发。对初始使用 NSAID 的患者是否应常规给药预防溃疡的发生仍有争论。已明确的是,对于发生 NSAID 溃疡并发症的高危患者,如既往有溃疡病史、高龄、同时应用抗凝血药(包括低剂量的阿司匹林)或糖皮质激素者,应常规予抗溃疡药物预防,目前认为 PPI 或米索前列醇预防效果较好。

(五)溃疡复发的预防

有效根除幽门螺杆菌及彻底停服 NSAID,可消除消化性溃疡的两大常见病因,因而能大大减少溃疡复发。对溃疡复发同时伴有幽门螺杆菌感染复发(再感染或复燃)者,可予根除幽门螺杆菌再治疗。下列情况则需用长程维持治疗来预防溃疡复发:①不能停用 NSAID 的溃疡患者,无论幽门螺杆菌阳性还是阴性。②幽门螺杆菌相关溃疡,幽门螺杆菌感染未能被根除。③幽门螺杆菌阴性的溃疡(非幽门螺杆菌、非 NSAID 溃疡)。④幽门螺杆菌相关溃疡,幽门螺杆菌虽已被根除,但曾有严重并发症的高龄或有严重伴随病患者。长程维持治疗一般以 H_2RA 或 PPI 常规剂量的半量维持,而 NSAID 溃疡复发的预防多用 PPI 或米索前列醇,已如前述。

八、预后

由于内科有效治疗的发展,预后远较过去为佳,病死率显著下降。死亡主要见于高龄患者,死亡的主要原因是并发症,特别是大出血和急性穿孔。

(李斌华)

第三节 药物性肝损害

药物性肝损害是指某些药物所导致的肝脏损害。药物性肝损害是一个十分复杂的疾病,药物本身或其代谢产物,或用药后发生变态反应都可以导致药物性肝损害。药物性肝损害的临床和病理类型很多,所致的肝脏损害的严重程度有很大差异,可以具有所有肝脏疾病的表现。临床上药物性肝损害既可以是急性过程,也可以是慢性过程。轻者仅表现为血清酶学检查异常,重者可诱发急性暴发性肝衰竭或慢性进行性肝病。

一、流行病学

据文献报道,因黄疸而住院的患者中,大约 5% 可能由药物所致,大约 10% 的肝病与药物有关,急性重型肝炎中 20%~50% 与药物有关。统计数据表明,在所有药物不良反应中,药物性肝损害占 5%~10%。

二、病因

目前已知有 800 多种不同的药物可以导致药物性肝损害,随着新药的不断问世,药物性肝损害发病率也会不断增加。在我国,抗结核药导致的药物性肝损害占首位,其他较常见的药物有抗生素、非类固醇类抗炎药、抗肿瘤药等,值得注意的是近年中草药所致肝损害的比例上升,占药物性肝损害的 20%~25%。表 6-2 列出了可导致药物性肝损害的一些常见药物。

表 6-2　肝损害常见药物举例

抗生素类药物	四环素、红霉素、磺胺、氯霉素、青霉素等
抗结核药物	异烟肼、利福平、吡嗪酰胺、乙胺丁醇等
抗真菌药物	两性霉素 B、灰黄霉素、酮康唑等
肿瘤化学治疗药物	环磷酰胺、白消安、洛莫司汀、阿柔比星等
口服避孕药	甾体类避孕药
非类固醇类抗炎药	对乙酰氨基酚、阿司匹林、吲哚美辛等
免疫抑制剂	硫唑嘌呤、甲氨蝶呤、环孢素等
神经精神类药物	氯丙嗪、卡马西平、苯妥英钠等
麻醉药	氟烷、安氟烷、异氟烷等
循环系统药物	甲基多巴、奎尼丁、硝苯地平、胺碘酮等
降脂药	烟酸、他汀类及贝特类
口服降糖药	甲苯磺丁脲、氯磺丙脲等
中草药	苍耳子、雷公藤、千里光、火把花根、土三七、雄黄等

三、发病机制

各种药物导致药物性肝损害的发病机制不尽相同,但本质都是药物的毒性和人体功能状况、个体易感性等因素相互作用的结果。

药物在肝脏内的代谢过程一般可分为两个阶段:药物在氧化还原酶(或水解酶)作用下生成中间代谢产物,称为第一相反应;上述中间代谢产物在转移酶作用下产生水溶性高的结合产物,称为第二相反应。第一相反应可产生更具化学活性的代谢产物,大多含极性基团,如羟基、羧基、氨基或巯基等,可对肝细胞产生损害。第二相反应可使第一相反应的代谢产物与葡萄糖醛酸酯、硫酸酯、谷胱甘肽及甲基、乙基等基团结合,使这些第一相反应的代谢产物灭活,增加其水溶性而排泄。位于光面内质网的细胞色素 P450 酶系是肝脏药物代谢第一相反应中最重要的酶系,细胞色素 P450 基因产物的个体变异、细胞色素 P450 酶的活力的个体差异直接影响药物对肝脏的损害。

(一)毒性代谢产物的直接作用

某些药物在肝脏内经过细胞色素 P450 酶的作用,代谢转化为有毒代谢产物,产生有活性的自由基、亲电子基和氧自由基,它们均可与细胞的大分子物质,如蛋白质、核酸、脂质共价结合或导致脂质过氧化,引起肝细胞损害或坏死。其损害程度与药物剂量相关。

自由基引起细胞膜和细胞器膜的不饱和脂肪酸过氧化,改变了膜的流动性和通透性,导致钙离子内流入细胞质,细胞内钙离子浓度升高,破坏了细胞的结构,并使氨基酸功能基团受损,造成肝细胞坏死。亲电子基可与肝细胞蛋白质的巯基结合,导致细胞膜的钙离子转运障碍。细胞核内的 DNA 也是亲电子基的靶分子,如与其共价连接,可引起 DNA 突变,可诱发肝癌。亲电子基与大分子物质共价连接所形成的分子复合物,形成新抗原,可诱发自身免疫性肝损害。氧自由基可造成细胞膜脂质过氧化,造成肝细胞的损害。

肝细胞具有防御药物导致肝细胞损伤的功能。其中最重要的是谷胱甘肽,谷胱甘肽可提供活性巯基,与亲电子基共价结合,从而达到内源性解毒作用;谷胱甘肽通过维持细胞内蛋白质巯基的还原状态,起到抗氧化功能;谷胱甘肽还可以清除细胞内的自由基。

(二)干扰肝细胞正常代谢

某些药物或其代谢产物可以干扰肝细胞正常的代谢过程,继而导致肝细胞的损伤。如乙硫氨酸可以与甲硫氨酸竞争 ATP,影响了甲硫氨酸的利用。有些药物可以干扰毛细胆管膜上转运器的功能,影响胆汁内胆盐、胆红素、磺溴酞钠的排泄。雌二醇可影响肝窦细胞膜 Na^+-K^+-ATP 酶的活性,使胆汁排泄减少,雌激素的这一作用可以被 S-腺苷蛋氨酸逆转。

(三)变态反应

药物可以半抗原形式与体内某些蛋白质、多肽及多糖等发生不可逆性结合,形成共价结合的全抗原,经巨噬细胞加工后,被致敏的 T 淋巴细胞识别,产生 T 杀伤细胞和抗体依赖性细胞介导的细胞毒作用。也可以是带亲电子基或自由基的药物代谢产物与肝细胞的蛋白质结合,形成抗原,诱发免疫反应。造成免疫性肝损害的药物包括苯妥英钠、磺胺类药物、氟烷等,常伴有关节炎、皮疹、肾炎等变态反应所导致的病变。某些药物所导致的慢性药物性肝损害患者外周血内可检测到多种自身抗体。

四、临床及病理表现

药物性肝损害的临床及组织学表现差异很大,最常见的两种损害类型是肝细胞性损害和胆汁淤积性损害,有些药物可以产生多种类型的损害。有些病例没有症状,但有谷丙转氨酶(ALT)、谷草转氨酶(AST)升高。药物性肝损害多有潜伏期,用药后 2 周内发病者占 50%~70%,8 周内发病者达 80%~90%。

(一)急性肝细胞损伤

急性肝细胞损伤的典型损害是肝细胞变性、坏死。坏死的严重程度不一,可以是点状坏死、灶性坏死、桥状坏死、大片状坏死或弥漫性坏死。可见嗜酸性小体,汇管区和肝小叶内有多种炎症细胞浸润,库普弗细胞增多,有时可见纤维化,大片状坏死可伴有肝脏网状结构的塌陷。病变主要发生于肝小叶第 3 区,少数可见于第 1 区和第 2 区,因为第 3 区药物代谢酶的浓度最高,且窦状隙内氧浓度最低。

临床表现主要有乏力、食欲缺乏、恶心、呕吐、皮肤巩膜黄染等急性肝炎样症状,重者可发生急性暴发性肝衰竭。肝脏可肿大。肝功能检查主要是 ALT、AST 明显升高,碱性磷酸酶可正常或轻度升高,胆红素也有不同程度升高,若伴有胆红素明显升高,表示病情较严重。

造成急性肝细胞损伤的药物主要有麻醉药(氟烷、恩氟烷等)、非类固醇类抗炎药(对乙酰氨基酚、双氯芬酸、舒林酸等)、抗惊厥药(苯妥英钠、卡马西平、丙戊酸等)、抗微生物药(异烟肼、利福平、酮康唑、磺胺嘧啶、吡嗪酰胺等)。

(二)胆汁淤积

药物所致的胆汁淤积性肝损伤的临床表现与实验室检查和肝内胆汁淤积相似。皮肤瘙痒、小便黄、皮肤巩膜黄染、食欲缺乏等症状比较明显,血清碱性磷酸酶、γ-谷氨酰转肽酶升高是突出的生化改变,ALT、AST 可轻度升高。药物所致的胆汁淤积性肝损伤可以分为以下 3 种类型。

1.非炎症性胆汁淤积

非炎症性胆汁淤积又称单纯淤胆型,表现为肝细胞分泌胆汁异常。病理变化主要是肝小叶中心区淤胆,没有或很少有肝细胞变性、坏死,毛细胆管内有胆栓,肝细胞和库普弗细胞内有胆色素沉着,电镜下可见毛细胆管扩张,微绒毛缩短或消失,毛细胆管周围溶酶体增多。此型多由雌激素、雄激素、合成类固醇类药物所致,其中甲睾酮最为常见,常在服药数月后出现黄疸。

2.炎症性胆汁淤积

其特征以胆汁淤积为主,伴明显的肝细胞变性、坏死,汇管区有多种炎症细胞浸润,肝细胞可见气球样变性、轻度脂肪变性、灶性坏死。此型损害除药物的毒性作用外,常有变态反应、免疫性肝损害参与。多由氯丙嗪、依托红霉素、阿莫西林-克拉维酸、丙硫氧嘧啶、吡罗昔康、磺胺类、吩噻嗪类、三环类抗抑郁药等药物所致,预后一般较好。

3.胆管性胆汁淤积

此型较少见,临床表现与原发性胆汁性肝硬化相似。损伤的特征是小叶间淤胆,并有进行性小胆管破坏、消失。常由氟氯西林、噻苯达唑等药物所致。

另外,氟尿苷经肝动脉灌注化学治疗后可出现一种特殊类型的药物性肝损害,氟尿苷可诱发血管炎,导致胆管缺血性损伤,造成弥漫性胆管狭窄,表现类似于原发性硬化性胆管炎。

(三)脂肪变性(脂肪肝)

药物的肝细胞毒性可导致肝内蛋白质合成受到抑制,极低密度脂蛋白减少,三酰甘油在肝细胞内堆积,形成脂肪肝。临床上患者常有乏力、右上腹隐痛等症状,可有肝脏肿大,血清 ALT 可升高。其病理变化主要有大泡型和小泡型两种类型。

1.大泡型脂肪变性

大泡型脂肪变性多为慢性,病理改变主要是肝细胞内脂肪滴融合成大泡,占据肝细胞体积的大部分。还可见到肝细胞 Mallory 小体形成、气球样变、小叶炎症、窦周炎症和窦周纤维化等改变。此型损害典型的是由皮质类固醇、酒精、甲氨蝶呤、硫唑嘌呤、丝裂霉素等药物引起。

2.小泡型脂肪变性

此型比较少见,多为急性,与妊娠期急性脂肪肝和瑞氏综合征相似。通常伴有明显的肝细胞功能异常,并可导致暴发性肝衰竭。病理改变主要是脂肪小滴在整个肝细胞内沉积,镜下肝细胞呈泡沫样改变。大剂量静脉滴注四环素,口服丙戊酸、布洛芬、吡罗昔康等药物可导致此型肝细胞损伤。

(四)慢性肝细胞损害

一些药物导致的药物性肝损害临床过程呈慢性发展,其临床表现、血清学改变和组织学变化类似于慢性肝炎,甚至可引起肝纤维化和肝硬化。

1.慢性肝炎

药物引起的慢性肝损害通常发病缓慢,可无明显症状或症状轻微。患者常有乏力、食欲缺乏、厌食、上腹不适等症状,部分患者有肝外表现,如关节痛、多毛、闭经、皮肤黏膜病变、痤疮等。血清 ALT、胆红素、γ-球蛋白升高,凝血酶原时间延长,还可出现抗核抗体、抗平滑肌抗体阳性。如并发亚急性重型肝炎,可出现腹水、门脉高压、肝性脑病和肝肾综合征。肝活检肝细胞局灶性变性、坏死,伴有汇管区和小叶内炎症细胞浸润。

2.肝硬化

药物可以引起结节性肝硬化、胆汁性肝硬化和淤血性肝硬化。

（五）变态反应

药物诱发免疫反应导致的肝损害病理改变主要是肝细胞灶性坏死、区带性坏死,临床表现除肝功能损害的症状外,可有发热、皮疹、嗜酸性细胞增多、关节炎、肾炎等。

（六）特殊类型的药物性肝损害

1.肝肉芽肿

据统计,大约 1/3 肉芽肿性肝炎是由药物导致的,常见的诱发药物包括奎尼丁、别嘌呤醇、苯妥英钠、卡马西平、磺胺类等。患者有发热、厌食、食欲缺乏、皮肤巩膜黄染、右上腹痛等症状,常伴有全身过敏和血管炎症状。肝活检可见炎症细胞浸润和肉芽肿形成,肉芽肿多为局灶性,全身其他组织也可有肉芽肿形成。

2.肝磷脂病

服用胺碘酮、马来酸哌克昔林等药物可引起肝磷脂病,是由于药物导致溶酶体磷脂失活,磷脂分解受抑制,从而引起肝细胞内磷脂沉积。磷脂亦可在其他组织沉积。组织学特点与酒精性肝病相似,可见 Mallory 小体、小胆管增生、肝细胞脂肪变性、炎症细胞浸润。患者有 ALT 升高、肝脏肿大、皮肤病变、神经病变等表现。

3.肝脏紫斑病

长期口服雌激素、雄激素、6-巯基嘌呤、避孕药等药物可导致该病。发病机制不清,可能是药物损伤肝窦内皮细胞,网状支架塌陷,阻塞了肝血窦血流,导致肝窦扩张。病理学上,在肝脏表面及切面上可见大小不等的、充满血液的囊性空腔,显微镜下可见肝窦囊样扩张,Disse 间隙扩张,腔内充满红细胞和胶原纤维。还可见肝细胞灶性坏死、胆汁淤积、小胆管增生。该病的发生可无临床症状,或仅有肝脏增大,但病情严重者可发生腹腔出血、肝肾衰竭,病死率较高。本病禁做肝穿刺活检,超声、CT 检查有助于诊断。

4.肝静脉血栓形成

长期口服避孕药可影响凝血机制,引起肝静脉血栓形成和栓塞、肝静脉狭窄、肝脏淤血,临床上表现为布加综合征,出现腹胀、顽固性腹水、肝大。病理学上可见肝小叶中央静脉扩张、肝窦充血、肝小叶中央区坏死,以后肝纤维化、肝硬化。

5.肝小静脉闭塞症

乌拉坦、硫唑嘌呤、千里光生物碱等药物可导致本病。病变主要累及中央静脉,肝小叶中央区肝窦充血,肝细胞坏死,之后肝纤维化、肝硬化。

6.肝脏肿瘤

长期口服避孕药、雄激素可引起肝脏良性腺瘤,其发生和服药时间及剂量有关。腺瘤恶变,可发生肝细胞癌或胆管细胞癌,但血清甲胎蛋白测定（AFP）水平通常不高。

7.特发性门脉高压症

长期接触石灰、硫酸铜杀虫剂均可引起本病。病理特点是肝内门静脉末梢闭塞,门静脉血栓形成,汇管区纤维化。临床表现为门脉高压症。

五、诊断

提高对本病的警惕性,本病的诊断并不困难。但因为药物性肝损害的临床表现和实验室检查没有特异性,并且有时被患者原有疾病所掩盖,所以易被误诊。

急性药物性肝损害常常有明确的服药史、较典型的临床症状和血清学改变,结合停用可疑药物后的效应,往往可以作出诊断。在诊断时应该注意用药剂量、用药途径、用药时间、合并用药、用药和肝脏损害的时间关系等因素。

慢性药物性肝损害症状隐匿,由于患者常常患有其他疾病,并且大多接受多种药物治疗,要确定用药和肝脏损害之间的关系很困难。需要详细了解患者的全部用药史(包括发病前3个月内使用过的药物)、饮酒史、有无肝病、有无药物过敏史、有无过敏性疾病、原患疾病是否可累及肝脏等情况,根据药物接触史、临床表现、实验室检查作出诊断。

诊断药物性肝损害可参考以下条件。

(1)肝脏损害出现在用药后1~4周,也可于用药后数月才出现。

(2)有发热、皮疹、瘙痒、关节痛、淋巴结肿大等肝外症状,如有系统性脉管炎,更有助于诊断。

(3)停药后血清 ALT 在1周后开始逐步下降,其他肝功能指标也有好转。

(4)可排除酒精、病毒性肝炎或其他疾病所致肝脏损害。

(5)血常规检查嗜酸性细胞>6%,单核细胞增多。

(6)淋巴细胞转化试验和(或)巨噬细胞(或白细胞)移动抑制试验阳性。

(7)提示药物性肝损害的组织学改变。

(8)偶尔再次用药可再次发生肝损害。

凡符合上述第1条,加(2)~(8)条中任意两条,可考虑诊断药物性肝损害。

六、治疗

(一)停用相关药物

立即停用与肝损害相关的药物是治疗的关键。很多患者在停用相关药物后,肝功能可恢复正常,对与可疑药物相似的药物亦属禁忌。如患者的药物不能停用,则应全面权衡相关的利弊,改变用药剂量、用药方法,并定期检测肝功能。

(二)支持治疗

患者应卧床休息,有利于减轻肝脏负担,有助于肝细胞修复和再生。应补充足够的蛋白质、热量、B族维生素、维生素 C 和维生素 E,以利于肝细胞修复和再生。但摄入的热量不宜过多,以免形成脂肪肝。同时要注意维持水、电解质和酸碱平衡。

(三)清除体内药物

胃肠道内残留的药物可以通过洗胃、导泻等方法清除。对于血液内的残留药物,可根据药物在体内分布的情况,可采用血液透析、利尿等方法清除。

(四)药物治疗

补充谷胱甘肽可以保护肝细胞膜,并与药物代谢产物结合,消除脂质过氧化,减轻药物的肝毒性。可每天 1.2 g 静脉滴注。多烯磷脂酰胆碱是体内不能合成的必需磷脂,可以结合到肝细胞膜的结构中,有益于肝细胞的再生,改善肝脏损害的组织学变化,并改善肝功能。常用剂量为每天 0.5～1.0 g 静脉滴注,病情较轻者可以减量或口服。也可选用水飞蓟素、腺苷蛋氨酸等,有出血倾向者可用维生素 K_1。

有明显胆汁淤积者,可用熊去氧胆酸。有报道患者使用熊去氧胆酸治疗后,血清 ALT、胆红素、碱性磷酸酶等指标下降,肝脏组织学改变有所改善。其机制可能与改善肝细胞功能、扩张毛细胆管、增加胆汁酸排泄有关。常用剂量为100～200 mg,每天 3 次。苯巴比妥可促进胆红素与葡萄糖酸、γ-球蛋白的结合,增加其转运,降低血浆胆红素浓度;还可增加细胞膜 Na^+/K^+-ATP 酶的活性。常用剂量为 40～60 mg,每天 3 次。

糖皮质激素用于药物性肝炎胆汁淤积目前尚有争议。一般认为,糖皮质激素具有非特异性抗炎、促进某些酶的合成、促进胆汁分泌、抑制过敏和免疫反应等作用,但临床应用疗效不甚满意,且有较多不良反应,应慎重使用。可用泼尼松 30 mg/d,用药 5 天如胆红素下降40％～50％,则减量继续使用,总疗程 2 周;如用药 7 天无效,应停药。

对乙酰氨基酚引起的药物性肝损害可用 N-乙酰半胱氨酸解毒。

病情严重的药物性肝损害可发生肝性脑病、肝衰竭,应按肝性脑病、肝衰竭给予相应处理,必要时可考虑肝移植。

(李斌华)

第四节　肝　脓　肿

一、化脓性肝脓肿

(一)流行病学

细菌性肝脓肿是一种严重感染,其发病率为 15/10 万～44.9/10 万接诊患者。此前一系列研究显示,男性发病率更高,但最近的报道性别分布无差异。好发年龄在 60～70 岁。在一系列相关研究中,单发和多发脓肿发生率分别为 58％和 42％,66％在右叶,8％在左叶,26％在两叶。孤立的肝脓肿常位于右叶,而多发性脓肿常发生在两叶。

(二)病因

肝脓肿形成机制包括来自胆道或腹部感染的传播、血行感染、不明原因或隐源性病因。目前,继发于胆道梗阻的胆道感染是造成化脓性肝脓肿的主要原因,而胆道梗阻的原因存在地理差异:西方国家主要由胆道恶性肿瘤引起,而在亚洲国家胆石症及肝内胆管结石更为常见。还有部分患者找不到明显的细菌入侵途径,称为隐源性肝脓肿。其中 1/3 的病例可能是隐源性。近年来,肝脓肿患者的平均年龄有所提高,且更多见于良性或恶性胆道梗阻和肝外恶性肿瘤的患者,虽然抗生素逐步升级,但是病死率反而更高。

以下腹腔内疾病可能会导致肝脓肿的发生,包括憩室炎、阑尾炎、肠穿孔和炎症性肠病。肝脓肿可在肝细胞癌动脉化学治疗栓塞后形成。多发性肝脓肿与胆道疾病如结石和胆管癌有关。肝脓肿形成的基础疾病是糖尿病、恶性肿瘤和高血压。本病可来自胆道疾病、门静脉血行感染、肝动脉血行感染或开放性肝损伤时直接感染。

（三）微生物学

肝脓肿可以掺杂各种细菌感染,其可以通过菌血症直接损害肝脏或相邻部位的扩散形成。最常见的病原菌是大肠埃希菌、肺炎克雷伯杆菌、链球菌和厌氧菌。类杆菌属是厌氧菌中最常见的。也有关于米勒链球菌的报道。脓肿穿刺液中往往可见不止一种病原体生长,即使血培养结果只有一种病原体。细菌和念珠菌的耐药率在增加,最有可能继发于胆道支架的置入和长期抗生素使用。

继发于致命的肺炎克雷伯杆菌的肝脓肿的特异性综合征,已报道主要集中在南亚、东亚地区,可波及眼睛和中枢神经系统。这种感染是由有更高耐吞噬性的荚膜 K_1/K_2 菌株引起。在感染的患者中糖尿病的患病率较高。

（四）临床表现

早期多为非特异性的前驱症状,精神萎靡、呕吐、贫血、体重下降。头痛、肌肉及关节疼痛等。随后可以出现寒战、高热及肝区疼痛等不适,但疼痛可能不局限于右上腹,常伴血清碱性磷酸酶的升高。低清蛋白血症,白细胞计数增多以及谷丙转氨酶水平的增高也较常见。值得注意的是,这些症状并不常见于老年人和免疫抑制的患者。体征,如肝脏肿大（50％）,摩擦音（50％）,呼吸系统表现（50％）,黄疸（25％）可扪及肿块（25％）,或脾大（25％）比较常见,可能对诊断有帮助。所谓的经典三联征:黄疸、发热、腹部压痛则比较罕见。邻近膈肌的肝脓肿可以引起胸膜炎性胸痛、咳嗽及呼吸困难,当这些症状与上诉非特异性症状同时存在时,容易导致诊断困难。腹腔内并发症包括脓肿破溃入腹腔,胆道或胃肠道,门静脉或肠系膜静脉血栓形成。据报道如果发展为败血症、肝脏和多器官衰竭和肠系膜静脉血栓形成的患者致死率高。该病死率比多发性肝脓肿更高。恶性肿瘤被认为是病死率的另一个独立的危险因素。

（五）诊断

用腹部 CT 进行影像学和超声检查至关重要。B 型超声的阳性诊断率高达 $75％～95％$,为初步诊断的首选方法。超声的表现根据脓肿的分期略有不同,早期为模糊的高回声景象,随着脓肿的逐渐成熟和脓腔的形成,可见低回声或无回声的肿块。应当注意脓腔脓液非常稠厚时,可能与肝脏的实质性包块混淆。此外,超声还可以显示胆道结石及胆管扩张,肝内胆管结石,因此对于肝脓肿有很大的病因诊断鉴别价值。CT 对于鉴别诊断肝脏其他性质的包块具有重要的诊断价值,其敏感性高达 $95％$。对比增强检查,门静脉期可见显著的环形强化的脓肿壁及无明显强化的中央脓腔。CT 是诊断脓肿内气体的最灵敏的方法。MRI 与 CT 或者超声相比,在诊断肝脓肿不具有优越性。腹部平片及胸部 X 线检查对诊断肝脓肿无特异价值。胸部 X 线片可显示肺不张、胸腔积液或右侧膈肌抬高。实验室检查有白细胞计数升高、贫血、低清蛋白血症、转氨酶及碱性磷酸酶升高等。持续的高血糖提示患者可能并存糖尿病,或者由于脓毒症导致血糖控制不佳。

（六）治疗

1.引流脓腔

有效治疗肝脓肿需要充分引流。在 20 世纪 50～70 年代,手术引流很常见。部分是因为缺乏敏感的放射学工具进行诊断,虽然其也能找到脓肿来源并提供明确的脓肿引流位置。

然而,在 20 世纪 70 年代,敏感的成像技术的发展使术前诊断成为可能,并允许对病变进行定向穿刺引流。这也可以帮助鉴别脓肿的原因。

目前,经皮置管引流联合抗生素已经成了化脓性肝脓肿的一线及最重要的治疗方法,可有效治疗 76%～91%的病例。抽吸脓腔内脓液进行诊断及细菌培养的同时,需放置引流管进行持续引流或者一次性将脓液抽吸干净。经皮细针穿刺的成功率高,微创且住院时间短,但有很大的可能需要再次进行抽吸。当细针穿刺一次不能成功地将所有的脓液抽吸干净时,应进行置管引流。更典型的,可放置一个 8～12F 的法式经皮胆道引流管。在平均 5 天后可看到脓肿的大小显著地减少(小于原来的 50%),引流管可以在 2～4 周后移除,但有些医师倾向于保持导管的放置,直到完全消除,一般要 15 周。过早地拔除引流管与复发有关。

初次直接进行经皮置管引流的适应证:脓液稠厚不适合细针吸引;脓腔直径＞5 cm;脓腔壁厚,不适合穿刺;多房性肝脓肿。多发性脓肿不是经皮置管引流的禁忌证,但这种情况应该每个脓腔放置相应的引流管。尽管两者的成功率均很高,但还是将近 10%的患者操作失败。引流不成功或者失败的原因主要是:导管口径过细,脓液稠厚;导管的位置不适合引流;导管过早移除;脓腔的纤维包裹壁非常厚,导管置管困难。

2.合理的抗生素治疗

抗生素的选择要通过培养和药敏结果来定,包括第三代头孢菌素、头孢西丁、替卡西林-克拉维酸、哌拉西林-他唑巴坦、氨苄西林-舒巴坦、环丙沙星、左氧氟沙星、亚胺培南和美罗培南。在未确定致病菌之前,首选覆盖革兰氏阳性需氧菌和厌氧菌的广谱抗生素,如阿莫西林、氨基苷类加甲硝唑;或者三代头孢菌素加甲硝唑等药物,然而该方案不能覆盖肠球菌。此外,氨基苷类抗生素应谨慎使用,因为对于胆道疾病的患者,特别是伴有败血症、脱水和高龄的患者,肾毒性的风险很大。具体的方案与地区的细菌及药敏谱有关。抗生素的持续时间还没有具体的规定,但通常为 4～6 周,而且应该根据对治疗的反应进行个体化治疗。当患者情况稳定,并已进行过引流后,静脉注射抗生素可以换成口服。在多个小型肝脓肿不便于引流时,抗生素可能是唯一的选择。此外,需要及时发现及解除胆道梗阻,梗阻的持续存在会影响抗生素的效果。

二、阿米巴肝脓肿

(一)流行病学

阿米巴病是地方病,在温带和热带气候可发现,如印度、埃及和南非。每年有 4 万～10 万人死于阿米巴病。在美国,阿米巴病的患者为到流行国家的移民和游客。感染途径通常为摄入污染的食物或水果。男同性恋者之间的传播明显增加。据美国方面的报道,34 000 的人类免疫缺陷病毒(HIV)阳性患者中只有 2 例患有溶组织内阿米巴病。日本、韩国、澳大利亚和我国台湾地区报告表明男性同性恋中的发病率显著增高。发病率的增加很可能是由于肛门-口交和这种寄生虫在亚太地区流行率的增加。

(二)病因

滋养体附着,然后侵入结肠上皮细胞进入黏膜下层,通过各种蛋白水解酶和炎性细胞作用,形成"烧瓶样溃疡",这会导致腹泻和肠道组织的破坏。滋养体通过门静脉循环到达肝脏,从而导致脓肿的形成。

(三)微生物学

阿米巴痢疾有两种形式。囊肿是摄入的形式,能动滋养体在回肠末端或结肠形成。溶组织内阿米巴可以通过分子技术与大肠埃希菌毒蛾进行鉴别,后者不具有致病性。

(四)临床表现

阿米巴感染后可无症状,但每年有 4%～10%的无症状患者将会发展为侵袭性疾病。肝脓肿是最常见的肠外表现。患者可有或无阿米巴性结肠炎的表现,可能要经过数月甚至数年后才会演变为肝脓肿。症状和体征包括腹泻(可能带血)、腹痛与压痛、肝脏肿大、发热、咳嗽、体重减轻、碱性磷酸酶增加和白细胞计数增多。通常在肝右叶会形成单一性脓肿;不太常见于肝左叶脓肿。细菌双重感染和败血症可能会发生,所以需要用抗生素对抗肠道微生物和葡萄球菌。蔓延到邻近部位可能会引起膈肌、膈下区、胸膜、肺和心包的感染,导致瘘的形成和脓性分泌物的积聚。

(五)诊断

含滋养体的红细胞可诊断阿米巴感染。滋养体可在肝脓肿的边缘发现,但通常不是在中央坏死的部分。超声和 CT 下表现为肿块性质。当溶组织内阿米巴存在时,血清学检查呈阳性,但当大肠埃希菌存在时,血清学检查为阴性。间接血凝试验在阿米巴病患者中阳性率几乎达到 100%。在溶组织内阿米巴感染率低的地区,阳性结果支持急性感染诊断;而在高患病率地区,阳性结果可能意味着既往感染,而不是急性期感染。粪便抗原-酶联免疫吸附试验现在可用于诊断溶组织内阿米巴,具有非常良好的灵敏度和特异度。聚合酶链反应(PCR)测试目前只用于研究,还不能用于常规临床诊断。鉴别化脓性和阿米巴肝脓肿可能比较困难。在 577 例肝脓肿病例中,细菌性肝脓肿的高危因素包括年龄>50、多发性脓肿、肺部表现和间接血凝试验滴度<256 IU。

(六)治疗

甲硝唑是首选药物。当脓肿体积很大或呈多发性脓肿时,可合并使用氯喹来抗滋养体。除在比较复杂的病例外,很少建议行手术引流。管腔剂,其中包括双碘喹啉、巴龙霉素和二氯尼特,是消除肠道溶组织内阿米巴和防止复发所必需的。

(李斌华)

第五节 脂 肪 肝

脂肪肝是指各种原因引起的肝细胞内脂肪堆积,最早于 1842 年由 W.Bowman 提出,随后的研究资料主要来自肝活检病理学报道。20 世纪 80 年代起,随着 B 超和 CT 检查的普及,脂肪肝作为一种常见的影像学发现而渐引起临床关注,但真正将脂肪肝作为一种临床综合征或者独立性疾病来对待,还是在 1986 年 F.Schafner 等提出脂肪性肝病(fatty liver disease,FLD)概念之后。病理上,FLD 指病变主体位于肝小叶,并以肝细胞大泡性脂肪变性和脂肪贮积为主要改变的广泛疾病谱,包括单纯性脂肪肝、脂肪性肝炎、脂肪性肝硬化三种主要类型,临床上则有酒精性脂肪性肝病(alcoholic liver disease,ALD)(简称酒精性肝病)和非酒精性脂肪性肝病(non-alcoholic fatty liver disease,NAFLD)之分。

一、概念

脂质是生物体内的一类重要物质,主要分为脂肪和类脂两大类。前者即中性脂肪-三酰甘油(triglyceride,TG),后者包括磷脂、胆固醇/胆固醇酯、类固醇及糖脂。正常人每 100 g 肝脏湿重含 4~5 克脂质,主要用于构成生物膜的脂质双层结构,其中磷脂占 50%以上,TG 占 20%,游离脂肪酸(free fatty acid,FFA)占20%,胆固醇占7%,其余为胆固醇酯等。

肝脏是人体内脂质代谢最为活跃的器官,肝细胞在体内脂质的摄取、转运、代谢及排泄中起着重要作用。在正常肝组织内,仅贮存维生素A的肝星状细胞胞浆内含有少量脂滴,而肝细胞由于其脂质合成与排泄保持动态平衡,一般并无脂质堆积,仅偶见营养良好者肝小叶内散在性肝细胞脂滴存在(一般不超过5%)。

当肝内脂肪含量超过肝脏湿重的5%,或肝组织切片光镜下每单位面积见30%以上肝细胞有脂滴存在时,称为脂肪肝。脂肪肝时肝细胞内异常蓄积的脂质50%以上为TG,其他脂类成分、糖原含量、蛋白质及水分也相应增加,但磷脂/胆固醇酯比例常下降。

绝大多数的脂肪肝是由于TG在肝内积聚所致;但也可由其他脂质引起,如由于脂代谢酶的遗传性缺陷而导致类脂在单核巨噬细胞系统异常沉积的类脂质沉积病、酸性脂酶缺乏症、胆固醇酯贮积病、Gaucher病(葡萄糖脑苷脂堆积)等,以及由于胺碘酮、哌克昔林等药物诱发的肝细胞溶酶体磷脂沉积病。通常所述脂肪肝主要指肝细胞胞浆内TG堆积,根据其脂滴大小不同分为小泡性、大泡性以及混合性脂肪肝三种类型,前者因呈急性经过故有急性脂肪肝或特殊类型脂肪肝之称,狭义的脂肪肝即FLD主要指慢性大泡性或大泡性为主的混合性脂肪肝。丙型肝炎、自身免疫性肝病、威尔逊氏症等有时虽也可引起肝细胞内TG异常堆积,但因其有特定疾病命名,故亦不属于FLD范畴。

二、病理学

大体观察脂肪肝的肝脏外形常呈弥漫性肿大,边缘钝而厚,质如面团,压迫时可出现凹陷,表面色泽苍白或带灰黄色,切面呈黄红或淡黄色,有油腻感。肝组织切片H.E染色或油红O染色光镜下示肝细胞肿大,胞质内含有数量不等及大小不一的脂滴或脂肪空泡。多数病例脂滴首先累及肝腺泡3区,但亦有以肝腺泡1区病变为主者,严重时脂滴弥漫累及整个肝腺泡。

根据肝脏脂肪含量占肝湿重的比例,或肝组织切片H.E染色或脂肪染色光学显微镜下脂肪变性肝细胞占视野内总体肝细胞的百分比,可将脂肪肝分为轻度、中度和重度三种类型(表6-3)。光镜下肝小叶内不足30%视野的肝细胞内有脂滴存在称为肝细胞脂肪变性。根据肝细胞脂肪变性累及的范围可将脂肪肝分为常见的弥漫性脂肪肝和弥漫性脂肪肝伴正常肝岛以及少见的局灶性脂肪肝。

表6-3　脂肪肝的组织学分型

类型	脂肪/肝重(%)	脂变肝细胞/总的肝细胞(%)
轻度	≥5	≥30
中度	≥10	≥50
重度	≥25(~50)	≥75

起初肝细胞内蓄积的脂质呈多个无膜包绕的微球状,直径1~3 μm,位于肝细胞浆无结构区域,胞核居中。当脂滴数量增多、直径增大至5 μm时,光镜下可见脂滴呈串珠状聚集在肝细胞窦面,进而细胞质内充满这些微小脂滴,此即小泡性脂肪变。随着肝内脂肪含量增加,微小脂滴大小可保持不变或迅速融合成单个或多个直径大于25 μm的大脂滴,将细胞核和细胞器挤压至

细胞边缘,此即大泡性脂肪变。大泡性脂肪变在吸收消散时往往先变成多个小的脂滴。因此,小泡性脂肪变可为大泡性脂肪变的轻型、前期或恢复期的表现形式。

小泡性脂肪肝一般不伴有肝细胞坏死和炎症,但其线粒体损害明显。而大泡性脂肪肝常呈慢性经过,病程早期表现为单纯性脂肪肝,肝活检仅示肝细胞脂肪变性;进一步为发展为脂肪性肝炎,即在脂肪变的基础上合并肝细胞气球样变、小叶内炎症,并常伴有肝细胞点状坏死及肝纤维化;晚期可通过进展性肝纤维化最终发生脂肪性肝硬化。

三、病因学

(一)大泡性脂肪肝

大泡性脂肪肝的主要病因包括:①营养缺乏,如恶性营养不良病、消瘦、全胃肠外营养(total parenteral nutrition,TPN)、热带儿童肝硬化、重度贫血、低氧血症以及短期饥饿、体重急剧下降等;②营养过剩,包括肥胖、2 型糖尿病、高脂血症以及短期内体重增长过快等;③药物性,包括氨丝氨酸、博莱霉素、嘌呤霉素、四环素等抗生素,天冬酰胺、氮胞苷、氮尿苷、甲氨喋呤等细胞毒性药物,以及华法林、二氯乙烷、乙硫氨酸、溴乙烷、雌激素、糖皮质激素、酰肼、降糖氨酸、雄激素、黄樟醚等其他药物;④中毒性,包括锑、钡盐、硼酸盐、二硫化碳、铬酸盐、低原子量的稀土、铊化物、铀化物、有机溶剂、毒性蘑菇以及乙醇及其代谢产物乙醛等;⑤先天代谢性疾病,如脂质萎缩性糖尿病、家族性肝脂肪变、半乳糖血症、糖原累积病、遗传性果糖不耐受、高胱氨酸尿症、系统性肉碱缺乏症、高酪氨酸血症、Resfum 病、Schwachman 综合征、Weber-Christian 综合征、威尔逊氏症等;⑥其他,如丙型肝炎、炎症性肠病、胰腺疾病、获得性免疫缺陷综合征、结核病,以及空-回肠旁路术、胃成形术、广泛小肠切除术、胆胰转流术等外科手术。其中肥胖症、空-回肠短路手术、TPN、糖尿病、乙醇、大剂量雌激素等因素可引起脂肪性肝炎,而其他因素一般只引起单纯性脂肪肝。

(二)小泡性脂肪肝

小泡性脂肪肝的主要病因有妊娠急性脂肪肝,瑞氏综合征,牙买加人呕吐病,丙戊酸钠、四环素、水杨酸、阿糖尿苷等药物中毒,磷、蜡样芽孢杆菌毒素中毒,先天性尿素酶缺乏症,线粒体脂肪酸氧化基因缺陷,乙醇性泡沫样脂肪变性,以及丁型肝炎等。

(三)肝磷脂沉积症

肝磷脂沉积症主要由于溶酶体内磷脂内堆积,常见病因包括酸性脂酶缺乏症,胆固醇酯贮积病,以及胺碘酮、环己哌啶等药物中毒,后者尚可引起脂肪性肝炎。

各种致病因素与其肝脂肪变类型之间虽有一定相关性,但有时并不尽然。例如,酗酒主要引起大泡性脂肪肝,但偶亦可导致小泡性脂肪肝,同样妊娠和 AIDS 既可引起小泡性脂肪肝也可导致大泡性脂肪变。就肝病理学改变而言,至今无法准确区分酒精性和非酒精性 FLD。尽管现有检测手段十分先进,但至今仍有 20% 左右的脂肪肝病因不明。

四、发病机制

脂肪肝的发病机制复杂,主要涉及正常的肝细胞发生 TG 堆积、脂肪变性的肝细胞发生气球样变和点状坏死、小叶内炎症以及脂肪肝并发纤维化等诸方面。

(一)单纯性脂肪肝

各种致病因素可通过影响以下一个或多个环节导致肝细胞 TG 堆积。①由于高脂饮食、高脂血症以及外周脂肪组织动员增加导致脂肪的合成原料 FFA 输送入肝增多;②线粒体功能障碍导致肝细胞 FFA 氧化磷酸化以及 β 氧化减少;③肝细胞合成 TG 能力增强或从碳水化合物转化为 TG 增多,或肝细胞从肝窦乳糜微粒残核内直接摄取 TG 增多;④极低密度脂蛋白(very low density lipoprotein,VLDL)合成及分泌减少导致 TG 转运出肝障碍。

小泡性脂肪肝主要由于线粒体功能障碍导致 FFA 氧化利用减少所致,而大泡性脂肪肝则与肝细胞脂质合成与排泄失衡有关,其中胰岛素抵抗相关的营养过剩性脂肪肝主要由于脂肪合成显著增多所致,而营养不良以及某些药物和毒性物质则主要通过影响 VLDL 的合成与分泌而诱发脂肪肝。肝脏局部血流供应异常可能与局灶性脂肪肝以及弥漫性脂肪肝伴正常肝岛有关。

（二）脂肪性肝炎

单纯性脂肪肝是 FLD 的早期阶段,尽管脂肪变性的肝细胞尚能存活,但其对各种继发打击特别敏感。单纯性脂肪肝时伴存或继发的胰岛素抵抗、FFA 增多、肝脏细胞色素 P450(cytochrome P450,CYP)2E1 和 CYP4A 表达增强、氧应激和脂质过氧化损伤、肠源性内毒素血症或肝脏对内毒素敏感性增强、枯否细胞激活及其释放的炎性细胞因子和介质等,均可导致脂肪变的肝细胞发生气球样变性、点状坏死,同时吸引中性粒细胞和淋巴细胞趋化至肝小叶内,从而形成脂肪性肝炎。此外,氧应激可通过形成活性氧引起肝细胞内蛋白质、DNA 和脂质变性并积聚,进而形成 Malory 小体并激发自身免疫反应。因此,氧应激/脂质过氧化损伤在脂肪性肝炎的发生中可能起重要作用。

（三）脂肪性肝纤维化

与酒精性脂肪肝可直接导致肝纤维化不同,非酒精性脂肪肝必须通过脂肪性肝炎这一中间阶段过渡才能进展为肝硬化,提示导致脂肪性肝炎的各种因素及其所致炎症本身为脂肪性肝纤维化发生的前提条件。脂肪肝时肝组织内异常增加的脂质(特别是过氧化脂质)、FFA,以及可能并存的铁负荷过重和高瘦素血症,均可通过增强脂质过氧化反应和(或)刺激库普弗细胞释放炎症介质,进而促进肝星状细胞激活、转化及合成大量细胞外基质,从而诱发进展性肝纤维化。肝微循环障碍、肝细胞缺血缺氧等因素也参与脂肪性肝纤维化的发病。

临床病理研究表明,绝大多数 FLD 处于单纯性脂肪肝阶段,仅有部分病例并发脂肪性肝炎,而进展性肝纤维化和肝硬化者则更少见。为此,Day 和 James 的"多重打击"学说认为,胰岛素抵抗等初次打击主要导致肝细胞脂肪变性并启动细胞适应程序,而这些适应反应可增加细胞对其他应激的反应性,结果通过氧应激/脂质过氧化损伤等二次打击诱发肝细胞坏死和炎症浸润。而接着增加的炎症介质可激活肝星状细胞诱发肝纤维化。除非能够及时阻止炎症-坏死循环,引起细胞外基质的降解超过合成,否则将会发生肝硬化。

五、临床表现

脂肪肝的临床表现与其病因、病理类型及其伴随疾病状态密切相关。根据起病方式可将脂肪肝分为急性和慢性两大类。前者病理上多表现为小泡性脂肪肝,而后者则为大泡性或以大泡性为主的混合性脂肪肝。

（一）急性脂肪肝

急性脂肪肝临床表现类似急性或亚急性重症病毒性肝炎,但愈合后一般不会发展为慢性肝病。患者常有疲劳、恶心、呕吐和不同程度黄疸,甚至出现意识障碍和癫痫大发作。严重病例短期内迅速发生低血糖、肝性脑病、腹水、肾衰竭以及弥散性血管内凝血(disseminated intravascular coagulation,DIC),最终可死于脑水肿和脑疝。当然,也有部分急性脂肪肝病例临床表现轻微,仅有一过性呕吐及肝功能损害的表现。

妊娠期急性脂肪肝一般发生于妊娠第7～9个月,常于上呼吸道感染后起病,主要表现为伴有出血倾向和暴发性肝衰竭的多脏器功能不全,常伴有高血压、蛋白尿、少尿以及急性胰腺炎。尽管黄疸明显但罕见皮肤瘙痒。

瑞氏综合征主要见于儿童,多在流行性感冒或水痘后出现,某些患者有近期服用水杨酸盐类药物史。患儿在出现剧烈的恶心、呕吐后迅速发生昏迷。肝脏可肿大,但无黄疸和局灶性神经体征。

(二)慢性脂肪肝

慢性脂肪肝主要为肥胖、糖尿病和慢性酒精中毒所致的FLD,起病隐匿,临床症状轻微且乏特异性。即使已发生脂肪性肝炎甚至肝硬化,有时症状仍可缺如,故多在评估其他疾病或健康体检作肝功能及影像学检查时偶然发现。肝大为慢性脂肪肝的常见体征,发生率可高达75%以上,多为轻至中度肿大,表面光滑、边缘圆钝、质地正常或稍硬而无明显压痛。门静脉高压等慢性肝病体征相对少见,脾肿大检出率在脂肪性肝炎病例一般不超过25%。局灶性脂肪肝由于病变范围小,临床表现多不明显。

部分慢性脂肪肝患者在其漫长病程中,除有其原发疾病表现外,可出现肝区疼痛、腹胀、乏力、食欲缺乏等主诉,主要与肝脂肪浸润导致肝大、肝包膜过度伸张有关。在肝内脂肪浸润消退、肝大回缩后,相关症状可缓解。极少数酒精性和糖尿病性脂肪肝因肝细胞脂肪迅速沉积或并发脂肪性肝炎,可出现右上腹疼痛、局部肌紧张和反跳痛,同时伴发热、外周血白细胞总数增加以及中性粒细胞核左移等全身炎症反应表现,易误诊为外科急腹症。

像大多数其他慢性肝病一样,FLD患者的临床表现与其组织学改变相关性差。在FLD某一阶段缺乏肝病相关征象并不提示其预后良好,因为许多脂肪性肝炎甚至肝硬化患者在肝衰竭和门脉高压并发症发生之前往往呈"良性"临床经过。

恶性营养不良病引起的脂肪肝一般见于饮食中蛋白质摄入不足的儿童,常有右上腹触痛、水肿、腹水和生长发育迟缓,可出现肝纤维化但不会进展为肝硬化。饮食中补充蛋白质后肝脏病变可迅速逆转。蛋白质-热量营养不良引起的脂肪肝见于饥饿状态或某些胃肠道疾病,如严重的吸收不良,多仅表现为转氨酶轻度升高。肥胖者行空回肠旁路减肥手术引起的脂肪肝部分是因蛋白质-热量不足所致,常发生亚急性脂肪性肝炎,如果不加干预则病变可迅速进展为失代偿期肝硬化。

皮质类固醇等药物引起的单纯性脂肪肝,临床表现轻如,停药后病变恢复,临床意义不大;但胺碘酮、氨甲蝶呤等药则易导致脂肪性肝炎,并可发生亚急性肝衰竭和失代偿期肝硬化。

六、实验室改变

脂肪肝患者的血液学、生化指标与其肝活检组织学检查结果的相关性较差,仅20%～30%经肝活检证实的脂肪肝病例有1项或多项肝功能生化指标异常。并且,至今尚无理想的定性和定量反映脂肪肝有无及其程度的实验指标。但是,血液实验室检查指标的检测确实有助于判断脂肪肝的病因、病理类型及其病情轻重和预后。

急性小泡性脂肪肝患者如出现肝、肾功能不全以及DIC相关的血液学指标改变,常提示病情严重。慢性大泡性脂肪肝其血清转氨酶(ALT和AST)、碱性磷酸酶(ALP)、γ-谷氨酰转肽酶

(GGT)以及 C 反应蛋白等可轻度升高,转氨酶升高幅度一般不超过正常值上限的 2~4 倍;而血清胆红素、清蛋白和凝血酶原时间(prothrombin time,PT)以及靛青绿(ICG)清除率一般正常。如果血清转氨酶持续升高或明显异常则提示并发脂肪性肝炎,胆红素升高和 PT 延长可反映脂肪性肝炎的程度较重。Ⅲ型前胶原肽、Ⅳ型胶原-7S 成分、透明质酸等多种血清纤维化指标的联合检测,可反映是否已并发脂肪性肝纤维化和肝硬化。

肥胖、糖尿病引起的营养过剩性脂肪肝患者血清 AST/ALT 比值多小于 1,GGT 升高常不明显。血清胆碱酯酶和卵磷脂胆固醇酰基转移酶活性在营养过剩性脂肪肝时常升高,而其他原因性脂肪肝多无明显变化,甚至呈下降趋势。空腹血液葡萄糖、胰岛素、脂质和尿酸水平升高也常反映机体营养过剩。低血浆蛋白(包括清蛋白、转铁蛋白)以及低胆固醇血症,常提示蛋白质能量缺乏所致的营养不良性脂肪肝。酒精性脂肪肝时转氨酶很少超过正常值的 6 倍,AST/ALT 比值常大于 2,线粒体 AST(ASTm)和 GGT 显著升高,GGT/ALP 比值大于 2。此外,平均红细胞容积和免疫球蛋白 A 选择性升高(IgA_1/IgA_2 比值降低),血清糖类缺乏性转铁蛋白(dTF)及其与总转铁蛋白比值升高等有助于酒精性脂肪肝的诊断。血清铜蓝蛋白浓度降低,而与清蛋白结合的血清铜含量增加提示威尔逊氏症。丙型肝炎病毒(HCV)等血清学标记物的检测可明确有无肝炎病毒现症感染。

七、放射/影像学改变

肝脏实时超声、CT、MRI 等检查可见脂肪肝患者有肝脏肿大和弥漫性或局灶性肝脏灰度/密度的改变,现已广泛用于判断脂肪肝的有无以及肝内脂肪的分布类型。由于影像学检查对肝内脂肪浸润程度的判断不够精确,并且对肝内炎症和纤维化的识别能力极差,只有在发现肝脏萎缩变小、肝脏硬度增加以及脾脏肿大等门脉高压征象时才提示并发脂肪性肝硬化。因此,现有影像学检查虽对单纯性脂肪肝的诊断有帮助,但它既不能检出脂肪性肝炎也不能早期发现脂肪性肝纤维化和肝硬化。

(一)实时超声

肝组织脂肪变弥漫性累及 10% 的肝细胞时,实时超声(B 超)图像便可出现异常改变;当组织学脂肪沉积于肝超过 30% 的肝细胞时,B 超即可检出脂肪肝;肝脂肪含量达 50% 以上的脂肪肝,超声诊断的敏感性高达 90%。对于 B 超诊断为胆囊结石合并脂肪肝的患者行胆囊切除的同时取肝组织活检,89.9% 有不同程度的肝细胞脂肪变性。

B 超诊断脂肪肝有以下特征:①可见致密的点状高回声,又称明亮肝;②肝深部即远场回声衰减,肝肾回声对比度加大;③肝内管腔结构模糊不清;④肝脏肿大,饱满,肝缘变钝。近来趋于把这些标准量化,以综合积分判断脂肪肝的程度。彩色多普勒超声对局灶性脂肪肝的鉴别诊断和肝内血流异常的发现有一定参考价值。鉴于 B 超检查具有简便、价廉以及无创伤和无危害等优点,目前 B 超已作为诊断脂肪肝和随访其病情演变的首选方法,并已广泛用于人群脂肪肝的流行病学调查。但应注意 B 超诊断脂肪肝的特异性不够理想,超声诊断之脂肪肝与其肝组织学变化之间并不总是呈正相关关系。其原因主要为超声缺乏客观性定量指标,且各检查医师对脂肪肝的判定标准也不统一;此外,肝脏回声强度可受肝纤维化的程度、超声检查仪的质量以及患者皮下脂肪厚度等许多因素的影响。

(二)计算机体层摄影

CT 平扫正常肝脏密度(CT 值)高于脾脏和肝内血管,肝脏的 CT 值较脾脏一般要高出 7~

8 Hu。弥漫性脂肪肝在 CT 图像上表现为肝脏的密度普遍低于脾脏、肾脏和肝内血管的密度，重度脂肪肝时其肝脏 CT 值甚至变为负值。由于 CT 值的高低与肝内脂肪浸润程度呈负相关，而脾脏 CT 值多较固定，故可根据肝/脾 CT 比值来衡量脂肪肝的程度，或作为随访疗效的客观依据。脂肪肝时可见脾脏的 CT 值较肝脏高，肝/脾 CT 值之比小于 0.9；并且，肝内门静脉或肝静脉像清晰可见。有报道认为，脂肪肝患者在肝脂肪变性累及 40% 以上的肝细胞时，CT 方可作出脂肪肝的诊断。因此，CT 对脂肪肝诊断的敏感性低于 B 超，但相比而言，CT 诊断脂肪肝的特异性以及对局灶性脂肪肝判断的准确性远高于 B 超。近来已有探索用 CT 图像的面罩式覆盖法定量分析肝内脂肪浸润的报道。

（三）MRI 和 DSA

MRI 对脂肪肝的确诊并不敏感，无论从信号强度，还是计算弛豫时间，均难以将脂肪肝与正常肝组织相区分，这与脂肪肝肝脏含水量不增加有关。临床上可利用这一缺点，鉴别 CT 上难以与肝脏恶性肿瘤区分的局灶性脂肪肝和弥漫性脂肪肝伴正常肝岛，其中 MRI 对局灶性脂肪肝的诊断最为可靠。由于 MRI 缺乏 CT 值那样的定量分析指标，故仅凭 MRI 确诊脂肪肝确实很困难。脂肪肝的数字减影血管造影（digital sub traction angiography；DSA）检查可表现为肝动脉轻度扩张，全部分支呈现充血倾向，但病灶中的血管形态、走行和分布均无异常，并且无病理性血管征象。目前 MRI 和 DSA 主要用于实时超声及 CT 检查确诊困难者，特别是局灶性脂肪肝难以与肝脏肿瘤鉴别而又不愿接受肝活检组织学检查者。

八、诊断与鉴别诊断

脂肪肝的完整诊断应包括脂肪肝的病因及其诱因、程度和分期，以及伴随疾病状态等诸方面，并需排除其他各种脂肪性及非脂肪性肝脏疾病，以便制订有效的治疗方案并估计患者的预后。

（一）诊断

随着各种影像学检测技术的发展，单纯依赖影像学技术即可作出脂肪肝的诊断。进一步的血液学实验室检查有助于判断脂肪肝的病因及其是否合并肝功能损害（脂肪性肝炎）、肝纤维化，对于急性脂肪肝则可明确有无多脏器功能不全的征象。但是准确判断脂肪肝的病期以及明确脂肪肝的少见病因，可能仍需依靠肝活检组织学检查。现多主张在 B 超引导下经皮肝穿刺活检，这远较过去的盲目肝穿法准确安全，对于局灶性脂肪肝或弥漫性脂肪肝伴正常肝岛与肝癌鉴别有困难时尤具优越性。由于肝活检组织病理学观察有时也有误导现象，并且即使确诊也缺乏有效的治疗措施，以及伴随肝活检的费用和危险性等种种原因，因此目前认为肝活检组织学检查仅用于某些特殊的临床情况，而对一般患者则无需肝活检证实其脂肪肝的诊断。

有学者建议对于 B 超和/或 CT 检查确诊的脂肪肝，在粗略判断肝内脂肪浸润的程度和分布类型后，需通过仔细询问饮酒史，结合酒精中毒和血清学肝炎病毒现症感染指标的检测，排除酒精性脂肪肝以及丙型肝炎等脂肪性肝病，以确保非酒精性脂肪肝诊断的正确无误。对于非酒精性脂肪肝患者，如出现无其他原因可解释的血清 ALT、GGT 和/或 TG 持续异常，需考虑已并发 NASH。通过详细了解工业毒物接触和特殊药物应用、胃肠外营养、减肥手术以及伴随疾病状态等病史资料，并测量患者体重指数、腹围/臀围比值、血压，以及血液葡萄糖、脂质、尿酸、蛋白质等指标，有助于客观分析非酒精性脂肪肝可能的病因和诱因以及伴随疾病状态。对于少数病例最后可能还需决定是否需做肝活检组织学检查。对所取肝活检组织需综合评估脂肪肝的病理改变以帮助了解其病因、肝结构损害程度和预后。完整的病理学评估包括：肝细胞内脂滴的类型,累及肝腺泡的部位,以及脂肪肝的分型和分期。

（二）鉴别诊断

NASH 需与慢性病毒性肝炎、自身免疫性肝炎、不典型的威尔逊氏症等相鉴别。根据 NASH 肝细胞损害、炎症和纤维化主要位于肝小叶内并且病变以肝腺泡 3 区为重,而其他疾病的肝组织学改变主要位于汇管区门脉周围等病理特征不难作出鉴别诊断。详细的病史资料、肝炎病毒血清学标记物、各种自身抗体和铜蓝蛋白的检测有助于相关疾病的明确诊断。但应注意这些慢性肝病患者可因营养过度、缺乏运动、或并存肥胖和糖尿病等情况同时合并脂肪肝。

非酒精性脂肪性肝病的肝病理学改变与酒精性肝病极其相似,通过向患者及其家属和同事询问其饮酒史,对于两者的鉴别诊断价值极大。酒精性肝病一般发生于每日饮用乙醇量超过 30 g（女性为 20 g）持续 5 年以上的长期嗜酒者。此外,短期内大量饮酒亦可导致酒精性肝损伤。由于种族和个体差异以及伴存疾病的影响,个体对酒精的安全阈值相差很大。因此,只有每周乙醇消耗量小于 40 g 的患者才不考虑其肝损系酒精所致。对于部分可能隐瞒饮酒史者,酒精中毒相关实验指标的检测有助于明确其脂肪性肝疾病的病因。

九、预防和治疗

脂肪肝的防治宜联合应用饮食治疗、运动治疗、行为修正治疗以及中西药物辅助等综合措施,其中去除病因和诱因,积极控制原发基础疾病最为关键。对于大多数脂肪肝患者,有时通过节制饮食、坚持中等量的有氧运动和戒酒等非药物治疗措施,就可达到控制体重和血糖、降低血脂以及促进肝组织学改变逆转的目的。由于营养过剩性脂肪肝易合并动脉粥样硬化性心、脑血管疾病,而这些疾病的防治往往比脂肪肝本身的治疗更为重要,故在考虑脂肪肝的诊疗方案时,应有整体的观点,需根据患者脂肪肝的分型和分期及其伴随疾病状态和严重程度,制订个体化治疗方案。急性小泡性脂肪肝一旦确诊,需立即收住重症监护病房,在去除病因的同时给予综合性抢救措施,以防治多脏器功能衰竭,提高患者的存活率。局灶性脂肪肝除针对其可能的病因进行治疗外,一般无需特殊处理。

慢性脂肪肝的药物治疗目前尚处于经验积累阶段,现主要用于伴有肝损害的脂肪性肝炎患者,旨在促进肝内脂肪和炎症的消退,防治肝细胞坏死和纤维化。由于脂肪肝的病因和发病机制复杂,许多问题尚在研究之中,迄今尚未找到防治脂肪肝的特效药物。B 族维生素、胆碱和蛋氨酸等传统去脂药物,临床实践证明疗效并不肯定,现仅用于营养不良等特殊类型的脂肪肝。在综合治疗的基础上,熊去氧胆酸、必需磷脂（易善复）、维生素 E、水飞蓟素和牛磺酸等药物,可能有助于改善脂肪肝患者的临床症状、血液生化指标并促进其肝组织学改变康复。国内各地有关脂肪性肝疾病的中成药及中药验方很多,其中可能不乏疗效良好者,具体有待正规临床试验证实其确切疗效及安全性。

鉴于脂肪肝与高脂血症关系密切,降血脂药物对脂肪肝的影响引人关注。尽管如此,至今国外尚无降血脂药物防治脂肪肝有效的临床报道,并且降脂药物应用不当极易诱发肝损伤,甚至加剧肝内脂肪沉积。因此,目前认为不伴有高脂血症的脂肪肝原则上不用降血脂药物,高脂血症与脂肪肝并存时则需根据其基础病因、对综合治疗措施的反应以及发生冠心病的危险性等因素,综合考虑是否需要针对其血脂异常类型进行降血脂药物治疗。此外,通过防治肠源性内毒素血症、限制库普弗细胞激活、保护肝细胞的能量贮备以及抑制 CYP2E1 活性的各种药物和措施,不久可望用于脂肪肝的临床验证。

(李斌华)

第六节 肝 硬 化

肝硬化是一种以肝细胞广泛变性坏死,组织弥漫性纤维化,假小叶和再生结节形成,正常肝小叶结构严重破坏为特征的慢性进行性肝病。临床上多系统受累,以肝功能损害和门静脉高压为主要表现,晚期常出现消化道出血,肝性脑病,继发感染等严重并发症。

一、病因

肝硬化的病因在我国以病毒性肝炎为主,西方国家以酒精中毒多见。 常见肝硬化的病因如下。

(一)病毒性肝炎

我国占首位的是病毒性肝炎后肝硬化,约占肝硬化的 70%,乙型与丙型、丁型肝炎可以发展成肝硬化。急性或亚急性肝炎如有大量肝细胞坏死和纤维化可以直接演变为肝硬化,但是更重要的演变方式是经过慢性肝炎阶段。从病毒性肝炎发展至肝硬化病程可长达 20～30 年。

(二)慢性酒精中毒

慢性酒精中毒指长期饮酒时其代谢产物乙醛对肝的影响,导致肝血管、肝细胞受损,纤维化程度升高,最终导致肝硬化。一般每天摄入乙醇 50 g,10 年以上者 8%～15%可导致肝硬化。酒精可加速肝硬化的程度。

(三)肝内外胆道梗阻及胆汁淤积

肝血液回流受阻,遗传代谢性肝病,非酒精性脂肪肝炎,自身免疫性肝病,药物性肝损伤等诸多因素,均有可能导致肝硬化。

(四)化学药物或毒物

长期反复接触某些化学毒物如磷、砷、四氯化碳等,或者长期服用某些药物如四环素、甲基多巴等,均可引起中毒性肝炎,最后演变为肝硬化。

(五)遗传和代谢疾病

由遗传性和代谢性疾病的肝病变逐渐发展而成肝硬化,称为代谢性肝硬化。在我国以肝豆状核变性最为常见。

二、发病机制

肝硬化的主要发病机制是进行性纤维化,上述各种病因引起广泛的肝细胞坏死,导致正常肝小叶结构破坏。肝内星状细胞激活,细胞因子生成增加,胶原合成增加,降解减少,肝窦毛细血管化、纤维组织弥漫增生、纤维间隔血管交通吻合支产生以及再生结节压迫,使肝内血液循环进一步障碍,肝脏逐渐变形、变硬,功能进一步减退,形成肝硬化。由于弥漫性屏障的形成,降低了肝细胞的合成功能,影响了门静脉血流动力学,造成肝细胞缺氧和营养供给障碍,加重细胞坏死。

此外,门静脉小分支与肝静脉小分支之间通过新生血管或扩张的肝窦等发生异常吻合,门静脉与肝动脉之间也有侧支形成。这是发生肝功能不全和门静脉高压症的基础。

三、临床表现

肝硬化往往起病缓慢,症状隐匿,可能隐伏数年至十数年之久(平均 3~5 年),我国以 20~50 岁男性为主,青壮年患者的发病多与病毒性肝炎有关。随着病情的发展,到后期可出现黄疸、腹水及消化道疾病等并发症。根据肝脏功能情况,临床将肝硬化分为代偿期肝硬化和失代偿期肝硬化两类,两类肝硬化的临床症状表现各不相同。

(一)临床表现

1.代偿期肝硬化临床表现

症状较轻,缺乏特异性。以乏力、食欲减退出现较早,可伴有腹胀不适、恶心、上腹隐痛、轻微腹泻等,多呈间歇性,因劳累或伴发病而出现,经休息或治疗后可缓解。患者营养状态一般,肝轻度大,质地结实或偏硬,无或有轻度压痛,脾轻度或中度大。肝功能检查结果正常或轻度异常。

2.失代偿期肝硬化临床表现

(1)肝功能减退的临床表现。

1)全身症状:一般情况与营养状况较差,消瘦乏力,精神不振,严重者衰弱而卧床不起。皮肤干枯,面色黝黯无光泽(肝病面容较为特征性表现),可有不规则低热、舌质绛红光剥,夜盲及水肿等。

2)消化道症状:食欲缺乏,甚至厌食,进食后常感上腹饱胀不适,恶心或呕吐,对脂肪和蛋白质耐受性差,稍进油腻肉食易引起腹泻,患者因腹水和胃肠积气终日腹胀难受。这些症状产生多与门静脉高压时胃肠道淤血水肿,消化道吸收障碍,肠道菌丛失调等有关。半数以上患者有轻度黄疸,少数有中、重度黄疸,提示肝细胞有进行性或广泛坏死。

3)出血倾向和贫血:常有鼻出血、牙龈出血、胃肠出血等倾向,与肝合成凝血因子减少,脾功能亢进,毛细血管脆性增加等有关。贫血症状多与营养不良,肠道吸收障碍,胃肠失血,脾亢等因素有关。

4)内分泌紊乱:主要有雌激素增多,雄激素减少,有时糖皮质激素亦减少。在男性患者常有性欲减退、睾丸萎缩、毛发脱落及乳房发育等;女性有月经失调、闭经、不孕等。患者面部、颈、上胸、肩背和上肢等上腔静脉引流区域出现蜘蛛痣和(或)毛细血管扩张;在手掌鱼际、小鱼际和指端腹侧部位有红斑,称为肝掌。肝对醛固酮和抗利尿激素灭能作用减弱,水、钠潴留使尿量减少和水肿,腹水形成和加重。患者面部和其他暴露部位可见皮肤色素沉着。

(2)门静脉高压症三大临床表现。

1)脾大多为轻、中度大,部分可达脐下。晚期脾大常伴有脾功能亢进。

2)侧支循环的建立和开放:①食管和胃底静脉曲张;②腹壁静脉曲张,外观呈水母头状;③痔静脉扩张,有时扩张形成痔核。

3)腹水是肝硬化最突出的临床表现,腹水形成的机制为钠、水的过量潴留,与下列腹腔局部因素和全身因素有关:①门静脉压增高;②低清蛋白血症,清蛋白<30 g/L 时,血浆胶体渗透压降低,血浆外渗;③淋巴液生成过多;④继发性醛固酮增多致肾钠重吸收增加;⑤抗利尿激素分泌增多致水的重吸收增加;⑥有效循环血容量不足,肾交感神经活动增强,前列腺素、心房肽等活性降低,导致肾血流量、排钠和排尿量减少。腹水出现前常有腹胀,大量腹水使腹部膨隆、腹壁绷紧

发亮,状如蛙腹,患者行走困难,有时膈显著抬高,出现端坐呼吸和脐疝。部分患者伴有胸腔积液,多见于右侧。

(3)肝触诊:早期表面尚平滑,晚期可触及结节或颗粒状,通常无压痛。小结节性肝硬化起病多隐匿,门脉高压不如血吸虫病性肝纤维化突出,肝功能减退不如大结节性肝硬化显著。大结节性肝硬化起病急、进展快,以肝功能损害为严重,早期可有中度以上黄疸,血吸虫病性肝纤维化的临床表现以门静脉高压症为主,巨脾多见,黄疸、蜘蛛痣则少见。

(二)并发症

肝硬化的并发症有以下几点。

(1)上消化道出血为最常见的并发症。多突然发生大量呕血或黑粪,常引起出血性休克或诱发肝性脑病,多为食管胃底静脉曲张破裂,也可是并发溃疡病和急性胃黏膜糜烂所致。

(2)肝性脑病是本病最严重的并发症,亦是最常见的死亡原因。

(3)感染常并发细菌感染,如肺炎、胆道感染大肠埃希菌败血症和自发性腹膜炎等,自发性腹膜炎多为革兰氏阴性杆菌引起,起病急,症状重。

(4)肝肾综合征又称功能性肾衰竭,其特征为自发性少尿或无尿、氮质血症、稀释性低钠血症和低尿钠;但肾却无重要病理改变。

(5)原发性肝癌多在大结节性或大小结节混合性肝硬化基础上发生。如短期内出现肝迅速肿大,持续肝区痛,血性腹水,肝表面肿块等,应高度怀疑。

(6)电解质和酸碱平衡紊乱常见的电解质紊乱有:①低钠血症;②低钾低氯血症与代谢性碱中毒,低钾低氯血症可导致代谢性碱中毒,并诱发肝性脑病。

四、辅助检查

(一)血常规检查

在肝功能代偿期,血常规多在正常范围内。在失代偿期,由于出血、营养失调和脾功能亢进等因素而发生轻重不等的贫血。在脾功能亢进时,血白细胞及血小板计数均降低,其中以血小板计数降低尤为明显。

(二)尿液检查

尿常规检查时,乙型肝炎肝硬化合并乙肝相关性肾炎时尿蛋白阳性。由于肝功能减退,肝不能将来自肠道的尿胆原变为直接胆红素,故尿中尿胆原增加,腹水患者尿钠排出降低,肝肾综合征时<10 mmol/L,尿钠/尿钾<1。

(三)肝功能试验

肝硬化初期,肝功能检查多无特殊改变或仅有慢性肝炎的表现,如转氨酶升高等。随着肝硬化发展、肝功能储备减少,则可有肝硬化相关的变化,如 AST>ALT,清蛋白降低、胆碱酯酶活力降低、胆红素升高等。

(四)影像学检查

1.B超检查

B超见肝脏缩小,肝表面明显凸凹不平,锯齿状或波浪状,肝边缘变钝,肝实质回声不均、增强,呈结节状,门静脉和脾门静脉内径增宽,肝静脉变细、扭曲,粗细不均,腹腔内可见液性暗区。

2.CT检查

CT诊断肝硬化的敏感性与B超所见相似,但对早期发现肝细胞癌更有价值。

3.MRI 检查

对肝硬化的诊断价值与 CT 相似,但在肝硬化合并囊肿、血管瘤或肝细胞癌时,MRI 具有较大的鉴别诊断价值。

（五）上消化道内镜或钡餐 X 线食管造影检查

可发现食管胃底静脉曲张的有无及严重程度。

（六）病理学检查

肝穿病理学检查仍为诊断肝硬化的"金标准",特别是肝硬化前期、早期肝硬化如不做肝穿病理检查,临床上往往不易确定。肝组织学检查对肝硬化的病因诊断亦有较大帮助。

五、诊断与鉴别诊断

（一）诊断

肝硬化诊断主要根据为以下 5 条。

(1)有病毒性肝炎、长期饮酒等有关病史。

(2)有肝功能减退和门静脉高压症的临床表现。

(3)肝脏质地坚硬,有结节感。

(4)肝功能试验常有阳性发现。

(5)肝活组织检查见假小叶形成。

（二）鉴别诊断

1.与引起腹水和腹部肿大的疾病鉴别

如缩窄性心包炎、结核性腹膜炎、腹腔内肿瘤、慢性肾小球肾炎和巨大卵巢囊肿等。

2.与表现为肝大的疾病鉴别

主要有原发性肝癌、慢性肝炎、华支睾吸虫病、血吸虫病、肝棘球蚴病,某些累及肝的代谢疾病和血液病等。

3.与肝硬化并发症的鉴别

(1)肝性脑病:应与低血糖、尿毒症、糖尿病酮症酸中毒等鉴别。

(2)上消化道出血:应与消化性溃疡、糜烂出血性胃炎、胃癌等鉴别。

(3)肝肾综合征:应与急性肾小管坏死、慢性肾小球肾炎等鉴别。

六、治疗

（一）祛除病因治疗

已经明确病因的肝硬化,应去除病因。例如,酒精性肝硬化者必须绝对戒酒。其他病因所致肝硬化亦应禁酒;有血吸虫病感染史者应予抗血吸虫治疗;对于血中乙肝标志物及乙型肝炎病毒（HBV)-DNA 有活动性复制者,可视情况给予抗乙肝病毒治疗。对于有先天性代谢性肝疾病者,应给予相应的特殊治疗(如对肝豆状核变性进行驱铜治疗)。

（二）一般治疗

肝硬化患者往往全身营养状况差,支持疗法目的在于恢复全身情况,供给肝脏足够的营养以利于肝细胞的修复、再生。

(1)休息:代偿期的肝硬化可适当工作或劳动,但应注意劳逸结合,以不感疲劳为度。肝硬化失代偿期应停止工作,休息乃至基本卧床休息。但长期卧床有可能导致全身肌肉失用性萎缩,影响生活质量。

(2)饮食:肝硬化患者的饮食原则上应是高热量、足够的蛋白质、限制钠摄入和充足的维生素。每天应供给热量 104.6～146.4 kJ/kg,蛋白饮食以每天 1～1.5 g/kg 为宜,其余的热量由糖类和脂肪供给(比例 60∶40)。对有肝性脑病前驱症状者,应暂时限制蛋白摄入。但长期极低蛋白饮食及长期卧床可导致肌肉总量减少,因而降低肝外组织(主要是肌肉)清除血氨的能力,反而更易发生肝性脑病。有食管静脉曲张者应避免坚硬、粗糙的食物,以免损伤食管黏膜引起出血。因肝硬化患者多有水、钠潴留,故应少盐饮食,尤其有腹水者更应限制钠的摄入。

(3)支持治疗失代偿期患者多有恶心呕吐,宜静脉输入高渗葡萄糖液以补充热量,输液中加入维生素 C,胰岛素,氯化钾等,维持水、电解质和酸碱平衡。较重者可用复方氨基酸,清蛋白等。

(三)药物治疗

肝硬化的治疗药物主要包括以下 3 类。

1.抗病毒药物

(1)最大限度地长期抑制 HBV,减轻肝细胞炎症坏死及肝纤维化,延缓和减少肝脏失代偿、肝硬化、肝细胞癌(HCC)及其并发症的发生,从而改善生活质量和延长存活时间。

(2)一般包括了干扰素-α 以及核糖核酸类的药物。

(3)我国已经批准普通干扰素-α 和聚乙二醇化干扰素-α 用于乙型肝炎病毒治疗。核糖核酸的药物包括拉米夫定、阿德福韦酯、恩替卡韦、替比夫定等。

2.抗纤维化药物

肝细胞的损伤、坏死是肝纤维化的起因,因此抑制肝脏炎症、保护肝细胞是抗肝纤维化治疗的关键和基础。目前用于抗肝纤维化治疗的药物有磷脂酰胆碱、秋水仙碱、S-腺苷蛋氨酸、己酮可可碱、血管紧张素 Ⅱ 受体拮抗剂、脯氨酸-4-羟化酶抑制剂、转化生长因子 β_1 受体拮抗剂、血小板衍生生长因子抑制剂等。

3.抗氧化和保肝治疗

对于酒精性肝硬化患者应采取必要的药物治疗,主要是给予抗氧化和保护肝脏药物。抗氧化药物现在普遍采用的有维生素 E 和水飞蓟素,这两种药物均可用于酒精性肝硬化的长期治疗。甘草酸制剂、多不饱和卵磷脂制剂以及双环醇等,有不同程度的抗氧化、保护肝细胞膜及细胞器等作用,临床应用可改善肝脏生物化学指标。

(李斌华)

第七节　甲型病毒性肝炎

甲型病毒性肝炎旧称流行性黄疸或传染性肝炎,早在 8 世纪就有记载。目前全世界约 40 亿人口受到该病的威胁。近年对其病原学和诊断技术等方面的研究进展较大,并已成功地研制出甲型肝炎病毒(HAV)减毒活疫苗和灭活疫苗,将有效控制甲型肝炎的流行。

一、病原学

HAV 是小核糖核酸病毒科的一员,归入嗜肝 RNA 病毒科。HAV 直径 27～32 nm,无包膜,球形,由 32 个壳粒组成 20 面体对称核衣壳,内含单股 RNA,由 7 500 个核苷酸组成。该病毒抵抗力较强,能耐受 60 ℃1 小时,10～12 小时部分灭活;100 ℃1 分钟全部灭活;紫外线 1 分钟,余氯 10～15 kPa30 分钟,3％福尔马林 5 分钟均可灭活。70％酒精 25 ℃3 分钟可部分灭活。人体感染甲型肝炎病毒后可产生两种抗体,其中 IgM 型抗体仅存在于起病后 3～6 个月之内,IgG 型抗体则可维持多年。

二、流行病学

(1)传染源甲肝传染源是急性期患者和亚临床感染者。猩猩和狨猴虽可自然感染,但作为传染源的意义是有限的。潜伏期后期及黄疸出现前数日传染性最强,黄疸出现后 2 周粪便仍可能排毒,但传染性已经明显减弱。本病尚未发现持续带病毒者。

(2)传播途径甲肝通过粪-口途径传播。带有病毒的粪便污染水源、蔬菜、食品、用具等均可引起流行。上海市对 1988 年甲肝流行时被毛蚶感染的狨猴进行研究的结果表明,毛蚶可将 HAV 浓缩 29 倍,HAV 可在毛蚶体内存活 3 个月之久。

(3)易感人群成人多因早年隐性感染而获得免疫力,初接触 HAV 的儿童易感性强。我国甲型肝炎以学龄前儿童发病率高,青年次之,20 岁以后血清甲型肝炎病毒抗体(抗 HAV)阳性高达 90％以上,近年来发达国家成人甲型肝炎发病率相对增高,我国京、津、沪等大城市由于卫生条件改善,发病年龄已经后移,30 岁以上成人病例占 31.2％。1988 年上海甲型肝炎爆发流行时 31 万余人发病,20～39 岁年龄组高达 89.5％。甲型肝炎病后免疫力持久。秋冬季发病率较高。

三、发病机制

甲型肝炎发病机制至今尚未充分阐明。首先,HAV 侵入肝细胞之前,是否先在消化道及肠上皮细胞内增殖;其次,HAV 侵入肝细胞之后,通过何种机制引起肝细胞病变,这些重要问题均无肯定的结论。既往认为甲型肝炎的发病机制是 HAV 对肝细胞有直接杀伤作用。近年的研究表明:①实验感染 HAV 的动物肝细胞及 HAV 体外细胞培养时均不发生细胞病变。②致敏淋巴细胞对 HAV 感染的靶细胞显示细胞毒性。③患者外周血 $CD8^+$ 细胞亚群升高。④患者肝组织内炎症反应明显,浸润较多的 $CD8^+$ 细胞、$CD4^+$ 细胞及 B 细胞。⑤针对 Ⅰ 类主要组织相容复合体(MHC)抗原的特异性抗体,能阻抑 $CD8^+$ 细胞对 HAV 感染靶细胞的杀伤作用。⑥患者外周血淋巴细胞产生并释放 γ-干扰素(IFN-γ)。根据这些研究结果,目前认为甲型肝炎的发病机制倾向于以宿主免疫反应为主。发病早期,可能是由于 HAV 诱导受感染肝细胞膜 Ⅰ 类 MHC 抗原表达则促进细胞毒性 T 淋巴细胞(CTL)的细胞毒作用。病程后期则可能主要是免疫病理损害,即内源性 IFN-γ 诱导 Ⅰ 类MHC 抗原表达,促使 CTL 特异性杀伤受 HAV 感染的肝细胞,导致肝细胞坏死,同时 HAV 被清除。

由 HAV 感染引起急性肝衰竭者少见。在实验性 HAV 感染动物中发现肝脏诱导型一氧化氮合成酶(iNOS)表达和脾 T 细胞增多与肝组织损伤有关。

四、病理改变

甲型肝炎的一般病理改变是肝细胞普遍水肿、变性,肝细胞坏死多不严重,一般仅呈单个细胞坏死或灶性坏死,可见凋亡小体,同时常有肝细胞再生,淋巴细胞浸润,库普弗细胞增生和胆色素沉积,门管区有炎症反应。

甲型肝炎肝脏病理改变的主要特点是:①显著的门管区周围肝实质坏死性炎症,除使肝小叶周边区肝细胞溶解坏死外,有时还呈"舌"样延伸到肝小叶中央区,这一变化极似慢性乙型肝炎门管区周围碎屑样坏死。②肝小叶中央区淤胆现象较为常见,可能是由于本病肝小叶中央区肝细胞病变很轻,形成胆汁的功能保存完好。③用免疫组化技术可在肝细胞浆内观察到 HAV 颗粒。④上述肝脏病变是可逆性的,短时间内可完全恢复,不会慢性化。

五、临床表现

甲型肝炎潜伏期为 2~6 周,平均 4 周,临床分为急性黄疸型(AIH)、急性无黄疸型和亚临床型。

(一)急性黄疸型

1.黄疸前期

急性起病,多有畏寒发热,体温 38 ℃左右,全身乏力,食欲不振,厌油,恶心,呕吐,上腹部饱胀不适或轻泻,少数病例以上呼吸道感染症状为主要表现,偶见荨麻疹,继之尿色加深。本期一般持续5~7 日。

2.黄疸期

热退黄疸出现,可见皮肤巩膜不同程度黄染,肝区隐痛,肝大,触之有充实感,有叩痛和压痛,尿色进一步加深。黄疸出现后全身及消化道症状即减轻,否则可能发生重症化,但重症化者罕见。本期持续 2~6 周。

3.恢复期

黄疸逐渐消退,症状逐渐消失,肝脏逐渐回缩至正常,肝功能逐渐恢复。本期持续 2~4 周。

(二)急性无黄疸型

起病较徐缓,除无黄疸外,其他临床表现与黄疸型相似,症状一般较轻。多在 3 个月内恢复。

(三)亚临床型

部分患者无明显临床症状,但肝功能有轻度异常。

(四)急性淤胆型

急性淤胆型旧称毛细胆管性肝炎,现证明其原发病损在肝细胞泌胆机制而不在毛细胆管,故"毛细胆管性肝炎"一词已废弃。本型实为急性黄疸型肝炎的一种特殊形式,特点是肝内胆汁淤积性黄疸持续较久,消化道症状轻,肝实质损害表现不明显,而黄疸很深,多有皮肤瘙痒及粪色变浅,预后良好。

六、实验室检查

(一)常规检查

外周血白细胞总数正常或偏低,淋巴细胞相对增多,偶见异型淋巴细胞,一般不超过 10%,这可能是淋巴细胞受病毒抗原刺激后发生的母细胞转化现象。黄疸前期末尿胆原及尿胆红素开始呈阳性反应,是早期诊断的重要依据。血清 ALT 于黄疸前期早期开始升高,血清胆红素在黄疸前期末开始升高。血清 ALT 高峰在血清胆红素高峰之前,一般在黄疸消退后 1 至数周恢复正常。急性黄疸型血浆球蛋白常见轻度升高,但随病情恢复而逐渐恢复。急性无黄疸型和亚临床型病例肝功能改变以单项 ALT 轻中度升高为特点。急性淤胆型病例血清胆红素显著升高而 ALT 仅轻度升高,二者形成明显反差,同时伴有血清 ALP 及谷氨酸转肽酶(GGT)明显升高。

（二）特异性血清学检查

特异性血清学检查是确诊甲型肝炎的主要指标。血清 IgM 型甲型肝炎病毒抗体（抗-HAV-IgM）于发病数日即可检出，黄疸期达到高峰，一般持续 2～4 月，以后逐渐下降乃至消失。目前临床上主要用酶联免疫吸附法（ELISA）检查血清抗-HAV-IgM，以作为早期诊断甲型肝炎的特异性指标。血清抗-HAV-IgG 出现于病程恢复期，较持久，甚至终生阳性，是获得免疫力的标志，一般用于流行病学调查。新近报道应用线性多抗原肽包被进行 ELISA 检测 HAV 感染，其敏感性和特异性分别高于 90％和 95％。

七、诊断

诊断主要依据流行病学资料、临床特点、常规实验室检查和特异性血清学诊断。流行病学资料应参考当地甲型肝炎流行疫情，病前有无甲型肝炎患者密切接触史及个人、集体饮食卫生状况。急性黄疸型病例黄疸期诊断不难。在黄疸前期获得诊断称为早期诊断，此期表现似"感冒"或"急性胃肠炎"，如尿色变为深黄色是疑及本病的重要线索。急性无黄疸型及亚临床型病例不易早期发现，诊断主要依赖肝功能检查。需凭特异性血清学检查方能作出病因学诊断。凡慢性肝炎和重型肝炎，一般不考虑甲型肝炎之诊断。

八、鉴别诊断

本病与非病毒性肝炎鉴别要点参见乙型病毒性肝炎的鉴别诊断部分。与乙型、丙型、丁型及戊型病毒性肝炎急性期鉴别除参考流行病学特点及输血史等资料外，主要依据血清抗-HAV-IgM 的检测。

九、治疗

本病尚无特效治疗，治疗原则以适当休息、合理营养为主，药物治疗为辅。应避免饮酒及使用对肝脏有害的药物。

（1）一般治疗急性期应强调卧床休息，至症状明显减退后逐步增加活动。饮食宜清淡，热量要足够。进食过少者，应每日补充葡萄糖及维生素 C。可酌情使用适当的护肝药物。

（2）淤胆型肝炎的治疗。①利胆、退黄药物：熊去氧胆酸（ursode-oxychonic，UDCA）是一种亲水的双羟胆汁酸，可改变循环胆汁酸的组成，具有细胞膜保护作用。用法：750 mg/d。②对症治疗：皮肤瘙痒时可使用考来烯胺，该药为一种树脂，在小肠内能与胆盐结合随粪便排出，使患者止痒。用法：早餐前、后、中、晚餐各一次，每次 4 克，用药 8 周无效者停用。③激素：上述治疗无效时，可酌情使用糖皮质激素。常用泼尼松每日 30～60 mg，早上一次顿服，见效后缓慢减量停药。用药 10 天仍无明显疗效者应逐渐停用。

（3）急性重型肝炎的治疗（参看乙型肝炎的治疗）。

（宋玉君）

第八节 乙型病毒性肝炎

乙型肝炎是由乙型肝炎病毒（HBV）引起的肝脏炎症性改变。在我国已成为危害人们身体健康的最重要的疾病之一。估计全国 HBV 感染人口约为 1.2 亿，其中活动性乙型肝炎患者约为 2 800 万。据估计，全球慢性乙型肝炎病毒（HBV）感染者多达 3.6 亿。慢性感染者中 50%～75% 有活跃的病毒复制和肝脏炎症改变，部分慢性肝炎可进展为肝硬化、肝衰竭或原发性肝癌。慢性乙型肝炎病毒感染的自然病程漫长，可持续 30～50 年，并且多在青壮年时期发病，对国计民生影响重大。

一、病原学

乙型肝炎病毒（HBV）属于嗜肝 DNA 病毒科的一员。完整的 HBV 颗粒也称为 Dane 颗粒，其基因组为环状部分双链 DNA，由约 3 200 个碱基对组成。HBV 具有较强的抵抗力，对热、低温、干燥、紫外线和一般浓度的化学消毒剂耐受；对 0.5% 过氧乙酸、3% 漂白粉敏感，100 ℃加热 10 分钟或高压蒸气消毒可灭活。

二、流行病学

乙型肝炎病毒感染呈世界性分布，估计全球约有 3.5 亿人口现行慢性感染，每年新增感染人数为 5 千万人左右，死亡约 1 百万人。HBV 感染高流行区的流行特征是感染多发生在婴幼儿，其乙型肝炎表面抗原（HBsAg）携带率接近人群的平均携带率，HBeAg 阳性率很高。亚洲为 HBV 高流行区。乙型肝炎病毒主要通过体液-血液传播，途径主要有：母婴传播、密切生活接触、血液和性接触传播。

（一）传染源

乙型肝炎患者和携带者都可以成为传染源。急性乙型肝炎患者从起病前数周开始，持续于整个急性期。慢性无症状携带者数量大，无明显症状难于发现，是我国 HBV 传播最重要的传染源。

（二）传播途径

1.母婴传播

由带有 HBV 的母亲传给胎儿和婴幼儿，是我国乙型肝炎病毒传播的最重要途径。可通过宫内、围生期垂直传播和出生后的水平传播。HBsAg 和 HBeAg 双阳性或仅有 HBsAg 阳性的母亲所生婴儿，如不接种乙肝疫苗，将分别有 90%～95% 及 25%～40% 成为 HBsAg 携带者。婴儿期感染 HBV 将长期或终生带毒。

2.血液传播

输入被 HBV 污染的血液和血制品后，可引起输血后乙型肝炎。近年来，由于对献血员进行严格筛选，输血后乙型肝炎的发生率已明显降低。

3.医源性传播

使用被 HBV 污染的医疗器械引起的传播，如手术和牙科器械、注射器等所致的 HBV 传播。

4.日常生活接触传播

HBV 可以通过日常生活密切接触传播给家庭成员。主要通过隐蔽的胃肠道外传播途径而患者不自知。如在日常生活中共用剃须刀、牙刷等引起 HBV 的传播;或易感者有渗液的皮肤病灶,接触带有 HBV 的体液等,是家庭内水平传播的重要途径。

5.性接触传播

HBV 可以经性接触传播。因此,婚前应做 HBsAg 检查,对一方为 HBsAg 阳性、另一方为乙型肝炎易感者,在婚前应做乙肝疫苗的预防接种。

(三)人群易感性

人群对 HBV 普遍易感。重点预防对象包括新生儿、未行预防接种的 HBsAg 阳性者家庭成员、接触乙型肝炎患者的医护人员、化验员等。

三、发病机制

乙型肝炎发病机制尚未充分阐明。目前研究认为,疾病的发生是病毒与宿主免疫系统相互作用的结果。乙肝病毒感染是肝炎发生的始动因子,而病变主要是免疫应答的结果。受感染的肝细胞膜上由于存在病毒核心抗原表达,为宿主细胞毒性 T 细胞识别引起免疫应答,在清除病毒的同时导致感染 HBV 的肝细胞损伤。而机体对病毒的免疫耐受可能是乙型肝炎慢性化的关键因素之一。

四、临床表现

感染 HBV 后的表现是多样的。包括无症状携带、急性肝炎、慢性肝炎、肝衰竭等。乙型肝炎的潜伏期 45～160 日,平均为 90 日。

(一)急性乙型肝炎

起病急,总病程 2～4 个月。典型病例可分为黄疸前期、黄疸期、恢复期。

(二)慢性乙型肝炎

慢性乙型肝炎指肝脏病变无改善或反复发作,病程超过 6 个月的乙型肝炎。急性肝炎病程超过 6 个月而仍在好转中者,难以诊断为慢性肝炎。临床常表现为反复疲乏、食欲减退、肝区钝痛等,体检发现肝、脾肿大,肝掌,蜘蛛痣等。化验检查多数患者已有 HBsAg 阳性史多年,血清谷丙转氨酶(ALT)反复异常,血清球蛋白、胆红素增高等。慢性肝炎根据组织病变可分为轻、中、重度。

(三)重型肝炎

重型肝炎是指由于大范围的肝细胞死亡或急剧的肝功能严重破坏而引起的临床综合征。根据发病的基础和缓急又分为急性重型肝炎、亚急性重型肝炎、慢性重型肝炎。急性重型肝炎是指以急性黄疸型肝炎起病,≤2 周出现极度乏力;消化道症状明显;迅速出现 II 度以上(按 IV 度划分)肝性脑病;凝血酶原活动度低于 40% 并排除其他原因者;肝浊音界进行性缩小;黄疸急剧加深,或黄疸很浅,甚至尚未出现黄疸,但有上述表现者均应考虑本病。

亚急性重型肝炎:以急性黄疸型肝炎起病,15 天至 24 周出现极度乏力,消化道症状明显;同时凝血酶原时间明显延长,凝血酶原活动度低于 40% 并排除其他原因者。慢性重型肝炎:在慢性肝炎或肝硬化病史的基础上出现亚急性重型肝炎的表现。

五、实验室检查

（一）肝功能检查

1.血清酶的检测

以血清 ALT 为主,升高 2 倍以上时,结合病原学检测及临床表现有诊断价值。重型肝炎时肝细胞大量坏死,黄疸加深而 ALT 反而下降,提示预后不良。草酰乙酸转氨酶(AST)意义与ALT 相同,但特异性稍差。血清碱性磷酸酶(AKP)的显著升高有利于肝外梗阻性黄疸的鉴别。

2.血清蛋白

肝损害时血清蛋白水平下降,慢性肝损害时抗原性物质绕过肝滤过功能进入体循环,导致大量免疫球蛋白产生。白/球蛋白比值下降或倒置反映肝功能的显著下降。

3.血清和尿胆色素检测

黄疸型肝炎时血清直接和间接胆红素均升高,急性肝炎早期尿中尿胆原增加。

4.凝血酶原时间检测

肝损害时凝血酶原时间延长、凝血酶原活动度下降,与肝损害程度呈正比。

（二）病原学检测

1.血清免疫学检测

常用 ELISA 法检测乙型肝炎病毒标志物。

2.分子生物学检测

使用分子杂交技术或实时定量仪可定性或定量检测 HBV-DNA 水平。

六、诊断

根据流行病学史、临床表现、肝功能检查及病原学检测,乙型肝炎的诊断并不困难。必要时行肝脏组织病理活检,以明确诊断及了解病情程度。有以下任何一项阳性,可诊断为现症 HBV感染:① 血清 HBsAg 阳性。② 血清 HBV-DNA 阳性。③ 血清抗-HBc-IgM 阳性。④ 肝内HBcAg 和(或)HBsAg 阳性,或 HBV-DNA 阳性。

（一）急性乙型肝炎的诊断

必须与慢性乙型肝炎急性发作鉴别。诊断急性乙型肝炎可参考下列动态指标:①HBsAg 滴度由高到低,HBsAg 消失后抗-HBs 阳转。②急性期抗-HBc-IgM 滴度高,抗-HBc-IgG 阴性或低水平。

（二）慢性乙型肝炎的诊断

临床符合慢性肝炎,并有一种以上现症 HBV 感染标志阳性。

（三）慢性 HBsAg 携带者的诊断

无任何临床症状和体征,肝功能正常,HBsAg 持续阳性 6 个月以上者。

七、治疗

乙型肝炎的治疗包括一般治疗、辅助治疗、对症治疗以及抗病毒治疗在内的综合治疗。对不同的病情选择不同的策略。

急性乙型肝炎具有自限性,以辅助治疗和对症治疗为主。轻度的病情较稳定的慢性乙型肝炎,给予相应的对症和辅助治疗并随访观察病情;对肝功能持续或反复异常、肝组织活检炎症活动较重的病例,应争取规范的抗病毒治疗,必要时加以辅助治疗。对于重型肝炎的病例,应以支持、对症治疗为主,积极防治并发症,度过危险期,病情稳定后视病情再做进一步治疗。

（一）一般治疗

急性肝炎早期和慢性肝炎急性发作期应强调卧床休息至症状明显减轻。慢性肝炎时患者多有程度不同的心理负担,应予以耐心解释,有条件者配合心理治疗。

（二）辅助治疗

辅助治疗主要包括护肝及降酶治疗。

1.护肝药物

（1）缓解肝脏炎症的药物:目前应用最广泛的是甘草酸制剂,临床效果较为确切。包括两种形式:口服的为甘草片,静脉应用的为甘利欣注射剂。

（2）其他一些非特异护肝药物:主要是一些参与肝脏生理活动的化合物。包括维生素类（B族维生素,维生素 C、E、K 等）,促进解毒功能的药物（葡醛内酯等）,能量制剂（辅酶 A、ATP、肌苷等）等。护肝药物应根据情况选取1～2 种,不易繁多,以免加重肝脏负担。

2.降酶药物

降酶药物大多从我国中草药物中发展而来。

（1）联苯双酯是合成的五味子丙素的中间体,具有明显的降酶作用。剂量 15 mg,每日三次,用药一个月无效者可加大剂量至每次 30 mg。半数患者停药后在半年内 ALT 反跳,可再次给药。为防止反跳发生,应在 ALT 正常后继续服用 2～3 个月并逐渐减量,可每半个月检查一次肝功能,如无波动则减药 5 mg,2～3 个月停药。

（2）中药:中药五味子、垂盆草等均有显著的降酶作用,可酌情选用。

3.退黄药物

（1）苯巴比妥酶诱导剂:可用于肝内胆汁淤积,也是长效的镇静剂,在肝脏功能损害较重的患者慎用,以免诱发肝性昏迷。剂量30～60 mg,每日 3 次。

（2）熊去氧胆酸双羟基胆汁酸:具有利胆、细胞膜保护作用。剂量 750 mg/d,分两次口服,不可与考来烯胺或氢氧化铝制剂同用。

（三）重型肝炎的治疗

重型肝炎的治疗主要以综合疗法为主,主要措施是加强护理,进行监护,密切观察病情。加强支持疗法,维持水和电解质平衡,补给新鲜血液或血制品、富含支链氨基酸的多种氨基酸,应用抑制炎症坏死及促肝细胞再生的药物。改善肝微循环,降低内毒素血症,预防和治疗各种并发症。

1.支持治疗一般措施

患者应绝对卧床休息,最好能在监护病房密切观察病情。严格隔离消毒,防止医院内感染,加强口腔和皮肤的护理。

营养物质及热量的供应:饮食中蛋白量根据病情调整,有低蛋白血症、水肿明显而无肝性脑病患者,可给予高蛋白饮食,成人每日约 100 克;当并发肝性脑病时,则严格限制蛋白质供应。应提供充足的糖类及维生素,脂肪不作限制,可静脉滴注葡萄糖液及支链氨基酸。

维持电解质及酸碱平衡:低钠血症补钠勿过度,低钾时视尿量予以口服和静脉补钾,注意纠正酸碱失衡。

2.并发症的处理

（1）肝性脑病的防治。

1）除去诱因：尽可能防止肝毒性药物的使用，勿过量进食蛋白，预防感染与胃肠道出血，保持大便通畅。

2）减少毒素的吸收：口服乳果糖、食醋保留灌肠以酸化肠道环境；口服头孢唑啉，抑制肠道菌群繁殖。

3）维持氨基酸平衡：支链氨基酸对肝性脑病的治疗可能有效。

4）防治脑水肿：应防止和处理一些加重脑水肿的因素，如减少刺激、防治低血糖、缺氧等。保持液体的平衡，防止低血钠及过多液体输入。应及早使用脱水剂或（和）利尿剂。

（2）出血的防治：使用足量的止血药，维生素 K_1 10 mg，每日 3 次，连用 3 日；输入新鲜血浆、血小板、或凝血酶原复合物。使用胃黏膜保护剂或制酸剂，如雷尼替丁、奥美拉唑等，防治消化道出血。积极防治 DIC。

（3）继发感染的防治：输入新鲜的血浆及丙种球蛋白，对防治感染非常重要。发生感染时应选用针对性强的药物，并且避免使用肝毒性药物。长时间使用抗生素应注意避免发生二重感染。

（4）急性肾功能不全的防治：积极防止诱发因素，避免引起血容量降低。如避免强烈利尿，及时纠正水和电解质平衡紊乱，积极预防出血和感染。少尿时积极纠正低血容量，可使用低分子右旋糖酐、血浆等。

3.人工肝支持与肝脏移植

人工肝支持治疗已逐渐证明并不能降低重型肝炎的病死率，正在发展的生物人工肝可能会带来一些希望。肝脏移植是终末期肝病患者的最终选择。

（四）抗病毒治疗

抗病毒治疗是治疗慢性乙型肝炎、阻止病变活动的有效方法。目前抗乙肝病毒的药物主要有免疫调节剂和核苷类似物两大类。其中，核苷类似物中已广泛用于临床治疗的是拉米夫定。

（张　凯）

第九节　自身免疫性肝炎

自身免疫性肝炎（autoimmune hepatitis，AIH）是一种原因不明的慢性进行性肝脏炎症性疾病，具有典型的自身免疫性疾病特征和自身免疫调节紊乱的自身免疫性炎症疾病。AIH 多好发于女性，具有遗传易感性，以自身抗体和高 γ-球蛋白血症为特征，汇管区大量淋巴细胞和浆细胞浸润及门静脉周围炎是其典型病理组织学特征。

一、流行病学

AIH 流行病学资料有限。根据现有调查，该病患病率在不同地域之间存在差异，其在欧美人群中的发病率为 1/10 万～2/10 万，患病率为 10/10 万～20/10 万，目前在亚洲人群中的流行病学资料较少，但有研究提示亚洲人较欧美人群 AIH 患病率可能更高、预后更差。AIH 多见于女性，男女比例为 1∶4，在任何年龄均可发病，但主要累及中年女性。

二、病因和发病机制

AIH 的发病机制尚未完全阐明,但目前已证实,由于遗传易感性及环境诱发因素共同作用引起自身免疫耐受缺失,产生免疫调节功能紊乱,从而导致肝脏炎症性坏死,并最终进展为肝硬化。

(一)遗传因素

目前的研究证实,有多种基因与 AIH 的发病有关,其中一些基因决定了疾病的遗传易感性和抵抗力,另一些则与疾病的进展有关。基因的多态性也表明 AIH 是一种复杂的遗传性疾病,在这些基因的表达和相互作用下,机体对环境诱发因素(如病毒或药物代谢或肝毒性物质等)产生自身免疫反应并进行调节。更重要的是单独一个等位基因不足以决定 AIH 的进展,而是多个等位基因的相互之间复杂的作用影响着 AIH 的遗传易感性、抵抗力和预后。

(二)环境因素

当人接触病原体、药物和外源性化学物质时,可增加患某种免疫性疾病的风险,这可能是先天的,也可以是诱导的。$HLA-DR-DQ$ 等位基因之间的密切联系与抗原提呈 $CD4^+$ T 细胞结合和对合抗原有关,这表明 AIH 可被特定抗原诱导产生 II 类 HLA 分子。研究通过分析 AIH 患者肝内 T 细胞的 toll 受体发现,T 细胞只被一部分特定的抗原活化。病毒感染、药物或暴露于外源性物质为 AIH 诱发因素,主要通过分子模仿或提呈自身抗原导致凋亡小体形成。

(三)性别

AIH 具有强烈的女性易患因素,女性与男性的比例为 4:1。因此,女性可能诱导 AIH 发生,但并未证实性别差异在 AIH 发病机制中的作用。X 连锁遗传性免疫功能异常患者具有破坏性的严重症状,但与自身免疫疾病无关。统计研究发现,小儿和成人 AIH 患者男女比例是相同的,且绝经后 AIH 的发病率增加,反驳了雌激素是 AIH 主要的危险因素的说法。与男性不同,女性患者在雌激素和催乳素、生长激素、黄体酮、睾酮等激素的共同影响下会产生更强烈的免疫反应。女性妊娠期间,也可诱导或加重自身免疫疾病。有关研究表明,胎儿微嵌合体能持续存在妊娠后多年,它可能会破坏机体自身的免疫耐受,然而目前还没有任何证据证明它与 AIH 的发病机制有关。总而言之,女性患者固有和适应性免疫反应更加强烈,即 AIH 女性患者的自身抗原能更好地启动免疫反应和降低免疫调节应答。

(四)病毒感染

许多证据表明,肝脏病毒感染可能是 AIH 易感人群自身免疫反应的触发因素。关于乙型肝炎病毒、丙型肝炎病毒、人类抗核抗体和抗平滑肌抗体的蛋白质分子模拟已经被辨认,并能解释这些病毒感染患者自身抗体产生的原因。但这些的结果并不意味着 HBV 或 HCV 肝炎患者免疫介导肝细胞破坏的发病机制与 AIH 相关自身抗原免疫机制相同。自身抗体可能是病毒感染的附带反应,用于平衡感染引起的固有免疫反应和适应性免疫反应。由于甲、乙、丙等病毒感染引起肝细胞坏死,抗原提呈细胞摄取凋亡肝细胞,凋亡小泡聚集有细胞器膜的自身抗体可以解释随后发生的 II 类 HLA 分子提呈多种肝细胞自身抗原现象。$HLA-DR$ 或 DQ 等位基因具有提呈抗原功能,此类基因患者的抗原受体(TCR)不仅能够识别受体,而且能导致免疫调节失调,此时若感染肝炎病毒可能会诱发 AIH 的产生。

(五)药物和肝毒性物质

药物和肝毒性物质为 AIH 的诱发因素。目前药物诱发 AIH 的发病机制有两个假说:危险示意学说和 Pichler 学说。危险示意学说指在药物代谢过程中形成药物蛋白复合物,这些复合物在肝细胞损害或应激时可触发"报警信号"导致免疫反应的发生。Pichler 学说提出了"药物和抗原特异性免疫受体的药理相互作用"的方式,即药物可直接结合在 TCR 和 MHC 分子上,触发 TCR 信号和上调共刺激分子表达。

三、病理

AIH 的典型病理表现为汇管区大量炎性细胞浸润,并向周围肝实质侵入形成界面性肝炎。AIH 患者肝组织活检可见活动性病变,大量的肝细胞损伤,在汇管区、界面和肝实质深部有密集的淋巴细胞和浆细胞浸润,形成明显的界面性炎症,并与临床症状的严重程度相一致。当病情进展时,桥接坏死常见,可有炎性细胞和塌陷网状支架包绕变形肝细胞形成玫瑰花结样改变。汇管区的炎性细胞浸润,包括淋巴细胞、部分浆细胞、活化的巨噬细胞和少量的嗜酸性粒细胞。肝小叶界面性肝炎表现为淋巴细胞、巨噬细胞和少量浆细胞的浸润。免疫组化分析表明,汇管区的炎性细胞浸润 T 淋巴细胞以 α/βT 细胞受体,$CD4^+$ T 细胞为主,而 CD8 CTLs 细胞为界面性肝炎中门静脉周围炎的主要炎性细胞。

四、临床表现

多数 AIH 患者起病隐匿,无特异性的临床症状和体征。主要临床表现为乏力、恶心、呕吐、食欲减退、上腹部不适等,少数患者可出现皮疹及不明原因发热。部分患者可呈急性甚至暴发性发作。急性 AIH 的临床表现类似于其他急性肝炎,常表现为疲劳、乏力,可伴黄疸、关节痛或血清学变化。在这些患者中必须早期识别并及时治疗,避免进展为急性肝衰竭。

部分患者无明显临床症状和体征,仅表现为肝功能异常。约 30% 患者起病时就已进展至肝硬化阶段,故此类患者(尤其是年老者)可出现腹水、脾大等肝硬化失代偿期的表现。部分患者可能伴发多种自身免疫性疾病,并导致多脏器受损,甲状腺疾病和关节炎是最常伴发的自身免疫性疾病,多见于女性患者。

(一)分型

AIH 根据血清学自身抗体和临床表现的不同可分为 3 型。

1.1 型

本型最常见的 AIH 类型。血清免疫球蛋白水平升高,抗核抗体(ANA)和平滑肌抗体(SMA)阳性,肝活检示门静脉区浆细胞浸润是 1 型 AIH 的诊断基础。其他可能出现的自身抗体包括核周型中性粒细胞胞浆抗体(pANCA)和去唾液酸糖蛋白受体抗体(抗 ASGPR)。pANCA 可见于 50%~90% 的 1 型 AIH 患者中,但在 2 型 AIH 患者中缺如。1 型 AIH 占 AIH 患者的 80.8%,70% 的患者为女性,且年龄<40 岁,多数患者对免疫抑制剂的治疗效果好,停药后不易复发。

2.2 型

2 型较 1 型 AIH 少见,以 I 型抗肝肾微粒体抗体(抗-LKM1)为特征性抗体,其他可出现阳性的自身抗体还包括抗-ASGPR 以及 1 型肝细胞溶质抗原抗体(抗-LC1)。2 型 AIH 主要发生于儿童,患者年龄多<14 岁,主要分布于西欧,预后较 1 型 AIH 差,病情进展快,易形成肝硬化。

3.3 型

可溶性肝抗原抗体/肝胰抗原抗体(抗-SLA/抗-LP)是此型的特征性抗体,占原因不明的慢性肝炎患者的 18%～33%,且无器官和种属特异性,是目前发病及研究较少的亚型。由于多数阳性患者同时具有 1 型或 2 型 AIH 抗体,国际上对该分型仍存在争议。

（二）重叠综合征

临床上慢性肝脏疾病常伴有自身免疫现象,除自身免疫性肝炎外,乙型、丙型肝炎也可出现自身免疫现象,同时 AIH 经常与原发性胆汁性肝硬化（PBC）、原发性肝硬化性胆管炎（PSC）共同发病,造成诊断上的困难。但临床上由于不适当使用干扰素可能使自身免疫性肝炎病情恶化,而盲目使用免疫抑制剂又可能加重病毒血症,故区分自身免疫性肝炎与病毒性肝炎、PBC、PSC的重叠表现尤为重要。

1.AIH/PBC 重叠综合征

PBC 是一种肝内小胆管慢性非化脓性炎症而导致的胆汁淤积性疾病,其主要表现为乏力和瘙痒,部分患者可有右上腹不适,以 ALP、GGT 升高为主,线粒体抗体（AMA）滴度＞1∶40 以及相应的组织学病理学特点,三者具备时可作出确诊性诊断。当 AIH 与 PBC 重叠时,可表现为抗核抗体（ANA）及抗线粒体抗体（AMA）阳性,ALT、AST、碱性磷酸酶（ALP）及 GGT 均升高,而肝组织活检可既有 AIH 的特征也有 PBC 的特征。

2.AIH/PSC 重叠综合征

PSC 是一种进展性胆汁淤积性肝病,PSC 主要表现为胆管的进行性纤维增生性炎症,可侵犯整个肝内外胆管系统,引起胆汁淤积、肝纤维化和肝硬化。PSC 的诊断主要依赖独特的胆管影像学改变,表现为肝内外胆管受累,其组织学特征是纤维性闭塞性胆管炎,抗丙酮酸脱氢酶复合物 E_2 亚单位抗体是诊断 PSC 的特异性指标。当 AIH 与 PSC 重叠时,可有 AIH 的自身抗体出现,肝组织活检表现出 AIH 和 PSC 的特征,胆管造影提示 PSC 的特征。

五、辅助检查

（一）实验室检查

1.生化检查

AIH 表现为长期的血清 ALT 和（或）AST 异常,通常血清 γ-球蛋白和免疫球蛋白 IgG 水平升高。部分患者可有胆红素升高,ALP 一般正常或轻度升高,对 ALP 高于正常上限 2 倍者须考虑其他诊断或是否存在重叠综合征。

2.自身抗体

自身抗体的检测对于 AIH 的诊断具有重要意义。多数抗体单独检测结果不足以支持 AIH诊断。因此,这些结果的应用需要结合临床证据和其他的实验室检查结果。ANA、SMA 和抗-LKM1 辅助诊断 AIH 意义极其重要,对疑似病例应首先进行这 3 种抗体检测。当这些抗体阴性时,可进一步检测抗-SLA/抗-LP、抗-LC1、pANCA 和抗-ASGRP 等以排除 AIH。

（1）ANA:是 AIH 中最常见的自身抗体（阳性率 75%）,ANA 泛指抗各种核成分的抗体,是一种广泛存在的自身抗体,出现于 1 型自身免疫性肝炎。ANA 的性质主要是 IgG,也有 IgM 和IgA,甚至 IgD 和 IgE。ANA 可以与不同来源的细胞核起反应,无器官特异性和种属特异性。但这些抗体对肝病诊断特异性及预后价值不大。但 20%～30% 的 1 型 AIH 患者两者抗体阴性。典型 1 型 AIH 的 ANA 阳性滴度明显升高（成人≥1∶80,儿童≥1∶40）。但诸多疾病,如类风湿关节炎、桥本甲状腺炎及药物等均可有 ANA 阳性。ANA 至今仍是诊断 AIH 敏感性最高的标志性抗体,应用免疫荧光染色法检测显示主要以核膜型或胞质型为主。在 AIH 中 ANA 滴度一般较高,通常超过 1:160(间接免疫荧光法),但其滴度与病程、预后、病情进展、疾病活动度以及是否需要进行肝移植没有相关性。ANA 亚型对 1 型 AIH 的诊断价值有限,在慢性肝炎、其他自身免疫性疾病甚至健康老年人群中亦可有一定的阳性表现。

(2)抗平滑肌抗体(SMA):在 AIH 阳性率高达 90%,并常与 ANA 同时出现,SMA 针对的是胞浆骨架蛋白,如肌动蛋白、肌钙蛋白、原肌球蛋白、肌动蛋白的聚合体形式(F-肌动蛋白),自身免疫性肝炎可出现高滴度的 SMA。在自身免疫性肝炎中,抗平滑肌抗体的主要靶抗原为 F-肌动蛋白,与肝细胞质膜有密切关系是型 AIH 的特异性指标。也可见于多种肝脏疾病或风湿性疾病等。高效价的 SMA 与 ANA 同时出现(即呈阳性)是诊断型 AIH 最重要的参考指标,其阳性率高达92.2%,此类抗体灵敏度较高,但特异性差。单一的自身抗体检测不能诊断 AIH,需结合其他临床指标才能诊断。SMA 亦无器官和种属特异性,在传染性单核细胞增多症和其他病因导致的肝病及感染性和类风湿关节炎中,这些患者血清中可呈阳性表现。AIH 患者在使用免疫抑制剂治疗病情缓解后,血清 ANA 或 SMA 滴度也常随之降低,甚至消失。但抗体水平与疾病的预后无关。

(3)抗-LKM1:为 2 型 AIH 特异性抗体,敏感性为 90%,在 AIH 中检出率较低(约 10%)。2 型AIH 较少见,在欧洲约占 AIH 的 20%,在美国约占 AIH 的 4%,主要以抗 LKM1 阳性为特征。该型主见于女性和儿童,也见于成人,约占 20%。目前只有该型自身靶抗原已被确定,多认为细胞色素单氧化酶 P4502D6(CYP2D6)是 AIH 的特异性自身靶抗原,体外研究也表明抗LKM1 可抑制该酶活性,用 P4502D6 作抗原可诱导建立 AIH 动物模型。新近有报道针对CYP2D6(245~254)靶点的 CD8$^+$T 细胞免疫反应可能是 2 型 AIH 的免疫反应方式。

(4)LC1:是 2 型 AIH 中还常存在的另外一种自身抗体,属器官特异性而非种属特异性自身抗体,在 2 型 AIH 患者阳性率约为 30%,可与抗 LKM1 同时存在,也可作为唯一的自身抗体出现。临床抗 LC1 多见于年龄<20 岁的年轻 AIH 患者,年龄>40 岁的 AIH 患者少见。该抗体滴度与 2 型 AIH 的疾病活动性具有相关性,对疾病的早期治疗有很大帮助,为 AIH 疾病活动标志及预后指标。抗 LC1 阳性患者一般病变相对较重。抗 LC1 浓度常与 AST 水平相平行,是判断疾病活动度的一个敏感指标。

(5)抗 SLA/LP:识别的自身抗原 SLA 是肝细胞浆内一种可溶性的、相对分子量为 50 kDa的蛋白分子,可能是一种转运核蛋白复合物。抗 SLA/LP 对 AIH 具有很强的特异性,其检测有助于 AIH 患者的诊断及治疗,但其阳性率仅 10%~30%。此抗体阳性 AIH 患者肝脏病变常较为严重且进展快,停药更易复发。

(二)肝组织活检

AIH 组织学诊断典型的 AIH 病理改变主要表现为门静脉界面性炎症(又称碎屑样坏死),汇管和汇管周围区可见淋巴浆细胞显著浸润,并侵及肝小叶的实质,炎性细胞围绕于坏死肝细胞,最终导致肝纤维化和肝硬化。

六、诊断

AIH 临床表现多变,任何肝功能异常者均应考虑存在本病的可能。AIH 的诊断无特异性指标,患者以往病史、酒精摄入史、药物服用史及肝炎暴露史的全面回顾对于 AIH 的诊断至关重要,此外还应进一步除外病毒性和代谢性肝病,在排除其他可能导致肝损伤的病因后,确诊主要是基于生化、免疫以及组织学的特征性表现。

七、鉴别诊断

（一）病毒性肝炎

患者临床症状及组织学变化及血生化表现与 AIH 类似,常出现高球蛋白血症,同时常在血清中监测出 ANA、SMA、抗-LKM1、抗-SLA/抗-LP 等自身抗体,尤其是丙型病毒性肝炎。这类患者临床、血清学、组织学不能与 AIH 鉴别,此时病毒核酸监测有重要的鉴别价值。

（二）原发性胆汁性肝硬化

原发性胆汁性肝硬化(PBC)与 AIH 鉴别主要依据生化、组织学、免疫学特点。PBC 患者 ALP 或 GGT 显著升高,是正常的 4～5 倍或更高,ALT、AST 轻度升高,肝内胆汁淤积,胆红素升高,以结合胆红素为主,高胆固醇血症(80%的患者),IgM 增高,ANA 阳性,肝脏病理检查胆管破坏、减少。但当 PBC 患者 AMA 阴性,胆汁淤积不显著,病变早期胆管损伤不明显时,两者鉴别很难。这类患者可通过糖皮质激素诊断性治疗和随访观察,以资鉴别。

（三）药物性肝炎

慢性药物性肝炎也会有 AIH 的特点,如高球蛋白血症和自身抗体。仔细询问服药史及肝外表现如发热、皮疹、关节痛淋巴结肿大、血常规嗜酸性粒性细胞增多。肝组织学显示肝小叶或腺泡的区带坏死、微泡脂肪肝、嗜酸性粒细胞有助于诊断。

（四）非酒精性脂肪性肝炎

非酒精性脂肪性肝炎患者血清中出现 ANA 等自身抗体时,通过生化和免疫学很难与 AIH 鉴别,此时肝脏病理检查是必要的。非酒精性肝炎患者活检表现为严重的脂肪变性、多形核白细胞浸润、中心区纤维化。

八、治疗

（一）治疗的目标

改变疾病自然进程,治疗的基本原则是:改善临床症状,缓解生化指标异常,减轻肝脏炎症,阻止肝纤维化进展。治疗之后能长期维持缓解状态。国际自身免疫性肝炎小组(IAIHG)有过两种关于治疗缓解的定义:①血清 AST 下降至正常上限两倍以内;②血清 AST 完全下降至正常范围以内。在 2010 年美国肝病研究学会(AASLD)的指南中,明确将后者作为达到缓解的目标。

（二）药物治疗

1.治疗指征

(1)ALT 和 AST 水平高于参考范围上限 10 倍者。

(2)血清 ALT 和 AST 水平高于参考范围上限 5 倍,同时血清丙种球蛋白水平高于参考范围上限至少 2 倍者。

(3)肝组织学检查示桥接坏死或多小叶坏死者。

不符合上述 3 项标准的患者应根据其临床判断进行个体化治疗;界面性肝炎且组织学检查不存在桥接坏死或多小叶坏死者不需要治疗;有临床症状的 AIH 患者也需结合生化和组织学特点考虑进行免疫抑制治疗。

免疫抑制剂是治疗 AIH 首选药物。最常用的免疫抑制剂为糖皮质激素(泼尼松或泼尼松龙),可单独应用也可与硫唑嘌呤联合应用。联合用药可最大限度地减少糖皮质激素的不良反应,更适用于存在激素治疗潜在危险者,但长期应用硫唑嘌呤应警惕骨髓抑制和增加并发肿瘤的危险。目前英国胃肠病学会推荐的治疗方案主要包括初始治疗和长期治疗。

2.初始治疗

中重度肝内炎症的 AIH 患者(定义为存在下列一个或以上表现:血清 AST＞5 倍正常上限,血清球蛋白＞2 倍正常上限,肝组织学存在桥接样坏死)应接受免疫抑制治疗,其生存益处已在之前的临床试验中得到证明。

虽不满足上述标准,但下列患者仍应考虑免疫抑制治疗:①患者有临床症状;②肝活检证实肝硬化的 AIH 患者,由于这是预后不佳的特征;③年轻患者,希望能够防止其在今后的数十年间进展为肝硬化。中重度 AIH、年轻患者、存在临床症状、已进展至肝硬化、肝组织学显示轻度活动的 AIH 患者均建议行免疫抑制治疗。尚未有证据表明在老年、无临床症状的轻度 AIH 患者中行免疫抑制治疗是有益的。不建议在无生化或组织学证据提示疾病活动的患者中使用免疫抑制剂。综合考虑疗效及不良反应之间的利弊,已有多项临床试验表明,对大多数 AIH 患者而言,泼尼松龙/硫唑嘌呤联合治疗为最佳治疗方案。泼尼松龙＋硫唑嘌呤联合治疗时,前者有时以＞30 mg/d 作为初始剂量。AASLD 亦将其作为推荐剂量,甚至可根据情况加至 1 mg/(kg·d)＋硫唑嘌呤联合治疗。若血清转氨酶水平在随后的 2～3 个月内下降,则泼尼松龙可逐渐减至 10 mg/d。上述疗法可能会带来较严重的激素相关不良反应,尤其在老年、体弱的 AIH 患者中更为明显。然而,在非肝硬化患者中却能更快地使血清转氨酶恢复正常。

(1)AIH 的初始治疗建议:泼尼松龙＋硫唑嘌呤联合治疗。目前尚未有足够证据支持其他药物作为 AIH 的一线治疗。推荐泼尼松龙初始剂量为 30 mg/d(4 周内逐渐减至 10 mg/d)联合硫唑嘌呤 1 mg/(kg·d)治疗,硫唑嘌呤的剂量一般以 50 mg/d 为宜,偶可加量至 75 mg/d,注意观察血常规改变。高初始剂量的泼尼松龙[至 1 mg/(kg·d)]通常来说较低剂量者能更快地使血清转氨酶复常。年老体弱者慎用。当血清转氨酶下降后,应将泼尼松龙的剂量逐渐降至 10 mg/d。已存在血白细胞计数减少的患者建议行巯基嘌呤甲基转移酶(TPMT)检测。治疗无反应或疗效不佳者,在征询专科医师的意见后可考虑提高激素剂量(包括甲泼尼龙)＋硫唑嘌呤 2 mg/(kg·d)联合治疗,或者换用他克莫司。

(2)非肝硬化患者若无法耐受泼尼松龙,可换用布地奈德。无法耐受硫唑嘌呤者,单用泼尼松龙(较高剂量)依然有效但更有可能带来相关不良反应。此类患者推荐单用泼尼松龙初始剂量为 60 mg/d,4 周内减至 20 mg/d。此外,也可考虑使用泼尼松龙 10～20 mg/d＋吗替麦考酚酯联合治疗。

(3)在患者能够耐受的前提下,硫唑嘌呤 1 mg/(kg·d)＋泼尼松龙 5～10 mg/d(允许存在不良反应)的联合治疗应持续至少 2 年并且至少在血清转氨酶恢复正常后继续治疗 1 年。泼尼松龙＋硫唑嘌呤联合治疗 2 年仍未达到缓解的患者,建议继用泼尼松龙(5～10 mg/d)＋高剂量的硫唑嘌呤[2 mg/(kg·d)],12～18 个月后肝活检复查。或者可考虑换用其他免疫抑制剂。激素服用过程中患者需额外补充维生素 D 和钙剂,建议每 1～2 年进行一次骨密度扫描,发现骨量减少和骨质疏松时应积极治疗。肝活检以明确肝组织炎症是否达到缓解对于今后的治疗有着极大价值。

3.长期治疗

AIH 是一种慢性复发性疾病,甚至在成功治疗诱导缓解后仍有进展至肝硬化、肝衰竭而需行肝移植。大多数儿童或青年时期发病的患者可带病生存 50 年以上。AIH 长期治疗的目的主要在于降低疾病的复发,减少患者因肝病死亡或行肝移植,并降低泼尼松龙相关的骨质疏松、糖尿病和肥胖,硫唑嘌呤相关的骨髓抑制、潜在的致癌风险,以及其他免疫抑制剂的相关不良反应。

有50%～90%的患者在达到生化和组织学缓解而停药后的12个月内复发。根据IAIHG的标准,复发定义为:血清ALT>3倍正常值上限。

(1)单用较高剂量的硫唑嘌呤2 mg/(kg·d)维持,可降低泼尼松龙撤药后的复发率。上述疗法在长期治疗中被证实是安全的(未在我国患者中证实)。是否使用硫唑嘌呤维持及如何治疗首次复发取决于对复发可能性、肝病严重程度及可预见不良反应的综合判断。

(2)复发患者应如同初发时再次接受治疗。在可耐受的前提下,一旦达到缓解应给予硫唑嘌呤维持。以硫唑嘌呤维持治疗的患者复发,当再次缓解时建议以低剂量的泼尼松龙(联合硫唑嘌呤)行长期维持治疗。不能耐受硫唑嘌呤的患者可考虑以吗替麦考酚酯维持治疗。

(3)泼尼松龙+硫唑嘌呤联合治疗仍未能达到生化或组织学上完全缓解的患者,吗替麦考酚酯的疗效也是有限的。可考虑试用环孢素、布地奈德、地夫可特、他克莫司或环磷酰胺,但上述疗效尚未被证实。AIH肝硬化患者以及正常已缓解的患者,无论男女,均应每6个月检测1次血AFP和腹部超声检查以除外肝细胞癌。

在治疗期间,需监测转氨酶、胆红素和血清丙种球蛋白水平以评价病情变化。多数患者上述指标可在2周内开始得到改善,组织学上的改善滞后于临床及实验室检查3～6个月。

4.特殊情况下的治疗

AIH患者妊娠过程中,小剂量的泼尼松龙或硫唑嘌呤免疫抑制治疗是可行的。若停药,则应在患者分娩后及时加用免疫抑制剂以降低复发风险。

5.治疗相关不良反应

血细胞减少、恶心、情绪不稳定、高血压、外形改变、糖尿病是最常见的剂量相关不良反应,将药物减量后上述临床症状可得到改善。严重的不良反应包括精神病、严重血细胞减少、有临床症状的骨量减少伴或不伴椎体压缩性骨折,一旦出现上述临床症状需要立即停用相关药物,对于这些患者可单独应用可耐受的泼尼松或硫唑嘌呤以抑制炎症反应。部分学者建议自身免疫性肝炎患者在开始应用硫唑嘌呤前检测自身硫嘌呤甲基转移酶(TPMT)基因型或表现型从而避免出现硫唑嘌呤相关不良反应。但此项技术尚未在临床广泛开展,同时也有报道显示硫唑嘌呤在用于自身免疫性肝炎治疗时剂量相对较小(50～150 mg),测定TPMT基因型或表现型并不能预测是否出现药物相关毒性。

6.治疗失败与反应不完全

治疗失败是指患者虽能耐受治疗并有较好的依从性,但血清AST水平或胆红素水平仍进行性升高超过治疗前水平的67%,并不包括治疗期间出现的不良反应。尽管治疗的各个阶段均可出现临床表现和(或)生化指标恶化,但治疗失败最常发生在治疗的前2个月。此情况应停止原方案,改为单用泼尼松60 mg/d或泼尼松30 mg/d联合硫唑嘌呤150 mg/d,持续应用此剂量至少1月。若生化指标有改善再试行减量,且应在定期监测的生化指标的指导下缓慢进行,每月泼尼松减量10 mg,硫唑嘌呤减量50 mg直至达到标准维持量。若在减量的任何阶段出现生化指标的反复应继续应用上一剂量的药物1个月。70%的患者可在两年内病情好转,恢复应用常规方案维持治疗,20%的患者可达到组织学缓解,大多数患者需要长期维持治疗。在高剂量治疗期间一旦出现肝功能失代偿表现(肝性脑病、腹水、静脉曲张出血)则需要进行肝移植。

(三)肝移植

尽管免疫抑制治疗在阻止自身免疫性肝炎进展中通常是非常有效的,但是小部分患者仍可能需要肝移植治疗。有些患者因治疗得太晚而不能阻止那些会降低寿命的相关并发症的发生（如肝细胞肝癌），其他患者会出现顽固性症状，如肝性脑病，另一些患者可能治疗无效。小部分患者因未依从治疗而发展成终末期肝病。在这些情况下，肝移植仍然是唯一的治疗方法，以增加生命时间或生活质量，或两者兼而有之。

自身免疫性肝炎患者肝移植后 5 年生存率为 80%～90%。肝移植后虽然只有一半患者能够回到全职岗位，但总体来说患者的生活质量通常还是很好的。肝移植后最佳的免疫抑制治疗仍未确定。自身免疫性肝患者肝移植后发生急性细胞排斥和胆管消失的风险更大。

九、预后

AIH 若不予治疗，可进展为肝硬化，甚至引起肝衰竭导致死亡。多数患者对免疫抑制剂治疗应答良好，约 80%患者可获得缓解，病情缓解后可保持良好的生活质量。缓解患者的 10 年及 20 年生存率超过 80%。

（李斌华）

第十节　胰　腺　炎

一、概说

急性胰腺炎(acute pancreatitis,AP)是指多种病因引起的胰酶激活，继以胰腺局部炎症反应为主要特征，伴或不伴有其他器官功能改变的疾病。临床上以轻症急性胰腺炎(mild acute pancreatitis,MAP)多见，呈自限性，20%～30%患者为重症急性胰腺炎(severe acute pancreatitis,SAP)，病情危重，尽管医疗水平不断提高，急性胰腺炎仍有 5%～10%的病死率。本病的病因众多，我国 50%以上为胆道疾病所致。

慢性胰腺炎(chronic pancreatitis,CP)以胰腺实质发生慢性持续性炎性损害、纤维化及可能导致的胰管扩张、胰管结石或钙化等不可逆性的形态改变为其特征，可引起顽固性疼痛和永久性内、外分泌功能丢失。我国慢性胰腺炎发病人数逐年上升，人群发病年龄在 5～85 岁，平均年龄 (48.9±15.0)岁，高峰在 60 岁，男女性别比例为1.86:1。我国 CP 最常见病因是胆道系统疾病，其次为酒精，部分无明显病因者称为特发性胰腺炎。

二、临床表现

（一）急性胰腺炎

1.症状

(1)腹痛：腹痛是 AP 的主要症状，多呈突然发作，常于饱餐和饮酒后发生。疼痛性质可为钝痛、绞痛、钻痛或刀割样痛，位于上腹部，常向背部放射，疼痛在弯腰或起坐前倾时可减轻，病情轻者腹痛 3～5 天即缓解。少数患者可能无腹痛，突然休克或者昏迷，甚至猝死，往往是 SAP 终末期表现，多见于老年人或者体弱患者。

(2)恶心、呕吐：90%患者起病即有恶心、呕吐，呕吐可频繁发作，或持续数小时，呕吐物可为胃内容物、胆汁或者咖啡渣样液体,呕吐的程度与疾病的严重程度一致,呕吐后腹痛常不能缓解。

(3)发热:发热常源于急性炎症、坏死胰腺组织继发感染或继发真菌感染。发热伴黄疸者多见于胆源性胰腺炎。MAP 仅有轻度发热,一般持续 3～5 天,SAP 发热较高,且持续不退,呈弛张高热。

(4)黄疸:一般在病初 24 小时内不出现黄疸,起病后第 2～3 日内由于胰头炎症水肿压迫胆总管可出现一过性梗阻性黄疸,多在几日内消退。如黄疸持续不退或加深,应怀疑合并胆总管结石。发病第 2 周出现黄疸,应考虑由胰腺炎并发胰腺脓肿或假性囊肿压迫胆总管所致。少数患者后期可因并发肝细胞损害而引起肝细胞性黄疸。

(5)腹胀:多数患者伴有腹胀,且腹胀程度与疾病严重程度呈正相关。大部分患者 3～5 天内无排气排便,随病情好转,肠蠕动逐渐恢复。重症患者通常腹胀明显,或并发麻痹性肠梗阻。若腹胀症状不缓解,则可诱发肠源性感染和肠屏障功能衰竭。

2.全身并发症

(1)心动过速和低血压或休克,肺不张、胸腔积液和呼吸衰竭;有研究表明胸腔积液的出现与 AP 严重度密切相关并提示预后不良;少尿和急性肾衰竭;耳鸣、复视、谵妄、语言障碍及肢体僵硬、昏迷等胰性脑病表现,可发生于起病后早期,也可发生于疾病恢复期。

(2)休克主要是有效循环血容量不足,常见于:血液和血浆大量渗出;频繁呕吐丢失体液和电解质;血中缓激肽增多,引起血管扩张和血管通透性增加;并发消化道出血。

3.体征

(1)轻型患者腹部体征较少,上腹有中度压痛,往往与主诉腹痛程度不相称,无腹肌紧张与反跳痛,均有不同程度腹胀。

(2)重症者可出现腹膜刺激征,腹水,肋侧腹部皮肤呈灰紫色斑(Grey-Turner 征),脐周皮肤发绀(Cullen 征)。常有低钙血症,部分可出现手足搐搦。少数患者因脾静脉栓塞出现门静脉高压,脾脏肿大。罕见横结肠坏死。腹部因液体积聚或假性囊肿形成可触及肿块。

(3)少见体征还有皮下脂肪坏死小结、下肢血栓性静脉炎、多发性关节炎等。

(二)慢性胰腺炎

轻度 CP 无明显特异性临床表现。中、重度 CP 临床表现如下。

1.腹痛、腹胀、黄疸等

腹痛是 CP 的主要临床症状,初为间歇性,后转为持续性,多位于上腹部,可放射至背部或两肋。腹痛常因饮酒、饱食、高脂肪餐或劳累而诱发。前倾坐位、侧卧屈膝时疼痛可减轻,平卧位加重,被称为胰性疼痛体位。

2.吸收不良综合征

轻症患者仅有餐后上腹部饱胀、嗳气、不耐受油腻食物等症状。胰脂肪酶分泌量下降至正常的 10% 以下发生脂肪泻,表现为排便次数增多,可达 10 次/天,泡沫样,有恶臭。严重者伴有脂溶性维生素 A、维生素 D、维生素 E、维生素 K 缺乏而造成夜盲症、皮肤粗糙和出血倾向等。

3.体征

可有轻度压痛。当并发巨大假性囊肿时可扪及包块,少数可闻及血管杂音。当胰头显著纤维化或假性囊肿压迫胆总管下段,可出现黄疸。由于消化吸收功能障碍导致消瘦,亦可出现并发症有关的体征。

4.并发症

糖尿病、胰腺假性囊肿、腹水、胰瘘、消化道梗阻及胰源性门脉高压症等。

三、实验室检查

(一)急性胰腺炎

1.血清酶学检查

病后 6~12 小时开始升高,24 小时达高峰,正常值为<90 U/L,超过正常值 3 倍以上有诊断价值,但有时急性重症胰腺炎可正常或下降。血清淀粉酶活性高低与病情不呈相关性。患者是否开放饮食和病情程度的判断不能单纯依赖于血清淀粉酶是否降至正常,应综合判断。

血清淀粉酶持续增高要注意:病情反复、并发假性囊肿或脓肿、疑有结石或肿瘤、肾功能不全、巨淀粉酶血症等。要注意鉴别其他急腹症引起的血清淀粉酶增高。

2.尿淀粉酶

血清淀粉酶主要自尿中排出体外,所以在肾功能正常的情况下,当血清淀粉酶升高时,尿淀粉酶的浓度也增加,只是升高的时间较血淀粉酶为迟,通常在病后 12~24 小时开始升高,持续时间长,有时可达 1~2 周,正常值<450 U/L。

3.血清脂肪酶

起病后 24 小时内升高,持续时间较长(7~10 天),超过正常值 3 倍以上有诊断意义。当血清淀粉酶活性已经下降至正常,或其他原因引起血清淀粉酶活性增高,血清脂肪酶活性测定有互补作用。血清脂肪酶活性与疾病严重度不呈正相关。

4.淀粉酶与肌酐清除比值(Cam/Ccr)测定

可提高对急性胰腺炎的特异性诊断。Cam/Ccr(%)=(尿淀粉酶/血淀粉酶)×(血清肌酐/尿肌酐)×100。正常值<5%,如>5%有价值,阳性率为 40%~60%。

5.血清正铁血清蛋白

当腹腔有出血性疾病时,红细胞破坏释放出血红素,经过脂肪酸和弹力蛋白酶作用,转变为正铁血红素,后者与清蛋白结合形成正铁血清蛋白。在重症胰腺炎时常为阳性,有助于早期判断急性胰腺炎的预后。

6.血清标志物

推荐使用 C 反应蛋白(CRP),发病 72 小时后 CRP>150 mg/L 提示胰腺组织坏死。动态测定血清白细胞介素-6 水平增高提示预后不良。

7.其他检查

包括血常规、血钙、血糖、血脂检查等。

(二)慢性胰腺炎

(1)血清酶学检查:急性发作期可见血清淀粉酶升高,如合并胸腔积液、腹水,其胸腔积液、腹水中的淀粉酶含量往往明显升高。

(2)胰腺内分泌功能测定:血糖测定及糖耐量试验可反映胰腺内分泌功能。

(3)胰腺外分泌功能试验:仅在中、重度 CP 才有变化,因而临床价值有限,仅有胰腺外分泌功能改变,不能诊断为 CP。

(4)CP 也可出现血清 CA199 增高,但升高幅度一般较小,如明显升高,应警惕合并胰腺癌的可能。

（5）其他检查：大便糜蛋白的酶测定、维生素 B_{12} 吸收试验或 ^{14}C-油酸甘油呼气试验，对慢性胰腺功能不全的诊断有一定意义，但其敏感性和特异性，有待进一步证实。

（6）病理变化：早期可见散在的灶状脂肪坏死，小叶及导管周围纤维化，胰管分支内有蛋白栓及结石形成。在进展期，胰管可有狭窄、扩张改变，主胰管内可见嗜酸性蛋白栓和结石。导管上皮萎缩、化生乃至消失，并可见大小不等的囊肿形成，甚至出现小脓肿。随着纤维化的发展，可累及小叶周围并将实质小叶分割成不规则结节状，而被纤维组织包裹的胰岛体积和数量甚至会有所增加，偶尔会见到残留导管细胞芽生所形成的类似于胚胎发生时的胰岛细胞样组织，类似于肝硬化时假小叶的形成。晚期，病变累及胰腺内分泌组织，导致大部内分泌细胞减少，少数细胞如 A 细胞和 PP 细胞相对增生，随着病变的进一步发展，多数胰岛消失，少数病例胰岛细胞显著增生，呈条索状和丛状。

胰腺标本的获取：手术活检是最理想的标本，但通常难以获得；经超声或 CT 引导下的穿刺活检是最常用的方法。

四、影像学检查

（一）急性胰腺炎

1.腹部 B 超检查

在发病初期 24～48 小时行 B 超检查，可见胰腺弥漫性增大，光点增多，回声减弱。胰腺重度水肿时可呈无回声或散在回声，在其后部回声增强。腹部 B 超检查对胰腺肿大和假性囊肿、胰腺内外积液的诊断有帮助，同时有助于判断有无胆道疾病，但受 AP 时胃肠道积气的影响，对 AP 不能作出准确判断。

2.腹部 CT 检查

推荐 CT 扫描作为诊断 AP 的标准影像学方法。CT 平扫可表现为胰腺实质密度降低（即 CT 值降低），胰腺体积增大，胰腺周围浸润，而增强 CT 扫描可清楚地显示胰腺坏死区域的存在及坏死的范围、程度。动态增强 CT 检查对判断病情、指导治疗有重要价值。Balthazar CT 分级评分系统常用于评估病情严重程度。必要时行增强 CT 或动态增强 CT 检查。A～C 级：临床上为 MAP；D～E 级：临床上为 SAP。

（二）慢性胰腺炎

1.腹部 X 线片

腹部平片显示胰腺部位有弥漫性斑点状钙化，高度提示慢性胰腺炎。虽然腹部平片的敏感性仅为 $30\%～40\%$，但可作为诊断慢性胰腺炎的首选检查。

2.腹部 B 超

根据胰腺形态与回声及胰管变化可作为 CP 的初筛检查，但诊断的敏感性不高。胰腺实质见点状、线状回声增强、囊肿、胰腺轮廓不规则；主胰管扩张及不规则、管壁回声增强、结石或钙化灶、分支胰管扩张。

3.超声内镜（EUS）

EUS 对 CP 的诊断优于腹部 B 超，诊断敏感性达 80%。声像图表现主要有胰腺体积增大或缩小、轮廓模糊不规则、实质回声增强、不均质、可有钙化灶，胰管扩张或粗细不匀，内可有结石，部分可探及假性囊肿或胆总管扩张。内镜超声除显示影像学特征外，同时可以进行胰腺活检和收集胰液做功能性检查。

4.CT/MRI 检查

CT 显示胰腺增大或缩小、轮廓不规则、胰腺钙化、胰管不规则扩张或胰周胰腺假性囊肿等改变。对中、晚期诊断的准确性较高,早期、胰腺病理改变轻微的慢性胰腺炎,CT 的诊断作用受到限制。MRI 对 CP 的诊断价值与 CT 相似,但对钙化和结石逊于 CT。慢性胰腺炎的 CT 分级如下。

可疑(至少满足 1 项):①体部胰管轻度扩张(2~4 cm);②胰腺肿大≤2 倍。

轻度—中度(至少满足 1 项):①胰管扩张;②胰管不规则;③囊腔<10 cm;④胰腺实质密度不均匀;⑤管壁密度增强;⑥胰头、体轮廓不规则;⑦胰腺实质灶状坏死。

重度(轻度—中度＋1 项):①囊腔>10 cm;②胰管内充填缺损;③结石或钙化影;④胰管狭窄、阻塞;⑤分支胰管重度扩张、不规则;⑥邻近器官受侵犯。

5.胰胆管影像学检查

胰胆管影像学检查是诊断 CP 的重要依据。

轻度 CP:胰管侧支扩张/阻塞(不超过 3 个),主胰管正常。中度 CP:主胰管狭窄及扩张。重度 CP:主胰管阻塞、狭窄、钙化,有假性囊肿形成。

胰胆管影像检查主要方法有内镜逆行胰胆管造影术(ERCP)和磁共振胰胆管成像术(MRCP)。

ERCP 除晚期可以发现的胰管扭曲、狭窄、结石和囊肿外,ERCP 的最大优势是可以发现早、中期和轻型病变的胰腺主胰管或分支出现的扩张和不规则改变。但对一些无胰管改变或变化轻微的患者,其诊断价值则受限。

MRCP 可以诊断明显的胰管扩张、假性囊肿等改变,但小胰管的改变和结石则较难反映。

6.胰管内镜

其可以直接观察胰管内病变,如狭窄、阻塞等,同时能进行酒精、细胞刷和一夜收集,对不明原因的胰腺病变有鉴别诊断价值。慢性胰腺炎的胰腺导管内壁充血水肿、扩张或瘢痕性狭窄,50%患者可见蛋白栓,10%患者可见结石,可以鉴别早期胰腺癌。但目前胰管内镜不能调节方向,尚不能完整观察管腔。

五、诊断建议和诊断标准

(一)急性胰腺炎

(1)持续性中上腹痛、血清淀粉酶增高、影像学改变,排除其他疾病,可以诊断本病。

(2)临床上不再应用"中度 AP",或"重症 AP 倾向"。

(3)临床上应注意一部分 AP 患者从 MAP 转化为 SAP 可能。因此,必须对病情进行动态观察。除 Ranson 指标、APACHE-Ⅱ指标外,其他有价值的判别指标有:体重指数超过 28 kg/m^2;胸膜渗出,尤其是双侧胸腔积液;72 小时后 CRP>150 mg/L,并持续增高等均为临床上有价值的严重度评估指标。

(4)急性胰腺炎的诊断需要如下 3 条特征中的 2 条:①急性上腹痛伴有腹部压痛或腹膜刺激征。②血清淀粉酶和(或)脂肪酶≥正常值上限 3 倍。③CT 扫描显示胰腺炎特征性表现。

临床分为急性轻型胰腺炎及急性重症胰腺炎。

轻症急性胰腺炎(MAP):具备急性胰腺炎的临床表现和生化改变,而无器官功能障碍或局部并发症,对液体补充治疗反应良好。Ranson 评分<3,或 CT 分级为 A、B、C。

重症急性胰腺炎(SAP):具备急性胰腺炎的临床表现和生化改变,且具备下列之一者:局部并发症(胰腺坏死,假性囊肿,胰腺脓肿);器官衰竭;Ranson 评分≥3;CT 分级为 D、E。

（二）慢性胰腺炎

1.诊断标准

在排除胰腺癌的基础上,建议将下述 4 项作为 CP 的主要诊断依据。

（1）典型的临床表现(腹痛、胰腺外分泌功能不全症状):腹部疼痛或用其他疾病不能解释的上腹疼痛、伴有血清胰酶或粪便弹力蛋白酶水平升高的患者,有消化不良的症状并可能伴有体重减轻、服用消化酶可以改善或伴有消化不良的糖尿病患者。

（2）病理学检查:显示慢性胰腺炎特征性改变。

（3）两种以上影像学检查显示慢性胰腺炎特征性形态改变。

（4）实验室检查有胰腺外分泌功能不全依据。

第 1 项为诊断所必须,第 2 项阳性可确诊,(1)＋(3)可基本确诊,(1)＋(4)为疑似患者。

2.慢性胰腺炎分期

（1）临床前期:无临床症状,但已有影像学或组织学的改变。

（2）进展期:以腹痛或反复急性发作为主要临床表现,胰腺导管出现异常,但大致形态改变轻微,无内外分泌功能降低或轻度降低,病程持续数年。

（3）并发症期:上述症状加重,胰腺形态改变明显,胰腺导管明显异常,胰腺实质出现明显的纤维化或炎性增生性改变,并可能出现潴留性囊肿或假性囊肿、胆道梗阻、十二指肠梗阻、胰源性门静脉高压、胰性腹水等并发症,胰腺内、外分泌功能出现实验室异常如促胰液素阳性和糖耐量降低,但无临床症状。

（4）终末期:疼痛频率及严重程度明显降低,或疼痛症状消失,胰腺内、外分泌功能出现明显异常,临床出现腹泻、脂肪泻、体重减轻和糖尿病。

六、治疗

（一）急性胰腺炎

1.治疗原则

减少及抑制胰腺分泌,抑制胰酶活性,纠正休克与水电解质紊乱,维持有效血容量,防治继发感染及各种并发症等。

2.发病初期的监护和处理

（1）监护内容:血、尿常规测定,粪便隐血、肾功能、肝脏功能测定;血糖测定;心电监护;血压监测;血气分析;血清电解质测定;胸部 X 线检查;中心静脉压测定。动态观察腹部体征和肠鸣音改变。记录 24 小时尿量和出入量变化。上述指标可根据患者具体病情作相应选择。

（2）一般处理:常规禁食,对有严重腹胀,麻痹性肠梗阻者应进行胃肠减压。在患者腹痛、腹胀减轻或消失、肠道动力恢复或部分恢复时可以考虑开放饮食,开始以碳水化合物为主,逐步过渡至低脂饮食,不以血清淀粉酶活性高低作为开放饮食的必要条件。

3.补液

补液量包括基础需要量和流入组织间隙的液体量。重症患者由于血管通透性增加,血浆蛋白渗漏至组织间隙和低蛋白血症,应给予清蛋白、鲜血及血浆代用品;禁食时间较长者,注意补充水溶性维生素,尤其是维生素 B_1,以防止维生素 B_1 缺乏所致的韦尼克脑病。

4.镇痛

疼痛剧烈时考虑镇痛治疗。在严密观察病情下,可注射盐酸哌替啶 50～100 mg 肌内注射。不推荐应用吗啡或胆碱能受体拮抗剂,如阿托品、山莨菪碱等,因前者会收缩奥狄括约肌,后者则会诱发或加重肠麻痹。

5.抑制胰腺外分泌

(1)生长抑素:通过直接抑制胰腺外分泌而发挥作用,主张在 SAP 治疗中应用。目前常用的制剂有奥曲肽和生长抑素两种。

常规用法:奥曲肽首次 100 μg,皮下注射,以后每小时 25 μg 持续静脉滴注,持续 5～7 天。生长抑素首次 250 μg,静脉注射,以后每小时 250 μg 持续静脉滴注,持续 5～7 天。

停药指征:症状改善、腹痛消失和(或)血清淀粉酶活性降至正常。

(2)H_2受体拮抗剂和 PPI:通过抑制胃酸分泌而间接抑制胰腺分泌,除此之外,还可以预防应激性溃疡的发生,主张在 SAP 时使用。

常规用法:西咪替丁 0.4g、法莫替丁 20 mg 加入葡萄糖注射液中静脉滴注,每日 2 次;或奥美拉唑每次 40 mg 静脉注射,每日 1 次。

6.胰酶抑制剂

抑制蛋白酶,但临床疗效尚有待证实,如应用则注意早期、足量。

常规药物:①加贝酯(FOY):开始每日可给 100～300 mg 溶于 500～1 500 mL 葡萄糖盐水中,以 2.5 mg/(kg·h)的速度静脉滴注。2～3 天后病情好转,可逐渐减量。②乌司他汀:10 万单位加入葡萄糖水中静脉滴注,每日 2 次。

7.血管活性物质的应用

由于微循环障碍在 AP,尤其 SAP 发病中起重要作用,推荐应用改善胰腺和其他器官微循环的药物,如前列腺素 E1 制剂、血小板活化因子拮抗剂、丹参制剂等。

常用药物:凯时 10～20 μg,静推,一日 2 次;前列地尔:100～200 μg,静脉滴注,一日 2 次。

8.抗生素应用

急性轻型胰腺炎为自身消化引起的化学炎症,而不是细菌性炎症,所以抗生素并非一定要用,但我国患者多数合并胆道疾病,或者重症胰腺炎患者常存在继发感染或并发胰腺周围脓肿,则应给予足量抗生素治疗以防继发感染。胰腺感染的致病菌主要为革兰氏阴性菌和厌氧菌等肠道常驻菌。

抗生素的应用应遵循:抗菌谱为革兰氏阴性菌和厌氧菌为主、脂溶性强、有效通过血胰屏障等三大原则。推荐甲硝唑联合喹诺酮类药物为一线用药,疗效不佳时改用其他广谱抗生素,疗程为 7～14 天,特殊情况下可延长应用。

要注意真菌感染的诊断,临床上无法用细菌感染来解释发热等表现时,应考虑到真菌感染的可能,可试验性应用抗真菌药,同时进行血液或体液真菌培养。

9.营养支持

MAP 患者,只需短期禁食,故不需肠道或肠外营养。SAP 患者常先施行肠外营养,待病情趋向缓解,则考虑实施肠内营养。

进行肠内营养时,应注意患者的腹痛、肠麻痹、腹部压痛等胰腺炎症状和体征是否加重,并定期复查电解质、血脂、血糖、总胆红素、血清蛋白水平、血常规及肾功能等,以评价机体代谢状况,调整肠内营养的剂量。

10.免疫增强剂应用

对于重症病例,可选择性应用免疫增强制剂。

11.预防和治疗肠道功能衰竭

急性胰腺炎并发的感染通常可加重多器官功能障碍综合征(MODS),而肠道功能衰竭是触发 MODS 的主要原因,故对于 SAP 患者,应密切观察腹部体征及排便情况,监测肠鸣音的变化。及早给予促肠道动力药物,包括生大黄、硫酸镁、乳果糖等;给予微生态制剂,如双歧杆菌、乳杆菌等,调节肠道细菌菌群;应用谷氨酰胺制剂保护肠道黏膜屏障;另外可尽早实施肠内营养。

12.AP(胆源性)的内镜治疗

胆源性胰腺炎有急诊治疗指征者,应尽早(最好在发病后 24 小时内)行 ERCP＋内镜下括约肌切开术(EST)清除胆管结石。

13.并发症的处理

(1)ARDS:AP 的严重并发症,处理包括机械通气[推荐使用呼气末正压通气(PEEP)]和大剂量、短程糖皮质激素的应用,如甲基泼尼松龙,必要时行气管镜下肺泡灌洗术。

(2)急性肾衰竭:主要是支持治疗,稳定血流动力学参数,必要时可透析。

(3)低血压:与高动力循环相关,处理包括密切的血流动力学监测,静脉补液,必要时使用血管活性药物。

(4)弥散性血管内凝血:使用肝素治疗。

(5)AP 伴胰液积聚:部分会发展为假性囊肿。对于胰腺假性囊肿应密切观察,部分会自行吸收,若假性囊肿直径＞6 cm,且有压迫现象和临床表现,可行穿刺引流或外科手术引流。

(6)胰腺脓肿:为外科手术干预的绝对指证。

(7)上消化道出血:可应用制酸剂,如 H_2 受体拮抗剂、质子泵抑制剂。

(二)慢性胰腺炎

1.治疗原则

(1)控制症状、改善生活质量。

(2)去除病因和纠正存在的胰管梗阻因素、保护胰腺功能。

(3)预防和治疗并发症,寻求胰腺内、外分泌功能替代治疗。

2.一般治疗

CP 患者须绝对戒酒、避免暴饮暴食。发作期间应严格限制脂肪摄入。必要时可给予肠外或肠内营养治疗。对长期脂肪泻患者,应注意补充脂溶性维生素及维生素 B_{12}、叶酸,适当补充各种微量元素。

3.病因治疗

慢性胰腺炎合并胆道疾病,无论有无其他病因存在,首要措施是处理胆道疾病;酒精性慢性胰腺炎,戒酒是首要措施。

4.内科治疗

(1)急性发作期的治疗:临床表现与急性胰腺炎类似,其治疗亦与急性胰腺炎大致相同。

(2)胰腺外分泌功能不全:对于胰腺外分泌功能不全所致脂肪泻,主要应用外源性胰酶制剂替代治疗并辅助饮食疗法。口服脂肪酶每餐 30 000 U,每天 3 次,对非肠内释放胰酶制剂一定要同时服用抑酸剂。患者应限制脂肪摄入并提供高蛋白饮食,脂肪摄入量限制在总热量的 20%～50%以下,一般不超过 50～75 g/d。严重脂肪泻患者可静脉给予中长链三酰甘油。

（3）伴糖尿病的患者，按糖尿病处理原则处理。

（4）疼痛的治疗。①一般治疗：对轻症患者，大多数情况下戒酒、控制饮食便可使疼痛减轻或暂时缓解，如食液体或半固体食物，多食碳水化合物而少食脂肪、蛋白质（高脂血症、营养不良患者例外）。②止痛药物：轻症患者，应从对乙酰氨基酚和非甾体抗炎药物开始，如果疼痛严重者可用麻醉镇痛药，但尽量避免长期应用，症状缓解应及时停药后减药。③抑制胰酶分泌：胰酶制剂替代治疗能缓解或减轻腹痛。生长抑素及其类似物，对于难治性腹痛，建议使用奥曲肽治疗，H_2受体拮抗剂或 PPI 对减轻腹痛有一定疗效。④抗氧化剂：对于酒精性 CP 患者，应用抗氧化剂（如维生素 A、维生素 C、维生素 E、硒、蛋氨酸）后可缓解疼痛。

（5）对于顽固剧烈疼痛，药物治疗无效者，可在 CT、EUS 诱导下做腹腔神经丛阻滞治疗。对并有胰管狭窄、胰管结石者可在内镜下做相应治疗。

5.内镜治疗

CP 的内镜治疗主要是针对慢性阻塞性胰腺炎，其目的为解除胰管内压力，从而缓解疼痛，改善胰腺内外分泌功能，提高生活质量。内镜治疗主要包括支架置入术、胰管括约肌或胆管括约肌切开术、胰管或胆管取石术等。李兆申等报道的 14 例支架植入成功率为 100%，腹痛近期缓解率为 92.9%，远期（33 个月）缓解率为 84.6%。

（李斌华）

第七章　肾内科疾病

第一节　急性肾小球肾炎

一、概说

急性肾小球肾炎(简称急性肾炎)是肾小球疾病中常见的一种类型,为原发性肾小球肾炎,多起病较急,临床以血尿、蛋白尿、水肿、高血压为主要表现。病程大多为4～6周,少数成人患者可长达半年至1年。发病前1～4周多有上呼吸道感染、皮肤感染等病史,基本病理变化为肾小球弥漫性增生性改变,与免疫复合物的沉积关系最为密切。预后大多良好,约有30%的成年人患者迁延不愈,转为慢性肾炎,极少部分重症患者可导致急性心力衰竭、高血压脑病、尿毒症而危及生命。本病属于中医的"水肿""尿血"范畴。

二、病因病理

本病多由感受风、湿、毒邪,而致肺脾肾功能失司。风邪外袭,内会于肺,若为风寒,则肺气郁闭;若为风热,则肺失清肃。均使水之上源受阻,肺失宣降,上不能宣发水津,下不能通调水道,疏于膀胱,以致风遏水阻,风水相搏,风鼓水溢,内犯脏腑经络,外浸肌肤四肢,出现水肿等症。水湿内侵致脾为湿困;肾为湿遏,失其温煦、开合、固摄之能,水湿之邪泛溢肌肤,水谷精微暗渗于下,而致四肢水肿,尿液混浊。肌肤疮疡,湿毒浸淫,未能及时清解消散,由皮毛内归脾肺,水液代谢受阻,亦可发生上述病理变化。风湿毒邪内郁,皆可酿热化火,若损伤肾之脉络,致使血溢,沿尿路下渗而见尿血;若夹湿毒上攻凌心、潴留脾肾,耗气伤阴,乃至枯竭,则可呈现神昏衰竭等危重状态。

总之,诸多病因虽可单独致病,但大多兼夹为患,且相互转化,使其病机复杂化。证情虽有轻重的不同表现,但终不越风、湿、毒三因和肺、脾、肾三脏,临床诸证皆缘于此。

三、诊断

(一)临床表现

初起少尿多见,多有程度不等的水肿,轻者仅面部、下肢水肿,或仅在早晨起床时见到眼睑水肿,重者可为全身明显水肿,甚至出现腹水和胸腔积液。初起血压呈轻度或中度升高,大部分收缩压在 24.00 kPa(180 mmHg)以下,且波动性大,持续时间较短,常有全身不适、乏力、腰酸、头痛、恶心、呕吐等症状,重者可有剧烈头痛、视力障碍、喘促气急等表现。

（二）实验室检查

1.尿常规

多数为镜下血尿,亦有肉眼血尿者。蛋白尿程度不等,多数为＋～＋＋＋之间,亦有微量者。多数有红细胞、白细胞和颗粒、上皮等各种管型。

2.肾功能检查

少尿超过 1 周,即可出现肾功能不全表现,但多不严重,随尿量增加,程度可逐渐减轻。

3.血常规

轻度血红蛋白降低,为水、钠潴留、血液稀释的结果。白细胞一般不增多,或仅轻微增高,嗜酸性粒细胞有时稍增多,血沉常增快。

4.其他

血清总补体 CH_{50}、C_3、C_4 呈一过性下降,抗"O"滴定度升高,去氧核糖核酸酶 B 常增加,血浆清蛋白降低而 α_2 球蛋白升高。

四、鉴别诊断

（一）与发热性蛋白尿鉴别

在急性感染发热期间,出现蛋白尿、管型尿,有时为镜下血尿,易与不典型急性肾炎相混,但前者无水肿及高血压,热退后尿异常消失。

（二）与急性肾盂肾炎鉴别

急性肾盂肾炎常有腰部不适、血尿、蛋白尿等类似肾炎的表现,而急性肾炎的少尿期亦常有排尿不适感,但前者一般无少尿表现,而发热、尿频、尿急明显,尿中白细胞增多,有时可见白细胞管型,尿细菌培养阳性,多数无水肿及高血压,抗感染治疗有效。

（三）与慢性肾炎急性发作鉴别

慢性肾炎急性发作多有肾炎史,每于上呼吸道感染后 3～5 天内出现症状,潜伏期短,贫血、低蛋白血症及高脂血症往往较明显,尿少而比重低,肾功能呈持续性损害等。

五、并发症

在治疗不当或病后不注意休息的儿童,有时可发生急性充血性心力衰竭,少数发生高血压脑病、急性肾衰竭。

六、中医证治枢要

（一）祛邪利水是基本法则

本病是一种以标实为主的疾病,故疏散外邪,恢复失调的脏腑功能,是本病治疗的主要原则。针对病因多为风湿毒,常用疏风宣肺,清热利湿等法。即《黄帝内经》指出的"去菀陈莝……开鬼门,洁净府"。

（二）掌握病机转归及治疗重点

初起邪气壅盛,肺卫失宣,水湿潴留,治肺为主,肺为水上之源,上源清则下流洁。嗣后水渐消而湿未净,困阻中焦,治当运脾为主,脾旺则能胜湿。后期湿邪渐化而肾气已虚,以治肾为主,肾气复则病向愈。这些分段治疗方法,是指突出重点,把握某一阶段的主要病机而言。正如《医宗金鉴》所载:"治水肿症宜先导其水以杀其势,后补其火以壮其肾;清肺以利气机,和肠胃以畅消化,通膀胱以行水泉。真气即知,机关自顺。"可见调理肺、脾、肾三脏功能,实为治疗本病的关键。但临证使用时并非截然分开,有时尚须相互配合,数法同用,但需主次有序。

(三)参合诸多因素,务求辨证为主

本病部分患者向中医求治前,已使用过利尿剂,以致水肿不著,症状隐匿,甚至无证可辨,在这种情况下,当参考实验室检查的异常变化,结合个人的临床经验,采用相应的方药予以治疗。一般从病史、病程、初起症状、治疗经过及就诊时的舌苔、脉象等大多可以判断相应证候类型,决定从肺脾肾何脏入手或采用针对异常检查指标的效方验方。如能在长期的临床实践中,逐步积累经验,探索出用药规律,对辨证论治将大有裨益。

七、辨证施治

(一)风寒束肺

(1)主症:起病急骤,眼睑先肿,继则四肢及全身皆肿,微恶风寒,咳喘,骨节酸痛,溲少便稠。舌质淡,苔薄白,脉浮滑或紧。

(2)治法:疏风散寒,宣肺利水。

(3)处方:麻黄汤合五皮饮加减。麻黄 10 g,杏仁 10 g,桂枝 10 g,甘草 6 g,生姜皮 15 g,桑白皮 15 g,陈皮 10 g,大腹皮 30 g,茯苓皮 15 g。

(4)阐述:方用麻黄汤解表散寒,开利肺之郁闭;五皮饮利水消肿,二者相合,可奏祛风寒,利肺气,行水湿之效。兼呕恶欲吐者,加苏叶、藿香;尿中有白细胞者,加白花蛇舌草、半枝莲;红细胞较多甚至肉眼血尿者,加小蓟、三七。若恶风有汗者,加白芍,酌减麻黄之量。本证发于起病之初,临床并不少见,只是由于一般多运用西药利尿等法,而为医者所忽视。临床运用时,可于本方加入石膏,取越婢汤意,用麻黄、石膏相伍,一宣一清,使肺布散有度,水气自消。麻黄、石膏用量比以 1:(3~5)最佳。

(二)风热犯肺

(1)主症:突然眼睑和面部水肿,血尿明显,发热恶风,咽喉肿痛,口干而渴,小便短赤。舌边尖微红,苔薄而黄,脉浮数或沉数。

(2)治法:疏风清热,宣肺利水。

(3)处方:桑菊饮加味。桑叶 12 g,菊花 9 g,桔梗 6 g,连翘 12 g,杏仁 9 g,甘草 3 g,薄荷 6 g,蒲公英 15 g,紫花地丁 15 g,银花 12 g,益母草 15 g,桑白皮 30 g,茯苓皮 30 g。

(4)阐述:方以桑菊饮辛凉疏表,宣散肺热;又以蒲公英、紫花地丁清热解毒;银花合连翘透邪清热,发表肃肺;桑白皮肃肺走表,散表湿;茯苓皮淡渗行水湿。佐以益母草活血利水,取血行气畅而水去之义。诸药合用,共奏宣肺清热利水之效。肺热甚、咳嗽重者,可加黄芩;咽喉痛甚者,加僵蚕、射干;尿痛者,加生地、瞿麦;血尿者,加鲜茅根、地榆。

上述风邪外袭两个证候,均见于急性肾炎初起,风水搏击,起病急骤,病情变化迅速,治疗用药同中有异,宜细审之。

(三)湿毒浸淫

(1)主症:眼睑水肿,延及全身,小便不利,身发疮痍,甚则溃烂。舌质红,苔薄黄腻,脉濡数或滑数。

(2)治法:祛湿消肿,清热解毒。

(3)处方:麻黄连翘赤小豆汤合五味消毒饮加减。麻黄12 g,连翘15 g,赤小豆15 g,桑白皮15 g,杏仁10 g,生姜皮12 g,金银花15 g,菊花12 g,蒲公英15 g,紫花地丁15 g,紫背天葵15 g。

(4)阐述:此证气候炎热地区多见。多由于皮肤湿疹疮毒或外感表证已解,湿郁化热而引起。方中麻黄、杏仁、生姜皮发表逐邪,宣降肺气,调畅水道;连翘、赤小豆、桑白皮苦寒性善下行,清利肺热,又能清热解毒,行血排脓;金银花、蒲公英、菊花味苦性寒,与紫花地丁、紫背天葵共为疗疮肿脓毒之良品;甘草、大枣和胃缓中。此方可发表利水,消肿解毒。若湿热壅盛,皮肤糜烂者,加苦参、土茯苓;风盛夹湿而瘙痒者,加白鲜皮、地肤子疏风利湿止痒;血热红肿甚者,加丹皮、赤芍;肿势重者,加大腹皮、茯苓皮。

(四)水湿浸渍

(1)主症:肢体水肿,延及全身,按之没指,小便短少混浊,身重困倦,胸闷纳呆,泛恶。苔白腻,脉沉缓。

(2)治法:行气利水,渗湿消肿。

(3)处方:中满分消丸加减。厚朴12 g,枳实10 g,黄连6 g,黄芩9 g,知母12 g,半夏12 g,陈皮9 g,茯苓12 g,泽泻12 g,猪苓12 g,砂仁6 g,干姜6 g,党参12 g,白术9 g。

(4)阐述:本型出现于急性肾炎以肾病综合征表现为主的患者。水势弥漫,内外交困,外肿肌肤,内肿脏腑,极易出现多种并发症。故当以利水为第一要务。方用李东垣的中满分消丸,集行气躁湿利水于一体,使脾气振奋,水湿得除。若上半身肿甚者,加麻黄、杏仁;下半身肿甚者,加防己、薏苡仁;若身寒肢冷、脉沉迟者,加附子、干姜。

(五)肾虚湿热

(1)主症:血尿、蛋白尿迁延不愈,水肿时起时消,全身疲乏,口干口苦口腻,纳食不佳,夜有盗汗,五心烦热。舌质红,苔腻或厚,脉细弱或滑数。

(2)治法:清利湿热,和阴益肾。

(3)处方:八正散合二至丸加减。车前子12 g(包煎),黄檗12 g,萹蓄15 g,瞿麦15 g,茯苓12 g,蒲公英15 g,紫花地丁15 g,银花15 g,连翘15 g,白花蛇舌草15 g,旱莲草12 g,女贞子12 g。

(4)阐述:此型为急性肾炎急性期过后,主症已不显著,但尿液检查仍未转阴,临床似乎是无证可辨。此时不可早进温补,免致滋腻生湿留热之弊。方用车前子、茯苓利湿于下窍,配以萹蓄、瞿麦泄热利湿,蒲公英、紫花地丁、白花蛇舌草苦寒,清热解毒,以肃清残余之热。用二至丸益肾阴,扶助被邪耗伤之阴。此型属正虚邪恋,治宜标本兼顾。

(六)肾络瘀阻

(1)主症:血尿、蛋白尿持续不愈,水肿大部消退,腰膝酸痛,或有肢体麻木。舌质紫黯,脉细涩。

(2)治法:活血化瘀,利水泄浊。

(3)处方:益肾汤加减。当归12 g,川芎9 g,白芍12 g,生地12 g,益母草30 g,白茅根15 g,丹参12 g,泽兰12 g,红花6 g。

(4)阐述:本型常见于本病的后期,有转化成慢性肾炎之趋势,为水湿潴留,三焦气滞,血行不畅与水湿相合而致,病难速愈。方以四物汤养血和血,益母草、丹参、泽兰活血利水,红花活血化瘀,白茅根凉血止血,共成祛瘀活络之效。

八、西医治疗

采取对症和支持疗法,主要环节为预防和治疗水、钠潴留,控制循环血容量,从而达到减轻症状(水肿、高血压)、预防致死性并发症(心力衰竭、脑病)及防止各种加重肾脏病变因素、促进病肾组织学和功能修复的目的。

(一)消除感染病灶

对尚留存体内的前驱感染灶及隐蔽病灶,均主张用青霉素(过敏者用红霉素)常规治疗2周。

(二)对症治疗

1.利尿

控制水、盐摄入量后,水肿仍明显者,应加利尿剂,常用噻嗪类利尿剂,必要时可用强利尿剂,如呋塞米等。襻利尿剂于肾小球滤过功能严重受损,内生肌酐清除率(Ccr)<5%时仍有利尿作用。还可应用各种解除血管痉挛的药物以达到利尿的目的,常用利尿合剂(20%~25%葡萄糖注射液200 mL,普鲁卡因0.5 g,咖啡因0.25 g,氨茶碱0.25 g)静脉滴注。利尿治疗中应注意维持水、电解质及酸碱平衡。

2.降压

积极控制血压,预防心脑血管并发症,常用药有肼屈嗪等血管扩张药与利血平综合使用,必要时可用甲基多巴,如需快速降压者可用硝普钠等。合并惊厥者,降压治疗同时可加用10%水合氯醛灌肠,或异戊巴比妥肌内注射或静脉注射。

3.控制心衰

主要措施为利尿、降压、减轻心脏前后负荷,可用α受体阻滞剂如酚妥拉明、襻利尿剂如呋塞米。洋地黄类不常规使用。仍不能控制可应用血液滤过脱水治疗。

4.其他

如肾上腺皮质激素及免疫抑制剂一般无需使用。

5.具有下列情形之一者,应及时行肾活检以助确诊

急性期出现大量蛋白尿;少尿持续1周以上或进行性尿量减少,血清肌酐水平持续增高,要警惕急进性肾炎的可能;持续性低补体血症超过1个月。

九、中西医优化选择

中医治疗本病有一定的优势,除非有较严重的并发症,一般均可通过常规服中药而获愈。中药主要是通过疏风宣肺、清热解毒、活血化瘀、利水消肿等法,达到祛邪扶正,调节脏腑失司,促进病肾早日修复的目的。

在如下情况下可考虑用西药配合。

(1)水肿在用中药后效果不显,或出现心衰征象。

(2)局部感染严重,病灶明显者,可早期足量用抗生素。

(3)出现严重并发症如左心衰、高血压脑病、急性肾衰竭等。

(刘一柱)

第二节　慢性肾小球肾炎

一、概说

慢性肾小球肾炎是指由多种原发性肾小球疾病所导致的较长病程的疾病,临床以蛋白尿、水肿、血尿、高血压或伴肾功能减退为特征,成年人常见,除小部分有急性肾炎史外,多数起病缓慢,呈隐匿性经过。根据其临床表现,本病可归于中医的"水肿""虚劳""尿血"等范畴。

二、病因病理

慢性肾炎主要是由于外邪入侵,饮食不节,劳倦内伤,调摄失宜及禀赋不足诸因素致脏腑内虚后,复受邪袭,迁延日久而成。其病位主要与肺、脾、肾有关,亦可累及心、肝,致病之邪主要是外感六淫,也包括由于脏腑失调而产生的病理产物,如瘀血、湿浊、湿热等。其中正虚是发病的基础,邪实是发病的条件。

肺失通调,脾失健运,肾失开合,可致三焦水道失畅,水液停聚,泛滥肌肤而成水肿;脾肾不固或邪浊停蓄,迫精外泄均可致精微不摄,而成蛋白尿;脾失统摄,肾络受损可出现血尿;水不涵木,肝肾不足,湿浊瘀血阻络均可致阳亢无制,而出现高血压。本病早期多出现水湿潴留之证,渐至脾肾渐亏,湿化为热,湿热耗伤气阴,使正气更虚,日久必致阴阳气血俱亏,邪浊更甚,终于脾肾愈衰,邪浊愈重,而归于脾肾衰败,浊邪壅闭的重症。正气不复,易使邪气留恋,而邪气留恋,导致正气更难恢复,此为本病邪正消长,标实本虚的病理特点,亦构成其迁延不愈和逐渐进展的病理基础。

三、诊断

(一)临床表现

1.水肿

患者均有不同程度的水肿,轻者仅面部、眼睑和组织松弛部水肿,甚至可间歇出现,重者则全身普遍性水肿,并可有腹水、胸腔积液。

2.高血压

一部分患者有高血压症状,血压升高可为持续性,亦可呈间歇性,以舒张压升高[高于 12.00 kPa(90 mmHg)]为特点。

3.尿异常表现

此为必有症状,尿量变化与水肿及肾功能情况有关,水肿期尿量减少,无水肿者尿量多正常,肾功能明显减退;浓缩功能障碍者常有夜尿,多尿,尿比重偏低(<1.020),尿蛋白含量不等,多在 1～3 g/24 h,亦可呈大量蛋白尿(>3.5 g/24 h),尿沉渣中可见颗粒管型、透明管型,伴有轻中度血尿,偶可见肉眼血尿(为肾小球源血尿)。

4.肾功能不全

主要指肾小球滤过率(GFR)降低,就诊时多数患者内生肌酐清除率(Ccr)尚未降到正常值

50%以下。

5.贫血

有轻至中度以上正常细胞正色素性贫血。水肿明显者可轻度贫血,可能与血液稀释有关。

(二)实验室检查

除上述尿常规及肾功能检查外,还有其他检查有助于诊断及预后判断。

1.尿液检查

尿 C_3 测定、尿纤维蛋白降解产物(FDP)测定、尿圆盘电泳、尿蛋白选择指数,有助于分析其原发病的病理类型。

2.血液检查

血清补体测定、免疫球蛋白测定、β微球蛋白,对分析病理类型及预后有参考价值。

3.超声检查

观察肾脏形态学改变,以供诊断参考。

4.肾脏活体组织检查

直接观察慢性肾炎之原发疾病病理类型,对其诊断、治疗和预后都有很重要的意义。

四、鉴别诊断

(一)本病普通型和慢性肾盂肾炎鉴别

泌尿系统感染史,尿沉渣中白细胞经常反复出现,甚至有白细胞管型,尿细菌学检查阳性,均可提示慢性肾盂肾炎。其晚期亦有大量蛋白尿和高血压及肾功损害,但肾小管功能损害先于氮质血症,且具有肾小管性蛋白尿的特征,一般无低蛋白血症,肾图示双侧肾损害差异较大。多见于女性。有时慢性肾炎合并尿路感染,用抗生素治疗,其尿改变、氮质血症或可好转,但肾炎综合征仍会存在。

(二)本病高血压与原发性高血压继发肾脏损害的鉴别

后者多发生于 40 岁以后,常先有多年的高血压史,有全身各器官动脉硬化表现,尿蛋白多不严重,无低蛋白血症,无贫血,肾小管损害较肾小球损害明显。

(三)本病急性发作而既往史不明显者需要与急性肾炎鉴别

本病较短的潜伏期,伴明显的贫血,低蛋白血症,眼底及心脏改变和 B 超检查双肾不增大,均可与急性肾炎鉴别。

(四)与继发于全身疾病的肾损害鉴别

全身性疾病出现肾损害的有过敏性紫癜、糖尿病、结缔组织病、高尿酸血症等。各系统的详细检查可助确诊。

(五)本病肾病型与类脂性肾病鉴别

均可有肾病综合征的表现,有时类脂性肾病虽一过性出现高血压、肾功能不全,但经利尿及消肿治疗会很快恢复,一般镜下血尿很少,且尿蛋白高度选择性,尿 C_3、FDP 无,对激素敏感,而肾病型与之相反。

五、并发症

(一)心功能不全

由于高血压、贫血、水肿等,表现为心脏扩大、心律失常及心力衰竭。

(二)多种感染

因低蛋白血症,抗感染能力低,易发生呼吸道、泌尿道、皮肤等感染。

六、中医证治枢要

(一)权衡邪正主次、把握治法侧重

本病以脾肾损伤为根本,但急性发作时常可表现出标实为主的症状,如热毒、湿热、淤血、外感,可在邪气壅盛之时,主以祛邪之法;在邪气较缓,正虚较著时,以扶正为法,兼以祛邪。

(二)治标治本灵活使用

扶正之法包括培补脾肾、滋补肝肾、补脾益气;祛邪之法包括清利湿热、活血化瘀、清热解毒、祛风胜湿等,在辨证基础上可灵活配合施用。

(三)水肿与蛋白尿孰主孰从,掌握辨证重点

水肿和蛋白尿是慢性肾炎的难治点,水肿不去,蛋白尿难解。治水肿重在宣肺、健脾、温肾,以恢复失调的脏腑功能,可根据临床表现辨证运用。蛋白尿为脾肾不固或邪实迫精外泄,因此可有益脾肾与祛浊邪单用或合用的不同。临床应注意水肿与蛋白尿孰主孰从,以此制订合理的治疗方案。

(四)重视湿热与淤血病理产物的作用

本病迁延过程中,均可不同程度表现出湿热淤血的证候,它是病变不愈的重要环节。如常法疗效不著时,应多加考虑。

(五)重视恢复脾胃功能

脾胃为后天之本,精微漏失,机体营养不良,抵抗力下降,都有赖脾胃健运而恢复。在用药上及治疗中都要时时顾护脾胃的健运功能。

七、辨证施治

(一)风邪外束,三焦不利

(1)主症:全身水肿,来势迅速,多有恶寒、发热、肢节酸楚、小便不利等症,或伴咽喉红肿疼痛。舌苔薄白,脉浮数。

(2)治法:疏风清热,宣肺利水。

(3)处方:越婢汤加味。麻黄 10 g,生石膏 30 g(先煎),甘草 6 g,车前子 15 g(包煎),冬瓜皮 15 g,白术 15 g,杏仁 10 g,生姜 9 g,大枣 3 枚。

(4)阐述:本型多见于慢性肾炎急性发作者。在呼吸道感染、皮肤感染等之后 3～4 天出现。方中麻黄辛温,散邪宣肺,以复通调水道之功;石膏辛寒,直清肺之郁热。麻石相伍,一宣一清,使邪去肺之宣降自复。杏仁止咳,车前子、冬瓜皮利水,白术利水祛湿,共成宣肺清热利水之功。本病急性发作期,配合清热解毒法治疗,比单纯地从风水论治,疗效更为显著。尤其对一些持续性水肿、蛋白尿不易消除的治疗,酌情加入清热解毒之品,如金银花、连翘、蒲公英、板蓝根、鱼腥草等可提高疗效,减少疾病反复。

本型有时可出现一过性的肾功能不全加重,此时应采取综合疗法,可配合西药的降压、利尿、强心等法以加强效果。

(二)脾虚气滞,水湿内停

(1)主症:下肢水肿或全身水肿,面色少华,神疲乏力,四肢倦怠,食欲下降,大便不实或溏泄,

脘腹痞满。舌淡,苔白腻,脉沉。

(2)治法:健脾行气,化湿利水。

(3)处方:香砂六君子汤加味。党参 15 g,白术 12 g,茯苓 15 g,木香 10 g,砂仁 6 g(后下),半夏 12 g,陈皮 9 g,冬瓜皮 30 g,大腹皮 15 g。

(4)阐述:本型多见于慢性肾炎肾病型,水肿较著,持续难消。方用香砂六君子汤健脾行气,加冬瓜皮、大腹皮祛湿行水,共奏实脾利水之功。水肿甚者,加泽泻、猪苓;腹胀甚者,加枳壳、槟榔;呕吐者,加藿香、生姜;面色㿠白,纳呆便溏,水肿相对较轻者,可去冬瓜皮、大腹皮,加扁豆、山药、莲子;如水湿化热,可合用疏凿饮子。

慢性肾炎治疗过程中,经常出现脾胃不和的症状,如纳食不馨,脘痞腹满。调理脾胃,是治疗疾病重要的一环。临证时,一定要详审病情,酌情运用健脾和胃之法。此正体现了中医的崇土制水、脾为后天的思想。

(三)肾阴不足,热毒内蕴

(1)主症:腰痛,身热口渴,咽干,小便黄赤,稍有不慎即可引起血尿加重,甚则蛋白尿,眼睑水肿或有或无。舌红,苔微黄或净,脉细数。

(2)治法:益肾滋阴,清热解毒。

(3)处方:知柏地黄丸合二至丸加减。生地 15 g,玄参 15 g,白芍 12 g,竹叶 6 g,丹皮 10 g,黄檗 10 g,知母 10 g,茯苓 15 g,双花 15 g,连翘 10 g,旱莲草 15 g,女贞子 15 g,益母草 20 g。

(4)阐述:此型多发生于慢性肾炎而兼有扁桃体炎、咽炎的患者。足少阴肾经循喉挟舌本,而外感热毒,迁延不愈,循经入肾,耗灼肾阴,标本同病,故用上方标本同治。如尿热不适,加半枝莲、白花蛇舌草;血尿明显者,可加大小蓟、地榆;舌苔腻者,加苍术、薏苡仁;潮热盗汗者,加青蒿、鳖甲。如扁桃体红肿日久,反复发作,可考虑行扁桃体摘除术。

(四)肝肾阴虚,血瘀络阻

(1)主症:头昏目眩,甚则视物不清,耳鸣,腰背酸痛,午后颧红。舌质黯红,脉弦细。

(2)治法:滋养肝肾,活血化瘀。

(3)处方:杞菊地黄汤合桃红四物汤加减。红花 6 g,当归 12 g,生地 15 g,白芍 12 g,川芎 10 g,茯苓 15 g,益母草 15 g,女贞子 15 g,枸杞 15 g,杭菊花 15 g,山萸肉 10 g,丹参 15 g,钩藤 15～30 g(后下),灵磁石 30 g(先煎)。

(4)阐述:慢性肾炎高血压患者多见此型。当阴亏日久,肾络失和,渐积血滞成瘀所致。属本虚标实之证。若神疲乏力,面浮肢肿者,加黄芪;小便短涩不适,加半枝莲、白花蛇舌草;腰酸膝软甚者,加桑椹、山萸肉。方用杞菊地黄汤调益肝肾之阴,并加川芎、红花、当归、丹参、益母草等活血祛瘀,钩藤、灵磁石等潜镇降压,余如臭梧桐、珍珠母、罗布麻等亦可酌情选用。

(五)脾肾两虚

(1)主症:形寒怕冷,面浮肢肿,面色淡白,少气乏力,腰膝酸软,足跟痛,口淡食欲缺乏,大便溏薄,尿多色清或微混。舌胖嫩,脉沉细。

(2)治法:温补脾肾。

(3)处方:济生肾气汤加减。党参 15 g,黄芪 30 g,熟地 30 g,山药 15 g,山萸肉 10 g,茯苓 15 g,泽泻 10 g,丹皮 10 g,肉桂 3～6 g,熟附片 6～10 g,车前子 10 g,牛膝 10 g。

(4)阐述:本型多见于慢性肾炎后期,血浆蛋白持续不升,病情处于相对的稳定期。故用济生肾气汤加减,脾肾双补,阴阳并调,振奋阳气,并能利湿。方中加入党参、黄芪益气固脾,兼有脾胃湿浊者,症见恶心呕吐,腹胀有水鸣,大便溏薄,可加苍术、厚朴、藿香;兼有湿热者,症见尿频或混浊不清,可加萹蓄、瞿麦、白花蛇舌草;兼有热毒者,症见咽红不适,白细胞总数高或淋巴细胞增高者,可加银花、蒲公英、紫花地丁;兼有淤血者,症见舌质黯红,肢体麻木,可加丹参、赤芍、川芎。

(六)气阴两虚,湿热蕴蓄

(1)主症:晨起眼睑水肿,面㿠神疲,五心烦热,时有自汗,咽部黯红。舌质淡尖红,苔白略腻,脉沉。

(2)治法:益气养阴,清热利湿。

(3)处方:清心莲子饮加味。党参 15 g,生黄芪 30 g,车前子 15 g(包煎),茯苓 15 g,黄芩 15 g,地骨皮 15 g,麦冬 15 g,莲子 20 g。

(4)阐述:此型最常见,亦为决定慢性肾炎转归的重要阶段。因慢性肾炎气化失司,水湿潴留,渐而化热,可形成湿热合邪,且湿伤气,热耗阴,久之气阴暗耗;气阴一耗,则水湿无以化,虚热更甚,致成气阴两虚,湿热蕴蓄之证。如任其发展,气损及阳,阴伤及血,湿热蔓延衍生淤血、水湿浊邪等,势必形成脾肾衰败,浊邪内闭的危证,故应积极治疗,阻止其进一步发展。方中以党参、生黄芪益气;地骨皮、黄芩、麦冬、莲子滋阴清热,茯苓、车前子利湿。如尿涩热,口腻者,可加瞿麦、白花蛇舌草;咽痛者,可加僵蚕、牛蒡子。

八、西医治疗

(一)控制感染

常选用青霉素类或大环内酯类抗生素或林可霉素等药。

(二)对症处理

水肿、尿少者可选用噻嗪类利尿剂,常同时配用保钾利尿药,以增强利尿效果。常用氢氯噻嗪合氨苯蝶啶。如上药无效时,可用呋塞米、依他尼酸等强利尿剂,特别是呋塞米在肾功能严重受损时仍有效果。若血浆蛋白过低(小于 25 g/L),利尿剂往往达不到消肿目的,应适当补充清蛋白或血浆,以提高血液胶体渗透压,促进利尿,消肿。

高血压患者可适当选用利尿剂或降压药。在利尿消肿之后,血压仍不降者,可加用血管紧张素转化酶抑制剂(ACEI)、钙通道阻滞剂,还可配合周围血管扩张药,中枢降压药亦可选用。少数顽固患者,可用血管紧张素Ⅱ转化酶抑制剂。但切记血压不宜下降得过快、过低。

(三)糖皮质激素和细胞毒性药物的运用

常用药物为泼尼松,剂量 0.5～1 mg/(kg·d),对其反应好的病例,服药后约 1 周,开始利尿消肿,尿蛋白逐渐减少,直到消失,以后逐渐减量,每周减少 5 mg,当减至 10～15 mg 时,作为维持量不再减少,并改为隔天服药 1 次,将 2 天药量于早餐前 1 次服下,维持量应服半年或 1 年,激素撤退不宜过快,否则症状易复发。若服泼尼松 3～4 周后,仍无利尿效果,蛋白尿亦不减轻,则表明疗效差,可改用地塞米松或泼尼松龙或加用细胞毒性药物,若再用 2～3 周仍无疗效,则表明对激素反应差,宜停药。细胞毒药可用环磷酰胺、氮芥之类。

九、中西医优化选择

目前中西医对慢性肾炎均无公认的特效药,中药通过其调整机体免疫状态,改善肾脏病理变化,从而缓解慢性肾炎的病理变化,对促进病情好转有益,一般对症治疗病情较重者,如水肿、高血压甚者,可先用西药予以控制,然后再用中药辨证治疗。各症状表现较缓者,通过中医辨证论治多可收到效果。中医药配合激素乃至细胞毒性药物,既减轻了后者的不良反应,又起到协同作用,降低了激素依赖型的依赖程度,还可以使部分激素无效型转为有效型。而对难治性病例,还应中西医结合治疗为好,如激素加中医辨证论治疗法。

(刘一柱)

第三节 急进性肾小球肾炎

一、病因病机

(一)西医病因病机

急进性肾炎可分两种类型,病因不明者称之为原发性急进性肾小球肾炎;一般将有肾外表现明确原发病者,称为继发性急进性肾小球肾炎。继发于系统疾病:如狼疮性肾炎,冷球蛋白血症,过敏性紫癜,弥漫性血管炎,及其他原发性肾小球疾病。继发于感染性疾病:如败血症,细菌性心内膜炎,乙型肝炎等。药物如青霉胺、别嘌醇和利福平等。

急进性肾小球肾炎是一种免疫损伤性、弥漫增生性新月体性肾炎。新月体的形成对肾小球结构和功能都有重要的影响,是肾小球严重损伤的组织学标志。

新月体形成的触发机制是肾小球基底膜的断裂,或形成孔隙,补体系统成分的激活,活化的巨噬细胞蛋白水解酶活性以及系膜细胞增生挤压等,均可使基底膜薄弱断裂。这样的基底膜裂隙破坏了肾小球毛细血管的完整性。循环细胞、炎症介质及血浆蛋白通过毛细血管壁而进入肾小囊。此后在凝血因子,尤其是纤维蛋白原的参与下,在多种增生的细胞包括巨噬细胞、肾小球上皮细胞,即间质成纤维细胞的作用下,逐渐形成新月体。

(二)中医病因病机

1.病因

(1)禀赋失常:肾肺之气过亢,内生风、湿、热之毒邪。

(2)外邪侵袭:风、寒、热、湿毒邪经口、鼻或肌肤内入。

(3)用药不当:用药不当或常接触有害之毒物。

(4)情志不调:因过怒、过虑、忧思、悲恐过度。

2.病机

(1)病位:主病在肾,常与肺、脾、肝、心、三焦、膀胱等脏腑组织密切相关。

(2)病性:起病急骤,发病迅速,初起禀赋失调,肾、肺亢盛之气与内生之毒邪或与外感淫邪相结而致肾络凝滞,气化不利,表现为气亢邪实的双实证;后期多为正虚邪实,虚实夹杂证候。

(3)病机转化:由于先天肾、肺之气过亢而致内生风、热、湿邪之毒,正邪相搏蕴结于肾络或因寒邪蕴结郁而化热或由六淫、药毒经口鼻肌肤等孔窍而入,首先犯肺,循注下焦肾脏、膀胱。肺失宣通,水道不利,渗溢肌肤,则面目肌肤水肿。若毒邪炽盛,直注肾络,肾气与毒邪相搏,互结蕴留肾络,气机凝滞不利,开阖失常,升降失调,则尿少、尿闭、尿浊。损及肾络而致淤血,血行脉外而尿血。水湿输布失常,水湿不去,上注犯肺,郁滞肺气,二者相互传变,如亢气不降,邪毒不去,逗留三焦,进而损伤肾气及膀胱,使肾气开阖升降失司,进而发为"关格"。若湿热之邪不去,耗气伤阳,上凌心肺而心悸气短。热毒上犯脑窍,则肝风内动而头目眩晕,或四肢拘挛抽搐,双目吊悬。总之,此病病位在肾,肾损为主,多及肺、心、肝、脾和其他脏腑组织。病发初期,呈正亢邪实的双实证,后期多为虚实夹杂症,病势垂危,险象环生,如不及时治疗,预后不良,短期内可致肾气衰败致关格证。

二、临床表现

急进性肾小球肾炎患者可见任何年龄,但青年和中老年两个发病高峰,男、女比例为2:1,我国以Ⅱ型多见,Ⅰ型好发于青中年,Ⅱ型及Ⅲ型常见于中老年患者。疾病可呈急性起病,前驱期可有链球菌感染症状,但多数病例呈隐袭性发病。因病理类型不同,故临床表现也有差异。

(一)全身症状

发病时患者全身症状较重,如疲乏无力,精神萎靡,体重下降,可伴发热、肢痛。如病情进展急骤,可出现严重少尿、无尿、高血压、贫血(这一症状有别于其他原因所致的急性肾衰竭)。

(二)肾损害表现

(1)大多数患者表现为急性肾炎综合征,起病较急,但也有隐性起病。

起病后即有尿量减少,甚至无尿。部分患者有肉眼血尿(多见于Ⅰ型和Ⅲ型),镜下血尿普遍存在,蛋白尿一般在1~2 g/d,部分患者>3.5 g/d,并出现肾病综合征(主要见于Ⅱ型)。

(2)发病后或发病时,即有肾功能减退,肾小球滤过率下降,血清尿素氮及肌酐升高,呈进行性肾功能不全。短期内,即见血肌酐>500 μmol/L。肾功能不全发展至尿毒症一般需数周至数月。在数小时至数天就见到急性肾小球坏死和功能减退,尿浓缩功能障碍。

(3)随着肾功能的恶化,高血压及水肿程度不同,多数患者早期血压正常或仅轻中度升高,后期随水、钠潴留而加重。随着进一步发展,尿毒症症状日趋显著,尿量减少,可发展为少尿或无尿。

(4)恶心、呃逆、呕吐,是胃肠道常见的症状。少数患者可发生上消化道出血。单纯利尿往往对治疗水、钠潴留效果不佳。

(5)严重者可发生肺水肿,心包炎,酸中毒,高血钾,及其他电解质紊乱,甚至心律失常,脑水肿等严重并发症。此外,感染也是常见的并发症。

(6)呼吸道表现:Ⅰ、Ⅲ型中的部分患者,可有咯血、咳嗽、呼吸困难、发热及胸痛,胸片可见两肺中下部炎症改变。

三、诊断与鉴别诊断

(一)西医诊断标准

1.起病急

起病急,病情重,进展迅速,多在发病数周内或数月内出现较严重的肾功能损害。

2.临床表现

一般有明显的水肿、蛋白尿、血尿、管型尿等,也常有高血压、低蛋白血症及迅速发展的贫血。

3.肾功能急剧恶化

肾功能损害呈进行性加重,可出现少尿和无尿,如病情未得到及时有效的控制,常需替代治疗。

4.B超检查

半数患者双侧肾脏体积明显增大,肾实质回声粗乱,很少有或无双肾缩小者,可助与慢性肾衰竭区别。

(二)中医辨证诊断

1.辨证要点

本病发病急骤,病势凶险,病情多变,致病部位以肾为主,常及肝、脾、肺、心、脑、膀胱,三焦为次,临床证候表现常以尿少或无尿、水肿迅速发展为关格之重症,病初为肾肺之气过亢,邪毒过盛的双实证,随即而致肾络淤血,气机不畅,伤及心肺而气短、心悸、喘咳,伤及心肝则可风热内动,经治疗后晚期可见气阴虚损,并血瘀毒邪蕴结的虚实夹杂证。

2.辨证分型

(1)肾肺气亢,风水犯肺证。①主证:发病急骤,尿少或无尿,尿赤,尿浊,面目水肿,或双下肢肿,呕恶纳呆,大便不畅。②副证:畏风发热,咽痛,咳嗽,咳痰或痰中带血。③宾证:头晕,口渴咽干,或烦躁不安,精神亢奋,舌质红,苔微黄,脉浮或数弦。④辨证解析:此证型多表现在发病初期,因禀赋失调,肺肾之气过亢,加之风热淫邪由肌肤及清窍侵入,首先犯肺,正邪相搏互结而致肺失宣降,水道通调失职,水湿内停,泛溢肌肤则面目、双下肢水肿。气、湿、热蕴结化毒,下注肾脏,损伤肾络,或血热妄行,或血瘀阻滞脉络,血不循经,血行脉外,下泄膀胱则尿血、尿浊。气滞血瘀,开阖失常而尿少或无尿,邪毒犯肺,肺失宣降,则咳嗽、咳痰、咽痛。风热郁阻肌表而畏风发热,风热上犯清窍则头晕目眩,烦躁不安,脉浮或数弦。耗阴伤津则口干舌质红、苔黄。

(2)肾肺气亢,毒滞三焦。①主证:尿赤、尿浊、尿少或无尿,全身水肿。②副证:胸腹满闷,呕恶,大便秘结,气急咳喘。③宾证:头晕目眩,腰及肢体困重,发热或四肢厥冷,精神亢奋不安。④辨证解析:此证多由元气过亢,邪气强盛,或发病初期,未能及时控制而致的正亢邪盛的双实证,致使毒邪上犯心肺,中浸脾胃,下损肝肾,直至大小肠、膀胱等腑,即上、中、下三焦俱损。本证初期,因湿邪与热毒相搏相合,侵袭上焦,病变部位主要累及肌表肺卫和心包而致肺的宣发肃降功能失调而致卫阳郁遏,湿热阻滞,气机郁而不畅,水湿热毒不得宣化,湿邪弥漫郁于肌表,临证常见畏风寒,发热,身热不畅,头重如裹,面目肢体困重水肿,胸闷咳喘气短,口黏不渴,舌苔白腻,脉濡。若湿热传入中焦,内伤脾胃,纳运失健,则见脘腹胀闷,恶呕,气逆不得纳食,便干或大便不爽,肢体困重,水肿,苔黄腻,舌胖嫩,脉濡数等。若中上焦湿热之邪传至下焦,病位主在肾、肝、膀胱、大小肠,其病机反应主要症见,水液代谢不利和饮食、糟粕传导失常,以大小便排泄异常为其临床主要特征。如湿毒蕴结于肝肾,损及肾络,气机不畅而致腰困水肿,尿少,尿赤,尿浊,重甚则发展为关格。若湿热蕴结于膀胱,气化失司,水道不通而滴点不通,重则发展为癃闭。若湿热阻滞不畅,腑气不通,气机不畅,则少腹胀满,或便秘不通。湿热糟粕夹结,则大便溏臭不爽。伤及气血而致气血壅滞而尿血,便血。若湿热伤肝,则肌肤黄疸,腹满纳呆,呕恶,尿黄赤。三焦湿热之证,其毒邪途径可因湿热直中下焦,也可由上中焦湿热毒邪下传而致,同时下焦湿热毒邪也可上犯中上焦。

(3)血瘀水阻,浊毒内蕴。①主证:尿赤、尿浊、尿少或无尿,水肿,面色黧黑或晦暗,舌紫暗或有瘀点,苔薄白。②副证:眩晕,头昏,腰痛,胸闷,微咳气短。③宾证:烦躁,或有畏风寒,发热,脉涩。④辨证解析:此证候表现,在病发各阶段均可存在,只是证候表现程度不同,病本在肾,常及其他脏腑组织。多种因素致血液瘀阻,如气虚、气滞、血寒、血热、情志内伤等,但此证病因病机常为肺肾亢气与湿热毒邪相结,凝滞于肾络及其他脏腑组织,血行不畅而致气滞不行。腰为肾府,血瘀气滞肾府,气滞不行而腰痛、面色黧黑、晦暗、舌有瘀点。凝滞肾络,致肾气阖多开少而少尿无尿。血不循经而致尿血尿浊。肾、脾水液输布出入不利,泛溢肌肤则水肿。湿热上犯脑窍则眩晕、头昏。水热凌心则心悸气短、胸闷。风寒、热邪郁于肌表则畏风寒或发热,脉涩。

(三)鉴别诊断

1.急性肾小管坏死

常有明确的病因,如中毒因素(药物、鱼胆中毒等)、休克、挤压伤、异型输血等,病变主要在肾小管,故见尿钠增加,尿少,低比重尿及低渗透压尿,尿中有特异性的大量肾小管上皮细胞,一般无急性肾炎综合征表现。

2.急性过敏性间质性肾炎

其可以急性肾衰竭起病,但常伴发热、皮疹、嗜酸性粒细胞增高等过敏表现,常可查出药物过敏的原因。

3.双侧肾皮质坏死

高龄孕妇的妊娠后期,尤其合并胎盘早期剥离者或各种严重感染及脱水之后亦有发生。本病由于反射性小动脉(尤其肾皮质外层 2/3 小动脉)收缩所致。病史及肾活检有助鉴别。上述疾病尿中均无变形红细胞,无肾性蛋白尿,血中无抗肾小球基底膜(GBM)抗体,抗中性粒细胞胞浆抗体阳性。

4.急性坏死性肾乳头炎

本病可引起急性肾衰竭,但该疾病多并发于糖尿病患者,常有较明显的肾区疼痛及尿路刺激征,尿中白细胞数增多,尿培养有致病菌等可资鉴别。

5.原发性肾小球疾病

有的病理改变并无新月体形成,但病变轻重或持续,临床上可呈现急进性肾炎综合征,如重症毛细血管内增生性肾小球肾炎或重症系膜毛细血管性肾小球肾炎症。临床上鉴别常较为困难,常需做肾活检协助诊断。

6.继发性急进性肾炎肺出血-肾炎综合征

肺出血-肾炎综合征、系统性红斑狼疮性肾炎、过敏性紫癜性肾炎,均可引起新月体性肾小球肾炎,依据系膜受累的临床表现和实验室特异检查,鉴别诊断一般不难。

五、治疗

(一)西医治疗

急进性肾小球肾炎是一组病理发展快,预后差的疾病,但近年来该病治疗上进展较大,疗效明显提高,治疗上包括针对炎症性肾损害和针对肾小球疾病引起的病理生理改变两方面。在治疗本病时,关键取决于早期诊断,及时积极治疗,控制原发病的发展和并发症的治疗。首选使用肾上腺皮质激素冲击治疗,合用其他免疫抑制剂和血浆置换等。

1.基础治疗

(1)甲基泼尼松龙冲击治疗:对无禁忌患者采用甲基泼尼松龙,按 $10\sim30$ mg/kg 静脉滴注,最大剂量每天不超过 3.0 g。国人成人量以每天 1.0 g 为主,用后密切观察血压。每天或隔天疗法,3～5 天为 1 个疗程,可以重复 2～3 个疗程,冲击滴注时间绝对不应少于 15 分钟,应超过 30 分钟。在冲击间隔时和冲击治疗后,改为泼尼松龙口服 1～1.5 mg/(kg·d),每天或隔天晨服,3 个月后逐渐减量,减量时以每周减量 2.5 mg 为宜,维持时间长短根据原发病不同而宜,如抗 GBM 抗体型和多系统疾病,维持时间要长,维持用药以 10 mg/d 作维持量,服半年至一年,或更久 1~3 年。冲击疗法对Ⅱ型和Ⅲ型疗效较Ⅰ型为好,患者肾功能好转,尿蛋白减少,细胞性新月体数量也减少。

(2)细胞毒类药物:在甲基泼尼松龙冲击治疗的同时,可给予环磷酰胺(CTX)冲击治疗与前者合用相对不良反应小,可增加疗效,减少复发。成人可用 CTX 每次 0.6~1.2 g 缓慢静点(100 mL 稀释),每周或每 2 周 1 次,2~3 次后改为每月 1 次,总量勿超过 8~12 g。对不适宜冲击治疗的患者,可改用内服 CTX 2~3 mg/(kg·d),或硫唑嘌呤 1~2 mg/(kg·d),分 3 次口服。

(3)其他免疫抑制药:吗替麦考酚酯抑制免疫治疗疗效肯定,而不良反应较细胞毒性药物轻,已被广泛应用于肾病的治疗,包括Ⅱ型及Ⅲ型急进性肾小球肾炎。在激素冲击治疗缓解后服用,成人起始量 1~2 g/d(常为 1.5 g/d),持续应用半年减至 0.75 g/d 再服半年,最后以 0.5 g/d 剂量维持 0.5~1 年。总疗程为 1.5~2 年。

(4)抗凝药:在急进性肾小球肾炎发病过程中,由纤维蛋白原裂解产生的纤维蛋白多肽,是一种单个核细胞的化学催化剂,在新月体形成中起一定的介导作用。因此,抗凝治疗可减少纤维蛋白多肽的产生,阻止或减少新月体的形成,常用抗凝剂如下。①肝素:5 000~20 000 U,加入 200~500 mL 5%葡萄糖注射液中滴入,每天 1 次,以凝血酶原时间延长 1 倍或尿纤维蛋白降解产物下降为调节药量指标,或用低分子肝素 5 000 U 皮下注射,每天两次。②尿激酶:静脉滴注后能迅速降低循环中纤维蛋白原水平和血液黏度,常用剂量 5 万~10 万 U 加入 5%葡萄糖 300~500 mL 液体中缓慢滴入,每天 1 次,可连用 2~3 周,用药过程中应严密观察血浆纤维蛋白原浓度。

(5)抗血小板聚集药。①双嘧达莫:100~150 mg,每天 4 次。有报道成人最大剂量可用至 225~300 mg。②阿司匹林:0.3~0.6 g,每天 1 次。③华法林:2.5~5 mg 每天 1 次,达到治疗目的应逐渐减量,以免停药后引起血栓。以上三种药应单独应用,使用上药时应严密观察凝血酶原时间。华法林应谨慎与肝素同时应用。

(6)四联疗法:四联疗法是指肾上腺皮质激素(通常选用泼尼松)、细胞毒类药物(如环磷酰胺或硫唑嘌呤)、抗凝(如肝素和华法林)及抗血小板凝集药(通常使用双嘧达莫)。其中免疫抑制药物同前述,抗凝药物的使用要根据凝血酶原活动时间调整。应用肝素、尿激酶时,2~4 周后改为口服抗凝药。服用华法林 1.25~5 mg/d,剂量因人而异,凝血酶原时间延长维持在正常水平 1 倍左右,双嘧达莫每天剂量可用 200~400 mg,如有剧烈头痛者适当减量。抗血小板黏附药可较长期使用。

2.强化治疗

(1)强化血浆置换:该法是用血浆滤器或离心式血浆细胞分离器,分离患者的血浆和血细胞,然后用正常人的血浆成分(如清蛋白)对其进行置换,每天或隔天置换一次,每次置换 2~4 L。此法清除致病抗体及循环免疫复合物疗效肯定,已被临床广泛应用。对疾病早期无尿或少尿,血肌酐介于 530~619 μmol/L 疗效较好,必须用至血中循环抗 GBM 抗体水平转阴为止。血浆置换疗法同时合用激素和免疫抑制剂,如 CTX 维持治疗 8 周以抑制抗体合成,防止疾病复发。

(2)免疫吸附治疗:该法为不弃去用膜血浆滤器分离出的患者血浆,而让血浆通过免疫层析吸附柱(如能吸附抗 GBM 抗体的吸附柱,或能广泛吸附 IgG 及免疫复合物的蛋白 A 吸附柱),清除其中的致病成分,再自体回输。此法清除致病抗体和循环免疫复合物疗效肯定,但是价格较昂贵。

（3）血液透析：若肾组织学检查新月体以纤维性为主，伴明显肾小球硬化和纤维化者而应尽早透析。对那些组织学检查虽为可逆性改变，但有严重肾衰竭的患者，也应进行透析治疗，以改善患者全身条件，并且有利于病变肾脏的休息和病情的改善，创造应用皮质激素和免疫抑制药的机会。

（二）中医中药论治法则

1.肺肾气亢，风水犯肺

（1）治法：抑气清热，散风宣肺，行水散湿。

（2）方药与解析：抑气解毒散，麻黄连翘赤小豆汤加减。

（3）疗程与转归：每周为1个疗程，一般需1～3个疗程。热解风祛肿消，尿量在1 500 mL/d以上，谓病势好转稳定，根据证候表现更改论治方案。如果病情未控制而渐重时，应考虑湿、热、风毒下传中下焦，当速取中西医结合治疗，避免转入关格。

2.肾肺气亢，毒滞三焦

（1）治法：抑制过亢之气，清热解毒，通腑泻浊，活血通络。

（2）方药与解析：抑气清热解毒汤、抑气利湿通络汤、大承气汤加减。

（3）疗程与转归：此证发病急骤，发展凶猛迅速，可在数天或数周内致脏气衰败，发展为关格。此期间应采取西医的抗炎、免疫抑制、抗凝、抗血小板聚集治疗，或血透、血浆置换治疗。中医应采取通腑泻浊，活血通络急治。

3.血瘀水阻，浊毒内蕴

（1）治法：活血通络，除湿泻浊。

（2）方药与解析：抑气活血化瘀散，抑气利湿通络散加减。

（3）疗程与转归：此证多因急发期已过，肾络及他脏淤血留滞而致气机不畅，水湿毒邪未去所表现肾气衰败证候。病本在肾，治当活血化瘀，疏通肾络，驱除浊毒，益肾复元，论治需较长时间，每4周为1个疗程或更长时间，如不持续治疗可转归为虚劳、关格。

（刘一柱）

第四节　过敏性紫癜性肾炎

过敏性紫癜性肾炎指过敏性紫癜引起的肾脏损害，其病因可为细菌、病毒及寄生虫等感染所引起的变态反应，或为某些药物、食物等过敏，或为植物花粉、虫咬、寒冷刺激等引起。临床表现除有皮肤紫癜、关节肿痛、腹痛、便血外，主要为血尿和蛋白尿，多发生于皮肤紫癜后一个月内，有的或可以同时并见皮肤紫癜、腹痛，有的仅是无症状性的尿检异常。

过敏性紫癜性肾炎多见于小儿，其严重程度并不与肾外表现相一致，30%～70%的患者临床证候表现为血尿及（或）蛋白尿。1802年 Heberden 首先报告了一例皮肤紫癜伴有肉眼血尿的病例，1837年 Schönlein 较细致地描述了紫癜与关节的表现，1868年 Heberden 报道了皮肤紫癜伴有消化道症状。据北京儿童医院2 355例次（1955—1983年）资料分析，冬春季为本病高发季节。过敏性紫癜性肾炎好发于学龄儿童，男多于女，是儿童最常见的继发性肾小球疾病。

中医辨证多根据皮肤出现紫色斑点等，一般辨证在斑疹门中，过敏性紫癜在病初常有外感，因过敏引起。本病中医一般归于"斑疹""瘀斑"类进行辩证。过敏性紫癜性肾炎其病机可以认为是患者素有血热内蕴,外感风邪或先天禀赋不足,风热相搏或热毒炽盛,如灼伤血络,以致迫血妄行,外溢肌肤,内迫胃肠,甚则及肾,故有皮肤紫癜、腹痛频作,甚则便血、尿血。气不摄血或虚火灼络,均可出现尿血。中医药在治疗过敏性紫癜性肾炎方面,多采取清热解毒,凉血止血消斑,益气扶正、摄血消斑等方法,取得良好功效,有着消斑迅速,紫斑皮疹复发率低的临床优势。

一、病因病机

（一）中医

1.病因

（1）外感:风热之邪内侵,伤及营血,热毒内盛,血分炽热,络伤血溢,而致尿血、紫癜;或风热之邪与内蕴湿热下移肾与膀胱致尿血、水肿。疾病初期,多见外感风热证候,发病急,变化多,皮肤紫癜常伴瘙痒,发作早期,紫癜颜色多赤紫,鲜如锦纹,或伴见尿血,皆属风热为患。

（2）内伤:多源于先天禀赋不足,气阴两虚或久病耗伤气阴,导致气阴两虚,日久阴损及阳,以致脾肾两虚,气血双亏。脾肾气虚则气不固摄,血行脉外,故见尿血等证候。

（3）瘀血:初期因热扰血络,外溢内渗发为紫癜、尿血,日久则耗伤气血成为瘀血之邪,血络不通,则见离经之血,故见尿血、皮下出血。

2.病机

过敏性紫癜性肾炎发病之初,多有外感病邪,其病机多为内有血热蕴集,外有外感、饮食、虫毒、药物或化学毒素等触动,风热相搏,灼伤血络,以致迫血妄行,外溢肌肤,内伤肠胃,甚者及肾,故有皮肤紫癜,腹痛间作,甚则便血、尿血等。病久则伤及肾阴,致使阴虚火旺,火热之邪灼伤血络,伤及肾与膀胱血络,而见紫斑、尿血。综合病机分析,过敏性紫癜性肾炎病机中"阴虚火旺"既是温热病邪日久耗伤津液的病理产物,又是引起紫斑、血尿的病因病机。久病、失治或误治均可伤及脾肾,致使脾肾两虚,脾气不足,运化失调,水湿失运,肾气不足,气化失司,水湿蕴于肌表,可见水肿等证候。病机病位主要与肺、脾、肾三脏功能失常有关,尤以脾肾显著,如古语云"其标在肺,其本在肾,其制在脾"。风热内侵,血分伏热,瘀血阻滞及脾肾气虚阴阳失衡是本病之根本病机。

（二）西医

1.病因

过敏性紫癜性肾炎的病因目前尚不能明确,主要考虑与感染和变态反应有关。

（1）感染:包括细菌、病毒及寄生虫或血吸虫感染。大约有1/3的患者在发病前有感染,以上呼吸道感染最常见。

（2）变态反应:约有1/4患者发病前有药物、食物、疫苗接种和花粉吸入等所引起的变态反应。①药物:抗生素(青霉素、红霉素、四环素等)、磺胺、异烟肼、水杨酸、奎宁、卡马西平、噻嗪类利尿剂、非那西汀、硫喷妥钠、链霉素、巴比妥、疫苗(麻疹疫苗、流行性脑脊髓膜炎疫苗等)、结核菌素试验等。②食物:鱼、虾、蟹、蛋、牛奶等异性蛋白质多见;白酒、果仁、青豆、草莓、麦子和巧克力等。③其他:花粉过敏、昆虫叮咬和寒冷刺激等。

2.病理

（1）发病机制:其发病机制主要是变应原(食物、药物、细菌、病毒、毒素等)引起免疫复合物形成并沉积在肾脏,诱发免疫性损伤及血管炎症。本病有家族性好发倾向。

（2）病理改变：主要表现为系膜增生性肾小球肾炎，病变部位可常见到坏死。

世界卫生组织（WHO）病理分级如下。

Ⅰ级：包括微小病变，微小病变伴局灶节段性显著，局灶性增生性肾小球肾炎轻度。

Ⅱ级：包括弥漫性增生性肾小球肾炎轻度，弥漫性增生性肾小球肾炎轻度伴局灶节段性炎症。

Ⅲ级：包括局灶性增生性肾小球肾炎中等度，弥漫性增生性肾小球肾炎中度等。

Ⅳ级：包括弥漫性增生性肾小球肾炎重度，终末期肾衰竭。

3.免疫病理

过敏性紫癜性肾炎的发病多与自身免疫功能紊乱相关，包括细胞免疫和体液免疫两大系统。

二、临床表现

过敏性紫癜的经典四联症包括皮肤、胃肠道、关节与肾脏损伤，在临床上并不常见典型的四联症。一般多表现为肾外证候与肾损害证候及皮肤体征。

（一）肾外临床证候

半数患者于发病前1～3周有上呼吸道感染病史，查体均有对称性出血性皮疹，常见于双下肢与臀部，皮疹可反复在几个月内出现，约60%的患者有腹痛、便血，约30%的出现关节疼痛，部位以膝关节与踝关节多见。

（二）肾损害临床证候

肾脏受累率各家报道不一，从20%～100%。常规检测尿液，发现肾脏受累率多在40%～60%。患者多为镜下血尿和蛋白尿，肉眼血尿少见，近一半患者出现肾病综合征证候。

（三）皮疹分布特征

皮疹多为略高出皮面的出血性斑点，压之不褪色，皮疹可成批散在出现，也可融合成片。

三、辅助检查

（一）尿液

尿液检查可有轻重不一的血尿、蛋白尿与管型尿。

（二）血液

1.血常规

血小板、出血时间、凝血时间一般均在正常范围，出血严重者可见贫血。

2.免疫学

早期部分患者血中检测 IgA 升高，血清 IgG、IgM 正常，补体 C_3、C_4 多数正常或升高。

3.血沉

血沉一般增快。

4.肾功能

早期血中尿素氮与血肌酐一般未见异常，病理严重者可见肾功能异常，血尿素氮及血肌酐升高表现。

（三）皮肤活检

在皮疹区取活检，免疫荧光检查可见毛细血管壁有 IgA 沉积。

四、诊断及鉴别诊断

（一）诊断要点

1.病史

肾脏受累多发生于皮肤紫癜后 1 月内，一般紫癜常复发。

2.临床证候

轻重悬殊，除表现为皮肤、胃肠道、关节等证候外，早期患者多见镜下血尿与蛋白尿。

3.临床类型

临床证候表现较轻的多为血尿与蛋白尿，水肿与高血压表现不明显；以急性肾炎综合征表现的多有水肿、高血压表现；表现以肾病综合征的多有大量蛋白尿、明显水肿等。表现为慢性肾炎综合征的多为紫癜反复发作、血尿和蛋白尿持久不消。

（二）鉴别诊断

1.西医

本病应与急性肾小球肾炎、肺出血-肾炎综合征、狼疮性肾炎、原发性小血管炎、IgA 肾病相鉴别，根据肾脏病理及免疫病理的改变很难与 IgA 肾病相区别，二者的区别主要是临床中是否有典型的皮疹。小血管炎的鉴别中除血清抗中性粒细胞胞浆抗体（ANCA）阳性外，临床中可有更多脏器受累如肺、眼、耳与鼻等。系统性红斑狼疮（SLE）的诊断首先需满足临床诊断。

另外，在诊断本病时需注意：①对于患者的皮疹不典型或皮肤紫癜持续时间短暂。询问患者在发病前是否接触过可疑的过敏物品、食品等，皮肤有无出血点。②在发病过程中，约 1/3 的患者是以腹部证候为首发表现的，尤其儿童，易被误诊为急性阑尾炎、肠梗阻、肠套叠等外科急症。紫癜肾炎的腹痛多表现为阵发性腹部绞痛，但腹部体征较轻，有腹部压痛，但无腹肌紧张及腹部反跳痛。

2.中医

主要与"出疹""温病发斑"相鉴别。

五、一般处置措施

（1）根据病情考虑休息，严重者应卧床休息，注意避免劳累、防治感冒，避免使用过敏性的药物及食用过敏性的食物，接触有过敏性的花粉、环境等。

（2）宜食用富含营养，易于消化的食物，多食新鲜蔬菜与水果，忌食海鲜、辛燥之品。

六、中医治疗

（一）辨证论治

在过敏性紫癜性肾炎的中医辨证论治中，应根据临床表现及中医病机分析，主要有外感风热之邪所致的热盛迫血证候、内伤气阴两虚所致的气不摄血证候及久病阴虚所致的阴虚火旺之证候，淤血多以兼证存在各证型中，多体现于临证药物加减之中，综上所述，现主要论述热盛迫血证、阴虚火旺证、气不摄血证的辨证论治。

1.辨证要点

（1）辨紫斑的数量及颜色：紫斑面积小、数量少者，出血较少，一般病情较轻；面积大、数量多，出血较多，一般病情较重。斑色红赤者，病情较轻；斑色紫黑者，病情较重。

（2）辨有无其他部位出血：病情较重者，除血溢肌肤而表现紫斑外，还常伴有齿衄、鼻衄。少数患者可见尿血或便血。

（3）辨火热的有无及证候之虚实：紫斑属血证之一，与其他血证有类似之处。《景岳全书·血证》说："血本阴精，不易动也，而动则为病；血主营气，不宜损也，而损为病。盖动者多由于火，火盛则逼血妄行；损者多由于气，气伤则血无以存。"归纳起来，热盛迫血及阴虚火旺均属火热熏灼，但前者为实火，后者为虚火；前者为实证，后者为虚证。气不摄血则为虚证，属于无火的类型。

2.分型论治

（1）外感风热、热盛迫血。

主症：皮肤出现紫红色的斑点、瘀斑，以下肢最为多见，紫斑形状不一，大小不等，有的甚至互相融合成片，发热，口渴，便秘，尿黄，常伴鼻衄、齿衄，或有腹痛，甚者尿血、便血，舌质红，苔薄黄，脉弦数或滑数。

治法：清热解毒，凉血消斑。

方药：犀角地黄汤合小蓟饮子加减。犀角 1.5～3 g（水磨冲服），生地黄 30 g，赤芍药、牡丹皮各 20 g，小蓟、滑石各 15 g，通草、蒲黄、藕节、淡竹叶各 10 g，当归、山栀子、甘草均 6 g。无犀角，可倍用水牛角代替；兼皮肤瘙痒者，可加防风、白鲜皮各 10 g；兼腹痛者，可加芍药甘草汤以缓急止痛；兼便血者，可加地榆炭等凉血止血之品。方以犀角清心、凉血、解毒为法，配生地黄以凉血止血、养阴清热，再合芍药、牡丹皮凉血散瘀，诸药合用，共成清热解毒、凉血散瘀之方。后方以小蓟凉血止血为君药，辅以藕节、蒲黄凉血消瘀，滑石清热利水通淋，通草、淡竹叶、栀子清泄三焦之火从小便而去，生地黄养阴清热凉血止血，可防热而伤阴，当归养血和血而性温，能防方中寒凉太过，以上诸药，以甘草和之。

（2）阴虚火旺。

主症：皮肤瘀点、瘀斑色红或紫红，时轻时重，或有鼻衄、齿衄。常伴见头晕，乏力，心烦，肌肤灼热或手足心热，或有潮热、盗汗，舌质红，苔少，脉细数。

治法：滋阴降火，宁络止血。

方药：知柏地黄汤合二至丸加减。熟地黄、山药各 20 g，知母、黄檗、山茱萸、泽泻、茯苓、牡丹皮各 10 g，女贞子、旱莲草各 15 g。阴虚重者，可加龟甲、鳖甲各 20 g；血热甚者，可加紫草、赤芍各 10 g；方以六味地黄丸滋补肾阴为主方，配以知母、黄檗清虚热而养肾阴，后方取女贞子甘苦性凉以滋养肝肾，配旱莲草甘酸性寒，以养阴益精，诸药合用，共为滋阴清热之剂。

（3）气不摄血。

主症：紫斑色紫黯淡，多呈散在性出现，时起时消，反复发作，过劳则加重，神情倦怠，心悸，气短，头晕目眩，食欲不振，面色苍白或萎黄，舌质淡，苔白，脉弱。

治法：益气摄血，健脾养血。

方药：归脾汤或保元汤加减。炙黄芪 20 g，当归、茯苓、龙眼肉、木香、炙远志各 10 g，大枣 10 枚，酸枣仁、白术各 15 g，炙甘草 5 g。出血重者，可加仙鹤草、地榆炭、蒲黄炭各 20 g；肾气不足，腰膝酸软者，可加山茱萸、菟丝子、续断各 10 g；本方以四君子汤及当归补血汤为基础，配合龙眼肉、大枣益脾养血，酸枣仁、远志养心安神，木香理气健脾，使补而不滞。

以上方药，水煎服，每天 1 剂。

（二）特色专方

1.升降散加味

僵蚕、蝉蜕、大黄、姜黄、琥珀等分研末,每次 4 g,每天两次,蜂蜜调制。本方具有清热透疹、活血化瘀之功效。

2.茜草消风汤

茜草 30 g,紫草、阿胶、侧柏叶、生地黄、牡丹皮、芍药、防风、地肤子、益母草、苦参各 10 g,红枣 10 g,蝉蜕、甘草各 5 g。水煎服,每天 1 剂,分两次服。本方具有疏风清热、凉血止血之功效。

3.解毒化瘀汤

连翘、藕节各 10 g,玄参、赤芍、紫草、小蓟、蒲黄各 10 g,益母草 15 g。水煎服,每天 1 剂,分两次服。本方具有解毒化瘀之功效。

4.祛风饮子

荆芥、防风、蝉蜕、菊花、白芍各 10 g,白茅根 30 g,仙鹤草 20 g。水煎服,每天 1 剂,分两次服。随证加减:血热加生地黄、牡丹皮;脾虚加党参、白术等。本方具有祛风消斑之功效。

5.益气活血汤

黄芪、茯苓、当归各 15 g,白术、川芎、蒲黄、杜仲、葫芦巴各 10 g,丹参 20 g,白茅根 30 g。水煎服,每天1剂,分两次服。随证加减:气虚明显者加党参、人参等;血虚明显者,加熟地黄、阿胶等。本方有益气健脾,摄血止血之功效。

6.凉血消斑汤

连翘 30 g,生地黄、牡丹皮、丹参各 20 g,生槐米、紫草、防风、乌梅各 10 g,甘草 5 g。水煎服,每天1 剂,分两次服。随证加减:血热盛者,加茜草、败酱草等;尿血明显者,加小蓟炭、藕节炭等;咽痛者加射干、山豆根等。本方有凉血止血、祛风消斑之功效。

7.消斑益肾汤

生地黄、熟地黄、茜草根、牡丹皮、白花蛇舌草、赤芍各 15 g,蝉蜕、紫草各 10 g,黄芪 20 g,白茅根 30 g,甘草 5 g。水煎服,每天 1 剂,分两次服。随证加减:肾气亏虚明显者,加大黄芪剂量,加党参;肾阳亏虚明显者,加肉苁蓉、制附子、杜仲、淫羊藿等;本方有补益脾肾、凉血消斑之功效。

8.参芪凉血汤

黄芪、白茅根各 30 g,黄芩、生地黄各 15 g,党参、赤芍、侧柏叶、茜草各 20 g,甘草 5 g。水煎服,每天1剂,分两次服。随证加减:脾气亏虚者,加白术、茯苓、陈皮等;湿热偏盛者,加大小蓟、白花蛇舌草等。本方有益气固肾,凉血止血之功效。

9.脱敏煎

银柴胡、乌梅、五味子各 10 g,防风 5 g。等分研末冲服。本方有脱敏、凉血消斑之功效。

10.止血滋肾汤

雷公藤、知母、生地黄、牡丹皮、大枣、益母草、赤芍、阿胶各 10 g,黄芪、小蓟各 15 g,黄檗、甘草各 5 g。水煎服,每天 1 剂,分两次服。随证加减:脾虚便溏者,去知母、黄檗,加党参、白术等。本方有清热泻火,凉血止血,行血化瘀之功效。

（三）中药成药

1.肾炎康复片

主要成分为生地黄、杜仲、山药、丹参、白花蛇舌草等,具有增强免疫,补肾健脾,益气养阴,活血化瘀,凉血补血,改善微循环等功能。可修复肾小球足细胞、改善肾功能、调节机体免疫功能、增加肝脏合成清蛋白、拮抗皮质激素的不良反应等功效。主要适用于紫癜肾炎蛋白尿明显者。用法:3 岁以下 1 片,3～7 岁 2 片,7～12 岁 3 片,12～14 岁 4 片,每天 3 次,口服。

2.丹芍颗粒

药物组成为赤芍药、牡丹皮、水牛角、丹参、鸡血藤、小蓟、蝉蜕、生地黄、甘草等,具有凉血活血,化瘀通络的作用。主要适用于过敏性紫癜性肾炎蛋白尿明显者。用法:成人剂量:每次 1～2 包,每天 3 次,口服。

3.昆仙胶囊

昆仙胶囊由昆明山海棠和淫羊藿等组成,具有免疫抑制、拮抗细胞因子等药理作用,临床应用中发现对过敏性紫癜性肾炎患者具有降尿蛋白作用。用法:成人剂量:每次 2 粒,每天 3 次,口服。

4.雷公藤多苷片

有免疫抑制及抗炎作用,能抑制抗体生成,改善肾小球毛细血管的通透性,保护和修复基底膜负电荷屏障,减少蛋白尿,还可以减轻肾脏的组织病理改变。主要适用于过敏性紫癜性肾炎蛋白尿明显者。用法:成人剂量:20～30 mg 每天 3 次,口服。

5.黄葵胶囊

为黄蜀葵花制剂,主要功效为清热利湿、解毒消肿,适用于湿、热、毒邪所致病证。黄蜀葵花含有 5 种黄酮类化合物单体,包括槲皮素、杨梅黄素、槲皮素-3-杨槐爽糖苷、槲皮素-3-葡萄糖苷及金丝桃苷。黄蜀葵花及其提取物具有抗炎和抑菌作用,能抗血小板聚集,抗氧化和消除氧自由基,抑制肾小球免疫炎症反应,清除循环系统免疫复合物,利尿和降低蛋白尿,保护肾小球和肾小管功能。主要适用于紫癜肾炎蛋白尿明显者。用法:成人剂量:每次 5 粒,每天 3 次,口服。

6.裸花紫珠片

本药主要成分为裸花紫珠干浸膏。裸花紫珠为马鞭草科小灌木植物,其全草包括叶、根、茎、花、皮均可入药,有止血、收敛、凉血、清热解毒之功效,主要通过收缩局部毛细血管,降低血管通透性从而缩短出血时间;增加血小板数量,并增强血小板功能,缩短出血和凝血时间,起到良好的止血作用。主要适用于过敏性紫癜性肾炎血尿明显者。用法:每次 2 粒,每天 2 次,口服。

7.黄芪注射液

用法用量:静脉滴注,黄芪注射液 40 mL 加入到 5% 的葡萄糖注射液 250 mL 中,每天 1 次,10 天 1 个疗程。黄芪注射液具有益气摄血作用,提高过敏性紫癜性肾炎机体免疫力,缓解临床症状,控制紫癜病情发展。

8.丹参注射液

用法用量:静脉滴注,丹参注射液 30 mL 加入 5% 葡萄糖液 250 mL 中静脉滴注,每天 1 次,10 天 1 个疗程。丹参注射液具有活血化瘀作用,改善过敏性紫癜性肾炎患者肾脏血液循环,增加机体免疫力,缓解临床症状,延缓病情进展。

9.血栓通注射液

用法用量:静脉滴注,血栓通注射液 250～300 mg 加入 5% 的葡萄糖注射液 250 mL,每天 1 次,10 天 1 个疗程。血栓通注射液具有活血止血作用,具有疏通加强过敏性紫癜性肾炎患者肾脏血液循环能力,缓解临床症状,控制紫癜病情进程。

(四)单味中药

大量实验研究发现水蛭、川芎、丹参等单味中药在治疗过敏性紫癜性肾炎方面有肯定的疗效。

1.水蛭

水蛭含的水蛭素有组织胺样物质、肝素和抗血栓等成分,具有抗凝、促纤溶、抑制血小板聚集、扩张血管、降低血液黏度、促进血液循环和降血脂、抗炎等作用。主要适用于过敏性紫癜性肾炎凝血功能障碍者。用法:常规剂量每天 5～10 g,入中药汤剂。

2.川芎

有抗病毒和提高组织耐缺氧能力,保护血管内皮细胞,减轻毛细血管通透性等作用。主要适用于过敏性紫癜性肾炎凝血功能障碍者。用法:常规剂量每天 10～20 g,入中药汤剂。

3.丹参

丹参能改善肾微循环,减少血小板聚集,降低血黏度,减少肾脏的血栓形成,减轻肾小球基底膜的损伤,减轻蛋白尿,改善肾功能,扩张血管,增加肾血流量,降低血小板黏附,减少血栓形成。主要适用于过敏性紫癜性肾炎凝血功能障碍者。用法:常规剂量每天 10～20 g,入中药汤剂。

4.紫草

苦,寒,归肝经,主要有凉血止血,化瘀,通经的作用。近代研究紫草具有加速机体的新陈代谢、一定的杀菌消炎作用。主要适用于过敏性紫癜性肾炎皮下早期出血及内生凝血功能障碍者。用法:常规剂量每天 15～30 g,入中药汤剂。

5.茜草

主要有凉血止血,化瘀,通经的作用,研究提示茜草有轻度抗凝血效应,茜草提取物及人工合成的茜草双酯,均有升白细胞作用;对多种细菌及皮肤真菌有抑制作用。主要适用于过敏性紫癜性肾炎凝血功能障碍者。用法:常规剂量每天 10～15 g,入中药汤剂。

6.三七

主要有散瘀止血,消肿定痛之功效。《玉楸药解》云:"三七和营止血,通脉行瘀,行淤血而敛新血。"近代研究提示三七具有免疫调节、活血通脉、养生抗衰、消炎镇痛等作用,主要适用于过敏性紫癜性肾炎凝血功能障碍者。用法:常规剂量每天 10～15 g,打碎,入中药汤剂。

(五)专家经验

(1)张琪教授根据本病证候表现及病机演变特点,分三步进行辨证论治:第一步,毒热蕴结、迫血妄行为发病之关键,感受热毒之邪,或热蓄日久,蓄结成毒,毒热迫血妄行,损伤脉络,血溢于脉外,渗于肌肤,发为紫斑;毒热循经下侵于肾,损伤脉络则为溺血,故毒热迫血妄行是引起过敏性紫癜性肾炎的主要原因。临床上,凡正气未衰者,张老喜用大黄与桃仁配伍,大黄泻热毒、破积滞、行淤血、通利二便,《神农本草经》言其:"下淤血,血闭。"桃仁既有活血逐瘀之能,又有润燥之功,《神农本草经》谓其:"主治淤血,血闭,症瘕邪气。"第二步,血热内瘀为其主要病理机制,过敏性紫癜性肾炎几经治疗,往往毒邪渐去,而血热搏结,或用药不当致血热内瘀,舍于肾与膀胱,迫血妄行,损伤脉络而尿血。此时往往紫斑时隐时现,但血尿(或为肉眼血尿、或镜下血尿)持续不解,此时,治疗当以利湿清热、凉血止血法。常用白花蛇舌草、小蓟、白茅根、(焦)栀子、茜草、侧柏叶、蒲黄、生地黄、赤芍等药物。第三步,气血不足、脾肾亏虚为其病势之转归,过敏性紫癜性肾炎日久不愈,往往耗伤气血,损及脾肾,而成热邪未去,正气已伤之虚实夹杂之候,邪热滞留,脾肾亏虚,精微不固,而致尿中红细胞、蛋白日久不消,并伴有倦怠乏力,腰膝酸软,此时不应再次攻邪,免再伤正气,当采用健脾益肾、补气养血之法,或以扶正祛邪共施之剂,并酌加收涩止血之品,一般张老常以六味地黄丸、知柏地黄丸加龟甲、阿胶,或圣愈汤等化裁。

（2）丁樱教授认为本病的内因主要为素体有热，血分伏热；外因多为感受风热、湿、毒等外邪，或进食鱼、虾、辛辣等燥热腥发动风之品。尤其重视内因在过敏性紫癜性肾炎发病中的作用，认为随着人们生活水平的提高，患儿过多的摄入高蛋白食物，体育锻炼少，积而化热，致热伏血分。内因与外因相合，风热相搏，热入血分，扰动血脉，迫血妄行，血液溢于肌肤而发为肌衄；损伤肾络，血溢脉外，则见尿血；邪扰于中焦或肠络，则发为腹痛、呕吐、便血；邪气阻滞于关节，则关节疼痛；反复发作，气阴耗伤，可见气不摄血或阴虚火旺，使病情缠绵难愈；伤及脾肾，致脾肾亏虚，脾不敛精，肾不固精，精微外泄，则发为尿浊。血液溢于脉外，留而为淤血，从而加重病情。故将本病病机概括为热、虚、瘀三个方面。治疗本病以滋阴清热，活血化瘀为主，拟订了经验方清热止血方。方由生地黄、牡丹皮、丹参、墨旱莲、赤芍、三七、小蓟、茜草组成。君药：生地黄。臣药：丹参、牡丹皮、墨旱莲。佐药：三七、小蓟、赤芍、茜草。在此基础上辨证加减用药。风热夹瘀型加用金银花、连翘；血热夹瘀型加用水牛角、紫草；阴虚夹瘀型加用知母、黄檗、黄精；气阴两虚夹瘀型加用黄芪、太子参、女贞子、黄精；紫癜反复者加用徐长卿、地肤子；伴风热感冒者与银翘散合方加减；伴风寒感冒者与荆防败毒散合方加减。

（3）杜金行教授认为成人过敏性紫癜性肾炎属中医学血证范畴。发病诱因多为外感或过敏，初起或急性期即多表现为实证、热证；治疗时应重视发病诱因及体质因素，早期重疏风清热、凉血止血；中后期即使无皮疹等出血表现，亦需兼顾原始病因，培补气阴、凉血活血止血，并将活血之法贯穿本病治疗的始终。常用基本方药组成：生地黄 30 g，牡丹皮 30 g，赤芍 30 g，连翘 15 g，茜草 30 g，藕节 30 g，川芎 20 g，续断 15 g。疾病初起，外感症状明显者，加大连翘用量，疏散风热，又可开气分之郁，也可加金银花、桔梗、生甘草等。毒热明显者，可加大金银花用量，并加紫草、白花蛇舌草、半枝莲等。尿中红细胞较多者，可加大藕节用量，并加小蓟、白茅根、芦根、侧柏叶等凉血活血止血。有蛋白尿且水肿明显者，可加生黄芪，并佐以泽兰、泽泻、车前草、益母草、蒲黄等益气活血利水。阴虚明显者合用六味地黄汤加减。怕冷、腰酸明显者，可加菟丝子、桑寄生、怀牛膝、补骨脂等。

（4）金洪元教授认为该病先天肾阴不足为本，外感热毒、湿毒之邪为标，湿毒郁于体内亦可化热，阴本不足，热邪又耗伤阴液，最终导致阴液更加亏损；阴愈亏则热愈重，热炽，则迫血妄行，导致出血的发生；阴愈亏则更伤肾，最终导致肾炎的发生。热、湿之毒留于体内，治疗上一方面要养阴清热，恢复机体的功能；另一方而则必须排毒、解毒，保持二便通畅，使毒从二便而出。临证强调热、湿、毒、淤血并重，治疗止血与行血并行，以养阴清热、化湿解毒、止血化瘀为治则。金师临证选药精当，多选用一药两效、一药多效的药物。如止血行血、解毒利湿的小蓟，活血、凉血、解毒的西红花，解毒止血行血之大蓟，解毒止血药地榆、槐花，解毒活血药益母草等。

（5）蓝华生教授指出在整个过敏性紫癜性肾炎发生、发展的过程中须不忘清热及活血化瘀，因热、瘀是贯穿在整个病程中。热邪分为实热、虚热。实热主要集中在初中期，初期外感风热之邪，风热入血，血络受损，紫癜发作；中期热盛动血，迫血妄行，血溢脉外，紫癜更甚。虚热主要在后期，耗伤气阴，阴虚火旺，虚火灼络，紫癜反复。在整个病程中始终存在血溢脉外，中医学有"离经之血即为瘀"之说，从这方面来看瘀亦是贯穿整个过程。淤血既是紫癜出现的病理产物，亦是加重紫癜的原因，易导致皮肤紫癜反复，血尿不止等，故在整个病程中需注重活血化瘀。整个过程中热邪致淤血，淤血日久郁热，热瘀胶着，"热附血而愈觉缠绵，血得热而愈形胶固"，故清热、活血化瘀需贯穿整个治疗过程。故而其喜用清热及活血化瘀之品有：黄芩、黄连、金银花、连翘、蒲公英、水牛角、仙鹤草、丹参、赤芍、桃仁、牡丹皮、益母草、鬼箭羽、生蒲黄、马鞭草、七粉、茜草根、川牛膝。

（6）马晓燕教授认为过敏性紫癜性肾炎的主要致病因素为"热毒、瘀毒、湿毒"，热毒多见于早期，瘀毒贯穿病程始终，湿毒使病程缠绵，热毒、湿毒、瘀毒常相兼并见，肾虚毒蕴为其病机关键，治疗当扶正解毒，虚实兼顾。

（7）杨霓芝教授临床中强调活血化瘀治疗贯穿于过敏性紫癜性肾炎的始终。急性期以凉血化瘀为法，选用牡丹皮、赤芍、丹参；稳定期气虚为主则采用益气活血，常选用黄芪、三七、桃仁、红花；阴虚为主则养阴活血，选用鸡血藤、当归、旱莲草等。同时在治疗慢性肾脏病的经验基础上，认为过敏性紫癜性肾炎病程缠绵，经常反复发作，强调益气活血同时兼顾。益气活血法不但可调整免疫功能，减少疾病的复发，而且益气活血法可以通过减少蛋白尿、改善血液流变学、降低血脂等机制，最终达到延缓肾脏纤维化进展的目的。

（8）远方教授认为过敏性紫癜性肾炎其病因病机多为正气虚损，外邪侵袭，内扰血分，蕴而生热，热迫血妄行，外溢肌肤而发紫癜，内渗伤及肾络则为尿血不止；或热邪灼伤津液，阴津耗伤而成阴虚发热，虚热扰动血分，而导致血液外渗而成瘀证；或由于患者素体虚弱，加上外邪侵扰，内外夹击，则正气更虚，气虚则摄血无力，血液不循常道，外渗而致瘀。肾为阴阳之根本，脾为后天之源，病久必损伤脾肾阳气，脾失统血，肾失统摄，而出现蛋白尿、血尿；或瘀血不能消除，瘀血阻滞脉络，新血无法畅行，而成新的瘀血；故本虚标实是本病的临床特点。其自制紫癜愈肾汤。方药组成：二花 15 g，连翘 15 g，丹皮 15 g，黄芪 15 g，丹参 15 g，赤芍 15 g，白术 15 g，生地黄 15 g。

（六）针灸疗法

针灸具有补肾益气、通经活络，消瘀散结等作用，对过敏性紫癜性肾炎患者有通阳益气，固肾摄血的重要作用。

取穴：第 1 组为神阙、中极、关元、命门；第 2 组为三焦俞、三阴交、百会、肾俞。

疗法：两组穴位交替使用，每天 1 次，每次 20 分钟左右，14 次为 1 个疗程，疗程间休息 3 天，共 6 个疗程。

另外，根据病情，酌情可选用中药外洗、耳穴压豆、中药熏蒸等中医特色治疗。

七、西医治疗

患者应当尽量避免接触可疑的变应原，避免感染。过敏性紫癜性肾炎患者的临床表现与肾病理损伤程度并不完全一致，后者能更准确地反映病变程度。建议没有条件做肾活检不能明确肾病理类型者，应转诊至具有相应专科的医院诊治。

（一）孤立性血尿或病理Ⅰ级

仅对过敏性紫癜进行相应治疗。应密切监测患者病情变化，建议至少随访 3～5 年。

（二）孤立性蛋白尿、血尿和蛋白尿或病理Ⅱa级

血管紧张素转换酶抑制剂（ACEI）和（或）血管紧张素受体拮抗剂（ARB）类药物有降蛋白尿的作用，建议可使用。国内也有用雷公藤多苷进行治疗，雷公藤多苷 1 mg/（kg·d），分 3 次口服，每天剂量不超过 60 mg，疗程 3 个月，但应注意其胃肠道反应、肝功能损伤、骨髓抑制及可能的性腺损伤的不良反应。

（三）非肾病水平蛋白尿或病理Ⅱb、Ⅲa级

国内报道用雷公藤多苷 1 mg/（kg·d），分 3 次口服，每天最大不超过 60 mg，疗程 3～6 个月。也有激素联合免疫抑制剂治疗的报道，如激素联合环磷酰胺治疗、联合环孢素 A 治疗；对该

类患儿积极治疗的远期疗效尚有待研究。

（四）肾病水平蛋白尿、肾病综合征或病理Ⅲb、Ⅳ级

建议采用激素联合免疫抑制剂治疗，其中疗效最为肯定的是糖皮质激素联合环磷酰胺治疗。若临床症状较重、病理呈弥漫性病变伴有新月体形成者，可选甲泼尼龙冲击治疗，15～30 mg(kg·d)，每次最大量不超过 1 g，每天或隔天冲击，3 次为一疗程，当环磷酰胺治疗效果欠佳或患儿不能耐受环磷酰胺时，可以更换其他免疫抑制剂。

（五）急进性肾炎或病理Ⅳ、Ⅴ级

这类患儿临床症状严重、病情进展较快，现多采用三至四联疗法，常用方案为：甲泼尼龙冲击治疗 1～2 个疗程后口服泼尼松＋环磷酰胺(或其他免疫抑制剂)＋肝素＋双嘧达莫。

除药物治疗外，近年来有报道显示，血浆置换治疗可有效去除患者血浆中抗体、补体及免疫反应介质等，从而缓解患儿病情进展，确切疗效仍有待进一步证实。

（六）辅助治疗

在以上分级治疗的同时，可加用抗凝剂和(或)抗血小板聚集药，多为双嘧达莫 5 mg/kg·d)，ACEI 和(或)ARB 类药物有降蛋白尿的作用，对于有蛋白尿的患儿，无论是否合并高血压，建议可以使用。ACEI 常用制剂为贝那普利，5～10 mg/d 口服；ARB 制剂为氯沙坦，25～50 mg/d 口服。

八、患者教育

避免再次接触可疑变应原，避免食入海鲜等异种蛋白，防止再次过敏，加重病情。饮食易于富于营养，易于消化，多食新鲜蔬菜和水果。注意预防感染。

（刘一柱）

第五节　狼疮性肾炎

系统性红斑狼疮(SLE)是一种自身免疫介导的损伤多系统器官的弥漫结缔组织疾病，狼疮性肾炎(lupus nephritis，LN)是 SLE 累及肾脏所引起的一种免疫复合物性肾炎，是 SLE 最多见、最严重的脏器损伤，也是我国最常见的继发性肾小球疾病。肾脏病理显示几乎所有 SLE 均有不同程度的肾损伤。流行病学调查证实，美国、英国、澳大利亚、日本、瑞典人群患病率为 0.5％～0.7％，我国略高于欧美，约为 1％。女性多见，尤其是 20～40 岁的育龄女性，男女比例约为 1:9。

中医学中虽无狼疮性肾炎病名，但依据其临床症状和发病特点，可归于"痹证""阴阳毒""温毒发斑""水肿""虚劳"等病证范畴。狼疮性肾炎患者出现四肢关节、肌肉疼痛时可归为"痹病"。当本病以发热、皮肤红斑为主症时，多以"阴阳毒"命名。如出现全身水肿、尿少时，则属"水肿"范畴。证见小便不通或伴见呕吐不止时则多属"癃闭"或"关格"。在晚期出现五脏受损、气血阴阳不足、久虚不复时，则归属于"虚劳"的范畴。

近年来，中医对于狼疮性肾炎认识逐渐深入，特别是在治疗方面具有独到的疗效，积累了丰富的经验。中西医结合治疗狼疮性肾炎既有利于在短时间内迅速控制病情，又有利于在长期治疗过程中巩固疗效，提高治疗缓解率，减少不良反应发生。

一、病因病机

(一)中医

中医认为狼疮性肾炎是由于人体正气不足,气血阴阳失调,热毒邪气乘虚而入,燔灼营阴,内侵及肾,阴精受损,瘀阻血脉肾络所致。本病的病机本虚标实,虚实错杂,以阴阳失调为本,热毒瘀结为标。其中,肾阴虚、血瘀、热毒是关键病机,贯穿始终。

1.肾阴虚

本病好发于青年女性,女子体阴而用阳,阳常有余,阴常不足。阴虚者则精血亏损,阳虚者则功能衰竭,二者可互相转化,导致阴阳俱虚。阴阳失调,则脏腑功能紊乱,病由始生。肾为先天之本,肝藏血,肾藏精,肝与肾同在下焦,关系最为密切,有"肝肾同源""精血同源"之称。如果肾精亏损,"水不涵木",可导致肝血不足;肝血不足也可引起肾精亏损。又"心肾相交""金水相生",肾脾先天后天相互滋生,故肾虚时可导致五脏六腑皆不足。狼疮性肾炎患者除了肾脏损害以外,也可出现心、肺、脑、肝、血液、皮肤、关节等病理损害。而五脏久伤,则又穷必归肾,如此反复恶性循环,导致病情复杂。

当然,也有部分患者病初就出现阳虚或因阴虚久病导致阳虚或阴阳两虚而证见水肿、尿少等症。

2.血瘀

阴虚日久,阴液不足,血液黏稠,则血流不畅而致瘀。阳虚无以温煦则寒凝,使血行不畅而出现血瘀。血瘀阻碍气血运行,则津液的运化转输与排泄发生障碍,致体内水湿停聚,蕴久又易生湿热。肾虚日久则司二便的功能失常,影响秽浊之物排泄而导致浊毒上升,从而形成肌酐、尿素氮升高等表现;肾虚不固,摄纳无权,则精微物质下泄而漏失蛋白。上述病邪可进一步耗气伤阴,使正气更虚,不断形成水、浊、瘀邪,从而使病情迁延难愈。

3.热毒

临床上,狼疮性肾炎常现毒瘀标实之象。由于患者多属肾精亏虚,阳火偏亢,则毒从阳化则为热毒。另外,六淫外邪易乘虚而入,也易邪从热化而成热毒。

(二)西医

狼疮性肾炎的病因至今仍尚未十分明了,一般认为与遗传、环境、内分泌、免疫等因素相关。近些年,关于细胞凋亡、自身抗体、免疫复合物及细胞因子的研究较多。

1.细胞凋亡

自身反应性 T、B 淋巴细胞的凋亡是维持机体自身免疫耐受的重要机制,而 *Fas*、*Fas* 配体(*Fasl*)基因、*Bcl-2* 基因在自身反应性淋巴细胞凋亡的信息传递中起着重要的作用,*Fas* 通过与其配体结合而诱导细胞发生凋亡,而 *Bcl-2* 表达的增强能够防止和抑制多种因素或因子触发的细胞凋亡,延长细胞寿命,故被称为"细胞凋亡的抑制基因",因此 *Fas*、*Fasl* 基因、*Bcl-2* 基因的异常将导致自身反应性 T、B 淋巴细胞的凋亡异常,引起自身免疫性疾病。

2.自身抗体、免疫复合物

大量自身抗体的产生是系统性红斑狼疮的特征性表现,大部分自身抗体没有器官特异性,而是直接作用于细胞内的基本结构,其中核抗原是受攻击的重要细胞结构。95％以上的患者抗核抗体阳性,但是抗核抗体特异性差,不仅见于狼疮,也可见于老年人或有感染的患者。抗 ds-DNA 抗体或抗 Sm 抗体特异性强,但检出率低,抗 ds-DNA 抗体与疾病活动性相关,因此具有重要临床意义。目前,大量的数据表明在狼疮受累的器官和组织中沉积的免疫复合物是原位形成,而不是循环免疫复合物沉积,肾脏上的免疫复合物激活补体系统,一方面可以吸引激活炎症细胞;另一方面可以形成膜攻击复合物(C5b-9)直接损伤肾小球基底膜。浸润的炎症细胞、血小板及炎症状态的肾小球固有细胞可进一步产生多种细胞因子,调控自由基及蛋白酶的产生,从而进一步加重组织炎症的发生。

3.细胞因子和其他免疫异常

在系统性红斑狼疮中免疫反应和细胞因子网络存在各种各样的异常。与非狼疮患者或正常人比较,狼疮患者活化的 B 淋巴细胞数目增多,抗淋巴细胞或胸腺细胞抗体破坏了 T 细胞的抑制性,不仅降低了对抗体形成的抑制作用,其释放的淋巴因子减少了辅助性 T 细胞的灭活,增加了抗体的产生,最后导致机体的体液免疫过度增强。Th1/Th2 细胞活化产生的细胞因子与狼疮性肾炎的发病密切相关,其致炎性、抗炎性细胞因子间的平衡与疾病对脏器的损伤、主要临床表现和病情轻重程度紧密联系。

二、临床表现

狼疮性肾炎由于其病理改变的多样化,临床表现亦多种多样,早期可无明显症状或仅出现轻度尿异常,后期可发展至慢性肾衰竭,临床上肾脏受累表现可与肾外器官受累不一致。

(一)临床分型

1.轻型

无症状,血压正常,无水肿,仅有尿常规间断异常,尿蛋白<1 g/d,常有镜下血尿,肾功能正常。病理改变多属系膜增生型或局灶节段型,预后大多良好。

2.肾病综合征型

患者起病呈肾病综合征表现,病理多属膜性或弥漫增殖性,前者病情较缓,全身狼疮表现亦不活跃,后者常同时伴肾炎综合征,全身性狼疮活动较显著,若未积极治疗,可发展至肾衰竭。

3.慢性肾炎型

患者有高血压,不同程度蛋白尿,尿沉渣中有大量红细胞及管型,可伴肾功能损害甚至肾衰竭。病理改变多属弥漫增生型,预后差。

4.急性肾衰竭型

患者于短时间内出现少尿性急性肾衰竭,常伴全身性系统性病变活动表现,通常由肾病综合征或轻型转化而来。病理呈新月体肾炎、弥漫性伴严重血管病变及肾小管间质炎症。

5.肾小管损伤型

狼疮性肾炎可有小管间质病变表现,以远端小管损伤多见,可出现完全性或不完全性肾小管酸中毒、尿浓缩功能不全及夜尿等。此型常与其他类型合并存在。

6.抗磷脂抗体型

抗磷脂抗体阳性,临床上主要表现为大、小动静脉血栓及栓塞,血小板减少及流产倾向,可合并较大肾血管血栓栓塞或肾毛细血管血栓性微血管病变而引起肾功能损伤,甚至出现肾衰竭。

7.临床"静止"型

临床症状及体征均无肾脏受累表现,尿常规检查阴性,但病理(电镜或免疫荧光检查)阳性。偶见临床"静止"型可出现于弥漫增生型病理改变基础上。此外,一些特殊类型的患者其肾脏受累特别轻,或不受累,如抗核抗体阴性且皮肤损害很轻者,Th/Ts 细胞比值特别高或特别低者。

我国狼疮性肾炎的皮肤黏膜损害发生率比西方人低,而内脏、关节和血管的损害更突出。

(二)病理分型

肾活检病理分型对狼疮性肾炎的治疗具有重要指导意义,因此,有必要对合适的患者进行肾活检。目前,国际肾脏病学会/肾脏病理学会修改制定的狼疮性肾炎分型方法在临床得到认可,分型如下。

Ⅰ型:系膜轻微病变型狼疮性肾炎。

Ⅱ型:系膜增生性狼疮性肾炎。

Ⅲ型:局灶性狼疮性肾炎。

Ⅳ型:弥漫性狼疮性肾炎。

Ⅴ型:膜性狼疮性肾炎。

Ⅵ型:终末期硬化性狼疮性肾炎。

三、辅助检查

(一)一般检查

80%患者出现中度贫血,偶见溶血性贫血,血小板减少,约1/4患者呈全血细胞减少。90%以上患者血沉明显增快,患者血浆蛋白降低可能与蛋白尿丢失及肝脏合成能力下降有关。球蛋白显著增高,电泳呈γ球蛋白明显增高,或呈混合性多株IgG/IgM冷球蛋白血症,均是免疫球蛋白增高的表现。部分患者后期会出现内生肌酐清除率下降,血肌酐、尿素氮上升。

(二)免疫学检查

抗核抗体、抗 ds-DNA 抗体、抗 Sm 抗体、抗心磷脂抗体及狼疮抗凝物阳性,补体 C_3、C_1q、C_4 下降。此外,皮肤狼疮带、类风湿因子(RF)及冷球蛋白试验可于病变活动者呈阳性。IL-2 受体水平下降可能与病情活动一致,也与病理改变的活动性一致。

(三)尿液检查

除Ⅰ型狼疮性肾炎,其他的病理类型均可有蛋白尿,大量蛋白尿常见于重度增生型和(或)膜性狼疮性肾炎。镜下血尿特异性不强,但是红细胞管型常见于严重的增生型狼疮性肾炎。

(四)其他

肾脏超声有助于了解肾脏解剖结构情况,同时可判断能否进行肾活检。疑似肾静脉血栓形成的患者可行肾血管彩超、磁共振、肾静脉造影等来确诊。对于缺乏典型的临床症状和体征的疑似患者,也需进行相关检查并持续追踪,以免漏诊。

四、诊断及鉴别诊断

(一)诊断标准

SLE 的诊断可参照系统性红斑狼疮国际合作组(SLICC)修改的、美国风湿病协会(ACR)系统性红斑狼疮分类标准,狼疮性肾炎的诊断除符合 SLE 诊断标准外,尚应具有肾脏累及的表现。实验室检查特别是血清免疫学检查及肾脏病理检查,对诊断有重要参考价值。由于少数患者(特别是膜性者)起病完全类似原发性肾病综合征,经过一段时间后才逐渐出现全身系统性受累,对此类患者应高度警惕,密切观察。当出现肾功能突然恶化时,不仅应当考虑病变的活动等因素,也应考虑本病的发展及治疗过程中引起的急进性肾炎、急性肾小管坏死、急性间质性肾炎的可能性,此时肾活检非常必要。

1.临床标准

(1)急性或亚急性皮肤狼疮。

(2)慢性皮肤狼疮。

(3)口腔/鼻溃疡。

(4)不留瘢痕的脱发。

(5)炎症性滑膜炎,内科医师观察到的两个或两个以上关节肿胀或伴晨僵的关节触痛。

(6)浆膜炎。

(7)肾脏:用尿蛋白/肌酐比值(或 24 小时尿蛋白)算,至少 500 mg 蛋白/24 小时,或有红细胞管型。

(8)神经系统:癫痫发作,精神病,多发性单神经炎,脊髓炎,外周或颅神经病变,脑炎(急性精神混乱状态)。

(9)溶血性贫血。

(10)白细胞减少(至少一次<4 000/mm^3)或淋巴细胞减少(至少一次<1 000/mm^3)。

(11)至少一次血小板减少(<100 000/mm^3)。

2.免疫学标准

(1)ANA 高于实验室参考值范围。

(2)抗 ds-DNA 高于实验室参考值范围(ELISA 法另外,用此法检测,需两次高于实验室参考值范围)。

(3)抗 Sm 阳性。

(4)抗磷脂抗体:①狼疮抗凝物阳性;②梅毒血清学试验假阳性;③抗心磷脂抗体至少两倍正常值或中高滴度;④抗 b2 糖蛋白 1 阳性。

(5)低补体:①低 C_3;②低 C_4;③低 CH_{50}。

(6)在无溶血性贫血者,直接抗人球蛋白阳性。

患者如果满足下列条件至少一条,则归类于系统性红斑狼疮:①有活检证实的狼疮性肾炎,伴有 ANA 阳性或抗 ds-DNA 阳性;②患者满足分类标准中的 4 条,其中包括至少一条临床标准和一条免疫学标准。

在入选的患者中应用此标准,较 ACR 标准有更好的敏感性(94%$vs.$86%),并与 ACR 标准有大致相同的特异性(92%$vs.$93%),同时明显减少误分类。在临床上,出现肾炎、肾病综合征表现时,不要轻易诊断为原发性肾小球疾病,特别是对于年轻女性,应做全面和系统的相关检查,以排除狼疮性肾炎的可能性。少数患者需经过数月、数年的发展最终确诊为狼疮性肾炎。

(二)鉴别诊断

1.西医

本病当与原发性肾病综合征相鉴别:狼疮性肾炎光镜表现与原发性肾病综合征相似,但狼疮性肾炎在临床上伴多系统侵犯,有抗核抗体等多种自身抗体,活动期见血清 IgG 增高,补体 C_3 下降。病变具有多样性和不典型性的特点,病理有时可见白金耳样病变及苏木素小体,免疫病理检查呈"满堂亮"现象。

另外,还需与 IgA 肾病、过敏性紫癜性肾炎、药物性狼疮等鉴别,狼疮性肾炎活动期应与并发感染鉴别。

2.中医

本病主要与"尿血""尿浊""淋证""关格""癃闭""臌胀"等类证相鉴别。

五、一般处置措施

（1）日常作息规律,避风寒,预防外感;急性期应卧床休息,避免使用对肾功能有损伤的药物;户外活动时做好防晒,减少阳光照射,室内应有窗帘,以免皮损加重;做好口腔护理,预防真菌感染;对于指、趾、鼻尖、耳垂等部位广泛小动脉炎合并雷诺现象者,应注意保暖,以免肢体末梢冻伤和坏死。

（2）饮食宜清淡易消化、低磷低盐低脂的食物,补充适量优质高蛋白,避免水、钠潴留及其电解质、酸碱平衡紊乱,食用富含维生素的蔬菜和水果及其钙剂可防止糖皮质激素造成的骨质疏松。

六、中医治疗

（一）辨证论治

本病临床表现极其复杂,五脏六腑皆可受累,尤以肝、脾、肾三脏为多见,狼疮性肾炎的初、中期多见肝肾阴虚;邪热入营则见于中、后期;脾肾阳虚和血瘀内阻多见于后期。狼疮性肾炎出现热像应区分虚热还是实热;实热以热毒内燔营血为多,虚热则见于气阴虚或肝肾虚,阴虚则热;由于水湿滞留,本病每多湿浊或湿热内困之象。

1.热毒炽盛

症状:高热烦躁,面赤,或有周身皮疹、红斑或瘀斑,肢体水肿,肌肉关节酸痛,心悸,甚则神昏谵语,或抽搐,或吐、衄、便（尿）血,口干便秘,舌红或绛,苔黄或光剥,脉弦（滑）数。

治法:清热解毒,凉血止血。

方药:犀角地黄汤合五味消毒饮加减。水牛角 30 g,生地黄、金银花、蒲公英、白花蛇舌草各 20 g,赤芍、野菊花、紫花地丁各 12 g,牡丹皮 6 g。小便短赤者加白茅根 30 g,小蓟 20 g;虚热者加青蒿、地骨皮各 15 g;抽搐者加羚羊角粉 3 g 冲服,钩藤 15 g;神昏谵语者加安宫牛黄丸或至宝丹 1～2 丸化服。

2.阴虚内热

症状:水肿渐退,低热咽干,面部升火,手足心灼热,腰膝酸软无力,颧红盗汗,舌光红或光剥无苔,脉细数。

治法:养阴清热,补肾活血。

方药:参麦地黄汤加减。麦门冬、沙参、山药各 15 g,黄精、生地黄、丹参各 20 g,白术、牡丹皮、泽泻、玉竹各 10 g。兼湿热者加白花蛇舌草、半枝莲各 15 g;尿少水肿者加车前子、茯苓各 15 g;虚热甚者去黄芪,加青蒿、鳖甲、知母、地骨皮各 15 g;血尿者加白茅根、益母草各 20 g。

3.脾肾阳虚

症状:周身水肿,面色苍白,腰膝酸软无力,足跟痛,耳鸣,腹泻,腹胀,纳呆,肢端冷,舌淡胖,边有齿痕,质黯,苔白腻,脉沉细。

治法:温补脾肾,化气行水。

方药:济生肾气丸加减。熟地黄 15 g;山萸肉、山药各 10 g;茯苓、泽泻、丹参各 15 g;牛膝、车前子各 10 g;制附子、肉桂各 5 g。若水肿明显,偏脾阳虚者,以实脾饮为主加减,偏肾阳虚者,以真武汤为主加减;若气虚则加黄芪 30 g 以补气健脾。

4.气虚血瘀

症状:眩晕神疲乏力,口燥咽干,面色晦黯,皮下瘀点,腰酸脱发,胃纳欠佳,舌偏红,有紫斑,苔薄白,脉细。

治法:益气养阴,活血化瘀。

方药:生脉饮合桃红四物汤加减。黄芪、当归、熟地黄、麦门冬、丹参、山萸肉各 15 g;川芎、芍药、麦门冬、五味子、桃仁、红花各 10 g。若阴阳两虚者,以地黄饮子为主加减;兼痰浊者,可加半夏、橘红、贝母、瓜蒌各 20 g;兼湿热者,可配合三妙丸或三仁汤;水湿停聚可加车前子、茯苓各 15 g;或有气郁,可用逍遥散加减。

(二)治疗并发症

1.发热

狼疮活动或合并感染均可引起发热,首先应明确发热病因,在中医辨证基础上,辨病用药。气分热盛,可用生石膏、知母、寒水石、黄芩、薏苡仁;气营热盛,上方加生地黄、玄参、麦门冬、牡丹皮。中药每天 2 剂,每 6～8 小时服 1 次。体温超过 40 ℃,配合羚羊角粉、紫雪丹、安宫牛黄丸等。

2.胸腔积液、腹水、心包积液、关节腔积液等

用葶苈子 30 g,白芥子 12 g,疗效很好。二者均为十字花科植物,均有含硫苷,能改善胸膜、腹膜、心包膜毛细血管通透性,抑制水液渗出,同时通过改善微循环而促进渗液的吸收,中医称化水蠲液。葶苈子甘寒,白芥子辛温,二者合用,发挥协同作用。也可与桂枝、桑白皮配合以增强疗效。

3.蛋白尿

对于蛋白尿,可选择使用雷公藤制剂(昆仙胶囊、雷公藤多苷片、火把花根片、昆明山海棠等)、柴胡、玉米须、土茯苓、槐花、猫须草、鹿含草等,可增强降蛋白尿作用,提高临床疗效。

(三)特色专方

1.芡实合剂

芡实、菟丝子各 30 g,白术、茯苓各 12 g,山药 15 g,金樱子、黄精各 24 g,百合 18 g,枇杷叶 9 g,研细末,每天 3 次,每次 9 g,开水送下。本方滋养肝肾,适用于肝肾阴虚型狼疮性肾炎。

2.健脾益肾调气活血方

黄芪、益母草、金樱子各 15 g,茯苓、丹参各 12 g,白术、桃仁、泽兰各 9 g,青皮、蒲黄各 6 g,酒大黄 3 g。水煎服,每天 1 剂。本方健脾益肾,调气活血,适用于脾肾阳虚型。

3.首乌地黄汤

制首乌、刺蒺藜、熟地黄、山药、枣皮、牡丹皮、泽泻、茯苓、丹参、紫草、地骨皮、秦艽、夏枯草、白鲜皮、酸枣仁、钩藤、豨莶草等加减。水煎服,每天 1 剂。本方滋肾养阴、清热解毒。

4.益气养阴活血方

黄芪、党参、生地黄、何首乌、当归各 15 g,川芎 8 g,益母草、丹参各 30 g。水煎,每天 1 剂,分早晚服。本方重在益气养阴活血。

5.磁石丸加减方

磁石 60 g,牛膝、川芎、赤芍、海桐皮、萆薢、全蝎、秦艽、地龙、天麻、木瓜、白芷、白花蛇舌草、白僵蚕、白附子、石南叶、白蒺藜、苦参各 30 g。研成细末,蜜制为丸,每丸 10 g,每次 2 丸,每天

2次,连服60天。本方具有活血消斑,滋阴凉血功效。

6.清透血毒基本方

生地黄、紫花地丁、金银花各30 g,玳瑁屑、虎杖、栀子、赤芍各15 g,青连翘、青蒿各20 g,豆豉、雷公藤、生甘草各10 g,红花3 g,珍珠粉0.9 g。水煎服,每天1剂。本方具有清热凉血,活血消斑功效。

7.红斑汤

生地黄、玄参、忍冬藤、生石膏、虎杖、羊蹄柏、薏苡仁各30 g,麦门冬、黄芩、绿豆衣各15 g,知母12 g。水煎服,每天1剂。本方功效滋阴清热凉血。

8.犀角地黄汤

水牛角(先煎)、白花蛇舌草各30 g,生地黄、鱼腥草各15 g,牡丹皮、玄参各12 g,紫草、金银花各20 g,赤芍10 g。水煎服,每天1剂。此方乃汤水福教授治疗狼疮性肾炎活动期时常用方,功可清热解毒、凉血养阴,对以湿热毒邪壅盛为主要矛盾的活动期狼疮性肾炎有较好效果。

9.狼疮性肾炎方

黄芪、生地黄、何首乌、党参各15 g,当归12 g,川芎9 g,丹参、益母草各30 g。水煎服,每天1剂。此方系陈以平教授治疗缓解期狼疮性肾炎的经验方,具有益气活血,滋阴解毒之效。热毒炽盛型,减党参、黄芪,加水牛角、牡丹皮、蒲公英、紫草、白花蛇舌草、龙骨、牡蛎、黄檗、玄参、麦门冬;脾肾两虚加白术、茯苓、大腹皮、制香附、薏苡仁;气阴两虚型加麦门冬、女贞子、黄精;阴虚火旺型加龟甲、鳖甲、龙骨、牡蛎、黄檗、玄参、麦门冬。

(四)中药成药

1.六味地黄丸

每次6 g,每天2次。滋补肾阴,主治肾阴亏损,头晕耳鸣,腰膝酸软,盗汗遗精,骨蒸潮热。适用于狼疮性肾炎兼肾阴亏耗、阴虚火旺者。

2.知柏地黄丸

每次3 g,每天3次。滋阴清热,补肾填精,适用于肝肾阴虚或气阴两虚而见阴虚火旺者。

3.黄葵胶囊

每天4～5粒,每天3次。清热解毒利湿,适用于热毒炽盛兼有湿热的狼疮性肾炎。

4.昆仙胶囊

每次1～2片,每天3次。本品具有较好消除蛋白尿的功效,可用于狼疮性肾炎蛋白尿较多或长期不消者。

5.百令胶囊或金水宝胶囊

两者均为虫草制剂。用法用量基本一致。每次4～5粒,每天3次。具有健脾益肾、扶正固本的功效,可用于狼疮性肾炎有正虚征象者。

6.复方丹参注射液

每支2 mL,相当于生药15 g,肌内注射,每次2～4 mL,每天1～2次;或用复方丹参注射液30～40 mL,加入5%～10%葡萄糖注射液250 mL稀释后静脉注射,每天1～2次。本品活血化瘀,用于有血瘀证的狼疮性肾炎。

7.黄芪注射液

每次30～40 mL加入5%～10%葡萄糖注射液250 mL(或0.9%氯化钠注射液)稀释后静脉注射,每天1～2次。本品益气健脾,扶正固本,适用于狼疮性肾炎见有气虚证者。

8.川芎嗪注射液

每次 120～240 mL,加入 5％～10％葡萄糖注射液(或 0.9％氯化钠注射液)250～500 mL 稀释后静脉注射,每天 1 次。本品具有活血通络的作用,适用于狼疮性肾炎见有血瘀证者。

9.醒脑静脉注射射液

每次 10～20 mL,加入 50％葡萄糖注射液(或 0.9％氯化钠注射液)20～40 mL 中静脉注射;或用本品 30～40 mL 加入 5％或 10％葡萄糖注射液(或 0.9％氯化钠注射液)250 mL 稀释后静脉注射,每天 1～2 次。本品清热解毒,开窍醒神,适用于狼疮性肾炎活动期高热、神志模糊者。

10.血栓通注射液

每次 3～6 mL,加入 50％葡萄糖注射液(或 0.9％氯化钠注射液)20～40 mL 中静脉注射;或用本品6～12 mL加入 5％或 10％葡萄糖注射液(或 0.9％氯化钠注射液)250 mL 稀释后静脉注射,每天 1～2 次。本品活血化瘀通络,适用于狼疮性肾炎兼有血瘀征象或伴有高凝状态者。

(五)单味药或中药提取物

1.雄黄

实验研究发现该药能使 NZW×NZB/F1 雌性小鼠的血肌酐显著下降,改善其肾功能,且小鼠的死亡率较低,提示其对远期病情可能有积极影响。

2.白芍总苷

研究认为可与激素联用治疗 LN,其机制可能与调节 T 淋巴细胞功能有关。

3.川芎嗪

能抑制活动期 LN 外周血单个核细胞(PBMC)的共同刺激分子 B7-1 和 B7-2 mRNA 表达,阻断共同刺激信号的传导,抑制 T 细胞对自身抗原的激活,合并使用地塞米松能更好地抑制 B7-2 mRNA表达。

4.大黄素

可降低狼疮样 BXSB 小鼠尿蛋白水平,降低血清 ANA 滴度。

5.青蒿素及冬虫夏草

卢氏予 LN 患者长期服用该二味药,5 年内治疗组的显效率明显高于对照组(口服雷公藤多苷片和/或保肾康片),C_3 明显升高,11 年未见复发。

6.青蒿琥酯

本药能使狼疮样小鼠肾脏过度表达的 IL-6 及转化生长因子 β 明显降低,其作用与雷公藤多苷相似。

7.双氢青蒿素

其能抑制 BXSB 小鼠血清抗 ds-DNA 抗体的生成,对其血清中肿瘤坏死因子 α 的分泌有抑制作用,抑制肾组织中核转录因子(NF)-κB 的活化及其 p65 蛋白的表达,抑制多种免疫球蛋白及补体在肾组织的沉积,改善其 LN 的病理状态。

(六)其他特色疗法

1.针灸

取三焦俞、气海俞、气海、足三里、阴陵泉、肾俞、关元俞、天枢等。方法:每天选取 5～6 个穴位,轮换刺之,手法先予轻刺激,然后用药艾灸之。适用狼疮性肾炎脾肾气虚证。

2.蜂针

在激素疗法基础上加用该法治疗狼疮性肾炎患者,每天 1 次,每次 15～20 只,疗程 3 个月,结果总有效率84%,未观察到明显不良反应,证明以生物毒代替细胞毒治疗狼疮性肾炎是可行的。

3.外用药

用五倍子粉和密陀僧粉直接涂撒在狼疮性肾炎患者皮肤黏膜有溃疡糜烂处。可用盐水调敷。

4.灌肠

大黄12 g,制附子10 g,牡蛎30 g,加水适当,煎取汁200 mL,每天上下午各1次,保留灌肠30~60分钟。适用于狼疮性肾炎肾功能不全患者。

(七)专家经验

(1)叶任高教授认为在西药治疗的基础上,结合中医辨证治疗本病,不仅可提高西药疗效,而且可以降低激素、细胞毒性药物的毒副作用及减少其用量。认为狼疮性肾炎之本为肾虚,并以肝肾阴虚为多见。热毒炽盛只是本病发展过程中在诱因的作用下而出现的一种标证,与西医的急性活动期相似。正气亏虚,抗邪无力,使得血行不畅导致血瘀。因此,本病在肝肾不足的同时,自始至终都有淤血表现,这与狼疮性肾炎多处于高凝状态是吻合的。因此在治疗过程中,无论选择什么治法,都加用活血化瘀药。狼疮方功专活血化瘀、清热解毒、滋阴补肾,作为狼疮性肾炎的基本方,配合辨证论治常收到较好临床疗效。

(2)张镜人教授认为本病病因是由于热毒之邪侵袭,燔灼营血,导致体内阴阳气血失衡,脉络瘀滞。若火毒之邪羁留不去,则进一步损伤阴液,内舍脏腑,则逐渐出现本虚标实之象。因此治疗本病必须注意扶正与祛邪兼顾。在热毒炽盛期,以祛邪为要,但也要顾及正气,可酌加益气护阴之品,如选用孩儿参、生黄芪、灵芝等。在病情缓解后,大多出现气阴两虚之候,宜调整阴阳、补益气血,但也不应忽视祛邪,古人有"祛邪务尽""祛邪即可扶正"之训,常选用白茅根、芦根、土茯苓等。其次,"热邪不燥胃津,必耗肾液",热邪最易伤阴,处处以护阴为要。另外,祛邪重点在于清热解毒,可选用白花蛇舌草、紫草、鬼箭羽、土茯苓等。

(3)时振声教授认为本病病机多虚实夹杂,正虚邪实,急性活动期以清热解毒为主,兼顾气阴;缓解期重点调理脏腑阴阳气血,以扶正为主,兼顾祛邪。临床常用治法有:①清热解毒法,用于急性活动期热毒炽盛者,如出现出血倾向者用清热地黄汤合五味消毒饮加减;如关节疼痛红肿,用宣痹汤加味或用四妙勇安汤加味。②滋养肝肾法,用于肝肾阴虚者,主方可用归芍地黄汤加减。③健脾益肾法:用于脾肾气虚者,脾气虚明显者用补中益气汤或异功散加菟丝子、金樱子、补骨脂;肾气虚明显者用五子衍宗丸加党参、黄芪。④益气养阴法,用于气阴两虚者,可选用参芪地黄汤、大补元煎。

(4)陈以平教授认为狼疮性肾炎急性活动期以西药治疗为主,配合清热解毒、活血化瘀中药,如清热地黄汤加味;缓解期则以中药为主。临床选用狼疮性肾炎方:黄芪、党参、生地黄、何首乌各15 g,当归12 g,川芎9 g,丹参、益母草各30 g。具有益气活血,滋阴解毒之效。热毒炽盛型,减党参、黄芪,加水牛角、牡丹皮、蒲公英、紫草、白花蛇舌草、龙骨、牡蛎、黄檗、玄参、麦门冬;脾肾两虚加白术、茯苓、大腹皮、制香附、生薏苡仁;气阴两虚型加麦门冬、女贞子、黄精;阴虚火旺型加龟甲、鳖甲、龙骨、牡蛎、黄檗、玄参、麦门冬。方中党参、黄芪、白术具有提高免疫力的作用;生地黄、麦门冬、玄参可使抗体生成期延长;白花蛇舌草可刺激网状内皮系统增加白细胞吞噬功能。长期应用上述药物能逐渐改善机体免疫状态,以利于激素逐步减量。

(5)汤水福教授认为治疗本病宜"急者治标,缓者治本",LN在活动期时是以湿热毒邪壅盛为主要矛盾,宜治标为主,清热解毒法是其有效的治疗方法。方以犀角地黄汤加减:水牛角(先煎)、白花蛇舌草各 30 g,生地黄、鱼腥草各 15 g,牡丹皮、玄参各 12 g,赤芍药 10 g,金银花、紫草各 20 g。方中水牛角清营凉血,清热解毒;生地黄清热凉血,清解血分热毒,并滋养阴液,以顾护热盛所伤之阴液;赤芍药和营泄热;牡丹皮泄血中之伏热,凉血散瘀。现代医学研究证明:水牛角具有改善微循环障碍的作用;牡丹皮具有显著的抗菌消炎、调节免疫、改善凝血的作用;生地黄有一定的免疫抑制作用,且能扩张肾血管、利尿消肿。缓解期病情多表现以本虚为主,治疗以扶正为要。治以益气养阴,活血化瘀。另外,在本病各阶段均有淤血发生,活血化瘀的中药应贯穿始终。

七、西医治疗

活动性 LN 治疗,要区分为诱导治疗期及维持治疗期两个阶段,前者需积极控制疾病活动,后者要维持巩固疗效。一般认为 LN 的缓解标准为:尿红细胞、白细胞和管型转阴,尿蛋白<0.3 g/d,血清补体正常,抗 dsDNA 抗体转阴或仅低滴度存在,无肾外 SLE 表现。LN 缓解后需要维持治疗的时间,目前尚无定论,不少学者认为需维持治疗 3 年以上。

(一)免疫抑制药物治疗

1.糖皮质激素

泼尼松口服以 1 mg/(kg·d)开始,逐渐减量,6 个月时减至 5~10 mg/d。大剂量糖皮质激素静脉冲击对快速控制急性、严重炎症是一种很有效的方法,一般用甲泼尼龙静脉注射,每次0.5~1.0 g,每天或隔天 1 次,3 次为 1 疗程,共 1~2 个疗程,并配合使用少量口服激素(10~20 mg/d)。

2.CTX

CTX 静脉冲击治疗,开始剂量每次 0.5~0.75 g/m²(如白细胞大于 4×10⁹/L,可增量至 1 g/m²),以生理盐水稀释 30~60 分钟,静脉滴注,每月 1 次,共 6 次。6 个月后,根据病情给药,多数患者需每 3 个月再静脉滴注 1 次,再进行 6 次,总共治疗 24 个月。也可 CTX 口服,常用剂量为2 mg/(kg·d)。由于口服与静脉注射一样有效,因此若不能静脉注射,口服 CTX 是治疗的另一种选择。CTX 静脉冲击与每天口服方法相比,前者累积毒性较小。

3.环孢素

环孢素是一种强力免疫抑制药,选择性作用于辅助性 T 淋巴细胞,主要用于器官移植。但近年用于治疗 LN 取得满意的疗效,特别对重症病例、应用激素及 CTX 疗效欠佳者、使用 CTX 出现白细胞减少而不能耐受的患者可试用环孢素。初始剂量为 4~5 mg/(kg·d),分 2~3 次口服,出现明显疗效后,缓慢减至 2~3 mg/(kg·d),疗程 3~6 个月以上。用药过程中注意其肝肾毒性、高血压和牙龈增生的不良反应。环孢素对已致敏的 T 细胞无效,并且具有肾毒性,能上调TGF-β 的表达,长期应用可导致肾组织纤维化。目前作为 LN 的二线用药,特别是对于 V 型LN,环孢素被认为是一个较好的选择。

4.硫唑嘌呤(AZA)

AZA 主要抑制非特异性炎症反应,在免疫抑制方面主要作用于细胞介导的免疫过程。有学者报道此药口服 2~3 mg/(kg·d)并与激素联合应用可收到一定效果,但疗效尚有争议,目前还缺乏大规模、多中心的系统评价。治疗过程中应注意白细胞减少的不良反应。相比之下,AZA的肝功能损害较大,因此应密切监测肝功能,有异常及时停药。

5.吗替麦考酚酯(MMF)

MMF 是一种新型的免疫抑制剂,口服吸收后在肠壁和肝脏转换成吗替麦考酚酸,后者是次黄嘌呤核苷酸脱氢酶抑制剂,能阻断鸟嘌呤核苷酸的从头合成,从而抑制 T、B 淋巴细胞增生,抑制细胞免疫及抗体生成;抑制细胞表面黏附分子表达及黏附分子与其配体结合;抑制内皮细胞增生及血管生成。因此 MMF 现已应用于狼疮性肾炎的治疗。对于应用激素及 CTX 治疗疗效欠佳的患者、使用 CTX 出现毒副作用而不能耐受的患者可应用,尤其适用于重症 Ⅳ 型 LN 等疾病活动者。

MMF 常和激素联合应用。起始剂量为 1.0~2.0 g/d,分 2 次空腹服用,诱导治疗常为 6 个月。然后逐渐改为维持治疗,剂量为 0.75~1.0 g/d,维持治疗可长达 2 年或更久。并用 MMF 治疗时,激素剂量可减少,起始剂量可为 0.5 mg/(kg·d),治疗 6 个月后逐渐减量,最后以 10~15 mg/d 维持。在 MMF 减量过程中可以加用雷公藤总苷(每次 20 mg,每天 3 次),以达到巩固疗效目的。相对来说,MMF 毒性较小,但价格昂贵。

MMF 的不良反应:①胃肠道反应,腹痛、腹胀、腹泻、呕吐和食欲不振,主要见于治疗初期。此时可以暂时将 MMF 减量,待症状缓解后再逐渐加到全量,患者多能耐受,不影响疗效。②感染是 MMF 治疗中最严重的不良反应。水痘带状疱疹病毒、巨细胞病毒等病毒感染,细菌及真菌感染较常见,而且已有卡氏肺囊虫病感染的报道,严重可以致死,这必须注意。③骨髓抑制,比较少见,但还是有个别患者出现白细胞减少、贫血和血小板减少。一般 MMF 减量或停药后骨髓抑制多可以恢复。④肝功能损害,可见血清转氨酶一过性升高。

6.来氟米特(LEF)

LEF 是异噁唑类化合物,口服吸收后在肠壁和肝脏内通过打开异噁唑环转化为活性代谢物 A771726,在体内发挥免疫调节作用。A771726 通过抑制二氢乳清酸脱氢酶的活性,阻断嘧啶核苷合成,抑制活化淋巴细胞增生,减少自身抗体产生。LEF 不影响粒细胞的吞噬作用。目前已有医师将 LEF 30~50 mg/d 试用于 LN 的治疗,取得了一定疗效。

7.他克莫司

他克莫司是一种新型的免疫抑制药,与环孢素有类似的作用途径,即通过抑制钙调磷酸酶活性而选择性抑制白介素-2(IL-2)的产生。此外,还可以通过非钙调磷酸酶途径抑制 T 细胞活化与增生。因此,他克莫司对于正在发生和已经发生的免疫炎症过程同样具有抑制作用,具有广阔的应用前景。临床上他克莫司的起始用量为 0.1 mg/(kg·d),分 2 次空腹服用。用药期间需每月监测他克莫司的血药浓度,如果超过 15 μg/L 或出现明显不良反应时应减量。6 个月后如病情缓解,他克莫司应逐步减量。初步观察显示他克莫司对难治性 LN 的治疗效果令人鼓舞,治疗后尿蛋白迅速下降,血浆清蛋白升高,血清 ANA 滴度显著下降,抗 dsDNA 抗体转阴,同时冷球蛋白水平恢复正常。他克莫司最常见的不良反应是一过性血肌酐升高,可能与他克莫司的血药浓度过高有关。他克莫司减量后血肌酐可恢复正常。另外可见的不良反应是血糖升高和感染。

尽管上述几种新型免疫抑制剂——吗替麦考酚酯、来氟米特和他克莫司都已被国外及我国医师试用于 LN 临床治疗,而且取得了一定疗效,但是至今上述药物在我国还未被正式批准为 LN 治疗药物,所以必须注意。

(二)其他免疫抑制治疗

1.静脉输注大剂量丙种球蛋白

丙种球蛋白 400 mg/(kg·d)静脉输注,5 天为 1 个疗程。一些小型、非对照研究结果显示,此治疗对活动性 SLE 和 LN 有效,但是尚缺高质量的循证医学证据。目前临床主要用于重症 LN 合并感染,可作为过渡性治疗。

2.强化血浆置换治疗

本疗法可有效去除血浆中致病抗原、抗体及免疫复合物,并改善网状内皮系统的吞噬功能。当弥漫性增生性 LN 用激素治疗效果不佳,联合免疫抑制药物治疗仍不能取得疗效时可以试用。使用新鲜血浆2~4 L置换,每天或隔天 1 次,共 7~10 次至病情好转。做强化血浆置换治疗时,需同时给予泼尼松和 CTX 治疗。

3.免疫吸附治疗

免疫吸附疗法是近 15 年发展起来的一种新技术,它能选择性地清除患者血液中的内源性致病因子,从而达到净化血液和缓解病情的目的。免疫吸附目前已经广泛用于自身免疫性疾病的治疗。常用葡萄球菌 A 蛋白吸附柱,它能吸附 IgG 型抗体(如抗肾小球基底膜抗体、抗中性粒细胞胞浆抗体等)及其免疫复合物。LN 的患者联合使用免疫吸附治疗和常规药物治疗,可以有效去除循环中的自身抗体,控制病情活动。

4.造血干细胞移植治疗

对于严重的顽固性 SLE 和 LN 可以进行造血细胞和免疫系统的深层清除,随后进行造血干细胞移植,有可能缓解甚至治愈 SLE 和 LN,具有一定的应用前景,目前还在研究和论证之中。

(三)对症治疗

1.抗凝血治疗

LN 常呈高凝状态,易发生血栓。可予双嘧达莫(300 mg/d)或阿司匹林(100 mg/d)等血小板抑制剂进行预防。若出现肾病综合征严重低蛋白血症(血浆清蛋白低于 20 g/L)还可以应用抗凝药物,如肝素钙 5 000 U,每 12 小时皮下注射 1 次,或低分子肝素那屈肝素钙 4 100 U 或达肝素钠 5 000 U,每天皮下注射 1 次,以预防血栓发生。

2.血管紧张素转化酶抑制剂(ACEI)或血管紧张素 AT1 受体阻断剂(ARB)治疗

在常规免疫抑制治疗的基础上加用 ACEI 或 ARB,可以减少 LN 患者的尿蛋白。ACEI 或 ARB 降低尿蛋白的治疗剂量应该是其降血压剂量的 2 倍甚至更多。有研究发现,ACEI 和 ARB 合用对于激素和 CTX 治疗无效的 LN 大量蛋白尿患者具有一定疗效。

(四)肾脏替代治疗

LN 所致的急、慢性肾衰竭,常需进行肾脏替代治疗。对于急性肾衰竭患者,达到透析指征即应及时给予透析治疗。对 LN 已进入慢性肾衰竭(尿毒症期)的患者需行维持性透析治疗。血液透析和腹膜透析均可选择。对 LN 所致的尿毒症患者若已经是稳定期,则可以行肾移植,但移植肾有再发可能。

(刘一柱)

第六节　急性肾损伤

急性肾损伤(acute kidney injure,AKI):是指多种原因引起突然发生的肾脏功能减退,溶质清除能力及肾小球滤过率急剧地持续下降,导致水电解质和酸碱平衡紊乱及氮质代谢产物在血液蓄积的一组临床综合征。急性肾损伤的患病率为 1%（社区）～7.1%（医院），人群发病率 $486 \times 10^6 \sim 630 \times 10^6$/年），AKI 需要肾脏替代治疗（renal replacement therapy，RRT）发病率：$22 \times 10^6 \sim 203 \times 10^6$/年。大量临床研究表明，肾功能轻度损伤即可导致 AKI 发病率及病死率的增加，故早期诊治尤为重要。

急性肾损伤属于中医学"癃闭""关格""水肿"等疾病范畴，症状不典型者常以导致急性肾损伤的原发病为中医诊断。

一、疾病特征

急性肾损伤的疾病特征在不同患者之间有很大差异，典型患者以尿量减少为主要疾病特征，其余临床表现无特异性，常与原发疾病的临床表现混合存在，容易漏诊，临床需特别注意。

（一）尿量减少

典型急性肾损伤分为少尿期、多尿期及恢复期，初起表现为尿量骤减或逐渐减少，24 小时尿量少于 400 mL 者称少尿，少于 100 mL 者称无尿。由于致病原因不同，病情轻重不一，少尿持续时间不一致，一般为 7～14 天。对少尿期延长者应注意水潴留、充血性心力衰竭、高钾血症、高血压以及各种并发症的发生。也有部分患者在进行性氮质血症期内每天尿量维持在 400 mL 以上，甚至 1 000～2 000 mL，称为非少尿型急性肾损伤。

（二）血肌酐进行性升高

血肌酐 48 小时内升高绝对值＞26.5 μmol/L，如每天上升 44.2～88.4 μmol/L 以上称为急性肾衰竭；在高分解状态（如广泛组织创伤、败血症等）患者，血肌酐每天升高可达 176.8 μmol/L 以上。

（三）水、电解质紊乱和酸碱平衡失调

因水分摄入过多可表现为稀释性低钠血症、肢体水肿、体重增加、高血压、急性心力衰竭、肺水肿和脑水肿。电解质紊乱和酸碱平衡失调以高钾血症及代谢性酸中毒最常见，高分解代谢者表现更为突出，可出现乏力、恶心、呕吐、四肢麻木等，或出现呼吸急促、心率减慢。严重者出现神经系统症状，如烦躁、意识淡漠，直到后期出现窦室或房室传导阻滞、窦性静止、室内传导阻滞甚至心室颤动、心脏骤停，是少尿期患者常见的死因之一。

（四）各系统表现

由于代谢产物的蓄积，可出现心血管、消化、神经、血液、内分泌等各系统表现，常见疲倦、食欲缺乏、恶心、呕吐、腹胀、贫血等，严重者可出现心律失常、急性肺水肿、消化道出血、黄疸、意识不清甚至昏迷等。

二、诊疗常规

（一）诊断

出现肾功能突然减退（48 小时内），血肌酐升高绝对值＞26.5 μmol/L（0.3 mg/dL）；或血肌酐较前升高＞50%；或尿量减少（尿量小于 0.5 mL/(kg·h)，时间超过 6 小时）。除明确急性肾损伤诊断外，尚需进一步明确病因诊断。

1.肾前性

常见病因有循环血量减少（见于大出血、大面积烧伤、严重吐泻、腹腔内炎症、糖尿病酮症酸中毒、利尿过度等）；或有效循环血量减少（见于心源性休克等导致的心排血量减少、感染性休克等导致的全身血管扩张、肾病综合征等导致的体液在第三间隙急性潴留)。

2.肾性

根据肾实质病变部位及性质不同可分为急性肾小管坏死、急性肾小球肾炎或血管炎、急性间质性肾炎、急性肾实质坏死及肾血管病变等。其中,急性肾小管坏死占肾性 AKI 的 75% 以上,常因肾缺血或肾中毒所致,以脓毒症及药物性肾损害为最多见。

3.肾后性

其见于各种原因导致的急性尿路梗阻,如膀胱排出道受阻、尿道梗阻、输尿管梗阻或受压(双侧或单侧功能肾)。以结石梗阻者最常见,其他可见于前列腺增生、神经源性膀胱、肿瘤压迫等。

(二)实验室检查

除病史询问外,实验室检查是确定诊断及鉴别诊断的重要依据。

1.尿液检查

诊断 AKI 后应马上留取尿液送检。尿液分析简单易行,尿比重大于 1.018 者常为肾前性 AKI 的诊断线索,尿比重低于 1.015 者提示肾小管或肾间质功能受损;尿蛋白++以上提示肾实质病变,尤其需考虑肾小球肾炎;尿中出现较多红白细胞者则需首先排除肾后性梗阻或合并尿路感染。另可检查尿钠及尿渗透压,血容量不足者尿钠排出减少,尿钠大于 40 mmol/L 提示急性肾小管坏死。

2.血生化检查

密切观察电解质、二氧化碳结合力、血肌酐、尿素氮、血气分析的动态变化,为诊断及病情评估提供依据。病程较长者还需注意血钙、磷及内分泌检查的变化。

3.血常规检查

AKI 患者贫血多不明显或较轻,如出现中度以上贫血应考虑慢性肾衰竭可能性。

(三)辅助检查

1.B 超检查

B 超检查可提供是否存在肾后性梗阻的直接证据,另需注意双肾大小及肾皮质厚度,如双肾萎缩者为慢性肾衰竭。

2.X 线检查

协助了解心功能,评估体液潴留情况(是否存在肺淤血)。

3.腹部 CT

螺旋 CT 能够检出其他常规影像学检查中容易遗漏的小结石,并为泌尿系统器官与周围组织的关系(如肿瘤压迫情况)提供准确资料。注意 AKI 阶段应尽量避免造影剂的使用,防止进一步损伤肾功能。

4.肾穿刺活检

肾穿刺活检不作为急性肾损伤的常规检查,但如肾功能急剧进展,考虑为肾实质性 AKI 如急进性肾炎、急性间质性肾炎者,需及时请肾病专科会诊,必要时行肾穿刺活检明确病理诊断。

(四)治疗

1.治疗原则

(1)积极治疗原发病,去除病因。

(2)一般治疗:卧床休息、充分补充热量、营养饮食疗法。

(3)维持水、电解质及酸碱平衡。

（4）防控感染。

（5）慎用肾毒性药物。

2.肾替代治疗

肾替代治疗（RRT）包括了所有间断性或连续性地清除溶质、对脏器功能起支持作用的各种血液净化技术，是目前 ARF 的主要治疗手段。其中，连续性肾替代治疗（CRRT）包括所有连续性地清除溶质、对脏器功能起支持作用的各种血液净化技术。

肾替代治疗的时机：重症患者，如出现对其他治疗效果不满意的代谢性酸中毒、容量超负荷及严重电解质紊乱，均为肾替代治疗的绝对适应证及开始治疗的时机。有的教材以下列具体指标作为肾替代治疗的时机。

（1）紧急透析指征：①急性肺水肿，或充血性心力衰竭；②严重高钾血症，血钾在 6.5 mmol/L 以上；③严重代谢性酸中毒（二氧化碳结合率在 10 mmol/L 以下），补碱难以纠正。

（2）一般透析指征：①少尿或无尿 2 天以上；②已出现尿毒症症状如呕吐、神志淡漠、烦躁或嗜睡；③高分解代谢状态；④出现体液潴留现象；⑤血 pH 在 7.25 以下，实际碳酸氢盐在 15 mmol/L 以下或二氧化碳总量（TCO_2）在 10 mmol/L 以下。

3.非替代治疗

（1）少尿期的治疗。

1）严格控制水、钠摄入量：每天输入量为前一日的尿量加上显性失水量和非显性失水量（约 400 mL）。发热者，体温每增加 1 ℃应增加入液量 100 mL。

2）利尿剂与脱水剂。①呋塞米：袢利尿剂，并具有轻度血管扩张作用，是急性肾衰竭（ARF）治疗中最常用的利尿剂。主要作用：降低髓袢升支粗段的代谢，冲刷肾小管；降低肾小管中血红蛋白、肌红蛋白的浓度；促进少尿型 ARF 转变为多尿型 ARF。初始剂量为 20 mg，1 小时后无效，可静脉推注呋塞米 40 mg。若尿量仍无增加，可改为呋塞米持续静脉泵入，剂量为每分钟2～4 mg，可持续2～3 天，一般每天总剂量<1 g。②甘露醇：不仅具有渗透性利尿作用，还具有清除细胞外氧自由基的作用。在挤压综合征引起的 ARF 中，早期应用甘露醇有治疗作用。其他病因引起的 ARF 中，甘露醇无治疗作用，甚至加重病情。因此，甘露醇在 ARF 的救治中不应常规应用。

3）心房利钠肽：作用：扩张入球小动脉、收缩出球小动脉，使肾小球滤过率增加；抑制肾小管对钠的重吸收以增加尿量。使用方法：0.2 μg/(kg·min)持续泵入，至少连续使用 24 小时，并根据疗效进行调整。

4）营养支持：每天最少摄取碳水化合物 100 g，可喂食或静脉补充，以减少糖异生和饥饿性酸中毒。每天给予蛋白质 0.5 g/kg 体重，选用优质蛋白。

5）电解质和酸碱平衡的管理：容量过负荷、肺水肿、脑水肿及高钾血症是少尿期死亡的主要原因，所以在此期应积极控制容量负荷，并防止电解质和酸碱平衡失调。

6）防治消化道出血：可选择 H_2 受体拮抗剂或质子泵抑制剂，预防严重急性肾衰竭患者的胃肠道出血。

（2）多尿期的治疗：

多尿期开始，威胁生命的并发症依然存在。治疗重点仍为维持水、电解质和酸碱平衡，控制氮质血症，治疗原发病和防止各种并发症。部分急性肾小管坏死病例多尿期持续较长，每天尿量多在 4 L 以上，补充液体量应逐渐减少（为出量的 1/2～2/3），并尽可能经胃肠道补充，以缩短多尿期。

4.中医治疗

(1)治疗原则:急则治标,缓者治本。少尿期以邪实为主,多采用清热解毒、利水消肿、活血祛瘀的治法,进入多尿期后逐渐加强益气养阴、健脾补肾,兼清解余邪。

(2)辨证论治。

1)湿热壅盛:症见尿量急骤减少,甚至闭塞不通,或发热不退,头痛身痛,烦躁不安,或神昏嗜睡,恶心呕吐,口干欲饮,舌质绛红,舌苔厚腻,脉濡滑或细滑。

治法:清热祛湿,解毒泄浊。

选方:黄连解毒汤加减。

中成药可选用醒脑静脉注射射液、紫雪丹、安宫牛黄丸等。

2)热毒瘀滞:症见尿点滴而出,或尿闭、尿血,或高热,神昏,谵语,吐血,衄血,斑疹紫黑或鲜红,舌质绛紫黯,苔黄焦或芒刺遍起,脉细数。

治法:清热解毒,活血化瘀。

选方:清瘟败毒饮加减。

中成药可选用血必净注射液、丹参注射液等。

3)瘀毒内阻:症见严重外伤及挤压伤之后出现血尿,尿少,尿闭,瘀斑累累,全身疼痛,恶心呕吐,舌质瘀紫,苔腻,脉涩。

治法:活血祛瘀,通腑泄毒。

选方:失笑散加减。

中成药可选用云南白药、三七制剂等。

4)阳气欲脱:症见大汗大泻,大失血后,血压下降,尿少或无尿,气微欲绝,或喘咳急促,唇黑甲青,进一步出现汗出肢冷,舌淡或淡白,脉微细欲绝。

治法:益气回阳,养阴固脱。

选方:参附汤合生脉饮加减。

中成药可选用参附注射液、参麦注射液等。

5)气阴两虚:症见全身疲乏,咽干思饮,尿多清长,腰膝酸软,舌淡红或嫩红,脉细。

治法:益气养阴。

选方:参芪地黄汤加减。

中成药可选用参麦注射液、生脉注射液、金水宝胶囊等。

(3)中药结肠透析:①邪实为主者,以生大黄15～20 g、枳实20 g、芒硝20 g、厚朴20 g、蒲公英30 g,加水500 mL浓煎成150 mL,调至适温,高位保留灌肠,保留至少30分钟,每天2次。②阳虚邪实者,以熟附子20 g、生大黄15～20 g、枳实20 g、芒硝20 g、厚朴20 g,加水500 mL浓煎成150 mL,调至适温,高位保留灌肠,保留至少30分钟,每天1次。

(周伟伟)

第七节　肾病综合征

肾病综合征是由多种原因引起的临床综合征,其临床有四大特征:大量蛋白尿(≥3.5 g/d)、血浆清蛋白低(≤30 g/L)、血脂升高和水肿。肾病综合征可分为原发性、继发性及先天性三种。原发性肾病综合征占90%以上,其次为各种继发性肾病综合征,先天性肾病综合征极为罕见。原发性肾病综合征在儿童中较为常见,国外报道16岁以下人口年发生率为2~4/10万,累积发生率为16/10万,中国各地区协作调查统计原发性肾病综合征约占儿科泌尿系统住院患者的21%(1982)和31%(1992),其中病程1年内的初发者占58.9%,是最常见的肾脏疾病之一。

中医无"肾病综合征"病名,认为该病属于"水肿""腰痛""尿浊""虚劳"范畴。随着研究的深入,中医药治疗肾综合征的优势与特色日益明显,一方面可以协同提高疗效,另一方面可以辅助撤减激素,减轻激素不良反应,改善临床症状,延缓肾衰竭,提高生活质量。

一、病因病机

(一)中医

本病的形成多因禀赋不足,饮食劳倦,或风邪外袭、湿毒浸淫、水湿浸渍、湿热内盛,而致肺、脾、肾三脏精气受损,功能失调。先天禀赋不足,肾元素亏,后天精气耗伤、肾失充养是发病的主要因素,热邪、湿邪、瘀血是主要病理产物,本虚标实,虚实错杂。

1.脾肾亏虚

先天禀赋不足,劳倦内伤,或久病体虚,或年老体衰,均能耗气伤津,累及脾肾,致脾虚失运,摄取精微物质的功能障碍,水湿内生,肾不主水,水泛肌肤,发为水肿。

2.风邪外袭

肺为水之上源,主一身之表,外合皮毛,最易遭受外邪侵袭,一旦风寒外束或风热上受,则肺气失宣,不能通调水道,下输膀胱,以致风遏水阻,风水相搏,流溢肌肤,发为水肿。

3.风湿浸淫

风湿相搏,内浸致痹,若痹证不已,反复外感,与脏气相搏,损伤脾胃,运化失职,不能升清降浊、化气行水,水液泛于肌肤,而成水肿。

4.湿热疮毒

诸痛痒疮皆属于火,疮疖乳蛾、猩红斑疹、疮疹成脓等致津液气化失常,湿热毒邪弥漫三焦,水液停蓄,发为水肿。

5.气滞血瘀

水湿内停,阻滞气机,或久病不愈,由气及血,气滞血瘀,均可伤及肾络。肾络不通,水道瘀塞,开阖不利,可致水气停着,形成水肿。

(二)西医

成人约2/3和大部分儿童的肾病综合征为原发性肾病综合征,包括原发性肾小球肾病、急性肾小球肾炎、急进性肾小球肾炎、慢性肾小球肾炎等。继发于全身性疾病的肾病综合征,常见者有糖尿病肾病、肾淀粉样变、系统性红斑狼疮性肾炎、过敏性紫癜性肾炎、乙肝相关性肾炎等。

肾病综合征的发病机制尚不明了,目前较为公认的发病机制可归纳为如下几点。

1.细胞免疫机制

在肾病综合征的发生发展过程中,主要参与的细胞为 T 淋巴细胞和单核巨噬细胞系统。它们的致病作用主要体现在外周血淋巴细胞数量或功能的异常,淋巴细胞亚群间比例失调及这些淋巴细胞在肾间质内广泛浸润。免疫病理学和细胞生物学研究发现,肾小球内细胞增生、基膜通透性增强、间质纤维化及致肾小球硬化等病理过程均系细胞因子代谢异常的结果。

2.体液免疫机制

研究表明部分单克隆或多克隆抗体通过与肾小球固有抗原结合,引起肾脏固有成分的结构发生改变继而引起肾小球滤过膜的结构和(或)电荷屏障发生改变,使肾小球滤过膜的通透性增加,产生蛋白尿、血尿等病理生理改变。该类抗体的靶抗原主要位于肾小球基膜,导致肾小球基膜通透性增加,出现大量蛋白尿等原发性肾病综合征的临床表现。循环免疫复合物沉积于肾小球系膜区、内皮下,可通过经典途径、凝集素途径、旁路途径活化补体系统,三条补体活化途径通过共同的末端通路,在细胞膜表面形成主要组织相容性复合体(MHC),介导溶细胞效应,导致肾脏固有细胞溶解,同时在补体活化过程中可以产生多种具有炎性递质作用的活性片段(如 C_3a、C_4a、C_5a),进而介导肾脏组织的损伤。

3.水肿机制

"充盈不足"学说指肾病综合征患者的水肿是由大量蛋白尿、低蛋白血症、血浆胶体渗透压下降、血浆外渗造成的。"充盈过度"学说包括:肾小球滤过率(GFR)下降,远端小管和集合管钠重吸收增多;近端小管钠重吸收增多,毛细血管通透性改变,肾小管对心钠素(ANP)的利尿作用抵抗;肾脏的炎性浸润;血浆内皮素-1、降钙基因相关肽(CGRP)水平的变化,抗利尿激素(AVP)、水通道蛋白 2(AQP2)水平增高。

二、临床表现

(一)症状

其症状主要为水肿,首先出现于皮下组织比较疏松的部位,如眼睑、颜面等处,然后出现于下肢(常从踝部开始),严重的可发展至全身,乃至出现腹水、胸腔积液甚至心包积液。此外,患者还常感疲倦乏力、肢节酸重、食欲不振,甚至胸闷气喘、腹大腹胀等。

(二)体征

眼睑、颜面及双下肢不同程度的水肿,严重者可有胸腔积液、腹水;肾区叩击痛阳性。

三、辅助检查

(一)实验室检查

1.尿检及肾功能测定

尿常规中尿蛋白定性为阳性;24 小时定量超过 3.5 g。肾小球滤过功能检测,主要有血肌酐、血尿素氮、胱抑素 C、血 β2 微球蛋白等指标。

2.血生化

表现为低蛋白血症(血浆清蛋白<30 g/L),高胆固醇血症和高脂血症。

3.血清补体

临床上血清 C_3 测定有助于鉴别诊断。急性肾小球肾炎时血清 C_3 在起病时即降低,在 6～

8周内恢复正常。膜增殖性肾炎Ⅱ型,血清 C_3 持久降低而 C_1q、C_4 及 C_2 正常。狼疮性肾炎时 C_3、C_1q、C_4 及 C_2 均降低。

4.血清蛋白电泳

原发性肾病综合征的血清蛋白电泳特点是清蛋白降低,α2 及 β-球蛋白可增高,γ-球蛋白在正常低限或降低;而继发性肾病综合征清蛋白降低,α2 及 β-球蛋白增高不明显,γ-球蛋白增高。

5.血清免疫学

检测抗核抗体、抗双链 DNA 抗体、抗 Sm 抗体、抗 RNP 抗体、抗组蛋白抗体、乙肝病毒标志物以及类风湿因子、循环免疫复合物等,有助于区别原发性与继发性肾病综合征。

6.凝血、纤溶有关蛋白

如血纤维蛋白原及第 V、第 Ⅶ、第 Ⅷ 及第 Ⅹ 因子,抗凝血酶Ⅲ,尿纤维蛋白降解产物(FDP)等的检测可反映机体的凝血状态,为是否采取抗凝治疗提供依据。

7.尿酶

测定尿溶菌酶、N-乙酰-β-氨基葡萄糖苷酶(NAG)等有助于判断是否同时存在肾小管-间质损害。

(二)其他检查

1.B超等影像学检查

对肾脏先天异常、肾内囊性病变、结石、肿瘤、感染性疾病、肾脏弥漫性病变、肾静脉血栓等具有重要的诊断意义。

2.经皮肾穿刺活体组织检查

当持续性肾病综合征范围的蛋白尿病因难以明确,或糖皮质激素治疗效果不好的患者应及时行肾穿刺活检,进一步明确病理类型,以指导治疗方案的制订。

四、诊断与鉴别诊断

(一)诊断标准

(1)大量蛋白尿(>3.5 g/24 h)。

(2)低蛋白血症(血浆清蛋白<30 g/L)。

(3)水肿。

(4)高脂血症。

其中前两项为必备条件。

(二)鉴别诊断

1.西医

原发性肾病综合征需与各种继发性肾病综合征,包括系统性红斑狼疮性肾炎、过敏性紫癜性肾炎、糖尿病肾病、乙肝相关性肾炎、遗传性肾病、肾淀粉样变以及感染、肿瘤、药物等引起的肾病综合征相鉴别。

2.中医

本病应与臌胀鉴别,当以水肿为主要表现时,需区分阴水与阳水。

五、一般处置措施

(一)劳逸结合

劳累常可使病发或加重。尿少而水肿甚者,应卧床休息,适度床上或床旁活动。水肿消退后可逐步增加活动,如户外活动至轻度劳动。

(二)注意个人卫生,避免受凉

增加抗病能力,减少感染的机会,一旦出现各种感染,应及时应用强有力的抗生素以及早控制感染。

(三)饮食

饮食以清淡为主,宜多吃水果、蔬菜及优质蛋白食物,禁辛辣、肥甘厚味,以及霉制品、腌制食品,忌酒。具体如下。

1.盐及水分的摄入

对于盐分的摄入,应以"肿甚忌盐,微肿限盐,肿退进盐"为原则。中医认为盐入肾,且能溢水,故水肿应忌盐;但也不宜过分忌盐,应以患者能耐受,不影响食欲,不影响对蛋白质、热量的摄入为前提。水肿明显而尿闭者,应适当限制进水量,一般微肿,不必过分限制。

2.蛋白质的摄入

多数学者主张给予肾病综合征患者正常量 0.8～1.0 g/(kg·d)的优质蛋白饮食。

3.热量和微量元素的补充

肾病综合征患者多伴有胃肠道水肿,加上低盐饮食影响食欲,常可出现热量及微量元素摄入不足,所以在补充蛋白质的同时,应摄入足够的热量,以免加重负氮平衡。长期使用糖皮质激素患者应注意钙的补充,以免出现骨质疏松及股骨头坏死。若患者严重食欲减退,可配合健脾利湿,消食开胃的中药。

六、中医治疗

本病病位涉及肺、脾、肾、三焦,病程中正虚、水湿、湿热、血瘀交互搏击,正虚易留邪,邪留更伤正,以致临床表现虚实寒热交互相见,迁延难愈。现代中医多提倡温肾与利水法合用,塞流、澄源和复本,活血化瘀,祛风除痰化湿等为治疗原则。

(一)辨证论治

1.正虚

(1)脾肾阳虚。

主症:一身皆肿,小便不利,恶寒无汗,四肢清冷,甚则沉重疼痛,舌质淡,舌体胖大,苔薄白脉沉紧。

治法:温补脾肾,通阳利水。

方药:真武汤合五皮饮加减。药用茯苓 15 g,制附子、泽泻、白术、大腹皮、桑白皮、生姜皮、白芍各10 g,肉桂、陈皮各 5 g。若水肿重者,喘促不能平卧,可合用己椒苈黄丸,辛宣苦泄,导水从小便而去,攻坚决壅,逐水从大便而去,前后分消,以除水湿。

(2)肝肾阴虚。

主症:素禀阳盛的患者,面部及下肢皆肿,伴见口渴欲饮,口苦纳呆,大便干结,手足心热,舌质偏红,苔薄白,脉见细数或弦细。

治法:滋补肝肾,育阴利水。

方药:知柏地黄汤加减。药用地黄 20 g,知母、黄檗、山萸肉、山药各 15 g,丹皮、茯苓、泽泻、车前子各 10 g。若湿热盛者,可合用五味消毒饮以清热解毒,夹瘀者合当归芍药散加减。

(3)气阴两虚。

主症:全身水肿,下肢尤甚,伴神疲短气、腹胀食欲缺乏,手足心热,口咽干燥,腰酸腰痛,头晕头痛,口渴喜饮,舌质淡红有齿痕,苔薄,脉沉细或弦细。

治法:益气养阴。

方药:参芪麦味地黄汤或大补元煎加减,药用黄芪30 g,党参(偏阴虚者用太子参)、地黄各20 g,山药、山萸肉、牛膝各15 g,牡丹皮、茯苓、泽泻各10 g。若肾气虚极,中阳衰败,浊阴不降而见神倦欲睡,泛恶,甚至口有尿味,病情严重,宜制大黄15 g、黄连5 g,制附子、半夏各10 g以解毒降浊。

2.虚实夹杂

(1)气滞水停。

主症:全身水肿较重,反复发作,腹胀明显,胸闷短气,恶心呕吐,尿少,尿黄,舌质红,苔薄黄,脉弦滑等。

治法:行气利水。

方药:导水茯苓汤加减。药用茯苓20 g,白术、木瓜各15 g,泽泻、麦门冬、桑白皮、大腹皮、槟榔、苏叶各10 g,陈皮、广木香、砂仁各5 g等。若肿甚而喘,可加麻黄、杏仁、葶苈子各9 g,宣肺利水而平喘。

(2)湿热壅滞。

主症:全身水肿,面红气粗,口苦口黏,口干不欲饮水,或痤疮感染,或继发疮疖,小便短涩。大便不畅,舌尖边红,苔薄黄腻,或苔黄,脉滑数或弦数。

治法:清热解毒,祛湿利水。

方药:程氏萆薢分清饮加减。药用萆薢、石菖蒲、黄檗、益母草、白茅根各15 g,茯苓、白术、滑石各20 g,车前子、丹参各10 g等。若湿热之邪,下注膀胱,伤及血络,可见尿痛、尿血等症,酌加凉血止血药,如大小蓟等药。

(3)淤血内阻。

主症:面目虚浮,四肢水肿,迁延日久,肌肤甲错,或现红丝赤缕,瘀点瘀斑,或腰痛尿赤,舌质淡或淡红,舌边有瘀点,舌下筋系瘀紫,苔薄黄或薄腻,脉细涩。

治法:益肾行瘀。

方药:桃红四物汤加味。药用地黄30 g,桃仁、红花、当归、益母草各15 g,丹参、淫羊藿10 g。兼肾气不足者,加黄芪30 g,枸杞、淫羊藿各10 g;肝肾阴虚者加地黄、女贞子各15 g,知母10 g;热毒炽盛者加金银花20 g,紫花地丁、岗梅根各10 g。

(4)风热犯肺。

主症:一身悉肿,面目尤甚,或伴有恶寒发热,头痛身痛,脉浮苔薄,或多见反复感染性病灶。

治法:辛凉解表,宣肺利水。

方药:越婢加术汤合五皮饮加减。药用生石膏20 g,白术15 g,炙麻黄、茯苓皮、大腹皮、桑白皮、生姜皮、牛膝、车前子各10 g,陈皮5 g。若表热重者,可加菊花15 g,连翘、芥穗各10 g等以清热解表。

3.治疗并发症

肾病综合征的临床表现多样,或主症"三高一低"明显,或并发症突出,如并发急性肾衰竭,治疗宜急则治其标(并发症)、缓则治其本(主症),或标本同治。

(1)细菌感染:常见皮肤、呼吸道、尿路感染、原发性腹膜炎,甚至败血症。以皮肤感染为例:

常见局部皮肤红肿热痛破溃,伴发热口干、舌质偏红苔黄,脉滑数。证属热毒内蕴,治宜清热解毒,药用野菊花、紫花地丁、蒲公英各15 g,金银花、黄芩、麦门冬各12 g,生甘草6 g,水煎服,外敷四黄膏(黄芩、黄连、黄檗、大黄)。

(2)病毒感染:成人患者易患带状疱疹,儿童易患水痘。以带状疱疹为例:症见胸背部出现水疱,灼痛难忍,口干而苦,舌红苔黄,脉弦数。证属肝胆湿热,气机郁滞,治宜清热利湿、解毒止痛,药用龙胆草10 g,黄芩、山栀、柴胡、泽泻、赤芍、延胡索、当归、地黄各12 g,板蓝根、车前子各15 g,白花蛇舌草30 g,甘草6 g,水煎服,另用雄黄500 g,冰片200 g研末调酒外敷。

(3)高凝倾向及血栓、栓塞性疾病:与凝血因子合成加快、抗凝血成分随蛋白排出增加、低蛋白血症及利尿剂、激素等的应用有关。临床常见有肾静脉血栓形成、肺栓塞、周围血管血栓形成等。以常见的肾静脉血栓形成为例:常症见腰痛或腹痛,痛有定处,伴肾区叩痛、尿血,舌黯紫或有瘀斑,脉涩。证属淤血阻滞,治宜活血化瘀通脉,药用当归、川芎、桃仁、红花、五灵脂、没药、蒲黄炭各12 g,香附9 g,牛膝15 g,三七粉3 g(冲服),水煎服。

(4)高血压:主因是水、钠潴留,症见水肿头晕,腰酸乏力,神疲懒言,纳食减少,舌质淡黯,脉细涩。证属脾肾气虚,夹湿夹瘀,治宜健脾益肾,活血利湿。药用黄芪20 g,茯苓、车前子、泽泻各15 g,汉防己、当归、赤芍、白术各12 g,砂仁6 g,水煎服。

(5)动脉硬化性疾病:脂代谢异常是主要原因。症见胸闷刺痛,痰多,心悸不宁,身体沉重,舌淡黯苔腻,脉滑。证属痰浊壅塞,心血瘀阻,治宜豁痰开结,活血化瘀,药用桃仁、红花、当归、赤芍、川芎、柴胡、枳壳、瓜蒌、半夏、薤白各12 g,甘草3 g,水煎服。

(6)营养不良:主要因大量蛋白由小便丢失,加之胃肠黏膜水肿导致食欲减退、蛋白摄入不足、吸收不良引起。症见腰腹胀满,面色无华,神疲乏力,尿少,水肿,大便溏薄,舌淡胖、苔薄腻,脉细滑。证属脾虚湿阻,治宜健脾化湿。药用党参、大腹皮各15 g,茯苓、白术、山药、芡实、香附、砂仁各12 g,甘草3 g,水煎服。

(7)血容量不足:低蛋白血症、血浆胶体渗透压下降是导致本病低血容量的主要原因。症见面色苍白,头晕心悸,自汗肤冷,尿少尿闭,舌质淡,脉细微。证属气脱津伤,治宜益气固脱,药用黄芪、党参各20 g,麦门冬、五味子、当归、白芍、川芎各12 g,炙甘草6 g,水煎服。

(8)急性肾衰竭:肾外因素如血流动力学改变、肾血管血栓形成,肾内因素如肾间质水肿、蛋白管型堵塞肾小管等均可诱发急性肾衰竭。症见几天或几周内突然少尿或无尿,水肿加重,舌淡黯苔白,脉细涩。证属气虚血瘀,湿浊内蕴,治宜益气活血,利湿降浊,药用黄芪20 g,益母草30 g,当归、赤芍、桃仁、红花、泽兰各12 g,桂枝、大黄各9 g,甘草3 g,水煎服。另用大黄30 g,煅牡蛎、蒲公英各15 g,水煎保留灌肠。

(二)特色专方

1.益肾汤

黄芪、丹参、益母草、半边莲各30 g,蒲公英20 g,地黄、泽泻、苏叶各15 g,山萸肉、山药、茯苓、牡丹皮各10 g,陈皮5 g。每天1剂,水煎服。益肾汤是全国著名中医肾病专家骆继杰教授治疗蛋白尿的有效方剂,骆教授认为蛋白尿系由脾肾气(阳)虚所致,久病阳损及阴可致肝肾阴虚或阴阳两虚,或气阴两虚,长期蛋白尿使精微物质进一步减少又加重了肾阴不足,故治疗蛋白尿以滋养肾阴,兼益气健脾,活血利湿之益肾汤加减。

2.黄芪当归合剂

黄芪、当归各30 g,本方功能补益气血。水煎服,每天1剂。黄芪当归合剂不仅有与普伐他汀类似的降低血清总胆固醇和三酰甘油作用,还能降低低密度脂蛋白和载脂蛋白 B 水平,由于黄芪当归合剂具有多环节的降脂作用,它较他汀类降脂药的降脂作用更强、更持久。在显示其降脂作用的同时,肾脏病理损伤明显减轻且肾功能有所改善。

3.加味猪苓汤

猪苓 12～15 g,茯苓 12～15 g,泽泻 6～9 g,滑石(包煎)10～15 g,阿胶(烊化)8～12 g,龟甲胶(烊化)15～30 g,知母 8～12 g,黄檗 8～12 g,竹叶 8～15 g,薏苡仁 20～30 g,芡实 6～9 g,山萸肉 6～9 g,每天 1 剂,水煎分 2 次服。本方具有利水渗湿,滋阴降火,固精收敛功效,临床可随证加减。

4.苏蝉六味地黄丸

地黄、山药各 18 g,茯苓 15 g,玉米须 12 g,泽泻、益母草各 10 g,山茱萸、牡丹皮各 9 g,蝉蜕 3 g,苏叶 6 g,桃仁 5 粒,用文火煎,空腹服,每天 1 剂。本方具有益肾健脾,消肿化浊,固精收敛功效,用治肾病综合征迁延日久,气血虚弱,面色不荣,脸浮跗肿,按之如泥,蛋白尿难消,易患感冒者。

5.培元利水汤

生黄芪、大腹皮各 30 g,益母草、丹参各 24 g,牛膝 18 g,川芎、当归、猪苓、白术、旱莲草各 15 g,枳壳、葫芦巴、木香各 12 g,川仙茅、淫羊藿各 10 g。水煎,每天 1 剂,分早晚服。血瘀明显加赤芍、红花各 10 g,气虚甚者重用黄芪,可用 60 g,甚至 120 g,肾阳衰微可加制附子、干姜各 10 g,本方功效行气利水,益气补血,治疗难治性肾性腹水效果良好。

(三)中药成药

1.雷公藤多苷

口服,每天每千克体重 1～1.5 mg,分 3 次饭后服。一般首次应给足量,控制症状后减量。雷公藤具有皮质激素样的治疗作用,但不存在激素的诸多副反应,其具有的免疫抑制作用是多样的,它能诱导 T 细胞凋亡,抑制细胞核因子、抑制 T 细胞增殖、抑制 IL-2 的产生,因此某些方面具有激素不具备的优势。

2.黄葵胶囊

口服,每次 5 粒,每天 3 次;8 周为一疗程。黄葵胶囊在降低尿蛋白排泄、降低血尿酸、改变肾功能等方面效果明显,同时对增加血浆清蛋白和降低三酰甘油水平有效。

3.金水宝胶囊、百令胶囊

金水宝胶囊,口服,每次 6 粒,每天 3 次;百令胶囊,口服,每次 5～8 粒,每天 3 次。这两个成药主要药物是发酵冬虫夏草菌粉。冬虫夏草内含有虫草菌素,多糖,麦角甾醇,多种氨基酸及微量元素,对网状内皮系统及腹腔巨噬细胞有明显的激活作用,能使淋巴细胞转化,使血清 IgG 升高,从而提高患者的免疫功能和预防感染的能力,并能改善肾病综合征患者乏力、腰酸痛、水肿等临床症状,降低肾病综合征的复发率。

4.火把花根片

口服,每次 3～5 片,每天 3 次,饭后服用;1～2 个月为一疗程,可连服 2～3 疗程。火把花根片具有激素、免疫抑制剂、非甾体抗炎药等作用,与糖皮质激素相比,它对垂体-肾上腺皮质系统无兴奋作用,故不良反应小,停药后不会有"反跳"现象,该药不会对中心免疫器官如胸腺、脾脏、肾上腺产生毒副作用。能改善毛细血管的通透性及肾小球微循环,进而改善血脂代谢,这有利于减少血栓及栓塞并发症的发生,同时延缓肾衰竭的发展。

5.黄芪注射液

用法用量:肌内注射,每次 2～4 mL,每天 1～2 次;静脉滴注,每次 10～20 mL,加 5％～10％葡萄糖液 150 mL 静脉滴注,每天 1 次。黄芪注射液改善患者神疲乏力、畏寒肢冷、气短自汗、大便清稀、尿频清长等症。

6.川芎嗪注射液

用法用量:每次 2～4 mL,加 5％～10％葡萄糖液 150 mL 静脉滴注。川芎能抑制血小板聚集,提高红细胞和血小板表面电荷,降低血液黏度,改善血液流变学及微循环,还具有抗氧自由基损伤及保护肾小管上皮细胞、拮抗钙离子浓度的功能;另外,可以改善肾病综合征患者血液黏稠度,减轻肾脏病变,缓减症状,防止血栓形成,改善肾功能,提高临床疗效。

7.灯盏细辛注射液

用法用量:静脉注射每次 20～40 mL,用 0.9％氯化钠注射液 250 mL 稀释后缓慢滴注。灯盏花素为活血化瘀类中药,具有抗血小板聚集、降低血浆黏度的作用,并能改变患者体内脂质的含量,能扩张微细血管,特别是毛细血管前后括约肌,从而改善肾小球灌注和滤过。

(四)单味中药

通过筛选治疗肾病综合征的方剂,以下 7 种中药应用最多,对它们药理的现代研究有助于解释中医治疗肾病的机制。

1.黄芪

对免疫系统作用很强,它能增强网状内皮系统功能,吞噬功能,促进 B 细胞增生抗体产生,促进淋巴母细胞分化;黄芪还具有利尿作用,促使尿蛋白转阴,抑制高胆固醇血症的发生,提高血红蛋白、总蛋白、清蛋白水平;它还能抑制血小板聚集,对抗激素造成的水、钠潴留等不良反应。常用剂量 10～30 g,在诸多治疗肾病的方剂中常被重用,每剂黄芪多达 50～100 g,入中药汤剂。

2.柴胡

柴胡中的柴胡皂苷有明显的抗感染作用,其抗感染作用与促肾上腺皮质激素释放有关,增强肾上腺皮质功能。柴胡皂苷还具有抑制蛋白尿,降低血胆固醇等作用。常用剂量 3～10 g,入中药汤剂。

3.茯苓

茯苓中含有茯苓聚糖、多糖,能增强巨噬细胞吞噬能力,减轻激素的不良反应,促进体液免疫作用,增强 T 细胞功能。茯苓还具有明显的利尿排钠作用。常用剂量 10～15 g,入中药汤剂。

4.白术

具有明显而持久的利尿作用,其利尿作用以利水排钠为主。而且具有抑菌,抗凝血作用,能提高人体的细胞和体液免疫功能;还有增加清蛋白,增强垂体—肾上腺皮质功能。常用剂量 10～15 g,入中药汤剂。

5.山药

能增强人体免疫功能,其对细胞免疫功能和体液免疫有较强的促进作用。能有效降低血胆固醇水平,补充多种微量元素,消除蛋白尿,促使肾功能恢复。常用剂量 10～30 g,入中药汤剂。

6.泽泻

可使尿中钠、钾、氯的排出量增加,具有显著的利尿作用,同时具有抗感染、调节细胞免疫的作用,降低血清总胆固醇和三酰甘油,防止动脉粥样斑块形成。常用剂量 5～10 g,入中药汤剂。

7.当归

有一定的免疫抑制功能,升高白细胞和血小板,降低血液黏度,增加肾血流量,改善红细胞免疫功能,对抗激素的免疫抑制作用。常用剂量5~15 g,入中药汤剂。

(五)专家经验

(1)叶任高教授主张"以辨证论治为精华"的中医药配合激素治疗肾病综合征。在激素运用初始阶段使用滋阴降火类方剂。叶教授惯用:生地黄25 g,知母、牡丹皮、玄参各15 g,黄檗10 g为主方,每天服1剂。激素减量阶段在滋阴降火类方中加入黄芪20 g,党参15 g,肉苁蓉、补骨脂各12 g,淫羊藿10 g,同时逐步减少滋阴降火类中药的剂量或数量。环磷酰胺有骨髓抑制作用,如患者出现血白细胞减少迹象时,在主方中加入鸡血藤15 g,当归10 g,以养血生血。维持阶段以补肾为主,健脾益肺为辅。药用黄芪20 g,党参15 g,山茱萸、枸杞、菟丝子、补骨脂、肉苁蓉、白术各10 g,每周服2~3剂。活血化瘀法在肾病综合征的治疗中占有重要的地位,在本病的所有阶段,均在主方中加入活血化瘀之品,叶教授喜用丹参、桃仁、红花、牡丹皮、川芎、益母草、全蝎等味中药,择其二、三用之。

(2)高辉远教授主张"肾之阴阳为本,益肾健脾开阖有度,水邪有制而肿自消"的学术观点。若患者症见腰酸乏力,周身水肿,气短自汗,小便不利,食欲缺乏,便溏,舌质淡胖,苔白,脉沉细弦。证属脾肾阳虚,气化不利,治宜益气温阳,补肾健脾,化气行水,药用太子参、黄芪、制附子、熟地黄、茯苓、猪苓、泽泻、白术、桂枝等,疗效显著。

(3)聂丽芳教授善于以调理脾胃法治疗难治性肾病综合征,适合于难治性肾病综合征水肿脾胃症状突出的患者,如呕吐、恶心、腹胀、食欲缺乏、腹泻等。根据长期的临床验证,总结提炼出以下几个调理脾胃的方剂,常用方剂有香砂六君子汤合五皮饮、参苓白术散合五皮饮,食疗方黄芪鲤鱼汤。其中香砂六君子汤合五皮饮宜于胃失和降以呕吐为主症的水肿;参苓白术散合五皮饮宜于脾不升清以腹泻为主症的水肿;黄芪鲤鱼汤多用于消退水肿及善后调理,临床观察表明疗效满意,部分病例还可见尿蛋白转阴。

(4)马光亚教授提出"肾亦为娇脏"理论。若患者症见心悸,腰酸痛,舌苔厚腻,脉弦,证属肺热留恋,肾失封藏,治宜清肺解毒。药用灯笼草、桑叶、玄参、栀子、丹参、赤芍、茯苓、淡豆豉、金银花、连翘、板蓝根、芦根、杏仁、红花、浙贝母、冬瓜子等。先贤有言:"肺为娇脏",而马氏认为"肾亦为娇脏",然肾受六淫之邪,往往取道于肺罢了。因此,马氏认为:面目及全身发肿者,多为病生于外,在肺而亦在肾,治肺即治肾,故治其外即效。

(六)其他特色疗法

1.腧穴敷贴法

腧穴敷贴法是指在某些穴位上敷贴药物,通过药物和腧穴的共同作用以治疗疾病的一种方法。

(1)适应证:腧穴敷贴适用于多种肾脏疾病的治疗。如各型急、慢性肾小球肾炎、急、慢性肾盂肾炎、肾病综合征、急、慢性肾功能不全。

(2)注意事项:凡用溶剂调敷药物,需随调配随敷贴,以防蒸发。在应用腧穴敷贴法时,应注意选择活动度较小的部位。在敷贴过程中如出现皮肤过敏,应查清原因,如为药物所致,须改用其他药品;如系胶布所致,可改用纱布包扎。对于孕妇、幼儿,应避免敷贴刺激性强、毒性大的药物。

(3)药物组成:黄芪、白术、淫羊藿、制附子、川芎、三棱。

(4)剂型。常用的有丸剂:将药物研成细末,用水或蜜或药汁等拌和均匀,制成圆形大小不一的药丸,贮存备用。散剂:将药物研成细末,填放脐部进行治疗。糊剂:将药物研成细末,酌情使用水、醋、酒、鸡蛋清或姜汁等,调成糊状,摊敷腧穴,外盖纱布,胶布固定。膏剂:将所选药物制成外贴膏药或软膏。饼剂:将药物研成细末,加适量的水调拌均匀,制成大小不等的药饼,敷贴病变局部或腧穴,外用纱布覆盖,胶布固定。或将新鲜的植物的根茎、茎叶等捣碎,制成药饼,烘热后敷贴穴位。

(5)操作步骤。①选穴:腧穴敷贴选穴力求少而精。一般多选用肾经及膀胱经部分穴位。②敷贴方法:根据所选穴位,采取适当体位,使药物能敷贴稳妥。敷贴药物之前,定准穴位,用温水将局部洗净,或用乙醇棉球擦净,然后敷药。对于所敷之药,无论是糊剂、膏剂或捣烂的鲜品,均应将其很好地固定,以免移动或脱落,可直接用胶布固定,也可先将纱布或油纸覆盖其上,再用胶布固定。

2.穴位注射

穴位注射法是一种针刺与药物相结合的疗法。选用中西药物注入有关穴位、压痛点或体表触诊阳性反应点,通过针刺及药物的双重作用治疗疾病。

(1)适应证:适用于各种急慢性肾炎及肾病综合征。

(2)药物:黄芪注射液、鱼腥草注射液、当归注射液。注意事项:①严格执行无菌操作,防止感染。注意药物性能,对存在变态反应的药物需要经过皮试,才可以使用。②孕妇不宜腰骶部注射。③一般情况下,药液不宜注入关节腔内,以免引起关节红肿、酸痛。高渗葡萄糖不可注入皮下,一定要注入肌肉深部。

(3)操作步骤:①一般可根据治疗需要,循经络分布走行寻找阳性反应明显的背俞穴、募穴为治疗点。②穴位:足三里、肾俞、脾俞,并根据不同症状进行辨证治疗,尿白细胞增高加用鱼腥草注射液中极穴位注射,尿红细胞增高加用当归注射液血海穴位注射。③在局部皮肤常规消毒后,用注射针具快速进针刺入穴位,然后慢慢推进或上下提插,待针下有得气感后,回抽一下,若回抽无血,即可将药推入。一般疾病用中等速度推药,每穴 1 mL,隔天 1 次,10 次为 1 疗程。

3.电脑肾病治疗仪

患者取坐位,选穴:关元、水道(右)、左右肾俞、膀胱俞(右)、足三里(右)、阴陵泉(右)、三阴交(右)、涌泉(左),每个穴位刺激 4 分钟,每天 1 次,每周 5 次,4 周为 1 疗程。可作 1～2 个疗程。能起到运化气血,利尿消肿,温肾扶阳,益肾健脾,调补肝肾等作用。能改善肾小球的免疫反应,改善基底膜的通透性、增强肾小球基底膜的屏障作用、减少蛋白尿的漏出。

4.沐浴疗法

令患者坐在温水中浸至颈,每次 3 小时。此法能利水消肿,有助于肾病综合征顽固性水肿的消除。

5.耳穴疗法

取耳穴肾、肾俞、输尿管、膀胱及交感、神门、肾上腺、三焦、内分泌,将粘有王不留行籽的胶布贴于所选耳穴上,隔天换 1 次,左右交替,每天用同侧手按捏 10 余次,每次 3～5 分钟,3 次为 1 个疗程,一般治疗 2～3 个疗程后,水肿可明显减轻,小便量增多。

七、西医治疗

(一)治疗原则

原发性肾病综合征的治疗原则主要有以下几条:①根据不同病理类型及病变程度制订治疗

方案,肾病综合征主要的病理类型有微小病变肾病、系膜增生性肾小球肾炎、膜性肾病、局灶性节段性肾小球硬化和系膜毛细血管性肾小球肾炎,各种病理类型的治疗反应、肾功能损害进展及缓解后复发的差异甚大,以不同病理类型及病变程度为主要依据制订治疗方案,是现代肾脏病学肾小球疾病治疗领域中的重要进展。②肾病综合征治疗目前仍以激素或激素加细胞毒性药物为主线,原则上应在增强疗效的同时最大限度地减少不良反应。在激素存在禁忌证的情况下,必要时可考虑单独使用细胞毒性药物。总之,应结合患者的年龄、肾小球疾病的病理类型、肾功能情况、是否存在相对禁忌证等,有区别地制订个体化的治疗方案。③肾病综合征治疗不仅要减轻、消除患者的临床症状,并要努力防治和减少感染、血栓栓塞、蛋白质及脂肪代谢紊乱等严重并发症。④努力保护肾功能,防治或延缓肾功能的恶化是肾病综合征治疗的重要目标。

（二）免疫抑制治疗方案

我国在肾病综合征治疗中糖皮质激素（以下简称激素）的使用原则是:①起始足量,常用药物为泼尼松 1 mg/（kg・d）,口服 8 周,必要时可延长至 12 周。②缓慢减药,足量治疗后每 2～3 周减少原用量的 10%,当减至 20 mg/d 左右肾病综合征易反复,应更缓慢减量。③长期维持,最后以最小有效剂量（10 mg/d）再维持半年左右。应该讲这一传统、经验的治疗方案在长期临床实践中取得了良好的疗效,也为我国广大肾脏病学者所接受。近年来,一系列循证医学的结果对我国传统的治疗方法带来了极大的冲击、挑战和思考,针对不同的病理类型,目前循证医学提出的治疗方案,可简要归纳如下。

1.微小病变肾病

常对激素治疗敏感,初治者可单用此方法治疗;因感染、劳累而短期复发者,去除诱因后病情不缓解,可继续用激素治疗;疗效差或反复发作者应合用细胞毒性药物,力争达到完全缓解并减少复发的目的。足量应用激素 4～6 月后,剂量应减半,总疗程约 6 个月。环磷酰胺疗效不佳时,环孢素可作为 A 级推荐的二线治疗药物进行替代治疗。

2.膜性肾病

对于本病的治疗,目前有较多争议。根据循证医学的结果,目前已有如下共识:①单用激素无效,必须应用激素联合细胞毒性药物（常用环磷酰胺、苯丁酸氮芥）的治疗方式。效果不佳的患者可试用环孢素,一般用药应在半年以上,也可与激素联合应用。②早期膜性肾病的治疗效果相对较好,若肾功能严重恶化,血肌酐＞354 μmol/L 或肾活检显示严重间质纤维化,则不应给予上述治疗。③激素联合细胞毒性药物治疗的对象主要为有病变进展高危因素的患者,如严重、持续性肾病综合征,肾功能减退和肾小管间质存在较重的可逆性病变等。反之,则建议先密切观察 6 个月,控制血压并应用 ACEI 或 ARB 以降低尿蛋白,如病情无好转再接受激素联合细胞毒性药物治疗。另外,膜性肾病易发生血栓、栓塞等并发症,应给予积极防治。

3.局灶性节段性肾小球硬化

既往认为本病治疗效果不好,循证医学结果显示约 50% 患者应用激素治疗有效,但显效较慢,建议应用足量泼尼松治疗［1 mg/（kg・d）］3～4 个月。上述足量激素治疗 6 个月后无效,称之为激素抵抗。激素治疗效果不佳者可试用环孢素。多数顶端型局灶性节段性肾小球硬化激素治疗有效,预后良好。塌陷型局灶性节段性肾小球硬化应用激素治疗反应差,进展快,多于两年内进入终末期肾衰竭。其余各型局灶性节段性肾小球硬化的预后介于两者之间。肾病综合征能否缓解与预后密切相关,缓解者预后好,不缓解者6～10 年内超过半数患者进入终末期肾衰竭。

4.系膜毛细血管性肾小球肾炎

本病疗效差,长期足量激素治疗可延缓部分儿童患者的肾功能恶化。对于成年患者,目前没有激素和细胞毒性药物治疗有效的证据。临床研究仅发现口服 6～12 个月的阿司匹林(325 mg/d)和(或)潘生丁(50～100 mg,每天 3 次)可以减少尿蛋白,但对延缓肾功能恶化无作用。

5.IgA 肾病

肾功能正常者单独给予激素治疗,肾病综合征常能缓解,肾功能可维持稳定。肾功能轻、中度受损(血肌酐每年升高 8%～10%,估计 10 年内发展为终末期肾病者)则需激素及细胞毒性药物联合应用,以减少尿蛋白,延缓肾功能恶化。依据最近提出的"不能折返点"的观点,血肌酐 >265 μmol/L(3 mg/dL)、病理呈慢性病变时,应按慢性肾衰竭处理,不主张再积极应用激素或加细胞毒性药物、ACEI 或 ARB 治疗。

上述循证医学研究中,除对局灶性节段性肾小球硬化治疗提倡延长足量激素治疗时间外,其余如微小病变肾病、膜性肾病和 IgA 肾病所引起的肾病综合征的治疗,足量激素给药时间和(或)减量速度、维持时间均较我国肾病综合征的传统治疗方法明显缩短。此外,循证医学研究结果还显示,环孢素(多与激素联合使用)对微小病变肾病、膜性肾病、局灶性节段性肾小球硬化等具有良好的疗效,环磷酰胺等细胞毒性药物对上述疾病疗效不佳时,可选择环孢素作为较好的二线治疗药物替代治疗。

尽管上述循证医学研究结果绝大部分来自西方国家,但值得从中借鉴,应结合自己经验进一步实践,再进行科学总结分析。应该指出的是循证医学研究往往是面对群体、面对疾病的普遍性问题,对个体化问题、对特异性问题则较少分析和深入阐述。故循证医学并非包罗万象,应用中要避免生搬硬套,尽量依据患者的具体情况,实施个体化治疗。

(三)新型免疫抑制剂的治疗探索

近年来不少新型免疫抑制剂已经开始应用于临床,对于肾小球疾病、特别是原发性肾病综合征和狼疮性肾炎,已显示出良好的治疗前景。

1.环孢素

能选择性抑制 T 辅助细胞及 T 细胞毒效应细胞,已作为二线药物用于激素及细胞毒性药物治疗无效的难治性肾病综合征。常用量为每天每千克体重 4～5 mg,分 2 次空腹口服,服药期间需监测血药浓度并维持其血药浓度谷值为 100～200 ng/mL。服药 3～6 个月后缓慢减量,疗程为半年至一年。不良反应有肝肾毒性、高血压、高尿酸血症、多毛及牙龈增生等。由于环孢素价格较昂贵、不良反应较多且停药后易复发,使其应用受到限制。近年的研究结果显示,在难治性肾病综合征中环孢素对微小病变肾病、膜性肾病的疗效优于局灶性节段性肾小球硬化,对系膜毛细血管性肾小球肾炎基本无效。

2.吗替麦考酚酯

吗替麦考酚酯在体内代谢为吗替麦考酚酸,后者为次黄嘌呤单核苷酸脱氢酶抑制剂,抑制鸟嘌呤核苷酸的经典合成途径,选择性抑制 T、B 淋巴细胞,通过抑制免疫反应而发挥治疗作用。起始期常用量为1.5～2.0 g/d,分 2 次空腹口服,共用 3～6 个月;维持期常用量为 0.5～1.0 g/d,维持 6～12 个月。吗替麦考酚酯已广泛用于肾移植后排异反应。近年一些报道表明,该药对部分难治性肾病综合征有效,尽管尚缺乏大宗病例的前瞻对照研究,但已受到广泛重视。该药价格较昂贵。服药后常有轻度胃肠反应,尽管已有引起严重贫血和白细胞计数下降的个例报道,但是总体骨髓及肝脏的不良反应均较轻。值得注意的是,吗替麦考酚酯可引起严重感染,包括病毒、细菌、真菌及卡氏肺囊虫感染,严重时威胁生命。

3.他克莫司

他克莫司又称FK-506,为具有大环内酯结构的免疫抑制剂。该药物和体内FK-506结合蛋白-12(FKBP-12)结合形成复合物,抑制钙调磷酸酶的活性,进而抑制T细胞钙离子依赖型信息传导,抑制主要起排异作用的细胞毒性淋巴细胞的生成。该药物抑制T细胞活化,及Th细胞依赖型B细胞增生,并抑制IL-2、IL-3、干扰素γ等淋巴因子的活化和白介素-2受体的表达。作为强抗排异药物,他克莫司已用于肝、肾等器官移植,国内已经将其试用于难治性肾病综合征的治疗。常用诱导剂量为4~6 mg/d,分2次空腹口服,持续半年;常用维持剂量为2~4 mg/d,维持时间为半年。血药浓度谷值应维持在5~10 ng/mL。至今尚无大规模治疗肾病综合征的循证医学实验,初步治疗结果已经显示出良好的降低尿蛋白疗效。尽管其不良反应相对较轻,但可引起肾毒性、高血糖、高钾血症、高血压、神经毒性和原发性肥大性心肌病等不良反应,应予以重视。

4.来氟米特

来氟米特是一种有效的治疗类风湿关节炎的免疫抑制剂,其通过抑制二氢乳清酸脱氢酶活性,阻断嘧啶核苷酸的生物合成,从而达到抑制淋巴细胞增殖的目的。目前来氟米特也正在试用于狼疮性肾炎和难治性肾病综合征的治疗,对于难治性肾病综合征的治疗结果有待进一步总结。

上述新药已被试用于治疗原发性肾病综合征,而且已经取得了一定疗效,国内、外医学杂志已有报道。但是,至今吗替麦考酚酯、他克莫司及来氟米特还未被国家批准作为原发性肾病综合征的治疗药物,故临床应用必须加以注意。

(四)ACEI和(或)ARB治疗

大量蛋白尿是肾病综合征的最核心的临床表现,可引发肾病综合征的其他临床表现和一系列并发症。此外,持续性大量蛋白尿本身可导致肾小球高滤过,加重肾小管-间质损伤、加速肾小球硬化,是影响肾小球病预后的重要因素。故减少尿蛋白是肾病综合征治疗中的关键,也是有效阻止或延缓肾功能恶化的关键。近年来,ACEI和(或)ARB常用作肾病综合征患者减少尿蛋白的辅助治疗。研究证实,ACEI和(或)ARB除具有降压作用外,还有确切地减少尿蛋白(可为30%~50%)和延缓肾损害进展的肾脏保护作用。其肾脏保护作用的主要机制包括对肾小球血流动力学的特殊调节作用(扩张入球和出球小动脉,但对出球小动脉扩张作用强于入球小动脉)、降低肾小球内高压力、高灌注和高滤过,以及非血流动力学作用(抑制细胞因子,减少细胞外基质的蓄积),延缓肾小球硬化及肾间质纤维化发展。为减少肾病综合征患者尿蛋白并治疗高血压,它们常可配合激素应用或于缓解期单独使用。要达到减少尿蛋白的目的,应用剂量常需高于常规的降压剂量。肾病综合征患者应用强利尿剂后或在血容量显著不足的情况下,应避免应用或慎用ACEI和(或)ARB,以免引起急性肾衰竭。肾功能不全患者应用ACEI和(或)ARB要防止高血钾,血肌酐>264 μmol/L(3 mg/dL)时务必在严密观察下谨慎使用,掌握好适应证和应用方法,检测血肌酐及血钾水平,防止严重不良反应的发生。

(孙中坤)

第八节 慢性肾衰竭

一、概说

慢性肾衰竭是由多种慢性疾病造成的肾单位严重损伤,基本功能丧失,使机体在排泄代谢废物和调节水、电解质、酸碱平衡等方面出现紊乱的临床综合征。临床上以慢性肾炎、肾盂肾炎、肾小动脉硬化、肾结核引起者最为常见,肾前性及肾后性疾病引起的较少见。根据肾小球滤过率(GFR)把肾功能受损的程度分为3期,即肾功能不全代偿期、氮质血症期和尿毒症期。临床表现轻重不一,前两期除原发病症状外,多无特异见症,只有当进入尿毒症期时,才有贫血、胃肠道、呼吸道以及神经精神系统症状,但为时已晚,因此对本病要特别重视早期发现,及时治疗。根据慢性肾衰竭临床表现,中医常按"关格""癃闭""溺毒"等病证进行辨治。

二、病因病理

本病系在其他慢性病,特别是慢性肾脏病(CKD)的基础上发展而成。病位在肾,且常累及心、肝、脾、胃等脏腑。脾肾亏虚、湿毒内停是其发病的基础病理,外感六淫、饮食失节、劳倦、房事等则是其常见的诱发因素,其病机演变不外虚实交错变化。初期多为脾肾气虚或气阴两虚,水湿不化,证情尚轻;继则气伤及阳,阴伤及血,导致阴阳气血俱虚,湿浊益甚,气滞血瘀,气机逆乱升降失常,最后湿浊酿毒,夹瘀堵塞三焦,夹痰蒙蔽心窍,化火伤阴劫液,深入营血;或引动肝风,或上凌心肺,阴竭阳亡,危象毕至。

三、诊断

由于慢性肾衰竭病情进展缓慢,加之肾脏具有较强的代偿能力,故早期不易诊断,易于忽略。对有慢性肾炎史者,应提高警惕,争取早期诊断。本病临床表现较为复杂,涉及各系统。如疲乏无力、食欲不振、恶心呕吐、表情淡漠、头晕头痛以及常见的高血压、贫血等,晚期可出现广泛性出血倾向、谵妄抽搐、严重电解质紊乱、少尿甚至无尿等危险征象。根据肾功能受损的程度,临床上将本病分为以下几期。

(一)肾功能代偿期

肌酐清除率(Ccr)50~80 mL/min,血肌酐(Scr)133~177 μmol/L,大致相当于CKD 2期。

(二)肾功能失代偿期

肌酐清除率(Ccr)20~50 mL/min,血肌酐(Scr)186~442 μmol/L,大致相当于CKD 3期。

(三)肾衰竭期

肌酐清除率(Ccr)10~20 mL/min,血肌酐(Scr)451~707 μmol/L,大致相当于CKD 4期。

(四)尿毒症期

肌酐清除率(Ccr)<10 mL/min,血肌酐(Scr)≥707 μmol/L,大致相当于CKD 5期。

其他实验室指标可出现:红细胞计数常在$2 \times 10^{12}/L(2 \times 10^{6}/mm^{3})$以下,为正常细胞正色素性贫血。尿比重降低并固定于1.010,酚红排泄率极度下降,B超双肾可见肾实质明显萎缩。

四、鉴别诊断

(一)高血压脑病

高血压脑病亦有呕吐、昏迷、抽搐等表现,但发生迅速,血压剧增,可伴有暂时性瘫痪、失语及失明等,而血尿素氮、肌酐、二氧化碳结合力等检查多正常。

(二)糖尿病酮症酸中毒

糖尿病酮症酸中毒可有食欲不振、恶心、嗜睡及昏迷等表现,可根据糖尿病史、血糖增高、尿酮体、尿糖阳性等与本病鉴别。

(三)再生障碍性贫血

再生障碍性贫血患者以贫血、鼻衄、皮肤瘀斑为主要表现者易与本病混淆。但慢性肾衰竭多有肾脏病史,血压高,血白细胞多不减少,进一步查尿及血液化学检查易鉴别。

五、并发症

(一)感染

慢性肾衰竭患者全身抵抗力下降,容易并发上呼吸道感染、肺炎、胸膜炎、腹膜炎等多种感染,但其感染症状不典型,往往容易漏诊。

(二)心血管系统疾病

慢性肾衰竭时,常并发心血管系统病变,其中以心包炎及心衰为常见。心功能不全及心律失常亦是本病的重要致死原因。

1.高血压

60%～80%病例属于容量依赖型,10%属肾素依赖型。前者合并心、脑并发症少。后者对限制水钠、利尿和透析超滤的降压疗效不佳,易并发心、脑并发症。高血压的发生使肾功能进一步恶化。

2.心包炎

心包炎发生率为40%～50%,多为纤维素性心包炎,心包液含蛋白且白细胞增多,患者可有低热、胸痛,常可闻及心包摩擦音,胸片及超声心动图显示心包积液征象。

3.心衰

水、钠潴留引起心力衰竭,肺水肿、高血压、贫血、动脉粥样硬化及血管钙化使心衰加重。早期无明显症状,仅有体重增加、水肿、血压升高等水、钠潴留症状,进而肝大,压痛,颈静脉充盈,肝静脉回流征阳性,继而发展至明显的心衰、肺水肿表现。

(三)消化系统疾病

由于氨和其他代谢产物的化学刺激,消化系统疾病出现较早而且普遍,患者常以恶心、呕吐、食欲不振等消化系统症状来就诊,经仔细询问检查始发现为慢性肾衰竭。常见的消化系统疾病有口腔炎、胃及十二指肠溃疡、消化道出血等。

(四)血液系统疾病

贫血与出血较常见。贫血的严重程度与肾功能损害的程度基本一致。出血表现多为皮下瘀斑、鼻衄、牙龈出血、黑便等,这是因为尿毒症时,血小板功能较差,加上酸中毒时毛细血管脆性增加等原因所致。

（五）神经系统疾病

神经系统常受累,约占65％。起病表现为周围神经传导速度减慢的症状,如双下肢不适感、麻木、烧灼、蚁行感、胀感等。后期可发生尿毒症脑病、不安、思维不集中、记忆力下降、易激动或抑郁、常失眠,重者嗜睡或呈木僵状态,晚期可出现惊厥、癫痫、扑翼样震颤或痉挛。

（六）肾性骨病

主要有肾性佝偻病、肾性软骨病、骨质疏松、纤维素性骨炎,以及骨硬化症等。其原因主要有活性维生素D_3合成减少,继发性甲状旁腺功能亢进,酸碱平衡失调等因素。

六、中医证治枢要

（一）扶正祛邪法是治疗肾衰竭的根本法则

慢性肾衰竭的基本病理为脾肾衰败,水湿、湿热、淤血内蕴是病机的关键;其演变过程是因实致虚,继而在虚的基础上产生实邪。治疗时应标本兼顾。因此,扶正祛邪法应是治疗肾衰竭的根本法则,具体应用时可根据情况,急则治其标,缓则治其本,或标本并重,扶正祛邪兼施。一般单纯扶正或祛邪则均不利于本病的治疗。

（二）扶正应根据实际情况有所侧重

慢性肾衰竭由久病迁延而来,往往正气衰败,其正虚以脾肾为主,后期涉及五脏俱虚。因此,扶助正气在本病治疗过程中必须贯彻始终。强调治疗时应维护肾气和其他内脏功能,以求增一分真阳,多一分真阴。至于正虚一般初期多为气阴两虚,继则气伤及阳,阴伤及血,导致阴阳两虚,营血亏虚,在具体治疗时须根据不同情况选用益气养阴、温补脾肾、补气养血等法。

（三）重视调理脾胃

疾病发展到慢性肾衰竭阶段,临床脾胃虚弱症状如食欲不振、恶心呕吐等出现得早而且普遍,况且脾胃为后天之本、气血生化之源,脾胃虚弱,更导致肾气不足。故此,调理脾胃为治疗本病重要的一环,所谓有胃气则生,无胃气则死,慢性肾衰竭也不例外。

（四）扶正与祛邪应把握轻重缓急

脏腑虚损导致水湿、湿热、淤血的产生,而这些病理产物又耗损正气、伤害脏腑,只有阻断这一恶性循环,才可防止疾病的进一步发展及恶化。因而在治疗慢性肾衰竭时,必须在扶正的同时注意祛邪,邪祛正始能安,祛湿泄浊、清热利湿解毒、活血化瘀之法最为常用。当表现为邪毒内盛,出现呕恶、尿闭、嗜睡、昏迷惊厥、出血等危重证候时,又当急则治标,采用泄浊开窍、息风止血等法,待病情缓解后再扶正祛邪兼顾。在应用祛邪法时,要注意衰其大半而止,不可一味攻伐,导致正气更衰。

七、辨证施治

（一）脾肾气（阳）虚

（1）主症:面色㿠白,倦怠乏力,气短,纳少,腹胀,腰膝酸痛,畏寒肢冷,便溏溲少,夜尿频多。舌质淡,边有齿痕,苔薄白或腻,脉沉细。

（2）治法:益气健脾补肾。

（3）处方:香砂六君子汤合仙茅、淫羊藿化裁。生黄芪30 g,党参20 g,云苓15 g,白术15 g,木香10 g,陈皮10 g,仙茅10 g,淫羊藿10 g,半夏10 g,补骨脂15 g,菟丝子15 g。

（4）阐述:此型常见于慢性肾衰竭早期,临床以正虚为主,邪实之象不明显。治疗用药注重扶持正气,然而补气不可壅中留邪,温肾亦不可过用温燥,免伤阴血,更不可早投寒凉以攻下,以损伤阳气,加重病情。

若阳虚水气不化出现周身水肿,腰以下肿甚,按之没指,当参以肾气丸之意,加入桂枝、车前子、牛膝、大腹皮;水气势甚,凌心射肺出现喘咳、心悸、端坐、胸闷痛者,可加入葶苈子、苏子、白芥子以泻肺逐饮;食少纳呆,加山楂、焦三仙以消食化滞;易感冒者,合用玉屏风散益气固表;合并外感时,宜先治外感,可用参苏饮加减治疗,然后再图根本。

(二)脾肾气阴两虚

(1)主症:面色少华,气短乏力,腰膝酸软,手足心热,口干唇燥,大便稀或干,尿少色黄,夜尿清长。舌淡有齿痕,脉象沉细。

(2)治法:益气养阴。

(3)处方:参芪地黄汤加减。党参 15 g,生芪 30 g,熟地 20 g,山药 15 g,枸杞子 15 g,山萸肉 15 g,云苓 15 g,泽泻 10 g,白芍 15 g,当归 15 g,白花蛇舌草 30 g,双花 20 g,佛手 10 g。

(4)阐述:此型在慢性肾衰竭中较常见,虽以气阴两虚为本,但多易招致风热外袭,故治疗用药时,除以益气养阴为主外,须合用清热解毒之品,防其热化,否则病邪更为缠绵。另外,熟地等滋腻壅滞之品用量不宜太大,方中可适当佐以行气宽中之品。

方中参芪合六味地黄汤益气养阴,有阳生阴长之妙;当归、白芍、枸杞助阴血;白花蛇舌草、双花清热解毒利湿;加入佛手一味,既可杜绝大队滋阴之壅滞,又可助脾胃以运化,以升清降浊。

若是脾虚为主者,见面色少华,纳呆腹满,大便溏薄等,可配用香砂六君子丸以益气健脾;以肾气虚为主,症见腰酸膝软,小便清长者,配以金匮肾气丸;若系肾阴不足,五心烦热或盗汗,小便黄赤者,合用知柏地黄丸以滋阴清热;外感风热者,见咽喉肿痛或发热,加入双花、连翘、玄参等清热解毒之品;气阴不足,心慌气短者,合用参脉饮以益心气,养心阴。

(三)肝肾阴虚

(1)主症:手足心热,头晕耳鸣,目涩咽干,腰膝酸软,便干,尿少色黄。舌质红苔少,脉细数。

(2)治法:滋阴补肾。

(3)处方:一贯煎加减。北沙参 15 g,麦冬 15 g,生地 20 g,当归 15 g,白芍 15 g,枸杞子 15 g,女贞子 15 g,旱莲草 15 g,丹皮 10 g,丹参 10 g,柴胡 10 g,生牡蛎 20 g(先煎)。

(4)阐述:此型患者常伴有高血压,治疗时必须及时控制高血压的发展,减轻高血压对肾脏的损伤。

方中用沙参、麦冬、生地、枸杞、女贞子、旱莲草滋补肝肾之阴液;当归、白芍养血以柔肝;柴胡、丹皮以疏肝气,清肝火;牡蛎潜阳。诸药合用,补中有泻,泻中寓补,相辅相成,补虚而不碍邪。临床若以头晕胀痛、心烦易怒等肝阳上亢为主症者,则以天麻钩藤饮加减。若以肝血不足为主者,则须用四物汤合逍遥散加减。

(四)阴阳两虚

(1)主症:神疲乏力,畏寒肢冷,腰膝酸软,手足心热,小便黄赤。舌质淡,体胖大有齿痕,脉象沉细。

(2)治法:阴阳并补。

(3)处方:金匮肾气丸加减。熟地 20 g,山药 15 g,山茱萸 10 g,云苓 10 g,泽泻 10 g,丹皮 10 g,附子 10 g,桂枝 10 g,菟丝子 15 g,淫羊藿 15 g。

(4)阐述:此型患者,阴阳俱伤,病情较重,变化多端,治疗用药必须慎重,防止过用峻猛及苦寒败胃之剂,且已有浊邪内生,变证蜂起,辛散燥烈之品竭阴伤阳,犯之则阴阳离决,生命危殆,故当慎之。

方中六味地黄汤补肾之阴,桂、附、淫羊藿、菟丝子温补肾阳。诸药合力,虽温而不燥,补而不腻,阳生阴长,平衡相济。

(五)脾胃虚弱,湿浊阻滞

(1)主症:面色淡黄,体倦无力,形体消瘦,腹胀食欲缺乏,泛恶呕吐,便秘或溏。舌质淡,苔薄腻,或厚腻,脉沉细无力。

(2)治法:健脾养血,化浊和胃。

(3)处方:归芍六君子汤合厚朴温中汤加减。当归15 g,白芍15 g,党参20 g,白术15 g,云苓15 g,陈皮15 g,砂仁6 g,厚朴15 g,草果仁10 g,川军6 g,冬瓜皮20 g,槟榔15 g。

(4)阐述:此证常见于慢性肾衰竭的氮质血症期。此时本虚标实,虚实夹杂,治疗必须虚实兼顾,应恰当地处理好正虚与邪实的关系。

方中以四君子汤益气健脾,滋气血生化之源;归、芍养营血;陈皮、砂仁、厚朴、草果仁化浊和胃理气;川军、槟榔泻浊通腑;冬瓜利水,使湿浊之邪从小便而去。大黄通导之力较强,此时正气虽不足,但方中有四君子汤扶助正气,故适量用之无妨。全方补泻兼施,补不碍邪,攻不伤正,共奏健脾养血,化浊和胃之功。若气血不足明显,表现为头晕体倦、心慌气短等症,应去川军、槟榔、草果仁、冬瓜皮,加熟地、枸杞、菟丝子补益精血。

(六)秽浊中阻,化热上逆

(1)主症:头昏,胃脘胀痛,纳呆腹胀,口干,恶心呕吐,心烦失眠,便秘,口臭,口有氨味,小便清白。舌胖色淡,质灰少津,苔厚腻,脉弦数或弦滑。

(2)治法:通腑化浊,祛湿清热。

(3)处方:燥湿化浊汤加减。草果仁12 g,醋制大黄10 g,半夏10 g,藿香15 g,槟榔12 g,茵陈20 g,黄芩10 g,陈皮10 g,苏梗10 g。

(4)阐述:本方以草果仁、半夏、藿香燥湿化浊;大黄、槟榔通腑降浊;黄芩、茵陈苦寒泄热。若湿重于热,症见周身困重乏力,面色淡黄,纳呆腹满,恶心欲吐,可用三仁汤加减,宣畅气机,利湿清热。尿毒症出现精神症状,呈半昏迷或昏迷状态,牙龈溃破,舌淡等,可加入清热解毒之剂。若湿热痰浊,蒙蔽心包,症见神昏谵语,语无伦次,烦躁不安,或喉中痰鸣,大便不爽,小便短少黄赤,舌红,苔黄厚腻,少津,脉弦滑者,可用菖蒲郁金汤加僵蚕,清热解毒,豁痰开窍。

(七)邪热入血,血瘀络阻

(1)主症:面色晦暗,精神萎靡,皮肤瘙痒,恶心呕吐,头痛心烦,口干,口唇紫黯,尿少或清长,便秘,甚至烦躁不宁。舌质紫,有瘀斑,脉弦滑。

(2)治法:清热解毒,活血化瘀。

(3)处方:解毒活血汤加减。葛根30 g,桃仁15 g,红花15 g,连翘20 g,赤芍15 g,丹参15 g,生地15 g,丹皮15 g,大黄10 g,川连10 g,枳壳15 g,佛手10 g。

(4)阐述:本型常见于慢性肾衰竭的后期,邪浊壅盛,正气匮乏,若不急挫其势,危证立至,治疗用药更须小心,最好采用中西医结合治疗。方中用桃红、红花、当归、枳壳、赤芍、生地,取桃红四物汤之义,活血养血;易川芎为枳壳,取行气除胀消痞之功。益母草善活血祛瘀,既助桃红四物之力,又具利尿消肿之功。柴胡、葛根,清透邪热,升发阳气,鼓舞脾肾之气上升。连翘清透疏泄,使邪毒出;半枝莲、白花蛇舌草,清热解毒,利水消肿。综观全方,既可活血祛瘀,又有较强的清热宣透、利湿化浊之功,使湿浊瘀尽散。

若湿热瘀毒壅结,可加大黄;若出现恶心,食欲缺乏,苔厚腻,可加草果仁;若面色晦暗或黧黑,皮肤瘙痒,或舌有瘀斑,可加丹参。

八、西医治疗

(一)一般治疗

在肾功能不全或代偿期,应积极治疗原发病,防止发展成为尿毒症。在氮质血症期除应积极治疗原发病外,要减轻工作量,避免受凉、受湿和过劳,防止感冒,不使用损害肾脏的药物,并给予良好的医疗监护。已出现尿毒症症状的患者,应休息和治疗。

(二)饮食疗法

食物要易于消化,富含维生素,保证供给足够的热量,采用优质低蛋白饮食,每天蛋白质的摄入量应少于 35 g,以禽蛋及乳类为主,辅以肉类、鱼类。主食最好采用小麦淀粉,以减少非必需氨基酸的摄入。

(三)必需氨基酸疗法

慢性肾衰竭时,血浆必需氨基酸减少,非必需氨基酸增多,血非蛋白浓度因而上升。可利用非蛋白氮合成蛋白质,降低血尿素氮,纠正负氮平衡。

(四)纠正酸中毒

轻度酸中毒二氧化碳结合力(CO_2CP)在 $20\sim15.7$ mmol/L 之间者可通过纠正水、电解质平衡失调来得到改善,亦可加用碳酸氢钠,每天 $4\sim8$ g,分 $2\sim4$ 次口服。当 $CO_2CP<13.5$ mmol/L 时应静脉补碱,可按以下公式:5%$NaHCO_3$(mL)=(正常 CO_2CP-测得之 CO_2CP)×0.5×体重(kg),首次给予 1/2 量,然后根据 CO_2CP 测定进行调整。应注意纠酸不宜过快,以免引起低钙抽搐。

(五)纠正水、电解质平衡失调

1.脱水和低钠血症

有明显失水者,应静脉滴注 5%葡萄糖盐水或 10%葡萄糖注射液,一般一次 $1\,000\sim2\,000$ mL,有严重高血压、显著水肿、心功能不全或少尿者,应适当限制水分。低钠血症时可给予生理盐水或乳酸钠。

2.低钾和高钾血症

低钾者口服氯化钾或枸橼酸钾,必要时可静脉滴注氯化钾。高钾者,11.2%乳酸钠溶液 $60\sim100$ mL,静脉推注;或 5%碳酸氢钠溶液 $40\sim100$ mL 静脉推注,或 25%葡萄糖注射液 250 mL 加普通胰岛素 20 单位静脉滴注,必要时进行透析治疗。

3.低钙和高磷血症

低钙者口服葡萄糖酸钙或乳酸钙,发生低钙抽搐时应静脉注射 10%葡萄糖酸钙溶液或 5%氯化钙溶液 $10\sim20$ mL。高磷血症者口服碳酸钙 $0.5\sim1.0$ g,每天 2 次,口服氢氧化铝凝胶 10 mL,每天 3 次。

(六)对症治疗

1.消化系统症状

恶心呕吐者,可用爱茂尔、甲氧氯普胺、氯丙嗪。呃逆可用阿托品,腹泻较重者,可用小檗碱等。

2.神经系统症状

烦躁、失眠、惊厥等可用镇静剂如地西泮、氯氮、水合氯醛、氯丙嗪;昏迷、谵妄等可选用至宝丹、苏合香丸、安宫牛黄丸等。

3.循环系统症状

高血压者联合应用 2～3 种降压药,如甲基多巴、肼屈嗪、硝苯地平等。对于肾素型高血压可用琉甲丙脯酸。胍乙啶、美卡拉明、帕吉林等因能降低肾血流量,不宜使用。须注意不宜将血压降至正常水平或以下,以免肾血流量剧降而加重肾功能不全。若合并心衰,可用洋地黄或毒毛花苷 K 纠正,但用量宜小,约为常用量的一半剂量或以上。

4.血液系统症状

优质蛋白饮食、必需氨基酸、铁剂、叶酸等,对长期摄入量不足所致之贫血治疗有效。近年来应用重组人红细胞生成素(EPO)治疗肾性贫血取得进展。当血红蛋白<50 g/L 时需输入新鲜血液,每次 200 mL。若有出血,应用止血剂,如卡巴克洛、酚磺乙胺、氨甲苯酸等有一定效果。消化道出血时可用去甲肾上腺素 8 mg 加入 100 mL 的 0.9% 的氯化钠注射液中分次口服止血,或口服三七粉 3 g,云南白药 0.5 g。

5.肾性骨病

用氢氧化铝凝胶降磷,每次 15 mL,每天 3 次口服。以乳酸钙补钙,每次 2 g,每天 3 次口服。补充维生素 D_2 或维生素 D_3:40 万～60 万单位肌内注射,1～2 周 1 次。注射 1～2 次后,可以维生素 D 剂口服维持。

(七)透析疗法

尿毒症患者经保守治疗无效,血肌酐大$\geqslant770$ μmol/L 或内生肌酐清除率$<10\%$;或血钾>6.5 mmol/L(6.5 mEq/L),即应进行透析治疗。

(八)肾移植

肾移植的适应证如下。

(1)慢性肾衰竭其内生肌酐清除率$<10\%$。

(2)内生肌酐清除率$>10\%$,但并发顽固的严重高血压、多发性神经病变以及继发性甲状旁腺功能亢进等。

(3)年龄<50 岁,无重要脏器如心、肺、肝、脑等以及下泌尿道的重要病变者。

(4)病变局限于肾脏本身者。

九、中西医优化选择

对慢性肾衰竭的治疗,国外由于透析与肾移植的开展,延长了存活期,但尚不能从根本上解决问题。国内目前仍以保守疗法为主要手段。目前中西医对此病均无特殊效果。综合起来看,中西医有机配合,疗效优于单纯的西药或中药。在慢性肾衰竭的早、中期,中医通过扶正祛邪,补益脾肾,调补气血阴阳,减少或祛除水湿、湿热、淤血,改善慢性肾衰竭的临床症状,提高了机体的免疫力,保护残存的肾单位,使受损的肾功能在某种程度上得到恢复,优于西医疗法。

中医治疗本病的长处主要表现如下。

(1)运用通腑降浊、清热利湿、补脾益肾等措施,使慢性肾衰竭患者体内尿素氮、肌酐等有毒物质得以排出体外,邪去正安,保护了残存的肾功能。

(2)合理运用活血化瘀药,可以改善肾脏的淤血状态,增加肾脏的血液供应,有利于受损肾的恢复,而且还可抑制血小板凝集,起到利尿、降尿素氮的作用。

(3)对贫血的治疗不是采用一味蛮补之法,而是通过调理脾胃、化湿行气、解毒降浊、补益脾肾等法综合调理。

(4)通过扶正祛邪,调整阴阳,纠正失衡,提高了机体免疫力,改善了全身状况,减少了感染机会和并发症。

但中医疗法的缺点在于治疗手段单一,如患者恶心呕吐,汤水难下时,则中医疗法很难开展。且在慢性肾衰竭的末期,出现重度酸中毒、高钾血症、心衰时,中药尚难针对性地予以及时纠正,此时采用西医的对症治疗措施,则发挥了中西医结合的优势。

治疗慢性肾衰竭的最佳途径是:在肾功能不全代偿期和氮质血症期,以中医辨证施治为主,结合西医之特长,弥补中医之不足,一般在中医治疗无效或病势危重时,应考虑合并使用西药,常用于下列情况。①继发感染时需配合抗生素治疗,及时控制感染,以防生变。②出现尿闭者,应及时运用利尿剂或其他措施,使尿素氮得以排泄,否则危及生命。③出现心衰时,限制水、钠,应用利尿剂,减轻心脏负担,注射洋地黄制剂以纠正心衰,必要时进行透析治疗。④严重的水、电解质紊乱,酸中毒时,应用西药予以纠正。⑤贫血或出血严重者,可输入少量新鲜血液。为防止肾性骨病的发生,应及时补充钙剂。

(孙中坤)

第八章 风湿免疫科疾病

第一节 类风湿关节炎

类风湿关节炎(rheumatoid arthritis,RA)是一个以累及周围关节为主的系统性自身免疫病。其特征性表现为对称性多关节炎,关节滑膜的慢性炎症可引起关节软骨、软骨下骨及关节周围组织侵蚀破坏,最终导致关节畸形、强直和功能障碍,使患者丧失劳动能力和致残,预期寿命缩短。

一、概述

类风湿关节炎分布于世界各地区、各民族。在世界范围内,类风湿关节炎的患病率为0.3%～1.5%,但是在某些人群中如北美印第安披玛族人可高达5.0%。在我国患病率为0.3%～0.6%,也就是说我国患类风湿关节炎的总人数在300万以上。

类风湿关节炎可以发生在任何年龄,但更多见于30岁以后,女性高发年龄为45～54岁,男性随年龄增加而逐渐增加。女性发病约为男性的3倍。

二、病因病理

（一）病因

类风湿关节炎的病因尚未完全阐明。可能与遗传、感染及内分泌等因素有关。

1.遗传因素

对类风湿关节炎的家族及孪生子共患率的研究发现,本病具有复合遗传病的倾向。单卵双生子共患率为27%,而双卵双生子为13%,这两组数据均高于一般人群的患病率,提示遗传因素与类风湿关节炎发病密切相关。通过分子生物学检测发现,HLA-DRβ₁多个亚型的β链第三高变区氨基酸排列有相同的片段,称之为共同表位,它在类风湿关节炎患者表达频率明显高于正常人群。因此,被认为是类风湿关节炎遗传易感性的基础,且此表位的量又与类风湿关节炎病情严重性呈正相关。对HLA以外的基因如T细胞受体基因、性别基因、球蛋白基因均可能与类风湿关节炎发病、发展有关,因此认为类风湿关节炎是一个多基因疾病。

2.感染因素

虽然类风湿关节炎的发病和分布不具有传染性疾病的流行病学特征,但一些研究者从关节滑膜、软骨组织中分离到了病原体或其基因,其他研究也证实感染因子如病毒、支原体、细菌都可通过介导自身免疫反应引起携带某种基因的易感个体患病,并影响类风湿关节炎的病情进展;病原体可能改变滑膜细胞或淋巴细胞基因表达而改变其性能;活性 B 淋巴细胞使之产生抗体;活化 T 淋巴细胞和巨噬细胞并释放细胞因子;感染因子的某些成分与人体自身抗原通过分子模拟或模糊识别而导致自身免疫反应的发生。

3.内分泌因素

更年期前后的女性类风湿关节炎发病率明显高于同年龄男性及老年女性,75%患者妊娠期间病情缓解,尤其在妊娠最后三个月症状改善明显;90%患者往往在分娩后数周或数月后出现血清类风湿因子升高和疾病复发;口服避孕药可缓解病情,这些均说明性激素在类风湿关节炎发病中的作用。

4.其他因素

寒冷、潮湿、疲劳、外伤、吸烟及精神刺激均可能与类风湿关节炎的发生有关。

(二)发病机制

对类风湿关节炎发病机制的研究始终是研究的重点之一,但迄今为止尚缺乏一致的结论。一般认为未知的抗原进入人体后,首先被巨噬细胞等抗原呈递细胞(APC)所吞噬,经消化、浓缩后与其细胞表面的 HLA-DR 分子结合成复合物,若此复合物被 T 淋巴细胞受体识别,形成"三分子"复合物,则该 T 淋巴细胞被活化;通过其分泌的各种细胞因子和介质,一方面使关节出现炎症和破坏,另一方面使 B 淋巴细胞激活分化为浆细胞,分泌大量免疫球蛋白,包括类风湿因子和其他抗体,与抗原形成免疫复合物,在补体的参与下,促进炎症反应。由此可见,类风湿关节炎是由免疫介导的自身免疫疾病,但初始抗原尚不明确。

CD4$^+$ T 淋巴细胞大量浸润类风湿关节炎滑膜组织,其产生的细胞因子也增加,在类风湿关节炎发病中起着重要的作用。在病程中不同的 T 细胞克隆因受到体内外不同抗原的刺激而活化增殖,滑膜的 A 型细胞(巨噬样细胞)也因抗原而活化,它们所产生的细胞因子如 IL-1、TNF-α、IL-6、IL-8 等促使滑膜处于持续炎症状态。特别是 TNF-α 进一步破坏关节软骨和骨质,而 IL-1 则是引起类风湿关节炎全身症状,如发热、乏力,CRP 和血沉升高的主要原因。

另外,从细胞凋亡理论而言,凋亡本身是细胞程序化死亡,是维持机体细胞增生和死亡之间的平衡的生理机制。类风湿关节炎滑膜出现凋亡分子 Fas 与 Fas 配体比例失调,可能抑制滑膜组织细胞的正常凋亡使类风湿关节炎的滑膜炎得以持续。

(三)病理

类风湿关节炎关节的基本病理改变是滑膜炎,表现为滑膜微血管增生,滑膜衬里细胞由 1~2 层增生至 8~10 层,滑膜间质有大量 T 淋巴细胞、浆细胞、巨噬细胞及中性粒细胞等炎性细胞浸润。在以上病理基础上,这些细胞及血管侵犯软骨或骨组织,形成侵袭性血管翳/软骨、骨结合区,软骨破坏明显,软骨细胞减少。修复期可形成纤维细胞增生及纤维性血管翳/软骨、骨结合区,而此时软骨破坏不明显。

关节外的基本病理改变为血管炎,主要表现为小动脉的坏死性全层动脉炎,有单核细胞浸润、内膜增殖及血栓形成,还可有小静脉及白细胞破碎性血管炎。血管炎可造成皮肤(如慢性溃疡)、神经(如周围神经炎)及多种内脏损伤(肺、心、肾等)。

类风湿结节的中心是在血管炎基础上发生的纤维素样坏死区,中心外呈多层放射状或栅栏状排列的组织细胞及携带 HLA-DR 抗原的巨噬细胞,最外层为肉芽组织及慢性炎性细胞(主要是淋巴细胞和浆细胞)。

三、临床表现

(一)临床体征

60%～70%类风湿关节炎患者以隐匿型的方式起病,在数周或数月内逐渐出现近端指间关节、掌指关节、腕关节等四肢小关节肿胀、僵硬。8%～15%患者可以在某些外界因素如感染、劳累过度、手术、分娩等刺激下,在几天内发作,呈急性起病方式。发病时常伴有乏力、食欲减退、体重减轻等全身不适,有些患者可伴有低热。除关节表现外,还可见肺、心、神经系统、骨髓等器官受累表现。

1.关节表现

(1)晨僵:是指患者在清晨醒来发现关节部位的发紧和僵硬感,这种感觉在活动后可明显改善。晨僵是许多关节炎的表现之一,但是,在类风湿关节炎最为突出,往往持续时间超过1个小时以上。一般在慢慢活动关节后,晨僵减轻。

(2)疼痛及压痛:类风湿关节炎的关节疼痛及压痛往往是最早的关节症状,程度因人而异。关节疼痛的最常见部位是近端指间关节、掌指关节、腕关节,但也可累及肘、膝、足等。其特点是持续性、对称性关节疼痛和压痛。

(3)肿胀:患者的关节肿胀主要是由于关节腔积液、滑膜增生及组织水肿而致。可见于任何关节,但以双手近端指间关节、掌指关节及腕关节受累最为常见。

(4)关节畸形:晚期类风湿关节炎患者可出现关节破坏和畸形。由于滑膜、软骨破坏、关节周围支持性肌肉的萎缩及韧带牵拉的综合作用引起关节半脱位或脱位。常见的关节畸形有近端指间关节梭形肿胀;尺侧腕伸肌萎缩,致手腕向桡侧旋转、偏移,手指向尺侧代偿性移位,形成掌指关节尺侧偏移;近端指间关节严重屈曲,远端指间关节过伸呈钮孔花样畸形;近端指间关节过伸,远端指间关节屈曲畸形,形成鹅颈样畸形;掌指关节脱位;肘、膝、踝关节强直畸形等。

2.关节外表现

病情严重或关节症状突出时易见关节外表现。受累的脏器可以是某一器官,也可以同时伴有多个内脏受累,严重程度也不同,故其临床表现不甚一致。

(1)血管炎:血管炎是重症类风湿关节炎的表现之一,患者多伴有淋巴结病变及骨质破坏。组织中有免疫复合物沉积,血清类风湿因子阳性、冷球蛋白阳性及补体水平下降。病理上表现为坏死性小动脉或中动脉病变。如指(趾)坏疽、梗死、皮肤溃疡、紫癜、网状青斑、多发性神经炎、巩膜炎、角膜炎、视网膜血管炎或肝脾肿大。

(2)类风湿结节:5%～15%的类风湿关节炎患者有类风湿结节,大多见于病程的晚期。结节易发生在关节隆突部以及经常受压部位,如肘关节鹰嘴突附近、足跟腱鞘、手掌屈肌腱鞘、膝关节周围等。结节大小0.2～3 cm,呈圆形或卵圆形,数量不等,触之有坚韧感,按之无压痛。结节还常见于心包、胸膜、心肺实质组织、脑等内脏,若结节影响脏器功能,可能出现受损脏器的症状。一般来说,类风湿结节出现提示类风湿关节炎病情活动,但有时结节也会出现在关节炎好转时,与病情发展和关节表现不一致。

(3)肺部表现:类风湿肺损害可致间质性肺炎、肺间质纤维化、类风湿胸膜炎和类风湿肺尘埃沉着病等。类风湿胸膜炎常见于疾病活动期,一般无自觉症状。广泛的胸膜病变可引起少至中等量胸腔积液,应用糖皮质激素治疗可使疾病好转。并发间质性肺炎时,可反复发作慢性支气管炎,致限制性通气障碍。类风湿肺尘埃沉着病多发生于从事矿工职业的患者。

(4)心脏表现:类风湿关节炎可以出现心包炎,心包积液为渗出性,偶尔可以有心脏压塞。有时类风湿结节出现于心肌、心瓣膜,引致心瓣膜关闭不全。

(5)眼部表现:约30%的类风湿关节炎患者有干燥性角膜炎;累及巩膜时,可引起巩膜外层炎、巩膜炎、巩膜软化或穿孔;眼底血管炎可引起视力障碍或失明。

(6)肾损害:患者可出现膜性及系膜增生性肾小球肾炎、间质性肾炎、局灶性肾小球硬化及淀粉样变性。肾淀粉样变性发生率为5%~15%,表现为持续性蛋白尿,肾组织活检可见淀粉样蛋白沉积及血清中抗淀粉蛋白P抗体阳性。

(7)神经系统损害:类风湿关节炎神经系统损害多由血管炎引起。出现单个或多个肢体局部性感觉缺失、垂腕征、垂足征或腕管综合征。寰枢关节脱位而压迫脊髓时,则出现颈肌无力、进行性步态异常及颈部疼痛。硬脑膜类风湿结节则可引致脑膜刺激征。

(8)淋巴结病:30%的类风湿关节炎患者可有淋巴结肿大,且多伴有病情活动、类风湿因子阳性和血沉增快。淋巴结活检可见生发中心 $CD8^+$ T细胞浸润。淋巴滤泡散在性均匀增生是类风湿关节炎的特点,并有助于同淋巴瘤的鉴别。

(9)其他:除上述系统表现外,活动期类风湿关节炎还可以出现贫血、体重减轻、肝脾肿大等关节外症状。

(二)实验室检查

1.血清及细胞学检查

(1)自身抗体。①类风湿因子(rheumatoid factor,RF):是类风湿关节炎血清中针对 IgG Fc片段上抗原表位的一类自身抗体,它可分为 IgM、IgA、IgG 及 IgE 4 型。类风湿关节炎中 IgM 型RF 阳性率为60%~78%,类风湿因子阳性的患者较多伴有关节外表现,如皮下结节及血管炎等;②其他自身抗体:国内外研究显示抗 Sa 抗体、抗核周因子抗体(antiperinuclear factor,APF)、抗角蛋白抗体(antikeratin antibody,AKA)及抗环瓜氨酸肽(CCP)抗体等对早期和特异性诊断类风湿关节炎有一定意义。

(2)血常规:类风湿关节炎患者可伴有贫血。以正细胞低色素性贫血较常见,多与病情活动程度有关。患者的外周血白细胞变化不尽一致。病情活动期可有白细胞及嗜酸性粒细胞轻度增加。类风湿关节炎患者的病情活动时可有血小板升高,在病情缓解后降至正常。

(3)补体和免疫复合物:非活动性类风湿关节炎患者的总补体、C_3 及 C_4 水平多正常,甚至略高。但是在关节外表现较多者,可出现总补体、C_3 及 C_4 水平下降。

(4)急性时相反应物:类风湿关节炎活动期可有多种急性时相蛋白升高,包括 α_1 巨球蛋白、纤维蛋白原、C反应蛋白、淀粉样蛋白 A、淀粉样蛋白 P 及 α_2 巨球蛋白等。临床上应用较广的是C反应蛋白(CRP)。此外血沉(erythrocyte sedimentation rate,ESR)也是临床最常采用的监测方法。C反应蛋白及血沉均为类风湿关节炎非特异性指标,但可作为类风湿关节炎疾病活动程度和病情缓解的指标。C反应蛋白与病情活动指数、晨僵时间、握力、关节疼痛及肿胀指数、血沉和血红蛋白水平密切相关。病情缓解时C反应蛋白下降,反之则上升。C反应蛋白水平持续不降多预示病变的进展。病情加重则血沉加快,病情缓解时可恢复至正常,但约有5%的类风湿关节炎患者在病情活动时血沉并不增快。

2.滑膜液检查

类风湿关节炎患者的滑液一般呈炎性特点,白细胞总数可达 $1.0 \times 10^9/L$,甚至更多,蛋白

>40 g/L,透明质酸酶<1 g/L,滑液中可测出类风湿因子、抗胶原抗体及免疫复合物。镜下可见巨噬细胞、多形核细胞及其残核(Reiter细胞)。

(三)影像学检查

1.关节X线检查

临床X线检查常规首选双手(包括腕)或双手相加双足相进行检查。早期X线表现是受累关节周围软组织肿胀,关节间隙变窄,局限性骨质疏松和骨质侵蚀,晚期为关节半脱位、畸形及强直。美国风湿病学会将X线表现分为4期。

Ⅰ期:正常或关节端骨质疏松。

Ⅱ期:关节端骨质疏松,偶有关节软骨下囊样破坏或骨侵蚀改变。

Ⅲ期:明显的关节软骨下囊性破坏,关节间隙变窄,关节半脱位等畸形。

Ⅳ期:除Ⅱ、Ⅲ期改变外,并有纤维性或骨性强直。

(1)手和腕:几乎全部患者均有双手和腕关节的侵蚀。骨皮质变薄,广泛性骨质疏松,进而出现关节端的边缘性骨质侵袭,常见于第2、3掌指关节桡侧和第3近端指间关节两侧,手腕关节可以发生特征性关节脱位畸形,手指关节可发生"钮孔花""鹅颈"等畸形。腕关节间隙普遍狭窄,出现腕骨聚拢现象及骨质侵蚀或囊性变,晚期可以产生关节的纤维性或骨性强直。

(2)足:主要累及跖趾关节,趾间关节也可受累及。

(3)肘:表现为对称性关节囊增厚,关节腔积液,关节周围密度增高,有时可在软组织影内发现密度略高的类风湿结节,关节间隙狭窄,特别是在肱桡关节处,可见关节面的囊性变和骨侵蚀。严重者可出现关节脱位和间隙消失。

(4)肩:肩关节间隙狭窄,关节面不规则骨硬化,关节面肱骨头侧以及肩锁关节锁骨端肩峰和喙锁关节的骨质侵蚀。

(5)膝:早期出现关节囊增厚、关节腔积液进而关节间隙狭窄,关节边缘骨侵蚀,晚期可见关节屈曲或内翻畸形。

(6)髋:早期髋关节持重面对称性狭窄,股骨头向内侧移位,股骨头、颈出现骨质侵蚀及囊性变,伴有骨质硬化增生,晚期关节间隙完全消失产生纤维性强直。

(7)脊柱:颈椎受累最为常见,以C1、C2最明显,常表现为寰枢椎半脱位和枢椎齿状突骨质侵蚀。

2.CT和磁共振成像(MRI)

CT有助于发现早期骨关节侵蚀、股骨头脱位等情况。类风湿关节炎颈椎寰枢椎关节病变受累相对多见,行CT检查可以显示如齿状突骨侵蚀、脊柱受压、关节脱位等改变。MRI对显示关节内透明软骨、肌腱、韧带、滑膜囊肿和脊髓受压有良好的效果。MRI可很好地分辨关节软骨、滑液和软骨下组织,对早期发现关节破坏很有帮助,已经证明,发病4个月内即可通过MRI发现关节破坏的迹象。

(四)关节镜及针刺活检

关节镜及针刺活检的应用已越来越广泛。关节镜对关节疾病的诊断及治疗均有价值,针刺活检则是一种操作简单、创伤小的检查方法。

四、诊断标准

2009年美国风湿病学会(ACR)/联合欧洲抗风湿病联盟(EULAR)/新的类风湿关节炎

(RA)分类标准(简称 ACR/EULAR 2010 标准,表 8-1)。

表 8-1　ACR/EULAR 2010 标准

受累关节情况	受累关节数	得分(0~5分)
中大关节	1	0
	2~10	1
小关节	1~3	2
	4~10	3
至少 1 个为小关节	>10	5
血清学		得分(1~3 分)
类风湿因子(RF)或抗瓜氨酸蛋白抗体(ACCP)抗体均阴性		0
RF 或抗 ACCP 抗体至少 1 项低滴度阳性		2
RF 或抗 ACCP 抗体至少 1 项高滴度(>正常上限 3 倍)阳性		3
滑膜炎持续时间		得分(0~1 分)
<6 周		0
>6 周		1
急性时相反应物		得分(0~1 分)
CRP 或 ESR 均正常		0
CRP 或 ESR 增高		1

新旧诊断标准的主要差别:①新的诊断标准首先以受累关节多寡作为主要指标,关节炎需经超声(US)或磁共振成像(MRI)证实并排除了其他疾病所致为前提;②新增了抗瓜氨酸蛋白抗体(ACCP)检测,并重视其和类风湿因子(RF)在 RA 诊断中的作用;③把急性时相反应物 C 反应蛋白(CRP)和血沉(ESR)增高以及炎症持续 6 周作为参考条件之一;④结构性的破坏不再作为分类标准的一部分,废除了原标准中的晨僵、皮下结节、对称性关节炎和双手 X 线平片改变 4 项;⑤新标准可对 1 个以上的关节炎进行早期诊断,因此能及时应用改善病情的抗风湿药物(DMARDs)和生物制剂治疗,可提高疗效并改变 RA 的预后。

五、治疗方法

类风湿关节炎的治疗目的在于减轻关节的炎症反应,抑制病变发展及骨质破坏,尽可能地保护关节和肌肉的功能及达到病情完全缓解。类风湿关节炎的治疗原则包括:①早期治疗,尽早应用缓解病情抗风湿药(DMARDs),包括慢作用抗风湿药(SAARDs)和免疫抑制剂;②联合用药,联合应用两种以上 DMARD 可通过抑制免疫或炎症损伤的不同环节产生更好的作用;③个体化方案,应根据患者的病情特点、对药物的作用及不良反应等选择个体化治疗方案;④功能锻炼,在药物治疗的同时,应强调根据的功能活动。

RA 诊疗流程强调 RA 的早期诊断及病情评估,并以此选择治疗方法和策略,包括患者教育、早期给予 DMARDs、正确应用 NSAIDs、小剂量激素及积极应用理疗和体疗方法。在治疗过程中要定期评估病情活动性,根据疗效调整 DMARDs 用法,并强调了 DMARDs 联合治疗的重要性。同时,根据病情可考虑给予生物制剂。对于关节畸形患者给予外科治疗。

（一）一般治疗

一般来说，在关节肿痛明显时应强调休息及关节制动，而在关节肿痛缓解后应注意关节的功能锻炼。此外，理疗、外用药物对缓解关节症状有一定作用。

（二）药物治疗

1.非甾体抗炎药（NSAIDs）

通过抑制前列腺素合成所需要的环氧化酶（COX）而起到消炎止痛的作用，该类药物是治疗类风湿关节炎的常用药物。但只能缓解症状，并不能阻止疾病的进展。在应用非甾体抗炎药的同时，应加用 DMARDs。非甾体抗炎药的品种很多，主要包括以下几种。

（1）布洛芬：有较强的解热镇痛和抗炎作用，胃肠道不良反应较少。治疗剂量为 1.2～2.4 g/d，分次服用。

（2）双氯芬酸：其解热镇痛和抗炎作用强，口服剂量为 75～150 mg/d，分次服用。

（3）萘丁美酮：抗炎作用与抑制前列腺素的合成、白细胞凝聚及钙转运有关。胃肠道不良反应较轻。每日用量 1 000 mg。

（4）美洛昔康：其用法为每日 7.5～22.5 mg，胃肠道不良反应较少。

（5）依托度酸：是另一种选择性 COX-2 抑制剂，胃肠道不良反应较少，每日剂量 200～400 mg，分两次服用。

（6）塞来昔布：为特异性 COX-2 抑制剂，胃肠道不良反应轻，每日剂量 200～400 mg。

此类药物在发挥解热、镇痛、抗炎作用的同时，常削弱对胃肠道黏膜的保护作用，减少了肾内血流，影响了血小板功能，因此常见不良反应有恶心、呕吐、上腹疼痛、胃黏膜糜烂出血、消化性溃疡出血、穿孔、肾功能损害、血小板功能异常、皮疹、转氨酶升高、哮喘、头晕、头痛等反应。20 世纪 90 年代初发现，COX 存在两种不同的异构体即 COX-1 和 COX-2。COX-1 产生的花生四烯酸代谢产物如生理性前列腺素，参与调节多种生理功能，保护胃黏膜，增加肾血流灌注和血小板聚集。COX-2 则产生于某种应激条件下如在炎症因子的刺激下，产生炎症性前列腺素促进局部炎症反应。因此选择性抑制 COX-2 而不影响 COX-1 的非甾体抗炎药能加强抗炎作用，减少胃肠道等毒副作用，适合于老年患者和以往有消化道溃疡病史的患者服用。

2.慢作用抗风湿药及免疫抑制剂

在过去的 30 年中，与其他任何一种风湿性疾病相比，RA 的治疗发生了重大的改变。大多数 RA 患者在确诊后若得到及早治疗可达到疾病的临床缓解。这主要归功于出现了许多可以联合使用的 DMARDs。患者的治疗目标是达到疾病缓解或处于低疾病活动状态，这一点已达成共识。

RA 达标治疗流程有两条主线分别表示不同的治疗目标：①达到缓解并维持缓解的主要目标；②针对病程较长的 RA 患者而制订的达到并维持低疾病活动性的替代目标。达到并维持这两条治疗目标的措施基本相同。应当适时地对疾病进行包括关节评估在内的疾病活动度评估，并根据评估结果适当调整治疗方案。

这类药物起效时间比较晚，一般需要 3～6 个月。这类药物对疼痛的缓解作用较差，但及早使用能延缓或阻止关节骨的破坏，减少残疾。但是此类药物常有各种不同的毒副作用，应密切观察，定期进行实验室检查。此类药物主要包括以下几种。

（1）甲氨蝶呤（methotrexate，MTX）：可抑制白细胞的趋向性，有直接抗炎作用，是目前治疗类风湿关节炎的首选药物之一，是二氢叶酸还原酶的抑制剂，可引起细胞内叶酸缺乏，使核蛋白合成减少,从而抑制细胞增殖和复制。一般主张小剂量及长疗程。每周 7.5～20 mg,一次口服、静脉注射或肌内注射。通常在 4～8 周后起效。不良反应有恶心、口炎、腹泻、脱发、肺炎、肝酶升高、肝及肺纤维化以及血液学异常等。小剂量叶酸或亚叶酸与甲氨蝶呤同时使用可减少甲氨蝶呤的毒副作用而不影响疗效。

(2)柳氮磺吡啶(SSZ):该药能减轻关节局部炎症和晨僵,可使血沉和 C 反应蛋白下降,并可减缓滑膜的破坏。一般从小剂量开始,逐渐增加至每日 2～3 g。一般用药后 1～2 个月可起效。柳氮磺吡啶的不良反应有恶心、腹泻、皮疹、白细胞减低、肝酶升高等,但一般停药减量后可恢复正常。

(3)来氟米特:为一种新的抗代谢性免疫抑制剂,它可以抑制二氢乳清酸脱氢酶和酪氨酸激酶的活性。来氟米特主要通过抑制嘧啶合成通路,进而干扰 DNA 的合成,使细胞分裂在 G1 期受阻。来氟米特可明显减轻关节肿痛、晨僵及增加握力,且可使血沉及 C 反应蛋白水平下降。其用量 10～20 mg/d。主要不良反应有胃肠道反应、皮疹、乏力以及白细胞减低等。

(4)羟氯喹:其细胞内浓度高,治疗效果好。常用剂量为每日 0.2～4 g。可由小剂量开始,1～2 周后增至足量。不良反应有恶心、呕吐、头痛、肌无力、皮疹及白细胞减少,偶有视网膜病变。

(5)金制剂:包括注射和口服两种剂型。注射金制剂最常用的有硫代苹果酸金钠和硫代葡萄糖金,两者的临床效果相近。国内常用的金制剂有金诺芬,商品名为瑞得。服法为 3 mg,每日 2 次,或 6 mg 每日 1 次。病情控制后仍需长期维持治疗。主要不良反应有皮疹和腹泻。个别患者可见白细胞减少和蛋白尿等。使用金制剂治疗 RA 过程烦琐且难以监测其毒性,故目前应用较少。

(6)青霉胺(DP):可使血浆中巨球蛋白的二硫键断裂而发生解聚,使类风湿因子滴度下降,抑制淋巴细胞的转化,使抗体生成减少,稳定溶酶体酶,并与铜结合而抑制单氨氧化酶的活性。一般每日口服 125～250 mg,然后增加至每日 500～750 mg。用药 4～6 周见效,疗效与金制剂相似。青霉胺的不良反应有恶心、呕吐、口腔溃疡、味觉丧失等。个别患者出现蛋白尿、血尿、白细胞或血小板计数减少等。

(7)环孢素:可抑制 CD4 和 CD8 T 细胞的 IL-2 表达以及 IFN-γ 和 IL-4 的血浆水平。同时还可降低 B 细胞的活性、CD40 信号以及抑制钙依赖性蛋白磷酸化。环孢素可缓解关节肿痛及晨僵,并可降低血沉、C 反应蛋白及类风湿因子滴度,使滑膜破坏减缓。常用剂量为 2.5～5 mg/(kg·d)。环孢素可引起胃肠道症状、头痛、感觉异常及肝酶升高等。在少数患者可引起肾毒性,一般在减量后可逐渐恢复。停药的最常见原因是血压或肌酐升高。

(8)硫唑嘌呤(AZA):硫唑嘌呤是 6-巯基嘌呤的衍生物,在体内干扰嘌呤核苷酸的形成和 DNA 的合成,故硫唑嘌呤具有抗炎效能,减少类风湿因子的生成和改善病情。剂量通常为 50～200 mg/d。虽然 AZA 不是治疗 RA 的首选药物,但当患者为 MTX 禁忌或不耐受 MTX 时,AZA 可以替代 MTX。常见的不良反应有胃肠道不适、骨髓抑制、肌无力、肝毒性和流感样症状。中性粒细胞减少是 AZA 最常见的不良反应,可以通过测定硫代嘌呤甲基转移酶(TMPT)遗传多态性来进行预测。

(9)雷公藤:属双子叶植物,具有消炎解毒,祛风湿功效。对病情轻、中度的患者治疗效果较好。治疗剂量为 30～60 mg/d。主要不良反应有皮疹、口炎、血细胞减低、腹泻等,经减量或对症处理后可消失。雷公藤对男女生殖系统有影响,育龄妇女服药后可出现月经紊乱、闭经;男性患者精子数量减少和活性降低,引起不育,故对未婚男女慎用本药。

3.糖皮质激素

能迅速缓解关节炎的临床症状。长时间使用或用法不当则可能引起明显的不良反应。虽然糖皮质激素起效快,疗效显著,但不良反应也较大。目前糖皮质激素主要与 DMARDs 联合使用作为部分 RA 患者的初始"诱导"治疗,以迅速控制病情,在 DMARDs 起效后逐渐减药。如果长期使用的剂量相当于泼尼松大于 $7.5\sim10.0$ mg/d 时,就需要加强 DMARDs 治疗。

4.免疫及生物治疗

包括针对细胞表面分子及细胞因子等的靶位分子免疫治疗,如肿瘤坏死因子抑制剂、IL-1 受体拮抗剂等。此外还有以去除血浆中异常免疫球蛋白及免疫细胞为主要目的的免疫净化治疗,如血浆置换、免疫吸附及去淋巴细胞治疗等。

5.植物药

如帕夫林、正清风痛宁等。可单用或联合其他药物治疗,对缓解关节肿痛和晨僵有较好的作用。

(刘伟霞)

第二节　多发性肌炎和皮肌炎

多发性肌炎(polymyositis,PM)和皮肌炎(dermatomyositis,DM)均为累及横纹肌的特发性炎症性肌病。临床上以对称性近端肌无力为主要表现,DM 尚有特征性皮疹;病理上以横纹肌肌纤维变性和间质炎症为特点。作为系统性疾病,PM/DM 常累及多脏器,伴发肿瘤和其他结缔组织病。

PM/DM 患病率为 $0.5\sim8.4/10$ 万,成人男女之比为 $1:2$,发病高峰分布在 $10\sim15$ 岁和 $45\sim60$ 岁 2 个时期。伴发恶性肿瘤者的平均年龄约为 60 岁,合并其他结缔组织病的患者平均年龄为 35 岁。儿童期发病以 DM 为主,男女比例接近。

一、病因与发病机制

PM/DM 的确切发病机制还不清楚,普遍认为 PM/DM 属于自身免疫病范畴,其证据如下。

(1)包括肌炎特异性自身抗体(myositis-specific autoantibodies,MSAs)在内的一系列自身抗体的检出。

(2)常与其他自身免疫病合并。

(3)骨骼肌抗原免疫动物可发生炎性肌病。

(4)PM/DM 患者外周血淋巴细胞呈肌毒性,并呈现其他免疫学异常。

(5)激素等免疫抑制治疗有效。其中 MSAs 可分为 3 类:即抗合成酶抗体,抗非合成酶细胞质(SRP)抗体和抗核抗原(Mi2)的抗体。抗合成酶抗体中,抗组氨酰 tRNA 合成酶抗体,即抗Jo-1 抗体,最具代表性。不同 MSAs 与 PM/DM 的临床表现类型密切相关,如抗合成酶抗体阳性的肌炎容易合并肺间质病变等,被称为抗合成酶综合征。

PM/DM 的病因或诱因尚不清楚,但推测病毒感染可能是重要因素,其证据如下。

（1）不同 MSAs 的肌炎存在发病季节的不同，如抗合成酶综合征多于前半年发病，而抗扰信号识别颗粒（signal-recognition particles，SRP）抗体阳性的肌炎多于后半年发病，提示可能与感染因素相关。

（2）某些微小 RNA 病毒可作为底物与合成酶反应。

（3）大肠埃希菌的组氨酰 tRNA 合成酶、肌蛋白、脑心肌炎病毒（一种微小 RNA 病毒）的衣壳蛋白之间存在氨基酸序列的同源性；而后者可以诱发小鼠发生肌炎；尽管大肠埃希菌的组氨酰 tRNA 合成酶与人类（Jo-1）不完全一致，但病毒或病毒-酶复合体可能通过分子模拟机制，引起自身免疫反应。

（4）某些病毒，如柯萨奇病毒 A9 可引起肌炎症状；在儿童 DM 中，该病毒滴度较正常对照升高；柯萨奇病毒 B1 可引起新生 Swiss 小鼠发生肌炎，2 周后，病毒滴度无法检出，但肌炎持续存在达 70 天以上；裸鼠或无胸腺小鼠感染柯萨奇病毒 B1 后，却可清除病毒，不发生肌炎，说明 T 细胞在本病中的特殊作用。

（5）脑心肌炎病毒诱导成年 BALB/c 小鼠的 PM 模型，呈病毒剂量依赖，且不同表型有不同易感性。

总之，目前认为 PM/DM 是由免疫介导的，在特定的遗传易感性背景下，由环境因素触发而发病；是以横纹肌为主要的靶组织，可以多系统受累的自身免疫性弥漫性结缔组织病。

二、病理

PM/DM 的组织病理学改变主要表现为 3 个方面：①肌肉炎性浸润为特征性表现。炎性细胞多为淋巴细胞、巨噬细胞和浆细胞；浸润位于间质、血管周围。②肌纤维变性、坏死、被吞噬。初期轻度改变可见个别肌纤维肿胀，呈灶性透明变性或颗粒变性。在进行性病变中肌纤维可呈玻璃样、颗粒状和空泡变性，甚至坏死。③可见肌细胞再生及胶原结缔组织增生。再生的肌细胞胞质嗜碱，核大呈空泡样，核仁明显。慢性患者可见纤维大小不等，间质纤维化。发生于肌束边缘的肌纤维直径变小的束周萎缩为 DM 特征性改变之一。

DM 的病理改变为表皮角化增厚，真皮血管增生，淋巴细胞浸润，真皮浅层水肿，后期表皮萎缩变薄、胶原纤维沉积等。直接免疫荧光检查在皮损处的真皮表皮交界处可见不连续的灶性免疫球蛋白和补体沉积。上述皮肤病理改变为非特异性。

三、临床表现

（一）肌肉病变

骨骼肌受累为本病特征。起病多隐袭，受累肌群包括四肢近端肌肉、颈部屈肌、脊柱旁肌肉、咽部肌肉、呼吸肌等，面肌与眼外肌受累极少见。肌无力是主要表现，患者下蹲、起立、平卧位抬头、翻身、正坐，重症患者发音、吞咽以致呼吸均感困难。部分患者肢体远端肌肉也受累。体检见肌力减低，25% 患者肌肉有压痛。晚期可出现肌萎缩。罕见的暴发型表现为横纹肌溶解，肌红蛋白尿，急性肾衰竭。

（二）皮肤改变

皮肌炎（DM）可出现特异性皮肤表现：①上眼睑和眶周可有特殊的水肿性淡紫色斑（又称"向阳性皮疹"）。②四肢关节的伸侧面可见红斑性鳞屑性疹，称为戈特隆征。其他表现还有肩背部、颈部、前胸领口"V"字区弥漫性红斑，分别称为"披肩"征和"V"字征，常伴光敏感。此外，甲周红斑、雷诺现象亦可见。

（三）肺部病变

5％～10％患者出现肺间质病变。表现为干咳、呼吸困难，易继发感染。体检可及肺底捻发音，血气分析示低氧血症，严重者出现呼吸衰竭，病情可呈进行性发展，预后很差。X线检查显示磨毛玻璃状、结节状和网格状改变。肺功能示限制性通气障碍。其他表现还有肺门影增大、肺不张、胸膜增厚、胸腔积液、肺动脉高压等。

（四）其他

严重患者有心肌受累，表现为心电图 ST-T 改变，充血性心力衰竭，严重心律失常者少见。因再生的骨骼肌纤维可释放肌酸酶同工酶 MB(CK-MB)，该同工酶的升高并不意味着心肌受累，可结合更为特异的心肌肌钙蛋白(TnT，TnI)以资鉴别。消化道亦可受累，钡餐可见食管扩张，蠕动差，钡剂通过缓慢以及梨状窝钡潴留。胃肠道血管炎多见于儿童 DM。

发热、体重减轻、关节痛/关节炎并不少见，由于肌肉挛缩可引起关节畸形。

四、实验室和辅助检查

PM/DM 的实验室改变有红细胞沉降率增快，有时有轻度贫血和白细胞升高，γ 球蛋白和免疫球蛋白的增高等。此外还可有尿肌酸、肌红蛋白的异常，但临床应用不多。

（一）肌酶谱检查

95％～99％患者有肌肉来源的酶活性增高，包括肌酸激酶(CK)、天冬氨酸氨基转移酶(AST)、丙氨酸氨基转移酶(ALT)、乳酸脱氢酶(LDH)、缩醛酶(ALD)等。其中 CK 最为敏感。CK 主要存在于骨骼肌、心肌、脑组织的细胞质中，相应的 CK 有 3 种同工酶，其中 CK-MM 主要存在于骨骼肌。CK 的作用是催化肌酸向磷酸肌酸的转化，因后者含高能磷酸键，在肌肉收缩时可提供直接的能量来源。CK 主要通过肾脏清除。临床上多以 CK 的高低推断肌炎的轻重、病情的进展和治疗的反应。但常有临床表现与 CK 水平不一致、不平行的情况，如：①起病极早期与晚期肌肉萎缩明显者；②老年 PM/DM；③存在 CK 活性的循环抑制物。上述 3 种情况可有临床显著的肌无力表现，而 CK 无明显升高。反之，患者肌力正常或接近正常，肌活检亦提示无明显肌纤维变性坏死表现，但可能由于存在肌细胞膜"渗漏"现象，可伴有 CK 明显升高。有研究提示，CK 相对低水平升高的肌炎预后不良。

（二）肌电图(EMG)

EMG 检查示肌源性损害。典型表现为低波幅，短程多相波(棘波)；可有插入性激惹增强，出现正锐波，自发性纤颤波；以及自发性、杂乱、高频放电。但有10％～15％患者 EMG 无明显异常。本病晚期可出现神经源性损害，呈神经源性和肌源性的混合相。

（三）肌活检

部位多选肱二头肌、股四头肌。活检应注意避开 EMG 针刺部位，以免出现假阳性。

（四）自身抗体检查

MSAs 对肌炎特异性好，但敏感性不足。尚可出现类风湿因子、抗核抗体及抗肌肉成分的抗体，如肌红蛋白、肌球蛋白、肌钙蛋白、原肌球蛋白抗体等，但均不特异。

（五）肌肉磁共振成像(MRI)检查

在 T_2 加权像和脂肪抑制序列(STIR)可显示受累肌肉炎症/水肿导致的高信号改变，敏感性较高。并有助于引导肌活检，提高阳性率。

五、诊断和鉴别诊断

（一）诊断

1.PM/DM 诊断标准

（1）肢带肌（肩胛带、骨盆带、四肢近端肌肉）和颈前屈肌呈对称性无力，可伴有吞咽困难和呼吸肌无力。

（2）肌肉活检显示有横纹肌纤维变性、坏死、被吞噬、再生以及单个核细胞浸润。

（3）血清肌酶谱增高。

（4）EMG 有肌源性损害。

符合 4 项标准可确诊 PM；符合前 4 项标准，且满足皮肤特征性皮疹，则可诊断 DM。

2.抗合成酶综合征和 MSAs 相关综合征

抗合成酶综合征是指 PM/DM 有抗 Jo-1 或其他抗合成酶抗体阳性，合并间质性肺病、发热、关节炎、雷诺现象，技工手的临床综合征。其中"技工手"是指手指侧面或掌面粗糙、脱屑、"肮脏"的外观表现。该综合征及其他 MSAs 相关综合征与相应的肌炎特异性自身抗体之间的内在联系尚有待进一步研究。

3.无肌炎的皮肌炎

DM 中有 10% 表现为无肌炎的皮肌炎，即有戈特隆征等 DM 典型皮肤改变，而无肌炎的临床和（或）亚临床表现。其中部分患者始终无肌炎出现。"无肌炎的皮肌炎"究竟是不是 DM 的一个独立的临床表现型，或仅为 DM 过渡性表现尚有争议。

（二）鉴别诊断

PM/DM 的有关鉴别诊断，主要要求回答 3 个问题：①有无肌无力的客观证据？有助于与风湿性多肌痛、纤维肌痛综合征等有疲乏、肌痛症状的疾病相鉴别。②有无肌炎？有助于与神经源性疾病、神经肌肉接头疾病和非炎性的肌源性疾病等一大组疾病相鉴别。③是否为 PM/DM？这 3 个问题有助于和其他炎性肌病，如包涵体肌炎鉴别。

1.包涵体肌炎

包涵体肌炎（inclusion body myositis，IBM）属于炎性肌病，其病理特征为光镜下肌纤维内见线状空泡，肌质内和（或）核内可见包涵体；电镜下可见直径10～25 nm 的丝状包涵体，本病亦因此而得名。IBM 多发生于中年以上人群，男性多见。起病隐袭，进展缓慢。肌无力表现可累及近端和远端肌肉，可呈不对称性，无肌痛，CK 正常或呈低水平升高。少见肺脏、关节累及，ANA 偶可阳性，无 MSA 出现。EMG 表现为肌源性损害或合并神经源性损害。IBM 的临床表现、甚至早期组织病理学改变，常与 PM 无法区分。而对激素及免疫抑制治疗的低反应性是其特点之一。因此，出现治疗抵抗的肌炎应重新审视，进一步除外 IBM 的可能。

2.恶性肿瘤相关 DM/PM

40 岁以上 DM/PM 患者合并肿瘤的发生率为 10%～20%，DM 较 PM 更易与肿瘤相关。肿瘤可于 DM/PM 之前、同时或之后发生。当肌炎呈不典型性：如有肌无力等临床表现，但反复查肌酶正常，或 EMG 正常，或肌活检不典型，或呈激素抵抗；需结合年龄性别，其他临床表现和危险因素，积极除外合并肿瘤之可能。

3.与其他结缔组织病伴发的 PM/DM

炎性肌病的表现可以出现于硬皮病、系统性红斑狼疮、混合结缔组织病、干燥综合征。有时仅有肌无力的症状,无肌酶或 EMG 的异常。PM 偶见于类风湿关节炎、成人 Still 病、Wegener 肉芽肿和结节性多动脉炎。在系统性血管炎中,肌无力症状更多与动脉炎和周围神经受累相关,而不是肌肉本身的免疫性炎症。风湿科常用药物,如糖皮质激素、青霉胺、氯喹、秋水仙碱等亦可引起肌病,停药后可缓解,也应鉴别。

4.神经系统疾病

运动神经元病中的进行性脊肌萎缩症、肌萎缩侧索硬化症等因累及脊髓前角细胞可引起缓慢进展的肌肉无力、萎缩,但其受累肌肉的模式与 PM 不同,多从远端向近端延伸,常伴肌束颤动,肌萎缩较早出现;进行性延髓性瘫痪有后组脑神经运动核及皮质脑干束受累,可出现吞咽困难,但均有上运动神经元受累表现,肌电图呈明显的神经源性损害。

肌肉神经接头疾病中,重症肌无力为针对突触后膜乙酰胆碱受体的自身免疫病,最常有眼外肌累及,而 PM 几无眼外肌受累报道。其晨轻暮重的表现,疲劳试验、新斯的明或依酚氯铵试验,血清抗乙酰胆碱受体(AChR)抗体测定,以及 EMG 重复电刺激试验可资鉴别。肌无力综合征(Eaton-Lambert 综合征)发病机制为神经末梢乙酰胆碱释放障碍,大多伴发肿瘤或自身免疫性疾病如系统性红斑狼疮、Graves 病,亦有肢体近端肌无力,其 EMG 以高频重复电刺激波幅逆增为特征。

5.其他

非炎性肌病中,遗传性肌营养不良症常有阳性家族史。多于儿童发病,近端肌肉萎缩明显,多伴腓肠肌等假性肥大现象。甲状腺功能亢进和减退均可并发肌病,甲减性肌病尤可出现 CK 的明显增高,其具体机制不清楚,可能与 CK 清除障碍有关,应予鉴别。其他如线粒体肌病、糖原累积病等代谢性肌病亦须鉴别。

六、治疗

(一)一般性治疗

支持疗法、对症处理、功能锻炼等不容忽视。有呼吸肌、吞咽肌受累的 PM/DM,呼吸道的护理、必要时机械通气,胃肠道或静脉营养支持,维持水电解质酸碱平衡,防治感染、抗生素合理使用等均至关重要。

(二)首选糖皮质激素治疗

一般认为开始剂量泼尼松 1~2 mg/(kg·d),严重者可用甲泼尼龙 200 mg 以上静脉冲击治疗。病情控制后逐渐减量。自开始用药到病情最大限度改善需 1~6 个月,减药过快,常可出现病情复发。疗程一般不应少于 2 年。糖皮质激素除可改善肌无力外,对伴随的间质性肺病、关节炎、吞咽困难亦均有效。

(三)细胞毒性药物的使用

细胞毒性药物常与糖皮质激素联合治疗,有助于控制疾病,还能减少激素用量。常用药物为甲氨蝶呤(MTX,每周 10~25 mg)和硫唑嘌呤[AZA,2 mg/(kg·d)]。两者均须定期观察血常规和肝功能情况。

PM/DM 治疗中的激素抵抗,是指激素大剂量[>1~2 mg/(kg·d)]、长疗程使用(>1 至数月),仍不能改善症状和使肌酶正常化的情况。临床多以联合使用细胞毒性药物强化治疗。对难治性 PM/DM,即有激素抵抗且联用一种细胞毒性药物(MTX 或 AZA)仍无效,则可联合使用 MTX+AZA,或在前述一个细胞毒性药物基础上加用环孢素[CsA,3 mg/(kg·d)];对呈激素抵抗的合并肺间质病变的患者,还可考虑使用环磷酰胺冲击治疗。

(四)大剂量静脉丙种球蛋白(IVIG)

丙种球蛋白 IVIG 治疗 DM/PM 疗效肯定,尤其对改善重症 DM/PM 的呼吸肌、吞咽肌受累的症状有效。不良反应少见,偶有发热、头痛、呼吸急促、血管收缩症状、白细胞减少表现,但对有心功能、肾功能不全、高凝状态或有深静脉血栓形成应慎用。

(五)其他药物

羟氯喹(0.2～0.4 g/d)对 DM 皮损有一定疗效。须注意其视网膜毒性。

七、预后

在糖皮质激素、细胞毒性药物及其他治疗手段得到广泛应用后,本病的预后已得到明显改观。但 PM/DM 的 5 年与 10 年存活率仍为 70%～80% 和 60%。多数 PM/DM 患者呈慢性经过,2～3 年后逐渐趋向恢复,亦可缓解复发交替,一般认为病程超过 7 年者,很少死于本病。提示预后不良的主要因素有:全身性肌无力,有呼吸肌受累、吞咽困难者;肺脏、心脏等重要脏器受累者;发病年龄大、合并恶性肿瘤者和激素抵抗者。

(刘伟霞)

第三节　骨关节炎

骨性关节炎(osteoarthritis,OA)也称作肥大性关节炎、增生性关节炎、老年性关节炎、退行性关节炎、骨关节病等,是一种慢性、渐进性关节病变,是临床上最常见的关节疾病。据统计,OA 是导致 50 岁以上男性人口无法参加工作的第二位原因,仅次于缺血性心脏病。今后随着老龄人口的增多,OA 会变得更为普遍。我国老龄人口已经超过 10%,60 岁以上的人口超过1.2 亿。据推算,估计有 6 000 万～7 000 万人患有 OA。随着人口老龄化,OA 将逐渐成为威胁老年社会的主要疾病之一。由此所引起的医疗和社会负担,已逐渐成为我国最为突出的公共卫生问题之一。西方国家的发病率较中国高,据统计,占门诊病例的 2.3%。

骨性关节炎的发生与年龄有密切关系,年龄低于 45 岁的,发病率为 2%～3%;45～64 岁的为24.5%～30%,超过 65 岁的可高达 58%～68%。最常见的部位顺序为膝关节、髋关节、远端指间关节和腕掌关节。严格地说,骨性关节炎也发生于脊柱,由于骨赘压迫脊髓、马尾神经、神经根或血管等产生相应的症状、体征。根据发生的部位不同,其临床表现、诊断和治疗均较复杂,许多学者将其归入颈椎病及颈、胸、腰段的椎管狭窄症和椎间盘突出症等疾病中,故不在此讨论。

一、难治原因分析

(一)病因及发病机制尚不十分明确

骨性关节炎可分成原发性和继发性两种。原发性的尚未明确病因,继发性的系在原有疾病基础上发展而成。有许多疾病,包括先天性关节发育异常、儿童时期关节病变、外伤、各种代谢性疾病和多种促使软骨崩溃的关节内炎症,它们共同的结果是骨性关节炎。病因不清楚是本病难治的根本原因。

发病原因虽然不明确,但显然是某种创伤所致,可能是急性创伤所致,更可能是慢性损伤所致。另一种相当重要的因素是衰老。衰老本身不会引起骨性关节炎,但可以发生软骨细胞的功能改变,使骨性关节炎发病。此外,在 Heberden 结节及全身性骨关节炎患者,软骨细胞功能的某种遗传变异可能发生此病。同样,内分泌因素、免疫机制亦可能起作用。

1.软骨代谢异常

大多数学者认为骨关节炎最初的病理变化为软骨的基质内缺乏糖蛋白原和胶原,接着浅层的软骨细胞数量减少,使关节软骨松松地挂在关节腔内,受不起应力,容易发生折断。软骨表层细胞受到损伤后,其基底部细胞代谢活力增加。核素研究表明,氚-胸腺嘧啶核苷摄取率增高,提示 DNA 合成、复制增加。这种复制机制的调节受到体内内分泌系统的影响。调节机制的紊乱可造成骨性关节炎的发生。如胰岛素可促进 SO_2 进入软骨细胞,有利于蛋白多糖的合成。在糖尿病患者,由于胰岛素的不足,可能是造成骨性关节炎的病因之一。生长激素对软骨有刺激作用。生长激素的不足可导致软骨的退行性改变。实验表明:雄激素对骨性关节炎有促进作用,而雌激素对骨关节炎有抑制作用。应该指出,骨性关节炎是一个复杂的发展过程,其他内分泌系统也影响着软骨的代谢过程。但是没有哪一个单一的内分泌系统异常可以完美地解释骨性关节炎的发生。

2.酶对软骨基质的降解作用

老年人的软骨水分减少,硫酸软骨素 6 与硫酸软骨素 4 的比例增高,各种促进软骨裂解的酶也相应出现。这些酶是来自软骨本身,还是滑膜和关节液中的细胞成分,目前还不清楚。骨性关节炎常常有滑膜炎症。实验证明:滑膜炎症可以使关节内压力升高,当关节内压上升 $0.67 \sim 1.33$ kPa($5 \sim 10$ mmHg)时,即可阻碍滑膜静脉的血液循环,并造成氧分压下降。后者可以使滑膜内层细胞所产生的酸性磷酸酶及颗粒分解酶增加。这两种酶虽然是非特异性酶,但对关节软骨退行性变是至关重要的。可以推测,当关节软骨表层有"裂痕"致使滑液进入软骨基质,消化了蛋白多糖中的软骨素硫酸酯链,使软骨机械性能受到损害,导致骨性关节炎的发生。

3.骨内高压和软骨的营养改变

Harrison 首先研究骨内血流动力学变化,发现髋关节骨性关节炎者股骨头内动脉和静脉的通路阻断。Phillips 经静脉造影发现静脉回流不足,骨内窦状隙扩张,并有动脉性充血,这种骨内高压是引起疼痛的原因。Trueta 认为,由于骨内压力分布的不均匀,使某些区域承受过多的应力,而另一些区域却又应力不足,容易发生软骨变性。另一方面,由于软骨没有血管,因此在探讨退行性变的机制时必须考虑到营养因素。软骨要获取营养以供给细胞代谢活力,并能排除废物。滑膜液是供应营养的来源之一和处理废物之所在,骨骺血管是另一营养来源,在幼年缺乏连续的软骨下骨板,从骨骺来的血管为软骨提供营养。一般在成年后软骨下骨板闭合,软骨营养就完全依靠滑膜液。当营养不足时,软骨的细胞增殖受到影响,因而不能修复软骨的缺损,使软骨变软弱,造成关节软骨的退行性变。

4.力学上的变化

以髋关节为例,为了维持力学上的平衡,髋关节必须承受 $3 \sim 4$ 倍体重的力,这个力是体重与髋部外展肌群的垂直合力。任何因素使关节表面面积减少的结果,都可以使单位面积负重量增加。如果股骨头的直径不变,其断面表面积大至为 $4.71 \sim 11.5$ cm^2,相差竟达 250%。据Pauwels认为,髋臼软骨下骨质的X线表现是髋部的应力分布图。在正常情况下,压力均匀分布,软骨下骨质应该表现为相同的厚度。如果髋关节有髋臼发育不良,负荷的力线将出现离心性偏斜,这时在髋臼的外侧部分将因骨质增生而显得骨质密度增高。Pauwels认为髋部的合力方向为股骨头的中心至髋臼的中心。但Bombelli却认为合力不通过髋臼的中心而在其内侧1/3处通过。

5.创伤因素

创伤是造成骨性关节炎的重要条件之一。关节软骨具有较强的耐磨性能,但抗冲击负荷能力差。髋关节的持重面负荷较大,持重面所受的力,一方面是体重通过髂骨传递到股骨头,另一方面是为保持关节稳定和肢体活动所需的肌肉力量作用在髋关节上,因此髋关节持重面所受的力约为体重的3倍。较大的暴力可以造成关节软骨损伤,但更重要的是日常生活经常遇到钝性的、重复性损伤。实验发现:对于浅表的软骨损伤,损伤处软骨细胞死亡之后24小时,周围软骨细胞的分裂、基质合成、分解代谢酶活力均增强,这种变化仅持续几天。损伤处不一定完全愈合,但也不一定发展为骨性关节炎。如果关节软骨深面受损伤,则将影响软骨下骨及其血运。其反应是血肿、肉芽组织及新生骨形成和纤维化。软骨下骨由新生骨形成,常使骨质变硬,减低了关节软骨在超出负荷时产生应变的能力,会进一步加重关节软骨的损伤。关节软骨受到损伤后能否发生骨性关节炎也与关节的活动、制动等因素有关。损伤后过度活动可造成关节软骨退行性变,但对关节持续制动,特别是在相对软骨面密合且相互保持一定压力的关节,会很快发生退行性变。组织学研究认为,关节软骨面在间接地接受一定压力的地方软骨保存得最好,因为这种间断性的压力能促进滑液中的某些营养物质进入软骨。

6.遗传因素

近年来的研究发现,遗传也是影响OA发病的因素之一。例如遗传因素对手的远端指间关节的发病有一定的作用。Heberden结节系单一常染色体基因传递,女性居多且多为显性,男性为隐性,女性多于男性约10倍。全身性OA与第12对染色体上的Ⅱ型前胶原基因(COL2A1)有关。

总之,骨性关节炎的发生是一种长期的、逐渐发生的病变过程,其机制涉及全身及局部许多因素。因此,其发病可能是一种综合的机制。

(二)没有根本性的治疗方法

迄今为止,对骨性关节炎的一切治疗都是改善疼痛症状,尚无根本性治疗方法。既不能中止也不能逆转本病的发生或发展。没有任何药物可以抑制骨性关节炎的发展。一般都使用非类固醇类抗炎药物来解除症状。虽然关节内注射皮质激素常能取得显著效果,但要谨慎使用,更不能连续使用,以免加重关节软骨的损害。理疗、按摩、外用膏药或乳胶剂、医疗体操等都能不同程度地缓解症状,但同样都不能根治。学者们正在加强本病病因的研究,在明确病因的基础上研制出相关的药物,例如基因治疗就是奋斗目标。

(三)目前对原发性骨性关节炎的研究热点

1.对关节软骨局部基质金属蛋白酶的研究

通常认为,OA的发生是由软骨细胞外基质降解与合成明显失衡引起的,其主要病理改变是关节软骨基质胶原(包括Ⅰ、Ⅱ、Ⅲ型)的破坏。研究表明,软骨局部基质金属蛋白酶(matrix metalloproteinases,MMPs)的异常增高可能是导致软骨细胞外基质合成与降解失衡的重要原因。MMPs是一类广泛存在于各种结缔组织中,在细胞外基质的生理和病理降解过程中起重要作用的蛋白酶超家族,主要分为胶原酶(MMP-1、MMP-8、MMP-13)、基质溶解素、明胶酶等亚家族。其中MMP-1和MMP-13可以直接降解软骨基质中最具特征、含量也最多的Ⅱ型胶原,而且其他许多MMPs亚型对Ⅱ型胶原的降解需要通过它们起作用。因此认为,两者可能在OA的发生过程中起关键作用。目前研究已证实,在 OA 发生的初始阶段,关节软骨细胞和滑膜细胞等可分泌白细胞介素-1(interleukin-1,IL-1)和肿瘤坏死因子 α(tumor necrosis factor-α,TNF-α)等细胞因子,继而引起 MMP-1 和 MMP-13 表达增高,但其具体的细胞内信号转导机制却尚未完全明了。

目前研究认为,细胞因子 IL-1 和 TNF-α 可能是通过两大途径来促进 MMPs 的基因表达的。一条途径是丝裂素原激活蛋白激酶(mitogen-activated protein kinase,MAPK)途径。MAPK 是一类蛋白激酶家族,包括 JNK、ERK 和 P38 激酶三大类。相关研究发现,JNK、ERK、P38 激酶在 OA 软骨细胞中的基因表达和蛋白含量有不同程度增高。另一条途径则为 NF-κB(nuclear factor-κB)途径,该途径的激活亦可引起 MMP-1、MMP-13 表达增高,从而成为治疗 OA 的另一靶点。但上述各信号转导通路在 MMP-1、MMP-13 异常高表达过程中发挥的作用尚有待评价。此外,最近国内外的有关实验研究表明,MMP-1 和 MMP-13 的表达存在时程差异。MMP-1 表现为持续高表达,而 MMP-13 在 OA 发生的初期一段时间内表达明显增高,随后却呈下降趋势。MMP-13 的表达不随软骨退变加重而持续增高的原因目前还不清楚,目前认为可能是其表达调控通路与 MMP-1 存在差异。

综上所述,目前研究认为,MAPK 通路和 NF-κB 通路是由 IL-1 和 TNF-α 激活的,且这两条通路是 OA 病理发生的主要信号转导通路,但一些更深层次的问题尚有待于探索。如在 OA 病理发展的不同时期,IL-1 和 TNF-α 的下行信号转导通路有何异同尚不明确;在信号转导通路中,MAPK 的三条通路:JNK、ERK、P38 激酶通路和 NF-κB 通路各自发挥的作用尚有待评价;此外,MMP-1 和 MMP-13 的表达调控通路存在哪些差异都是需要进一步解决的问题。

2.对骨性关节炎相关性细胞因子的研究

从细胞层次讲,关节软骨的退行性变可能是由于软骨细胞表型不稳定而形成的各种细胞反应模式的结果,这些反应模式包括细胞去分化、释放基质降解酶、细胞肥大和细胞凋亡。关节软骨主要由软骨细胞和细胞外基质(ECM)组成。在生理状态下,软骨细胞在合成代谢和分解代谢之间保持着平衡,并调节着 ECM 结构和功能上的完整。OA 时软骨细胞合成代谢和分解代谢活动的调节失衡,导致了 ECM 成分的进行性丢失和软骨细胞结构和功能的破坏。软骨细胞的这些反应主要是软骨细胞释放的一些细胞因子造成的。

调节 OA 软骨细胞功能的细胞因子,大致可以分为:①促软骨细胞分解代谢的因子,如IL-1、IL-17、IL-18、TNF-α、趋化因子、抑瘤素 M(OSM)等。②促合成代谢的因子,如胰岛素样生长因子(IGF)、转化生长因子(TGF)-β、BMP-2、BMP-4、BMP-6、BMP-7、BMP-9、BMP-13 等。③抑制或阻止软骨细胞分解代谢的因子,如 IL-4、IL-10、IL-13、IL-1 受体阻滞剂(IL-1ra)等。④调节其他细胞因子作用的调节因子,如IL-6、白血病抑制因子(LIF)、IL-11等。

软骨细胞能够产生 IL-1 和 TNF-α 以及其他炎症因子。在损伤和炎症的部位,机械应力或软骨基质的降解产物能够直接诱导局部的软骨细胞释放细胞因子,通过自分泌或旁分泌形式作用于软骨细胞,引起进一步的反应。这样形成一个独特的系统来调节局部环境对软骨细胞及 ECM 的作用。另外,某些机械应力或软骨基质的降解产物和 IL-1、TNF-α 诱导相同的信号通路,而且这些应力引导的通路可能也会促使编码细胞因子的基因表达。从这一机制看,致炎性细胞因子在 OA 软骨的破坏中充当着次级的调节者。

OA 是力学和生物学因素作用下软骨合成和降解耦联失衡的结果。这说明细胞因子学说目前并不能解释 OA 软骨破坏的全部原因。但我们必须认识到,不论软骨的哪个部分以哪种方式发生退行性变,都不能完全脱离几种类型细胞因子的作用,而且外界应力引起软骨退变可能只起起始和触发的作用,也脱离不了细胞因子的参与和调节。

细胞因子在 OA 软骨退变中的具体机制还不很清楚。随着分子生物学和细胞因子研究的不断深入,OA 的药物治疗和生物学治疗已经有了一定的进步。

二、临床表现与辅助检查

(一)临床表现

无论是原发性还是继发性髋关节骨性关节炎,临床表现大致相同。多见于 50 岁以上的患者,但继发者也可见于年轻人。症状开始时可能由于微小的损伤引起,也可以找不到明确的诱发因素。

1.髋关节

(1)疼痛:疼痛是早期症状,最初并不严重,当活动多时或负重时常伴有跛行和疼痛,休息后好转,严重者休息时亦痛。可受寒冷、潮湿的影响而加重。一般局限于腹股沟区、髋外侧部或大腿内侧部,并可沿神经放射至大腿内侧或膝关节内侧,患者主诉为膝关节疼痛或坐骨神经痛。有时由于上述部位疼痛严重,以致忽视了髋关节的病变。

(2)僵硬感:僵硬感是髋关节骨性关节炎的另一个主诉。其特点是髋关节僵硬感常出现在清晨起床后或是白天在一段时间关节不活动之后,而活动后关节疼痛减轻、活动度增加,故称之谓"晨僵"。髋关节骨性关节炎所造成的晨僵的一个显著不同点是持续时间短,一般持续不超过15 分钟。

(3)体征和关节功能:在病变早期可没有特殊体征。严重患者检查时可发现髋关节活动受限或丧失,起初以内旋和伸展受限为明显,时而有屈髋畸形。髋关节畸形较严重时,Thomas 征阳性。髋关节前方及内收肌处可有压痛。仔细检查髋关节的活动,可发现内旋角度越大,疼痛越重。这是由于内旋位时可使髋关节囊容积减少。由于髋关节很深,所以肿胀不明显。患者常感到行走、上下楼梯、由坐位站起困难。如有游离体存在,可出现关节交锁现象。

2.膝关节

膝关节的骨性关节炎多见于女性,肥胖所致超重负荷是主要原因之一。

(1)疼痛:关节疼痛是最显著的症状。通常症状限于局部,例如髌骨下疼痛,可有压痛。主动伸屈膝关节时引起髌骨下摩擦感及疼痛为早期症状。最初感到关节轻度不灵便,运动过量出现疼痛,休息后可缓解,从一个姿势变为另一个姿势时,开始活动感到不便和疼痛,例如从坐位到站起来走路时。但走一段时间后疼痛反而减轻,关节感到舒适,但过度活动、行走较长距离,则又会感到关节疼痛和活动受限。上台阶、上下楼梯或上公共汽车时均感到吃力和疼痛,因而需用手抓住扶手协助。然而休息后疼痛又有缓解。但在晚期粘连,滑膜充血,关节囊变厚,因关节囊纤维化而短缩,关节活动时刺激了囊内神经而引起疼痛。

(2)关节肿胀:肿胀是常见症状和表现。可有关节积液,多数发生在不严重的外伤或轻度扭伤后引起。休息 1～2 个月后,关节肿胀可自行消退。可以很长时间没有肿胀,但因轻微外伤而反复肿胀。

(3)体征和关节功能:膝关节周围有压痛。病情进展时膝关节活动受限,可引起失用性股四头肌萎缩。若股四头肌萎缩严重,则膝关节骨性突起明显,显得膝关节粗大。有时被动活动关节还可感觉到摩擦音。可有膝内翻畸形,膝外翻畸形少见。

3.手部

手部骨性关节炎多发生在老年。发病率随年龄增大而明显增加。男女发病相当,年龄低于45岁的患者男多于女,年龄大于45岁的女多于男。以指间关节和腕掌关节最为常见。多为多关节发病,少数为单一关节。发病缓慢,早期表现为关节疼痛和发僵,晨起开始活动时较明显,活动后减轻,活动多时又加重,休息后缓解。随着病变发展,症状逐渐加重,活动关节时有摩擦音。晚期疼痛可呈持续性,关节活动受限,并可出现关节积液、半脱位、畸形和关节内游离体等。手指畸形大多是外侧偏斜畸形,拇指可出现腕掌关节内收、掌指关节过伸畸形。

4.全身性骨性关节炎

全身性骨性关节炎系指至少有3个关节发病,通常发生在指间关节。有两种类型:一种为结节型,主要表现在手指的远端指间关节有Heberden结节形成,多见于老年妇女,且有明显的家族遗传倾向;另一种为非结节型,主要发生在近端指间关节,多见于男性,有时红细胞沉降率轻度增快,往往有过暂时多关节炎病史。有可能两种类型是不同的疾病。

(二)辅助检查

1.实验室检查

本病患者实验室检查无特殊异常。血常规、尿常规、抗"O"、黏蛋白、类风湿因子等均在正常范围。除全身性原发性骨性关节炎及伴有创伤性滑膜炎者外,红细胞沉降率在大多数病例中正常。滑膜液检查色泽、透明度及黏蛋白凝块试验正常,白细胞计数在$(0.2 \sim 2) \times 10^9$/L,镜检无细菌或结晶,但可见软骨碎片和纤维,从碎片的数目可粗略估计软骨退化程度。

2.病理检查

病理检查的特征是关节软骨发生进行性退化性改变,关节边缘和关节软骨下骨质有反应性变化,关节边缘有新骨增生和关节面的硬化,这是机体对关节面承受能力减退的一种代偿性反应。

早期关节软骨有细微改变。关节软骨由正常的蓝色半透明变为黄色不透明,其表面软骨细胞减少,脂肪性变,胶原纤维改变,出现裂痕和凹陷,使关节软骨表面粗糙不平,而后发生局限性侵蚀,软骨破坏面剥脱,开始为表层和中层,以至关节软骨全层被侵蚀,软骨下骨质暴露,且变厚变硬,以此来代偿机体对软骨面承受能力的减退。

骨赘的形成是一种增生性病变,多发生在关节边缘。骨赘形成的主要原因不是由于关节软骨退化,而是软骨退化后机体的修补功能,使退化的软骨积极地进行修补,关节周围的骨与软骨增生,生成骨的赘生物。暴露的软骨下骨组织形成新的关节软骨,为纤维软骨,而且关节软骨下骨质常有囊性变。主要是由于软骨损坏后,关节骨皮质亦发生稀疏坏死,且关节囊内压力增高,滑液传导到关节皮质的压力增大,对囊性变的形成起一定作用。因此,骨的关节端除软骨磨损、变薄外,还可见到数个密度减低的囊变区。囊性变可能是缺血性软骨下骨细微骨折的组织破坏而引起。在负重区软骨面下常发生囊性改变。

关节面软骨的退行性变促进了骨赘形成、骨质碎裂,在滑膜下时有骨性结节出现,这些结节和软骨碎屑进入关节腔内,形成关节内游离体。滑膜的变化在晚期表现为退化和增生。退化的滑膜组织被纤维组织代替,表现为滑膜的纤维变性,而增生表现为滑膜肥厚及炎症性改变。在膝关节镜下可见到软骨上的裂痕以及关节软骨全层磨损后暴露的软骨下骨质、充血增长的绒毛、脱落在关节腔内的软骨碎屑和游离体。

3.X 线检查

(1)髋关节:在髋关节正位片上见到不同程度关节间隙狭窄,可为均匀性狭窄,也可为不规则狭窄(表现为关节间隙大小不一)。关节面不光滑,股骨头的轮廓发生改变,常常是变扁,有的因骨质增生而变得很大,有的成蘑菇状。股骨颈变得短而粗。髋臼外上缘和髋臼底部的内下方骨质增生,可将股骨头大部遮盖,使髋臼显得变深。股骨头可向外上方半脱位,在髋臼和股骨头的负重区可出现囊性变区,并伴有负重区骨硬化现象。

(2)膝关节:在早期 X 线检查可以正常。随着关节软骨的逐渐磨损和破坏,常表现为关节间隙狭窄,可以间接判断关节软骨的变薄;伴有较多滑膜积液时,偶有关节间隙变宽。当关节积液、韧带松弛及关节面不对称时,采用负重位摄片、摄内(外)翻张力片、一定投照角度的屈曲片,才能使膝关节间隙较准确地反映关节软骨的厚度。常有骨质增生,又称骨赘或骨刺。可见数个密度减低的囊性变透亮区。

(3)手部:早期病变局限在软骨表面时,X 线片为阴性,此后出现关节间隙变窄,骨赘形成呈唇样变,骨端致密硬化呈象牙骨状骨,骨面下可因囊性变而出现"囊肿",关节腔内有游离体。还可出现骨端变形、骨面不平、两关节面不对称、偏向畸形、半脱位等,但无骨性强直。

4.CT 检查

CT 检查能显示骨质异常,是描述软骨异常的金标准。

5.MRI 检查

对透明软骨的改变,MRI 可直接从厚度、轮廓、信号 3 方面观察关节软骨。标本测量关节软骨厚度,与 MRI 所见厚度高度相关。MRI 尚能显示骨性关节炎动物模型关节软骨水肿厚度及消退过程,临床就诊患者多不能观察到此过程,而以关节软骨变薄更常见。但仅依据厚度判断关节软骨病变是不合适的,因为个体差异变化相当大,因而更应注意软骨局部变薄、形态不规则、局限缺损及异常的信号(T_1 及质子加权像缺损以低信号常见,T_2 加权像以高信号多见)。但 MRI 对较轻的关节软骨病变的显示有较大的限度。不同研究结果的差异可能与 MRI 技术条件的不同及软骨病变分度判断标准的差异有关。但总体来讲,尽管 MRI 显示关节软骨的敏感性不很高,但对形状改变较著者观察良好,而且特异性高。此外,部分标本实验及病例研究表明,当关节滑液含有顺磁造影剂时(通过增强延迟扫描或关节腔直接注射Gd-DTPA),能更好地显示关节软骨表面。有的学者通过测量软骨的 T_1、T_2 值来判断其变性软化程度。

对于骨质的改变,MRI 除可显示骨赘增生、关节面硬化的切面外形,还可显示部分骨赘呈"高信号增生",反映了骨性关节炎的新骨形成,可能与核素扫描异常闪烁的边缘型相对应。关节软骨下小囊肿形成、骨性关节面缺损等改变在 MRI 上显而易见,多发生于髌骨和胫骨平台,少数情况下亦可见于腓骨小头。对囊状改变,MRI 利用不同的加权像,可区别其成分以含水为主抑或含脂类物质为主。

对于关节囊和关节旁软组织,MRI 利用 T_2 加权像,结合 T_1 加权像,敏感显示关节渗出积液、关节旁囊肿或腱鞘囊肿样改变。

在膝关节的骨性关节炎,半月板常有异常改变。MRI 的优点在于不仅能敏感地显示半月板撕裂(即Ⅲ度变性,其敏感性、特异性、准确性分别为 95%、91% 和 93%)。表现为延伸到半月板关节面的垂直状或斜形线状高信号,而且还能显示未撕裂的半月板的Ⅰ度、Ⅱ度变性,呈半月板内部点、条状信号增高。然而,仍须注意 MRI 显示半月板撕裂有少数假阴性(约 5%)和假阳性(4%~10%)。后者多发生于半月板后角。对于关节位置异常、侧副韧带松弛所造成的半月板移位,MRI 均易显示。

6.核素骨扫描

核素骨扫描延迟像可敏感显示骨性关节炎患者的骨局部异常活动灶的增强信号,其异常活动的发生、进展及消退早于 X 线平片所出现的改变,并与临床有良好的相关。例如在膝关节骨性关节炎患者,骨内的异常闪烁分布可分为边缘型、蔓延型、普遍型和"热髌"。

7.超声波检查

近年来据文献报道,有的学者对早期骨性关节炎患者做超声检查,而且其敏感性超过 X 线片。由于超声波检查无创伤,对身体无害,可以经常随访,故值得引起重视。

三、诊断及鉴别诊断

(一)诊断

ACR:膝、髋关节 OA 诊断标准。

有必要提一下骨性关节炎不同严重程度的分期。各种检查都有其评价标准。由于 X 线平片检查简单易行,故以 X 线平片为例叙述如下。

1.髋关节

0 期基本正常。1 期为早期关节软骨仅有轻度变化,关节间隙似稍窄,其余无明显变化。2、3 期为进展期,区别于骨质增生程度,髋臼、股骨头有无囊变,软骨下骨质有无接触。4 期为晚期,负重部软骨广泛消失,关节间隙骨质接触,髋臼及股骨头有巨大囊性变区,广泛骨质硬化。

2.膝关节

Ahlback 按膝关节 X 线表现将膝关节骨性关节炎分为 5 级:①关节间隙狭窄(50%关节软骨磨损)。②关节线消失。③轻度骨磨损。④中度骨磨损(磨损 0.5～1 cm)。⑤严重骨磨损及关节半脱位。

3.手部

未查到有学者对手部骨性关节炎严重程度的 X 线表现分级的资料。一般说来,早期 X 线片阴性;中期有关节间隙狭窄、骨质增生、骨端致密硬化、骨面下可有囊性变;晚期可出现骨端变形、骨面不平、两关节面不对称、偏向畸形和半脱位等。

(二)鉴别诊断

1.类风湿性关节炎

类风湿性关节炎是常见的慢性关节疾病,多见于青壮年,绝大多数起病缓慢。在关节症状出现外,患者可伴有微热、乏力、全身不适、体重减轻等全身症状。

关节病变以好发于骶髂关节和手足小关节为特征。其典型临床表现为从手足小关节,尤其是掌指关节开始发生疼痛、肿胀,并形成对称性梭形,还累及腕、肘、肩及踝、膝等关节。全身关节均可累及,少数患者因下颌关节或颞颌关节疼痛,致张口困难。关节症状初发时呈游走性,与风湿性关节炎相似,渐变为慢性固定性。关节炎症反复发作,终至发生畸形和强直。此时患病关节疼痛大大减轻或缓解,关节多固定于屈曲位,由于掌指关节半脱位,引起手指向尺骨侧偏移,周围肌肉明显萎缩。晚期患者贫血和消瘦较明显。如患者早期表现为膝关节滑膜炎症状。而缺乏梭形指的特点,易与风湿性关节炎和结核性关节炎混淆。

据报道约有 10%病例出现皮下结节,位于腕、肘和指部的伸侧,花生米大小,质硬,持续数周或年余,结节内有特殊的局灶性肉芽组织改变。

X线检查对类风湿性关节炎的诊断意义甚大,主要具有下列特征:①早期周围软组织肿胀,关节附近可有轻度骨质疏松。②稍晚期由于关节面软骨破坏,关节面呈不规则和关节间隙变狭窄,关节边缘有穿凿状骨质破坏,关节附近骨骼骨质疏松。③晚期关节半脱位或骨性强直。

有的学者提出,由于类风湿性关节炎是一种严重疾病,不应轻易作出诊断,在典型的X线征象未出现以前,至少要具有下述几点:①两个以上关节肿胀疼痛。②同一关节有两次以上发作。③有贫血、体重下降等全身症状及实验室检查结果阳性。

类风湿性关节炎患者的红细胞数正常,白细胞数大多正常或稍增高。红细胞沉降率显著增高,可作为疾病活动的指标;类风湿因子阳性者占70％～80％;有80％的病例致敏绵羊红细胞凝集试验阳性。关节腔穿刺可得草黄色渗出液,可有白细胞增高。

2.急性风湿热

骨性关节炎与急性风湿热鉴别诊断可掌握如下要点:①发病急,全身症状重,持续时间短。②关节表面皮肤颜色发红,皮温增高。③受累关节疼痛、压痛,典型的为游走性,无关节功能障碍。④多伴风湿性心脏病变。⑤X线检查无异常。

3.强直性脊柱炎

注意如下鉴别要点:①多发于15～30岁男性青壮年。②发病缓慢,间歇性疼痛,多关节受累。③脊柱活动受限,关节畸形,有晨僵。④X线检查示骶髂关节间隙狭窄模糊,脊柱韧带钙化,呈竹节状改变。⑤实验室检查红细胞沉降率快或正常,HLA-B27 90％为阳性。类风湿因子多属阴性。

四、治疗

(一)髋关节骨性关节炎的治疗

1.非手术治疗

(1)一般治疗:适当的休息是很重要的治疗。除非疼痛十分严重,采用卧床牵引外,一般不需要卧床休息。只是限制关节活动,而允许其自理日常生活,这样可以减轻症状及延缓疾病的进程。髋关节是一个负重关节,减轻关节的负重是另一条重要措施。通常可嘱患者扶拐或靠助行器行走。如用单拐,应该用患髋对侧的手扶拐。对肥胖者,如能减轻患者体重,则可大大减轻髋关节的负担,但较难做到。严重的髋关节骨性关节炎应避免持续站立的工作。理疗和适当锻炼应配合进行,以便减轻关节的疼痛和肌肉痉挛,增加肌肉力量。理疗的种类很多,如红外线、超短波、激光、电刺激、水疗、热疗、离子透入等,具体采用何种方法因人而异,由理疗医师决定为宜。锻的目的是加强髋部肌肉的锻炼,以髋部不负重的锻炼方法为佳,应得到相关医师的指导。

(2)药物治疗。①非阿片类镇痛药:普通的镇痛类药物如对乙酰氨基酚,对胃肠道刺激小,对肝脏和肾脏都较安全,故不少临床医师把它作为治疗骨性关节炎的首选药物。②NSAIDS:目前对非甾体抗炎药用得最广泛,对减轻骨性关节炎症状有效。此类药品种很多,如双氯芬酸钠、洛索洛芬钠、布洛芬等。③阿片类:疼痛严重者可应用阿片类镇痛药,例如曲马多,但要严格掌握用药指征,因为应用此类药物可能出现依赖性。④皮质类固醇药类:用皮质激素类药物治疗骨性关节炎应禁止。鉴于皮质激素抑制关节软骨内蛋白多糖合成,故关节内局部注射应持慎重态度。尤其是反复关节内注射容易在关节内产生结晶状沉淀物,对关节软骨有损害作用。目前较常用的局部注射药物是醋酸确炎舒松A或倍他米松(得宝松)加1％～2％利多卡因的混合液。⑤营养药物:关节内注射硫酸软骨素、氨基葡萄糖胶囊,常用于膝关节,而在髋关节应用较少。

2.手术治疗

原发性髋关节骨性关节炎可以保持相当一段时间不进行治疗或疼痛时采取非手术治疗,病变至晚期,活动明显受限,则需采用手术治疗。继发性髋关节骨性关节炎,当疼痛开始时采用非手术治疗,但往往难以控制病情的发展,因此需在适当的时候及时采用手术治疗。

(1)全髋关节置换术:世界各国有大量患者接受这种手术,已成为髋关节再建手术中最常用的手术方法之一。

原则上适用于:①60 岁以上的患者。②疼痛,活动明显受限。③体重不超过 80 kg。④全髋关节置换术后再置换。只要手术指征掌握得当,术后若无早期或晚期感染、脱位、松动、假体断裂、神经损伤、静脉炎和肺栓塞等并发症,手术疗效佳,可提高患者的生活质量。

手术禁忌证:①高龄者,一般认为超过 80 岁。②有严重的肝、肾、脑、心血管病变和严重糖尿病。③估计手术后也不能行走者。④有急性感染病灶者。⑤任何骨组织破坏迅速,如神经性关节病,肌力(尤其是髋外展肌力)缺损或肌力不足,患有进行性神经性疾病者。

(2)松解术:手术主要松解阔筋膜张肌、臀中肌、股直肌、髂腰肌等诸肌。术后要达到疼痛缓解或明显减轻、关节稳定、保持原有活动度或活动范围有所改善的目的。对做松解术的适应证,学者们的观点不尽一致。一般说来,手术为了减轻老年人髋关节疼痛,对某些年轻患者,尤其是患双侧髋关节骨性关节炎者也做此手术。有些外国学者认为适于某些髋关节骨性关节炎不严重,但不能接受全髋关节置换或截骨的患者。还有人认为适用于关节囊有钙化,股骨头和髋臼没有严重畸形,髋关节至少有 50°屈曲活动的患者。有些学者建议在股骨颈骨折后发生股骨头无菌性坏死时也可用此种手术。

(3)融合术:髋关节融合术又称髋关节固定术。应该告诉患者,若手术成功,能使髋关节不痛、关节稳定,但无任何关节活动。尤其是后者。因为髋关节无活动会给患者的生活和工作带来诸多不便。术后患者能够从事重体力劳动是本手术的最大优点;其次是手术费用较全髋关节置换大大降低。因此,需根据患者的职业、对术后的要求和家庭经济条件等各种因素来选择。

(4)截骨术:应用股骨近端截骨术治疗髋关节骨性关节炎的疗效良好,得到广泛应用。它可以通过改变负重力线来减轻疼痛,改善血液循环,加强髋关节稳定性,增加关节活动度。还可以通过矫正畸形,增加髋臼覆盖率,延缓病情进展。有学者认为骨性关节炎是一个生物力学问题。当体重均匀分布在正常的关节面上,髋臼负重区出现正常的骨致密区。当致密区负重面缩小 1/4,压力将增加 6 倍。故术前需常规摄髋关节内收位和外展位的 X 线片,以判断髋臼在何种位置时的软骨面是最佳状况。若外展位最佳,则行内收截骨;若内收位最佳,则行外展截骨术。对髋臼发育不良者,可行髋臼旋转截骨术或骨盆截骨术,以加大髋臼覆盖率。在患者年纪较轻时,先做截骨术,必要时将来再做全髋关节置换术较为合适。

(二)膝关节骨性关节炎的治疗

1.非手术治疗

(1)一般治疗:患者应适当休息,在维持正常工作和生活的情况下,尽量减少膝关节的负重,一般不需要完全休息。在日常活动中注意减少或避免一些有害动作,上下楼梯应扶持楼梯扶手。坐位起立时用手支撑扶手,以减少关节软骨所承受的压力。病情严重时应持手杖行走。有人主张应用下肢支具,但患者往往不愿接受。膝关节积液严重时则应卧床休息,并进行理疗。

(2)肌肉功能障碍的康复治疗:有研究表明,膝 OA 患者的患侧膝关节屈、伸力或单侧膝OA 患者的两侧肌力均有不同程度的下降。膝 OA 的肌力下降包括关节源性肌肉抑制

(arthrogenous muscle inhibition, AMI)和肌肉萎缩两方面因素。膝 OA 的发病过程与膝关节稳定性下降有密切关系。膝 OA 的股四头肌肌力下降、疼痛和关节结构的改变等因素导致了膝关节周围肌群的力量失衡,从而产生关节不稳。膝关节屈伸肌力的下降可直接影响膝关节的稳定性,加上周围肌腱、韧带等组织的强度下降,可进一步降低膝关节的稳定性。膝关节失稳会导致胫股关节、髌股关节面应力分布异常,致使发生和发展膝 OA。因此,无论是从阻断肌力下降、关节失稳和疼痛这三者之间的恶性循环,减缓关节损害的发展方面考虑,还是以改善膝关节功能为目的,肌肉训练都不可缺少。

因此,为了保持膝关节的稳定性及减少股四头肌萎缩,患者应坚持每天进行肌肉锻炼,例如每天进行股四头肌静力性收缩练习或直腿抬高锻炼等,以增强肌力。

若设备和经济状况允许,则进行等速肌力训练。等速肌力训练是一项新的肌肉训练技术,是一种动力性肌力训练方法,且兼有等长和等张肌力训练的优点。等速肌力训练时,等速仪器能提供一种顺行性阻力,允许肌肉在整个活动范围内始终承受最大阻力,从而提高训练效率;当肌力较弱时,等速仪器提供的阻力相应减少,安全性较好;可同时训练主动肌和拮抗肌;提供不同的速度训练,适应日常功能的需要;可进行等速向心及等速离心收缩练习;可做全幅度及短弧度练习。Maurer 等观察研究膝 OA 患者应用等速股四头肌训练,认为这是一种有效且易于耐受的方法。Huang 等采用等长、等张和等速三种肌力训练方法研究其对膝 OA 的疗效,发现等张肌力训练对于缓解疼痛有最好的效果,而等速肌力训练对于减轻功能障碍的效果最好,并且能够改善关节的稳定性和行走耐力。

(3)药物治疗。①关节内注射:膝关节内注射较常用。玻璃酸钠是广泛存在于人体内的生理活性物质,是由葡萄糖醛酸和乙酰氨基己糖组成双糖单位聚合而成的一种黏多糖,为关节滑液的主要成分,是软骨基质的成分之一。在关节腔内起润滑作用,减少组织之间的摩擦,同时发挥弹性作用,缓冲应力对关节软骨的作用,发挥应有的生理功能。关节腔内注入高相对分子质量、高浓度、高黏弹性的玻璃酸钠,能明显改善滑液组织的炎症反应,提高滑液中玻璃酸钠含量,增强关节液的黏稠性和润滑功能,保护关节软骨,促进关节软骨的愈合与再生,缓解疼痛,增加关节活动度。具体用法为每周 1 次,每次 1 支(2 mL/支),5 周为 1 疗程。有关节积液时,应先将积液抽出,再注射药物。主要不良反应为个别患者注射部位可出现疼痛、皮疹、瘙痒等症状,一般 2～3 天内可自行消失,若症状持续不退,应停止用药,进行必要的处理。②其他药物治疗:同髋关节骨性关节炎。

2.手术治疗

(1)关节清理术:一般在膝关节镜下进行。具有手术创伤小,术后恢复快的优点。在关节镜下可削除或磨削游离的软骨面,切除侵入软骨面的滑膜、妨碍关节活动的骨刺及游离体,切除撕裂的半月板,并用大量生理盐水(2 000 mL 以上)进行膝关节冲洗。据报道优良率可达 70%～80%。对膝关节破坏已经较明显,有内、外翻畸形者效果不佳。

(2)胫骨高位截骨术:用于膝关节 OA 伴有膝内、外翻畸形的患者。截骨线靠近膝关节畸形的位置。根据骨性关节炎发生在膝关节内侧间隙或外侧间隙,又将胫骨截骨术分为以下两种。

膝内侧间隙骨性关节炎胫骨截骨术:Maquet 用生物力学的观点来评价此手术,认为其作用为将膝关节的负荷由已损坏的内侧关节间隙转移到比较正常的外侧关节间隙。然而截骨术后,外侧关节的负荷将大大超过生理压力,则会加速膝关节外侧间隙关节软骨的退行性变。所以在手术前应充分了解膝关节外侧关节间隙的软骨情况。可行关节造影术,在膝外翻位摄 X 线片观察软骨厚度,必要时可行关节镜检查。由临床效果来看,截骨后从畸形纠正、疼痛减轻和关节活动范围的增加等方面来评价,可以取得良好效果。所以至今还是很有价值的手术。

膝关节外侧间隙骨性关节炎截骨术:膝外侧间隙骨性关节炎较内侧发病率低,而且多发生在女性患者。其原因尚未完全明了。Conventry、Bauer 及 Insall 等人均认为,对膝外翻的骨性关节炎患者行胫骨高位截骨术,其结果很不满意。术后膝关节仍呈倾斜状,膝关节不稳并有疼痛。所以多数主张对膝外侧间隙骨性关节炎患者采用股骨髁上截骨,或股骨髁上及胫骨高位联合截骨。对老年患者则采用人工膝关节置换术。

(3)单髁型膝关节置换术:此手术切除骨质少,手术时间短,并发症少,手术失败后较易再次手术。

其手术适应证为:①年龄大于 60 岁,体重小于 80 kg。②负重下 X 线片显示为单室关节病变,髌股关节正常或受损很小,另一侧负重区关节软骨无明显病变。③屈伸活动达 90°。④屈曲畸形小于 10°。⑤内、外翻畸形小于 15°。⑥无膝反屈。⑦膝关节内外脱位小于 3 mm。⑧韧带完好。

禁忌证为:①年轻、肥胖者。②活动量大者。③畸形大于 20°。④明显双室、三室均有病变者。⑤近期感染。⑥韧带不正常。

(4)人工全膝关节置换:迄今为止,尚没有一种理想的人工关节在功能上可以达到正常膝关节的生理要求,手术目的是解除疼痛,矫正畸形,提供一个稳定而活动良好的关节。因此,应该严格掌握适应证。

其手术指征为:①年龄大于 60 岁。②膝屈伸功能明显受限。③膝内翻畸形大于 15°。④内外侧关节间隙消失者。⑤在关节面上做外侧胫骨平台的水平线,且垂直于胫骨纵轴,当内侧胫骨平台低于此线以下 1 cm 者。⑥关节稳定性差者。

禁忌证为:①患者的全身情况差。②严重的骨质疏松者。③近期或反复发生感染。④神经性关节病变。

(三)手部骨性关节炎的治疗

1.非手术治疗

(1)局部治疗:受累关节要适当休息,避免剧烈屈伸活动。疼痛较剧烈时,局部适当制动。理疗有解除肌肉痉挛、改善血液循环、消肿、消炎、镇痛等作用。可选用热疗、离子透入等方法。

(2)药物治疗:同髋关节。关节腔内注射少量醋酸确炎舒松 A 或复方倍他米松加 1%~2% 利多卡因只是偶尔使用。

2.手术治疗

(1)游离体、骨赘去除术:关节内有游离体或骨赘形成机械障碍者,应手术去除游离体及形成机械障碍的骨赘。

(2)关节成形术:适用于有明显畸形、症状严重但有一部分关节面完好的患者。多用于掌指关节。

(3)关节融合术:偶尔用于关节面破坏严重、疼痛明显的患者。用于指间关节。

(4)人工关节置换术:适用于关节面破坏严重、侧偏畸形或关节不稳定者。多用于掌指关节,也可用于指间关节。

(四)全身性骨性关节炎的治疗

以非手术治疗为主。指间关节有囊肿形成突出于皮下者,可手术切除。

(刘伟霞)

第四节 风 湿 热

一、流行病学

本病多发于冬春季节,潮湿和寒冷是重要的诱发因素。过去认为北方气候严寒地区发病率高,近年的报道显示,我国南方患病率高于北方某些地区,可能与天气潮湿有关。男女患病比例相当。初次发病常侵犯儿童及青少年,以 9～17 岁比较多见。

本病的发病与人群的生活条件有密切关系。居住环境过于拥挤、营养低下、医疗条件缺乏,均有利于溶血性链球菌的生长繁殖和传播,导致本病的流行。

本病在西方发达国家流行曾相当严重,在 20 世纪 30 年代,美国儿童风湿热的发病率为710/10 万,风湿性心脏病患病率高达 3‰～4‰,成为一个严重的医疗保健和社会问题。进入20 世纪50 年代后,风湿热的发病率大幅度下降,1950—1969 年儿童和青少年风湿热的年总发病率在17/10 万～35/10 万,而 1971—1981 年为 0.2/10 万～1.88/10 万。随着风湿热发病率的下降,学龄儿童风湿性心脏病的患病率也下降至 0.5‰。西欧和日本也有类似的情况。下降的原因多认为是由于社会经济的进步带来了居住和营养条件的改善,医疗技术水平的提高减少了临床的误诊,抗生素的普遍应用减少了链球菌感染的机会,与近年来流行的链球菌菌株发生了变异(致风湿菌株减少)等也有关系。

20 世纪 70 年代以来,本病在西方发达国家的发病率有大幅度下降,但在发展中国家,如印度、东南亚、非洲和南美洲的广大地区,风湿热和风湿性心脏病仍然是一个相当严重的问题。1978 年报道,这些地区风湿热的发病率为 100/10 万～150/10 万,由于风湿热的发病率维持在高水平,风湿性心脏病的患病率为 1‰～15‰,估计发展中国家每年风湿热的初发病例在 100 万～200 万,其中相当比例的患者以后会发展为风湿性心脏病。

在我国内陆地区,有关风湿热和风湿性心脏病的调查研究,新中国成立前仅限于少数医院的临床分析,缺乏完整的资料。新中国成立后,随着生活和医疗条件的改善,本病明显减少。据广东省心血管病研究所 1980 年在广东省番禺的调查,学龄儿童风湿热的检出率为 83/10 万,风湿性心脏病的患病率为 1.09‰。该所 1986—1990 年大规模调查的情况显示,风湿热发病率从 33.74/10 万下降至 22.3/10 万。1992—1995 年,我国中小学生风湿热流行状况调查结果显示:本病年发病率为 20.05/10 万,其中四川省高达34.68/10 万。在台湾,1969—1970 年学龄儿童风湿性心脏病的患病率为 1.3‰～1.4‰,1983 年下降为0.7‰。以上数据表明,我国风湿热的发病率和风湿性心脏病的患病率虽低于其他发展中国家,但仍明显高于西方发达国家,值得继续重视。

值得注意的是,20 世纪 80 年代中期以后,本病在西方国家出现新的局部地区性流行。如1986 年美国盐湖城出现了暴发性流行后,相继又有 7 个以上的地区发生了新的局部流行。1986—1987 年,意大利米兰郊区一个管辖 13 万人的医院发现新发病例比过去 10 年呈 6 倍增长。澳大利亚一农村卫生中心报道:1987 年该地区风湿热和风湿性心脏病的发病率为 7.9%～12.3‰,此数字与高发病率的发展中国家相近。可见对本病的流行情况仍需密切监测。

二、病因

(一)链球菌咽部感染是诱发风湿热的病因

本病是继发于 A 组溶血性链球菌咽喉部感染的一种免疫性疾病的观点已得到广泛地接受。其根据是:①A 组溶血性链球菌感染与风湿热的流行季节和地域性分布相一致。②只有咽喉部的上呼吸道链球菌感染才会诱发风湿热。③风湿热发生在链球菌感染之后 2~5 周,有时在发病初期患者咽部培养出 A 组溶血性链球菌并可测到患者血清链球菌的抗体效价升高。④在链球菌感染初期用抗生素治疗可避免风湿热的发作,应用青霉素预防可降低风湿热的发病率和复发率。

为什么 A 组溶血性链球菌能诱发风湿热,目前尚未有很确切的解释,一般认为与该菌的特殊结构成分及细胞外产物的高度抗原性有关。

1.A 组乙型溶血性链球菌的结构

A 组乙型溶血性链球菌的结构由外而内依次为荚膜、细胞壁、细胞膜和细胞质。

(1)荚膜:由透明质酸组成,与人体滑膜和关节液的透明质酸蛋白之间存在共同抗原。

(2)细胞壁共分三层:①外层由蛋白质组成,含 M、T、Ⅱ型蛋白。M 蛋白与 T 蛋白同为 A 组溶血性链球菌的免疫学亚型标记,是决定细菌毒力的主要物质,有保护细胞和抗拒吞噬抗原的能力。目前已知有 80 多种不同血清型的 M 蛋白中,第 1、3、5、14、18、19、24、27 和 29 型等属致风湿源型。每一菌株具有其型特异性的 M 蛋白,已证明某些型的 M 蛋白与人心肌纤维膜有交叉抗原性。②中层由糖类(C-多糖)组成。含组织特异性抗原,其抗原性取决于所含的 N-乙酰葡萄糖胺。人类和哺乳动物结缔组织的糖蛋白和黏多糖亦含有 N-乙酰葡萄糖胺。已证明心瓣膜、软骨、角膜的糖蛋白与 A 组链球菌的多糖之间存在共同抗原。③内层由黏肽组成。用黏肽和多糖类复合物注射家兔,可产生类似风湿性心脏炎症的病理改变。

(3)细胞膜的抗原性结构是脂蛋白。A 组溶血性链球菌的细胞最少含有一种与别组(除 C~G 组外)溶血性链球菌细胞膜不同的特异性抗原。此抗原与哺乳动物的组织如肾基膜、肌浆膜(包括心肌肌膜)、胸腺细胞、脑视丘下部和尾核的神经元有共同的抗原决定簇。

(4)细胞质为细胞原生质,含 DNA 和 RNA。

2.A 组乙型溶血性链球菌的细胞外产物

已知其有 20 种以上的细胞外产物,包括毒素和酶。其中链球菌溶血素"O"、链激酶、透明质酸酶、DNA 酶-B 和核苷酶等具有抗原性,均可产生抗体。通过对上述抗体的测定可有助于确定链球菌感染是否存在。

(二)病毒感染与风湿热的关系

有些学者如 Butsh 等提出,病毒可能是风湿性心瓣膜病和风湿热的病因,也可能是细菌与病毒协同作用诱发风湿热。其根据是:在动物实验中,柯萨奇病毒接种于小鼠或经静脉注入狒狒后,可产生类似风湿性心瓣膜炎病变,并在组织中发现特异性病毒抗原。如将链球菌和柯萨奇病毒同时感染小白鼠,可使心肌炎发生率增多,病变加重。在一组风湿性瓣膜患者的活体组织中,40%可发现病毒抗原,尸体解剖中亦发现二尖瓣和心肌损害与柯萨奇病毒抗原同时存在,但以上仅属初步发现。

三、发病机制

A 组乙型溶血性链球菌咽部感染可以诱发风湿热的论点虽已被公认,但是众多 A 组乙型溶血性链球菌感染中,只有少数(1‰~3‰)发生本病,在患者血液中又不能培养出链球菌。关于链球菌如何诱发风湿性关节炎和心脏炎症,其机制至今尚未明了,已知和下列三方面有关。

(一)免疫发病机制

A组乙型溶血性链球菌入侵咽部后,经1~6周的潜伏期而发病,被认为是机体对链球菌的一种迟发型变态反应。风湿热的免疫发病机制研究近数十年来有很大的进展。

1.体液免疫

早在20世纪60年代,Zabriskie及Freimer等就发现风湿热和风湿性心脏病患者血清中存在有抗心肌抗体,并证明此抗体能在体外与心肌结合。不少研究发现,链球菌结构成分与哺乳动物机体组织存在有多种交叉抗原,可诱发交叉抗体。如Kaplan发现,溶血性链球菌5型和19型的M蛋白与人的心肌有交叉抗原性。Dale和Beachey等证实,5型M蛋白的胃蛋白酶分解片段与心肌纤维膜有交叉抗原性。Moll等发现,抗M蛋白C区抗体在风湿热患者中有较高的浓度,且在以往引起风湿热暴发流行的A组链球菌致风湿热菌株均存在M蛋白C区片段,而在急性肾炎、单纯化脓性扁桃体炎患者咽喉部培养的A组链球菌均缺乏M蛋白C区片段,从而提出M蛋白C区可能是A组链球菌致风湿热菌株引起风湿热和风湿性心脏病的共同抗原决定簇。Goldstein等发现,链球菌细胞壁的C-多糖与牛心瓣膜的糖蛋白有交叉抗原性。Husby发现,风湿热舞蹈病患者体内有能与丘脑下和尾核神经元胞浆起反应的抗体,此抗体能被链球菌膜所吸收,说明上述神经元胞浆与链球菌胞膜具有交叉抗原。目前认为,链球菌菌体的多种结构成分(如细胞壁、细胞膜或胞浆)的分子结构和人体某些组织的分子结构相同或极相似,因而出现交叉免疫反应,此即所谓"分子模拟"现象。分子模拟现象在风湿热的发病中有重要意义。

从以上事实,可认为风湿热的发病和引起心脏炎症,是由于溶血性链球菌侵入人体,产生相应的抗体,此种抗体与心肌和关节组织产生抗原抗体反应而产生病变。

有研究发现,风湿性瓣膜炎患者血清中抗A组链球菌多糖抗体水平在换瓣术后迅速下降,但在瓣膜成形术后则否,说明患者的瓣膜具有抗原性。由于它的存在可刺激抗体的产生,也提示本病为一种自身免疫性反应。

2.细胞免疫

以下事实证明在风湿热的发病中有细胞免疫参与:应用单克隆抗体分析患者的T淋巴细胞及其亚群,发现有$CD4^+ T/CD8^+ T$增高。风湿热发作多年的二尖瓣,显示有以CD4阳性辅助细胞为主的T淋巴细胞浸润。风湿热时,可测出多种细胞免疫激活的标记物,如IL-1、IL-2、IL-2R和肿瘤坏死因子γ受体增高。应用链球菌膜作为刺激物,可使风湿热患者外周血淋巴细胞和心脏组织细胞促凝血活性增高。应用白细胞移动抑制试验,发现风湿热患者对链球菌抗原有细胞免疫增高现象。

3.体液免疫和细胞免疫综合发病机制

张书刚等用原代培养的人胚心脏细胞分别加入风湿热患者的血清和外周血淋巴细胞,发现急性风湿性心脏炎症组患者血清和外周血淋巴细胞对心肌细胞和心肌间质细胞有毒性作用(细胞坏死),迁延活动组患者的外周血淋巴细胞对心肌细胞和心肌间质细胞有毒性作用,但血清对上述两种细胞则无毒性作用,提示体液免疫和细胞免疫均参与风湿性心脏炎症的发病机制,而在迁延活动风湿性心肌炎的发病中则以细胞免疫为主,体液免疫作用较小。

4.动物实验研究

Murphy、Merse和国内余步云等通过皮内、咽喉和眼结膜等不同途径注射链球菌,诱发家兔产生类似人类风湿性心脏炎症病理变化,在心脏组织上可见心肌间质有类似 Aschoff 结节,在瓣膜上有纤维素样变性和风湿性赘生物。实验结果均提示风湿热的免疫发病机制。

(二)超抗原的作用

近年来的研究发现,A 组链球菌胞壁 M 蛋白具有"超抗原"的性质,超抗原的递呈与识别不严格受 MHC 限制,也不需经过抗原提呈细胞(APC)的处理可直接激活 CD4$^+$ T 细胞,具有类似致分裂原的作用。M 蛋白分子一端与人类 T 细胞的 TCRβ 链 V 区 Vβ 基因片段所编码的肽段结合,激活大量 T 细胞,当激活了自身反应性 T 细胞时,就会引起人体内的自身免疫反应,而导致风湿热的发生,这在某些临床类型的风湿热发病机制中可能起着较重要的作用。关于 M 蛋白的超抗原性,尚有待于进一步研究。

(三)遗传易感性

近年来 Patarroyo 等发现,风湿热患者 B 细胞表面带有遗传标记 883+,应用这种抗原的抗血清检测纽约和哥伦比亚的风湿热患者,约有 72% 出现阳性反应。后来 Zabriskie 等应用杂交瘤技术,成功地培育出 83S19.23 单克隆抗体,能鉴定出所有是 883+ 的患者。随后,又培育出 256S10 单克隆抗体,能鉴定出 883- 的风湿热患者。两种单克隆抗体联合应用,能正确鉴定 92% 不同地区的风湿热患者。经检测,这一遗传标记存在于 20% 的健康人群中,这些人被认为是风湿热易感者。近年又发现一种称为 D8/17 的单克隆抗体,能对抗 B 细胞同种抗原。在不同人口和国家中进行检测,结果有 80% 的风湿热患者周围血淋巴细胞与此单克隆抗体起反应,在患者的双亲和兄弟中只显示 15% 阳性反应,而急性链球菌感染后肾炎患者及其兄弟、双亲不与此单克隆抗体起反应。

20 世纪 80 年代以来,对风湿热和风湿性心脏病与 HLA 之间的关系进行了研究。对 I 类抗原与风湿热的关系仍有不同意见,有些学者认为风湿热患者无特异性的 HLA 表型,但在某些国家认为有特殊 HLA 位点,如美国白人中,风湿性心脏病与 HLA-A11、A29 和 B17 的频率增高有关;广东籍汉人风湿性心脏病患者中 HLA-A10、A28、和 A23 的频率明显增高。II 类抗原与风湿热和风湿性心脏病有很强的关联,在美国黑人、高加索人及土耳其人的风湿热患者 HLA-DR2、DR3、DR4 和 DR7 的频率明显增高,而 DR5、DR6 的频率明显减少;巴西的风湿热患者 HLA-DR7、DRW53 的频率明显增高;我国广东省居民风湿性心脏病患者中 HLA-DR4 的频率明显增高,而 DR2 明显减少。从 DNA 水平上研究人群 HLA-DQA1 等位基因与风湿热和风湿性心脏病遗传易感性的相关性,发现我国广东省居民风湿热和风湿性心脏病患者 HLA-DQA1 的 * 0102/0301 基因型明显下降。

上述结果提示种族和地域上的差异,可能造成遗传学的区别,说明宿主的易感性在风湿热的发病机制中可能起一定的作用。而宿主的易感性又可能受多种因素如遗传基因、免疫功能、气候环境、营养状况等的影响。

四、病理

风湿热以侵犯心脏、关节为主,少数情况也可同时侵犯皮肤、脑及其他脏器。根据其病变发展过程可分为三期。

(一)变性渗出期

本期病变是从结缔组织的基质改变开始。由于酸性黏多糖增加,胶原纤维首先出现黏液样变性,继之出现胶原纤维肿胀、断裂及纤维素样变性,病灶内可同时有浆液渗出,周围有淋巴细胞和单核细胞浸润。此期一般持续1～2月,然后恢复或进入第二、三期。

（二）增殖期

此期的特点为 Aschoff 小体(风湿小体)的形成。此小体多位于心肌间质的血管周围,是在一期病变的基础上发展的。病灶中央有纤维素样坏死,边缘有淋巴细胞、浆细胞和风湿细胞浸润。风湿细胞体积巨大,可呈圆形或椭圆形,含有丰富的嗜碱性胞浆。胞核有明显的核仁可出现双核或多核。风湿小体为风湿热的病理特征性改变,并且是风湿活动的标志,此期持续3～4个月。

（三）硬化期

风湿小体中央的变性和坏死物质被吸收,炎症细胞减少,风湿细胞变为成纤维细胞,纤维组织增生,局部形成瘢痕灶。此期一般持续2～3个月。

风湿热常反复发作,每次发作持续4～6个月。上述各期病理变化常常交错存在,其病理变化对临床症状起决定性作用。如关节和心包的病理变化是以渗出性为主,故临床上不发生关节畸形和缩窄性心包炎;而心肌、心内膜(瓣膜)的病理变化一般均经历上述三期,故常有瘢痕形成,造成永久性损害。

五、临床表现

（一）前驱症状

在风湿热的典型临床症状出现之前2～5周,常有咽喉炎或扁桃体炎等上呼吸道链球菌感染的临床表现,如发热、咽喉痛、颌下淋巴结肿大、咳嗽等症状。经治疗症状消失后,可无任何不适。感染轻者可无明显临床症状。有时轻症患者会完全遗忘此病史。临床上仅1/3～1/2的风湿热患者能主诉出近期上呼吸道感染的病史。

（二）典型的临床表现

风湿热最常见的临床表现为发热、关节炎和心脏炎症,环形红斑、皮下结节和舞蹈病也偶尔见。

1.发热

有50％～70％患者有发热,热型不规则。高热多见于少年儿童,成人多中等度发热。轻症病例往往仅有低热,甚至无发热。低热有时仅在常规定期测温时才被发现。

2.关节炎

典型的关节炎呈游走性、多发性,同时侵犯数个大关节,以膝、踝、肘、腕、肩关节较常见。急性发作时受累关节呈红肿、灼热、疼痛和压痛,活动受限制。急性期过后不遗留关节变形。典型的风湿性游走性关节炎系指在较短时间内,如24～48小时,关节炎(痛)可从一个部位转移到另一位置。关节症状受气候影响较大,对天气变化甚为敏感,常在天气转变前(尤其是变冷及雨天)出现明显关节痛,气候稳定后症状减轻。水杨酸制剂对风湿性关节炎有极好的疗效,用药后多于48小时内病情得到缓解。对轻症的关节炎患者,常需要仔细检查,逐个关节进行触诊才能发现关节炎的存在。轻症患者可仅有关节痛,偶尔表现髋关节、指趾关节、颈椎、下颌关节或胸锁关节痛,胸肋关节痛常被误诊为心肌炎、心脏神经官能症、肋间神经痛。近年的病例,关节炎约占57％,关节痛约占70％。

3.心脏炎症

典型的心脏炎症患者常主诉有心悸、气短、心前区不适、疼痛等。瓣膜炎时可有新的心尖区高调、收缩期吹风样杂音,疾病早期此杂音响度呈易变性,但不随体位和呼吸变化;亦可有心尖区短促低调舒张中期杂音,此舒张期杂音称为 Carey-Coombs 杂音。该杂音与二尖瓣狭窄杂音的区别为前者不存在左心房与左心室之间的明显压力阶差。如心底部(胸骨左缘)主动脉瓣区新出现舒张中期柔和的吹风样杂音,尤其在急性风湿性心脏炎症无二尖瓣杂音时应考虑主动脉瓣炎所致。心肌炎常伴有心尖区收缩期及舒张期杂音。心动过速(入睡后心率仍超过 100 次/分钟)是心肌炎的早期表现。对上呼吸道链球菌感染后出现进行性心悸、气促及心功能减退,应予严密追踪,以排除早期心肌炎。病情严重时可有充血性心力衰竭的症状和体征如心动过速、呼吸困难、咳嗽、端坐呼吸,甚至出现肺水肿,这是由于左心室容量超负荷所致。X 线或超声心动图可显示心脏增大。心包炎可表现为心音遥远,心包摩擦音或胸痛。二尖瓣关闭不全的杂音有时可被心包摩擦音遮盖,至心包炎消退后才被发现。X 线可有心影增大,坐立位时心影下部增大呈烧瓶样;平卧时心底部明显增宽,心腰消失。近年报道心脏炎症发生率约占 45%。

4.环形红斑

环形红斑在临床上少见。其在风湿热的出现率报道不一,为 6%~25%。红斑为淡红色的环状红晕、中央苍白,多分布在躯干或肢体的近端,时隐时现。有时几个红斑互相融合成不规则环形。其大小变化不一,痒不明显,压之褪色。

5.皮下结节

皮下结节亦属少见,据统计其出现率为 2%~16%。为稍硬、无痛的小结节,多发现于关节伸侧的皮下组织,尤其在肘、膝、腕、枕或胸腰椎棘突处,与皮肤无粘连,无红肿、炎症,常在心脏炎症时出现。

6.舞蹈病

舞蹈病发生在儿童期,4~7 岁儿童多见,成人几乎不发生。一般出现在初次链球菌感染后 2 个月或以上,由风湿热炎症侵犯基底节所致,为一种无目的、不自主的躯干或肢体动作。如面部表现为挤眉目、眨眼、摇头转颈、努嘴伸舌;肢体表现为伸直和屈曲、内收和外展、旋前和旋后等无节律的交替动作,激动兴奋时加重,睡眠时消失,情绪常不稳定是其特征之一。须与其他神经系统的舞蹈症鉴别。由于其在风湿热的后期出现,故常不伴有其他明显的风湿热临床表现。国内报道其发生率在 3%左右,国外报道可高达 30%。

7.其他表现

进行性疲倦、乏力、贫血、肌痛、多汗、鼻出血、瘀斑等也相当常见。皮肤的不典型表现可为结节性红斑和多形红斑。有时可有严重腹痛,酷似急性阑尾炎和急腹症。此可能是由于风湿性血管炎所致。若发生风湿性肾炎,可有尿红细胞和蛋白。至于风湿性肺炎、胸膜炎和脑炎,近年已比较少见。

(三)风湿热的临床分型

根据风湿热的疾病过程,可分为下列四型。

1.暴发型

本型多见于儿童,急性起病,病情凶险,常因严重心脏炎症、充血性心力衰竭、风湿性肺炎等于短期内死亡。此型在国内已少见。但在西方国家,由于过去很长时间无新发病例,人群免疫力下降,近年报道有本型病例发生。

2.反复发作型

本型最常见。在复发时具有重复以往临床表现的特点,复发常在初发风湿热后 5 年内可能性最大。有下列情况者复发率较高：①既往有风湿性心脏病者。②有风湿热复发病史者。③咽部链球菌感染后症状明显,免疫反应较强者(如 ASO 等抗体效价较高者)。④本次链球菌感染距离前次风湿热发作时间少于 2 年者。⑤年龄较轻者。⑥不能坚持继发性预防者。有上述一种或多种情况者,其复发率为18%~58%。单纯关节炎患者预后良好,无关节畸形发生。心脏炎症患者的预后与反复发作次数、每次发作的严重程度、能否坚持继发性预防和早期抗风湿治疗有关。

3.慢性型(迁延型)

本型病程持续半年以上,常以心脏炎症为主要表现,在疾病过程中,症状缓解和加剧反复交替出现。既往有心脏受累,特别是有心脏增大或瓣膜病者发生率较高,但亦有为初发风湿热者。能坚持继发性预防和足够疗程抗风湿治疗者预后较好,放弃预防及治疗者预后较差。据统计,约1/3 瓣膜受累的慢性型患者,因放弃预防或治疗不坚持而于 6 年内死亡。

4.亚临床型(隐性风湿热)

本型一般无特征性临床表现,有时仅有疲倦乏力、面色苍白、低热、肢痛,可有咽痛或咽部不适史。查体仅发现有颌下淋巴结压痛(提示近期有过扁桃体炎)。化验室检查常有红细胞沉降率加速,α-糖蛋白增高,抗链球菌溶血素 O 试验效价增高,血清循环免疫复合物(CIC)持续增高,抗心肌抗体阳性。心电图正常或有轻度 P-R 间期延长,维持一段时间后可因风湿热活动加剧而出现典型临床表现,或病情呈隐匿进行,若干年后出现慢性风湿性心脏病。

六、辅助检查

传统的观点认为,无一项临床或实验室检查方法对风湿热有特异性诊断价值,因而过去的实验室检查方法多局限于对病因学和风湿热活动性的检测。随着免疫学、细胞生物学和分子生物学的发展,研究新的具有特异性的实验室检测方法有了新的突破;由于近年链球菌毒力和风湿热临床表现的变化,已有的化验室检测项目的意义和价值亦有所变化。以下着重针对近年本病的流行特点,对风湿热病原学的检测、疾病的活动性和特异检查方法及其优缺点上作一阐述。

(一)链球菌感染检测方法

检测方法主要有下列几项。

1.咽拭子培养

本法的优点是简单可行,对近期的链球菌感染有较高的阳性率。但对发病时间较长,或就诊前已用抗生素者,结果常为阴性。近年报道,其阳性率为 20%~25%。有学者认为,在应用抗生素前 24 小时内做三次咽拭子培养有助于提高阳性率。

2.抗链球菌溶血素 O(ASO)试验

本法是最常用的链球菌抗体血清试验,高于 500 U 为异常。其优点为方法简便,重复性好,易于标准化,费用较低。但由于近年国内轻症和不典型病例占相当比例,加以抗生素的普遍使用,就诊时 ASO 的效价高峰期常已过,故阳性率仅为 40%~60%,远较以往的报道为低。

3.抗去氧核糖核酸酶 B(ADNA-B)试验

其正常上限在不同地区、年龄和方法之间有较大差异,普遍认为高于 240 U 为异常,有些地区(如广东)以高于 120 U 为异常。其高峰维持时间较长,发病后 4~6 周达高峰,可持续增高数月之久。对就诊较晚或迁延活动的病例,或舞蹈病患者意义较大。但由于其持续阳性时间较长,作为病因学的判断亦要注意假阳性可能。

4.抗链激酶（ASK）试验

其值高于 80 U 为异常。

5.抗透明质酸酶（AH）试验

其值高于 128 U 为异常。

6.抗核苷酶（ANAD）试验

其正常值为 275 U。

7.链球菌酶（SZ）试验

本试验是一快速、简单、可同时测定多种链球菌抗体（包括 ASO、ADNA-B、AH、ASK 等）的凝集试验。有较高的灵敏性，但特异性较低，国外亦用于链球菌感染的过筛试验。国内尚未有该试剂生产。

以上后四项的试剂、制备较为复杂，尚未标准化，费用亦相对昂贵，目前临床上较广泛应用 ASO 和 ADNA-B 试验，如同时测定两者，阳性率可在 90％以上。应该提醒的是：以上各项检测的阳性发现仅代表风湿热的病因——链球菌感染可能存在，并不是风湿热的直接证明。

（二）急性期反应物的检测

传统上最常用的检测指标为红细胞沉降率（ESR）、C 反应蛋白（CPR）和外周血白细胞数。但由于近年急性风湿热的临床表现趋向于轻症和不典型，上述指标的阳性率较过去有较大幅度下降，未能取得理想的结果。

1.血沉的灵敏性问题

在 20 世纪 60 年代，急性风湿热 ESR 增快的病例占 80％以上。而近年来，由于约有 40％患者临床表现较轻或不典型，真正早期和急性发病时就诊的不多，容易造成检测时间的延误。其次，心瓣膜病合并心功能不全时，血沉亦可不快，故近年统计风湿热活动时血沉增快者，仅占 60％左右。

2.测定 C 反应蛋白最合适的时间

近 20 年统计发现，C 反应蛋白阳性率有所下降。有学者曾进行过风湿热的 C 反应蛋白的动态观察，发现风湿热时，C 反应蛋白仅呈短暂的一过性增高，以起病 2 周内阳性率最高，可达 80％，但随着时间推移，病情活动性下降，其阳性率逐步下降，在发病 4 周后，可下降至 15％～30％。可见其阳性率受检测时间早晚的影响，故最佳的检测时间，应是发病后 2 周内，愈早愈好。

3.外周血白细胞数的测定

由于干扰因素太多，近年很少单凭此项检测作为活动性指标。

4.血清糖蛋白或黏蛋白的检测

患风湿热时，由于有心脏、关节等组织的胶原纤维变性，基质溶解，故外周血浆糖蛋白增高。如做血清糖蛋白电泳，可能有 α_1 及（或）α_2 糖蛋白的增高，在急性发作早期以 α_1 糖蛋白增高明显，急性发作的后期或迁延活动期，则以 α_2 糖蛋白最为显著，故前者是一个急性活动期的炎症指标，后者是一个急性修复或慢性增殖期的炎症指标。对不典型、轻症或迁延病例，尤其是瓣膜病风湿活动，糖蛋白或黏蛋白的测定较之血沉、C 反应蛋白更有意义，其阳性率可达 76％。值得注意的是，上述各项检测方法都属急性炎症产物的检测，对风湿热的判断无特异性意义，只有在无并发症的情况下，对风湿热活动性的判断才有价值。因为在多种情况下，如机体发生感染、肿瘤、血液系统疾病和结缔组织病时均可出现阳性的结果。

（三）免疫学的检查

1.非特异性试验

（1）免疫球蛋白的测定：风湿热时有免疫球蛋白 IgM 和 IgG 的增高，其阳性率为 53%～59%。

（2）补体系统的测定：风湿热早期（可在临床症状出现第二天）有补体 C_{3c} 的出现，阳性率可达 61.1%。C_{3c} 是 C_3 的裂解产物之一，只有在补体激活时才出现阳性，它的出现是补体激活的直接证据，较之测定 C_3、C_4 更有意义。

（3）循环免疫复合物（CIC）的测定：由于风湿热时，有较强的抗原抗体反应和免疫复合物的形成，故测定循环免疫复合物是有意义的。有学者曾对 50 例无并发症的风湿热，按疾病严重程度分组测定，并对其中 26 例进行动态观察。发现循环免疫复合物增高的阳性率达 66%，其增高程度与病情轻重相一致，且随病情的好转而逐步下降。因此认为循环免疫复合物可反映风湿热的活动性及病情的轻重程度。

（4）细胞免疫的测定：应用单克隆抗体分析急性风湿热患者外周血 T 淋巴细胞及其亚群，可发现有 CD4 阳性细胞增高，CD8 下降，CD4/CD8 比例增高。如加用链球菌抗原刺激，此反应可进一步加剧。我们还观察过白介素-2 受体（IL-2R）的变化，发现在 RF 时 IL-2R 明显增高，其增高水平随病情的活动程度及心脏受累的严重程度而异，阳性率达 90% 以上，在判断病情的活动性较之血沉和 CRP 及上述其他体液免疫指标更为敏感。

2.特异性试验

（1）抗心肌抗体的测定：研究者应用间接免疫荧光法及 ELISA 法分别检测了 137 例有心脏炎症患者的血清抗心肌抗体，发现检出率分别为 48.3% 和 70%，其他对照组病例：病毒性心肌炎 25.7% 及 18.8%，冠心病（主要为急性心肌梗死后期）17.8%～8.11%，慢性心瓣膜病 1.1%（78 例中仅 1 例换瓣术后阳性），其他心脏病如先天性心脏病、肺源性心脏病、原发性心肌病、原因不明心律失常等均无阳性发现。53 例结缔组织病中只 2 例有心脏受累的系统性红斑狼疮出现阳性。风湿性心脏炎症组阳性率均显著高于其他心脏病组（$P < 0.05$），主要鉴别对象为病毒性心肌炎，可见本试验具有一定特异性，尤其在判断心脏有无受累方面的意义较大。抗心肌抗体在病情活动期持续阳性（包括迁延型病例），随病情控制而转阴，故认为本试验还有指导治疗，监测预后的意义。本试验方法优点是较简便，应用间接免疫荧光法结果甚稳定，1/20 滴度为阳性，一般医疗单位均可开展。

（2）抗 A 组链球菌胞壁多糖抗体（ASP）测定：本试验系根据 A 组链球菌胞壁多糖与人心脏瓣膜糖蛋白有共同抗原性原理设计。近年来，研究者等通过提取致风湿的 A 组链球菌胞壁多糖最具生物活性部分作包被抗原，应用 ELISA 法测定患者的 ASP-IgG、IgM 两个亚型，风湿性心瓣膜炎的阳性率在 80% 以上，其他对照疾病包括非风湿性心瓣膜病、链球菌感染后状态、急性肾炎、病毒性心肌炎等的阳性率在 10%～13%。对风湿性心瓣膜炎动态观察结果，ASP-IgM 水平随病情改善较快下降，ASP-IgG 则持续高水平时间较长，故 ASP-IgM 可作为监测病情，指导治疗的较敏感指标。与其他传统指标比较，ASP 在反映风湿性心脏炎症活动性方面远优于 ESR、CRP，在反映链球菌感染后的免疫反应方面远优于 ASO。可见本试验既具有特异性也具有活动性的诊断价值。

（3）抗 A 组链球菌胞壁 M 蛋白抗体测定：有研究发现，风湿热和风湿性心脏病患者的抗 M_1、M_3、M_5、M_6、M_{19}、M_{24} 抗体的阳性率明显升高。但由于各型 M 蛋白不同，一直以来，没有找到一个标准的抗原来检测所有致风湿热型的抗 M 蛋白抗体。近年来国外研究发现，A 组链球菌

(GAS)致风湿热型菌株和致肾炎型菌株之间的基因模式不同,又发现 M 蛋白 C 区是 GAS 致风湿热型菌株引起风湿热和风湿性心脏病的共同抗原决定簇。有研究以重组的 M 蛋白 C 区作包被抗原,ELISA 法测定患者血清中的抗 M 蛋白 C 区抗体,风湿热患者达 43 μg/mL。说明在风湿热患者体内存在较高的抗 M 蛋白 C 区抗体,本抗体检测方法尚在实验研究阶段。

(4)D8/I7 阳性 B 细胞的测定:本试验是应用 D8/17 单克隆测定 D8/I7 阳性 B 细胞,这种 B 细胞抗原在不同人种的风湿热患者几乎 100% 被异常表达,特别在急性发作期水平更高,而在正常人仅 10% 阳性。这种抗原不同于任何已知的 MHC 单倍型。应用 D8/I7 单克隆抗体测定 D8/I7 阳性 B 细胞,对有怀疑的风湿热患者,可起到与其他疾病的鉴别作用。

(5)外周血淋巴细胞促凝血活性试验:本试验系根据已致敏的淋巴细胞,再次接触相同抗原时,其表面可出现凝血酶样物质,可促进凝血的原理。研究者应用 A 组溶血性链球菌胞膜作为特异抗原,刺激患者外周血淋巴细胞,发现其凝血活性增高,阳性率达 80%,而健康人和其他对照疾病(包括链球菌感染、病毒性心肌炎、冠心病、结缔组织病等)阳性率仅 9%～14%。经观察,本试验对风湿性心脏炎症的各种临床病型都有较高的敏感性,对关节炎型则较不敏感。此可能与所应用的链球菌特异抗原是针对心脏的有关,即此抗原与心脏组织有共同抗原性,对关节则无共同抗原性。

以上 5 项试验中,第 1～4 项属体液免疫试验,第 5 项属细胞免疫试验,均具有不同程度的诊断特异性,可见现代免疫学、细胞生物学和分子生物学的迅猛发展,将有可能突破传统观念,解决长期以来风湿热无特异性诊断的大难题。

(四)心电图检查

风湿性心脏炎症患者典型变化为房室传导阻滞(P-R 间期延长较多见)、房性及室性期前收缩,亦可有 ST-T 改变,心房纤颤和心包炎也偶可发生。过去认为 P-R 间期延长常见,甚至可高达 70%～80%,近年仅见于 1/3 左右的病例。

(五)超声心动图检查

20 世纪 90 年代以来,应用二维超声心动图和多普勒超声心动图检查风湿热和风湿性心脏炎症的研究有较大的进展。不但对临床症状明显的心脏炎症,心瓣膜超声改变有较高的阳性率,有学者还发现 2 例急性风湿热,虽无心脏炎症临床症状(有多关节炎和舞蹈症),也有二尖瓣超声的改变,二尖瓣前叶出现小结节。经治疗后追踪复查,此结节样改变消失,故其认为此等变化应属急性风湿热的一种超声心脏炎症表现。目前认为,最具有诊断意义的超声改变如下。

1.瓣膜增厚

瓣膜增厚可呈弥漫性瓣叶增厚或局灶性结节样增厚。前者出现率可高达 40%,后者可高达 22%～27%,均以二尖瓣多见,其次为主动脉瓣。局灶性结节大小为 3～5 mm,位于瓣膜小叶的体部和(或)叶尖。此等结节性增厚是最特征的形态学改变,多认为与风湿性赘生物形成有关,其形态和活动度与感染性心内膜炎的赘生物不同。

2.二尖瓣脱垂

其发生率的报道差异甚大,可高达 51%～100%,低至 5%～16%,此种差异被认为与检查者的技术熟练程度和警惕性有关。瓣膜脱垂以二尖瓣前叶多见(占 51%～82%),单纯二尖瓣后叶(占 7%)和主动脉瓣(15%)脱垂则较少见。

3.瓣膜反流

这是最常见的瓣膜改变,二尖瓣反流远较主动脉瓣和三尖瓣反流常见,对操作熟练者来说能准确区别生理和病理范围的反流,如结合彩色多普勒超声准确性更高,据统计二尖瓣反流发生率高达 84%～94%,其中重度反流在复发性风湿热可达 25%。

4.心包积液

其多属小量积液,发生于初发风湿热占 7%,复发性风湿热占 29%。

值得注意的是,尽管风湿热时,可有上述多种超声心动图的表现,但在无心脏炎症临床证据时,不可轻易单凭超声心动图的某些阳性改变而作出风湿热或风湿性心脏炎症的诊断,以免与其他病因如原发性二尖瓣脱垂、各种非风湿性心瓣膜病、心肌病、心包炎所致的超声变化混淆。

(六)X 线胸部检查

临床上只有严重的心脏炎症,心脏明显增大时才能在体检时查出。大多数风湿性心脏炎症的心脏增大是轻度的,如不做 X 线胸片检查难以发现。有时还须通过治疗后心影的缩小来证实原有心脏炎症的心脏增大曾经存在。

七、诊断

(一)诊断标准

针对近年国外风湿热流行特点,美国心脏病学会于 1992 年对 Jones 标准又进行了修订。新的修订标准主要针对初发风湿热的诊断,见表 8-2。

表 8-2 初发风湿热的诊断指标

主要表现	次要表现	有前驱的链球菌感染证据
心脏炎症	关节痛	咽喉拭子培养或快速
多关节炎	发热	链球菌抗原试验阳性
舞蹈症	急性反应物(ESR、CRP)增高	链球菌抗体效价升高
环形红斑	P-R 间期延长	
皮下结节		

该标准还进行了如下补充,有下列三种情况,又无其他病因可寻者,可不必严格执行该诊断标准:①以舞蹈病为唯一临床表现者。②隐匿发病或缓慢发生的心脏炎症。③有风湿热史或现患风湿性心脏病,当再感染 A 组链球菌时,有风湿热复发的高度危险者。

修订的 Jones 标准比过去的修订标准又前进了一步,特别适用于初发风湿热和一些特殊情况的风湿热患者,但对近年流行的不典型初发风湿热和复发性病例,尚存在较高的漏诊和误诊率,据统计可高达 39%～70%。

应该强调的是,在应用上述标准时,必须结合临床情况,尤其是患者的具体病情进行综合分析,并对有可疑的疾病作出鉴别诊断后才可作出风湿热的诊断。

(二)"可能风湿热"的判断方案

上述修订的 Jones 标准对近年来某些不典型、轻症和较难确定诊断的复发性风湿热病例,尚没有提出进一步的诊断指标。过去,一些国外学者曾建议制订一个"可能风湿热"的诊断标准,但尚未见具体的阐明。根据学者们多年的临床工作经验,采用下列"可能风湿热"的判断方案,在减少漏诊方面可收到较好的效果。

"可能风湿热"标准:这主要针对不典型、轻症和复发性病例。凡具有以下表现之一并能排除其他疾病(尤其亚急性感染性心内膜炎、系统性红斑狼疮、类风湿关节炎、结核病等),可做出"可能风湿热"的诊断。

(1)风湿性心瓣膜病有下列情况之一者:①无其他原因短期内出现进行性心功能减退或顽固性心力衰竭,或对洋地黄治疗的耐受性差。②进行性心悸、气促加重,伴发热、关节痛或鼻出血。③新近出现心动过速、心律失常、第1心音减弱,或肯定的杂音改变,或有新杂音出现,或进行性心脏增大;以上情况伴有有意义的免疫指标或急性期反应物出现。④新出现心悸、气促、容易出汗,伴有有意义的心电图、超声心动图或X线改变;或伴有有意义的免疫指标或急性期反应物出现。⑤新近出现心脏症状,抗风湿治疗后改善。

(2)上呼吸道链球菌感染后,有下列情况之一者:①多发性、游走性关节炎伴心悸、气促进行性加重。②多发性、游走性关节痛伴发热、心悸、气促,有急性期反应物,经青霉素治疗2周无效。③心脏症状进行性加重伴有急性期反应物出现和有意义的免疫指标,或伴有有意义的心电图、超声心动图或X线改变。

应该强调的是,在应用上述标准时,必须结合临床情况,尤其是患者的具体病情进行综合分析,并对有可疑的疾病进行鉴别诊断后才作出风湿的诊断。

(三)风湿热活动性的判断

风湿热活动性的判定,对指导治疗、判断预后有很重要的意义。但迄今为止,风湿热活动性的判断仍是一个困难的问题。特别是对一些特殊的临床病型如迁延型、亚临床型患者进行活动性判断时情况更是如此。采用传统的指标血沉和C反应蛋白,远不能满足实际需要。因为血沉常在心力衰竭时,或在激素治疗后迅速下降至正常,而C反应蛋白仅在疾病早期呈一过性的阳性,这说明它们对判断风湿活动性价值有限。建议从下面几个方面来综合分析判断疾病的活动情况:①回顾近期有无上呼吸道链球菌感染。②详询病史及细致检查以发现轻症的关节炎或关节痛。③系统地监测体温以发现有无发热(尤其是低热)。④检查有无心脏炎症的存在,注意是否有心音、心率、心律和心脏杂音性质有无发生肯定的变化或出现新的病理性杂音。如收缩期杂音在Ⅱ级以上或新出现的舒张期杂音意义较大。⑤注意短期内心功能有无出现进行性减退或不明原因的心力衰竭。⑥实验室指标如血沉、C反应蛋白阴性时应进行其他化验室检查,如糖蛋白电泳(或黏蛋白),各种非特异性和特异性免疫试验,如条件许可,最好能测定抗心肌抗体、ASP和外周血淋巴细胞促凝血活性(PCA)试验。抗心肌抗体在急性期或慢性期风湿活动性增高时可呈阳性。ASP-IgM增高示病情活动,PCA试验对风湿热活动期细胞免疫反应的存在有较高的特异性意义。⑦通过上述各步骤,如风湿活动存在很大的疑点时,可进行抗风湿治疗2周;如病情改善,提示有风湿活动的存在。

八、鉴别诊断

(一)类风湿关节炎

其特点为对称性,以指关节等小关节受累为主,早期有时亦会表现为游走性关节炎,但其关节炎往往是持续在某些部位数天至数周。以药物治疗后才会迁移到别的关节;而风湿性关节炎的游走性是非常特征性的,持续时间十分短暂,在1~2天内可以游走到1~3个不同关节部位。类风湿关节炎病程持续时间长,后期可有关节结构及其附近骨质破坏,以致发生关节畸形,非甾体抗炎药物治疗效果不大明显。风湿性关节炎无关节畸形,对水杨酸类药物治疗效果甚佳。

（二）强直性脊柱炎

本病早期可有外周关节炎及有时伴血沉加速、C反应蛋白阳性,但其外周关节炎症较持续,且常有腰骶部疼痛和肌腱附着点痛,X线示双骶髂关节炎,HLA-B27阳性。

（三）系统性红斑狼疮

本病可有发热、关节炎、心脏炎症、血沉加速,但同时伴有面部蝶形红斑、光过敏、口腔溃疡、雷诺现象,血中有抗核抗体滴度增高,抗双链DNA抗体、抗Sm抗体阳性,白细胞和血小板减少,补体C_3下降等,有助于排除本病。

（四）结核感染过敏性关节炎（Poncet病）

本病虽有反复关节炎,亦可伴低热、红细胞沉降率加快等表现,但一般情况良好。水杨酸治疗不能完全控制症状。抗结核治疗有效。

（五）其他反应性关节炎

反应性关节炎是继发于细菌、病毒或其他病原体感染的一种关节局部反应,病原体可以是沙门菌、志贺菌、耶尔替菌等,亦可由乙型肝炎病毒或真菌引起。除关节炎外,可有其他临床征象如腹泻、结膜炎、尿道炎、皮疹、较高的$HLA-B_{27}$阳性率,典型的病毒性肝炎症状、体征和化验室改变。

（六）化脓性关节炎

化脓性关节炎以金黄色葡萄球菌败血症最常见,初起时有发热,多个关节痛,以后局限于个别关节,出现明显的关节红、肿、热、压痛和功能受限,有时有关节积液。临床上常有明显的感染证据,血液和骨髓培养多呈阳性。其他细菌、病毒、螺旋体（Lyme病）、真菌等也可诱发感染性关节炎。

（七）亚急性感染性心内膜炎

亚急性感染性心内膜炎一般有进行性贫血、瘀斑、脾大、杵状指、栓塞等典型表现,血培养阳性可确诊。

（八）病毒性心肌炎

本病常在病毒性上呼吸道感染后出现,有时伴有关节痛,易与风湿性心肌炎混淆。鉴别两者可通过下列各点:病毒性咽炎以鼻塞、流涕、流泪等卡他症状表现为主,而链球菌感染上呼吸道感染,以咽痛、发热为主。病毒分离或病毒血清学检查（后者较可行）有辅助诊断价值,如病毒中和试验,抗体效价在3~4周内升高4倍以上有病原学诊断意义。病毒性心肌炎的临床表现特点为有较明显胸痛及顽固的心律失常,心电图改变较风湿性心肌炎明显。

（九）链球菌感染后状态

本病是否为一个独立疾病尚有争论。临床上可在上呼吸道炎或扁桃体炎后出现ESR增高、低热、关节痛,有时还可有心悸,ECG有ST-T改变。但青霉素和小剂量激素治疗后症状很快消失,也不再复发。

（十）血液系统疾病

白血病早期,先有发热、疲乏、心悸、关节痛症状,以后才出现血常规变化,故可造成临床上的误诊。其他如淋巴瘤等,也有过类似的报道。

九、治疗

风湿热的治疗目的应包括下列四方面:①清除链球菌感染病灶。②早期观察心脏炎症是否存在并加以处理。③控制充血性心力衰竭。④缓解关节及其他症状。由于临床病型的多样化，病情的严重程度有较大的差异，故在治疗上应实行个体化处理。

（一）一般治疗

应注意保暖，避免受寒及潮湿。如有心脏受累应卧床休息，避免体力活动及精神刺激。待体温、血沉正常，心动过速控制或其他明显的心电图变化改善后继续卧床休息 3～4 周，然后逐步恢复活动。急性关节炎患者，早期亦应卧床休息，至血沉、体温正常然后开始活动。

（二）抗生素的应用

应用抗生素的目的是消除链球菌感染，治疗咽部炎症及扁桃体炎。迄今为止，青霉素仍然是最有效的链球菌杀菌剂。常用剂量为 80 万～160 万 U/d，分 2 次肌内注射，疗程为 10～14 天，或 400 万～480 万 U 每 132 次静脉点滴 3～4 周。以后用苄星青霉素（长效青霉素）120 万 U/月，肌内注射。此次措施多数能控制咽喉部感染。但亦少数患者，上呼吸道链球菌感染反复发作，以致成为慢性或迁延型风湿热，对此可采取下列措施：缩短长效青霉素的注射间隔为 1～3 周一次，至上呼吸道感染较稳定地控制后，维持 3～4 周甚至半年到一年的预防性治疗。加用口服抗生素，如红霉素、林可霉素、罗红霉素或头孢类药物。

（三）抗风湿治疗

关于选择水杨酸制剂或激素作为抗风湿首选药物的问题，在历史上曾有过长时间争论，经过 20 世纪 60 年代美国、英国和加拿大三国进行多中心的长达 15 年的研究，结果显示两者疗效相当，对以后心脏瓣膜病的形成无显著的统计学差异。近年的观点是，风湿性关节炎的首选药物为非甾体抗炎药。常用阿司匹林，开始剂量成人 3～4 g/d，小儿 80～100 mg/（kg·d），分 3～4 次口服。对心脏炎症一般采用糖皮质激素治疗。常用泼尼松，开始剂量成人 30～40 mg/d，小儿 1.0～1.5 mg/（kg·d），分 3～4 次口服。病情控制后减量至 10～15 mg/d 维持治疗。为防止停用激素后出现反跳现象，可于激素停止使用前 2 周或更长一些时间加用阿司匹林，待激素停用 2～3 周后才停用阿司匹林。病情严重如合并心包炎或心肌炎并急性心力衰竭者可静脉滴注地塞米松 5～10 mg/d 或氢化可的松 200 mg/d，至病情改善后，改口服激素治疗。对一时未能确定有无心脏炎症的病例，可根据杂音、心率、心律情况做出抉择。一般来说，心尖区或主动脉瓣区有 Ⅱ 级收缩期杂音或新近出现舒张期杂音，或有持续性窦性心动过速，或心律失常无其他原因解释者，应按心脏炎症处理，采用激素治疗。单纯关节炎的疗程为 6～8 周，心脏炎症的疗程最少 12 周。如病情迁延者，应根据临床表现及实验室检查结果，延长其疗程。

（四）舞蹈病的治疗

舞蹈病患者应在上述治疗基础上加用镇静剂如地西泮、巴比妥类或氯丙嗪等，应尽量避免强光、噪音刺激。

（五）亚临床型风湿热的处理

既往无风湿性心脏炎症病史者，只需定期观察追踪及坚持青霉素预防，无须特殊处理；如有过心脏炎症或现患风湿性心脏病者，可根据化验室检查（如 ESR、糖蛋白、抗心肌抗体、ASP 和 PCA 试验等）、超声心动图、心电图和体征等几方面的变化而制订具体治疗措施。如化验室检查基本正常，仅个别项目异常，心电图、超声心动图改变不明显者，应继续观察，无须抗风湿治疗。如化验室检查变化明显，心电图、超声心动图改变不明显者，可注射长效青霉素 120 万 U，进行 2 周抗风湿治疗（一般用阿司匹林）。如 2 周后化验室结果恢复正常，不能诊断风湿热，因为该病化验室改变不可能如此迅速恢复正常；如 2 周化验室改变极微，再继续治疗 2 周后复查有关项目;如仍不转阴,同时又有可疑症状或体征时,应高度怀疑风湿热,需进行治疗,必要时住院观察和处理。化验室检查变化明显,心电图、超声心动图又有明显变化而无其他原因可解释者,虽然症状不明显,仍应住院观察,作出正确诊断后进行短疗程治疗。

(六)其他疗法

风湿热是与链球菌感染有关的免疫性疾病,如经上述治疗仍反复发作或经久不愈,可试用下列措施:①易地治疗:以去除链球菌感染和其他诱发风湿热发作的外界因素。②改变机体高度过敏状态:可试用免疫调节或提高机体免疫力的药物和食物如花粉、蜂王浆之类。

(刘伟霞)

第五节　干燥综合征

干燥综合征(Sjögren syndrome,SS)是一种以侵犯泪腺和唾液腺等外分泌腺,具有高度淋巴细胞浸润为特征的弥漫性结缔组织病。最常见的表现是口、眼干燥症,且常伴有内脏损害而出现多种临床表现。本病分为原发性和继发性两类:后者指与某肯定的弥漫性结缔组织病(如类风湿关节炎、系统性红斑狼疮、系统性硬化症等)并存的干燥综合征。本节主要叙述原发性干燥综合征(primary SS,简称 pSS)。pSS 在我国的患病率为 0.29%～0.77%,以女性多发(男女比例约为1∶9),发病年龄集中于 30～60 岁,而老年人群的患病率可高达 4%。随着临床医师对 pSS 认识的不断提高,以及我国人口的老龄化,pSS 的发病率和患病率均呈上升趋势。

一、病因与发病机制

(一)病因

pSS 的病因至今不清,一般认为是感染因素、遗传背景、内分泌因素等多种病因相互作用的结果。某些病毒如 EB 病毒、丙型肝炎病毒、HIV 等可能与本病的发生和延续有一定关系。病毒通过分子模拟交叉,感染过程中使易感人群或其组织隐藏抗原暴露而成为自身抗原,诱发自身免疫病。而流行病学调查显示 pSS 具有明显的家族聚集倾向,该病患者的亲属易发生自身免疫性疾病,但在基因检测调查中尚未发现公认的 HLA 易感基因。

(二)发病机制

pSS 免疫功能紊乱为其发病及病变延续的主要基础。确切原因不明。由于唾液腺组织的导管上皮细胞起了抗原递呈细胞的作用。细胞识别后,通过细胞因子促使 T、B 细胞增殖,使后者分化为浆细胞,产生大量免疫球蛋白及自身抗体,同时 NK 细胞功能下降,导致机体细胞免疫和体液免疫的异常反应,进一步通过各种细胞因子和炎症介质造成组织损伤。

二、病理和病理生理

本病主要累及由柱状上皮细胞构成的外分泌腺体。以唾液腺和泪腺的病变为代表,表现为腺体间质有大量淋巴细胞浸润并形成淋巴滤泡样结构,腺体导管的上皮细胞增生和肥大,腺体导管管腔扩张和狭窄等,小唾液腺的上皮细胞则有破坏和萎缩,功能受到严重损害。类似病变涉及其他外分泌腺体,如皮肤、呼吸道黏膜、胃肠道黏膜、阴道黏膜以及内脏器官具外分泌腺体结构的组织包括肾小管、胆小管、胰腺管等。血管受损也是本病的一个基本病变,如白细胞型或淋巴细胞型血管炎、急性坏死性血管炎和闭塞性血管炎等。上述 2 种病变尤其是外分泌腺体炎症是造成本病特殊临床表现的基础。

三、临床表现

pSS 多起病缓慢、隐匿,临床表现多种多样,但最终均会出现外分泌腺损伤和功能障碍。

（一）局部表现

1.口干燥症

因唾液腺病变而引起下述症状:①有 70%～80%患者诉有口干,严重者因口腔黏膜、牙齿和舌发黏以致在讲话时需频频饮水,进食固体食物时必须伴流质送下等。②猖獗性龋齿,即出现多个难以控制发展的龋齿,表现为牙齿逐渐变黑继而小片脱落,最终只留残根,见于约 50%的患者,是本病的特征之一。③成人腮腺炎,40%的患者唾液腺对称性肿大且反复发作,累及单侧或双侧,10 天左右可自行消退,少有持续性肿大。对部分有腮腺持续性肿大者,应警惕有恶性淋巴瘤的可能。④舌可表现为舌痛,舌面干、裂,舌乳头萎缩而光滑,口腔可出现溃疡或继发感染。

2.干燥性角结膜炎

因泪腺分泌的黏蛋白减少而出现眼干涩、异物感、少泪等症状,甚至哭时无泪,部分患者有眼睑反复化脓性感染、结膜炎、角膜炎等。严重者可致角膜溃疡,甚至穿孔、失明。

3.其他浅表部位

如鼻、硬腭、气管及其分支、消化道黏膜、阴道黏膜的外分泌腺体均可受累,使其分泌减少而出现相应症状。

（二）系统表现

除口眼干燥表现外,患者还可出现全身症状,如乏力、低热等。约有 2/3 患者出现外分泌腺体外的系统损害。表现如下。

1.皮肤

约 1/4 患者有不同皮疹,病理基础为局部血管的受损。特征性表现为紫癜样皮疹,多见于下肢,为米粒大小边界清楚的红丘疹,压之不褪色,分批出现,每批持续时间约为 10 天,可自行消退而遗有褐色色素沉着。还可有荨麻疹样皮疹、结节红斑等。

2.骨骼肌肉

70%～80%的患者有关节痛,10%发生关节炎;但关节破坏非本病的特点。肌炎见于约 5%的患者,可有肌无力、肌酶谱升高和肌电图的改变。

3.肾

据国内报道有 30%～50%患者有肾损害,其中 35%为远端肾小管受累,引起Ⅰ型肾小管酸中毒,表现为低血钾性周期性瘫痪、肾性软骨病、肾钙化、肾结石、肾性尿崩症。通过氯化铵负荷试验可见到约 50%患者有亚临床型肾小管性酸中毒。近端肾小管损害较少见。部分患者的肾小球损害较明显,出现大量蛋白尿、低清蛋白血症甚至肾功能不全。

4.肺

呼吸系统损害主要为肺功能异常,约 50%患者有肺泡炎症,部分患者发生肺间质纤维化。临床上,大部分无症状,重者出现干咳、气短,少数患者可因呼吸衰竭死亡。

5.消化系统

胃肠道可因其黏膜层的外分泌腺体病变而出现萎缩性胃炎、胃酸减少、慢性腹泻等非特异性症状。肝脏损害见约25％的患者,临床上可无相关症状或出现肝功能损害等不同表现。肝脏病理以肝内小胆管壁及其周围淋巴细胞浸润、界板破坏等慢性活动性肝炎的改变较为突出。另有部分患者可并发免疫性肝病,其中以原发性胆汁性肝硬化多见。慢性胰腺炎亦非罕见。

6.神经系统

10％患者可因血管炎累及神经系统。以周围神经损害为多见,主要损伤三叉神经及其他感觉纤维,也可累及运动神经。中枢神经发病率低,多为暂时性功能障碍。

7.血液系统

本病可出现白细胞减少和(或)血小板减少,严重者可有出血现象。本病出现淋巴瘤显著高于正常人群,发病率要比正常人高44倍,因此在SS患者出现淋巴组织增生时应警惕恶变的可能。

四、实验室和辅助检查

(一)血清学检查

1.自身抗体

本病患者血清中可检测到多种自身抗体。抗核抗体(ANA)的阳性率为50％~80％,以抗SSA和抗SSB抗体为主,两者阳性率分别为70％和40％,尤其是后者有较高的诊断特异性。70％~90％类风湿因子阳性,5％~10％分别出现抗RNP抗体和抗着丝点抗体。约20％的患者出现抗心磷脂抗体。

2.高球蛋白血症

90％以上的患者有高丙球蛋白血症,其特点是多克隆性且滴度高,可引起临床紫癜、红细胞沉降率快等症状。少数患者出现巨球蛋白血症或单克隆性高丙球蛋白血症,出现这些情况须警惕淋巴瘤的可能。

(二)口腔科检查

1.唾液流率

唾液流率作为评价口干燥症的敏感指标之一,是指非刺激情况下,在一定时间内受检者舌下口底唾液积聚的总量(unstimulatory whole saliva,UWS)。SS的阳性标准为UWS≤1 mL/10 min。

2.腮腺造影或核素显像

腮腺造影是在腮腺导管内注入造影剂(40％碘油)后观察各级导管的影像。SS患者各级导管不规则、僵硬,有不同程度的狭窄和扩张,碘液可淤积于末端导管腺体呈点球状。腮腺核素显像是静脉注射放射性核素锝(^{99m}Tc)后,观察腮腺、颌下腺显影。SS患者存在唾液腺摄取及排泌的功能障碍,因而出现异常的显像。

3.唇腺活检

唾液腺病理用于诊断SS具有较高的敏感性和特异性,其灶性淋巴细胞浸润是目前诊断SS必备的指标之一。由于小唾液腺如唇、硬腭、鼻黏膜等处的腺体与腮腺、颌下腺相似,且操作简易、损伤性小,因此临床上通常以小唾液腺,尤其是唇腺活检来反映主要唾液腺的病理情况。SS患者可见成簇的淋巴细胞、浆细胞浸润,腺泡组织内淋巴细胞聚集数在50个以上记为一个病灶,若在4 mm²唇黏膜组织内能见到1个以上的病灶即为阳性。此外,病理还可见到腺泡萎缩、导管狭窄等。

（三）眼科检查

1.泪液流率

泪液流率即 Schirmer 检查,是指不使用眼部麻醉剂的情况下,在一定时间内泪液浸湿滤纸的长度,临床上通常以此来反映泪腺分泌泪液的能力。SS 患者的阳性标准为 Schirmer≤5 mm/5 min。

2.泪膜破碎时间

泪膜破碎时间即 BUT(tear Break-up Time),指不眨眼情况下泪膜发生破裂的时间,临床上通常以此来反映泪膜的不稳定性。SS 患者泪膜容易破裂,泪膜破碎时间明显缩短,阳性标准为BUT≤10 秒。

3.角结膜染色

角结膜染色即眼表染色,是指由于泪液质或者量发生异常,角膜和结膜会发生损伤,而通过某些染色剂能够进行检测。目前观察角膜损伤用荧光素钠,观察结膜损伤用孟加拉红或丽丝胺绿。眼表染色达到一定严重程度时可提示 SS 的诊断。

（四）其他检查

目前对于唾液腺形态和功能的评价还有超声、CT、MRI 等影像学检查。而心电图、超声心动图检查用于心脏评估,肺功能、肺部高分辨 CT 检查用于肺脏评估,超声、CT 检查乃至病理活检用于消化系统的评估等都已逐渐得到了临床医师的重视。

五、诊断和鉴别诊断

（一）诊断

SS 的诊断需要风湿免疫科、眼科和口腔科的多科协作,因而较系统性红斑狼疮、类风湿关节炎更为困难。在临床工作中诊断 SS,尤其早期 SS 有赖于口干燥症及干燥性角结膜炎的检测、抗SSA 和（或）抗 SSB 抗体、外分泌腺（尤其是唇腺）的灶性淋巴细胞浸润。尤其是后两项的检查特异性强,主观因素影响较少,是目前诊断 SS 必不可少的依据。

（二）鉴别诊断

鉴于本病易于误诊为类风湿关节炎、系统性红斑狼疮、混合性结缔组织病、慢性肝炎、肺纤维化、肾小管性酸中毒、过敏性紫癜等,因此对一些以系统损害为早期或重要表现者应考虑到有本病的可能性,应进行相关检查以期得到早期正确的诊断。继发性 SS 的症状往往不严重,且被另一结缔组织病临床症状所覆盖。

另外,本病还需要与口眼干燥症鉴别。临床上口干还可见于内分泌疾病（如糖尿病、甲减、尿崩症等）、特殊感染（如 HIV、丙肝病毒等）、特殊药物（如糖皮质激素、抗焦虑药物、利尿药等）、特殊治疗（如头颈手术或放疗等）、吸烟、张口呼吸等情况;而眼干则可见于蒸发过快（如佩戴隐形眼镜、甲亢眼病、重症肌无力等）,或其他导致泪液分泌减少的疾病（如病毒感染）。

（三）病情评估

SS 的病情评估包括两方面:一是对外分泌腺的损伤评估,二是对系统损伤的评估（如血液、肾脏、肺脏、神经系统及淋巴增殖性病变等）。国际上对系统性红斑狼疮、类风湿关节炎均有非常成熟的疾病活动指数（disease activity index,DAI）的评分方法。但由于 SS 的自然病程相对缓和,且缺乏长期的观察性研究,因此尚无公认的评分系统。

六、治疗

目前本病尚无根治方法,主要是替代和对症治疗。治疗目的是预防因长期口、眼干燥造成局部损伤,密切随诊观察病情变化,防治本病的系统损害。

（一）一般治疗

1.人工唾液以及人工泪液

改善口干和眼干症状相当困难,最基本的手段就是采用近似唾液和泪液的制剂进行替代治疗。

2.刺激唾液和泪腺的功能

近来新方法是口服乙酰胆碱类似物。①毛果芸香碱:每天剂量为 10～20 mg,分 4 次,根据病情可酌情加量,其最常见的不良反应是出汗增加和胃肠不耐受,可以通过减少剂量来控制。②新药西维美林可特异性的刺激 M3 受体,促泪腺和唾液腺水流分泌增加,有效地解决口干和眼干,因此选择性刺激 M3 受体成为治疗 SS 的新选择。但是 SS 造成外分泌腺损伤严重者对此类治疗效果不佳。

3.其他

对症处理还包括非类固醇类抗炎药减轻肌肉、关节症状。对于低血钾性周期性瘫痪者则应静脉补钾,有的患者需终身口服补钾,以防低血钾再次发生。

（二）免疫抑制治疗

对于出现系统损害的患者,应予糖皮质激素、免疫抑制剂等积极治疗。

1.糖皮质激素及免疫抑制剂

合并有神经系统损害、肾小球肾炎、间质性肺炎、肝损害、血细胞降低、球蛋白明显增高、肌炎等要考虑用糖皮质激素,根据情况决定激素的用量,泼尼松 10～60 mg/d。同时也可联合用免疫抑制剂,用药原则与系统性红斑狼疮基本相同。常用的药物有:甲氨蝶呤（每周 7.5～15 mg）、羟基氯喹[5～7 mg(/kg · d)]、硫唑嘌呤、环磷酰胺、来氟米特等。

2.生物制剂

肿瘤坏死因子（TNF）α 拮抗剂英夫利昔单抗和依那西普对 pSS 的疗效并不肯定,而 B 淋巴细胞靶向治疗,主要是抗 CD20 单克隆抗体——利妥昔单抗对 pSS 的治疗前景值得期待。

3.其他

高球蛋白血症和近期出现或加重的肾小管酸中毒可行血浆置换。干细胞移植也在试行之中,其疗效有待进一步观察。

七、预后

本病预后较好,有内脏损害者经恰当治疗后大多可以控制病情。如治疗不及时,亦可恶化甚至危及生命。病变仅局限于唾液腺、泪腺、皮肤黏膜外分泌腺体者预后好。内脏损害中出现进行性肺纤维化、中枢神经病变、肾功能不全、恶性淋巴瘤者预后较差;其余有系统损害者,经恰当治疗大部分都能使病情缓解,甚至康复到正常生活。

（刘伟霞）

第六节　系统性硬化症

系统性硬化症(systemic sclerosis,SSc)也称硬皮病,是指结缔组织的异常增生,它不仅在皮肤真皮层内增生造成皮肤肿胀,继以变厚变硬,最终萎缩,还累及血管、肺、消化道、肾、心等器官造成内脏受损的表现。本病女性多见,发病率大概是男性的4倍,儿童相对少见。

本病以皮肤受累范围为主要指标分为以下5型。①弥漫性硬皮病:除面部、肢体远端和近端受累外,皮肤增厚还累及躯干。②局限性硬皮病:皮肤增厚仅限于肘(膝)的远端,但可累及面部和颈部。③无皮肤硬化的硬皮病:临床无皮肤硬化的表现,但有系统性硬化症特征性的内脏表现和血管、血清学异常。④重叠综合征:上述3种情况中的任意一种与诊断明确的类风湿关节炎、系统性红斑狼疮、多发性肌炎/皮肌炎同时出现时。⑤未分化结缔组织病虽无系统性硬化症的皮肤增厚和内脏异常表现,但有雷诺现象伴系统性硬化症的临床和(或)血清学特点。

一、病因与发病机制

(一)病因

系统性硬化症的病因尚不明确,可能与多种致病因素有关,包括遗传和环境因素的共同作用。

1.遗传基础

(1)家族史:已有很多研究报道SSc的家族聚集现象,表明遗传因素导致疾病的易感性。有报道家族性的SSc发生率为1.6%～7%。尽管SSc在一级亲属中的绝对危险因素很小,但阳性家族史的发病相对危险仍是最高的。

(2)种族因素:有研究证实,非洲裔美国女性每年的总发病率约为22.5%,而在高加索地区女性的发病率约为12.8%($P<0.001$),而且非洲裔美国人发病后的临床症状似乎更为严重。同样,种族性对疾病的影响是受多种因素的相互作用而决定的。

(3)性别:女性发病率高,尤其是育龄期妇女,因此雌激素可能对发病有作用。

2.环境因素

目前已明确某些化学物品和药品(如三氯乙烯等)可以引起硬皮病样皮肤改变,尤其是近年在西班牙出现的因服用掺假的菜籽油和在美国出现的因服用污染的L-色氨酸食品而出现硬皮样皮肤改变。此外,SSc的发病率在煤矿、金矿和与硅石尘埃相接触的人群中较高。

(二)发病机制

1.纤维化病变

本病的特异性改变是胶原产生过多以及细胞外基质成分如葡氨基多糖、纤维连接蛋白的沉积,提示本病可能与成纤维细胞的异常相关。细胞外基质成分蛋白在调节与免疫反应激活相关的细胞游走和各种基因的表达中起重要作用。SSc外周血单一核细胞可以在活体内被细胞外基质成分激活,导致促炎症细胞因子的生成,增强纤维化。

2.血管病变

血管损伤是SSc最早而且是很关键的病变。SSc血管的中心病变是内皮细胞,出现肿胀、增生,继以血栓形成造成管腔狭窄,组织缺血。此外,内皮细胞还分泌许多因子[如转化生长因子β(TGF-β)、血小板衍化生长因子(PDGF)等细胞因子,细胞外基质和黏附蛋白,抗凝固因子,血管活性蛋白等]来调节血管的稳定性和渗透性。由于内皮细胞活化,上述因子在 SSc 中出现异常,导致成纤维细胞增殖并加重内皮细胞本身的病变。同时,血管反应性也出现异常。

3.自身免疫性病变

近年来,在 SSc 的血清中发现大量特异性抗体,因此更明确地把 SSc 归类于自身免疫病。这些自身抗体在发病机制中的作用并不完全清楚,但其相应的靶抗原却都是细胞核代谢过程中的重要成分,有些自身抗原和反转录病毒的蛋白间有共同的成分,因此也有人提出本病的发病机制是因分子模拟所致。免疫学检测示血清抗核抗体阳性率达 90%以上,大部分自身抗体属于抗核抗体谱范围内,包括抗局部异构酶Ⅰ抗体,抗着丝点抗体、抗核仁抗体(包括对不同核仁成分:RNA 多聚酶Ⅲ、U3RNA 蛋白复合体等的抗体)、抗多发性肌炎-硬皮病抗体、抗组蛋白抗体等。其他还有抗Ⅰ型胶原、Ⅳ型胶原、抗板层抗体等。此外,多种细胞因子[TGF-β、结缔组织生长因子(CTGF)、肿瘤坏死因子(TNF)、白细胞介素(IL)家族]也在 SSc 的病程中起作用,并随病程的变化而变化。

二、病理

胶原的增殖、组织的纤维化是 SSc 受损组织中共同而突出的病理改变。如在皮肤的真皮层有增厚,胶原明显增加,附件萎缩,小动脉玻璃样化,而表皮层变薄。淋巴细胞和浆细胞的浸润仅见于疾病的早期。血管的变化明显,尤其是微血管,如通过电子微血管镜检查甲皱,可以看到增大的/巨毛细血管、毛细血管出血、毛细血管排列紊乱、无血管区以及分支毛细血管等表现。微小动脉和小动脉有内皮细胞增生,管腔变窄,在 SSc 肾损害者,主要表现为肾入球小动脉和叶间动脉内皮细胞增生以及血管壁的纤维性坏死,以致肾皮质缺血坏死。肾小球也可有病变。类似血管病变和纤维化也可见于其他脏器。

三、临床表现

本病起病缓慢。发病年龄在 30～50 岁。

(一)雷诺现象

雷诺现象是 SSc 最多见的初期表现,约 70%的患者首发症状为雷诺现象,可先于 SSc 的其他表现(如关节炎、内脏受累)1～2 年或与其他症状同时出现。临床特点为手指(足趾)端遇冷、情绪激动后出现麻木感和颜色的顺序变化,首先是颜色变白,继以紫,再变红。最初可仅有一个或少数指(趾)端受累,以后逐渐扩大到更多的手指(足趾)。其原理在早期为局部小动脉痉挛,以后可因为血管内皮细胞肿胀导致组织缺血而出现指端溃疡及瘢痕,手(足)末节坏死或软组织及指骨因缺血而被吸收变短。

(二)皮肤改变

皮肤改变是 SSc 标记性症状。皮损依次经历肿胀期、硬化期、萎缩期。几乎所有病例皮肤硬化首先出现在手指逐渐向近端扩展,皮肤发亮、紧绷,皱褶消失,汗毛稀疏,病变皮肤与正常皮肤界限不清。患者胸上部和肩部有紧绷感,颈前出现横向厚条纹,仰头时感颈部皮肤紧绷。面部皮肤受累可表现为面具样面容。口周出现放射性沟纹,口唇变薄,鼻端变尖。手指的皮肤紧绷可逐渐导致指间关节和掌指关节完全伸展受限和屈曲畸形。受累皮肤可有色素沉着或色素脱失,头发毛囊处没有色素,形成黑白相间改变称"椒盐征"。手指、面部、嘴唇、舌和颊黏膜可于数年后出现小的毛细血管扩张,常见于局限性硬皮病,也可见于病程长的弥漫性硬皮病患者。

早期肿胀期,手指呈腊肠样,手背非可凹性肿胀。数周或数月后进入硬化期,皮肤呈蜡样光泽,厚而硬,紧贴于皮下,不易捏起。5～10年后进入萎缩期,浅表真皮变薄变脆,表皮松弛。皮下软组织钙化是 SSc 晚期并发症,手指端、肘、膝等易受外伤的部位是钙化好发之处。

(三)骨关节和肌肉

多关节痛和肌肉疼痛常为早期症状,也可出现关节炎,约29%的患者可出现侵蚀性关节炎。晚期由于腱鞘纤维化,受累关节活动时,尤其是膝关节可触到皮革样摩擦感。腕关节腱鞘广泛纤维性增厚可导致腕管综合征。肌肉无力常见于严重皮肤病变者,多数因失用性萎缩造成。部分患者会出现肌酶的升高。骨质吸收可见于末端指骨、肋骨、锁骨和下颚角。

(四)消化系统

消化道受累是 SSc 的常见表现,约70%的患者出现,任何部位均可累及,其中食道受累最常见(90%),肛门、直肠次之(50%～70%),小肠和结肠较少(40%和10%～50%)。食管受累表现为上腹饱胀、胸骨后烧灼感,以及胃部反流。在平卧或弯腰时明显,是胃食管括约肌压力减低和远端食管扩张所致。消化性食管炎可导致食管下段狭窄。1/3 的 SSc 患者可有 Barrett 食管化生,这些患者发展为腺癌等并发症的危险性增高。吞咽困难可单独出现,是神经肌肉功能失调性食管动力丧失所致。食管测压和食管造影显示下 2/3 食管蠕动幅度下降或消失。胃部和肠道可出现毛细血管扩张,引起消化道出血。胃部扩张的黏膜下毛细血管在内镜下呈宽条带,被称为"西瓜胃"。

小肠蠕动减弱可导致肠胀气和腹痛,偶可出现假性肠梗阻。吸收不良综合征伴体重下降、腹泻和贫血,是由于肠道无张力或纤维化导致淋巴管阻塞引起的细菌过度滋生。肠壁黏膜肌层变性,空气进入肠壁黏膜下面,可出现肠壁囊样积气征,表现为小肠壁的透 X 线囊肿或线性条带。

大肠受累导致慢性便秘,节段性肠道无力可导致肠套叠。大肠钡灌肠显示扩张和大口憩室。肛门括约肌松弛可导致大便失禁,偶有肛门脱垂。

(五)肺部

2/3 以上的 SSc 患者有肺部受累,成为目前 SSc 最主要的致死原因。最常见的症状是运动时气短,活动耐力减低,常伴干咳。

肺间质纤维化和肺动脉血管病变常同时存在,但往往以一个病理过程占主导地位。在弥漫性硬皮病伴抗 Scl-70 阳性的患者中,肺间质纤维化常较重;在 CREST 综合征中,肺动脉高压常较明显。肺间质纤维化常以嗜酸性肺泡炎为先导。在肺泡炎期,高分辨 CT 扫描可显示肺部呈毛玻璃样改变,支气管肺泡灌洗可发现灌洗液中细胞数增多,大多是肺泡巨噬细胞,可见到中性粒细胞或嗜酸性粒细胞。胸片改变示肺间质纹理增粗,严重时呈网状结节样改变,主要累及肺部的下 2/3。肺功能显示限制性通气障碍,肺活量降低,肺顺应性降低,气体弥散量减少。体检可闻及肺底细小爆裂音。肺间质纤维化患者肺泡细胞和支气管癌的发生率增高。

肺动脉高压是 SSc 的另一种严重肺部病变,是由于肺动脉和微动脉内膜纤维化和中膜肥厚导致狭窄和闭塞。肺动脉高压首先表现为劳力性呼吸困难,最终进展为右心功能衰竭。无创性超声心动检查可发现早期肺动脉高压。心导管检查发现33%的患者有肺动脉高压。其预后非常差,平均生存期不到 2 年。

（六）心脏

主要表现为心包炎，伴或不伴有心包积液、心力衰竭和不同程度的传导阻滞或心律失常。病理检查80%的患者有片状心肌纤维化。临床表现为气短、胸闷、心悸和水肿。超声心动图检查显示约半数患者有心包肥厚或积液，但临床心肌炎和心脏压塞不多见。

（七）肾脏

硬皮病肾病变以叶间动脉、弓形动脉及小动脉为著，其中最主要为小叶间动脉。临床表现不一，部分患者有多年皮肤及其他内脏受累而无肾损害的临床表现；有些在病程中出现肾危象，即突然发生严重高血压、急进性肾衰竭。如不及时处理，常于数周内死于心力衰竭和尿毒症。患者可出现乏力加重、气促、严重头痛、视力模糊、抽搐、神志不清等症状。实验室检查发现肌酐正常或增高、蛋白尿和（或）镜下血尿，可有微血管溶血性贫血和血小板减少。少数患者可在没有高血压的情况下发生肾危象。肾危象的预测因素有：①系统性硬皮病；②病程小于4年；③疾病进展快；④抗RNA多聚酶Ⅲ抗体阳性；⑤服用大剂量激素或小剂量环孢素；⑥血清肾素水平突然升高。

（八）其他

SSc患者常伴眼干和（或）口干症状。部分患者可出现甲状腺功能减低，可见甲状腺纤维化。可有三叉神经痛和男性阳痿。局限性SSc偶见胆汁性肝硬化。

四、实验室与辅助检查

（一）一般检查

红细胞沉降率可正常或轻度增快。偶有贫血，多为与慢性炎症有关的低增生性贫血，可有轻度血清蛋白降低，球蛋白升高，主要是IgG。

（二）免疫学检查

血清ANA阳性率达90%以上，核型为斑点型和核仁型。在CREST综合征患者中，50%～90%抗着丝点抗体（ACA）阳性，在弥漫性硬皮病中仅10%阳性。ACA阳性患者常倾向于出现皮肤毛细血管扩张、皮下钙质沉积及肺动脉高压，较ACA阴性患者出现限制性肺部病变少，其滴度不随时间和病程变化。抗拓扑异构酶Ⅰ（Scl-70）抗体是SSc的特异性抗体，阳性率为15%～20%，该抗体阳性与弥漫性皮肤硬化，肺间质纤维化等相关，抗Scl-70抗体阳性患者死亡率增加。此外，抗核仁抗体对SSc相对特异，常见的有几种：抗RNA聚合酶Ⅰ/Ⅲ抗体常与肾危象、心脏受累相关；抗纤维蛋白Th/To抗体见于局限性硬皮病患者；抗PM-Scl抗体和抗Ku抗体见于局限性SSc重叠多发性肌炎的患者。抗U3RNP抗体与肌病、肠道受累和肺动脉高压相关。抗SS-A和（或）抗SS-B抗体存在于SSc与干燥综合征重叠的患者。约30%病例RF阳性。

（三）病理及甲皱检查

硬变皮肤活检见网状真皮致密胶原纤维增多，表皮变薄，表皮突消失，皮肤附属器萎缩。真皮和皮下组织内（也可在广泛纤维化部位）可见T淋巴细胞大量聚集。电子甲皱毛细血管镜（nailfold video capillaroscopy，NVC）作为一种非创伤性的微血管检查方法已越来越广泛地用于SSc患者的微血管病变评估、病情监测和疗效评估。2000年，有学者将SSc患者的微血管病表现通过NVC分为3种形式，早期、活动期和晚期。其中，早期NVC表现为可见扩张/巨毛细血管，可见毛细血管出血，相对保留完好的毛细血管分布，以及没有毛细血管的缺失；活动期NVC

表现为巨毛细血管常见,毛细血管出血常见,毛细血管中度缺失,轻度毛细血管结构紊乱,没有或轻度分支毛细血管,存在水肿;晚期 NVC 表现为不规则毛细血管扩张,少有或没有巨毛细血管和出血,严重的毛细血管缺失伴广泛的无血管区,正常毛细血管排列的紊乱,以及分支或灌木丛样毛细血管的存在。

(四)影像学及肺功能检查

胸部 X 线检查可有肺纹理增粗,严重时呈网状结节样改变,以肺底为著,或有小的囊状改变。高分辨 CT 和肺功能检查是检测和随访间质性肺病的主要手段。钡餐检查可显示食管、胃肠道蠕动减弱或消失,下端狭窄,近侧增宽,小肠蠕动亦减少,近侧小肠扩张,结肠袋可呈球形改变。双手 X 线检查可见双手指端骨质吸收,软组织内有钙盐沉积。

(五)超声心动图和右心漂浮导管检查

超声心动检查作为无创性的检查方法,是早期发现肺动脉高压的首选检查。但其敏感性和特异性较差。右心漂浮导管仍是诊断肺动脉高压的"金标准"。其可以测定肺血管阻力、心排血量,同时进行急性血管扩张试验和选择性肺动脉造影。

五、诊断和鉴别诊断

(一)诊断标准

目前以 1980 年美国风湿病学会(ACR)提出的系统性硬化症分类标准作为诊断标准。

1.主要条件

近端皮肤硬化:手指及掌指(跖趾)关节近端皮肤增厚、紧绷、肿胀。这种改变可累及整个肢体、面部、颈部和躯干(胸部、腹部)。

2.次要条件

(1)指硬化:上述皮肤改变仅限手指。

(2)指尖凹陷性瘢痕,或指垫消失:缺血导致指尖凹陷性瘢痕,或指垫消失。

(3)双肺基底部纤维化:在立位胸片上,可见条状或结节状致密影,以双肺底为著,也可呈弥漫斑点或蜂窝状肺。要除外原发性肺病所引起的这种改变。

判定:具有主要条件或两个以上次要条件者,可诊为系统性硬化症。此外,雷诺现象,多发性关节炎或关节痛,食管蠕动异常,皮肤活检示胶原纤维肿胀和纤维化,血清有 ANA、抗 Scl-70 抗体和抗着丝点抗体均有助于诊断。

(二)鉴别诊断

本病应与假性硬皮病如硬肿病、硬化性黏液水肿、嗜酸性筋膜炎及肾源性系统纤维化/肾源性纤维性皮病相鉴别。

六、治疗

本病尚无特效药物。早期治疗的目的在于阻止新的皮肤和脏器受累,而晚期治疗的目的在于改善已有的症状。

(一)一般治疗

戒烟,加强营养,注意手足保暖和避免精神刺激。

(二)SSc 相关指端血管病变(雷诺现象和指端溃疡)的治疗

二氢吡啶类钙通道阻滞剂,通常口服硝苯地平(每次 10~20 mg,每天 3 次)可以用于 SSc 相关的雷诺现象的一线治疗。静脉注射伊洛前列素或其他适合的前列环素类似物可用于治疗 SSc 相关的严重的雷诺现象和局部缺血。口服波生坦也对治疗指端溃疡有效。

（三）SSc 相关肺动脉高压的治疗

1.一般治疗

氧疗、使用利尿剂和强心剂以及抗凝治疗。

2.肺动脉血管扩张剂

目前临床上应用的血管扩张剂有钙通道阻滞剂,前列环素及其类似物,内皮素-1 受体拮抗剂及 5 型磷酸二酯酶抑制剂等。

（1）钙通道阻滞剂:仅有 10％～15％的肺动脉高压患者对钙通道阻滞剂敏感,只有急性血管扩张药物试验结果阳性的患者才能应用钙通道阻滞剂治疗。多选用地尔硫䓬,从小剂量开始应用,逐渐递增,争取数周内达到最大耐受剂量,然后维持应用。应用 1 年还应再次进行急性血管扩张药物试验重新评价患者是否持续敏感,只有长期敏感者才能继续应用。

（2）前列环素类药物:前列环素类似物是人工合成制剂,前列环素缺乏可导致肺动脉高压。依前列醇、伊洛前列素、曲前列环素、贝前列素等可用于治疗肺动脉高压。目前,在我国只有吸入性伊洛前列素,每天吸入治疗次数为6～9 次,每次吸入剂量至少在 5～20 μg。长期应用该药,可降低肺动脉压力和肺血管阻力,提高运动耐量,改善生活质量。

（3）内皮素-1 受体拮抗剂:内皮素-1 主要由内皮细胞分泌,是一种强的内源性血管收缩剂,并可促血管平滑肌细胞增生,研究表明内皮素-1 表达增加与肺动脉高压严重度和预后密切相关。波生坦、西他生坦被推荐用于治疗 SSc 相关的肺动脉高压。波生坦（全可利）初始剂量 62.5 mg,每天 2 次,连续 4 周,后续125 mg,每天 2 次维持治疗。其为治疗心功能Ⅲ级肺动脉高压首选治疗。不良反应主要表现为肝损害。

（4）5 型磷酸二酯酶抑制剂:西地那非是一种强效、高选择性 5 型磷酸二酯酶抑制剂,推荐初始口服剂量 20 mg,每天 3 次。常见不良反应包括头痛、面部潮红等,但均可耐受。

（5）其他:一氧化氮（NO）是血管内皮释放的血管舒张因子,具有调节血管张力、血流、炎症反应和神经传导等广泛的生物学作用。吸入 NO 已成为治疗肺动脉高压的新型方法,但仍需要进一步随机对照试验以评估其安全性和有效性。

3.侵入性治疗

房间隔造口术,肺心联合移植和肺移植,肺血栓动脉内膜切除术,右心室辅助装置等。

4.基因治疗

严重病例可考虑自体或异体干细胞移植。

（四）SSc 相关肾危象的治疗

肾危象可通过使用 ACEI 来治疗。即使患者已经开始透析治疗,仍应继续使用 ACEI。激素与 SSc 肾危象风险增加相关。使用激素的患者需要仔细的监测血压和肾功能。

（五）SSc 相关皮肤受累的治疗

甲氨蝶呤可改善早期弥漫性 SSc 的皮肤硬化。其他药物如青霉胺、环孢素、他克莫司、松弛素和静脉注射丙种球蛋白对改善皮肤硬化可能有效。

（六）SSc 的间质性肺病的治疗

环磷酰胺被推荐用于治疗 SSc 的间质性肺病。抗胸腺细胞抗体和霉酚酸酯对早期弥漫性病变包括间质性肺病可能有效。

（七）其他脏器的治疗

长效质子泵抑制剂对胃食管反流性疾病,食管溃疡和食管狭窄有效。促动力药物如甲氧氯普胺和多潘立酮可用于治疗 SSc 相关的功能性消化道动力失调如吞咽困难,胃食管反流性疾病,饱腹感等。皮下注射奥曲肽用于假性肠梗阻。胃胀气和腹泻提示小肠细菌过度生长,治疗可使用抗生素,但需经常变换抗生素种类,以避免耐药。

（刘伟霞）

第九章　儿科疾病

第一节　小儿肺炎喘嗽

一、概述

肺炎喘嗽是小儿时期常见的肺系疾病,据统计,它是引致小儿死亡的最常见疾病之一。以婴幼儿发病率高。一年四季均可发生,但以冬春两季常见。一般起病较急,易转变。若能早期及时治疗,预后良好,素体虚弱小儿,患病后每致病程缠绵,迁延难愈。

本病病因为外感风邪,由皮毛口鼻侵袭肺系,致肺失宣肃,肺气闭郁,痰瘀困阻。肺气闭郁是其病机,痰湿为主要病理产物,而血瘀在本病之重症演变过程中起关键性作用。

本病临床可独立起病,常因感冒咳嗽等证下传而成,也可继发于麻疹、顿咳、丹痧等热性疾病之后。年幼体弱儿病情常较重。甚者可并发心阳虚衰或邪陷厥阴等危重证候,临床以并发心阳虚衰尤为常见。

现代医学认为本病病原体为病毒、细菌,近年亦发现有不少支原体、衣原体致病。现代医学之小儿肺炎属本病范畴。

二、诊断

(一)临床表现

(1)主证:发热、气促、咳嗽、痰多为主要症状,甚者可出现鼻翼煽动、发绀或抽搐、神昏等危重表现。新生儿仅见不食、神萎、口吐白沫等症。

(2)病史:起病急,常因外感引发。

(3)冬春两季多发,婴幼儿常见。大叶性肺炎多见于学龄期儿童。

(4)体征:呼吸增快,甚者可有鼻翼煽动、点头样呼吸及三凹征,唇周发绀,肺底部可闻及细湿啰音,病毒性肺炎可伴哮鸣音;间质性肺炎及支原体肺炎肺部听诊,啰音多不明显。

(二)辅助检查

1.胸部 X 线检查

肺野可见点状或斑片状阴影或可见大片状阴影。

2.血常规

白细胞数升高,分类示中性球增高或有核左移,为细菌感染;白细胞总数下降,分类以淋巴球为主,则为病毒感染。

3.血气分析

气促明显,呼吸困难者需做此检查。一般可有代谢性酸中毒或混合性酸中毒。呼吸衰竭时出现$PaO_2 < 8$ kPa、$PaCO_2 > 6.7$ kPa。

三、鉴别诊断

(一)咳嗽(支气管炎)

临床中毒症状轻,以咳嗽为主症,可伴发热,但无气促、鼻翼煽动、发绀等,双肺听诊呼吸音粗或可闻及干啰音,无细湿啰音。胸部 X 线检查提示肺纹理增粗,未见实变征。

(二)哮喘

以哮鸣气促,呼气延长为主症。双肺听诊以大量哮鸣音为主,可伴有大水泡音,胸部 X 线检查多无异常。

四、辨证施治

(一)辨证要点

1.辨风寒、风热

病之初为外感风邪,但需辨其风寒或风热。风寒者舌质淡红,苔薄白或白腻,脉紧或滑;风热者,舌质红,苔黄,脉多数或滑。

2.审痰、热偏重

痰与热为本病主症,临床常有偏重,当仔细辨别,以利于治。症见喉间痰鸣,呼吸喘促,甚则胸高闷胀,呼吸困难,舌苔厚腻者,为痰重,治当以祛痰为主;若高热难退,呼吸气粗,口渴烦躁,舌红,苔黄糙,或干糙无津属热重。治当以清热为先。

3.区别常证、变证

常证指病位在肺,证候有轻重之别:轻证为风寒闭肺,风热闭肺;若高热炽盛,喘憋严重,呼吸困难者,为毒热闭肺,痰热闭肺之重证;常证后期常因正虚但余邪未清而出现正虚邪恋的阴虚肺热或肺脾气虚的表现,当认真区分。若正虚而邪气炽盛,常可出现心阳虚衰,邪陷厥阴等危重证候。

(二)治疗法则

本病治疗原则当为宣肺开闭,清热化痰。痰多壅盛者,首先降气涤痰;喘憋严重者,治以平喘利气;气滞血瘀者,治以理气活血;病久气阴两伤者,治以补气养阴,扶正祛邪。出现变证者,随证施治。

(三)分型用药

1.常证

(1)风寒闭肺:发热无汗或少汗,呛咳,气促,痰白质稀,口渴,舌淡红,苔白,指纹青红显于气关,脉浮紧而数。年长儿可诉恶寒体痛。

治法:辛温开肺止咳。

方药:三拗汤加味。麻黄、北杏仁、甘草、枇杷叶、桔梗、防风、苏梗、藿香、白术、枳壳。

加减法:发热鼻塞流涕甚者,加柴胡、白芥子、荆芥以助疏风解表之功;痰多白黏、苔白浊者,加橘红、法半夏、苏子、莱菔子,以燥湿降气化痰定喘;肺有伏热者,加生石膏、泻白散等以表里双解。

(2)风热闭肺:发热恶风,气促,咳嗽,痰黏,口干,甚则鼻翼煽动。可有鼻塞、流黏涕等,舌红、苔薄黄,指纹发绀显于气关,脉滑数。

治法:辛凉宣肺,化痰止咳。

方药:麻杏石甘汤加减。麻黄、北杏仁、生石膏、甘草、黄芩、枇杷叶、连翘、鱼腥草、蒲公英、桔梗。

加减法:发热难退或高热者,加青天葵助清热;痰黏难咯者,加葶苈子、天竺黄助泻肺涤痰;咳频纳呆者,加前胡、莱菔子、麦芽助清肺化痰消滞。

(3)痰热闭肺:高热,鼻翼煽动喘咳,痰多难咯,喉间痰鸣,胸闷胀满,大便秘结或便烂黏,量少味臭,小便黄短,舌红,苔黄腻,脉滑数。

治法:清肺涤痰、降气定喘。

方药:麻杏石甘汤合三子养亲汤加减。麻黄、北杏仁、生石膏、甘草、葶苈子、莱菔子、苏子、海蛤壳、黄芩、浙贝母、瓜蒌皮、前胡。

加减法:痰多者,加猴枣散、天竺黄助化痰;热甚者,加青天葵、鱼腥草助清热;便秘腹胀者,加大黄、枳实、大腹皮以利湿通腑;喘促发绀者,加侧柏叶、毛冬青、郁金、赤芍等以活血解郁;心烦难寐者,加灯芯草、钩藤、绵茵陈以清心平肝。

(4)毒热闭肺:高热持续难退,鼻翼煽动气急,烦躁神疲,胸高腹满,痰鸣喘咳,大便多结,尿黄短,口苦干渴喜饮,舌红绛,苔黄干或见芒刺,脉洪数,指纹紫滞显于气关。

治法:清热泻肺、凉血解毒。

方药:麻杏石甘汤合自拟泻肺汤加减。麻黄、北杏仁、生石膏、甘草、葶苈子、桑白皮、前胡、莱菔子、苇茎、瓜蒌皮、侧柏叶。

加减法:气急烦躁者,加郁金、地龙、石决明助平肝解痉;热毒甚者,加羚羊骨(先煎)、水牛角(先煎)助清火泄热;便秘腹胀者,加大黄、虎杖、冬瓜仁助利湿通便;口渴咽痛者,加射干、岗梅根助解毒利咽;咳频者,加苏梗、桔梗助宣肺止咳。

(5)肺脾气虚型:咳少,咳嗽无力,喉间痰鸣,面色苍白,神疲纳呆,时觉身热,大便稀溏,舌淡,苔白浊,脉细无力。

治法:益气健脾,佐以化痰止咳。

方药:陈夏六君子汤加减。陈皮、法半夏、党参、白术、茯苓、甘草、海蛤壳、谷芽、莱菔子、防风、五味子。

加减法:气虚自汗者,加黄芪、牡蛎以益气敛汗;痰多者,加制胆南星助化痰;食欲不振者,加山楂、芒果核助消食开胃;大便溏者,加苍术、诃子、山楂炭助收敛止泻。

(6)阴虚肺燥:干咳少痰,潮热多汗,面色潮红,口干渴,五心烦热,虚烦难寐,舌红干,苔光剥,脉细数。

治法:养阴润燥,清肺止咳。

方药:沙参麦冬汤加减。沙参、麦门冬、太子参、五味子、白术、北杏仁、川地骨皮、桑白皮、百部、甘草。

加减法:低热起伏者,加青蒿(后下)、知母、白薇助退虚热;多汗、寐不宁者,加牡蛎、酸枣仁助敛汗宁神;纳呆者,加谷芽、芒果核、扁豆助消食养胃;口渴便干者,加玄参、石斛助养阴润燥通腑。

2.变证

(1)心阳虚衰:气促加剧,出现发绀,虚烦不安,精神疲倦,汗多肢冷,抱卧不宁,面色苍白,咳声短促,右肋下可扪及痞块,且痞块在短时间内逐渐增大,舌质紫红,苔白,脉虚疾数,指纹紫滞,显于气关,甚可达命关。

治法:温阳救逆固脱。

方药:参附龙牡救逆汤加减。西洋参(炖服)、熟附子、龙骨(先煎)、牡蛎(先煎)、白术、防风、五味子、白芍、丹参、当归。

加减法:高热难退者,加青天葵助清热解毒;气促发绀者,加桃仁、郁金、毛冬青以活血化瘀改善肺部微循环;痰浊雍盛者,加葶苈子、海蛤壳、瓜蒌仁助泻肺化痰。

(2)邪陷厥阴:高热神昏,烦躁谵语,喘急痰鸣,鼻翼煽动,双目上视,口噤项强,呼吸浅促,四肢抽搐或见间歇叹息,舌质红绛,脉弦急,指纹发绀或透关射甲。

治法:平肝熄风,清心开窍。

方药:羚角钩藤汤合安宫牛黄丸加减。羚羊角(先煎)、钩藤、茯苓、白芍、牡丹皮、柴胡、天竺黄、郁金、甘草、桑叶、桔梗。

加减法:昏迷痰多者,加胆南星、石菖蒲助化痰开窍;高热者,加水牛角(先煎)、紫雪丹以清热镇惊。

(四)其他疗法

1.辨证使用中成药

(1)小儿肺炎合剂:每次 5～15 mL,每天 3 次,疏风清肺止咳,用于风热、痰热、热毒炽盛各型。

(2)静脉滴注双黄连粉针剂及鱼腥草注射液:清肺止咳,用于本病各型。

(3)静脉滴注川芎嗪,每天 40～80 mL,以 5％～10％葡萄糖液稀释后静脉滴注。改善肺脏循环,用于本病各型。

2.超声雾化吸药

(1)双黄连粉针剂 0.3＋生理盐水 20 mL 雾化吸入。

(2)生理盐水 10 mg＋地塞米松 1 mg＋庆大霉素 1 万 U＋α-糜蛋白酶 1 mg 雾化吸入。

3.胸部理疗

磁场效应或超短波理疗。

4.激光血疗仪治疗

每天 1 次,3 次为一疗程,使用 1～2 疗程。

5.针灸疗法

穴选定喘、肺俞、丰隆等,平补手法,不留针,每天 1 次,连用 3 天,用于喘咳痰多者。

6.穴位注射

可选用维生素 B_{12} 或维丁胶性钙穴注定喘及肺俞,每次 0.5 mL,每天 1 次,连用 3 天,有助于祛痰及肺部啰音吸收。

(五)辨证施食

总的饮食原则是宜清淡,易消化,多营养饮食,忌肥厚燥热,生冷之品。

(1)雪梨瘦肉汤:雪梨 1 个,洗净去皮切片,瘦肉 200 g,加水 4 碗,煲至滚后约 20 分钟后食用,用于风热、热毒、痰热各型。

(2)白萝卜川贝瘦肉汤:白萝卜125 g、川贝母6 g、瘦肉200 g,加水5碗共煲约1小时即可食用。用于痰热闭肺型及风热闭肺型。

(3)莲子15 g、百合15 g、鹌鹑蛋3只、冰糖少许,加清水4碗共煲1小时后饮汤,用于肺脾气虚或阴虚肺燥型。

(4)沙参20 g、玉竹25 g、淮山30 g、兔肉200 g,加清水5碗同煲1小时后饮汤,用于阴虚肺燥型。

(卯涵壬)

第二节　小 儿 厌 食

一、概述

(一)定义

厌食是指小儿较长时期见食不贪,食欲不振,甚则拒食的一种病证。

本病临床特征是以厌食为主证,对所有食物均不感兴趣、甚至厌恶,食量较正常同年龄儿童显著减少,及必须有较长的病程(一般认为应当在两个月以上)。

(二)命名

古代医籍中无厌食病名,可能与以前本病发病极少有关。厌食为现代病名,中医药著作于《中医儿科学》五版教材开始应用。古代与此类似的病名记载如下。

"不思食",见《小儿药证直诀·胃气不和》。思即想念之意,不思食即不想进食。

"不嗜食"见《幼幼新书·乳食不下》。嗜即喜欢、爱好之意,不嗜食即不喜进食,食欲极差。

除了上述这些病证名称之外,古代儿科医籍中还有一些从病因、病机及治疗的角度描述与厌食相关的证候命名。如"恶食"(《证治汇补·附恶食》《张氏医通·恶食》)和"不能食"(《赤水玄珠全集·伤饮伤食门》)等。

(三)范围

本病为一独立病证,非指其他急、慢性疾病出现的食欲不振症状。

西医学曾经使用"神经性厌食"病名。但是,近年西医著作中也多数认同小儿厌食与饮食喂养关系密切,与以往国外报道的"神经性厌食"病因、发病年龄等均有所不同。

(四)发病情况

1.发病时间

本病起病多较缓慢,病程较长,其发生多无明显的季节差异,但夏季暑湿当令,易于困遏脾气使症状加重。

2.好发人群

各年龄皆可发病,尤多见于1～6岁儿童,学龄儿童患病者明显减少。城乡儿童均可发生,而城市发病率高于农村,与饮食喂养方法有关。

3.发病特点

本病起病缓慢,多因较长时间的饮食不节,以致脾胃受损而成。若长期不愈可使患儿体重减轻,精神疲惫,抗病力弱,为其他疾病的发生和发展提供了有利条件,可引致疳证,影响正常的生长发育及神经精神异常等。

（五）治疗转归

本病一般预后良好。长期不愈者亦可转为疳证。

二、病因病机

本病多由喂养不当、他病伤脾、先天不足、情志失调引起,其病变脏腑主要在脾胃。盖胃司受纳,脾主运化,脾胃调和,则口能知五谷饮食之味,正如《灵枢·脉度》所说:"脾气通于口,脾和,则口能知五谷矣。"若脾胃失健,纳化不和,则造成厌食。

（一）病因

1.饮食不节,喂养不当

小儿脏腑娇嫩,脾常不足,乳食不知自节。家长往往过分溺爱子女,恣意纵儿所好,片面追求高营养的食品、补品,过食甘、肥、粘、腻、香味食品,造成饮食质、量的过度,或贪吃零食,饮食偏嗜,进食不定时,生活无规律,饥饱无度,或是饮食不洁、感染诸虫,皆可致损脾伤胃。亦有因缺乏喂养知识,在婴儿期未及时添加辅食,至断乳之时,食品品种骤然增加,脾胃不能适应,皆可形成厌食。

2.先天不足,他病伤脾

小儿素禀不足、脾胃虚弱,或疾病迁延、损伤脾胃,使受纳运化功能低下,以致饮食减少,或厌于乳食,精神不振,疲倦少力。《赤水玄珠全集·伤饮伤食门》说:"不能食者,由脾胃馁弱,或病后而脾胃之气未复……以故不思食。"

3.情志失调,思虑伤脾

小儿神气怯弱,易为情志所伤。若失于调护,或思念压抑,或环境变更,或所欲不遂,或受到逼迫,或常被打骂等,均可致情志抑郁,肝失调达,气机不畅,乘脾犯胃,形成厌食。

西医认为厌食症的病因主要有:不良习惯(如强迫进食、饮食习惯不良、环境影响等)、药物影响、疾病影响,以及其他原因,如劳累、恐惧、心情不愉快、紧张等精神因素和气候过热等也可使食欲减退。现代研究还表明,小儿厌食部分与微量元素缺乏有关,尤其是与锌元素缺乏有密切关系。

（二）病机

由于病因不一,素质有异,各个患者可以出现不同的病理演变,常见的有以下几种情况。

1.脾运失健

小儿脾常不足,运化力弱。嗜食甘肥厚味,或湿困脾土,或病后脾气未复,皆致运化失健,不能为其受纳、转输之功。这类患儿一般病程未久或病情未重,生化虽然不足,却未至全身虚羸,以脾阳失于舒展,运化功能失常为主。临床表现虚象不著,若迫食、多食之后,则易于出现脾胃升降异常,泛恶,呕吐,脘胀等证。

2.脾胃气虚

厌食日久,或久病耗伤,或先天不足,脾胃之气受损,运纳失职,亦成厌食。脾胃气虚者虚象已显,腐熟转输无力,故见饮食不化,生化之源不足,又见全身体虚气弱证象。

3.胃阴不足

胃阴指胃之清津。脾喜刚燥,胃喜柔润。如素体阴分不足,或热病伤耗阴津,或过食香燥食物,胃津受灼,皆致胃阴不足,失于濡润,不能行其受纳腐熟之职,导致厌食。

小儿厌食,以运化功能失健者居多,只要注意饮食调养,配合药物治疗,多可逐渐好转。临床上一般不会发生变证。少数患儿迁延日久不愈,气血生化之源不敷,也可发展为疳证,但仍以轻症之疳气证为多。

三、临床诊断

（一）诊断要点

(1)有喂养不当、病后失调、先天不足或情志失调史。

(2)长期食欲不振,厌恶进食,食量明显少于同龄正常儿童。

(3)面色少华,形体偏瘦,但精神尚好,活动如常。

(4)除外其他外感、内伤慢性疾病。

（二）病证鉴别

厌食应与积滞、疳证、疰夏相鉴别。

1.积滞

积滞指乳食停聚中脘,积而不消,气滞不行,而有脘腹胀满疼痛,嗳气酸馊,大便腐臭,烦躁多啼等证。积滞所见之不思乳食系由乳食停积不行产生;厌食患儿不思进食,所进甚少,其腹坦然无苦,一般无食积证象。

2.疳证

疳证患儿在饮食方面的表现有食欲不振,亦有食欲亢进或嗜食异物者;形体明显消瘦;可病涉五脏,出现烦躁不宁或萎靡不振,及舌疳、眼疳、疳肿胀等兼证。厌食者虽食欲颇差,进食甚少,但形体正常或略瘦,未至羸瘦程度,为脾之本脏轻症,一般不涉及他脏。

3.疰夏

疰夏亦有食欲不振,同时可见全身倦怠,大便不调,或有身热,其特点为发病有严格的季节性,"春夏剧,秋冬瘥",秋凉后会自行好转。厌食虽可起病于夏,但秋后不会恢复正常,而持久胃纳不开,且一般无便溏,身热等见证。

四、辨证论治

（一）辨证思路

厌食一般症状不多,辨证时首先要与其他疾病所出现的食欲不振症状相区别。在辨证分型时,本病应以脏腑辨证为纲,主要从脾胃辨证而区别是以运化功能失健为主,还是以脾胃气阴亏虚为主。凡病程短,仅表现纳呆食少,食而乏味,饮食稍多即感腹胀,形体尚可,舌质正常,舌苔薄腻者为脾失健运;病程长,食而不化,大便溏薄,并伴面色少华,乏力多汗,形体偏瘦,舌质淡,苔薄白者为脾胃气虚;若食少饮多,口舌干燥,大便秘结,舌红少津,苔少或花剥者为脾胃阴虚。

（二）治疗原则

厌食的治疗宗"脾健不在补贵在运"的原则,以运脾开胃为基本法则。宜以轻清之剂解脾胃之困,拨清灵脏气以恢复转运之机,俟脾胃调和,脾运复健,则胃纳自开。脾运失健者,当以运脾和胃为主;脾胃气虚者,治以健脾益气为先;若属脾胃阴虚,则施以养胃育阴之法。此外,理气宽中、消食开胃、化湿醒脾之品也可随证选用。需要注意的是:消导不宜过峻、燥湿不宜过寒、补益不宜呆滞、养阴不宜滋腻,以防损脾碍胃,影响纳化。在药物治疗的同时,应注意饮食调养,纠正不良的饮食习惯,方能取效。

(三)证治分类

1.脾运失健

证候:面色少华,不思纳食,或食而无味,拒进饮食,或伴嗳气泛恶,大便不调,偶尔多食后则脘腹饱胀,形体尚可,精神正常,舌苔白或薄腻,脉尚有力。

辨证:不思纳食,或食而无味,拒进饮食——脾气通于口,脾不和则口不知味。运化失职,胃不能纳,以至拒食。

嗳气泛恶,大便不调,偶尔多食后则脘腹饱胀——脾失健运则运化乏力、多食则脘腹作胀。胃失和降则嗳气泛恶;脾胃不和则大便不调。

形体尚可,精神正常——疾病初期,虚象不著,全身症状表现轻微。

舌苔白或薄腻——为脾运失健,水湿、水谷难化之征。

治法:调和脾胃,运脾开胃。

此证脾气不和,运化失健,胃纳不开,故治以调和脾胃,扶助运化。脾运复健,则胃纳自开,食欲、食量可增。

方药:不换金正气散加减。

方解:"凡欲补脾,则用白术;凡欲运脾,则用苍术;欲补运相兼,则相兼而用。"(张隐庵《本草崇原·本经上品》)白术、苍术两者均有健脾之功,白术偏于补气渗湿,苍术偏于助运燥湿,可根据证情选用或合用。本证为厌食初期,不换金正气散选苍术燥湿运脾;陈皮、枳壳、藿香理气醒脾和中;焦神曲、炒麦芽、焦山楂消食开胃。

加减:脘腹胀满加木香、厚朴、莱菔子理气宽中;舌苔白腻加半夏、佩兰燥湿醒脾;暑湿困阻加荷叶、扁豆花消暑化湿;嗳气泛恶加半夏、竹茹和胃降逆;大便偏干加枳实、莱菔子导滞通便;大便偏稀加山药、薏苡仁健脾祛湿。

2.脾胃气虚

证候:不思进食,食而不化,大便偏稀、夹不消化食物,面色少华,形体偏瘦,肢倦乏力,舌质淡,苔薄白,脉缓无力。

辨证:不思进食,食而不化——脾胃虚弱,运化失司。

大便偏稀、夹不消化食物——脾虚失运,饮食不化。

面色少华,形体偏瘦,肢倦乏力,舌质淡,苔薄白,脉缓无力——脾胃气虚,气血生化乏源。

治法:健脾益气,佐以助运。

脾虚当补,脾健则运。然本已运化维艰,益气之中须佐以理气助运,勿施壅补,以免碍滞,补而不受。

方药:异功散加味。

方解:方中党参、茯苓、白术、甘草益气健脾;陈皮、砂仁理气助运;怀山药、薏苡仁、扁豆健脾利湿;炒谷芽、炒麦芽健脾开胃。

加减:舌苔腻者,白术易为苍术,运脾燥湿;饮食不化,加焦山楂、焦神曲和胃消食;大便稀溏,口泛清涎,加煨姜、益智仁、肉豆蔻以温运脾阳;汗多易感加黄芪、防风益气固表;情志抑郁加柴胡、佛手解郁疏肝。

3.脾胃阴虚

证候:不思进食,食少饮多,皮肤失润,大便偏干,小便短黄,甚或烦躁少寐,手足心热,舌红少津,苔少或花剥,脉细数。

辨证:不喜进食——胃失柔润,受纳失职。

口干多饮,舌红少津,苔少或光剥——胃阴不足,津不上承。

大便偏干,小便短黄——阴液不足,津伤燥结。

皮肤失润——胃不游溢精气,脾气无由散精。

手足心热,烦躁少寐,脉细数——阴虚内热。

"太阴湿土,得阳始运;阳明燥土,得阴自安。"(叶天士《临证指南医案》)胃阴不足、失于柔润,故见胃纳失职、体失濡润之象。

治法:滋脾养胃,佐以助运。

此证因脾胃阴虚,治宜润养,但不应过于滋腻,即养胃而不碍脾之意。宜取酸甘化阴法,清而不滋,养胃生津。

方药:养胃增液汤加减。

方解:养胃增液汤中乌梅、白芍、生甘草酸甘化阴;石斛、北沙参、玉竹养胃生津;香橼皮、麦芽开胃助运。

加减:饮食不化,加谷芽、神曲生发胃气;口渴引饮,加芦根、天花粉、梨汁生津止渴;大便秘结,加郁李仁、火麻仁润肠通便;夜寐不宁,口干舌红,加胡黄连、牡丹皮、酸枣仁清热养阴,宁心安神。

(四)其他疗法

1.中药成药

(1)小儿香橘丸:每服1丸,1日2～3次。用于脾失健运证。

(2)小儿健脾丸:每服1丸,1日2次。用于脾胃气虚证。

2.推拿疗法

(1)补脾土,运内八卦,清胃经,掐揉掌横纹,摩腹,揉足三里。用于脾失健运证。

(2)补脾土,运内八卦,揉足三里,摩腹,捏脊。用于脾胃气虚证。

(3)揉板门,补胃经,运八卦,分手阴阳,揉二马,揉中脘。用于脾胃阴虚证。

3.单方验方

脾运失健轻症患儿,可用山楂膏(片)每服1～3块;或鸡内金粉每服1～2g,1日3次,有启脾开胃作用。

(卯涵壬)

第三节　小儿积滞

积滞之名,首见于《婴童百问》。是因乳食内伤、脾胃受损而致食停中焦、积而不化、气滞不行所形成的一种脾胃疾病。临床以不思乳食,腹部胀满,食而不化,嗳腐呕吐,大便酸臭或便秘为特征。本病一年四季皆可发生,夏秋季节发病率略高。各年龄组小儿皆可发病,以婴幼儿较多见。

一般预后良好,但少数患儿积久不化,迁延失治,脾胃功能严重受损,影响小儿营养及生长发育,形体日渐羸瘦,可转化为疳证。

本病相当于西医学之消化不良症。

一、诊断

(1)婴幼儿多见,有乳食不节或恣食肥甘生冷等病史。

(2)临床表现为不思乳食,腹部胀满拒按,食而不化,嗳腐呕吐,腹泻或便秘,甚则困倦无力,面色无华,烦躁不安,夜间哭闹等。

(3)大便化验检查可有不消化食物残渣或脂肪球。

二、鉴别诊断

(一)厌食

以长期不思乳食为主,一般情况尚好,无腹部胀满、呕吐、腹泻等症状。

(二)疳证

可由厌食或积滞发展而成,以面黄肌瘦,毛发稀疏,肚腹膨胀,青筋暴露或腹凹如舟等为特征,病程较长,影响生长发育,且易并发其他疾病。

三、辨证要点

(一)辨乳滞、食滞

小儿乳滞,见于乳哺婴儿,呕吐乳片,腹部胀满,不思乳食,大便酸臭,并有乳食不节病史;小儿食滞,呕吐酸腐及不消化物,脘腹胀满,纳呆厌食,大便臭秽,并有伤食病史。

(二)辨虚实

如患儿肚腹胀满,拒按,按之疼痛,夜烦口渴,食入即吐,吐物酸腐,大便臭秽或秘结,便后胀减,舌质红苔黄厚腻,脉数有力,指纹紫滞者为积滞实证;腹胀而不痛,喜按,面色苍白或萎黄,神疲乏力,不思乳食,朝食暮吐,或暮食朝吐,呕吐物酸腥,大便溏薄或完谷不化,气味腥酸,小便清长,舌淡胖苔白腻,脉细弱或指纹淡,为积滞脾虚重而积轻证。

(三)辨轻重

轻证仅表现不思乳食,呕吐乳片或酸馊食物,大便中夹不消化乳块及食物残渣等。重证则多见有脘腹胀满,胸胁苦闷,面黄恶食,手足心及腹部有灼热感,或午后发热,或心烦易怒,夜寐不安,口干口苦,大便臭秽,时干时稀,或下利赤白等证。

四、治疗

(一)辨证治疗

1.乳食内积证

证候:伤乳者则呕吐乳片,口中有乳酸味,不欲吮乳,腹满胀痛,大便酸臭,或便秘;伤食者则呕吐酸馊食物残渣,腹部胀痛拒按,面黄肌瘦,烦躁多啼,夜卧不安,食欲不振,小便短黄或如米泔,或伴低热,舌质红苔腻,脉弦滑,指纹紫滞。

治法:消乳化食,导滞和中。

方药:乳积者宜用消乳丸。麦芽、神曲、香附各 10 g,陈皮、炙甘草各 6 g,砂仁(后下)2 g。

食积者宜用保和丸。山楂、神曲、莱菔子、茯苓、连翘各 10 g,陈皮、半夏各 6 g。

加减:乳积见腹痛夜啼者,加广木香 6 g;热盛泄泻,肛周红肿者,加黄连 2 g,蚕砂 3 g,薏苡仁 10 g;湿盛腹胀,苔腻者,加苍术、厚朴、藿香各 10 g;大便秘结者,加枳实、莱菔子、冬瓜子各 10 g;食积见腹痛甚,加槟榔 10 g;广木香 6 g;腹胀满甚者,加厚朴、枳实各 6 g;大便溏薄加炒白术 10 g;积久化热加黄连 3 g;便秘者加玄明粉(兑入)、大黄(后下)各 10 g。

2.食积化热证

证候:脘腹胀痛,胸胁苦闷,面黄恶食,扪手足心及腹部有灼热感,或午后发热,或时寒时热,面部时而潮红,或心烦易怒,夜不安寐,自汗盗汗,口苦口干,大便臭秽,或时溏时结,或皮肤出现疮疹瘙痒,舌红苔黄腻,脉滑数,指纹紫滞。

治法:消积导滞,清热化湿。

方药:枳实导滞丸。枳实、大黄(后下)、神曲、茯苓、白术、泽泻各 10 g。

加减:热偏盛者,加黄芩 6 g,黄连 3 g;脾胃湿盛者,加苍术、槟榔各 10 g,厚朴、陈皮、炙甘草各 6 g;肝胆湿热者,龙胆泻肝汤加茵陈 15 g,麦芽 10 g;皮肤疮痒者,加苍术、黄檗、土茯苓、白鲜皮、地肤子各 10 g,第 1～2 煎内服,第 3 煎加冰片、雄黄各 1 g,搽患处;夜寐不安,头汗蒸蒸,加栀子 6 g,连翘、莲子心、夜交藤各 10 g,生石膏 20 g。

3.脾虚夹积证

证候:面色萎黄无华,形体瘦弱,困倦乏力,夜寐不安,不思乳食,食则饱胀,腹满喜按,呕吐酸馊乳食,大便溏薄酸臭,唇舌色淡,舌苔白腻,脉沉细而滑,指纹淡红。

治法:健脾助运,消补兼施。

方药:偏虚者用健脾丸。党参、炒白术、麦芽、山楂、神曲、茯苓、怀山药各 10 g,陈皮、枳实各 6 g。偏虚者用大安丸。神曲、茯苓、连翘、莱菔子、白术、麦芽各 10 g,半夏、陈皮各 6 g。

加减:兼见呕吐者,加半夏、丁香各 6 g,生姜 3 片;寒凝气滞腹痛者,加干姜 3 g,桂枝、木香各 6 g,白芍 10 g。

(二)其他疗法

1.中成药

(1)保和丸:每次 2～3 g,1 日 2～3 次。用于伤食所致积滞。

(2)枳实导滞丸:每次 3 g,1 日 2～3 次。用于积滞较重化热者。

(3)香砂六君子丸:每次 3 g,1 日 2～3 次。用于脾虚积滞。

(4)化积口服液:每次 5～10 mL,1 日 3 次。用于脾虚积滞。

(5)理中丸:每次 3 g,1 日 2～3 次。用于积滞兼虚寒证者。

2.简易方药

(1)鸡内金 30 g,放瓦片上焙黄研为细末,每日 1～2 g,开水冲服。用于乳食内积。

(2)炒麦芽 10 g,炒神曲、焦山楂各 6 g 或炒槟榔 9 g,水煎服。用于乳食内积。

(3)牵牛子、鸡内金(炒)各等份,共研细末,每次服 0.5～1 g,1 日 2 次。用于乳食内积之较重者。

(4)牵牛子、大黄各等份,共研细末,6 个月以内每次 0.3～0.4 g,1 岁以内每次 0.5～0.7 g,1～3 岁每次 1 g,4～7 岁每次 2 g,7～12 岁每次 3 g,1 日 3 次,糖开水送服。用于积滞化热者。中病即止。

(5)消食散:川朴、陈皮、广木香各 6 g,茯苓、槟榔、神曲、麦芽、谷芽、石斛各 10 g,灯芯草 3 g。

水煎服,1日1剂。用于小儿乳食内积者。

(6)萝卜子、苏梗、葛根各2g,陈皮1.5g,白术、枳壳、甘草各1.5g,水煎服。用于小儿积滞腹胀。

(7)胡椒30g,蝎尾(去毒)15g,上为细末,糊丸粟米大,每服5～20丸,陈米饮下。适用于伤冷寒积者。

(8)五珍丸:青皮、炮干姜、五灵脂、莪术各30g,巴豆霜3g,共为细末,捣米饭为丸如麻子大,每次服3～5丸,米汤送下。适用于小儿食积各证。

3.外治疗法

(1)桃仁、杏仁、栀子各等份,研末,加冰片、樟脑少许混匀。每次15～20g,以鸡蛋清调拌成糊状,干湿适宜,敷双侧内关穴,用纱布包扎,不宜太紧,24小时解去。每3天可用1次。用于积滞较轻者。

(2)玄明粉3g,胡椒粉0.5g,研细末,放于脐中,外盖油布,胶布固定,每日换药1次,病愈大半则停用。用于积滞较重者。

(3)神曲、麦芽、山楂各30g,槟榔、生大黄各10g,芒硝20g。以麻油调上药敷于中脘、神阙,先热敷5分钟,后继续保持24小时,隔日1次,3次为1个疗程。用于食积腹胀痛者。

(4)生姜、紫苏各适量,捣烂,炒热,布包熨胸腹部,如冷再炒再熨。适用于伤冷寒积者。

(5)生栀子9g,飞面、鸡蛋清各适量。将栀子研成粉,入飞面拌匀,加适量鸡蛋清和匀做成饼状3个,分别敷于患儿脐部及两足心,每日换药1次,连续敷3～5日。适用于小儿积滞化热证。

(6)良姜3g,槟榔9g,共捣烂,填于患儿脐上,每日换药2次,连续3～5天。适用于小儿食积不消。

(7)黄花蒿(鲜全草)适量,洗净捣烂,入食盐少许拌匀,炒热,取出乘热敷患儿脐部,每日换药2～3次。用于小儿积滞腹胀。

4.食疗方药

(1)鸡内金30g,白糖适量。研细粉,每服1～2g,1日2次。

(2)粟米60g,红糖适量。将粟米饭焦巴焙干,研极细粉,用红糖水冲服,每次2g,1日2次。

(3)莲子肉、怀山药、芡实、神曲、炒麦芽、扁豆、焦山楂各15g,粳米200g,白糖适量。前7味药煮30分钟,去渣,再放粳米熬煮成粥,服食时加白糖适量即可。

5.针灸治疗

(1)体针:中脘、足三里、脾俞、大肠俞、气海。每日针刺1次。积滞化热配内庭;呕吐者配内关、建里;大便秘结者配天枢、下巨虚;腹胀者配腹结。

(2)针刺四缝穴:在常规消毒下,用小三棱针或毫针在四缝穴处快速刺入2～3cm,出针后轻轻挤出黄色黏液或血液数滴。每日1次,5次为1个疗程。适用于各证积滞。

(3)耳针:取脾、胃、小肠、下脚端。每次选2～3穴,局部消毒,用毫针刺入,中等强度,不留针。也可用王不留行籽贴压穴位,每穴每次按压2分钟左右,1日3～4次,隔天治疗1次,双耳轮换,10次为1个疗程,适用于各型积滞。

(4)皮肤针:取脾俞、胃俞、华佗夹脊穴(7～17椎),足三里,轻刺激,隔日1次。适用于各证积滞。

(5)穴位注射:取胃俞、足三里,用维生素 B_{12} 0.1mg加注射用水2mL,将药液分别注入同侧胃俞、足三里穴,两侧交替使用,隔日1次,5次为1个疗程。

(6)拔罐:取中脘、天枢、足三里,用闪火法在上述穴位拔5分钟。或用走罐法,让患儿俯卧,在其背部皮肤涂以润滑液,用中号或小号玻璃罐,罐口涂润滑液,用闪火法将罐扣在大椎穴处,握紧罐体向下轻拉,使其移动,行至尾骨处,再向上走行至大椎,往返5~10次。尔后用罐吸拔在风门穴处,向下行走至肾俞穴附近,走罐时争取将一个侧膀胱经的两条经脉均能吸拔住。治毕一侧再治另一侧,每侧上下行走5~10次。操作完毕皮肤呈潮红。初治时应注意罐体吸拔力量要轻,以防力量过强,次日肌肉疼痛而拒绝治疗。每日或隔日1次。

6.推拿疗法

(1)乳食内积者,推板门、清大肠、揉板门、按揉中脘、揉脐、按揉足三里各50次,下推七节50次,配合捏脊。

(2)脾虚夹积者,补脾土、运水入土、下推七节、揉板门、揉中脘、揉外劳宫、揉足三里各50次,配合捏脊。

(卯涵壬)

第四节 幼 儿 急 疹

一、概述

(一)定义

幼儿急疹是发生于婴幼儿时期的一种较轻的急性发疹性传染病。由外感幼儿急疹时邪[人疱疹病毒6、7型(HHV-6、HHV-7)]引起,临床以急性发热,3~4天后体温骤降,同时全身出现玫瑰红色小丘疹,疹退后无痕迹遗留为特征。

(二)命名

幼儿急疹又称"玫瑰疹",由于皮疹形似麻疹,且病发于乳婴儿,故中医称为"奶麻""假麻"。奶麻的记载可追溯至明代《万氏家传痘疹心法·疹毒证治歌括》:"凡小儿初生未满月者,遍身红点,俗呼奶麻子是也。"

历代医家还提出过一些类似命名。例如:"奶疹子",见于明代《证治准绳·幼科》:"与前所谓脾为疹者不同,小儿有出一二次者,出轻而日数少者名奶疹子。""奶疹",见于清代《痘疹会通·治麻子法条目》:"小儿初生未到满月,即遍身通红,兼有紫点者乃俗奶疹也。"另清代《医宗金鉴·痘疹心法要诀》又有"瘙疹""烂衣疮""百日疮"等称谓。

(三)范围

本病相当于中医学所称的"奶麻"。因多发于冬春季节,且相染而传,有流行性,故属温病范畴。

(四)发病情况

1.发病时间

本病一年四季均可发生,冬春季发病者居多。此与春季多风、冬季多寒及风寒之月多疫疠之邪有关。

2.好发人群

本病多见于6～18个月的婴幼儿,90%以上患儿<1岁。3岁以后少见。无性别差异。

3.发病特点

本病由幼儿急疹时邪引起,患儿及无症状病毒携带者成人可能为本病的主要传染源。呼吸道飞沫传播可能是主要传播途径。一般为散发,偶有局部流行,多数为隐性感染,有典型临床经过的约占30%。并发症极少发生,可见中耳炎、下呼吸道感染、心肌炎、心功能不全等,也有严重并发症的报道,如致死性脑炎或脑病、重度肝功能损害、原发性血小板减少性紫癜等。

(五)治疗转归

中医药防治本病多按风热郁表进行辨证论治,治疗以疏风清热为主,有明显的疗效。本病预后良好,潜伏期7～17天(平均10天),发热一般持续3～5天,皮疹在热退后9～12小时内或热度将退时出现,1～2天全部退尽,患儿多能顺利康复,病后可以获得持久免疫力,很少有二次发病者,预后良好。极少数严重并发症者病情危重或导致死亡,也需引起重视。

二、病因病机

(一)病因

幼儿急疹发病的原因,为外感幼儿急疹时邪,其主要病变在肺胃。婴幼儿肺脏娇嫩,腠理疏松,卫外不固,冬春之季,气候多变,如调护不慎,易于感邪。幼儿急疹时邪由口鼻而入,侵袭肺卫,郁于肌表,与气血相搏,正邪相争,热蕴肺胃,正气抗邪,时邪出于肺卫,疹透于肌肤,邪毒外泄,发为皮疹。

现代医学认为本病是因感染人疱疹病毒6、7型所致,并已在实验中从患儿外周血淋巴细胞和血浆中分离出幼儿急疹病毒,有人认为皮疹是病毒血症引起的局部表现,也有认为是免疫损伤所致。在临床中提出在无中枢神经系统感染及药物因素影响下,前囟饱满对本病的早期诊断有意义。

(二)病机

本病的病位主要在肺胃,幼儿急疹时邪属于风热时邪范畴,邪易化热,外邪侵袭肺卫,卫表失和,肺气失宣,则起病后即见发热、流涕、咳嗽等表证。继之邪由肺卫入里化热,热蕴肺胃,郁于肌表,邪正相搏,肺胃热毒泄于肌肤,疹毒由肌表外泄,故疹出热退。但本病时邪毒势较轻,一般可从卫分而解,不致深入营血。少数患儿神气怯弱,高热之初,热扰肝经,热灼筋脉,可致神昏抽搐,但片刻缓解。所以,本病来势虽盛,但为时不长,邪热即解。部分患儿疹出后气阴耗损,调养后多能康复,不致重伤气阴,预后良好。

三、临床诊断

(一)诊断要点

(1)发病年龄多在6～18个月。

(2)起病急骤,无前驱症状,多为生后首次发热,表现为突发高热,数小时内即高达39～41 ℃,持续3～4天,起病初可伴有咳嗽、流涕、结膜及咽部充血等,高热期常有呕吐、泄泻、食欲不振等消化道症状,枕部、颈部及耳后淋巴结轻度肿大,前囟饱满。大部分患儿一般情况较好;少数患儿有烦躁、睡眠不宁或出现惊厥,惊厥为时短暂,呈全身性抽搐;极少数惊厥反复发作伴意识障碍。多数患儿体温骤降,少数为渐退。全身症状轻微。

（3）热退后 9～12 小时出疹。最初见于颈部与躯干,很快波及全身,于 24 小时内出齐,并在 1～2 天内全部消退,无脱屑及色素沉着。疹点为不规则小型的玫瑰色斑点,直径为 2～3 mm,周围有浅色红晕,压之可消,呈散在分布,也可融合成片,疹点以躯干较多,面部及肘、膝稀少或缺如。

（4）血常规:发病早期(1.5 天以内)白细胞总数升高,中性粒细胞为主;发热后期(1.5 天以后)白细胞总数降低,淋巴细胞增至 70%～80%。

（5）病毒学检查:从唾液、血液中进行病毒分离。HHV-6 的 IgM 抗体在感染后的 7 天出现,第 2 周达到高峰,维持 3 周,在 1～2 个月后消失。IgG 抗体在病后 7 天出现,3 周内逐渐上升,持续存在 2 个月以上甚至终身。

（二）病证鉴别

临床上需与麻疹、风疹、猩红热等出疹性疾病相鉴别。临床早期还需与普通上呼吸道感染、疱疹性咽峡炎及肠道病毒感染进行鉴别。

1.上呼吸道感染

突发高热少,常伴有恶寒、咳嗽、喷嚏、流涕、鼻塞、精神差,白细胞总数及分类不规则,无囟门饱满。

2.疱疹性咽峡炎

其多为柯萨奇病毒所致,多见于 5 岁以下小儿,夏秋季节多见,起病较急,常突发高热,伴流涕、头痛。咽喉部见灰白色小疱疹,周围红赤,1～2 天内疱疹溃破形成溃疡,疼痛明显,伴流涎、呕吐等。局部淋巴结一般不肿大,白细胞总数正常或略高。

3.肠道病毒感染

其多见于夏季,皮疹呈多种表现,多数还伴有发热、流涕、咽痛、咽部疱疹等症。

四、辨证论治

（一）辨证要点

本病以卫气营血辨证为纲,据病程和病情兼辨脏腑及轻重,病位以卫气为主,一般不深入营血。

1.辨病期

发热期:邪毒由口鼻侵袭肺卫,入里化热,蕴于肺胃,卫气同病,故急起高热,持续 3～4 天,伴咳嗽、流涕、咽红、纳呆或吐泻等肺胃蕴热证候,然正气强盛,能与邪争,故除发高热外,全身症状轻微。

出疹期:邪郁肺胃与气血相搏,正气奋力抗邪外出,毒由肌肤外泄,故热退之际或稍后,皮疹透发。此期可因热盛灼津而有口干、食欲缺乏等阴伤之象。

2.辨轻重

从病势看,若因势利导,邪由表出,邪祛正复者为轻证。若邪毒过盛,或小儿正气不足,热扰心肝可暂时出现烦躁不宁、神昏抽搐,此证较重。从出疹看,疹出稀疏者,邪热不盛,病情较轻;疹出稠密,疹色较暗,为热毒较重。

（二）治疗原则

本病因外感风热邪毒致病,病多在表,治疗当以疏风清热解毒为主。邪郁肌表者,治以疏风清热,宣透邪毒;热盛动风佐以清热止惊;热退疹出后,治以凉血解毒,清热生津。

（三）证治分类

1.邪郁肌表

证候：骤发高热，持续3～4天，神情正常或稍有烦躁，饮食减少，或见呕吐、泄泻，可有囟填，偶见抽风，咽红，舌质偏红，舌苔薄黄，指纹发绀。

辨证：此证属幼儿急疹初起常证。临床以突然出现高热（体温可达39.5 ℃以上），持续3～4天，其他伴随症状不多为特征。温邪上受，热变最速，如患儿神气怯弱，须慎防热扰肝经。

高热——外感风热时邪，入里化热，蕴于肺胃，正邪交争，发为高热。

烦躁抽风——小儿心肝有余，热盛易扰肝经，灼筋脉而引动肝风，内扰心神。

食欲缺乏呕泄——小儿脾常不足，热郁脾胃，胃失和降，脾失健运，则纳呆、呕吐、泄泻。

舌质红，苔薄黄，指纹浮紫——均为邪热郁于肌表之象。

治法：解表清热。

本证为邪热在表，以发热为主症，宜辛凉透解，疏风清热，因势利导，驱邪外出。

方药：银翘散加减。

方解：金银花、连翘辛凉解表；薄荷、桑叶、菊花疏风清热；牛蒡子、桔梗、竹叶、板蓝根、甘草清热利咽。

加减：时邪夹寒郁表，发热恶寒，鼻塞流涕，加苏叶、防风解表散寒；壮热不退，烦躁不安，加栀子、蝉蜕清热除烦；烦躁欲惊，加钩藤、僵蚕祛风镇惊；热郁脾胃，时作呕恶，加竹茹、生姜和胃降逆；食欲不振，大便溏薄，加焦山楂、焦神曲消食止泻；咽部红肿，颈及耳后淋巴结肿大明显，加板蓝根、蒲公英、浙贝母、桔梗利咽消肿。

2.毒透肌肤

证候：身热已退，肌肤出现玫瑰红色小丘疹，皮疹始见于躯干部，很快延及全身，经1～2天皮疹消退，肤无痒感，或有口干，食欲缺乏，舌质偏红，苔薄少津，指纹淡紫。

辨证：本证以皮疹透发，身热骤降为特点。邪热内蕴肺胃，与气血相搏，邪毒外泄，疹出为安。若疹出稀疏，乃邪热不盛，病情较轻；如疹出稠密，疹色较暗，为热毒较重。

热退疹出——时邪入里蕴于肺胃，与气血相搏，正气奋力抗邪外出，疹透肌肤，邪毒外泄。

口干食欲缺乏——邪热内蕴，阴津耗伤，脾阴不足上承则口干，脾失健运则食欲缺乏。

舌红苔薄少津——均为伤阴之象。

治法：清热生津。

本证为热退疹出，以出疹为主症，宜凉血解毒，佐以清热透疹养阴，内清外达，除邪务尽，但不可扰动气血，宣透太过以防劫汗动血助热之弊。

方药：银翘散去豆豉加细生地丹皮大青叶倍玄参方加减。

方解：金银花、连翘、薄荷、大青叶疏风清热解毒；桔梗、牛蒡子、生甘草清热利咽；生地黄、牡丹皮、玄参养阴生津。

加减：食欲不振者加鸡内金、谷麦芽健脾和胃；大便干结者加生大黄（后下）或玄明粉（兑服）清热通腑；大便干结如羊粪者加火麻仁、蜂蜜润肠通便；口渴明显者加天花粉清热生津。

（四）其他疗法

1.中药成药

（1）小儿热速清口服液：＜1岁每次2.5～5 mL、1～3岁每次5～10 mL，口服，1日3～4次。用于邪郁肌表证。

（2）银黄口服液：每服 5～10 mL，1 日 2～3 次。用于邪郁肌表证及兼见咽喉红肿疼痛者。

（3）小儿金丹片：<1 岁 1 片，1～3 岁 2 片。1 日 2 次。用于邪郁肌表证及兼见抽风者。

2.针灸疗法

体针：大椎、曲池、合谷、足三里。强刺激泻法，持续捻针 3～5 分钟，不留针。用于幼儿急疹高热时。

（卯涵壬）

第十章 老年综合评估与老年疾病防治

第一节 老年综合评估

老年人常罹患多种不能治愈的慢性疾病,除了常见的内科疾病高血压、糖尿病、心脑血管疾病和肿瘤等,也有老年人特有的痴呆、骨质疏松、前列腺增生、营养不良等在其他群体少见的疾病。另外,老年人因疾病和衰老的影响常有不同程度的体能和智能功能障碍,他们对环境的依赖性和社会资源的需求更大。而由多种因素的引起的一些老年人常见的问题(也称老年综合征),如步态异常、跌倒、尿失禁、慢性疼痛、睡眠障碍、压疮等,它们互为因果、严重影响老年人生活质量,也需要临床予以充分关注和处理。鉴于不同的老年个体间异质性特别大,涉及内容繁多,在临床实践中,为全面地个体化地对老年患者进行管理,我们需要进行老年综合评估。

一、定义

老年综合评估(comprehensive geriatric assessment,CGA)是以老年患者为中心,全面关注与其健康和功能状态相关的所有问题,从疾病、体能、认知、心理、社会、经济、环境、愿望与需求等多维度进行全面评估,进而制订个体化的干预方案。CGA 是老年医学的核心技能。

二、老年综合评估的目的

老年综合评估的目的是改善或维持衰弱老年患者的功能状态,最大程度地保持生活自理,提高生活质量。

(1)及早发现患者潜在的功能缺陷。
(2)明确患者的医疗和护理需求。
(3)制订可行性的诊疗和康复方案。
(4)评估干预效果,预测临床结局,调整治疗方案。
(5)安排老年人合理使用长期的医疗和护理服务。

三、老年综合评估的目标人群

CGA 主要适用于高龄、共病、老年问题/老年综合征、功能障碍、衰弱需要照护的老年患者。

四、评估内容和方法

老年患者在疾病谱和功能状态方面有很大的异质性,需要全面评估疾病状况、功能状态、社会和环境状况等(表 10-1)。

表 10-1　老年综合评估简表

	评估内容	筛查方法	干预措施
医学评估	疾病	完整的病史、查体	针对性实验室和影像学检查
	用药管理	详尽的用药史(处方、非处方药物)	剂量个体化、规范治疗、必要时药剂师会诊
	营养	测体重、BMI、营养风险筛查	膳食评估,营养咨询和指导
	牙齿	牙齿健康,咀嚼功能评估	口腔科治疗,佩戴义齿
	听力	注意听力问题,听力计检测	除外耵聍,耳科会诊,佩戴助听器
	视力	询问视力问题,Senellen 视力表检测	眼科会诊,纠正视力障碍
	尿失禁	询问尿失禁情况	除去可逆原因,行为和药物治疗,请妇科、泌尿外科会诊
	便秘	询问排便次数和形状	除去可逆原因,行为和药物治疗
	慢性疼痛	评估疼痛程度、部位	治疗病因,控制症状
	衰弱	衰弱评化量表	病因治疗,营养、锻炼,避免医源性伤害
	认知功能及情感	关注记忆力障碍问题,3 个物品记忆力评估、简易精神状态检查量表或简易智力状态评估量表	老年科或神经科专业评估和治疗
		询问:抑郁情绪? 老年抑郁评化量表	心理科、老年科诊治
	躯体功能	日常生活活动能力(ADL)	康复治疗、陪伴和照顾
		工具性日常生活活动能力(IADL)	防跌倒宣教和居住环境改造
		跌倒史,步态和平衡评估	
	社会和环境	社会支持系统情况,经济情况,居住环境情况,居家安全性	详细了解,社会工作者参与
			家访,防跌倒改造
	愿望与需求	对医疗和死亡的选择,愿望	帮助达成

(一)医学评估

通过老年综合评估,可采集完整的病史、家族史、健康习惯、详尽的用药史,以及进行症状系统回顾,可从患者整体出发,全面诊断和系统治疗老年人常见的多种慢性疾病,可避免辗转多专科就诊,方便患者,节省资源;同时也可避免某些老年常见的情况被漏治或治疗不足,如骨质疏松、痴呆、前列腺增生等。通过老年综合评估和管理,做出完整的医学问题诊断(疾病、老年综合征)和用药记录,保证老年患者的多种慢病和常见的老年疾病得到全面和连续的管理。

(1)采集完整病史、家族史、健康习惯、用药史,以及症状系统回顾。

(2)物理检查和实验室检查。

评估老年问题/老年综合征,包括视力障碍、听力障碍、营养不良、肌少症、衰弱、疼痛、尿失禁、便秘、便失禁、压疮,以及多重用药、生命终末期质量差、医疗中断、老人受虐、物质滥用等。根据不同地点和评估对象的具体情况,选取的项目不同。不适当的评估过多项目会耗费时间和人力,患者也会疲乏。

（二）躯体功能评估

1.日常生活活动能力评估

日常生活能力评估包括 3 个层面:个人基本日常生活活动能力(activity of daily living, ADL)、工具性日常生活活动能力(instrumental activity of daily living,IADL)和高级日常生活活动能力(advanced activity of daily living,AADL)。对老年人进行日常功能评估,目的明确指出其功能缺陷,可引起患者及家属的重视,进行必要的康复锻炼,并建议提供相应的帮助或采取有效的替代措施,以最大限度地保持老年人生活自理,保证其合理的生活需求得到满足,提高他们的生活质量。

(1)基本日常生活活动能力:常用 Katz ADL 和 Barthel Index。主要评估的是个人生活自理能力和活动能力,包括进食、洗漱、活动、如厕、穿衣和洗澡能力。

(2)工具性日常生活活动能力:常用 Lawton IADL,主要评估独立居住能力,内容包括:使用电话、使用私家车或公共交通工具、购买食物或衣服的能力、做饭、做家务、服药以及理财能力。

(3)高级日常生活活动能力:评估的是个人完成社会、社区、家庭角色及参与娱乐、运动、休闲或职业事物的能力。AADL 的项目因人而异,主要是通过询问患者的日常生活安排,发现其上述生活能力的变化。值得一提的是,对于 70 岁以上的老年人的机动车驾驶能力的评估,是 AADL 的重要内容,日益得到重视。

2.跌倒风险评估

跌倒是常见的老年问题,可引起灾难性后果,威胁老年人的生活自理能力。美国的数据提示,社区居住的 65 岁以上的老年人每年跌倒的发生率为 30%～40%,而一旦发生跌倒 10%～15% 的老年人会发生骨折或其他严重损伤。关注跌倒史和跌倒风险评估,目的是通过预防跌倒宣教、康复锻炼、调整药物治疗以及环境改造等措施,来预防和减少跌倒,降低因跌倒所致的不良事件的风险。

(1)跌倒史的询问:每次患者就诊,应询问跌倒史,如患者有反复跌倒(≥2 次)或跌倒 1 次但有外伤,则需要进一步详细评估。包括:对最近发生的跌倒进行详细描述,如跌倒的整个过程(地点在哪儿、几点钟、当时在做什么活动以及是否应有辅助行走工具)、平衡问题、伴随的症状、惧怕跌倒的心理对跌倒和日常生活的影响、之前采取的预防跌倒措施的效果、长期用药等。

(2)跌倒的风险可通过神经系统和肌肉关节的查体来发现,评估老年人的下肢肌力、肌张力、共济试验、关节活动度等。

(3)可通过下列常用的特殊检查来评价,平衡、步态、步速及整体活动功能如起立-行走试验、五次起坐、平衡试验或 Tinetti 步态和平衡评估量表评估。

（三）认知功能评估

认知功能损害是老年人的常见问题,但常常被认为"老糊涂了"而未得到重视和诊治。临床工作中需要鉴别是急性、波动性的认知功能下降还是慢性进展性认知功能损害,前者多为谵妄,多可以通过除去诱因使症状缓解,而后者多为痴呆,是老年人的常见和重要的致残原因,通过筛查和诊断,一方面可以对一些由可逆性原因导致的痴呆进行干预治疗让患者获益,另一方面尽管目前对退行性疾病导致的痴呆无治愈办法,但可以应用改善认知功能的药物来控制症状,最大程度地维持其功能,让患者也能有机会充分了解自己的病情,在尚有决策能力时做好个人的生活、财产和医疗治疗的安排。

进行 3 个物品名称 1 分钟回忆测试,可再加做时间定向力测试,若存在 3 个以上错误,对痴呆的诊断的敏感性和特异性近 90%。常用普适性量表是简易精神状态检查量表(minimental state examination,MMSE),简易智力状态评估量表(Mini-Cog),蒙特利尔认知评估表(MoCA)对于轻度认知功能障碍者优于 MMSE。谵妄可引起认知功能急性改变,采用意识混乱评估表进行评估。

(四)心理情绪评估

老年人因罹患多种慢性疾病、功能残缺、经历丧亲之痛和社会角色的转变等,抑郁症发病率很高,抑郁症相关的残障生存时间远远超过糖尿病、心脏病和癌症对人群的影响,而对抑郁症的早期发现、诊断、预防和干预,可以避免或减少致残性和不良事件的发生。

可以先用简单问题筛查(PHQ-2),如筛查阳性,则可以继续应用较详细的量表进行评估。美国常用的是老年抑郁量表(geriatric depression scale,GDS),该量表对常见的抑郁症状都是"是"或"否"的筛查,较其他量表更简单易行。当然也可采用其他量表如 PHQ-9 和 Zung 氏抑郁量表,但两者对症状频度有 4 个层次,有时患者会理解错误,患者完成自评后需要医务人员的再核实。

(五)社会经济和居家环境评估

1.经济和社会支持状况评价

了解患者的经济基础、家庭成员等社会支持状况,要明确可以照顾和支持患者的人员,了解照料者的心理和经济负担情况。

2.居家环境评估

对于存在功能受限的老年患者,由医师、护士、作业治疗师进行家访,可评估患者居家的实际功能表现以及居家环境的活动安全性;了解患者在家里能得到的支持帮助情况;明确是否需要采取必要的安全措施。

(六)生活质量

老年医学最重要的目的之一是提高老年人的生活质量,评估有利于发现严重影响生活质量的问题,同时也是制订治疗干预计划的依据。常用量表有欧洲五维生命质量量表(EuroQol-5 dimension,EQ-5D)、健康调查简表 SF-36(the MOS item short form health survey,SF-36)等。

(七)愿望与需求的评估

了解老人有何医疗愿望与需求,如了解老人是否愿意接受死亡教育和建立医疗预嘱,需要得到哪些方面的支持和帮助。对于有信仰的老人,要关注和尊重他们的信仰。

五、CGA 的临床运用和实施

(1)在临床实践中,常有两种实施方式:①CGA 由多学科团队在门诊、住院部或社区进行的评估。根据需求领导者可以是医师,康复师或其他人,负责全面协调团队评估工作并制订干预决策。这种方式常受时间、空间的限制,但团队成员间可实时沟通交流,更容易形成有效合理的建议。②由老年科医师作为团队领导,按需邀请其他团队成员参与评估和干预。与前一种方法比较,这种方式具有很好的灵活性和可行性。

(2)流程 CGA 可先通过问题或量表快速筛查,然后通过公认的量表做评估,找出病因和诱因(通常是多个),特别是可逆性的,加以有效的干预(表 10-1)。随访评估干预效果,制订调整干预方案。

六、CGA 原则

(1)通过 CGA 采集的信息可引起医师关注,但不能替代临床常规的病史采集和查体。

(2)CGA 内容因患者所处的场所不同而异在医院,入院时初步评估与急性医疗问题有关并受其影响,而当患者恢复期和做出院计划时,则需对其社会支持和居家环境进行评估;在护理院中则更关注营养状态和生活自理能力;而对居家老年人,则评估老年综合征及其社会支持和环境,对一些医疗性的评估则很难进行。

(3)CGA 内容因患者健康和功能不同而异:对生活自理的共病、慢病老人,重点在于慢病管理,以预防因病致残,避免功能下降,延长生活自理时间;对 ADL 依赖的老人,则需要评估功能、老年综合征、居家安全情况,进行积极康复治疗,尽可能提供其需要的帮助(如居家护理、家政或送餐服务等),尽可能维持或改善老人残存的功能,避免进一步下降;对生活不自理的老人,则需要重点评估其社会支持系统、长期护理需求以及居家养老的可行性,根据患者个体情况协助患方确立照护目标、干预计划和养老场所等。

CGA 是老年医学的重要工作方法,是一个多学科诊疗干预过程。通过评估和干预,目的是使老年患者最大程度地维持功能,提高他们的生活质量。另外,通过长期随诊和评估,有利于判断老年人预后,合理安排其医疗资源的使用。老年综合评估充分体现了老年医学的服务宗旨和现代医疗理念。

(马红彦)

第二节　老年综合征

一、概念

老年综合征是指在老年人群中出现的,不能被归类于某种特定疾病的一组不典型的临床症状。现在老年综合征仍没有一个明确的定义。根据不同文献报道,老年综合征包含跌倒、睡眠障碍、失禁、谵妄、抑郁、痴呆、疼痛、压疮、功能衰退、营养不良、虚弱、多重用药等十数种。

虽然老年综合征使用"综合征"之一名词。但实际上,其含义与传统临床综合征有很大不同。传统临床综合征是指由某种已知或未知的病因及发病机制导致的一组临床症状或体征。而老年综合征则是指有多种病因及发病机制所导致的某种临床表现。

虽然不同的老年综合征表现各不相同,但它们都具有一些共同的特点:①在老年人(特别是虚弱的老年人)中发生率高;②老年综合征由多种病因或疾病引起,涉及多个器官;引起不同老年综合征的病因常相互重叠;③最明显的主诉常与老年综合征涉及的系统无关;④很少有典型的表现及发展过程;⑤常导致持续性的功能障碍并严重影响老年人的生活质量。

二、重要性

随着对老年综合征认识的加深,越来越多的证据表明其对于老年人群具有非常重要的意义。Wang 等人发表的一份纳入 47 项研究系统评价评估了常见七种老年综合征与住院或给予家庭护理需要的关系,发现虚弱、残疾、共病等与住院率有明显关系,而认知障碍、虚弱和残疾则是应给予家庭护理的指征。另一项纳入 24 项研究的系统评价也显示,虚弱与老年人寿命缩短明显相关。Kane 等人发表的一项荟萃分析显示,多病共存、认知功能损害、虚弱、残疾、肌肉减少症、营养不良、稳态受损、慢性感染 8 种老年综合征与老年人的寿命有关。

三、常见老年综合征

(一)便秘

1.定义

排便次数减少(每周排便次数<3 次)、排便量减少(每天<35 g)、硬粪、排便费力、排便不尽感、肛门阻塞感等,上述症状同时存在≥2 种时诊断便秘。慢性便秘是指病程超过 6 个月,3 个月中超过 1/4 时间内有便秘(罗马Ⅲ标准)。

2.流行病学及病因

我国 60 岁以上老年人中,慢性便秘发病率 15%~24%。主要原因是随着增龄,老年人的食量和体力活动减少,肠管张力和蠕动减弱,腹腔及盆底肌力下降,肛门括约肌减弱,胃-结肠反射减弱,直肠敏感性下降。此外,痴呆或抑郁失去排便反射也可引起便秘。

3.危害

(1)长期便秘可导致痔出血、肛裂,加重盆底功能障碍,焦虑烦躁,生活质量下降。

(2)用力排便可诱发急性心脑血管事件,甚至猝死。

(3)衰弱患者可引起粪嵌塞、溢出性大便失禁、穿孔、乙状结肠扭转和尿潴留。

(4)痴呆患者可诱发激惹和谵妄。

4.分型

(1)慢传输型:便次少、硬便;肛门指诊直肠空虚。全胃肠通过时间延长。

(2)出口阻塞型:排便费力、费时、不尽感,需要手法助排;肛门指诊直肠内粪淤积;该型也可称为排便障碍。

(3)混合型同时有两型表现。

5.诊断

(1)辅助检查:①血常规、电解质、血糖、肝肾功能、甲状腺功能;粪便隐血检查(OB)。②腹平片。③结肠镜:便秘伴报警表现。内镜取代钡灌肠。④肛门直肠功能:严重/持续出口阻塞症状,便失禁,肛门括约肌变弱。

(2)核查用药,除外继发性因素,含铝/钙的抗酸药、抗组胺、抗胆碱药、抗抑郁药、非二氢吡啶类钙通道阻滞剂、铁剂、钙剂、阿片类镇痛药及 NSAIDs;如果可能,停用或换药;如不能停药,同时采取通便措施。

(3)是否继发于糖尿病、甲状腺功能减退、低钾、高钙、痴呆、帕金森综合征、卒中、精神障碍等。

6.治疗

(1)去除继发性因素,对引起便秘的药物减量/停用;应用阿片类药物要同时有通便计划。

(2)健康生活方式。①良好的排便习惯:有便意要马上排便,不要延误;留出固定、充裕的排便时间,建议在早餐后。②饮食:热量充足,富含纤维素,充足液体摄入。③增加活动。④避免大量饮酒(>42 g/d 或 84 g/w)和过多咖啡饮品。

(3)药物。①针对慢传输型便秘:以渗透性通便药物为主的复合用药,如乳果糖、麻仁润肠丸等,还可加用促动力药。②针对出口梗阻/排便障碍:规律性排空计划,包括手指刺激、使用甘油栓剂、口服缓泻剂的计划,如乳果糖 10 mL 每日 2 次+灌肠每周 1 次(1~2 L 温盐水30 分钟,或低浓度温肥皂水);采用蹲坐位排便(足凳);排便时吸气、鼓腹;用双手上托肛门两侧;肛门收缩训练。

(二)头晕、眩晕

1.定义

头晕广义泛指平衡感觉改变或平衡障碍,而眩晕是指平衡系统(视觉、本体感觉、前庭系统)功能障碍导致空间定向障碍,头晕包括眩晕、失平衡头昏、精神状态不稳和晕厥前期。狭义的头晕是指阵发或持续性头昏、头胀、眼前发黑,可伴随恶心,少伴呕吐,不伴视物旋转。

老年人头晕/眩晕最常见的原因有直立性低血压、良性发作性位置性眩晕(BPPV)等耳源性疾病,后循环缺血、心律失常等心脑血管疾病,以及精神源性因素(焦虑抑郁状态)。

2.流行病学

头晕、眩晕的患病率、发病率高,欧洲研究报道约 30% 的普通人群中有过中、重度的头晕,其中 25% 为眩晕;人群中眩晕的患病率为 5%~10%、年患病率为 5.2%、年发病率为 1.5%;头晕的发病随年龄而增加,65 岁以上人群每年有 18% 主诉头晕或因此无法正常活动。

3.头晕、眩晕的危害

头晕、眩晕可导致跌倒甚至引起骨折,老年人可能长期卧床,继而引起压疮、下肢深静脉血栓、肺部感染、肌少症、衰弱、情绪障碍、谵妄等不良后果。

4.诊断

(1)病史的询问:发作及持续的时间、频率,有无复发,伴随症状及其他全身表现,促发、加重、缓解因素。与体位改变有无关系;有无外伤史、既往疾病;用药核查;精神及睡眠情况。

(2)体格检查:卧立位血压、心率/心律、神经系统查体等。

(3)辅助检查:心电图、影像学检查,听力、前庭功能等检查。

5.治疗

(1)针对病因。

(2)控制症状。①镇静剂:适当降低中枢神经系统兴奋性、解除焦虑情绪。②维生素:维生素 B_1、B_6、C,谷维素。③抗胆碱能作用药物:颠茄、茶苯海明、甲磺酸倍他司汀片。④改善内耳微循环:银杏叶制剂、葛根素。⑤针灸及中药。

(3)功能锻炼。

(三)视力障碍

1.定义

视力障碍是指视力<0.5。失明是指视力≤0.1。

2.流行病学

屈光不正、白内障、年龄相关的黄斑变性,糖尿病视网膜病变和青光眼是引起失明的最常见的原因。慢性眼部疾病是 65 岁以上的患者到门诊就诊的常见原因之一。

建议>65 岁的老人每 2 年行全眼检查,糖尿病患者每年查一次。

3.危害

视力障碍可导致老年人交流减少、焦虑抑郁、痴呆、跌倒,引起生活质量下降。

4.年龄相关的黄斑变性

(1)流行病学:50岁以上发病,双眼先后发病或同时发病,进行性损害视力。

(2)分类:临床分为萎缩型(干性)和新生血管型(湿性)黄斑变性。

(3)危险因素:年龄、吸烟、种族、家族史、性别、肥胖、高度近视、外伤、炎症、不良饮食习惯以及进食过多富含高脂肪、高热量的食物;生活方式的改变,长时间上网或阅读,导致眼睛过度疲劳,容易引发黄斑变性等。

(4)临床表现:视物变形或出现中央暗点、中心视力下降等。用Amsler方格可发现眼底问题,可用于早期筛查、监测病情变化。

(5)治疗:目前尚无特别有效的治疗方法。①饮食调整可以降低转化的风险。②大剂量β胡萝卜素、维生素C、锌、n-3长链多不饱和脂肪酸。③避免在猛烈阳光下长期暴晒,佩戴适当的太阳眼镜。④戒烟、少饮酒。⑤抗血管内皮生长因子(VEGF)药物:临床应用雷珠单抗玻璃体腔内注射,目前国际标准治疗模式为每月1次,连续治疗三次,此后按需治疗。⑥光动力疗法:静脉注射光敏剂维替泊芬,并通过激光光凝使视网膜下新生血管萎缩。

5.年龄相关白内障

(1)流行病学:多见于50岁以上的人群,随年龄增加其发病率升高,80岁以上的老年人白内障患病率为100%。

(2)分型与分期:可分为皮质性、核性及后囊下性。临床分期为初发期、膨胀期、成熟期和过熟期。

(3)治疗。①初发期:可进行显然验光以矫正视力。②膨胀期:此期少数患者可出现晶状体体积增大,致前房变浅,从而出现继发性青光眼。此期患者应立即就医,行白内障摘除+人工晶体植入术。③未成熟期(初发期和膨胀期):视力(VA)<0.4时可行白内障摘除术。目前多采用小切口无缝线超声乳化白内障吸除术+人工晶体植入术。④成熟期:可行白内障囊外摘除术(extracapsular cataract extraction,ECCE),因切口较大手术需要缝线。

6.糖尿病性视网膜病变(diabetic retinopathy,DR)

(1)流行病学:糖尿病病程超过10年者,无论年龄大小,眼底病变发生率均增高,病程10~14年者发生DR约为26%,15年以上约为63%。我国糖尿病患者DR患病率达44%~51.3%。

(2)分期与临床表现:我国将糖尿病视网膜病变分为单纯型和增殖型,共六期。单纯型(Ⅰ~Ⅲ期):Ⅰ期红色病损,眼底可见微动脉瘤或出血斑片;Ⅱ期眼底可见黄色斑片——"硬性渗出",同时可有Ⅰ期眼底改变。Ⅲ期眼底可见白色棉絮斑,即"软性渗出",为毛细血管无灌注区(NPA),同时可有Ⅰ、Ⅱ期眼底改变。

增殖型(Ⅳ~Ⅵ期):Ⅳ期眼底可见新生血管或并有玻璃体积血。Ⅴ期眼底有新生血管机化改变。Ⅵ期眼底出现牵拉性视网膜脱离。

(3)治疗:①个体化控制血糖,合并高血压、血脂异常患者同时治疗血压、血脂达标。②定期复查眼底:无眼底改变者8~10个月复查,有眼底病变者遵医嘱。③药物治疗:改善视网膜微循环,如口服复方丹参滴丸、羟苯磺酸钙、肠溶阿司匹林等。④激光治疗:眼底4个象限出现红色病损或NPA>4个视盘直径(PD),>2个象限静脉串珠样改变,>1个象限的视网膜微血管异常。

7.青光眼

(1)分型:依据前房角解剖结构的差异和发病机制不同分为闭角型青光眼和开角型青光眼两类,临床过程、早期筛查及治疗原则明显不同。

（2）原发性闭角型青光眼。

1）定义：我国最常见的青光眼类型，是由于解剖原因（前房浅，房角窄，眼球轴长较短，形成晶状体位置相对偏前）导致房水流出受阻，造成眼压升高的一类青光眼。老年人由于晶状体混浊、晶状体体积增大，使原本浅前房和窄房角的情况更为加剧。

2）发作期临床表现：①轻度眼胀、头痛、恶心、雾视、夜间看灯有虹视；②急性发作时眼部表现为眼压急剧升高，视力下降，球结膜水肿，睫状充血或混合充血，角膜水肿，瞳孔散大，对光反应迟钝；③眼底常因角膜水肿而难以窥见；④眼球坚硬，指测眼压 6.67 kPa（50 mmHg）以上。裂隙灯可见角膜上皮水肿，角膜后虹膜色素沉着，房水闪辉，虹膜水肿、隐窝消失；⑤时间略久的青光眼可见虹膜色素脱落和扇形萎缩，晶状体前囊下可呈现灰白色斑点状、粥斑样混浊。

3）治疗。①缩瞳治疗：1％～2％毛果云香碱，急性发作时 5 分钟内滴眼 4～6 次，此后 4 次/日维持。未发作眼亦应同时使用。②如局部用药不能控制，可予甘露醇静脉输液治疗，注意肾功能，糖尿病患者慎用。③待眼压控制后，可行激光虹膜周切术，对侧眼处于临床前期时亦应同时行预防性手术治疗。④手术治疗：小梁切除术等滤过性手术。⑤如伴随明显的白内障，应行晶体摘除、人工晶体植入及前房角成形术。

（3）原发性开角型青光眼。

1）临床症状：患者无不适感，常在不知不觉中视野缩小，视力丧失。

2）眼部表现：①眼前节常表现为正常，眼底可出现视盘凹陷的进行性扩大和加深，视盘杯盘比大及视网膜神经纤维层缺损。②视野检查可见典型的青光眼视野——视盘凹陷的进行性扩大和加深。早期可有视网膜神经纤维层缺损，可表现为尖端朝向或与视盘接触的暗色楔形缺损，局限性的盘沿变窄以及视盘杯盘的切迹。有些可表现为视盘表面或其附近的小线状或片状出血。③病程逐渐进展，视盘的杯凹逐步扩展，最终导致杯盘比增加。

3）治疗：①治疗目的是尽可能减少视力的丢失。②药物治疗：首选药物 β 受体阻滞剂（如卡替洛尔），其他药物包括 α 受体阻滞剂（溴莫尼定），碳酸酐酶抑制剂（布林佐胺），前列腺素衍生物（舒为坦、贝美前列素），神经保护药物（甲钴胺）也可应用。③若不能控制，必要时行手术治疗，如激光降眼压、滤边性手术。

（四）听力障碍

1.流行病学

人到 60 岁左右，大约有 30％的人会对高频的尖细声音产生听力困难；到 80 岁左右，50％～70％的老人高频听力损失达到 50～70 分贝。

2.危害

听力减退与增龄相关，通常在 65～75 岁老年人中发病率可高达 60％。虽然是一种良性疾病，但是却妨碍交流，影响生活质量，可以造成家庭不和、脱离社会、自尊心消失、愤怒和抑郁；使得病史采集和患者教育过程变得困难。听力减退与认知功能障碍以及行动能力下降之间存在相关性。

3.病因

（1）衰老退化：内耳及听神经退行性改变。人的听觉器官可分为外耳、中耳和内耳三个部分。内耳有个耳蜗，里面有听觉感受器，即柯蒂氏器。当人体衰老时，耳蜗基底膜的柯蒂氏器即发生萎缩；同时支配基底膜的耳蜗神经发生萎缩。此外，老年人中枢神经发生萎缩，也导致了老年性耳聋。

（2）动脉硬化：动脉硬化引起听神经的组织变性。

（3）代谢障碍：随着机体的老化过程，机体的代谢发生障碍，不能充分供给听觉器官的营养物质，结果导致内耳感受器的萎缩变性。

4.筛查评估

（1）注意对话过程中有无问题。

（2）询问有无听力异常。

（3）是否使用助听器。

（4）耳语测验：站在患者身后一臂长的距离，遮蔽非测试耳，充分呼气，用耳语声说出包含数字及字母的3个词（如6-k-2），并让患者复述；如患者不能完整复述，则检测另一组，如患者不能复述6组中的至少3组，则提示听力减退。

（5）用药核查。

（6）电测听：记录各频率的听力损失的分贝数，确定听力损失类型，确定是单侧还是双侧听力损害。

（7）中耳检查一般无特殊性变化，可能出现鼓膜混浊、增厚、钙斑等异常。

（8）语言辨别检查：多呈语言辨别下降。

5.治疗

恢复或部分恢复已丧失的听力，尽量保存并利用残余的听力。

（1）药物核查。

（2）清除耳垢、耵聍。

（3）戒烟、限酒；避免噪音；锻炼、保持良好心态，避免过度劳累或精神紧张，防止突发性耳聋。

（4）药物扩张内耳血管的药物、降低血液黏稠度和溶解小血栓的药物、B族维生素药物。

（5）听觉和言语训练。

（6）助听器适用于大多数听力减退者（注意：如果语言辨别率＜50％，使用助听器效果差，可考虑耳蜗植入）。

（五）尿失禁

1.定义

根据国际尿控协会（ISC）定义：尿失禁（urinary incontinence,UI）是一种不自主经尿道漏出尿液的现象，并引发一个普遍的社会和卫生的问题。

2.流行病学

尿失禁可以发生在任何年龄及性别，不同人群患病率17％～45％老年人常见问题，其中女：男为（1.3～2.0）：1；一项对4 277名75岁以上老年人群的问卷调查发现，39％的人群有不同程度的尿失禁，女性比男性更多受尿失禁的困扰。我国部分地区的流行病学调查显示，尿失禁发病率为18％～53％，老年女性的发病率高达70％。

3.危害

（1）可引起反复尿路感染，甚至影响肾功能。

（2）抑郁、失眠、社交能力丧失。

（3）尿失禁导致失能的重要原因之一；影响生活质量，同时也使照料者负担增加。

4.分类

（1）急性、可逆性/暂时性尿失禁。约1/3老年性尿失禁为暂时性尿失禁，病因可能为"DI-

APPERS"。

    D——谵妄、痴呆、抑郁。

    I——感染(如泌尿道感染)。

    A——萎缩性阴道炎。

    P——药物。

    P——心理疾病、疼痛。

    E——会引起尿量增多的疾病如糖尿病、尿崩症、应用利尿剂等。

    R——活动受限。

    S——大便嵌塞/严重便秘。

    (2)急迫性尿失禁:不能控制的尿急、尿频、夜尿增多。与逼尿肌不自主收缩或逼尿肌过度活动有关,可能与增龄相关或继发于神经系统疾病(如卒中、脊髓损伤、多发性硬化)、局部膀胱刺激(结石、炎症、肿瘤)及特发性逼尿肌过度活动。

    (3)压力性尿失禁:因腹内压升高所致的不自主排尿。常见原因为盆底肌松弛、固有括约肌功能不全,致使尿道阻力不足以防止尿液漏出。老年女性多见,尤其是肥胖或经产妇。

    (4)充溢性尿失禁:与逼尿肌收缩功能减退和(或)膀胱出口梗阻有关。老年男性多见,常见病因为良性前列腺增生(BPH)、前列腺癌和尿道狭窄。

    良性前列腺增生的发病率与增龄相关,60岁以上老人中患病率>50%,80岁以上高达83%;估计随着人口老龄化,BPH的发病率将会以每年2%的速度上升。主要临床表现为排尿期症状(梗阻症状),如排尿踌躇、费力,尿线变细,尿流无力,终末滴沥,排尿时间延长,尿潴留及充溢性尿失禁等;储尿期症状(刺激症状),如尿频、尿急、夜尿及急迫性尿失禁等。

    (5)混合性尿失禁:老年人常可同时有多种类型UI表现。

    5.诊断

    (1)病史:①尿失禁发生的时间、特征。②摄入液体类型、量、时间,有无咖啡、酒精等摄入。③系统回顾与尿失禁有关的并发症。④既往手术史、生育史。⑤回顾所有用药。⑥生活质量、一般健康情况等。⑦报警症状。

    (2)查体:①一般体检。②注意腹部、泌尿生殖系统、肛门直肠指诊、妇女骨盆检查。③有无心力衰竭表现。④神经功能检查。⑤评估患者认知能力。⑥评估患者的功能状态。

    (3)实验室检查:①尿常规,血尿素氮,尿酸,肌酐,必要时检查血糖、血钙和维生素 B_{12} 水平。②泌尿系统B超检查。③有血尿和盆腔疼痛时行尿液细胞学和膀胱镜检查(除外膀胱肿瘤)。④排尿日记:连续记录3天患者自主排尿、尿失禁的次数,发生尿失禁的时间、环境与具体表现,每次尿量,排尿频率,日夜尿量,可提供基础的尿失禁严重程度,也可监测治疗反应。⑤良性前列腺增生患者可通过国际前列腺症状评分表(IPSS)、生活质量(QOL)评分表来评估病情。⑥残尿(PVR)测定。⑦尿动力学检查:无须常规进行,在残余尿>200 mL,诊断不明确或经验性治疗失败时考虑。

    6.治疗

    (1)治疗原则:治疗原发病、改善症状、防止感染、保护肾功能、提高生活质量。

    (2)急性/暂时性/可逆性尿失禁:通过去除诱因可明显改善症状。①去除诱因:避免摄入过多液体、含咖啡因饮料及酒精。②夜尿多者应减少晚间液体摄入。③改善便秘。④停用相关药物。⑤控制心力衰竭、感染,调整血糖。

（3）急迫性尿失禁。

1）改变生活方式：控制体重，戒烟，改善便秘，避免咖啡、酒精等摄入。

2）行为疗法：①定时或经常主动排尿，保持膀胱处于低容量状态；②进行中枢神经系统和盆底肌的训练，抑制逼尿肌收缩；③在行为疗法同时，应对躯体和社会环境进行评价，包括卫生间的使用和衣着是否方便、是否能够得到帮助；④认知功能正常者可以进行膀胱再训练，即清醒后定时排尿，强制性逐渐延长排尿的时间间隔，强化盆底肌的训练及电刺激盆底肌（需要几周才开始见效，应坚持训练）；⑤认知障碍的患者进行生活习惯训练，根据患者平时的排尿间隔定时排尿；按照既定计划排尿，通常每 2～3 小时排尿 1 次。

3）药物：主要为抗毒蕈碱类药物，如托特罗定、索非那新、奥昔布宁等。另外镇静药、抗抑郁药（如丙米嗪）亦有一定疗效。

4）其他：膀胱灌注辣椒辣素、辣椒辣素类似物（RTX）、透明质酸酶；A 型肉毒毒素膀胱逼尿肌多点注射；神经调节；外科手术等。

（4）压力性尿失禁。①盆底肌训练：隔离盆底肌（避免大腿、直肠和臀部收缩），缓慢收缩盆底肌，保持 5～10 秒，连续做 8～12 次；每天锻炼 3～4 次，并逐渐增加锻炼次数。可增强支撑尿道的肌肉力量，是无创性治疗的基础。膀胱或子宫脱垂的女性患者应用子宫托可能有效。②手术：膀胱颈悬吊术、尿道下悬带术和无张力阴道吊带术等，治愈率较高。

（5）充溢性尿失禁：观察等待；药物治疗[α受体阻滞剂和（或）5α还原酶抑制剂]，缩小前列腺体积，松弛膀胱颈和前列腺肌肉，解除下尿路症状；必要时考虑手术治疗。

其他治疗：①尿垫或保护性纺织品的应用。②集尿器。③导尿：仅用于慢性尿潴留患者、保护压疮及患方为了提高患者（如终末期）舒适度而提出的要求。对于急性尿潴留，应保留尿管7～10 天；建议定期夹闭尿管，并辅以膀胱肌理疗等方法锻炼膀胱功能；在去除尿管后进行排尿训练。④膀胱造瘘。

（马红彦）

第三节　老年糖尿病

一、老年糖尿病流行病学与临床特点

随着人类寿命延长，老年糖尿病发病逐年增长。老年人中已诊断的糖尿病占 7%～18%，约占整个糖尿病患者群的 40%。估计有一半人未诊断。20% 老人糖耐量减低（IGT）。随着年龄增长，将有更多的老年人发生糖尿病。

老年糖尿病有其独特的临床特点，有关临床和基础研究逐年增多。老年糖尿病的防治已日益受到内分泌专家和有关医务人员的重视和关注。

（一）老年糖尿病的流行病学

1.老年糖尿病患病率

美国糖尿病患病率 6.8%。65～74 岁组糖尿病患病率为 18.7%，其中白种人占 17.9%，黑种人占26.4%。该年龄组 IGT 占 22.8%。总之，65 岁以上美国人有 400 万患糖尿病。

英国伦敦超过 60 岁者,4％有糖尿病,超过 80 岁者,占 9％,IGT 分别为 6％和 13％。

澳大利亚超过 65 岁者糖尿病占 10％,IGT 为 80％。超过 75 岁分别为 15％和 10％。

日本超过 45 岁者糖尿病患病率为 10％,IGT 为 15％。

芬兰 65～84 岁老年人糖尿病占 30％,IGT 为 32％。

我国不同地区流行病学研究显示,老年糖尿病患病率为 9.19％～20％。上海 2001 年的调查发现,60 岁以上老年糖尿病患病率已达 18.7％。北京解放军总院 1996－2000 年对一组老年人群的随访调查,显示 60 岁以上人群糖尿病平均患病率为 28.7％,其中 60～69 岁 17.6％,70～79 岁为 30.2％,80 岁以上为 37.8％。

2.影响患病率的因素

(1)年龄:几乎所有流行病学调查均表明,随年龄增长,糖尿病及 IGT 人数均增加,加到曲线平坦,然后下降。不同的地区开始增长的时间、增长速率、高峰时间、下降速率均不相同。

(2)性别:综合 32 个国家 75 个社区糖尿病患病率,性别比例差别较大。男性占优势或女性占优势的地区差别明显。非洲、亚洲和美洲,男性糖尿病占优势;太平洋地区女性占优势。少数老年人群调查,未证实性别差异。

(3)居住国家和地区:糖尿病是一种年龄相关的疾病。一个国家的患病率决定于该国家的年龄结构。西方国家老龄人口多,糖尿病患病率高;相反,发展中国家老龄人口少,患病率低。

移居人群处在产生糖尿病的特别危险中。中国和印度移民较当地居民糖耐量异常患病率高,表明环境因素的重要性。

同一国家内不同地区糖尿病患病率不同。美国夏威夷和密西西比河东部糖尿病患病率最高。既往中国城市糖尿病患病率高于农村,近年农村糖尿病患病率逐渐升高,有的地区发病率与城市接近。

(4)种族:美国黑种人妇女糖尿病较白种人高 2 倍,男性黑种人甚至高 3 倍。美国非白种人患病率比白种人高 2～6 倍。

(5)社会经济状况和生活方式:1996 年我国糖尿病调查显示,在大部分地区,糖尿病患病率与该地区平均收入成正比。不良的生活方式,如社会因素和缺乏体力活动均增加患 2 型糖尿病的危险。

(6)肥胖:肥胖是糖尿病的危险因素。美国调查表明,肥胖者糖尿病发生的可能性增加 1 倍。但也有无明显相关的报道。

(7)遗传因素:挪威的一项为期 22.5 年的前瞻性研究发现,父母患糖尿病者,其子女患病的相对危险度分别为 1.41 和 2.51,父母均患糖尿病者,其相对危险度为 3.96。

(二)老年糖尿病的临床特点

(1)患病率高,50 岁以上约 3 倍于总人口的患病率,60～70 岁为患病峰龄。

(2)起病隐匿,症状不明显,易漏诊。老年人肾小球滤过率下降,肾糖阈值可高达 11.1 mmol/L,尿糖常阴性,不能排除糖尿病。常因糖尿病并发症而首诊于非糖尿病专科。如因视力减退首诊于眼科;因高血压、冠心病首诊于心内科;因肾病首诊于肾内科;因下肢坏疽首诊于外科;因外阴瘙痒首诊于妇科等。

(3)血糖控制不理想,治疗依从性差,并发症多,病死率高。老年人器官老化,免疫功能下降,心脑血管及神经系统发病率高,加之社会-心理因素,不愿控制饮食,血糖控制差,达标者仅占 20％。

（4）主要的急性并发症为糖尿病非酮症高渗综合征。一旦发生,不及时诊治,预后差。病死率达40%～60%。

（5）老年糖尿病主要死亡原因为心血管病变,常有动脉粥样硬化及微血管损害,导致高血压、冠心病及心肌梗死,成为老年糖尿病并发症的防治重点。

二、老年人糖耐量减退的机制

（一）胰岛素分泌减少

胰岛素分泌可在空腹、口服或静脉注射葡萄糖后测定。文献中关于老年人胰岛素分泌测定结果有些差异,可能与选择对象有关。一般认为,老年人糖负荷后,胰岛素没有绝对的缺乏。但与合并高血糖者相比,老年人胰岛素分泌减少。活性低的胰岛素原增加,特别是餐后胰岛素原增加,易致餐后高血糖。

（二）胰岛素抵抗

正常的胰岛素数量产生低于正常的生物学效应,称胰岛素抵抗。表明胰岛素对靶组织的作用受损。常用钳夹技术测定胰岛素抵抗,发现老年人的组织对胰岛素不敏感,脂肪、肌肉和肝脏均存在胰岛素抵抗。老年人葡萄糖清除率明显低于年轻人。

老年人胰岛素抵抗的原因:①组织细胞胰岛素受体减少,仅为青年人的30%。②细胞膜离子转运机制的变化。③受体后缺陷,是由于葡萄糖摄取减少以及细胞内葡萄糖代谢受损。胰岛素抵抗导致老年人高胰岛素血症。这一代偿机制,用较高浓度胰岛素以克服老年胰岛素抵抗。

（三）升糖激素变化

1.儿茶酚胺

儿茶酚胺通过以下机制使糖耐量减退:抑制胰岛素分泌,促进肝糖产生,使葡萄糖利用减少。老年人空腹去甲肾上腺素水平本来就比较高,在胰岛素引起低血糖时刺激去甲肾上腺素分泌更多。

2.胃抑多肽(GIP)

GIP可能是胰岛素分泌的中介物。其在血中水平,年轻人与老年人中无差别。但老年人β细胞对GIP的敏感性比年轻人低,年龄与β细胞对GIP的敏感性呈负相关。

3.胰升糖素

老年人糖耐量减低与胰升糖素关系尚未阐明。

4.生长激素

随年龄增长,生长激素升血糖作用的敏感性无改变。

5.人胰多肽

老年人空腹及葡萄糖餐后胰多肽水平较年轻人高,其意义不明。

（四）肥胖

老年人肥胖及腹部脂肪沉积,增加了胰岛素抵抗,以及与增龄有关的代谢紊乱。

（五）体力活动减少

研究表明,不锻炼的老年人较锻炼者有较高的血糖和胰岛素水平。运动可改善糖耐量和胰岛素敏感性。

（六）其他因素

饮食中碳水化合物含量减少、镁摄入量不足、肾功能减退。低血钾和交感神经活性增加均促进老年人糖耐量异常和胰岛素抵抗。老年人服药较多,类固醇皮质激素及噻嗪类利尿剂易导致糖耐量异常和胰岛素抵抗。

三、老年糖尿病诊断

(一)老年人高血糖的临床表现

老年糖尿病常无临床表现,在诊断糖尿病时,长时间的糖尿病并发症已经常存在,但患者可无任何症状。有的患者可能仅有一些非特异症状,而误认为是正常的衰老现象。由于老年人常有多种病理损害,使诊断进一步复杂化。

高血糖的典型症状常被忽视,如多尿、多饮、夜尿、口干、多食、中度体重降低及乏力。患者常有情绪变化、记忆差、抑郁和痛阈下降。

某些老年患者可能存在糖尿病并发症状,如视力下降或丧失、周围神经异常、冠心病、心肌梗死、充血性心力衰竭、周围血管病、间歇性跛行以及脑血管病。高渗性非酮症综合征常表现为严重脱水、昏迷、脑栓塞等。

即使无高血糖症状,应寻找老年人糖尿病的危险因素。如肥胖、糖尿病家族史、冠心病、高血压、脑血管病、高脂血症、某些人种(如亚洲移民)及应用致血糖升高的药物(类固醇皮质激素、雌激素、噻嗪类利尿剂、β受体阻滞剂、苯妥英钠等)。

(二)老年糖尿病诊断标准

曾认为老年人糖耐量减低是生理现象,故不能用年轻人的血糖标准诊断糖尿病。现认为不分年龄,均用统一的血糖标准。

糖尿病的诊断标准为:空腹静脉血浆葡萄糖≥7.0 mmol/L(126 mg%),或口服葡萄糖(75 g)耐量试验(OGTT),2 小时或随机血糖≥11.1 mmol/L(200 mg%);空腹血糖<7.0 mmol/L,餐后 2 小时血糖介于7.8～11.1 mmol/L,为 IGT,≥11.1 mmol/L 为糖尿病。空腹血糖≥6.1 mmol/L,但<7.0 mmol/L,而负荷后时血糖正常者为空腹血糖受损(IFG)。IGT 与 IFG 均属于糖尿病前期。

(三)慢性并发症的初步筛选

不少老年糖尿病患者,诊断糖尿病时虽无症状,但早已存在慢性并发症。应根据病史、体检、实验室检查,寻找下列并发症:心脑血管病、神经病变、眼病以及骨质疏松等。

四、老年糖尿病的并发症

(一)急性并发症

老年糖尿病急性并发症可持续数小时至几日,不及时抢救病死率高(达到 20%以上),关键是早期识别及治疗。多数患者经适当治疗可完全缓解。

1.糖尿病非酮症高渗综合征

(1)本症的临床特点:①多见于老年人。②常无糖尿病史,或为轻型 2 型糖尿病,1 型糖尿病患者少见,且常与酮症酸中毒并存。③首发症状可为心肌梗死、脑血管意外等,收住在非糖尿病科,故常易误诊。④主要的临床表现是高渗性脱水,表现为皮肤干燥、厌食、恶心、尿少、心悸、神志淡漠、幻觉、失语、偏瘫乃至昏迷。

(2)实验室检查:①血糖≥33.3 mmoL/L。②血钠>145 mmol/L。③血浆渗透压≥330 mmol/L。一般无酮症和酸中毒。

(3)治疗:①小剂量胰岛素。持续短效胰岛素静脉点滴,2~3 u/h,直至血糖降至 14 mmol/L,改为皮下注射。②补液用等渗还是低渗液体有争论。一般认为在高渗状态下等渗液体相当于相对低渗液。不主张给 0.45%氯化钠溶液。以高血糖为主用氯化钠溶液,以高血钠为主用葡萄糖溶液。③补钾及治疗并发症。

2.糖尿病酮症酸中毒

糖尿病酮症酸中毒是以高血糖、高酮血症和代谢性酸中毒为主要表现的临床综合征。在胰岛素应用以前是糖尿病的主要病死原因。胰岛素问世后病死率降为 1%~5%。

临床常见症状为食欲缺乏、乏力、头晕头痛、恶心、呕吐、腹痛,重者出现昏迷。实验室检查血糖升高,常高于 16.7 mmol/L,可高达 33.3 mmol/L 以上。血酮体增高,尿酮体阳性。血 pH 和二氧化碳结合力降低。常有血电解质紊乱。

治疗原则是小剂量胰岛素(静脉点滴低于 4 u/h)、补液、补钾、消除诱因及治疗并发症。

老年糖尿病酮症酸中毒主要问题是脱水、高血糖、酸中毒、低血钾。老年人较难忍受脱水致低血压和酸中毒。补液时注意速度不宜过快,以免负荷过重诱发心力衰竭。血 pH<7.1 时,应用小剂量碳酸氢钠。

3.低血糖

低血糖症是血糖降至 2.7 mmol/L 以下,并产生脑功能和认知功能紊乱,以及交感神经兴奋症状。表现为衰弱、饥饿、心悸、出汗、寒战、视物模糊、言语不清、头痛、异常行为、偏瘫甚至昏迷。老年人低血糖脑病发生率可达 7.48%。

老年糖尿病低血糖的最常见原因是药物源性。包括:①胰岛素。常发生在调整胰岛素剂量,注射胰岛素后未及时用餐、改变胰岛素剂型,以及运动量过大。②口服降糖药。老年人应避免使用作用时间长的磺酰脲类降糖药。因老年人肾功能及代谢能力减退,易积蓄导致低血糖发作。禁用氯磺丙脲类降糖药(半衰期 36 小时),慎用格列苯脲,选用半衰期短的磺酰脲类等。③合并应用促进磺酰脲类降血糖作用的药物如水杨酸盐、磺胺药、华法林等。

低血糖处理:应立刻静脉注射 25%~50%葡萄糖。老年人从昏迷中恢复,比年轻人慢。此外对磺酰脲药所致低血糖的治疗反应差,需要药物完全代谢排泄后,可能持续 24~36 小时,更长者达数日,此时应静脉内持续补充葡萄糖。

4.乳酸性酸中毒

老年糖尿病发生乳酸性酸中毒的最常见原因是服用苯乙双胍。该药增加无氧酵解,乳酸产生增加,肝脏和肌肉对乳酸摄取减少,肾脏排酸功能降低,致血乳酸升高。

临床表现为乏力、倦怠、呕吐、腹痛、腹泻、头昏、面部潮红、意识障碍,重者昏迷。实验室检查血乳酸增高(>5 mmol/L),血 pH<7.35,阴离子间隙>18 mmol/L。

老年糖尿病乳酸性酸中毒病死率高达 30%。一旦确诊,应立即停用苯乙双胍,迅速输注大量生理盐水,大量补充碱性药物,一般用 1.3%碳酸氢钠,可同时用胰岛素加葡萄糖,有利于解除丙酮酸代谢障碍。

老年糖尿病患者应慎用双胍类降糖药。即使选用不良反应较小的二甲双胍,剂量也不宜过大。

(二)慢性并发症

老年糖尿病慢性并发症随糖尿病病程增加而增加,各种并发症可单独或合并存在,如神经病变或肾病患者可合并多种其他并发症。失明者可合并肾病或神经病变。遗传因素在并发症发生中的重要性已越来越清楚。但目前未发现产生某种并发症的特殊标志。

持续高血糖是发生并发症的原因。高血糖抑制肌肉对糖的摄取及利用,使血浆及组织蛋白糖化,血黏度增高。中间代谢产物堆积,山梨醇增加,产生超氧自由基,致细胞损伤。

1.糖尿病大血管并发症

(1)冠心病:①心绞痛症状不典型。②无痛性心肌梗死多。③心律失常发生率高且严重。心肌梗死范围广,猝死及心力衰竭发生率高。溶栓效果差,再梗死率高。

治疗除控制血糖外,应用β受体阻滞剂及改善血小板聚集药物,溶栓治疗严格掌握适应证。必要时可考虑冠脉搭桥术及经皮冠脉腔内成形术。

(2)脑血管病:①脑梗死多见,发生率为非糖尿病患者的3～4倍,以腔隙性脑梗死最多。临床上常无任何症状。②缺血性脑卒中明显多于出血性脑卒中。③一过性脑缺血为对照组的3倍,易与心源性晕厥混淆。

治疗宜采用综合措施,应用抗血小板聚集药、脑血管扩张剂、活血化瘀中药以及改善脑细胞代谢药物。

(3)间歇性跛行和下肢坏疽:老年糖尿病并发间歇性跛行和下肢坏疽,约占总数的10%。不积极防治,严重者需截肢。

2.糖尿病视网膜病变

糖尿病导致失明为一般人群的25～27倍。失明的主要原因是视网膜病变、白内障及新生血管性青光眼等,以视网膜病变为主。

老年糖尿病视网膜病变常见,新诊断的2型糖尿病患者估计20%有视网膜病变,随糖尿病病程增加,视网膜病变患病率也上升。老年糖尿病20～25年后,80%～90%发生视网膜病变。

糖尿病视网膜病变早期表现为微血管瘤,伴出血,逐渐出现渗出,新生血管及机化物增生,最后导致视网膜脱落及失明。

防治宜严格控制代谢,使血糖尽可能正常。一旦发生视网膜新生血管及毛细血管渗漏,及早采用激光治疗。中药有助于眼底出血时止血及血液吸收。

3.糖尿病肾病

糖尿病肾病的临床特征是持续性蛋白尿,即24小时尿蛋白排出量超过500 mg。同时伴有肾小球滤过率下降及高血压。

大多数有尿蛋白的糖尿病患者存在糖尿病肾病。特别是在蛋白尿逐步发生,且同时有糖尿病视网膜病变者。但老年2型糖尿病伴其他肾脏病者较年轻人1型糖尿病多。在终末期肾衰竭患者中,约有1/3的2型糖尿病伴随其他肾病者,而1型糖尿病仅占10%。这些疾病包括高血压肾脏病变、肾盂肾炎、肾小球肾炎和其他少见病。因此,在诊断糖尿病肾病时,应排除其他原因引起的蛋白尿。

糖尿病肾病发展至肾衰竭时,应限制蛋白质摄入,每日0.4～0.6 g/kg,以优质动物蛋白质为主,进行腹膜透析和血液透析。对65岁以上老人较少适宜肾移植。口服降糖药应用短效且不经肾排泄的磺胺类,如格列喹酮。格列苯脲不宜采用。高血压可用血管紧张素转换酶抑制剂、血管紧张素Ⅱ受体拮抗剂、钙拮抗剂及β受体阻滞剂。

4.糖尿病神经系统并发症

糖尿病周围神经病变很常见,且随着年龄增长而增多。临床有3种类型:①进展型弥漫性髓鞘病变,即自主神经病变的对称性感觉神经病变。②可逆的单神经病变和神经根病变,包括近端运动神经病变、脑神经病变和急性疼痛性神经病变。③压力性麻痹,显著的腕管综合征等。

临床表现迥异。如热痛感丧失,手指、足趾麻木感,直立性低血压,心动过速,出汗,勃起功能障碍,神经性膀胱炎,腹泻,胃痛,复视,皮肤烧灼感及疼痛等。老年人症状性自主神经病变较年轻人少。

治疗可选用神经营养药物,如肌醇、甲钴胺、抗血小板聚集药。醛糖还原酶抑制剂疗效不肯定。尚可用中医活血化瘀药。

五、老年糖尿病防治

老年糖尿病治疗的目的是解除高血糖引起的临床症状,预防和延缓各种并发症的发生和进展,防止体重明显下降,避免低血糖及其他药物的作用,从而保障健康和良好的生活质量。

(一)老年糖尿病防治原则

1.强调早期诊断

新诊断的老年糖尿病患者中 30%～50% 表现空腹血糖正常,仅餐后血糖升高。因此在测定空腹血糖的同时,须测定餐后 2 小时血糖,以免漏诊。

2.重视糖尿病前期的防治

糖尿病前期是一个可逆的过渡时期,已经存在大血管和微血管损害。此期有三个发展趋势,经过认真干预,部分人群可转化正常或维持糖尿病前期;若不防治,将发展成为糖尿病。也只有在这个阶段,糖尿病是可以防治的。

3.老年糖尿病血糖控制目标

应遵循个体化原则。对预计寿命长,独立生活能力强,可从长期强化治疗获益,并愿意进行自我监测的患者,其治疗目标应与非老年糖尿病患者相同;对有严重威胁生命的并发症、并发症或智能缺损者,相同控制目标可偏宽。空腹血糖可在 8 mmol/L 左右,餐后 2 小时血糖 12 mmol/L 左右,糖化血红蛋白(HbA1c)8～9 mmol/L。

4.全面控制心血管危险因素

世界各种糖尿病防治指南版本均指出,为更大程度减少老年糖尿病患者并发症的发生率和病死率,除严格控制血糖外,需全面控制心血管危险因素,包括肥胖、血压、血脂及戒烟等。

(二)老年糖尿病综合治疗

1.饮食疗法

总的原则是总量控制,结构合理。限制每日总热量的摄入。按每千克标准体重约 104.6 kJ(25 kcal)计算。比例为碳水化合物 50%～60%,每日 200～250 g,蛋白质 10%～15%,脂肪 20%～25%(饱和脂肪酸<10%),纤维素摄入量每日不得少于 30 g,葡萄糖和蔗糖忌用,可用阿斯巴甜蛋白糖类甜味剂。水果富含纤维素、维生素和糖类,食用时按食品交换法,相应减少主食量。

2.运动疗法

运动可增强周围组织对胰岛素的敏感性,加速脂肪分解,减少脂肪堆积,促进全身代谢旺盛,增强体力,消除应激,有利于控制并发症的发生和进展。

运动疗法的适应证:大多数轻、中度 2 型糖尿病,尤其是肥胖型,以及稳定期的 1 型糖尿病。

禁忌证:血糖未控制的 1 型糖尿病,伴有严重肾病、心功能不全、眼底病变及神经病变;频繁发作脑供血不足;糖尿病足;急性感染及糖尿病急性并发症。

运动处方制订因人而异,有的老年人因骨关节病变或脑卒中偏瘫而无法运动。运动项目自由选择,如散步、体操、骑自行车、上下楼梯、乒乓球、舞蹈、太极拳、游泳、网球等。以竞技性不强为佳,运动强度适中,不宜过大,随时调整。

3.糖尿病教育、心理治疗和监测

糖尿病教育人群包括:一般人群、糖尿病专业医师、护士和营养师、糖尿病患者及其家属。糖尿病心理治疗能增强患者的自我保健意识和技能,提高自控水平。

糖尿病患者应建立自己的健康档案,包括病史、体格检查及实验室检查结果,定期复查。

对检查后难以自理的老年糖尿病患者,对其亲属的教育特别重要。因其担负患者的生活及医疗的管理。

4.药物治疗

(1)口服降糖药。

1)促胰岛素分泌剂:①磺酰脲类降糖药,老年糖尿病宜选用半衰期短、排泄快的短效药物。氯磺丙脲作用时间长,肾功能损害时易积蓄,产生低血糖,对 60 岁以上老人不宜应用。老年人慎用格列苯脲。老年糖尿病常伴发其他多种疾病,服药较多,其中有些药物增强磺酰脲类药降糖作用,如青霉素、水杨酸盐、吲哚美辛、磺胺类药、氨茶碱、利舍平、可乐定、芬氟拉明等,应注意防止引起低血糖。②瑞格列奈(及那格列奈),餐时血糖调节剂,发生低血糖少,较适合老年人使用。

2)双胍类降糖药:老年糖尿病患者不宜用苯乙双胍,易发生乳酸性酸中毒。世界各国均已改用二甲双胍,其代谢并发症较苯乙双胍明显减少。但在肾功能减退或循环衰竭时,二甲双胍仍有促进乳酸性酸中毒的危险,故对老年糖尿病患者剂量不宜过大。每日剂量小于 2 g,75 岁以上老人慎用。单用二甲双胍不会产生低血糖症,但与磺酰脲药或胰岛素合用,则可引起低血糖。

3)α 糖苷酶抑制剂:阿卡波糖和伏格列波糖是一组 α 糖苷酶水解酶的竞争抑制剂,可减慢小肠上端80%的淀粉及糊精分解为葡萄糖,因而使餐后血糖减少,导致胰岛素抵抗降低,一般对于肾功能无影响,适用于老年糖尿病。但对进食碳水化合物较少的老年糖尿病患者效果不佳。

4)阿卡波糖加磺酰脲类药物,可使血糖进一步降低约 3 mmol/L,HbA1c 降低 0.8%~1.0%。不良反应为腹胀气、腹痛、腹泻。有的老人难以忍受。

5)胰岛素增敏剂:罗格列酮和吡格列酮具保护 β 细胞功能和增强胰岛素敏感性作用。一般是安全的。Dream 研究表明,罗格列酮在糖尿病前期患者应用可延缓发生糖尿病。Proactive 研究证实,吡格列酮能减少心血管事件发生率和病死率。增敏剂应用前途较佳。治疗中注意监测肝功能。不良反应为水、钠潴留及水肿,停药后可恢复。

6)中草药:有些中草药具有轻微降糖作用,临床上主要用于减轻症状,治疗并发症。

(2)胰岛素:老年糖尿病胰岛素治疗可维持患者健康,预防长期的血管并发症,保障生命质量。主张尽早应用。

老年人新诊断的 1 型糖尿病少见,一旦确诊,通常每日注射 2 次胰岛素,用自混、预混或低精蛋白胰岛素。使用标准注射器或胰岛素笔。

2 型糖尿病胰岛素治疗指征:伴发急性病,如严重感染、心梗、外科手术;预防和治疗长期的血管并发症;血糖控制差,临床症状明显。2 型糖尿病患者最终将有一半需胰岛素治疗。每日2 次胰岛素已足够,因这类患者还有一部分内源性胰岛素分泌。

2 型糖尿病胰岛素治疗易发生高胰岛素血症,对老年糖尿病患者易出现腹部肥胖,故对肥胖的老年糖尿病患者,胰岛素与二甲双胍和阿卡波糖或胰岛素增敏剂合用,尽量减少胰岛素剂量。胰岛素应用过程中,应严密观察,避免发生低血糖。

(余珍剑)

第四节　老年慢性肺源性心脏病

慢性肺源性心脏病简称肺心病,是指由肺组织、胸廓或肺动脉系统病变引起的肺动脉高压,伴或不伴有右心衰竭的一类疾病。

肺心病在我国是常见病、多发病,平均患病率为0.48%,病死率在15%左右。本病占住院心脏病的构成比为38.5%～46%。我国北部及中部地区15岁以上人口患病率为3%,估计全国有2 500万人罹患此病,约有30%为非吸烟人群,与国外有明显差别,而且以农村女性多见,个体易感因素、遗传、气道高反应性、环境因素、职业粉尘和化学物质、空气污染等与本病的发病密切相关。

一、病因

本病病因为影响支气管、肺为主的疾病,主要包括以下几个方面。

(1)COPD、支气管哮喘、支气管扩张等气道疾病,其中在我国80%～90%的慢性肺心病病因为COPD。

(2)影响肺间质或肺泡为主的疾病,如特发性肺间质纤维化、结节病、慢性纤维空洞性肺结核、放射性肺炎、肺尘埃沉着病及结缔组织疾病引起的肺部病变等。

(3)神经肌肉及胸壁疾病,如重症肌无力、多发性神经病、胸膜广泛粘连、类风湿关节炎等造成的胸廓或脊柱畸形等疾病,影响呼吸活动,造成通气不足,导致低氧血症。

(4)通气驱动失常的疾病,如肥胖-低通气综合征、睡眠呼吸暂停低通气综合征、原发性肺泡通气不足等,因肺泡通气不足,导致低氧血症。

(5)以肺血管病变为主的疾病,如反复肺动脉栓塞、广泛结节性肺动脉炎、结缔组织疾病系统性红斑狼疮(SLE)引起的肺血管病变等。

(6)特发性疾病,如原发性肺动脉高压,即不明原因的持续性、进行性肺动脉压力升高。各种肺血管病变可导致低氧血症及肺动脉高压,并最终导致慢性肺心病。

二、病理解剖

由于支气管黏膜炎变、增厚、黏液腺增生、分泌亢进,支气管腔内炎症渗出物及黏液分泌物潴留,支气管纤毛上皮受损,影响了纤毛上皮净化功能。病变向下波及细支气管,可出现平滑肌肥厚,使管腔狭窄而不规则;又加上管壁痉挛、软骨破坏、局部管腔易闭陷等改变,使细支气管不完全或完全阻塞,致排气受阻肺泡内残气量增多压力增高,肺泡过度膨胀,肺泡在弹力纤维受损基础上被动扩张,泡壁断裂,使几个小泡融合成一个大泡而形成肺气肿。慢性阻塞性肺病常反复发作支气管周围炎及肺炎,炎症可累及邻近肺小动脉,使腔壁增厚、狭窄或纤维化,肺细动脉Ⅰ及Ⅲ型胶原增多;此外可有非特异性肺血管炎,肺血管内血栓形成等。最后致右心室肥大、室壁增厚、心腔扩张、肺动脉圆锥膨隆、心肌纤维肥大、萎缩、间质水肿,灶性坏死,坏死灶后为纤维组织所替代。部分患者可合并冠状动脉粥样硬化性病变。

三、发病机制

肺的功能和结构改变致肺动脉高压(pulmonary hypertension,PH)是导致肺心病的先决条件。

(一)呼吸功能改变

由于上述支气管及肺泡病理改变出现阻塞性通气功能障碍。限制性肺部疾病或胸部活动受限制可出现限制性通气功能障碍,使肺活量、残气量和肺总量减低。进一步发展则通气/血流比值失调而出现换气功能失常,最终导致低氧血症和高碳酸血症。

(二)血流动力学改变

主要改变在右心及肺动脉,表现为右室收缩压升高和肺动脉高压。低氧作用于肺血管平滑肌细胞膜上的离子通道,引起钙内流增加和钾通道活性阻抑;刺激血管内皮细胞,使内皮衍生的收缩因子如内皮素-Ⅰ合成增加而内皮衍生的舒张因子如一氧化氮和降钙素产生和释放减少;某些血管活性物质如血栓素 A_2、血管紧张素Ⅱ、血小板激活因子及肿瘤坏死因子等形成和释放均促使肺血管收缩。加上二氧化碳潴留使血中 H^+ 浓度增高,均可加重肺动脉高压。缺氧又使肺血管内皮生长释放因子(平滑肌细胞促分裂素)分泌增加,使血管平滑肌增殖;成纤维细胞分泌的转化生长因子 β 表达增加,使肺动脉外膜成纤维细胞增殖,这种肺血管结构重建使肺血管顺应性下降,管腔变窄,血管阻力增加。缺氧引起的代偿性红细胞增多,血容量增加,血黏稠度和循环阻力增高。慢性炎症使肺血管重构、肺血管数量减少,肺微动脉中原位血栓形成,均更加重了肺动脉高压。

(三)心脏负荷增加,心肌功能抑制

肺心病由于心肌氧张力减低,红细胞增多和肺血管分流,使左、右心室尤其是右心室负荷增加,右心室扩大,右室排血不完全,最后产生右心衰竭。一般认为,肺心病是右心室受累的心脏病,但肺心病也有左心室损害。尸检证明,肺心病有左室肥大者占61.1%~90.0%。缺氧、高碳酸血症、肺部感染对心肌的损害,心排血量的增加,及支气管肺血管分流的形成对左心室负担的增加及老年人合并冠心病存在,均可使心脏功能受损加重。

(四)多脏器损害

肺心病引起多脏器衰竭与低灌注、感染所致休克,炎症介质释放,抗原抗体复合物形成,激活补体、释放 C_3 等活性物质,使中性粒细胞黏附于复合体,释出氧自由基而引起血管内皮严重损害,肺毛细血管内皮细胞受损使血中微聚物及血管壁活性物质难以清除,从而自左心室排出而引起全身器官损害,最后导致多脏器衰竭。

四、临床表现

本病病程进展缓慢,可分为代偿与失代偿两个阶段,但其界限有时并不清楚。

(一)功能代偿期

患者都有慢性咳嗽、咳痰或哮喘史,逐步出现乏力、呼吸困难。体检示明显肺气肿表现,包括桶状胸、肺部叩诊呈过度清音、肝浊音上界下降、心浊音界缩小甚至消失。听诊呼吸音低,可有干湿啰音,心音轻,有时只能在剑突下听到。肺动脉区第二音亢进,剑突下有明显心脏搏动,是病变累及心脏的主要表现。颈静脉可有轻度怒张,但静脉压并不明显增高。

(二)功能失代偿期

肺组织损害严重引起缺氧、二氧化碳潴留,可导致呼吸和(或)心力衰竭。

(1)呼吸衰竭:多见于急性呼吸道感染后。缺氧早期主要表现为发绀、心悸和胸闷等。病变进一步发展时发生低氧血症,可出现各种精神神经障碍症状,称为肺性脑病。

(2)心力衰竭:亦多发生在急性呼吸道感染后,因此,常合并有呼吸衰竭,以右心衰竭为主,可出现各种心律失常。此外,由于肺心病是以心、肺病变为基础的多脏器受损害的疾病,因此,在重症患者中,可有肾功能不全、弥散性血管内凝血、肾上腺皮质功能减退所致面颊色素沉着等表现。

五、实验室检查和辅助检查

(一)血液检查

红细胞计数和血红蛋白增高,血细胞比容正常或偏高,全血黏度、血浆黏度和血小板黏附率及聚集率常增高,红细胞电泳时间延长,血沉一般偏快;动脉血氧饱和度常低于正常,二氧化碳分压高于正常,以呼吸衰竭时显著。在心力衰竭期,可有丙氨酸氨基转移酶和血浆尿素氮、肌酐、血及尿 β 微球蛋白、血浆肾素活性、血浆血管紧张素 II 含量增高等肝肾功能受损表现。合并呼吸道感染时,可有白细胞计数增高。在呼吸衰竭不同阶段可出现高钾、低钠、低钾或低氯、低钙、低镁等变化。

(二)痰细菌培养

痰细菌培养旨在指导抗生素的应用。

(三)X 线检查

诊断标准:①右肺下动脉横径≥15 mm;②肺动脉中度凸出或其高度≥3 mm;③右心室增大。

通常分为以下 3 型。

(1)正常型,心肺无异常表现。

(2)间质型,非血管性纹理增多,迷乱(含轨道征)或(和)网织结节阴影,多见于肺下野或中下野,或兼有一定程度的肺气肿。

(3)肺气肿型,表现为肺过度膨胀(如横膈低平、左肋膈角开大＞35°等),肺血管纹理自中或内带变细、移位变形或(和)稀疏,有肺大疱或不规则局限透明区,或兼有一定程度的间质改变。

(四)心电图检查

通过心电图发现,右心室肥大具有较高的特异性但其敏感性较差,有一定易变性。急性发作期由于缺氧、酸中毒、碱中毒、电解质紊乱等可引起 ST 段与 T 波改变和各种心律失常,当解除诱因,病情缓解后常可有所恢复及心律失常消失。心电图常表现为右心房和右心室增大。V_1 的 R 波振幅、V_1 的 R/S 比值和肺动脉压水平无直接关系。肺动脉高压伴 COPD 的患者心电图上的异常表现通常要少于肺动脉高压伴随其他疾病的患者。因为前者肺动脉高压的程度相对较轻,而且胸腔过度充气造成的桶状胸往往导致心电图呈低电压。

心电图诊断右心房及心室增大的标准如下。

(1)在 II、III、aVF、V_1、V_2 导联 P 波电压达到 0.25 mV。

(2)I 导联 R 波电压达到 0.2 mV。

(3)A＋R-PL＝0.7 mV(Butler 心电图诊断标准:A 为 V_1 或 V_2 导联 R 或 R' 波的最大振幅,

R 为 I 或 V_6 导联 S 波最大振幅，PL 为 V_1 最小的 S 波或者 I 或 V_6 最小的 r 波振幅）。用此标准评估肺动脉高压时，其敏感性可高达 89%。

（五）超声心动图检查

常表现为右心房和右心室增大，左心室内径正常或缩小，室间隔增厚。右心室压力过高引起的室间隔活动异常具有特征性。而右心室壁和周围组织结构的分辨能力限制了心脏超声对于右心室扩大的辨别能力。右心室的功能障碍很难用心脏超声来量化，但可通过室间隔的位置和偏曲度从侧面得以反映。如果心脏超声发现心包积液，右房扩大，间隔移位，通常提示预后较差。由于慢性右心室压力负荷过重及左心室充盈不足，二尖瓣收缩期脱垂及室间隔运动异常相当常见。通过测量三尖瓣反流速度，用 Bernoulli 公式可得到右心室收缩高压的多普勒超声心动图证据。多普勒超声心动图显示，二尖瓣反流及右室收缩压增高。多平面经食管超声心动图检查可显示右室功能射血分数（RVEF）下降。

（六）肺功能检查

在心肺功能衰竭期不宜进行本检查，症状缓解期可考虑测定。患者均有通气和换气功能障碍。表现为时间肺活量及最大通气量减少，残气量增加。此外，肺阻抗血流图及其微分图的检查在一定程度上能反映机体内肺血流容积改变，了解肺循环血流动力学变化、肺动脉压力大小和右心功能；核素心血管造影有助于了解右心功能；肺灌注扫描如肺上部血流增加、下部减少，则提示有肺动脉高压存在。

六、诊断

本病由慢性广泛性肺、胸部疾病发展而来，呼吸和循环系统的症状常混杂出现，故早期诊断比较困难。一般认为，凡有慢性广泛性肺、胸部疾病患者，一旦发现有肺动脉高压、右心室增大而同时排除了引起右心增大的其他心脏疾病可能时，即可诊断为本病。肺动脉高压和右心室增大是肺心病早期诊断的关键。肺心病常可并发酸碱平衡失调和电解质紊乱。其他尚有上消化道出血和休克，其次为肝、肾功能损害及肺性脑病，少见的有自发性气胸、弥散性血管内凝血等，后者病死率高。

七、治疗

肺心病是原发于重症胸、肺、肺血管基础疾病的晚期并发症，防治很困难，其中 81.8% 的患者由慢性支气管炎、支气管哮喘并发肺气肿发展而来，因此，积极防治这些疾病是避免肺心病发生的根本措施。应讲究卫生、戒烟和增强体质，提高全身抵抗力，减少感冒和各种呼吸道疾病的发生。对已发生肺心病的患者，应针对缓解期和急性期分别加以处理。呼吸道感染是发生呼吸衰竭的常见诱因，故需要积极予以控制。

（一）缓解期治疗

缓解期治疗是防止肺心病发展的关键。可采用以下方式。

（1）冷水擦身和膈式呼吸及缩唇呼气，以改善肺脏通气等耐寒及康复锻炼。

（2）镇咳、祛痰、平喘和抗感染等对症治疗。

（3）提高机体免疫力药物如核酸酪素注射液（麻疹减毒疫苗的培养液）皮下或肌内注射，或核酸酪素口服液每支 10 mL，3 次/天，36 个月为一个疗程。气管炎菌苗皮下注射、卡介苗素注射液肌内注射等。

（4）临床试验表明，长期氧疗可以明显改善有缺氧状态的慢性肺心病患者的生存率。

（5）中医中药治疗，宜扶正固本、活血化瘀，以提高机体抵抗力，改善肺循环情况。对缓解期患者，进行康复治疗及开展家庭病床工作能明显降低急性期的发作。

（二）急性期治疗

（1）控制呼吸道感染：呼吸道感染是发生呼吸衰竭和心力衰竭的常见诱因，故需积极应用药物予以控制。目前主张联合用药。宜根据痰培养和致病菌对药物敏感的测定选用，但不要受痰菌药物试验的约束。可考虑经验性抗菌药物治疗。加拿大胸科学会 2000 年推荐的 COPD 急性期抗菌治疗方案，曾经被广泛引用。急性发作的 COPD 分为单纯型、复杂型和慢性化脓型 3 型，其中单纯型推荐的经验性治疗抗菌药物是阿莫西林、多西环素、复方磺胺甲噁唑；复杂型推荐的是喹诺酮类、β_2 内酰胺酶抑制剂复方制剂、第 2 代或第 3 代头孢菌素、新大环内酯类；慢性化脓型推荐的是环丙沙星、其他静脉用抗假单胞菌抗生素（哌拉西林钠、头孢他啶、头孢吡肟、碳青霉烯类、氨基苷类）。除全身用药外，尚可局部雾化吸入或气管内滴注药物。长期应用抗生素要防止真菌感染。一旦真菌已成为肺部感染的主要病原菌，应调整或停用抗生素，给予抗真菌治疗。

（2）改善呼吸功能，抢救呼吸衰竭：采取综合措施，包括缓解支气管痉挛、清除痰液、畅通呼吸道，可用沐舒坦 15 mg，2 次/天，雾化吸入；或 60 mg，口服 2 次/天，静脉滴注。持续低浓度给氧，应用呼吸兴奋剂，BiPAP 正压通气等，必要时施行气管切开、气管插管和机械呼吸器治疗等。

（3）控制心力衰竭：轻度心力衰竭给予吸氧，改善呼吸功能，控制呼吸道感染后，症状即可减轻或消失。较重者加用利尿剂亦能较快予以控制。

1）利尿剂：一般以间歇、小量呋塞米及螺内酯交替使用为妥，目的为降低心脏前、后负荷，增加心排血量，降低心腔充填压，减轻呼吸困难。使用时应注意到其可引起血液浓缩，使痰液黏稠，加重气道阻塞；电解质紊乱尤其是低钾、低氯、低镁和碱中毒，诱致难治性水肿和心律失常。若需长时间使用利尿剂，可合用有保钾作用血管紧张素转换酶抑制剂，如卡托普利、培哚普利、福辛普利等，以避免肾素分泌增加、血管痉挛，增强利尿作用。中草药如复方五加皮汤、车前子、金钱草等均有一定利尿作用。

2）洋地黄类：在呼吸功能未改善前，洋地黄类药物疗效差，且慢性肺心病患者肝、肾功能差，因此，用量宜小，否则极易发生毒性反应，出现心律失常。急性加重期以静脉注射毛花苷 C 或毒毛花苷 K 为宜，见效快，可避免在体内蓄积，若心力衰竭已纠正，可改用地高辛维持。

3）血管扩张剂：除减轻心脏的前、后负荷，还可扩张肺血管，降低肺动脉压。全身性血管扩张药大多对肺血管也有扩张作用，如直接扩张血管平滑肌药物（肼屈嗪）、钙离子拮抗药（硝苯地平）、α 受体阻断药（酚妥拉明）、ACEI（卡托普利）及 β 受体激动剂、茶碱类、依前列醇等，均可不同程度地降低肺动脉压力。但应注意这些药物对心排血量及动脉血压的影响，应从小剂量开始。慢性肺心病是以右心病变为主的全心病变，可发生右心衰竭、急性肺水肿或全心衰竭。并且心力衰竭往往与呼吸衰竭并存，因此，治疗心力衰竭前应先治疗呼吸衰竭，一般随着呼吸功能的改善，急性增高的肺动脉压可随之下降，右心室负担减轻，轻症心力衰竭患者可得到纠正。

（4）控制心律失常：除常规处理外，需注意治疗病因，包括控制感染、纠正缺氧、纠正酸碱和电解质平衡失调等。病因消除后心律失常往往会自行消失。此外，应用抗心律失常药物时，还要注意避免应用普萘洛尔等 β 受体阻滞剂，以免引起气管痉挛。

（5）应用肾上腺皮质激素：在有效控制感染的情况下，短期大剂量应用肾上腺皮质激素，对抢救早期呼吸衰竭和心力衰竭有一定作用。通常用氢化可的松 100～300 mg 或地塞米松 10～

20 mg加于 5%葡萄糖溶液 500 mL 中静脉滴注,每日 1 次,后者亦可静脉推注,病情好转后 2～3 天停用。如胃肠道出血,肾上腺皮质激素的使用应十分慎重。

(6)并发症的处理:并发症如酸碱平衡失调和电解质紊乱、消化道出血、休克、弥散性血管内凝血等应积极治疗。

(7)中医中药治疗:肺心病急性发作期表现为本虚标实,病情多变,治疗应按急则治标、标本兼治的原则。中西医结合治疗是一种很好的治疗途径。

(余珍剑)

第十一章 肿 瘤

第一节 食 管 癌

我国是食管癌的高发国家,又是食管癌病死率最高的国家。新中国成立以后,进行了肿瘤流行病学调查,基本查清了全国食管癌的发病、死亡情况及地区分布,并对食管癌高发区进行了多学科的综合考察和研究。1970 年以后已建立了 6 个现场防治点,开展了食管癌的病因流行病学研究和防治工作,尤其是对食管癌的癌前期疾病进行中西医结合治疗,对降低发病率起了有益的作用。

我国食管外科自吴英恺于 1940 年首例食管癌采用胸内食管胃吻合术切除成功以来已有50 多年历史,至今我国食管癌手术切除率已达 $80\% \sim 95\%$,手术病死率仅为 $2\% \sim 3\%$,术后 5 年生存率为 $25\% \sim 30\%$。在食管癌的高发区,由于早期病例增加,5 年生存率已达 44%,Ⅰ 期食管癌的生存率高达 90% 以上。

近年来,对食管癌的分段有了新的认识,多数胸外科医师对气管分叉丛下食管癌采用左侧开胸进行肿瘤切除,气管分叉以上以右侧开胸切除率较高,食管胃吻合口应在颈部进行。吻合技术的先进、吻合器的应用已使吻合口瘘的发生率有明显降低。

高能射线的应用、食管癌定位技术和照射技术的改进及放射敏化剂的研究和应用,使食管癌的放疗效果有所提高。术前放射治疗的随机分组前瞻性研究肯定了术前放疗的意义,并在许多医院推广。

但食管癌的疗效仍不够理想,提高疗效的关键在于早期发现、早期诊断和早期治疗。相信食管癌的流行病学、病因学研究将为食管癌的防治带来进展,对食管癌的综合治疗将进一步提高其远期疗效。

一、病因学

(一)烟和酒

长期吸烟和饮酒与食管癌的发病有关。有人研究,大量饮酒者比基本不饮酒者发病率要增加 50 余倍,吸烟量多者比基本不吸烟者高 7 倍;酗酒嗜烟者的发病率是既不饮酒又不吸烟者的156 倍。一般认为饮烈性酒者患食管癌的危险性更大。根据日本一项研究,饮用威士忌和当地的 Shochu 土酒危险性最大,而啤酒最小。非洲特兰斯开地区,用烟斗吸自己种的烟叶的人食管癌发病率比吸纸烟者高。

（二）食管的局部损伤

长期喜进烫的饮食也可能是致癌的因素之一。如新加坡华裔居民中讲福建方言的人群有喝烫饮料的习惯，其食管癌发病率比无此习惯的讲广东方言人群高得多。哈萨克族人爱嚼刺激性很强含有烟叶的"那司"，可能和食管癌高发有一定关系。在日本，喜吃烫粥烫茶的人群发病率亦较高。

各种原因引起的经久不愈的食管炎，可能是食管癌的前期病变，尤其伴有间变细胞形成者癌变危险性更大。有学者报道，食管炎和食管癌关系十分密切，食管炎往往比食管癌早发 10 年左右。食管炎也好发于中胸段食管，在尸检中食管炎往往和癌同时存在。

（三）亚硝胺

亚硝胺类化合物是一种很强的致癌物。中国科学院肿瘤研究所在人体内、外环境的亚硝胺致癌作用研究中发现，食管癌高发区林县居民食用的酸菜中和居民的胃液、尿液中，除有二甲基亚硝胺（NDMA）、二乙基亚硝胺（NDEA）外，还存在能诱发动物食管癌的甲基苄基亚硝胺（NMBZA）、亚硝基吡咯烷（NPYR）、亚硝基胍啶（NPIP）等，并证明食用的酸菜量与食管癌发病率成正比。最近报道用 NMBZA 诱导入胎儿食管癌获得成功，为亚硝胺病因提供了证据。汕头大学医学院报告，广东南澳县的生活用水、鱼露、虾酱、咸菜、萝卜干中，亚硝酸盐、硝酸盐、二级胺含量明显升高，这些居民常食用的副食品在腌制过程中常有真菌污染，霉菌能促使亚硝酸盐和食物中二级胺含量增加。

（四）霉菌作用

河南医科大学从林县的粮食和食品中分离出互隔交链孢霉 261 株，它能使大肠埃希菌产生多种致突变性代谢产物，其产生的毒素能致染色体畸变，主要作用于细胞的 S 和 G_2 期。湖北钟祥市的河南移民中食管癌病死率为本地居民的 5 倍，移民主食中真菌污染的检出率明显高于本地居民，移民食用的酸菜中以黄曲霉毒素检出率最高。用黄曲霉毒素、交链孢属和镰刀菌等喂养 Wistar 大鼠，能使大鼠食管乳头状瘤变和癌变已得到实验证实。

（五）营养和微量元素

综观世界食管癌高发区，一般都在土地贫瘠、营养较差的贫困地区，膳食中缺乏维生素、蛋白质及必需脂肪酸。这些成分的缺乏，可以使食管黏膜增生、间变，进一步可引起癌变。有些地区如新疆哈萨克族，以肉食为主，很少吃新鲜蔬菜，米面粮食吃得很少，营养供给极不平衡，维生素明显缺乏，尤其是维生素 C 及维生素 B_2 缺乏。瑞典在食管癌高发区粮食中补充了维生素 B_2后，明显降低了发病率。微量元素铁、钼、锌等的缺少也和食管癌发生有关。钼的缺少可使土壤中硝酸盐增多。调查发现河南林县水土中缺少钼，可能和食管癌的高发有关。文献报道，高发区人群中血清钼、发钼、尿钼及食管癌组织中的钼都低于正常水平。钼的抑癌作用已被美国等地学者们所证实。

（六）遗传因素

人群的易感性与遗传和环境条件有关。食管癌具有比较显著的家族聚集现象，高发地区连续 3 代或 3 代以上出现食管癌患者的家族屡见不鲜。如伊朗北部高发区某一村庄中有 12 个家庭共 63 人，其中患食管癌者 14 人，而 13 人是一对夫妻的后裔。由高发区移居低发区的移民，即使长达百余年，也仍保持相对高发。

（七）其他因素

进食过快、进食粗硬食物可能引起食管黏膜损伤，反复损伤可以造成黏膜增生间变，最后导致癌变。某些食管先天性疾病，如食管憩室、裂孔疝，或经常接触石棉、铅、硅等可能和食管癌的发病有一定联系。癌症经放射治疗数年后，在放射范围内又可诱发另一癌症的报道也不罕见。

二、诊断

（一）临床表现

1.早期症状

在食管癌的始发期和发展早期，局部病灶处于相对早期阶段，出现症状可能是由于局部病灶刺激食管引起食管蠕动异常或痉挛，或因局部炎症、肿瘤浸润、食管黏膜糜烂、表浅溃疡所致。发生的症状一般比较轻微而且时间较为短暂，其间歇时间长短不一，常反复出现，时轻时重，间歇期间可无症状，可持续 1～2 年甚至更长时间。主要症状为胸骨后不适、烧灼感或疼痛，食物通过时局部有异物感或摩擦感，有时吞咽食物在某一部位有停滞或轻度梗阻感。下段食管癌还可引起剑突下或上腹不适、呃逆、嗳气。上述症状均非特异性，也可发生在食管炎症和其他食管疾病时，唯食管癌的症状常与吞咽食物有关，进食时症状加重，而食管炎患者在吞咽食物时这些症状反而减轻或消失。

2.中晚期症状

（1）吞咽困难：是食管癌的典型症状。由于食管壁具有良好的弹性及扩张能力，一般出现明显吞咽困难时，肿瘤常已侵犯食管周径 2/3 以上，此时常已伴有食管周围组织的浸润和淋巴结转移。吞咽困难在开始时常是间歇性的，可以由于食物堵塞或局部炎症水肿而加重，也可以因肿瘤坏死脱落或炎症的水肿消退而减轻。但随着病情的发展，总的趋向是进行性加重且呈持续性，其发展一般比较迅速，多数患者如不治疗可在梗阻症状出现后 1 年内死亡。吞咽困难的程度与病理类型有关，缩窄型和髓质型病例较为严重，其他类型较轻。也有约 10% 的患者就诊时并无明显吞咽困难。吞咽困难的严重程度与肿瘤大小、手术切除率和生存率等并无一定的关系。

（2）梗阻：严重者常伴有反流，持续吐黏液，这是食管癌的浸润和炎症反射性地引起食管腺和唾液腺分泌增加所致。黏液积存于食管内可以反流，引起呛咳甚至吸入性肺炎。

（3）疼痛：胸骨后或背部肩胛间区持续性钝痛常提示食管癌已有外浸，引起食管周围炎、纵隔炎，但也可以是肿瘤引起食管深层溃疡所致。下胸段或贲门部肿瘤引起的疼痛可以发生在上腹部。疼痛严重不能入睡或伴有发热者，不但手术切除的可能性较小，而且应注意肿瘤穿孔的可能。

（4）出血：食管癌患者有时也会因呕血或黑便而来院诊治。肿瘤可浸润大血管特别是胸主动脉而造成致死性出血。对于有穿透性溃疡的病例特别是 CT 检查显示肿瘤侵犯胸主动脉者，应注意出血的可能。

（5）声音嘶哑：常是肿瘤直接侵犯或转移淋巴结压迫喉返神经所引起，但有时也可以是吸入性炎症引起的喉炎所致，间接喉镜有助于鉴别。

（6）体重减轻和厌食：因梗阻进食减少，营养情况日趋低下，消瘦、脱水常相继出现，但患者一般仍有食欲。患者在短期内体重明显减轻或出现厌食症状常提示肿瘤有广泛转移。

3.终末期症状和并发症

（1）恶病质、脱水、衰竭：系食管阻塞致滴水难入和全身消耗所致，常同时伴有水、电解质紊乱。

（2）肿瘤浸润：穿透食管侵犯纵隔、气管、支气管、肺门、心包、大血管等，引起纵隔炎、脓肿、肺炎、肺脓肿、气管食管瘘、致死性大出血等。

（3）全身广泛转移引起的相应症状，如黄疸、腹水，气管压迫致呼吸困难、声带麻痹、昏迷等。

（二）病理

1.早期食管癌的大体病理分型

近20多年来对早期食管癌的研究，尤其是对早期食管癌切除标本的形态学研究，可将早期食管癌分成4个类型。

（1）隐伏型：在新鲜标本上，病变略显粗糙，色泽变深，无隆起和凹陷。标本固定后，病灶变得不明显，镜下为原位癌，是食管癌最早期阶段。

（2）糜烂型：病变黏膜轻度糜烂或略凹陷，边缘不规则呈地图样，与正常组织分界清楚，糜烂区内呈颗粒状，偶见残余正常黏膜小区。在外科切除的早期食管癌中较为常见。

（3）斑块型：病变黏膜局限性隆起呈灰白色斑块状，边界清楚，斑块最大直径<2 cm。切面质地致密，厚度在3 mm以上，少数斑块表面可见有轻度糜烂，食管黏膜纵行皱襞中断。病理为早期浸润癌，肿瘤侵及黏膜肌层或黏膜下层。

（4）乳头型或隆起型：肿瘤呈外生结节状隆起，乳头状或息肉状突入管腔，基底有一窄蒂或宽蒂，肿瘤直径1～3 cm，与周围正常黏膜分界清楚，表面有糜烂并有炎性渗出，切面灰白色均质状。这一类型在早期食管癌中较少见。

有学者对林县人民医院手术切除的100例早期食管癌标本做大体病理分型研究，早期食管癌除上述4个类型外，可增加2个亚型：①表浅糜烂型，为糜烂型的一个亚型，特点是糜烂面积小而表浅，一般不超过2.5 cm，病变边缘无下陷，周围正常黏膜无隆起，表浅糜烂常多点出现，一个病灶内可见几个小片状糜烂近于融合，病理为原位癌或原位癌伴浸润或黏膜内癌。②表浅隆起型，是从斑块型中分出的一个亚型，特点是病变黏膜轻微增厚或表浅隆起，病变范围较大，周界模糊，隆起的黏膜粗糙，皱襞紊乱、增粗，表面似卵石样或伴小片浅表糜烂。病理为原位癌，少数为微小浸润癌。

2.中晚期食管癌的大体病理分型

（1）髓质型：肿瘤多累及食管周径的大部或全部，大约有一半病例超过5 cm。肿瘤累及的食管段明显增厚，向管腔及肌层深部浸润。肿瘤表面常有深浅不一的溃疡，瘤体切面灰白色，均匀致密。

（2）蕈伞型：肿瘤呈蘑菇状或卵圆形突入食管腔内，隆起或外翻，表面有浅溃疡。切面可见肿瘤已浸润食管壁深层。

（3）溃疡型：癌组织已浸润食管深肌层，有深溃疡形成。溃疡边缘稍有隆起，溃疡基部甚至穿透食管壁引起芽孔，溃疡表面有炎性渗出。

（4）缩窄型：病变浸润食管全周，呈环形狭窄或梗阻，肿瘤大小一般不超过5 cm。缩窄上段食管明显扩张。肿瘤切面结构致密，富于增生结缔组织。癌组织多浸润食管肌层，有时穿透食管全层。

（5）腔内型：肿瘤呈圆形或卵圆形向腔内突出，常有较宽的基底与食管壁相连，肿瘤表面有糜烂或不规则小溃疡。腔内型食管癌的切除率较高，但远期疗效并不佳。

3.分期

1987年,国际抗癌联盟(UICC)对食管癌的 TNM 分期进行了修订。首先对食管的分段进行了修改。以往食管的分段为颈段食管从食管入口(下咽部)到胸骨切迹,上胸段从胸骨切迹到主动脉弓上缘(T_6 下缘),中胸段从主动脉弓上缘到肺下静脉下缘(T_8 下缘),下胸段从肺下静脉下缘到贲门入口(包括膈下、腹段食管)。这一分段方法的缺点是 X 线片上不能辨认肺下静脉,主动脉弓随年龄老化屈曲延长而上移,使胸段食管分割不均等。新的分段方法是颈段食管分段如旧,上胸段食管以气管分叉为下缘标志,即从胸骨切迹至气管分叉为上胸段,气管分叉以下至贲门入口再一分为二,分成中胸段和下胸段。如此分段分割均等,易于在 X 线片上确定标志点。临床上,上胸段食管手术以经右胸为好,而中、下段食管癌大多可经左胸手术,因此更有实际意义。

UICC 制定的 TNM 国际食管癌分期如下。

(1)原发肿瘤(T)分期。

T_X:原发肿瘤不能评估。

T_0:原发肿瘤大小、部位不详。

T_{is}:原位癌。

T_1:肿瘤浸润食管黏膜层或黏膜下层。

T_2:肿瘤浸润食管肌层。

T_3:肿瘤浸润食管外膜。

T_4:肿瘤侵犯食管邻近结构(器官)。

(2)区域淋巴结(N)分期。

N_X:区域淋巴结不能评估。

N_0:区域淋巴结无转移。

N_1:区域淋巴结有转移。

区域淋巴结的分布因肿瘤位于不同食管分段而异,对颈段食管癌,锁骨上淋巴结为区域淋巴结;对中、下胸段食管癌,锁骨上淋巴结为远隔淋巴结,如有肿瘤转移为远处淋巴结转移。同样对下胸段食管癌,贲门旁、胃左动脉旁淋巴结转移为区域淋巴结转移;对颈段食管癌,腹腔淋巴结均为远处转移。

(3)远处转移(M)分期。

M_X:远处转移情况不详。

M_0:无远处转移。

M_1:有远处转移。

(4)TNM 分期。

0 期:$T_{is}N_0M_0$。

Ⅰ 期:$T_1N_0M_0$。

Ⅱa 期:$T_2N_0M_0$;$T_3N_0M_0$。

Ⅱb 期:$T_1N_1M_0$;$T_2N_1M_0$。

Ⅲ 期:$T_3N_1M_0$;T_4,任何 N,M_0。

Ⅳ 期:任何 T,任何 N,M_1。

（三）实验室及其他检查

1.食管功能的检查

食管功能检查分为食管运动功能检查和胃食管反流情况的测定两大类。此类检查在国外已开展30多年，近年来国内亦相继开展，简单介绍如下。

（1）食管运动功能试验：①食管压力测定，本法适用于疑有食管运动失常的患者，即患者有吞咽困难或疼痛症状而X线钡餐检查未见器质性病变者，如贲门失弛症、食管痉挛和硬皮病等，还可对抗反流手术的效果作出评价或作为食管裂孔疝的辅助诊断。食管测压器可用腔内微型压力传感器或用连于体外传感器的腔内灌注导管系统。测定时像放置鼻胃管那样将测压器先置于胃内，确定胃的压力曲线后，将导管往回撤，分别测定贲门部（高压带）、食管体部、食管上括约肌和咽部等处的压力曲线，分析这些压力曲线的改变即可了解食管压力的变化，对食管运动功能异常作出诊断。②酸清除试验，用于测定食管体部排除酸的蠕动效率，方法是测试者吞服一定浓度酸15 mL后，正常情况下经10～12次吞咽动作后即能将酸全部排入胃内，需要更多的吞咽动作才能排除或根本没有将酸排除，则视为食管的蠕动无效，也就是说食管运动存在障碍。

（2）胃食管反流测定：胃食管反流的原因很多，如贲门的机械性缺陷、食管体部的推进动作不良、胃无张力、幽门功能失常、胃排空延滞等及食管癌手术后。胃内容物（特别是胃酸）反流食管使食管黏膜长期与胃内容物接触，引起食管黏膜损伤，患者常有烧心、反呕、胸骨后疼痛等症状。下列试验有助于胃食管反流的测定。①食管的酸灌注试验：测试者取坐位，以每分钟6 mL的速度交替将生理盐水和0.1 mol/L盐酸灌入食管中段，以测定食管对酸的敏感性。灌酸时患者出现胃灼热、胸痛、咳嗽、反呕等症状，而灌生理盐水后症状消失为试验阳性。灌酸30 mL不发生症状为试验阴性。②24小时食管pH监测：将pH电极留置于下段食管高压带上方，连续监测pH 24小时，以观察受试者日常情况下的反流情况。当pH降至4以下算是一次反流，pH升至7以上为碱性反流。记录患者在各种不同体位、进食时的情况，就能对患者有无反流、反流的频度和食管清除反流物的时间作出诊断。③食管下括约肌测压试验：食管下括约肌在消化道生理活动中起着保证食物单方向输送的作用，即抗胃食管反流作用。食管下括约肌的功能如何，不仅取决于它在静止时的基础压力，也取决于胸、腹压力的影响及它对诸如胃扩张、吞咽、体位改变等不同生理因素的反应。另一决定食管下括约肌功能的因素是它在腹内的长度。可由鼻孔插入有换能器的导管至该部位进行测定。

2.X线钡餐检查

该法是诊断食管及贲门部肿瘤的重要手段之一，由于其检查方法简便，患者痛苦小，不但可用于大规模普查和食管癌的临床诊断，而且可追踪观察早期食管癌的发展演变过程，为研究早期食管癌提供可靠资料。食管钡餐检查时应注意观察食管的蠕动状况、管壁的舒张度、食管黏膜改变、食管充盈缺损及梗阻程度。食管蠕动停顿或逆蠕动，食管壁局部僵硬不能充分扩张，食管黏膜紊乱、中断和破坏，食管管腔狭窄、不规则充盈缺损、溃疡或瘘管形成及食管轴向异常均为食管癌重要的X线征象。早期食管癌和食管管腔明显梗阻狭窄者，低张双重造影检查优于常规钡餐造影。X线检查结合细胞学和食管内镜检查，可以提高食管癌诊断的准确性。

（1）早期食管癌X线改变：可分为扁平型、隆起型和凹陷型。①扁平型：肿瘤扁平无蒂，沿食管壁浸润，食管壁局限性僵硬，食管黏膜呈小颗粒状改变或紊乱的网状结构。②隆起型：肿瘤向食管腔内生长隆起，表现为斑块状或乳头状隆起，中央可有溃疡形成。③凹陷型：肿瘤区有糜烂、溃疡发生，呈现凹陷改变。侧位为锯齿状不规则状，正位为不规则的钡池，内有颗粒状结节，呈地图样改变,边缘清楚。

(2)中晚期食管癌的 X 线表现:①髓质型,在食管片上显示为不规则的充盈缺损,上下缘与食管正常边界呈斜坡状,管腔狭窄。病变部位黏膜破坏,常见大小不等龛影。②蕈伞型,在食管片上显示明显充盈缺损,其上下缘呈弧形,边缘锐利,与正常食管分界清楚。病变部位黏膜纹中断,钡剂通过有部分梗阻现象。③溃疡型,在食管片上显示较大龛影,在切线位上见龛影深入食管壁内甚至突出于管腔轮廓之外。如溃疡边缘隆起,可见"半月征"。钡剂通过时梗阻不明显。④缩窄型,食管病变较短,常在 3 cm 以下,边缘较光滑,局部黏膜纹消失。钡剂通过时梗阻较严重,病变上端食管明显扩张,呈现环型或漏斗状狭窄。⑤腔内型,病变部位食管管腔增宽,常呈梭形扩张,内有不规则或息肉样充盈缺损,病变上下界边缘较清楚锐利,有时可见清晰的弧形边缘,钡剂通过尚可。中晚期食管癌分型以髓质型最为常见,蕈伞型次之,其余各型较少见。

3.食管癌 CT 检查

CT 扫描可以清晰显示食管与邻近纵隔器官的关系。正常食管与邻近器官分界清楚,食管壁厚度不超过 5 mm,如食管壁厚度增加,与周围器官分界模糊,则表示有食管病变存在。CT 扫描可以充分显示食管癌病灶大小、肿瘤外侵范围及程度,明显优于其他诊断方法。CT 扫描还可帮助外科医师决定手术方式,指导放疗医师确定放射治疗靶区,设计满意的放射治疗计划。1981 年,Moss 提出食管癌的 CT 分期:Ⅰ期肿瘤局限于食管腔内,食管壁厚度≤5 mm;Ⅱ期肿瘤伴食管壁厚度>5 mm;Ⅲ期食管壁增厚同时肿瘤向邻近器官扩展,如气管、支气管、主动脉或心房;Ⅳ期为任何一期伴有远处转移者。CT 扫描时,重点应观察食管壁厚度、肿瘤外侵的程度、范围及淋巴结有无转移。外侵在 CT 扫描上表现为食管与邻近器官间的脂肪层消失,器官间分界不清。颈胸段食管癌 CT 扫描显示肿块向前挤压气管,形成气管压迹。轻者可见气管后壁隆起,突向气管腔内;重者肿瘤可将气管推向一侧,气管受压变形,血管移位。中胸段食管癌 CT 扫描显示食管壁增厚,软组织向前侵犯,使食管与主动脉弓下、气管隆嵴下的脂肪间隙变窄甚至消失,其分界不清。尤其是在气管分叉水平,肿瘤组织的外侵挤压,造成气管成角改变,有时可见气管向前移位,重者可见气管壁受压而变弯形。肿瘤向右侵犯,CT 扫描显示食管壁增厚,奇静脉窝变浅甚至消失。向左后侵犯,CT 扫描显示食管与降主动脉间的界线模糊不清。下胸段食管癌由于肿瘤的外侵扩展,CT 扫描显示左心房后壁出现明显压迹。CT 扫描不能诊断正常大小转移淋巴结,难以诊断食管周围转移淋巴结,一方面是 CT 扫描难以区别原发灶浸润和淋巴结转移,另一方面是良性的炎症改变也可引起淋巴结肿大,特别是当肿瘤坏死时,易引起淋巴结炎症反应,因此 CT 扫描对食管癌淋巴结转移的诊断价值很有限。一般认为淋巴结直径<1.0 cm 为正常大小,1.0~1.5 cm 为可疑淋巴结,淋巴结直径>1.5 cm 即为不正常。

CT 扫描诊断食管癌的依据是食管壁的厚度、肿瘤外侵的范围及程度,但食管黏膜不能在 CT 扫描中显示,因此 CT 扫描难以发现早期食管癌。将 CT 与 X 线检查相结合,有助于食管癌的诊断和分期水平的提高。

4.食管脱落细胞学检查

食管脱落细胞学检查方法简便,操作方便、安全,患者痛苦小,其准确率在 90% 以上,为食管癌大规模普查的重要方法。食管脱落细胞学检查结合 X 线钡餐检查可作为食管癌的诊断依据,使大多数患者免受食管镜检查痛苦。但食管狭窄有梗阻时,脱落细胞采集器不能通过,应行食管镜检查。

食管脱落细胞学检查方法简便、安全,大多数患者均能耐受,但对食管癌有出血及出血倾向者,或伴有食管静脉曲张者应禁忌作食管拉网细胞学检查;对食管癌 X 线片上见食管有深溃疡或合并高血压、心脏病及晚期妊娠者,应慎行食管拉网脱落细胞检查;对全身状况差,过于衰弱的患者应先改善患者一般状况后再做细胞学检查;合并上呼吸道及上消化道急性炎症者,应先控制感染再行细胞学检查。

5.食管镜检查

近年来,纤维食管镜被广泛应用于食管癌的诊断。纤维食管镜镜身柔软,可随意弯曲,光源在体外,插入比较容易,患者痛苦少。食管镜检查时可以在直视下观察肿瘤患者大小、形态和部位,为临床医师提供治疗的依据,同时也可在病变部位做活检或镜刷检查。食管镜检查与脱落细胞学检查相结合,是食管癌理想的诊断方法。

(1)适应证:①患者有症状,X 线钡餐检查阳性,而细胞学诊断阴性时,应先重复做细胞学检查,如仍为阴性者应该做食管镜检查及活检以明确诊断,如 X 线钡餐检查见食管明显狭窄病例,预计脱落细胞学检查有困难者,应首先考虑食管镜检查。②患者有症状,细胞学诊断阳性,而 X 线钡餐检查阴性或 X 线片上仅见食管有可疑病变者,需做食管镜检查明确食管病变部位及范围。③患者有症状,细胞学诊断阳性,X 线钡餐检查怀疑食管有双段病变时,为了帮助临床医师决定治疗方案的选择,需通过食管镜检查明确食管病变部位及范围;④食管癌普查中,细胞学检查阳性,而患者没有自觉症状,X 线钡餐检查阴性,为了慎重起见,必须做食管镜检查,以便最后确诊。

(2)禁忌证:①严重心肺疾病、明显胸主动脉瘤、高血压未恢复正常、脑出血及无法耐受食管镜检查者。②巨大食管憩室,明显食管静脉曲张或高位食管病变伴高度脊柱弯曲畸形者。③口腔、咽喉、食管及呼吸道急性炎症者。④有严重出血倾向或严重贫血者。

(3)食管镜下表现:①病变处黏膜充血肿胀,微隆起,略高于正常黏膜,颜色较正常黏膜为深,与正常黏膜界线不清楚,镜管触及易出血,管壁舒张度良好。②病变处黏膜糜烂,颜色较正常黏膜为深,失去正常黏膜光泽,有散在小溃疡,表面附有黄白色或灰白色坏死组织,镜管触及易出血,管壁舒张度良好。③病变处黏膜有类似白斑样改变,微隆起,白斑周围黏膜颜色较深,黏膜中断,食管壁较硬,触及不易出血。进展期食管癌病灶直径一般在 3 cm 以上,在食管镜下可分为肿块型、溃疡型、肿块浸润型、溃疡浸润型及四周狭窄型等5种类型。

三、治疗

(一)放疗

1.适应证

局部区域性食管癌,一般情况较好,无出血和穿孔倾向。

2.禁忌证

恶病质、食管穿孔、食管活动性出血或短期内曾有食管大出血者,同时合并有无法控制的严重内科疾病。

3.放疗前的注意事项

放疗前应注意控制局部炎症,纠正患者营养状况,治疗重要内科疾病。放疗中应保持患者的营养供给,防止食物梗阻,进食后应多喝水,防止食物在病灶处潴留,导致或加重局部炎症,影响放疗的敏感性。

4.照射范围和靶区的确定

(1)常规模拟定位:有条件者应在定位前用治疗计划系统(TPS)优化,根据肿瘤实际侵犯范围设定照射野的角度和大小。胸段食管癌一般情况下多采用一前二后野的三野照射技术。根据CT和食管X线片所见肿瘤具体情况,前野宽7~8 cm,二后斜野宽6~7 cm,病灶上下端各放3~4 cm。缩野时野的宽度不变,上下界缩短到病灶上下各放2 cm。如果肿瘤较大,也可以考虑先前后对穿照射,缩野时改为右前左后照射。颈段食管癌一般仅仅设二个正负60°角的前野,每个野需采用30°角的楔形滤片。

(2)三维适形放疗(3D-CRT):参照诊断CT和食管X线片,在定位CT上勾画肿瘤靶区(GTV)及危及器官(OAR),包括脊髓、两侧肺和心脏。GTV勾画的标准为食管壁厚度大于0.5 cm,临床靶区(CTV)为GTV前后左右均匀外扩0.5 cm,上下外端外扩2.0 cm。PTV为CTV前后左右均匀外扩0.5 cm,上下外扩1.0 cm,纵隔转移淋巴结的CTV为其GTV均匀外扩0.5 cm,PTV为其CTV均匀外扩0.5 cm。正常组织的限制剂量:肺(两肺为一个器官)V_{20}<25%~30%、Dmean<16~20 Gy;脊髓最大剂量<45 Gy;心脏平均剂量1/3<65 Gy,2/3<45 Gy,3/3<30 Gy。(注:V_{30}为受到20 Gy或20 Gy以上剂量照射的肺体积占双肺总体积的百分比。Dmean为双肺的平均照射剂量)。

5.剂量和剂量分割

(1)单纯常规分割放疗:为每天照射1次,每次1.8~2.0 Gy,每周照射5~6次,总剂量(60~70 Gy)/(6~8周)。

(2)后程加速超分割放疗:先大野常规分割放疗,每次1.8 Gy,1次/天,23次总剂量41.4 Gy;随后缩野照射,每次1.5 Gy,2次/天,间隔时间为6小时或6小时以上,总剂量18次27 Gy。肿瘤的总剂量为44天41次68.4 Gy。

(3)同期放化疗时的放疗:放疗为每次1.8 Gy,1次/天,38天28次总剂量50.4 Gy(在放疗的第1天开始进行同期化疗),此剂量在欧美和西方国家多用。

6.非手术治疗的疗效

局部区域性食管癌行单纯的常规分割放疗的5年总生存率为10%左右,5年局控率为20%左右。后程加速超分割放疗的总生存率为24%~34%,局控率为55%左右。同期放化疗的生存率为25%~27%,局控率为55%左右。当然,放疗或以放疗为主的综合治疗的生存率高低也与患者的早晚期有密切关系。早期患者的5年生存率可达到80%以上。

(二)化疗

化疗主要用于姑息治疗,或作为以手术和(或)放疗为主的综合治疗的一种辅助方法。近来的研究表明,放疗同期联合化疗能显著提高放疗的疗效,而且随着新的药物(或新的联合方案)的发现,化疗在食管癌治疗中的地位越来越重要。

1.适应证及禁忌证

(1)适应证:对于早期患者,同手术或放疗联合应用;对于晚期患者,用于姑息治疗(最好同其他方法联合应用);对小细胞癌,应同手术或放疗联合应用。

(2)禁忌证:骨髓再生障碍、恶病质及脑、心、肝、肾有严重病变且没有控制者。

2.常规用药

(1)紫杉醇+顺铂(DDP):第1天紫杉醇175 mg/m²,静脉注射;第2、3天DDP 40 mg/m²,静脉注射,3周重复。

中国医学科学院肿瘤医院用该方案治疗了 30 例晚期食管癌患者,有效率为 57%。Vander Gaast 等治疗了 31 例晚期食管癌患者,有效率 55%,耐受性好。

(2)TPE:紫杉醇 75 mg/m²,静脉注射,第 1 天;DDP 20 mg/m²,静脉注射,第 1~5 天;5-Fu 1 000 mg/m²,静脉注射,第 1~5 天。3 周重复。

Son 等治疗 61 例食管癌,有效率 48%,中位缓解期 5.7 个月,中位生存期 10.8 个月,但毒副反应重,46% 患者需减量化疗。

(3)奥沙利铂(L-OHP)+亚叶酸钙(LV)+5-氟尿嘧啶(5-FU):L-OHP 85 mg/m²,静脉注射,第 1 天;LV 500 mg/m² 或 400 mg/m²,静脉注射,第 1~2 天;5-FU 600 mg/m²,静脉滴注(22 小时持续),第 1~2 天。

Mauer 等报道,34 例食管癌的有效率为 40%,中位有效时间为 4.6 个月。中位生存时间为 7.1 个月,1 年生存率为 31%。主要毒性为白细胞计数下降,4 级 29%。1 例死于白细胞计数下降的脓毒血症。2~3 级周围神经损伤为 26%。

(4)伊立替康(CPT-11)+5-FU+氟达拉宾(FA):CPT-1 1180 mg/m²,静脉注射,第 1 天;FA 500 mg/m²,静脉注射,第 1 天;5-FU 2 000 mg/m²,静脉滴注(22 小时持续),第 1 天。每周重复,共 6 周后休息 1 周。

Pozzo 等报道,该方案治疗了 59 例食管癌,有效率 42.4%,中位生存时间为 10.7 个月。3/4 级中性粒细胞下降为 27%,3/4 级腹泻 27%。

(5)多西紫杉醇+CPT-11:CCPT-11 1 160 mg/m²,静脉注射,第 1 天;多西紫杉醇 60 mg/m²,静脉注射,第 1 天。3 周重复。

Govindan 等报道,该方案治疗初治晚期或复发的食管癌,有效率 30%。毒副反应包括 71% 患者出现 4 度骨髓抑制,43% 患者出现中性粒细胞减少性发热。

(6)吉西他滨(GEM)+LV+5-FU:GEM 1 000 mg/m²,静脉注射,第 1,8,15 天;LV 25 mg/m²,静脉注射,第 1,8,15 天;5-FU 600 mg/m²,静脉注射,第 1,8,15 天。每 4 周重复

该方案治疗了 35 例转移性或局部晚期食管癌,有效率 31.4%。中位生存时间 9.8 个月。1 年生存率 37.1%。3~4 级的白细胞下降 58%。

3.单一药物治疗

单一药物治疗食管癌,有效率不高,一般在 20% 以内。较早的药物包括 5-FU、丝裂霉素(MMC)、顺铂(DDP)、博来霉素(BLM)、甲氨蝶呤(MTX)、米多恩醌、依立替康(CPT-11)、阿霉素(ADM)和长春地辛(VDS)。新的药物包括紫杉醇、多西他赛、长春瑞滨、吉西他滨、奥沙利铂和卡铂。5-FU 和 DDP 的联合方案被广泛认可,有效率在 20%~50%,是食管癌化疗的标准方案。紫杉醇联合 5-FU 和(或)DDP 被认为是一个对鳞癌和腺癌都有效的方案。另外,CPT-11 和 DDP 的联合方案也对部分食管鳞癌有效。

4.食管癌联合化疗方案

(1)DDP+5-FU:DDP100 mg/m²,静脉注射,第 1 天;5-FU 1 000 mg/m²,静脉滴注(持续),第 1~5 天。3~4 周重复。

(2)ECF:表阿霉素 50 mg/m²,静脉注射,第 1 天;DDP 60 mg/m²,静脉注射,第 1 天;5-FU 200 mg/m²,静脉滴注(持续),第 1~21 天。3 周重复。

(3)吉西他滨+5-FU:吉西他滨 1 000 mg/m²,静脉注射,第 1、8、15 天;5-FU 500 mg/m²,静脉注射,第 1、8、15 天。3 周重复。

（4）DDP＋VDS＋CTX：CTX 200 mg/m²，静脉注射，第2、3、4天；VDS 1.4 mg/m²，静脉注射，第1、2天；DDP 90 mg/m²，静脉注射，第3天。3周重复。

（5）DDP＋BLM＋VDS：DDP 120 mg/m²，静脉注射，第1天；BLM 10 mg/m²，静脉注射，第3～6天；VDS 3 mg/m²，静脉注射，第1、8、15、2。每4周重复。

（6）DDP＋ADM＋5-FU：DDP 75 mg/m²，静脉注射，第1天；ADM 30 mg/m²，静脉注射，第1天；5-FU 600 mg/m²，静脉注射，第1、8天。3～4周重复

（7）BLM＋依托泊苷（VP-16）＋DDP：依托泊苷（VP-16）100 mg/m²，静脉注射，第1、3、5天；DDP 80 mg/m²，静脉注射，第1天；BLM 10 mg/m²，静脉注射，第3～5天。4周重复。

（8）DDP＋BLM：DDP 35 mg/m²，静脉注射，第1～3天；BLM 15 mg/m²，静脉滴注（18小时持续），第1～3天。3～4周重复。

（杨艳涛）

第二节 胃 癌

胃癌是我国最常见的恶性肿瘤之一，死亡率居恶性肿瘤首位。胃癌多见于男性，男女之比约为2：1。平均死亡年龄为61.6岁。

一、病因

尚不十分清楚，与以下因素有关。

（一）地域环境

地域环境不同，胃癌的发病率也大不相同，发病率最高的国家和最低的国家之间相差可达数十倍。在世界范围内，日本发病率最高，美国则很低。我国的西北部及东南沿海各省的胃癌发病率远高于南方和西南各省。生活在美国的第二、三代日本移民由于地域环境的改变，发病率逐渐降低。

（二）饮食因素

饮食因素是胃癌发生的最主要原因。具体因素如下所述。

（1）含有致癌物：如亚硝胺类化合物、真菌毒素、多环烃类等。

（2）含有致癌物前体：如亚硝酸盐，经体内代谢后可转变成强致癌物亚硝胺。

（3）含有促癌物：如长期高盐饮食破坏了胃黏膜的保护层，使致癌物直接与胃黏膜接触。

（三）化学因素

（1）亚硝胺类化合物：多种亚硝胺类化合物均致胃癌。亚硝胺类化合物在自然界存在的不多，但合成亚硝胺的前体物质亚硝酸盐和二级胺却广泛存在。亚硝酸盐及二级胺在 pH 1～3 或细菌的作用下可合成亚硝胺类化合物。

（2）多环芳烃类化合物：最具代表性的致癌物质是 3,4-苯并芘。污染、烘烤及熏制的食品中 3,4-苯并芘含量增高。3,4-苯并芘经过细胞内粗面内质网的功能氧化酶活化成二氢二醇环氧化物，并与细胞的 DNA、RNA 及蛋白质等大分子结合，致基因突变而致癌。

（四）幽门螺杆菌

1994年，WHO国际癌症研究机构得出"幽门螺杆菌是一种致癌因子，在胃癌的发病中起病因作用"的结论。幽门螺杆菌感染率高的国家和地区常有较高的胃癌发病率，且随着幽门螺杆菌抗体滴度的升高胃癌的危险性也相应增加。幽门螺杆菌感染后是否发生胃癌与年龄有关，儿童期感染幽门螺杆菌发生胃癌的危险性增加；而成年后感染多不足以发展成胃癌。幽门螺杆菌致胃癌的机制有如下提法：①促进胃黏膜上皮细胞过度增生。②诱导胃黏膜细胞凋亡。③幽门螺杆菌的代谢产物直接转化胃黏膜。④幽门螺杆菌的DNA转换到胃黏膜细胞中致癌变。⑤幽门螺杆菌诱发同种生物毒性炎症反应，这种慢性炎症过程促使细胞增生和增加自由基形成而致癌。

（五）癌前疾病和癌前病变

这是两个不同的概念，胃的癌前疾病指的是一些发生胃癌危险性明显增加的临床情况，如慢性萎缩性胃炎、胃溃疡、胃息肉、胃黏膜巨大皱襞症、残胃等；胃的癌前病变指的是容易发生癌变的胃黏膜病理组织学变化，但其本身尚不具备恶性改变。现阶段得到公认的是不典型增生。不典型增生的病理组织学改变主要是细胞的过度增生和丧失了正常的分化，在结构和功能上部分地丧失了与原组织的相似性。不典型增生分为轻度、中度和重度3级。一般而言重度不典型增生易发生癌变。不典型增生是癌变过程中必经的一个阶段，这一过程是一个谱带式的连续过程，即正常→增生→不典型增生→原位癌→浸润癌。

此外，遗传因素、免疫监视机制失调、癌基因的过度表达和抑癌基因突变、重排、缺失、甲基化等变化都与胃癌的发生有一定的关系。

二、病理

（一）肿瘤位置

1.初发胃癌

将胃大弯、胃小弯各等分为3份，连接其对应点，可分为上1/3(U)、中1/3(M)和下1/3(L)。每个原发病变都应记录其二维的最大值。如果1个以上的分区受累，所有的受累分区都要按受累的程度记录，肿瘤主体所在的部位列在最前如LM或UML等。如果肿瘤侵犯了食管或十二指肠，分别记为E或D。胃癌一般以L区最为多见，约占半数，其次为U区，M区较少，广泛分布者更少。

2.残胃癌

肿瘤在吻合口处(A)、胃缝合线处(S)、其他位置(O)、整个残胃(T)、扩散至食管(E)、十二指肠(D)、空肠(J)。

（二）大体类型

1.早期胃癌

早期胃癌指病变仅限于黏膜和黏膜下层，而不论病变的范围和有无淋巴结转移。癌灶直径10 mm以下称小胃癌，5 mm以下称微小胃癌。早期胃癌分为3型（图11-1）。Ⅰ型，隆起型；Ⅱ型，表浅型，包括3个亚型，Ⅱa型，表浅隆起型；Ⅱb型，表浅平坦型；Ⅱc型，表浅凹陷型；Ⅲ型，凹陷型。如果合并两种以上亚型时，面积最大的一种写在最前面，其他依次排在后面。如Ⅱc+Ⅲ。Ⅰ型和Ⅱa型鉴别如下：Ⅰ病变厚度超过正常黏膜的2倍，Ⅱa型的病变厚度不到正常黏膜的2倍。

2.进展期胃癌

进展期胃癌指病变深度已超过黏膜下层的胃癌。按Borrmann分型法分为4型（图11-2）。

Ⅰ型,息肉(肿块)型;Ⅱ型,无浸润溃疡型,癌灶与正常胃界限清楚;Ⅲ型,有浸润溃疡型,癌灶与正常胃界限不清楚;Ⅳ型,弥漫浸润型。

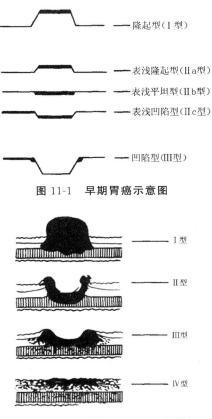

图 11-1　早期胃癌示意图

图 11-2　胃癌的 Borrmann 分型

（三）组织类型

（1）WHO 将胃癌归类为上皮性肿瘤和类癌两种,其中前者又包括:①腺癌(包括乳头状腺癌、管状腺癌、低分化腺癌、黏液腺癌及印戒细胞癌);②腺鳞癌;③鳞状细胞癌;④未分化癌;⑤不能分类的癌。

（2）日本胃癌研究会将胃癌分为以下 3 型:①普通型,包括乳头状腺癌、管状腺癌(高分化型、中分化型)、低分化性腺癌(实体型癌和非实体型癌)、印戒细胞癌和黏液细胞癌。②特殊型,包括腺鳞癌、鳞状细胞癌、未分化癌和不能分类的癌。③类癌。

（四）转移扩散途径

1.直接浸润

直接浸润是胃癌的主要扩散方式之一。当胃癌侵犯浆膜层时,可直接浸润腹膜、邻近器官或组织,主要有胰腺、肝脏、横结肠及其系膜等,也可借黏膜下层或浆膜下层向上浸润至食管下端、向下浸润至十二指肠。

2.淋巴转移

淋巴转移是胃癌的主要转移途径,早期胃癌的淋巴转移率近 20%,进展期胃癌的淋巴转移率高达 70%左右。一般情况下按淋巴流向转移,少数情况也有跳跃式转移。胃周淋巴结分为以下23组(图11-3),具体如下:除了上述胃周淋巴结外,还有2处淋巴结在临床上很有意义,一是左锁骨上淋巴结,如触及肿大为癌细胞沿胸导管转移所致;二是脐周淋巴结,如肿大为癌细胞通过肝圆韧带淋巴管转移所致。淋巴结的转移率=转移淋巴结数目/受检淋巴结数目。

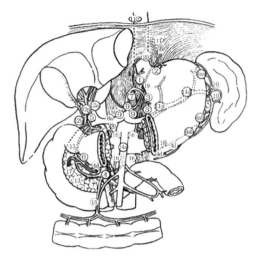

图11-3　胃周淋巴结分组

1.贲门右区;2.贲门左区;3.沿胃小弯;4sa.胃短血管旁;4sb.胃网膜左血管旁;4d.胃网膜右血管旁;5.幽门上区;6.幽门下区;7.胃左动脉旁;8a.肝总动脉前;8p.肝总动脉后;9.腹腔动脉;10.脾门;11p.近端脾动脉旁;11d.远端脾动脉旁;12a.肝动脉旁;12p.门静脉后;12b.胆总管旁;13.胰头后;14a.肠系膜上动脉旁;15.结肠中血管旁;16.腹主动脉旁(a1,膈肌主动脉裂孔至腹腔干上缘;a2,腹腔干上缘至左肾静脉下缘;b1,左肾静脉下缘至肠系膜下动脉上缘;b2,肠系膜下动脉上缘至腹主动脉分叉处);17.胰头前;18.胰下缘;19.膈下;20.食管裂孔;110.胸下部食管旁;111.膈上

3.血行转移

胃癌晚期癌细胞经门静脉或体循环向身体其他部位播散,常见的有肝、肺、骨、肾、脑等,其中以肝转移最为常见。

4.种植转移

当胃癌浸透浆膜后,癌细胞可自浆膜脱落并种植于腹膜、大网膜或其他脏器表面,形成转移性结节,黏液腺癌种植转移最为多见。若种植转移至直肠前凹,直肠指诊可能触到肿块。胃癌卵巢转移占全部卵巢转移癌的50%左右,其机制除以上所述外,也可能是经血行转移或淋巴逆流所致。

5.胃癌微转移

胃癌微转移是近几年提出的新概念,定义为治疗时已经存在但目前常规病理学诊断技术还不能确定的转移

(五)临床病理分期

国际抗癌联盟(UICC)1987年公布了胃癌的临床病理分期,尔后经多年来的不断修改已日趋合理。

1.肿瘤浸润深度

用 T 来表示,可以分为以下几种情况:T_1,肿瘤侵及黏膜和(或)黏膜肌(M)或黏膜下层(SM),SM 又可分为 SM_1 和 SM_2,前者是指癌肿越过黏膜肌不足 0.5 mm,而后者则超过了 0.5 mm。T_2,肿瘤侵及肌层(MP)或浆膜下(SS)。T_3,肿瘤浸透浆膜(SE)。T_4,肿瘤侵犯邻近

结构或经腔内扩展至食管、十二指肠。

2.淋巴结转移

无淋巴结转移用 N_0 表示,其余根据肿瘤的所在部位,区域淋巴结分为 3 站,即 N_1、N_2、N_3。超出上述范围的淋巴结归为远隔转移(M_1),与此相应的淋巴结清除术分为 D_0、D_1、D_2 和 D_3。

考虑到淋巴结转移的个数与患者的 5 年生存率关系更为密切,UICC 在新 TNM 分期中(1997 年第 5 版),对淋巴结的分期强调转移的淋巴结数目而不考虑淋巴结所在的解剖位置,规定如下:N_0 无淋巴结转移(受检淋巴结个数须≥15);N_1 转移的淋巴结数为 1～6 个;N_2 转移的淋巴结数为 7～15 个;N_3 转移的淋巴结数在 16 个以上。

3.远处转移

M_0 表示无远处转移,M_1 表示有远处转移。

4.胃癌分期(表 11-1)

表 11-1　胃癌的分期

	N_0	N_1	N_2	N_3
T_1	ⅠA	ⅠB	Ⅱ	
T_2	ⅠB	Ⅱ	ⅢA	
T_3	Ⅱ	ⅢA	ⅢB	
T_4	ⅢA	ⅢB		
$H_1P_1CY_1M_1$				Ⅳ

表 11-1 中Ⅳ期胃癌包括如下几种情况:N_3 淋巴结有转移、肝脏有转移(H_1)、腹膜有转移(P_1)、腹腔脱落细胞检查阳性(CY_1)和其他远隔转移(M_1),包括胃周以外的淋巴结、肺脏、胸膜、骨髓、骨、脑、脑脊膜、皮肤等。

三、临床表现

(一)症状

早期患者多无症状,以后逐渐出现上消化道症状,包括上腹部不适、心窝部隐痛、食后饱胀感等。胃窦癌常引起十二指肠功能的改变,可以出现类似十二指肠溃疡的症状。如果上述症状未得到患者或医师的充分注意而按慢性胃炎或十二指肠溃疡病处理,患者可获得暂时性缓解。随着病情的进一步发展,患者可逐渐出现上腹部疼痛加重、食欲缺乏、消瘦、乏力等;若癌灶浸润胃周血管则引起消化道出血,根据患者出血速度的快慢和出血量的大小,可出现呕血或黑便;若幽门被部分或完全梗阻则可致恶心与呕吐,呕吐物多为隔宿食和胃液;贲门癌和高位小弯癌可有进食哽噎感。此时虽诊断容易但已属于晚期,治疗较为困难且效果不佳。因此,外科医师对有上述临床表现的患者,尤其是中年以上的患者应细加分析,合理检查以避免延误诊断。

(二)体征

早期患者多无明显体征,上腹部深压痛可能是唯一值得注意的体征。晚期患者可能出现:上腹部肿块、左锁骨上淋巴结肿大、直肠指诊在直肠前凹触到肿块、腹水等。

四、诊断

胃镜和 X 线钡餐检查仍是目前诊断胃癌的主要方法,胃液脱落细胞学检查现已较少应用。

此外,利用连续病理切片、免疫组化、流式细胞分析、反转录酶-聚合酶链反应(RT-PCR)等方法诊断胃癌微转移也取得了一些进展,本节也将做一简单介绍。

(一)纤维胃镜

纤维胃镜优点在于可以直接观察病变部位,且可以对可疑病灶直接钳取小块组织做病理组织学检查。胃镜的观察范围较大,从食管到十二指肠都可以观察及取活检。检查中利用刚果红、亚甲蓝等进行活体染色可提高早期胃癌的检出率。若发现可疑病灶应进行活检,为避免漏诊,应在病灶的四周钳取 4~6 块组织,不要集中一点取材或取材过少。

(二)X 线钡餐检查

X 线钡餐检查通过对胃的形态、黏膜变化、蠕动情况及排空时间的观察确立诊断,痛苦较小。近年,随着数字化胃肠造影技术逐渐应用于临床使影像更加清晰,分辨率大为提高,因此 X 线钡餐检查仍是目前胃癌的主要诊断方法之一。其不足是不能取活检,且不如胃镜直观,对早期胃癌诊断较为困难。进展期胃癌 X 线钡餐检查所见与 Borrmann 分型一致,即表现为肿块(充盈缺损)、溃疡(龛影)或弥漫性浸润(胃壁僵硬、胃腔狭窄等)3 种影像。早期胃癌常需借助于气钡双重对比造影。

(三)影像学检查

影像学检查常用的有腹部超声、超声内镜(EUS)、多层螺旋 CT(MSCT)等。这些影像学检查除了能了解胃腔内和胃壁本身(如超声内镜可将胃壁分为 5 层对浸润深度作出判断)的情况外,主要用于判断胃周淋巴结,胃周器官肝、胰及腹膜等部位有无转移或浸润,是目前胃癌术前 TNM 分期的首选方法。分期的准确性普通腹部超声为 50%,EUS 与 MSCT 相近,在 76% 左右,但 MSCT 在判断肝转移、腹膜转移和腹膜后淋巴结转移等方面优于 EUS。此外,MSCT 扫描三维立体重建模拟内镜技术近年也开始用于胃癌的诊断与分期,但尚需进一步积累经验。

(四)胃癌微转移的诊断

胃癌微转移的诊断主要采用连续病理切片、免疫组化、反转录酶-聚合酶链反应(RT-PCR)、流式细胞术、细胞遗传学、免疫细胞化学等先进技术,检测淋巴结、骨髓、周围静脉血及腹腔内的微转移灶,阳性率显著高于普通病理检查。胃癌微转移的诊断可为医师判断预后、选择术式、确定淋巴结清扫范围、术后确定分期及建立个体化的化疗方案提供依据。

五、鉴别诊断

大多数胃癌患者经过外科医师初步诊断后,通过 X 线钡餐或胃镜检查都可获得正确诊断。在少数情况下,胃癌需与胃良性溃疡、胃肉瘤、胃良性肿瘤及慢性胃炎相鉴别。

(一)胃良性溃疡

胃良性溃疡与胃癌相比较,胃良性溃疡一般病程较长,曾有典型溃疡疼痛反复发作史,抗酸剂治疗有效,多不伴有食欲缺乏。除非合并出血、幽门梗阻等严重的并发症,多无明显体征,不会出现近期明显消瘦、贫血、腹部包块甚至左锁骨上窝淋巴结肿大等。更为重要的是,X 线钡餐和胃镜检查,良性溃疡常小于 2.5 cm,圆形或椭圆形龛影,边缘整齐,蠕动波可通过病灶;胃镜下可见黏膜基底平坦,有白色或黄白色苔覆盖,周围黏膜水肿、充血,黏膜皱襞向溃疡集中。

(二)胃良性肿瘤

胃良性肿瘤多无明显临床表现,X 线钡餐为圆形或椭圆形的充盈缺损,而非龛影。胃镜则表现为黏膜下包块。

六、治疗

（一）化学治疗

胃癌对化疗药物有低度至中度的敏感性。胃癌的化疗可于术前、术中和术后进行，以下主要介绍常用的术后辅助化疗。术后化疗的意义在于在外科手术的基础上杀灭亚临床癌灶或脱落的癌细胞，以达到降低或避免术后复发、转移的目的。目前对胃癌术后化疗的疗效仍存在较大的争议，一些荟萃分析显示术后化疗患者的生存获益较小。

1.适应证

（1）根治术后患者：早期胃癌根治术后原则上不必辅以化疗，但具有下列一项以上者应辅助化疗，癌灶面积>5 cm²、病理组织分化差、淋巴结有转移、多发癌灶或年龄<40 岁。进展期胃癌根治术后无论有无淋巴结转移，术后均需化疗。

（2）非根治术后患者：如姑息性切除术后、旁路术后、造瘘术后、开腹探查未切除以及有癌残留的患者。

（3）不能手术或再发的患者：要求患者全身状态较好、无重要脏器功能不全。4 周内进行过大手术、急性感染期、严重营养不良、胃肠道梗阻、重要脏器功能严重受损、血白细胞计数<3.5×10^9/L、血小板计数<80×10^9/L等不宜化疗。化疗过程中如出现上述情况也应终止化疗。

2.常用化疗方案

已证实胃癌化疗联合用药优于单一用药。临床上常用的化疗方案及疗效如下。

（1）FAM 方案：由 5-FU（氟尿嘧啶）、ADM（阿霉素）和 MMC（丝裂霉素）三药组成。用法：5-FU（600 mg/m²），静脉滴注，第 1、8、29、36 日；ADM 30 mg/m²，静脉注射，第 1、29 日；MMC 10 mg/m²，静脉注射，第 1 日。每 2 个月重复一次。有效率为 21%～42%。

（2）UFTM 方案：由 UFT（替加氟/尿嘧啶）和 MMC 组成，用法：UFT 600 mg/d，口服；MMC 6～8 mg，静脉注射，1 次/周。以上两药连用 8 周，有效率为 9%～67%。

（3）替吉奥（S-1）方案：由替加氟（FT）、吉莫斯特（CDHP）和奥替拉西钾三药按一定比例组成。前者为 5-FU 前体药物，后两者为生物调节剂。用法：40 mg/m²，2 次/d，口服；6 周为 1 个疗程，其中用药 4 周，停药 2 周。有效率为 44.6%。

近年胃癌化疗新药如紫杉醇类（多西他赛）、拓扑异构酶Ⅰ抑制药（伊立替康）、口服氟化嘧啶类（卡培他滨）、第三代铂类（奥沙利铂）等备受关注，含新药的化疗方案呈逐年增高趋势，这些新药单药有效率>20%，联合用药疗效更好，可达 50%以上。此外，分子靶向药物联合化疗也在应用和总结经验中。

（二）放射治疗

胃癌对放射线敏感性较低，因此多数学者不主张术前放疗。因胃癌复发多在癌床和邻近部位，故术中放疗有助于防止胃癌的复发。术中放疗的优点为：①术中单次大剂量（20～30 Gy）放射治疗的生物学效应明显高于手术前、后相同剂量的分次照射。②能更准确地照射到癌复发危险较大的部位，即肿瘤床。③术中可以对周围的正常组织加以保护，减少放射线的不良反应。术后放疗仅用于缓解由狭窄、癌浸润等所引起的疼痛以及对残癌处（非黏液细胞癌）银夹标志后的局部治疗。

（三）免疫治疗

生物治疗在胃癌综合治疗中的地位越来越受到重视。主要包括：①非特异性免疫增强剂，临床上应用较为广泛的主要有卡介苗、短小棒状杆菌、香菇多糖等。②过继性免疫制剂,属于此类的有淋巴因子激活的杀伤细胞(LAK)、细胞毒性 T 细胞(CTL)等以及一些细胞因子,如白细胞介素-2(IL-2)、肿瘤坏死因子(TNF)、干扰素(IFN)等。

(杨艳涛)

第三节　原发性肝癌

原发性肝癌是指发生在肝细胞或肝内胆管细胞的癌肿,其中肝细胞癌占我国原发性肝癌中的绝大多数,胆管细胞癌不足 5%。本病死亡率高,远期疗效取决于能否早期诊断及早期治疗,甲胎蛋白及影像学检查是肝癌早期诊断的主要辅助手段。

一、流行病学

近年来原发性肝癌的发病率有逐年增加趋势,全世界平均每年约有 100 万人死于肝癌。我国肝癌病例数约占世界肝癌总数的 43.7%,男女比例约 3:1,死亡率在男性仅次于胃癌,居恶性肿瘤死亡率的第2位,在女性次于胃癌和食管癌,居第 3 位。发病率有明显的地域性,亚洲男性的发病率(35.5/10 万)明显高于北欧(2.6/10 万)及北美(4.1/10 万)。国内沿海高于内地,东南和东北高于西北、华北和西南,其中江苏启东、福建同安、广东顺德、广西扶绥是高发区。

二、病因和发病机制

原发性肝癌的病因尚不完全清楚,可能是多因素协同作用的结果。根据流行病学的调查,多认为与以下易患因素有关。

(一)病毒性肝炎

病毒性肝炎是原发性肝癌诸多致病因素中的最主要因素。我国约有 1.2 亿 HBsAg 阳性者,因此也就成为世界上肝癌发病率最高的国家。我国肝癌患者中 HBV 的检出率为 90%,HCV 为 10%~20%,部分患者为 HBV、HCV 混合感染。近年来由于丙型肝炎在我国的发病率已明显增加,因此预计在今后的20 年中由 HCV 感染而诱发肝癌的发生率必将呈上升趋势。

1.HBV-DNA 的分子致癌机制

其致癌机制比较复杂,目前多认为 HBV 可能通过与生长调控基因相互作用而促进肝细胞的异常增殖,抑制肝细胞的凋亡,最终使肝癌得以发生和发展,因为已有研究证实肝癌细胞中有多种癌基因(如 C-MYC、C-FOS、C-ERB-B2、H-RAS、N-RAS 等)的激活、生长因子和生长因子受体基因(如 IGFⅡ、IGFⅡR、CSFIR 即 C-FMS、EGF-R、TGF-α 等)的异常表达及抗癌基因(P53、TRR 即转甲状腺素基因)的失活。进一步的研究还表明虽然 HBV 本身并不携带癌基因,但 HBV-DNA 与宿主 DNA 整合后就会使肝细胞基因组丧失稳定性,诱导 DNA 重排或缺失,从而激活或抑制细胞生长调控基因的表达引起肝细胞恶变。我国肝癌患者存在整合型 HBV-DNA 者占 51.5%,整合位点无规律;某些肝癌患者的癌组织及癌旁组织中存在 HBV 游离复制型缺陷病毒,此类病毒具有激活或抑制生长调控基因的作用;HBV-DNA 通过某些病毒基因产物如乙型肝炎病毒 X 抗原(HBxAg),激活细胞生长调控基因的转录;HBV-DNA 在引起肝细胞损伤、坏死和再生的同时,还影响 DNA 的修复,破坏肝细胞的遗传稳定性,使其对致癌因素的易感性增加。

不同基因型 HBV 在不同地域及不同人群中的致癌作用存在差异。美国阿拉斯加人 HBV F 基因型感染者发生肝癌的危险性较非 F 基因型感染者增加 9 倍,且多见于年轻人。亚洲肝癌患者中 HBV B 及 C 基因型检出率高。

2.HCV 的分子致癌机制

其致癌机制不同于 HBV。HCV 属单链 RNA 病毒,在复制中没有 DNA 中间产物,无逆转录过程,所以 RNA 核酸序列似乎不可能整合入宿主染色体 DNA,而且也未发现 HCV 的其他直接致癌证据。目前普遍认为 HCV 可能是通过其表达产物间接影响细胞的增殖分化而诱发肝细胞恶变。

HCV 基因 1 型感染者更易发生肝癌已是国内外共识,可能与基因 1 型 HCV 对抗病毒治疗的应答率低有一定关系。

(二)肝硬化

存在肝硬化是大多数肝细胞癌的共同特征,约 70% 的原发性肝癌发生在肝硬化的基础上,且多数是慢性乙型和慢性丙型肝炎发展而成的结节型肝硬化。有调查表明平均每年有 3%～6% 的慢性乙型肝炎肝硬化患者和 1%～7% 的慢性丙型肝炎肝硬化患者发展为肝癌。病毒感染持续时间、病毒载量、性别、年龄、是否为 HBV 和 HCV 混合感染以及是否接受过规范的抗病毒治疗都与肝癌的发生发展密切相关。抗病毒治疗有助于阻止慢性乙型和丙型肝炎进展为肝硬化,不过一旦形成肝硬化,即使采用规范的抗病毒治疗也很难阻止肝癌的发生。

30% 的严重酒精性肝硬化患者可并发肝癌,如合并 HBV、HCV 感染,发生肝癌的可能性更大。

(三)肥胖和糖尿病

肥胖所致的脂肪肝是隐源性肝硬化的前期病变,故肥胖被认为是隐源性肝硬化并发肝癌的重要危险因素。体重指数(body mass index,BMI)>30 kg/m^2,尤其是存在胰岛素抵抗和 2 型糖尿病时并发肝癌的概率更高。糖尿病患者的高胰岛素血症及高水平的血清胰岛素样生长因子(insulin like growth factor,IGF)被认为在促进肝细胞的异常增殖、诱发癌变的过程中起着重要作用。

(四)环境、化学及物理因素

非洲、东南亚及我国肝癌高发区的粮油及食品受黄曲霉毒素 B$_1$(AFB$_1$)污染较重,流行病学的资料表明食物中 AFB$_1$ 的含量以及尿中黄曲霉毒素 M$_1$(AFM$_1$)的排出量与肝癌死亡率呈正相关。黄曲霉毒素在肝脏的代谢产物可与肝细胞 DNA 分子上的鸟嘌呤碱基在 N7 位共价结合,干扰 DNA 的正常转录并形成 AF-DNA 加合物。AF-DNA 加合物以及 HBV DNA 与宿主细胞的整合可能是肝细胞癌变的协同始动因子和促发因素。池塘中蓝绿藻产生的藻类毒素污染水源可能也与肝癌发生有关。华支睾吸虫感染可刺激胆管上皮增生,是导致原发性胆管细胞癌的原因之一。

某些化学物质和药物如亚硝胺类、偶氮芥类、有机氯农药、雄激素、某些类固醇类药物等均是致肝癌危险因素。HBV 或 HCV 感染者若长期服用避孕药可增加肝癌发生的危险性。

长期持续接受辐射也有诱发肝细胞癌的危险。

（五）遗传

C28ZY HFE 基因突变所致铁代谢异常而诱发的血色病以及高酪氨酸血症、α_1-抗胰蛋白酶缺乏、毛细血管扩张性运动失调等遗传性疾病都被认为与肝癌的发生有一定关系,但患者只有发展为肝硬化才有可能进展为肝癌。肝细胞癌的家庭聚集现象常见于慢性乙型肝炎患者,可能与乙型肝炎的垂直及水平传播有一定关系。

（六）其他因素

除铁代谢异常外,低硒、钼、锰、锌以及高镍、砷也都被认为可能与肝癌的发生相关。HBV 或 HCV 感染者在重度吸烟的基础上更易发生癌变。近来还有研究者发现肝癌患者幽门螺杆菌的感染率明显增高。

三、病理

（一）分型

根据大体形态可将原发性肝癌分为块状型、结节型、弥漫型。①块状型:肿块直径≥5 cm,分单块、多块和融合块状。若≥10 cm 称巨块型。过去巨块型最为常见,近年随着诊断技术的进步,此型较过去有所减少。②结节型:肿块直径<5 cm,分单结节、多结节或融合结节,多伴有肝硬化。若单个结节<3 cm,或相邻两个癌结节直径之和<3 cm 称为小肝癌,若≤1 cm 时又被称为微小肝癌。③弥漫型:癌结节小且弥漫分布于整个肝脏,常与肝硬化结节难以区别,此型少见。

根据组织学特征又可将原发性肝癌分为肝细胞型、胆管细胞型、混合型以及特殊类型。肝细胞型占原发性肝癌的 90% 以上,胆管细胞癌不足 5%,混合型更少见,特殊类型如纤维板层型和透明细胞癌型罕见。

（二）微小肝癌和小肝癌的形态学和生物学特征

将微小肝癌、小肝癌的诊断标准分别定为 1 cm 及 3 cm 以下,并不单纯是大体形态上的界限,而更主要的是根据分化程度等生物学特性而定。绝大多数微小肝癌为高分化癌,随着肿瘤的发展,分化程度可降低。当肿瘤继续增长时,两者的比例逐渐发生变化,最终高分化的癌细胞将被中、低分化癌细胞所取代。微小肝癌包膜完整,罕见有侵犯门静脉及肝内播散。小肝癌包膜也多完整,癌栓发生率低。通过流式细胞技术进行肝癌细胞 DNA 倍体分析可以发现随着肿瘤的发展,肝癌细胞可由二倍体向异倍体方向发展。异倍体癌细胞较二倍体癌细胞更易发生转移。

（三）肝内转移与多中心发生的鉴别

与原发肝癌灶相比肝内转移癌应由相同或较低分化程度的癌组织构成,而多中心发生肝癌应是高分化癌组织,即便存在低分化癌细胞也应被包围在高分化的癌细胞结节中,并与原发肝癌病灶处在不同的肝段上。鉴于多中心发生的原发性肝癌结节可发生在不同的时间段,故又有同时性发生或异时性发生的区别。异时性多中心发生更常见,同时性多中心发生仅见于肝硬化患者,非肝硬化者罕见。术后短期内复发多源于最初的肝癌病灶,若术后较长时间如 3~4 年后复发则常为多中心异时性发生肝癌。DNA 倍体分析已被公认有助肝内转移和多中心发生的鉴别。

（四）肝癌的转移途径

1.肝内转移

肝癌细胞有丰富的血窦,癌细胞有向血窦生长的趋势而且极易侵犯门静脉分支,形成门静脉癌栓,导致肝内播散。多先在同侧肝叶内播散,之后累及对侧肝叶。进一步发展时癌栓可波及门静脉的主要分支或主干,可引起门静脉高压,并可导致顽固性腹水。

2.肝外转移

肝癌细胞通过肝静脉进入体循环转移至全身各部,最常见转移部位为肺,此外还可累及肾上腺、骨、脑等器官。淋巴道转移中以肝门淋巴结最常见,此外也可转移到主动脉旁、锁骨上、胰、脾等处淋巴结。肝癌也可直接蔓延,浸润至邻近腹膜及器官组织如膈肌、结肠肝曲和横结肠、胆囊及胃小弯。种植转移发生率较低,如种植于腹膜可形成血性腹水,女性患者尚可种植在卵巢形成较大肿块。

四、临床表现

原发性肝癌起病隐匿,早期症状常不明显,故也称亚临床期。出现典型的临床症状和体征时一般已属中、晚期。

(一)症状

1.肝区疼痛

肝区疼痛多为肝癌的首发症状,表现为持续钝痛或胀痛。疼痛是由于癌肿迅速生长使肝包膜被牵拉所致。如肿瘤生长缓慢或位于肝实质深部也可完全无疼痛表现。疼痛部位常与肿瘤位置有关,若肿瘤位于肝右叶疼痛多在右季肋部;肿瘤位于左叶时常表现为上腹痛,故易误诊为胃部疾病;当肿瘤位于肝右叶膈顶部时,疼痛可牵涉右肩。癌结节破裂出血可致剧烈腹痛和腹膜刺激征,出血量大时可导致休克。

2.消化道症状

食欲减退、腹胀、恶心、呕吐、腹泻等消化道症状,可由肿瘤压迫、腹水、胃肠道淤血及肝功能损害而引起。

3.恶性肿瘤的全身表现

进行性乏力、消瘦、发热、营养不良和恶病质等。

4.伴癌综合征

伴癌综合征指机体在肝癌组织自身所产生的异位激素或某些活性物质影响下而出现的一组特殊症状,可与临床表现同时存在,也可先于肝癌症状。以自发性低血糖、红细胞增多症为常见,有时还可伴有高钙血症、高脂血症、类癌综合征、血小板增多、高纤维蛋白原血症等。

5.转移灶症状

发生肝外转移时常伴转移灶症状,肺转移可引起咳嗽、咯血,胸腔转移以右侧多见,可出现胸腔积液征。骨骼或脊柱转移时可出现局部疼痛或神经受压症状,颅内转移可出现相应的定位症状和体征。

(二)体征

1.肝大

为中晚期肝癌的主要体征,最为常见。多在肋缘下触及,呈局限性隆起,质地坚硬。左叶肝癌则表现为剑突下包块。如肿瘤位于肝实质内,肝表面可光滑,伴或不伴明显压痛。肝右叶膈面肿瘤可使右侧膈肌明显抬高。

2.脾大

常为合并肝硬化所致。肿瘤压迫或门静脉、脾静脉内癌栓也能引起淤血性脾大。

3.腹水

腹水为草黄色或血性,多数是在肝硬化的基础上合并门静脉或肝静脉癌栓所致。癌浸润腹膜也是腹水的常见原因。

4.黄疸

黄疸多为晚期征象,以弥漫型肝癌或胆管细胞癌为常见。癌肿广泛浸润可引起肝细胞性黄疸。当侵犯肝内胆管或肝门淋巴结肿大压迫胆管时,可出现梗阻性胆汁淤积。

5.其他

由于肿瘤本身血管丰富,再加上癌肿压迫大血管故可在肝区出现血管杂音。肝区摩擦音提示肿瘤侵及肝包膜。肝外转移时则有转移部位相应的体征。

五、临床分期

肝癌分期的目的是为了有利于选择治疗方案和估计预后。国际多采用 Okuda 或国际抗癌联盟(UICC)制订的肝癌分期标准,但日本及欧美等国家亦有各自的分期标准。中国抗癌协会肝癌专业委员会修订的原发性肝癌分期标准如下。

Ⅰa 期:单个肿瘤,最大直径≤3 cm,无癌栓,无腹腔淋巴结及远处转移;肝功能分级 Child-Pugh A。

Ⅰb 期:单个或两个位于同侧半肝且最大直径之和≤5 cm 的肿瘤,无癌栓,无腹腔淋巴结及远处转移;肝功能分级 Child-Pugh A。

Ⅱa 期:单个或两个位于同侧半肝且最大直径之和≤10 cm,或两个分别位于左、右半肝且最大直径之和≤5 cm 肿瘤,无癌栓,无腹腔淋巴结及远处转移;肝功能分级 Child-Pugh A。

Ⅱb 期:单个或两个肿瘤,最大直径之和虽然>10 cm,但仍位于同侧半肝,或两个肿瘤最大直径之和>5 cm,位于左右半肝,或虽然为多个肿瘤但无癌栓,无腹腔淋巴结及远处转移;肝功能 Child-Pugh A。无论肿瘤状况如何,但仅有门静脉分支、肝静脉或胆管癌栓,肝功能 Child-Pugh B,也可被列为Ⅱb 期内。

Ⅲa 期:无论肿瘤状况如何,但已有门静脉主干或下腔静脉癌栓,有腹腔淋巴结或远处转移;肝功能分级 Child-Pugh A 或 B。

Ⅲb 期:无论肿瘤状况如何,无论有无癌栓或远处转移,肝功能分级 Child-Pugh C。

六、并发症

(一)肝性脑病

肝性脑病常是肝癌终末期并发症,占死亡原因的 1/3。

(二)消化道出血

消化道出血约占肝癌死亡原因的 15%。合并肝硬化或门静脉、肝静脉癌栓者则可因门静脉高压导致食管胃底静脉曲张破裂出血。胃肠道黏膜糜烂、凝血功能障碍也可以是上消化道出血的原因。

(三)肝癌结节破裂出血

其发生率为 9%~14%。肝癌组织坏死液化可自发破裂,也可在外力作用下破裂。如限于包膜下可有急骤疼痛,肝迅速增大,若破入腹腔可引起急性腹痛和腹膜刺激征,严重者可致出血性休克或死亡。小量出血则表现为血性腹水。

(四)继发感染

因癌肿长期消耗,尤其在放疗、化学治疗后白细胞减少的情况下,抵抗力减弱,再加长期卧床等因素,易并发各种感染,如肺炎、肠道感染、真菌感染等。

七、实验室和辅助检查

(一)肝癌标志物检查

1.甲胎蛋白

甲胎蛋白(alpha-fetoprotein,AFP)是最具诊断价值的肝癌标志物,但除原发性肝癌外,慢性活动性肝炎和肝硬化、少数来源于消化系统的肝转移癌、胚胎细胞癌以及孕妇、新生儿的 AFP 也可升高。利用肝癌细胞产生的 AFP 与植物血凝素(LCA)具有亲和性的原理,采用电泳法可分离出 LCA 结合型 AFP,又称 AFP-L3,其对肝癌诊断的敏感性为 96.9%,特异性为 92.0%。AFP 的异质体 AFP-L1 来自慢性活动性肝炎和肝硬化,AFP-L2 主要来自孕妇和新生儿。

应用 RT-PCR 检测原发性肝癌特异性甲胎蛋白 mRNA 有利于间接推测是否有肝癌转移。正常人血细胞不表达 AFP mRNA,外周血 AFP mRNA 系来自癌灶脱落入血的完整癌细胞,持续阳性者预示有远处转移的可能。

2.γ-谷氨酰转肽酶同工酶(GGT)Ⅱ

GGT 的同工酶 GGTⅡ对原发性肝癌的诊断较具特异性,阳性率可达 90%,特异性 97.1%。此酶出现比较早,与 AFP 水平无关,可先于超声或 CT 的影像学改变,在小肝癌中的阳性率达 78.6%,在 AFP 阴性肝癌中的阳性率也可达 72.7%,故有早期诊断价值,若能检测 GGTⅡ mRNA,则更有助于早期诊断和鉴别诊断。

3.异常凝血酶原(DCP)

肝癌细胞微粒体内维生素 K 依赖性羧化体系功能障碍,使肝脏合成的凝血酶原前体羧化不全,从而形成异常凝血酶原。此外,肝癌细胞自身也具有合成和释放异常凝血酶原的功能。由于此酶在慢性活动性肝炎及肝转移癌阳性率极低,而在 AFP 阴性肝癌的阳性率可达 65.5%,在小肝癌的阳性率可达 62.2%,故在肝癌的诊断中有较重要价值。

4.α-L-岩藻糖苷酶(α-AFU)

肝癌患者血清 α-AFU 活性明显升高。虽然其在慢性活动性肝炎及肝硬化患者血清中活性也可升高,但人们公认 α-AFU 对 AFP 阴性肝癌及小肝癌有着重要的诊断价值,其阳性率分别可达 76%和 70%。

5.其他

M2 型丙酮酸激酶同工酶(M2-Pyk)、同工铁蛋白(AIF)、α1-抗胰蛋白酶(AAT)、醛缩酶同工酶 A(ALD-A)、碱性磷酸酶(ALP)对肝癌与良性肝病的鉴别也有一定的价值。高尔基膜蛋白 GP-73 作为新的肝癌标志物已开始引起人们的关注。

上述肝癌标志物在肝癌诊断中的价值存在着差异,其中有肯定诊断价值的是 AFP 及其异质体 LCA 结合型 AFP-L3、GGTⅡ、DCP;有一定诊断价值但特异性尚不高的是 α-AFU、AAT、AIF,此类标志物对 AFP 阴性肝癌有重要的辅助诊断价值;M2-Pyk 等其他标志物对肝癌诊断有一定提示作用,但需和前两类标志物联合应用。

(二)影像学检查

1.超声检查

超声检查一般可显示直径为 2 cm 以上肿瘤。除显示肿瘤大小、形态、部位以及与血管的关系外,还有助于判断肝静脉、门静脉有无癌栓等。结合 AFP 检查,有助于肝癌早期诊断,因此被广泛用于普查肝癌。彩色多普勒血流成像除显示占位病变外,还可分析病灶血供情况,有助于鉴别病变性质。经肝动脉导管注入二氧化碳微泡后再行超声检查对直径小于 1 cm 病灶的检出率高达 67%,接近于肝动脉造影。

2.CT

CT 是补充超声显像,估计病变范围的首选非侵入性诊断技术,一般可显示直径 2 cm 以上肿瘤,如结合静脉注射碘造影剂进行扫描对 1 cm 以下肿瘤的检出率可达 80% 以上,是目前诊断小肝癌和微小肝癌的最佳方法。

3.MRI

MRI 与 CT 相比其优点是能获得横断面、冠状面、矢状面三种图像,对肿瘤与肝内血管的关系显示更佳,而且对显示子瘤和瘤栓有重要价值。MRI 对肝癌与肝血管瘤、囊肿及局灶性、结节性增生等良性病变的鉴别价值优于 CT。

4.肝动脉造影

肝动脉造影是目前诊断小肝癌的最佳方法。采用超选择性肝动脉造影、滴注法肝动脉造影或数字减影肝血管造影可显示 0.5~1.0 cm 的微小肿瘤。但由于检查有一定创伤性,一般不列为首选,多在超声显像或 CT 检查不满意时进行。

5.正电子发射型计算机断层扫描

利用 ^{11}C、^{15}O、^{13}N 和 ^{18}F 等放射性核素标记的配体与相应特异性受体相结合,进行组织器官和代谢分析,能比解剖影像更早探测出组织代谢异常。此外,正电子发射型计算机断层扫描(PET)还对监测肿瘤发展、选择治疗方案有重要指导意义。

(三)肝穿刺活体组织学检查

若通过上述检查仍不能得出诊断时,可在超声或 CT 引导下用细针穿刺进行活体组织学检查。肝穿刺最常见的并发症为出血,此外穿刺还可造成癌肿破裂和针道转移等。

八、诊断和鉴别诊断

(一)诊断

典型肝癌临床诊断并不难,对小肝癌的诊断除依据 AFP、影像学检查外,有时尚需借助肝穿刺活体组织学检查。

1.非侵入性诊断标准

(1)影像学标准:两种影像学检查均显示有 >2 cm 的肝癌特征性占位性病变。

(2)影像学结合 AFP 标准:一种影像学检查显示有 >2 cm 的肝癌特征性占位性病变,同时伴有 AFP≥400 $\mu g/L$。

2.组织学诊断标准

对影像学检查尚不能确定诊断的 <2 cm 的结节影应通过活体组织学检查以发现肝癌的组织学特征。

(二)鉴别诊断

存在原发性肝癌的易患因素和上述临床特征时,诊断并不困难,但要注意与下述疾病相鉴别。

1.肝硬化及活动性肝炎

原发性肝癌多发生在肝硬化基础上,两者鉴别常有困难。肝硬化发展较慢,肝功能损害显

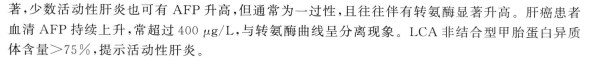

著,少数活动性肝炎也可有 AFP 升高,但通常为一过性,且往往伴有转氨酶显著升高。肝癌患者血清 AFP 持续上升,常超过 $400~\mu g/L$,与转氨酶曲线呈分离现象。LCA 非结合型甲胎蛋白异质体含量>75%,提示活动性肝炎。

2.继发性肝癌

继发性肝癌(secondary carcinoma of liver)常有原发癌肿病史,以消化道恶性肿瘤最常见,其次为呼吸道、泌尿生殖系、乳腺等处的癌肿。与原发性肝癌比较,继发性肝癌病情发展较缓慢,症状较轻,除少数原发于消化道的肿瘤外,AFP 一般为阴性。确诊的关键在于找到肝外原发癌的证据。

3.肝脏良性肿瘤

甲胎蛋白阴性肝癌尚需与肝血管瘤、多囊肝、棘球蚴病、脂肪瘤、肝腺瘤等肝脏良性肿瘤相鉴别。鉴别主要依赖于影像学检查。肝血管瘤是肝脏最常见的良性肿瘤,CT 对其有重要诊断价值,平扫时显示密度均匀一致的软组织肿块,增强扫描对肿瘤有明显强化并呈现一系列连续性变化。

4.肝脓肿

急性细菌性肝脓肿较易与肝癌鉴别,慢性肝脓肿吸收机化后有时不易鉴别,但多有感染病史,必要时在超声引导下行诊断性穿刺。慢性肝脓肿经抗感染治疗多可逐渐吸收变小。

九、治疗

原发性肝癌治疗方法的选择应视肿瘤状况、肝功能代偿情况以及全身状态而定。

(一)肝动脉栓塞化疗

肝动脉栓塞(trans-arterial chemoembolization,TACE)化疗是非手术治疗的首选方法,尤其是以右叶为主或多发病灶、或术后复发而不能手术切除者。对于不能根治切除的肝癌,经过多次肝动脉栓塞治疗后,如肿瘤明显缩小,应积极争取二期切除。肝癌根治性切除术后采用肝动脉栓塞化疗可进一步清除肝内可能残存的肝癌细胞,降低复发高峰期的复发率。对姑息性切除术后残癌或根治性术后复发病例亦可采用该治疗方法,但该治疗方法对门静脉癌栓及已播散病灶的疗效有限。

(二)经皮穿刺瘤内局部治疗

超声引导下经皮穿刺瘤内注射无水乙醇已在临床广泛应用。适用于肿瘤≤5 cm,病灶一般未超过 3 处者。肿瘤位于肝门部大血管附近、或全身状况差、或切除后复发而不能耐受手术者都可选择该治疗方法。小肝癌组织成分单一,结缔组织少,乙醇弥散完全,疗效可与手术切除相近,对部分病例可获根治效果。严重出血倾向、重度黄疸、中等以上腹水、边界不清的巨大肿瘤以及由其他原因而不能耐受者为本治疗方法的禁忌证。

近年经皮穿刺瘤内注射乙酸、盐水或蒸馏水,或经皮穿刺瘤内射频消融、微波固化、氩氦靶向(氩氦刀)治疗技术发展较快,也已在临床广泛应用。

(三)化学药物治疗

尽管近年来新的化疗药物不断出现,但对肝癌的全身化疗效果尚未得到肯定。通过肝动脉灌注将化疗药物与栓塞剂合并应用提高局部浓度,减少全身毒性的治疗方法已得到肯定。

(四)生物治疗

生物治疗的基本理论依据是通过调节或增强机体本来就具有的内在性防御机制达到抑制和

杀伤肿瘤细胞或促进恶性细胞分化,降低肿瘤恶性度的目的。目前在临床应用较为普遍的是重组人细胞因子干扰素(IFN)、白细胞介素-2(IL-2)、胸腺素 α(Tα₁)和肿瘤坏死因子(TNF)等,此外还有免疫效应细胞治疗,如淋巴因子激活的杀伤细胞(LAK)、肿瘤浸润淋巴细胞(TIL)、激活的杀伤性巨噬细胞(AKM)等。

近年来人们利用生长抑素可与某些肿瘤细胞表达的生长抑素受体(SSTR)结合进而抑制促肿瘤生长激素或细胞因子的产生和调整瘤体血供的原理,在临床开展生长抑素类似物治疗肝癌的研究并已表明其的确可提高部分晚期肝癌患者的生活质量并可延长生存时间。肝癌疫苗尤其是树突状细胞疫苗已进入临床试验。基因治疗的实验研究亦取得较大进展,有望在近期内应用于临床。

(五)放射治疗

近年来新发展起来的离子束治疗可靶向聚焦肝癌组织,既提高肝癌细胞对照射的敏感性,又减少其对正常组织的损伤性,大大改善了以往放射治疗效果。另外,通过对肝癌细胞有亲和力的生长抑素或单克隆抗体进行靶向放射治疗已进入临床试验研究并获得较好效果。

(六)高强度聚焦超声

其利用波长短、易于穿透组织的特点,聚焦于深部肝癌,在短时间内产生高温而杀伤肿瘤组织。因聚焦区域小,受影响因素较多,且需反复治疗,故疗效有待于进一步证实。

十、预后

预后主要取决于能否早期诊断及早期治疗。肝癌切除术后 5 年生存率为 30%～50%,其中小肝癌切除后 5 年生存率为 50%～60%。体积小、包膜完整、尚未形成癌栓及转移、肝硬化程度较轻、免疫状态尚好且手术切除彻底者预后较好。中晚期肝癌如经积极综合治疗也能明显延长其生存时间。

十一、预防

由 HBV 和 HCV 感染引起的病毒性肝炎和肝硬化是原发性肝癌诸多致病因素中被公认的最主要因素,因此通过注射疫苗预防乙型肝炎、采取抗病毒治疗方案中止慢性乙型和丙型肝炎的进展对预防原发性肝癌的发生有着至关重要的作用。   （杨艳涛）

第四节 卵 巢 肿 瘤

一、临床概述

卵巢肿瘤是常见的妇科肿瘤,可发生于任何年龄。其组织学类型繁多,是全身各脏器肿瘤类型最多的肿瘤,但在不同年龄组分布有所变化。卵巢恶性肿瘤是女性生殖器常见的三大恶性肿瘤之一,由于卵巢位于盆腔深部,早期病变不易发现,晚期病例也缺乏有效的治疗手段,因此卵巢恶性肿瘤致死率居妇科恶性肿瘤首位,已成为严重威胁妇女生命和健康的主要肿瘤。

卵巢上皮性肿瘤为最常见的卵巢肿瘤,占原发性卵巢肿瘤的 50%～70%,占卵巢恶性肿瘤的 85%～90%。多见于中老年妇女,很少发生在青春期前和婴幼儿。肿瘤来源于卵巢表面的表面上皮,表面上皮来自原始体腔上皮,具有分化为各种苗勒上皮的潜能,向输卵管上皮分化,形成浆液性肿瘤;向宫颈黏膜分化,形成黏液性肿瘤;向子宫内膜分化,形成子宫内膜样肿瘤。但近年来,对卵巢上皮性癌起源于卵巢表面上皮的经典理论提出了质疑,提出了"卵巢上皮性癌的卵巢外起源学说",认为卵巢高级别浆液性癌为输卵管上皮内癌形成后脱落种植于卵巢表面或内陷至卵巢实质。最近中外学者又提出,低级别癌也可能由正常输卵管上皮脱落至卵巢表面或形成包涵囊肿后再发生癌变。上述对卵巢癌起源的新认识主要源于病理形态学和分子生物学的研究结果,但还有待于系统的研究证明。

（一）病因与发病机制

卵巢上皮性肿瘤病因尚不清楚。有学者提出持续排卵的假说,持续排卵使卵巢表面上皮不断损伤与修复,修复过程中卵巢表面及其内陷的包涵囊肿上皮细胞可能发生基因突变,从而诱发卵巢癌。5％～10％卵巢上皮癌有家族史或遗传史,绝大多数遗传性卵巢癌和 BRCA1、BRCA2 基因突变有关,并与遗传性非息肉性结直肠癌综合征相关联。

（二）转移途径

直接蔓延及腹腔种植、淋巴转移是卵巢恶性肿瘤主要的转移途径,因此其转移特点是盆、腹腔内广泛转移灶,包括横膈、大网膜、腹腔脏器表面、壁腹膜,以及腹膜后淋巴结等部位。即使原发部位是外观局限肿瘤,也可发生广泛转移,其中以上皮性癌表现最为典型。淋巴转移途径有 3 种方式:①沿卵巢血管经卵巢淋巴管向上至腹主动脉旁淋巴结;②沿卵巢门淋巴管达髂内、髂外淋巴结,经髂总至腹主动脉旁淋巴结;③沿圆韧带进入髂外及腹股沟淋巴结。横膈为转移的好发部位,尤其是右膈下淋巴丛密集、最易受侵犯。血行转移少见,晚期可转移到肺、胸膜及肝实质。

（三）诊断与鉴别诊断

1.诊断

结合病史和体征,辅以必要的辅助检查确定:①盆腔肿块是否来自卵巢;②卵巢肿块的性质是否为肿瘤;③卵巢肿瘤是良性还是恶性;④肿瘤的可能组织学类型;⑤恶性肿瘤的转移范围。常用的辅助检查有以下几种。

（1）影像学检查。①B 型超声检查:可了解肿块部位、大小、形态,囊性或实性,囊内有无乳头,临床诊断符合率＞90％,但不易测出直径＜1 cm 的实性肿瘤。彩色多普勒超声扫描可测定卵巢及其新生组织血流变化,有助于诊断。②腹部 X 线检查:卵巢畸胎瘤可显示牙齿、骨质及钙化囊壁。③MRI、CT、PET 检查:MRI 可较好显示肿块及肿块与周围的关系,有利于病灶定位及病灶与相邻结构关系的确定;CT 可判断周围侵犯及远处转移情况,对手术方案的制订有较大优势。PET 或 PET-CT 对卵巢肿瘤的敏感性和特异性均不高,一般不推荐为初次诊断。

（2）肿瘤标志物。①血清 CA125:80％的卵巢上皮癌患者血清 CA125 水平升高,但近半数的早期病例并不升高,故不单独用于卵巢上皮性癌的早期诊断。90％以上患者的 CA125 水平与病程进展相关,故更多用于病情监测和疗效评估。②血清 AFP:对卵黄囊瘤有特异性诊断价值。未成熟畸胎瘤、混合性无性细胞瘤中含卵黄囊成分者,AFP 也可升高。③血清 HCG:对非妊娠性卵巢绒癌有特异性。④性激素:颗粒细胞瘤、卵泡膜细胞瘤产生较高水平雌激素,浆液性、黏液性囊腺瘤或勃勒纳瘤有时也可分泌一定量雌激素。⑤血清 HE4:是继 CA125 后被高度认可的卵巢上皮性癌肿瘤标志物,目前推荐其与 CA125 联合应用来判断盆腔肿块的良、恶性。

（3）腹腔镜检查:可直接观察肿块外观和盆腔、腹腔及横膈等部位,在可疑部位进行多点活检,抽取腹水行细胞学检查。

(4)细胞学检查:抽取腹水或腹腔冲洗液和胸腔积液,行细胞学检查。

2.鉴别诊断

(1)子宫内膜异位症:子宫内膜异位症可有粘连性肿块及直肠子宫陷凹结节,有时与卵巢恶性肿瘤鉴别困难。内异症常呈现进行性痛经、月经混乱和不孕等症状。B型超声检查、腹腔镜检查有助于鉴别。

(2)结核性腹膜炎:常有肺结核史,合并腹水和盆腹腔内粘连性块物。多发生于年轻、不孕妇女,伴月经稀少或闭经。有消瘦、乏力、低热、盗汗、食欲缺乏等全身症状。肿块位置较高,形状不规则,界限不清,不活动。叩诊时鼓音和浊音分界不清。胸部X线检查、B型超声检查多可协助诊断,必要时行剖腹探查或腹腔镜检查取活检确诊。

(3)生殖道以外的肿瘤:卵巢肿瘤需与腹膜后肿瘤、直肠癌、乙状结肠癌等鉴别。腹膜后肿瘤固定不动,位置低者可使子宫、直肠或输尿管移位。肠癌多有消化道症状。B型超声检查、钡剂灌肠、乙状结肠镜检等有助于鉴别。

(四)临床表现

1.症状与体征

早期常无症状。晚期主要症状为腹胀、腹部肿块、腹水及其他消化道症状;部分患者可有消瘦、贫血等恶病质表现。肿瘤向周围组织浸润或压迫,可引起腹痛、腰痛或下肢疼痛;压迫盆腔静脉可出现下肢水肿;功能性肿瘤可出现不规则阴道流血或绝经后出血。三合诊检查可在直肠子宫陷凹处触及质硬结节或肿块,肿块多为双侧,实性或囊实性,表面凹凸不平,活动差,与子宫分界不清,常伴有腹水。有时可在腹股沟、腋下或锁骨上触及肿大的淋巴结。

2.并发症

(1)蒂扭转:为常见的妇科急腹症,约10%的卵巢肿瘤可发生蒂扭转。好发于瘤蒂较长、中等大、活动度良好、重心偏于一侧的肿瘤,如成熟畸胎瘤。常在体位突然改变,或妊娠期、产褥期子宫大小、位置改变时发生蒂扭转。蒂扭转的典型症状是体位改变后突然发生一侧下腹剧痛,常伴恶心、呕吐甚至休克。双合诊检查可扪及压痛的肿块,以蒂部最明显。有时不全带扭转可自然复位,腹痛随之缓解。

(2)破裂:约3%的卵巢肿瘤会发生破裂。有自发性破裂和外伤性破裂。自发性破裂常因肿瘤发生恶性变,是由于肿瘤快速、浸润性生长穿破囊壁。外伤性破裂则在腹部受重击、分娩、性交、妇科检查及穿刺后引起。症状轻重取决于破裂口大小、流入腹腔囊液的量和性质。小的囊肿或单纯浆液性囊腺瘤破裂时,患者仅有轻度腹痛;大囊肿或畸胎瘤破裂后,患者常有剧烈腹痛伴恶心呕吐。破裂也可导致腹腔内出血、腹膜炎及休克。体征有腹部压痛、腹肌紧张,可有腹水征,盆腔原存的肿块消失或缩小。

(3)感染:较少见。多继发于蒂扭转或破裂。也可来自邻近器官感染灶(如阑尾脓肿)的扩散。患者可有发热、腹痛、腹部压痛和反跳痛、腹肌紧张、腹部肿块及白细胞计数升高等。

(4)恶变:肿瘤迅速生长尤其是双侧性,应考虑有恶变可能,并应尽早手术。

二、治疗原则与策略

(一)治疗原则

卵巢肿瘤一经发现,应行手术。手术目的:①明确诊断;②切除肿瘤;③恶性肿瘤进行手术病理分期;④解除并发症。术中应剖检肿瘤,必要时做冰冻切片组织学检查以明确诊断。卵巢良性肿瘤可在腹腔镜下手术,而恶性肿瘤一般采用经腹手术。初次治疗原则是手术为主,辅以化疗、放疗等综合治疗。卵巢恶性肿瘤患者术后应根据其组织学类型、细胞分化程度、手术病理分期和残余灶大小决定是否接受辅助性治疗。化疗是主要的辅助治疗。

(二)治疗策略

1.卵巢恶性肿瘤的初次治疗

(1)手术治疗:是治疗的主要手段。初次手术的彻底性与预后密切相关。早期(FIGO Ⅰ、Ⅱ期)卵巢上皮癌应行全面分期手术,包括:足够大的腹部正中直切口;留取腹水或腹腔冲洗液行细胞学检查;全面探查全部腹膜和腹腔脏器表面,活检和(或)切除任何可疑病灶、包块和粘连部位。正常腹膜随机盲检包括右半横膈下面、膀胱返折、子宫直肠陷凹、左右侧结肠旁隐窝和双侧盆壁;全子宫和双附件切除;结肠下网膜切除;选择性盆腔淋巴结切除及腹主动脉旁淋巴结取样;黏液性肿瘤者应行阑尾切除。

对于年轻的早期患者需考虑其生育问题,但应根据肿瘤的范围仔细讨论其预后,签署知情同意书后方可行保留生育功能手术。手术方式包括全面手术分期、患侧附件切除、保留子宫和对侧附件。主要适用于肿瘤局限于单侧卵巢的Ⅰ期患者。

晚期卵巢上皮性癌行肿瘤细胞减灭术,手术的主要目的是切除所有原发灶,尽可能切除所有转移灶,使残余肿瘤病灶达到最小,必要时可切除部分肠管、膀胱、脾脏等脏器。若最大残余灶直径<1 cm,称满意或理想的肿瘤细胞减灭术。对于经评估无法达到满意手术的Ⅲ、Ⅳ期患者,在获得明确的细胞学或组织学诊断后可先行2~3个疗程的新辅助化疗后再进行手术,这类手术被称为中间型手术。

(2)化学药物治疗:卵巢癌对化疗较敏感,即使已有广泛转移也能取得一定疗效。除经过全面分期手术的ⅠA和ⅠB期且为G1的上皮性癌、Ⅰ期无性细胞瘤和Ⅰ期G_1的未成熟畸胎瘤、Ⅰ期低危卵巢性索间质肿瘤(没有下列任何因素:肿瘤破裂、G_3、肿瘤直均超过10~15 cm)患者不需化疗外,其他患者均需化疗。化疗主要用于:①初次手术后辅助化疗,以杀灭残留癌灶、控制复发,以缓解症状、延长生存期;②新辅助化疗使肿瘤缩小,为达到满意手术创造条件;③作为不能耐受手术者的主要治疗,但很少应用。

(3)放疗:其治疗价值有限。

(4)其他治疗:目前临床应用较多的是细胞因子治疗,如IL-2、干扰素、胸腺素等。已有研究发现,卵巢癌细胞诱导肿瘤局部免疫抑制是卵巢癌免疫逃逸的关键机制,并证明了细胞因子基因治疗的有效性。分子靶向治疗作为卵巢癌的辅助治疗手段,已呈现出一定的临床疗效,如血管内皮生长因子(VEGF)的抑制剂贝伐单抗等,但确切临床价值仍需更多循证医学证据。

2.卵巢交界性肿瘤的治疗

主要采用手术治疗。参照卵巢癌手术方法进行全面分期手术或肿瘤细胞减灭术,但临床Ⅰ期的患者经仔细探查后可不行后腹膜淋巴结切除术。由于交界性肿瘤很少广泛转移及深部浸润,即使晚期病例也能全部切除,故应力求全部切除术中能探查到的所有病灶。交界性肿瘤预后较好,对临床Ⅰ期、希望保留生育功能的年轻患者,均可考虑行保守性手术。交界性肿瘤术后一般不选择辅助性化疗,只有在腹膜、大网膜有浸润种植或术后短期内复发时考虑给予化疗。

3.卵巢恶性肿瘤复发后的治疗

卵巢恶性肿瘤一旦复发,预后很差,选择治疗时应优先考虑患者的生活质量。

手术治疗的作用有限,应仔细、全面评估后实施。主要用于:①解除并发症;②对二线化疗敏感的复发灶再次减灭;③孤立复发灶的切除。

化疗是主要的治疗手段,药物的选择应根据一线化疗的方案、疗效、不良反应及无瘤生存时间综合考虑,可按以下原则选择方案:①未用铂类者可选择以铂类为主的联合化疗;②完成铂类药物化疗后,无瘤生存时间>6个月者可再选择以铂类为主的联合化疗;③完成铂类药物化疗后无瘤生存时间<6个月或铂类药物化疗未达完全缓解者,应选用与铂类无交叉耐药的药物,如吉西他滨、脂质体阿霉素、拓扑替康、依托泊苷等。

4.预后与预防

预后与分期、病理类型及分级、年龄等有关。最重要的预后因素是肿瘤期别和初次手术后残存灶的大小,期别越早,残存灶越小,预后越好。

(三)预防

1.减少卵巢癌的发生机会

(1)预防性卵巢切除。在妇科手术中,一般仅限于患侧卵巢。预防性切除卵巢应限于:①有卵巢癌家庭史或高危患者;②盆腔炎;③严重子宫内膜异位症等。

(2)放宽子宫肌瘤及慢性盆腔炎的手术指征。

(3)患卵巢癌已切除单侧附件,需保留生育功能者,待完成生育后,及早切除对侧附件及子宫。

(4)鉴于卵巢包涵囊肿可能是上皮性肿瘤的前驱病变,用抗垂体功能药物抑制排卵,以避免卵巢表面上皮的损伤。

2.早期发现、及早治疗

(1)定期普查:凡35~40岁以上,尤其是绝经后妇女,每半年做妇科检查或超声检查1次。

(2)剖腹探查。其对象包括:①绝经后有卵巢综合征(PMP),即双合诊触之卵巢直径>10 cm,或直径5 cm左右进行性增大者;②青春前期的附件包块;③任何年龄的卵巢实性肿瘤;生育期>10 cm的附件囊性包块或4~8 cm大小肿瘤,持续2~3个月以上者;④附件炎或子宫内膜异位包块,必要时行剖腹探查。

(3)手术中对保留的卵巢在必要时做切开检查或楔形切除活检。

(4)对有卵巢癌高危患者,如有妇科恶性肿瘤家族史、青春期前后患过风疹、患有不孕症或经前期紧张综合征等,要提高警惕,以便于早期发现卵巢癌,及时治疗。

3.生活环境保护

改善污染环境,戒烟,少接触或不接触滑石粉、石棉等有害物质,改变饮食习惯,不吃真菌污染食物,少吃高脂肪食品,荤素搭配,减少精神刺激,保持心情舒畅,均可降低卵巢癌的发生。

4.随访与监测

卵巢恶性肿瘤易复发,应长期随访和监测。一般在治疗后第1年,每3个月随访1次;第2年后每4~6个月1次;第5年后每年随访1次。随访内容包括症状、体征、全身及盆腔检查(包括乳腺检查)和B型超声检查。血清CA125、AFP、HCG等肿瘤标志物的测定根据组织学类型选择。临床检查或肿瘤标志物检查提示肿瘤复发时可选择CT、MRI和(或)PET检查等。

(杨艳涛)

第五节 结 肠 癌

结肠癌是胃肠道常见的恶性肿瘤。近年来,我国的结肠癌发病率呈明显上升且有多于直肠癌的趋势,以 51～60 岁居多。好发部位依次是乙状结肠、回盲部、升结肠、降结肠、横结肠。

一、病因

结肠癌的发病原因可能是多方面的。近年来认为结肠癌的发生与发展是经过黏膜增生、腺瘤及癌变的多步骤多基因起作用的遗传性疾病。

（一）癌前疾病

（1）腺瘤:目前国内外研究已取得共识,认为结肠癌约半数左右来自腺瘤的癌变。

（2）溃疡性结肠炎:特别是长期慢性溃疡性结肠炎,由于肠黏膜反复破坏和修复,因而癌变率随病史的延长而增高,其病变程度及范围也与癌变呈相关。

（二）膳食和运动

食物中过多的动物脂肪及动物蛋白的摄入,缺少新鲜菜果及纤维素食品,缺乏适度的体力活动,使肠的蠕动功能下降,肠道菌群发生变化,肠道中胆酸和胆盐含量增多等,其结果都会引起或加重肠黏膜损害。

（三）环境因素

下列因素也与结肠癌的发病有关:①精神因素;②钼的缺乏;③阳光与维生素 D 的缺乏。

二、病理与分期

绝大多数结肠癌为腺癌。

（一）根据肿瘤的大体形态分类

（1）肿块型:肿瘤向肠腔内生长,好发于右侧结肠,特别是盲肠。

（2）浸润型:肿瘤沿肠壁浸润,易引起肠腔狭窄和肠梗阻。多发生于左侧结肠,特别是乙状结肠。

（3）溃疡型:肿瘤向肠壁深层生长并向周围浸润,是结肠癌的最常见类型。

（二）结肠癌的分期普遍采用 Dukes 分期法

A 期:癌仅局限于肠壁内。又分为 3 个亚期,即 A_0 期,癌局限于黏膜内;A_1 期,癌穿透黏膜达黏膜下层;A_2 期,癌累及黏膜肌层但未穿透浆膜。

B 期:癌穿透肠壁但尚无淋巴结转移。

C 期:癌穿透肠壁且有淋巴结转移。又分为两个亚期,即 C_1 期,淋巴结转移限于结肠壁和结肠旁淋巴结;C_2 期,肠系膜淋巴结,包括系膜根部淋巴结转移。

D 期:远处淋巴结转移或腹腔转移,或广泛侵及邻近脏器而无法切除。

结肠癌的转移方式主要为淋巴转移,首先转移到结肠壁和结肠旁淋巴结,再到肠系膜血管周围和肠系膜根部淋巴结。血行转移多见于肝,其次是肺、胃等,也可直接浸润邻近器官和腹腔种植。

三、临床表现

结肠癌早期症状不明显,发展后可出现以下症状。

(一)排便习惯和粪便性状的改变

排便习惯和粪便性状的改变常为最早出现的症状。多为排便次数增多,粪便不成形或稀便,粪便带血、脓或黏液,亦可发生便秘。

(二)腹部不适

腹部不适也是早期症状之一。常为定位不确切的持续性隐痛、不适或腹胀感,初为间歇性,后转为持续,发生肠梗阻则腹痛加重。

(三)腹部肿块

在结肠部位出现呈结节状质硬肿块,横结肠和乙状结肠部位肿块可有一定活动度。如肿块肠外浸润或并发感染,则肿块固定且有明显压痛。

(四)肠梗阻症状

肠梗阻症状是结肠癌的后期症状。多呈慢性低位不完全肠梗阻。一旦发生完全肠梗阻则症状加重。

(五)全身症状

患者可出现贫血、消瘦、乏力、低热等。晚期还可出现肝大、黄疸、水肿、腹水、锁骨上淋巴结肿大及恶病质等。

由于右侧结肠和左侧结肠癌病理类型不同,临床表现也有区别。一般右侧结肠癌的临床表现以全身症状、贫血和腹部肿块为主,而左侧结肠癌则以肠梗阻、便秘、腹泻、便血等症状为主。

四、诊断

(一)早期症状

结肠癌的早期症状多较轻或不明显,易被忽视。应重视对高危人群和怀疑为结肠癌患者的监测。凡 40 岁以上有以下任何一种表现者应视为高危人群。

(1)直系亲属中有结直肠癌患者。

(2)有癌症史或有肠道癌前病变。

(3)大便隐血试验持续阳性。

(4)具有以下 5 项中的两项以上者:慢性腹泻、慢性便秘、黏液血便、慢性阑尾炎史及精神创伤史。

(二)辅助检查

下列辅助检查方法可供选择。

(1)X 线钡剂灌肠或气钡双重造影及乙状结肠镜或纤维结肠镜检查,有助于明确诊断。

(2)B 型超声和 CT、MRI 对了解腹内肿块和肿大淋巴结、肝内转移灶及肠外浸润等均有帮助。

(3)血清癌胚抗原(CEA)约 60% 患者高于正常,虽特异性差,但对判断复发和预后有帮助。

(4)直肠黏液 T-抗原试验或大便隐血试验可作为对高危人群的筛查。

五、治疗

原则应采用以手术为主的综合治疗。

（一）手术治疗

1.术前准备

结肠癌术前肠道准备十分重要，主要方法是：术前3天进流质饮食，并发肠梗阻时应禁饮食、补液、胃肠减压；口服肠道抗生素（如新霉素、甲硝唑等）和缓泻剂（如蓖麻油或硫酸镁）；术前晚及术日晨做清洁灌肠。

2.结肠癌根治性手术

切除范围包括肿瘤所在肠襻及其系膜和区域淋巴结。适用于Dukes A、B、C期患者。

（1）右半结肠切除术：适用于盲肠、升结肠、结肠肝曲的癌肿。切除范围包括右半横结肠、升结肠、盲肠和末端回肠15～20 cm。对结肠肝曲的癌肿应加切整个横结肠和胃网膜右动脉组淋巴结。

（2）横结肠切除术：适用于横结肠癌，切除范围包括结肠肝曲和脾曲的全部横结肠及胃结肠韧带的淋巴结组。

（3）左半结肠切除术：适用于结肠脾曲、降结肠癌，切除范围包括横结肠左半、降结肠及部分或全部乙状结肠。

（4）乙状结肠癌根治术：切除范围包括全部乙状结肠和全部降结肠或部分降结肠及部分直肠。

3.其他术式

姑息性切除术、结肠造口术、单纯肠吻合旁路术，适用于Dukes D期和不能根治的Dukes C期患者。

（二）化学药物治疗

辅助化疗用于根治术后Dukes B、C期结肠癌的综合治疗。化学治疗配合根治性手术，可提高5年生存率。目前常用的化疗方案均以5-氟尿嘧啶为基础用药。最常用静脉化疗，也可经肛门用5-氟尿嘧啶栓剂或乳剂用药的方法，以减轻化疗的全身毒性。还有经口服、动脉局部灌注及腔内给药等方法。常用的化疗药物有5-氟尿嘧啶、铂类、表阿霉素、羟喜树碱等。

（杨艳涛）

第十二章　消化内科疾病护理

第一节　上消化道出血的护理

上消化道出血是指 Treitz 韧带以上的消化道，包括食管、胃、十二指肠、胰腺、胆道等病变引起的出血及胃-空肠吻合术后的空肠病变出血。

一、病因

（1）上消化道疾病：食管疾病和损伤；胃、十二指肠疾病；空肠疾病。

（2）门静脉高压引起食管胃底静脉曲张破裂出血或门脉高压性胃病。

（3）上消化道邻近器官或组织的疾病：胆道出血；胰腺疾病；其他，如主动脉瘤、肝或脾动脉瘤破裂入食管等。

（4）全身性疾病：血液病、尿毒症、血管性疾病、风湿性疾病、应激相关胃黏膜损伤、急性传染性疾病。

二、临床表现

（一）症状

1.呕血与黑便

呕血与黑便是上消化道出血的特征性表现。

2.失血性周围循环衰竭

患者可出现头昏、心悸、乏力、出汗、口渴、晕厥等一系列组织缺血的表现。

3.发热

大量出血后，多数患者在 24 小时内出现发热，一般不超过 38.5 ℃，可持续 3～5 天。

4.氮质血症

其可分为肠源性、肾前性和肾性氮质血症。

5.血常规

上消化道大量出血后，均有急性失血性贫血。出血早期血红蛋白浓度、红细胞数与血细胞比容的变化可能不明显，经 3～4 小时后，因组织液渗入血管内，使血液稀释，才出现失血性贫血的血常规改变。

（二）体征

多有上腹部压痛，出血量小于 400 mL 时可无其他明显体征，出血量多则可有贫血貌、精神萎靡、四肢皮肤苍白湿冷、血压下降等。若有肝脾大、腹水、肝掌、血管痣应考虑肝硬化门脉高压；中上腹部包块，形体消瘦应除外胃癌；右上腹痛、墨菲征阳性，应考虑胆道出血。

三、治疗

（1）迅速补充血容量，纠正水、电解质失衡。

（2）预防和治疗失血性休克，给予止血治疗。

（3）积极进行病因诊断和治疗。

四、护理评估

（一）健康史

1.患病及治疗经过

了解患者有无门静脉高压、上消化道及邻近器官或组织疾病，以及其他全身性疾病。询问患者是否存在饮食不当、劳累过度、精神紧张、长期嗜酒或长期服用损伤胃肠黏膜药物等诱因。

2.目前状况

评估患者体温、脉搏和血压，观察患者的面色，评估有无失血性周围循环衰竭。评估患者呕血与黑便的量、颜色和性状，判断出血的量、部位及时间，询问患者疼痛的性质、部位、程度、与饮食和睡眠的关系，药物使用情况，生活方式。

3.相关病史

询问患者有无上消化道出血的疾病，如食管疾病、胃十二指肠疾病、门脉高压症、肝胆疾病及血管疾病等。

（二）身体评估

1.一般状态

有无痛苦表情，生命体征是否正常，有无反酸、嗳气等胃肠道症状，有无失眠、多汗等自主神经功能失调的表现。

2.专科评估

有无上腹部固定压痛点，有无压痛、反跳痛和肌紧张，有无胃肠蠕动波。

3.心理-社会评估

指导患者保持安静，配合治疗有利于止血；紧张、恐惧的心理能使肾上腺素分泌增加，血压增高可诱发和加重出血。

（三）辅助检查

1.实验室检查

测定红细胞、白细胞和血小板计数，血红蛋白浓度，血细胞比容，肝功能，肾功能，大便常规等。

2.内镜检查

内镜检查是上消化道出血病因诊断的首选检查方法。

3.X 线钡剂造影检查

其对明确病因亦有价值，主要适用于不宜或不愿进行内镜检查者。

4.其他

放射性核素扫描或选择性动脉造影如腹腔动脉、肠系膜上动脉造影帮助确定出血部位,适用于内镜及 X 线钡剂造影未能确诊而又反复出血者。

五、护理措施

(一)体位与保持呼吸道通畅

大出血时患者取平卧位并将下肢略抬高,以保证脑部供血。呕吐时头偏向一侧,防止窒息或误吸;必要时用负压吸引器清除气道内的分泌物、血液或呕吐物,保持呼吸道通畅,给予吸氧。

(二)治疗护理

立即建立静脉通道,配合医师速度,准确地实施输血、输液、各种止血治疗及用药等抢救措施,并观察治疗效果及不良反应。对老年患者和心肺功能不全者尤应注意输液的速度。

(三)饮食护理

急性大出血伴恶心、呕吐者应禁食。少量出血无呕吐者,可进温凉、清淡流食,出血停止后改为营养丰富、易消化、无刺激性半流质、软食,少量多餐,逐步过渡到正常饮食。

(四)心理护理

解释安静休息有利于止血,关心、安慰患者。抢救工作应迅速而不忙乱,以减轻患者的紧张情绪。经常巡视,大量出血时陪伴患者,使其有安全感。呕血或解黑便后及时清除血迹、污物,以减少对患者的不良刺激。

(五)病情监测

1.监测指标

(1)生命指征。

(2)精神和意识状态。

(3)观察皮肤和甲床色泽,肢体温暖或湿冷,周围静脉特别是颈静脉充盈情况。

(4)准确记录出入量。

(5)观察呕吐物和粪便的性质、颜色及量。

(6)定期复查血红蛋白浓度、红细胞计数、血细胞比容、网织红细胞计数、血尿素氮、大便潜血,以了解贫血程度、出血是否停止。

(7)监测血清电解质和血气分析的变化。

2.周围循环状况的观察

如患者烦躁不安、面色苍白、皮肤湿冷、四肢冰凉提示体循环血液灌注不足;而皮肤逐渐转暖、出汗停止则提示血液灌注好转。

3.出血量的估计

(1)大便潜血试验阳性提示每天出血量>5 mL。

(2)出现黑便表明出血量在 70 mL 以上,胃内积血量达 250～300 mL 时可引起呕血。

(3)1 次出血量在 400 mL 以下时,可因组织液与脾贮血补充血容量而不出现全身症状。

(4)出血量超过 400 mL,可出现头晕、心悸、乏力等症状。

(5)出血量超过 1 000 mL,临床即出现急性周围循环衰竭的表现,严重者引起失血性休克。

4.患者原发病的病情观察

例如肝硬化并发上消化道大量出血的患者,应注意观察有无并发感染、黄疸加重、肝性脑病等。

6.休息与活动

精神上的安静和减少身体活动有利于出血停止。少量出血者应卧床休息,大出血者绝对卧床休息,协助患者取舒适体位并定时变换体位,注意保暖,治疗和护理工作应有计划集中进行,以保证患者的休息和睡眠。病情稳定后,逐渐增加活动量。

7.安全的护理

轻症患者可起身稍事活动,可上厕所大小便。但应注意有活动性出血时,患者常因有便意而至厕所,在排便时或便后起立时晕厥。指导患者坐起、站起时动作缓慢;出现头晕、心慌、出汗时立即卧床休息并告知护士;必要时由护士陪同或暂时改为床上排泄。重症患者应多巡视,用床栏加以保护。

8.生活护理

限制活动期间,协助患者完成个人日常生活活动,例如进食、口腔清洁、皮肤清洁、排泄;卧床者特别是老年人和重症患者注意预防压疮;呕吐后及时漱口;排便次数多者注意肛周皮肤清洁和保护。

六、健康指导

(一)疾病知识指导

介绍引起上消化道出血的病因及诱因,帮助患者及家属掌握自我护理的有关知识,减少再度出血的危险;患者及家属应学会早期识别出血征象及应急措施,若发现呕血、黑便或便血等及时就诊;慢性病者应定期随访。

(二)康复指导

(1)注意饮食卫生和饮食的规律;进食营养丰富、易消化的食物;避免过饥或暴饮暴食;避免粗糙、刺激性食物,或过冷、过热、产气多的食物、饮料;应戒烟、戒酒。

(2)生活起居有规律,劳逸结合,保持乐观情绪,保证身心休息;避免长期精神紧张、过度劳累。

(3)在医师指导下用药,以免用药不当。

(三)出院指导

患者及家属应学会早期识别出血征象及应急措施,出现头晕、心悸等不适,或呕血、黑便时,立即卧床休息,保持安静,减少身体活动;呕吐时取侧卧位以免误吸;病情严重时立即送医院治疗;慢性病者定期门诊随访。

(董梦月)

第二节　反流性食管炎的护理

反流性食管炎(reflux esophagitis,RE),是指胃、十二指肠内容物反流入食管所引起的食管黏膜炎症、糜烂、溃疡和纤维化等病变,甚至引起咽喉、气道等食管以外的组织损害。其发病男性多于女性,男女比例为(2~3):1,发病率为1.92%。随着年龄的增长,食管下段括约肌收缩力的下降,胃、十二指肠内容物自发性反流,而使老年人反流性食管炎的发病率有所增加。

一、病因与发病机制

(一)抗反流屏障削弱

食管下括约肌是指食管末端3～4 cm长的环形肌束。正常人静息时压力为1.33～4.00 kPa(10～30 mmHg),为一高压带,防止胃内容物反流入食管。年龄的增长,机体老化导致食管下括约肌的收缩力下降引起食物反流。一过性食管下括约肌松弛也是反流性食管炎的主要发病机制。

(二)食管清除作用减弱

正常情况下,一旦发生食物的反流,大部分反流物通过1～2次食管自发和继发性的蠕动性收缩将食管内容物排入胃内,即容量清除,剩余的部分则由唾液缓慢地中和。老年人食管蠕动缓慢和唾液产生减少,影响了食管的清除作用。

(三)食管黏膜屏障作用下降

反流物进入食管后,可以凭借食管上皮表面黏液、不移动水层和表面 HCO_3^-、复层鳞状上皮等构成上皮屏障,以及黏膜下丰富的血液供应构成的后上皮屏障,发挥其抗反流物对食管黏膜损伤的作用。随着机体老化,食管黏膜逐渐萎缩,黏膜屏障作用下降。

二、护理评估

(一)健康史
询问患者的饮食结构及习惯、有无长期服用药物史。

(二)身体评估
1.反流症状

反酸、反食、反胃(指胃内容物在无恶心和不用力的情况下涌入口腔)、嗳气等,多在餐后明显或加重,平卧或躯体前屈时易出现。

2.反流物引起的刺激症状

胸骨后或剑突下烧灼感、胸痛、吞咽困难等。常由胸骨下段向上伸延,常在餐后1小时出现,平卧、弯腰或腹压增高时可加重。反流物刺激食管痉挛导致胸痛,常发生在胸骨后或剑突下。严重时可为剧烈刺痛,可放射到后背、胸部、肩部、颈部、耳后,有的酷似心绞痛的特点。

3.其他症状

咽部不适,有异物感、棉团感或堵塞感,可能与酸反流引起食管上段括约肌压力升高有关。

4.并发症

(1)上消化道出血：因食管黏膜炎症、糜烂及溃疡可以导致上消化道出血。

(2)食管狭窄：食管炎反复发作致使纤维组织增生，最终导致瘢痕性狭窄。

(3)Barrett 食管：在食管黏膜的修复过程中，食管-贲门交界处2 cm以上的食管鳞状上皮被特殊的柱状上皮取代，称之为 Barrett 食管。Barrett 食管发生溃疡时，又称 Barrett 溃疡。Barrett食管是食管癌的主要癌前病变，其腺癌的发生率较正常人高 30～50 倍。

(三)辅助检查

1.内镜检查

内镜检查是反流性食管炎最准确、最可靠的诊断方法，能判断其严重程度和有无并发症，结合活检可与其他疾病相鉴别。

2.24 小时食管 pH 监测

应用便携式 pH 记录仪在生理状态下对患者进行 24 小时食管 pH 连续监测，可提供食管是否存在过度酸反流的客观依据。在进行该项检查前 3 日，应停用抑酸药与促胃肠动力的药物。

3.食管吞钡 X 线检查

对不愿意接受或不能耐受内镜检查者行该检查。严重患者可发现阳性 X 线征。

(四)心理社会状况

反流性食管炎长期持续存在，病情反复、病程迁延，因此患者会出现食欲减退，体重下降，导致患者心情烦躁、焦虑；合并消化道出血时会使患者紧张、恐惧。应注意评估患者的情绪状态及对本病的认知程度。

三、常见护理诊断及问题

(一)疼痛：胸痛

其与胃食管黏膜炎性病变有关。

(二)营养失调：低于机体需要量

其与害怕进食、消化吸收不良等有关。

(三)有体液不足的危险

其与合并消化道出血引起活动性体液丢失、呕吐及液体摄入量不足有关。

(四)焦虑

其与病情反复、病程迁延有关。

(五)知识缺乏

缺乏对反流性食管炎病因和预防知识的了解。

四、诊断要点与治疗原则

(一)诊断要点

临床上有明显的反流症状，内镜下有反流性食管炎的表现，食管过度酸反流的客观依据即可作出诊断。

(二)治疗原则

以药物治疗为主，对药物治疗无效或发生并发症者可做手术治疗。

1.药物治疗

目前多主张采用递减法,即开始使用质子泵抑制剂加促胃肠动力药,迅速控制症状,待症状控制后再减量维持。

(1)促胃肠动力药:目前主要常用的药物是西沙必利。常用量为每次 5～15 mg,每天 3～4 次,疗程8～12 周。

(2)抑酸药:①H_2 受体拮抗剂(H_2RA),西咪替丁 400 mg、雷尼替丁 150 mg、法莫替丁 20 mg,每日2 次,疗程 8～12 周。②质子泵抑制剂(PPI),奥美拉唑 20 mg、兰索拉唑 30 mg、泮托拉唑 40 mg、雷贝拉唑 10 mg 和埃索美拉唑 20 mg,一日 1 次,疗程 4～8 周。③抗酸药,仅用于症状轻、间歇发作的患者作为临时缓解症状用。反流性食管炎有并发症或停药后很快复发者,需要长期维持治疗。H_2RA、西沙必利、PPI 均可用于维持治疗,其中以 PPI 效果最好。维持治疗的剂量因患者而异,以调整至患者无症状的最低剂量为合适剂量。

2.并发症的治疗

(1)食管狭窄:大部分狭窄可行内镜下食管扩张术治疗。扩张后予以长程 PPI 维持治疗可防止狭窄复发。少数严重瘢痕性狭窄需行手术切除。

(2)Barrett 食管:药物治疗是预防 Barrett 食管发生和发展的重要措施,必须使用 PPI 治疗及长期维持。

五、护理措施

(一)一般护理

为减少平卧时及夜间反流可将床头抬高 15～20 cm。避免睡前 2 小时内进食,白天进餐后亦不宜立即卧床。应避免食用使食管下括约肌压力降低的食物和药物,如高脂肪、巧克力、咖啡、浓茶及硝酸甘油、钙拮抗剂等。应戒烟及禁酒。减少一切影响腹压增高的因素,如肥胖、便秘、紧束腰带等。

(二)用药护理

遵医嘱给予药物治疗,注意观察药物的疗效及不良反应。

1.H_2 受体拮抗剂

药物应在餐中或餐后即刻服用,若需同时服用抗酸药,则两药应间隔 1 小时以上。若静脉给药应注意控制速度,过快可引起低血压和心律失常。西咪替丁对雄性激素受体有亲和力,可导致男性乳腺发育、阳痿以及性功能紊乱,应做好解释工作。该药物主要通过肾排泄,用药期间应监测肾功能。

2.质子泵抑制剂

奥美拉唑可引起头晕,应嘱患者用药期间避免开车或做其他必须高度集中注意力的工作。兰索拉唑的不良反应包括荨麻疹、皮疹、瘙痒、头痛、口苦、肝功能异常等,轻度不良反应不影响继续用药,较严重时应及时停药。泮托拉唑的不良反应较少,偶可引起头痛和腹泻。

3.抗酸药

该药在饭后 1 小时和睡前服用。服用片剂时应嚼服,乳剂给药前应充分摇匀。

抗酸剂应避免与奶制品、酸性饮料及食物同时服用。

(三)饮食护理

(1)指导患者有规律地定时进餐,饮食不宜过饱,选择营养丰富,易消化的食物。避免摄入过咸、过甜、过辣的刺激性食物。

（2）制订饮食计划：与患者共同制订饮食计划，指导患者及家属改进烹饪技巧，增加食物的色、香、味，刺激患者食欲。

（3）观察并记录患者每天进餐次数、量、种类，以了解其摄入营养素的情况。

六、健康指导

（一）疾病知识的指导

向患者及家属介绍本病的有关病因，避免诱发因素。保持良好的心理状态，平时生活要有规律，合理安排工作和休息时间，注意劳逸结合，积极配合治疗。

（二）饮食指导

指导患者加强饮食卫生和饮食营养，养成有规律的饮食习惯；避免过冷、过热、辛辣等刺激性食物及浓茶、咖啡等饮料；嗜酒者应戒酒。

（三）用药指导

根据病因及病情进行指导，嘱患者长期维持治疗，介绍药物的不良反应，如有异常及时复诊。

（孙芹利）

第三节　胰腺炎的护理

一、急性胰腺炎

急性胰腺炎是常见的急腹症之一，为胰酶对胰脏本身自身消化所引起的化学性炎症。胰腺病变轻重不等，轻者以水肿为主，临床经过属自限性，一次发作数日后即可完全恢复，少数呈复发性急性胰腺炎；重者胰腺出血坏死，易并发休克、胰假性囊肿和脓肿等，死亡率高达 $25\%\sim40\%$。

关于急性胰腺炎的发生率，目前尚无精确统计。国内报告急性胰腺炎患者约占住院患者的 $0.32\%\sim2.04\%$。本病患者一般女多于男，患者的平均年龄 $50\sim60$ 岁。职业以工人多见。

（一）病因及发病机制

胰腺是一个其有内、外分泌功能的实质性器官，胰腺的腺泡分泌胰液（外分泌），对食物的消化起重要作用；而散在地分布在胰腺内的胰岛，其功能细胞主要分泌胰岛素和胰高糖素（内分泌）。正常情况下，当胰液中无活力的胰蛋白酶原等进入十二指肠时，在碱性环境中被胆汁和十二指肠液中的肠激酶激活，成为具有消化能力的胰蛋白酶。在胆总管、胰管、壶腹部炎症、梗阻等病理情况下，多种胰酶在胰腺内被激活，并大量溢出管壁及腺泡壁外，导致胰腺自身消化，引起水肿、出血、坏死等，而产生急性胰腺炎。

引起急性胰腺炎的病因甚多。常见病因为胆管疾病、酗酒。急性胰腺炎的各种致病相关因素（表 12-1）。

1.梗阻因素

胆石症常是老年人急性胰腺炎首次发作的原因，老年女性特别常见。一般认为是在胆石一过性阻塞胰管开口处或紧邻此开口处的胆总管时发生。如在胆石性胰腺炎发作后立即仔细收集和检查粪便,常常可以找到胆结石。胆石症引起胰腺炎的机制尚不清楚。可能是乏特氏壶腹被胆石阻塞,引起胆汁反流入胰管,损伤胰腺实质。也有认为是胰管一过性梗阻而无胆汁反流。

表 12-1　急性胰腺炎致病相关因素

梗阻因素	①胆管结石。②乏特氏壶腹或胰腺肿瘤。③寄生虫或肿瘤使乳头阻塞。④胰腺分离现象并伴副胰管梗阻。⑤胆总管囊肿。⑥壶腹周围的十二指肠憩室。⑦奥狄氏括约肌压力增高。⑧十二指肠襟梗阻
毒素	①乙醇。②甲醇。③蝎毒。④有机磷杀虫剂
药物	①肯定有关(有重要试验报告)硫唑嘌呤/6-巯基嘌呤、丙戊酸、雌激素、四环素、甲硝唑、呋喃妥因、呋塞米、磺胺、甲基多巴、阿糖胞苷、西咪替丁。②不一定有关(无重要试验报告)噻嗪利尿剂、依他尼酸、苯乙双胍、普鲁卡因胺、氯噻酮、L-门冬酰胺酶、对乙酰氨基酚
代谢因素	①高甘油三酯血症。②高钙血症
外伤因素	①创伤-腹部钝性伤。②医源性——手术后、内镜下括约肌切开术、奥狄氏括约肌测压术
先天性因素	
感染因素	①寄生虫——蛔虫、华支睾吸虫。②病毒——流行性腮腺炎病毒、甲型肝炎病毒、乙型肝炎病毒、柯萨奇 B 病毒、EB 病毒。③细菌——支原体、空肠弯曲菌
血管因素	①局部缺血——低灌性(如心脏手术)。②动脉粥样硬化性栓子。③血管炎——系统性红斑狼疮、结节性多发性动脉炎、恶性高血压
其他因素	①穿透性消化性溃疡。②十二指肠克罗恩病。③妊娠有关因素。④儿科有关因素 瑞氏综合征、囊性纤维化特发性

有人认为副乳头的先天畸形和狭窄必然引起胰腺炎。奥狄氏括约肌压力增高是急性胰腺炎反复发作的原因之一,据此内镜下括约肌切开术治疗已获得良好效果。胰小管或壶腹周围的小肿瘤也能引起胰腺炎。

2.毒素和药物因素

乙醇、甲醇、蝎毒和有机磷杀虫剂等均可引起急性胰腺炎。

药物诱发的胰腺炎通常与对药物的超敏有关而与剂量无关。其特点是在接触药物的第一个月内发生,通常病情轻且有自限性。与成人胰腺炎发病有关的药物最常见的是硫唑嘌呤及其类似物6-巯基嘌呤。应用这类药物的个体中有 3％～5％ 发生胰腺炎,引起儿童胰腺炎最常见的药物是丙戊酸。

3.代谢因素

三酰甘油水平超过 11.3 mmol/L 时,易发中至重度的急性胰腺炎。如其水平降至 5.65 mmol/L 以下,反复发作次数可明显减少。各种原因引起的高钙血症亦易发生急性胰腺炎。

4.外伤因素

胰腺的创伤或手术都可引起胰腺炎。内窥镜逆行胰胆管造影所致创伤也可引起胰腺炎,发生率为 1％～5％。

5.先天性因素

胰腺炎的易感性呈常染色体显性遗传。临床特点是儿童或青年期起病,逐渐演变成慢性胰腺炎和胰功能不全。胰腺结石可显著。少数家族还合并有氨基酸尿症。

6.感染因素

血管功能不全(低容量灌注,动脉粥样硬化)和血管炎可能因减少胰腺血流而引起或加重胰腺炎。

(二)临床表现

急性胰腺炎的临床表现和病程,取决于其病因、病理类型和治疗是否及时。水肿型胰腺炎一般3～5天内症状即可消失,但常有反复发作。如症状持续一周以上,应警惕已演变为出血坏死型胰腺炎。出血坏死型胰腺炎亦可在一开始时即发生,呈暴发性经过。

1.腹痛

腹痛为本病最主要表现,约见于95％急性胰腺炎病例,多数突然发作,常在饱餐和饮酒后发生。轻重不一,轻者上腹钝痛,患者常能忍受,重者呈腹绞痛、钻痛或刀割痛。疼痛常呈持续性伴阵发性加剧。疼痛的部位可因病变的部位不同而异,通常在上中腹部。如炎症以胰头部为主,疼痛常在右上腹及中上腹部;如炎症以胰体、尾部为主,常为中上腹及左上腹疼痛,并向腰背放射。疼痛在弯腰或起坐前倾时可减轻。病情轻者腹痛3～5天缓解;出血坏死型的病情发展较快,腹痛延续较长。由于渗出液扩散至腹腔,腹痛可弥漫至全腹。极少数患者尤其年老体弱者可无腹痛或极轻微痛。

腹肌常紧张,并可有反跳痛。但不像消化道穿孔时表现的肌强硬,如检查者将手紧贴于患者腹部,仍可能按压下去。有时按压腹部反可使腹痛减轻。腹痛发生的原因是胰管扩张;胰腺炎症、水肿;渗出物、出血或胰酶消化产物进入后腹膜腔,刺激腹腔神经丛;化学性腹膜炎;胆管和十二指肠痉挛及梗阻。

2.恶心、呕吐

84％的患者有频繁恶心和呕吐,常在进食后发生。呕吐物多为胃内容物,重者含胆汁甚至血样物。呕吐是机体对腹痛或胰腺炎症刺激的一种防御性反射。呕吐后,进入十二指肠的胃酸减少,从而减少胰泌素及缩胆素的释放,减少了胰液胰酶的分泌。

3.发热

大多数患者有中度以上发热,少数可超过39.0 ℃,一般持续3～5天。发热系胰腺炎症或坏死产物进入血循环,作用于中枢神经系统体温调节中枢所致。多数发热患者中找不到感染的证据,但如果高热不退强烈提示合并感染或并发胰腺脓肿。

4.黄疸

黄疸可于发病后1～2天出现,常为暂时性阻塞性黄疸。黄疸的发生主要由于肿大的胰头部压迫了胆总管所致。合并存在的胆管病变如胆石症和胆管炎症亦是黄疸的常见原因。少数患者后期可因并发肝损害而引起肝细胞性黄疸。

5.低血压及休克

出血坏死型胰腺炎常发生低血压和休克。患者烦躁不安,皮肤苍白、湿冷、呈花斑状,脉细弱,血压下降,少数可在发病后短期内猝死。发生休克的机制主要有:

(1)胰血管舒缓素原释放,被胰蛋白酶激活后致血浆中缓激肽生成增多。缓激肽可引起血管扩张,毛细血管通透性增加,使血压下降。

（2）血液和血浆渗出到腹腔或后腹膜腔,引起血容量不足,这种体液丧失量可达血容量的 30%。

（3）腹膜炎时大量体液流入腹腔或积聚于麻痹的肠腔内。

（4）呕吐丢失体液和电解质。

（5）坏死的胰腺释放心肌抑制因子使心肌收缩不良。

（6）少数患者并发肺栓塞、胃肠道出血。

6.肠麻痹

肠麻痹是重型或出血坏死型胰腺炎的主要表现。初期,邻近胰腺的上腹部可见扩张的充气肠袢,后期则整个肠道均发生肠麻痹性梗阻。临床上以高度腹胀、肠鸣音消失为主要表现。肠麻痹可能是肠管对腹膜炎的一种反应。另外,炎症的直接作用,血管和循环的异常、低钠和低钾血症,肠壁神经丛的损害也是肠麻痹发生的重要促发因素。

7.腹水

胰腺炎时常有少量腹水,由胰腺和腹膜在炎症过程中液体渗出或漏出所致。淋巴管受阻塞或不畅可能也起作用。偶尔出现大量的顽固性腹水,多由于假性囊肿中液体外漏引起。胰性腹水中淀粉酶含量甚高,以此可以与其他原因的腹水区别。

8.胸膜炎

胸膜炎常见于严重病例,系腹腔内炎性渗出透过横膈微孔进入胸腔所引起的炎性反应。

9.电解质紊乱

胰腺炎时,机体处于代谢紊乱状态,可以发生电解质平衡失调,血清钠、镁、钾常降低。特别是血钙降低,约见于 25% 的病例,常低于 2.25 mmol/L（9 mg/dL）,如低于 1.75 mmol/L（7 mg/dL）提示预后不良。血钙下降的原因是大量钙沉积于脂肪坏死区,同时胰高糖素分泌增加刺激,降钙素分泌,抑制了肾小管对钙的重吸收。

10.皮下淤血斑

出血坏死型胰腺炎,因血性渗出物透过腹膜后渗入皮下,可在肋腹部形成蓝绿-棕色血斑,称为Grey-Turner征;如在脐周围出现蓝色斑,称为 Cullen 征。此两种征象无早期诊断价值,但有确诊意义。

（三）并发症

急性水肿型胰腺炎很少有并发症发生,而急性出血坏死型则常出现多种并发症。

1.局部并发症

（1）胰脓肿形成:出血坏死型胰腺炎起病 2～3 周以后,如继发细菌感染,于胰腺内及其周围可有脓肿形成。检查局部有包块,全身感染中毒症状。

（2）胰假性囊肿:系由胰液和坏死组织在胰腺本身或其周围被包裹而成。常发生于出血坏死型胰腺炎起病后 3～4 周,多位于胰体尾部。囊肿可累及邻近组织,引起相应的压迫症状,如黄疸、门脉高压、肠梗阻、肾盂积水等。囊肿穿破可造成胰源性腹水。

（3）胰性腹膜炎:含有活性胰酶的渗出物进入腹腔,可引起化学性腹膜炎。腹腔内出现渗出性腹水。如继发感染,则可引起细菌性腹膜炎。

（4）其他:胰局部炎症和纤维素性渗出可累及周围脏器,引起脾周围炎、脾梗阻、脾粘连、结肠粘连（常见为脾曲综合征）、小肠坏死出血及肾周围炎。

2.全身并发症

(1)败血症:常见于胰腺炎并发胰腺脓肿时,死亡率甚高。病原体大多数为革兰氏阴性杆菌,如大肠埃希菌、产碱杆菌、产气杆菌、铜绿假单胞菌等。患者表现为持续高热,白细胞升高,以及明显的全身毒性症状。

(2)呼吸功能不全:因腹胀、腹痛,患者的膈运动受限,加之磷脂酶 A 和在该酶作用下生成的溶血卵磷脂对肺泡的损害,可发生肺炎、肺淤血、肺水肿、肺不张和肺梗死,患者出现呼吸困难,血氧饱和度降低,严重者发生急性呼吸窘迫综合征。

(3)心律失常和心功能不全:因有效血容量减少和心肌抑制因子的释放,导致心肌缺血和损害,临床上表现为心律失常和急性心衰。

(4)急性肾衰竭:出血坏死型胰腺炎晚期,可因休克、严重感染、电解质紊乱和播散性血管内凝血而发生急性肾衰竭。

(5)胰性脑病:出血坏死型胰腺炎时,大量活性蛋白水解酶、磷脂酶 A 进入脑内,损伤脑组织和血管,引起中枢神经系统损害综合征,称为胰性脑病。偶可引起脱髓鞘病变。患者可出现谵妄、意识模糊、昏迷、烦躁不安、抑郁、恐惧、妄想、幻觉、语言障碍、共济失调、震颤、反射亢进或消失及偏瘫等。脑电图可见异常。某些患者昏迷系并发糖尿病所致。

(6)消化道出血:可为上消化道或下消化道出血。上消化道出血主要为胃黏膜炎性糜烂或应激性溃疡,或因脾静脉阻塞引起食道静脉破裂。下消化道出血则由于结肠本身或结肠血管受累所致。近年来发现胰腺炎时可发生胃肠型微动脉瘤,瘤破裂后可引起大出血。

(7)糖尿病:5%~35%的患者在病程中出现糖尿病,常见于暴发性坏死型胰腺炎患者,系由 B 细胞遭到破坏,胰岛素分泌下降;A 细胞受刺激,胰高糖素分泌增加所致。严重病例可发生糖尿病酮症酸中毒和糖尿病昏迷。

(8)慢性胰腺炎:重症胰腺炎病例可因胰腺泡大量破坏而并发胰外分泌功能不全,演变成慢性胰腺炎。

(9)猝死:见于极少数病例,由胰腺-心脏性反应所致。

(四)检查

实验室检查对胰腺炎的诊断具有决定性意义,一般对水肿型胰腺炎,检测血清淀粉酶和尿淀粉酶已足够,对出血坏死型胰腺炎,则需检查更多项目。

1.淀粉酶测定

血清淀粉酶常于起病后 2~6 小时开始上升,12~24 小时达高峰。一般大于 500 U。轻者 24~72 小时即可恢复正常,最迟不超过 3~5 天。如血清淀粉酶持续增高达 1 周以上,常提示有胰管阻塞或假性囊肿等并发症。病情严重度与淀粉酶升高程度之间并不一致,出血坏死型胰腺炎,因胰腺泡广泛破坏,血清淀粉酶值可正常甚至低于正常。若无肾功能不良,则尿淀粉酶常明显增高,一般在血清淀粉酶增高后2 小时开始增高,维持时间较长,在血清淀粉酶恢复正常后仍可增高。尿淀粉酶下降缓慢,为时可达1~2 周,故适用于起病后较晚入院的患者。

胰淀粉酶分子量约 55 000 D,易通过肾小球。急性胰腺炎时胰腺释放胰血管舒缓素,体内产生大量激肽类物质,引起肾小球通透性增加,肾脏对胰淀粉酶清除率增加,而对肌酐清除率无改变。故淀粉酶,肌酐清除率比率(cam/ccr)测定可提高急性胰腺炎的诊断特异性。正常人 cam/ccr 为 1.5%~5.5%。平均为(3.1±1.1)%,急性胰腺炎为(9.8±1.1)%,胆总管结石时为(3.2±0.3)%。cam/ccr>5.5%即可诊断急性胰腺炎。

2.血清胰蛋白酶测定

应用放射免疫法测定,正常人及非胰病患者平均为 400 ng/mL。急性胰腺炎时增高 10～40 倍。因胰蛋白酶仅来自胰腺,故具特异性。

3.血清脂肪酶测定

血清脂肪酶正常范围为 0.2～1.5 U。急性胰腺炎时脂肪酶血中活性升高,常人于 1.7 U。该酶在病程中升高较晚,且持续时间较长,达 7～10 天。在淀粉酶恢复正常时,脂肪酶仍升高,故对起病后就诊较晚的急性胰腺炎病例有诊断价值。特别有助于与腮腺炎加以鉴别,后者无脂肪酶升高。

4.血清正铁清蛋白(MHA)测定

腹腔内出血后,红细胞破坏释放的血红蛋白经脂肪酸和弹性蛋门酶作用,转变为正铁血红蛋白。正铁血红蛋白与清蛋白结合形成 MHA。出血坏死型胰腺炎起病 12 小时后血中 MHA 即出现,而水肿型胰腺炎呈阴性,故可进行该两型胰腺炎的鉴别。

5.血清电解质测定

急性胰腺炎时血钙通常不低于 2.12 mmol/L。血钙<1.75 mmol/L。仅见于重症胰腺炎患者。低钙血症可持续至临床恢复后 4 周。如胰腺炎由高钙血症引起,则出现血钙升高。对任何胰腺炎发作期血钙正常的患者,在恢复期均应检查有无高钙血症存在。

6.其他

测定 α_2 巨球蛋白、α_1 抗胰蛋白酶、磷脂酶 A_2、C 反应蛋白、胰蛋白酶原激活肽及粒细胞弹性蛋白酶等均有助于鉴别轻、重型急性胰腺炎,并能帮助病情判断。

(五)护理

1.休息

发作期绝对卧床休息,或取屈膝侧卧位等舒适体位,避免衣服过紧、剧痛而辗转不安者要防止坠床,保证睡眠,保持安静。

2.输液

急性出血坏死型胰腺炎的抗休克和纠正酸碱平衡紊乱自入院始贯穿于整个病程中,护理上需经常、准确记录 24 小时出入量,依据病情灵活调节补液速度,保证液体在规定的时间内输完,每日尿量应>500 mL。必要时建立两条静脉通道。

3.饮食

饮食治疗是综合治疗中的重要环节。近来临床中发现,少数胰腺炎患者往往在有效的治疗后,因饮食不当而加重病情,甚至危及生命。采用分期饮食新法则取得较满意效果。胰腺炎的分期饮食分为禁食、胰腺炎Ⅰ号、胰腺炎Ⅱ号、胰腺炎Ⅲ号、低脂饮食五期。

(1)禁食:绝对禁食可使胰腺安静休息,胰腺分泌减少至最低限度。患者需限制饮水,口渴者可含漱或湿润口唇。此期患者需静脉补充足够液体及电解质。禁食适用于胰腺炎的急性期,一般患者2～3 天,重症患者5～7 天。

(2)胰腺炎Ⅰ号饮食:该饮食内不含脂肪和蛋白质。主要食物有米汤、果子水、藕粉,每日6 餐,每次约 100 mL,每日热量约为1.4 kJ,用于病情好转初期的试餐阶段。此期仍需给患者补充足够液体及电解质。Ⅰ号饮食适用于急性胰腺炎患者的康复初期,一般在病后 5～7 天。

(3)胰腺炎Ⅱ号饮食:该饮食内含少量蛋白质,但不含脂肪。主要食物有小豆汤、果子水、藕粉、龙须面和少量鸡蛋清,每日6 餐,每次约 200 mL,每日热量约为 1.84 kJ。此期可给患者补充少量液体及电解质。Ⅱ号饮食适用于急性胰腺炎患者的康复中期(病后 8~10 天)及慢性胰腺炎患者。

(4)胰腺炎Ⅲ号饮食:该饮食内含有蛋白质和极少量脂类。主要食物有米粥、小豆汤、龙须面、菜末、鸡蛋清和豆油(5~10 克/天),每日 5 餐,每次约 400 mL,总热量约为 4.5 kJ。Ⅲ号饮食适用于急、慢性胰腺炎患者康复后期,一般在病后 15 天左右。

(5)低脂饮食:该饮食内含有蛋白质和少量脂肪(约 30 g),每日 4~5 餐,用于基本痊愈患者。

4.营养

急性胰腺炎时,机体处于高分解代谢状态,代谢率可高于正常水平的 20%~25%,同时由于感染使大量血浆渗出。因此如无合理的营养支持,必将使患者的营养状况进一步恶化,降低机体抵抗力、延缓康复。

(1)全胃肠外营养(TPN)支持的护理:急性胰腺炎特别是急性出血坏死型胰腺炎患者的营养任务主要由 TPN 来承担。TPN 具有使消化道休息、减少胰腺分泌、减轻疼痛、补充体内营养不良、刺激免疫机制、促进胰外漏自发愈合等优点。近来更有代谢调理学说认为通过营养支持供给机体所需的能源和氮源,同时使用药物或生物制剂调理体内代谢反应,可降低分解代谢,共同达到减少机体蛋白质的分解,保存器官结构和功能的目的。应用 TPN 时需严密监护,最初数日每 6 小时检查血糖、尿糖,每 1~2 天检测血钾、钠、氯、钙、磷;定期检测肝、肾功能;准确记录 24 小时出入量;经常巡视,保持输液速度恒定,不突然更换无糖溶液;每日或隔日检查导管、消毒插管处皮肤,更换无菌敷料,防止发生感染。一旦发生感染要立即拔管,尖端部分常规送细菌培养。TPN 支持一般经过 2 周左右的时间,逐渐过渡到肠道营养(EN)支持。

(2)EN 支持的护理:EN 即从空肠造口管中滴入要素饮食,混合奶、鱼汤、菜汤、果汁等多种营养。EN 护理上要求:①应用不能过早,一定待胃肠功能恢复、肛门排气后使用。②EN 开始前 3 天,每 6 小时监测尿糖 1 次,每日监测血糖、电解质、酸碱度、血红蛋白、肝功能,病情稳定后改为每周 2 次。③营养液浓度从 5% 开始渐增加到 25%,多以 20% 以下的浓度为宜。现配现用,4 ℃下保存。④营养液滴速由慢到快,从 40 mL/h(15~20 滴/分钟)逐渐增加到 100~120 mL/h。由于小肠有规律性蠕动,当蠕动波近造瘘管时可使局部压力增高,甚至发生滴入液体逆流,因此在滴入过程中要随时调节滴速。⑤滴入空肠的溶液温度要恒定在 40 ℃左右,因肠管对温度非常敏感,故需将滴入管用温水槽或热水袋加温,如果应用不当很容易发生腹胀、恶心、呕吐、腹痛、腹泻等症状。⑥灌注时取半卧位,滴注时床头升高 45°,注意电解质补充,不足的部分可用温盐水代替。

(3)口服饮食的护理:经过 3~4 周的 EN 支持,此时患者进入恢复阶段,食欲增加,护理上要指导患者订好食谱,少吃多餐,食物要多样化,告诫患者切不可暴饮暴食增加胰腺负担,防止再次诱发急性胰腺炎。

5.胃肠减压

抽吸胃内容和胃内气体可减少胰腺分泌,防止呕吐。虽本疗法对轻—中度急性胰腺炎无明显疗效,但对并发麻痹性肠梗阻的严重病例,胃肠减压是不可缺少的治疗措施。减压同时可向胃管内间歇注入氢氧化铝凝胶等碱性药物中和胃酸,间接抑制胰腺分泌。腹痛基本缓解后即可停止胃肠减压。

6.药物治疗的护理

(1)镇痛解痉:予阿托品、山莨菪碱、普鲁苯辛、可卡因、水杨酸、异丙嗪、哌替啶等及时对症处理减轻患者痛苦。据报道静脉滴注硫酸镁有一定镇痛效果。禁单用吗啡止痛,因其可引起奥狄括约肌痉挛加重疼痛。抗胆碱能药亦不宜长期使用。

(2)预防感染:轻症急性水肿型胰腺炎通常无须使用抗生素。出血坏死型易并发感染,应使用足量有效抗生素。处理时应按医嘱正确使用抗生素,合理安排输注顺序,保证体内有效浓度,保持患者体表清洁,尤其应注意口腔及会阴部清洁,出汗多时应尽快擦干并及时更换衣、裤等。

(3)抑制胰腺分泌:抗胆碱能药物、制酸剂、H_2受体拮抗剂、胰岛素与胰高糖素联合应用、生长抑素、降钙素、缩胆囊素受体拮抗剂(丙谷胺)等均有抑制胰腺分泌作用。使用时注意抗胆碱能药不能用于有肠麻痹者及老年人,H_2受体拮抗剂可有皮肤过敏。

(4)抗胰酶药物:早期应用抗胰酶药物可防止向重型转化和缩短病程。常用药有胞磷胆碱、6-氨基己酸等。使用前二者时应控制速度,药液不可溢出血管外,注意测血压,观察有无皮疹发生。对有精神障碍者慎用胞磷胆碱。

(5)胰酶替代治疗:慢性胰功能不全者需长期用胰浸膏。每餐前服用效佳。注意观察少数患者可出现过敏和叶酸水平下降。

7.心理护理

对急性发作患者应予以充分的安慰,帮助患者减轻或去除疼痛加重的因素。由于疼痛持续时间长,患者常有不安和郁闷而主诉增多,护理时应以耐心的态度对待患者的痛苦和不安情绪,耐心听取其诉说,尽量理解其心理状态。采用松弛疗法,皮肤刺激疗法等方法减轻疼痛。对禁食等各项治疗处理方法及重要意义向患者充分解释,关心、支持和照顾患者,使其情绪稳定、配合治疗,促进病情好转。

二、慢性胰腺炎

慢性胰腺炎是一种伴有胰实质进行性毁损的慢性炎症,我国以胆石症为常见原因,国外则以慢性酒精中毒为主要病因。慢性胰腺炎可伴急性发作,称为慢性复发性胰腺炎。由于本病临床表现缺乏特异性,可为腹痛、腹泻、消瘦、黄疸、腹部肿块、糖尿病等,易被误诊为消化性溃疡、慢性胃炎、胆管疾病、肠炎、消化不良、胃肠神经官能症等。本病虽发病率不高,但近年来有逐步增高的趋势。

(一)病因

慢性胰腺炎的发病因素与急性胰腺炎相似,主要有胆管系统疾病、酒精、腹部外伤、代谢和内分泌障碍、营养不良、高钙血症、高脂血症、血管病变、血色病、先天性遗传性疾病、肝脏疾病及免疫功能异常等。

(二)临床表现

慢性胰腺炎的症状繁多且无特异性。典型病例可出现五联症,即上腹疼痛、胰腺钙化、胰腺假性囊肿、糖尿病及脂肪泻。但是同时具备上述五联症的患者较少,临床上常以某一或某些症状为主要特征。

1.腹痛

腹痛为最常见症状,见于 $60\% \sim 100\%$ 的病例,疼痛常剧烈,并持续较长时间。一般呈钻痛或钝痛,绞痛少见。多局限于上腹部,放射至季肋下,半数以上病例放射至背部。疼痛发作的频度和持续时间不一,一般随着病变的进展,疼痛期逐渐延长,间歇期逐渐变短,最后整天腹痛。在无痛期,常有轻度上腹部持续隐痛或不适。痛时患者取坐位,膝屈曲,压迫腹部可使疼痛部分缓解,躺下或进食则加重(这种体位称为胰体位)。

2.体重减轻

体重减轻是慢性胰腺炎常见的表现,见于 3/4 以上病例。主要由于患者担心进食后疼痛而减少进食所致。少数患者因胰功能不全、消化吸收不良或糖尿病而有严重消瘦,经过补充营养及助消化剂后,体重减轻往往可暂时好转。

3.食欲减退

常有食欲欠佳,特别是厌油类或肉食。有时食后腹胀、恶心和呕吐。

4.吸收不良

吸收不良表现疾病后期,胰脏丧失 90% 以上的分泌能力,可引起脂肪泻。患者有腹泻,大便量多、带油滴、恶臭。由于脂肪吸收不良,临床上也可出现脂溶性维生素缺乏症状。碳水化合物的消化吸收一般不受影响。

5.黄疸

少数病例可出现明显黄疸(血清胆红素高达 20 mg/dL),由胰腺纤维化压迫胆总管所致,但更常见假性囊肿或肿瘤的压迫所致。

6.糖尿病症状

约 2/3 的慢性胰腺炎病例有葡萄糖耐量减低,半数有显性糖尿病,常出现于反复发作腹痛持续几年以后。当糖尿病出现时,一般均有某种程度的吸收不良存在。糖尿病症状一般较轻,易用胰岛素控制。偶可发生低血糖、糖尿病酸中毒、微血管病变和肾病变。

7.其他

少数病例腹部可扪及包块,易误诊为胰腺肿瘤。个别患者呈抑郁状态或有幻觉、定向力障碍等。

(三)并发症

慢性胰腺炎的并发症甚多,一些与胰腺炎有直接关系,另一些则可能是病因(如酒精)作用的后果。

1.假性囊肿

假性囊肿见于 9%~48% 的慢性胰腺炎患者。多数为单个囊肿。囊肿大小不一,表现多样。假性囊肿内胰液泄漏至腹腔,可引起胰性无痛性腹水,呈隐匿起病,腹水量甚大,内含高活性淀粉酶。

巨大假性囊肿,压迫胃肠道,可引起幽门或十二指肠近端狭窄,甚至压迫十二指肠空肠交接处和横结肠,引起不全性或完全性梗阻。假性囊肿破入邻近脏器可引起内瘘。囊肿内胰酶腐蚀囊肿壁内小血管可引起囊肿内出血,如腐蚀邻近大血管,可引起消化道出血或腹腔内出血。

2.胆管梗阻

8%~55% 的慢性胰腺炎患者发生胆总管的胰内段梗阻,临床上有无黄疸不定。有黄疸者中罕有需手术治疗者。

3.其他

酒精性慢性胰腺炎可合并存在酒精性肝硬化。慢性胰腺炎患者好发口腔、咽、肺、胃和结肠癌肿。

(四)实验室检查

1.血清和尿淀粉酶测定

慢性胰腺炎急性发作时血尿淀粉酶浓度和 Cam/Ccr 比值可一过性地增高。随着病变的进展和较多的胰实质毁损,在急性炎症发作时可不合并淀粉酶升高。测定血清胰型淀粉酶同工酶(Pam)可作为反映慢性胰腺炎时胰功能不全的试验。

2.葡萄糖耐量试验

可出现糖尿病曲线。有报告慢性胰腺炎患者中 78.7% 试验阳性。

3.胰腺外分泌功能试验

在慢性胰腺炎时有 80%～90% 病例胰外分泌功能异常。

4.吸收功能试验

最简便的是做粪便脂肪和肌纤维检查。

5.血清转铁蛋白放射免疫测定

慢性胰腺炎血清转铁蛋白明显增高,特别对酒精性钙化性胰腺炎有特异价值。

(五)护理

1.体位

协助患者卧床休息,选择舒适的卧位。有腹膜炎者宜取半卧位,利于引流和使炎症局限。

2.饮食

脂肪对胰腺分泌具有强烈的刺激作用并可使腹痛加剧。因此,一般以适量的优质蛋白、丰富的维生素、低脂无刺激性半流质或软饭为宜,如米粥、藕粉、脱脂奶粉、新鲜蔬菜及水果等。每日脂肪供给量应控制在 20～30 g,避免粗糙、干硬、胀气及刺激性食物或调味品。少食多餐、禁止饮酒。对伴糖尿病患者,应按糖尿病饮食进餐。

3.疼痛护理

绝对禁酒、避免进食大量肉类饮食、服用大剂量胰酶制剂等均可使胰液与胰酶的分泌减少,缓解疼痛。护理中应注意观察疼痛的性质、部位、程度及持续时间,有无腹膜刺激征。协助取舒适卧位以减轻疼痛。适当应用非麻醉性镇痛剂,如阿司匹林、吲哚美辛、布洛芬、对乙酰氨基酚等非甾体抗炎药。对腹痛严重,确实影响生活质量者,可酌情使用麻醉性镇痛剂,但应避免长期使用,以免导致患者对药物产生依赖性。给药20～30 分钟后须评估并记录镇痛药物的效果及不良反应。

4.维持营养需要量

蛋白-热量营养不良在慢性胰腺炎患者是非常普遍的。进餐前 30 分钟为患者镇痛,以防止餐后腹痛加剧,使患者惧怕进食。进餐时胰酶制剂同食物一起服用,可以保证酶和食物适当混合,取得满意效果。同时,根据医嘱及时给予静脉补液,保证热量供给,维持水、电解质、酸碱平衡。严重的慢性胰腺炎患者和中至重度营养不良者,在准备手术阶段应考虑提供肠外或肠内营养支持。护理上需加强肠内、外营养液的输注护理,防止并发症。

5.心理护理

因病程迁延,反复疼痛、腹泻等症状,患者常有消极悲观的情绪反应,对手术及预后的担心常引起焦虑和恐惧。护理上应关心患者,采用同情、安慰、鼓励法与患者沟通,稳定患者情绪,讲解疾病知识,帮助患者树立战胜疾病的信心。

(孙芹利)

第四节　肝性脑病的护理

肝性脑病又称肝昏迷,是严重肝病引起的、以代谢紊乱为基础的中枢神经系统功能失调的综合征,其主要表现是意识障碍、行为异常和昏迷。无明显临床表现和生化异常,仅能用精细的智力试验和(或)电生理检测才可做出诊断的肝性脑病,称为亚临床或隐性肝性脑病。

一、病因和诱因

大部分肝性脑病是由各型肝硬化引起的,其中肝炎后肝硬化最多见;还可因其他严重肝损害引起,如原发性肝癌、急性重症肝炎、妊娠急性脂肪肝、严重中毒性肝炎等;也可见于门体分流手术后。

由肝硬化引起的肝性脑病的发生多有明显诱因,常见的有:上消化道出血、摄入过高的蛋白质饮食、大量排钾利尿和放腹水、感染、镇静催眠和麻醉药、便秘、低血糖。

二、发病机制

肝性脑病的发病机制尚未完全明了,目前关于其发病机制的学说主要如下。

(一)氨中毒学说

这是目前公认的并有较确实的依据的学说。

1.氨的形成和代谢

氨主要在肠道内产生。大部分是由血循环弥散至肠道的尿素经肠菌的尿素酶分解产生,小部分是食物中的蛋白质被肠菌的氨基酸氧化酶分解产生。游离的 NH_3 有毒性,且能透过血脑屏障;NH_4^+ 呈盐类形式存在,相对无毒,不能透过血脑屏障。

机体清除血氨的主要途径为:肝脏合成尿素;脑、肝、肾等组织利用和消耗氨,以合成谷氨酸和谷氨酰胺(α-酮戊二酸＋NH_3→谷氨酸,谷氨酸＋NH_3→谷氨酰胺);肾脏排出大量尿素和 NH_4^+;从肺部呼出少量。

2.血氨增高的原因

血氨的增高主要是由于生成过多和(或)代谢清除减少。①产生多:肠道产氨增多,如摄入过多的含氮食物(高蛋白饮食)或药物、上消化道出血、便秘;低钾性碱中毒时,游离的 NH_3 增多,通过血脑屏障进入脑细胞产生毒性。②清除少:肝衰竭时,合成为尿素的能力减退;低血容量如上消化道出血、大量利尿和放腹水、休克等,可致肾前性氮质血症,使排出减少。

3.氨干扰脑的能量代谢

氨使大脑细胞的能量供应不足,消耗大脑兴奋性神经递质谷氨酸,使大脑兴奋性下降。

(二)氨、硫醇及短链脂肪酸的协同毒性作用学说

甲基硫醇是蛋氨酸在胃肠道内被细菌代谢的产物、甲基硫醇及其衍变的二甲基亚砜和氨这3种物质对中枢神经系统产生协同毒性作用。

(三)GABA/BZ 复合受体学说

γ-氨基丁酸(GABA)是哺乳动物大脑的主要抑制性神经递质,由肠道细菌产生。肝衰竭时,

GABA血浓度增高,大脑突触后神经元的GABA受体显著增多,这种受体不仅能与GABA结合,也能与巴比妥类和弱安定类(benzodiazepines,BZs)药物结合,故称为GABA/BZ复合受体,产生抑制作用。

(四)假性神经介质学说

肝衰竭时,食物中的芳香族氨基酸分解减少,经肠道内细菌作用可转变为与正常神经递质去甲肾上腺素相似的神经递质,但却不具有神经递质的生理功能,因此被称为假性神经介质。当假性神经介质被脑细胞摄取并取代了突触中的正常递质时,则出现神经冲动传导障碍,兴奋冲动不能正常地传入大脑而产生抑制,出现意识障碍及昏迷。

(五)氨基酸代谢失衡学说

肝衰竭时,芳香族氨基酸分解减少,血浆中芳香族氨基酸(如苯丙氨酸、酪氨酸、色氨酸)增多,而支链氨基酸(如亮氨酸、异亮氨酸)减少。当进入脑中的芳香族氨基酸增多时,它们或可进一步形成假性神经介质,导致意识障碍和昏迷。

三、临床表现

急性而严重的肝性脑病的发病常可无明显诱因,患者在起病数周内即在无任何前驱症状的情况下进入昏迷状态直至死亡。慢性肝脏疾病如肝硬化患者发生的肝性脑病常有明显的诱因,起病时多有前驱症状,其发作可根据患者神经系统表现、意识障碍和脑电图改变分为四期。

Ⅰ期(前驱期):有轻度的性格改变和行为异常。表现为欣快激动或淡漠寡言、衣冠不整、随地便溺;对答尚准确,但吐词不清且较缓慢;患者可有扑翼(击)样震颤。此期病理反射多阴性,脑电图多正常。

Ⅱ期(昏迷前期):原有Ⅰ期症状加重,睡眠障碍、意识错乱、行为失常是突出表现。定向力和理解力减退,对人、地、时的概念混乱,不能完成简单的计算和构图。言语不清,书写障碍,举止反常。多有睡眠时间倒错,昼睡夜醒。部分患者可能出现幻觉、狂躁等较严重的精神症状。患者有扑翼样震颤,同时伴有明显的肌张力增高,腱反射亢进,巴宾斯基征阳性。脑电图有特异性改变。

Ⅲ期(昏睡期):以昏睡和精神错乱为主,患者大部分时间呈昏睡状,但可被唤醒,醒时尚能对答,神志不清,常有幻觉。扑翼样震颤仍可引出,肌张力增加,腱反射亢进,锥体束征呈阳性。脑电图有异常波形。

Ⅳ期(昏迷期):神志完全丧失,不能唤醒。浅昏迷时对疼痛刺激尚有反应,患者扑翼样震颤无法引出;深昏迷时,各种反射消失,肌张力降低,瞳孔常散大,可有抽搐和换气过度。部分患者有肝臭。脑电图明显异常。

四、实验室和其他检查

(一)血氨

慢性肝性脑病尤其是门体分流性脑病血氨多增高,急性肝性脑病血氨多正常。

(二)脑电图

典型改变为脑电波节律变慢,出现每秒4~7次的θ波和每秒1~3次的δ波,昏迷期双侧同时出现对称的高波幅的δ波。

(三)心理智能测验

其对诊断早期肝性脑病包括亚临床脑病最简便而有效。最常用的有数字连接试验,其他如搭积木、构词、书写、画图等。

五、诊断要点

肝性脑病的主要诊断依据为:严重肝病和(或)广泛门体侧支循环,精神错乱、昏睡或昏迷,有肝性脑病的诱因,明显肝功能损害或血氨增高。扑翼样震颤和典型脑电图改变有重要参考价值。对肝硬化患者进行常规的简易智力测试(如数字连接试验),可发现轻微肝性脑病。

六、治疗要点

目前尚无特效治疗,多采取综合措施。

(1)消除诱因,避免诱发和加重肝性脑病。

(2)减少肠内毒物的生成和吸收。包括禁食蛋白食物,每日保证足够的以葡萄糖为主的热量摄入;灌肠或导泻,清洁肠道;抑制肠道细菌的生长。

饮食:开始数日内禁食蛋白质,以碳水化合物为主和补充足量维生素,热量 $5.0\sim6.7$ kJ/d。神志清楚后,可逐渐增加蛋白质。

灌肠和导泻:清除肠内积食、积血或其他含氮物。①灌肠:使用生理盐水或弱酸性溶液(如稀醋酸液),弱酸溶液可使肠内 pH 保持在 $5.0\sim6.0$,有利于 NH_3 在肠内与 H^+ 合成 NH_4^+ 随粪便排出,禁用肥皂水灌肠。对急性门体分流性脑病昏迷患者,应首选 66.7% 乳果糖 500 mL 灌肠。②导泻:口服或鼻饲 25% 硫酸镁 $30\sim60$ mL 导泻。也可口服乳果糖 $30\sim60$ g/d,分 3 次服,从小剂量开始,以调整到每日排便 $2\sim3$ 次,粪便 pH $5\sim6$ 为宜。乳梨醇疗效与乳果糖相同,$30\sim45$ g/d,分 3 次服用。

抑制肠道细菌生长:口服新霉素或甲硝唑。

(3)促进体内有毒物质的代谢清除,纠正氨基酸失衡。①应用降氨药物,常用的有谷氨酸钠、谷氨酸钾、精氨酸,可促进尿素合成,降低血氨。②纠正氨基酸代谢紊乱:口服或静脉输注以支链氨基酸为主的氨基酸混合液。③服用 GABA/BZ 复合受体阻滞剂,如氟马西尼。④人工肝:用活性炭、树脂等进行血液灌注可清除血氨。

(4)对症治疗。纠正水、电解质和酸碱平衡失调,对肝硬化腹水患者的入液量应加以控制,一般为尿量加 1 000 mL,防止稀释性低钠,及时纠正缺钾和碱中毒;保护脑细胞功能;保持呼吸道通畅;防治脑水肿、出血与休克;进行腹膜透析或血液透析等。

(5)肝移植。这是各种终末期肝病的有效治疗手段。

七、常用护理诊断/问题

(一)急性意识障碍

急性意识障碍与未经肝脏解毒的有毒代谢产物引起大脑功能紊乱有关。

(二)营养失调:低于机体需要量

营养失调:低于机体需要量与代谢紊乱、进食少等有关。

(三)潜在并发症

脑水肿。

八、护理措施

（一）一般护理

（1）合理饮食：以碳水化合物为主要食物,每日保证充足的热量和维生素。对昏迷患者,可采用经鼻导管鼻饲或静脉滴注葡萄糖供给热量,以减少蛋白质的分解;对需长期静脉内补充者,可做锁骨下静脉和颈静脉穿刺插管供给营养。食物配制中应含有丰富的维生素,尤其是维生素 C、B 族维生素、维生素 K、维生素 E 等,但不宜用维生素 B_6,因其可使多巴在周围神经处转为多巴胺,影响多巴进入脑组织,减少中枢神经的正常传导递质。昏迷患者应暂禁蛋白质,以减少氨的生成。保证足够热量,以碳水化合物为主,对不能进食者鼻饲或静脉补充葡萄糖,以减少蛋白质的分解。清醒后可逐渐恢复,从小量开始,每天 20 g,每隔 2 天增加 10 g,逐渐达到 50 g 左右,但需密切观察患者对蛋白质的耐受力,反复尝试,掌握较适当的蛋白质量。如有复发现象,则再度禁用蛋白质。患者恢复蛋白质饮食,主要以植物蛋白为好,因为植物蛋白含蛋氨酸、芳香氨基酸较少,含非吸收性纤维素较多,有利于氨的排除,也可少量选用酸牛奶等含必需氨基酸的蛋白质。

注意事项:脂肪可延缓胃的排空,尽量少用。显著腹水者钠量应限制在 250 mg/d,入水量一般为前日尿量加 1 000 mL/L。

（2）加强护理,提供感情支持:①训练患者定向力:安排专人护理,利用媒体提供环境刺激。②注意患者安全:对烦躁患者注意保护,可加床栏,必要时使用约束带,以免患者坠床。③尊重患者:切忌嘲笑患者的异常行为,安慰患者,尊重患者的人格。

（二）病情观察

注意早期征象,如欣快或冷漠、行为异常、有无扑翼样震颤等。加强对患者血压、脉搏、呼吸、体温、瞳孔等生命体征的监测并做记录。定期抽血复查肝、肾功能和电解质的变化。对出现意识障碍者应加强巡视,注意其安全。

（三）消除和避免诱因

（1）保持大便通畅:发生便秘时,应给予灌肠或导泻,对导泻患者应注意观察血压、脉搏,记录尿量、排便量和粪便颜色,加强肛周皮肤护理。对血容量不足、血压不稳定者不能导泻,以免因大量脱水而影响循环血量。

（2）慎用药物:避免使用含氮药物及对肝脏有毒的药物,如有烦躁不安或抽搐,可注射地西泮 5～10 mg。忌用水合氯醛、吗啡、硫苯妥钠等药物。

（3）注意保持水和电解质的平衡:对有肝性脑病倾向的患者,应避免使用快速、大量排钾利尿剂和大量放腹水。

（4）预防感染:机体感染一方面加重肝脏吞噬、免疫和解毒的负荷,另一方面使组织的分解代谢加速而增加产氨和机体的耗氧量。所以,感染时应按医嘱及时应用有效的抗生素。

（5）积极控制上消化道出血:及时清除肠道内积存血液、食物或其他含氮物质。因肝性脑病易并发于上消化道出血后,故应及时灌肠和导泻。

（6）避免发生低血糖:禁食和限食者应避免发生低血糖。因葡萄糖是大脑的重要供能物质,低血糖时,脑内去氨活动停滞,氨的毒性增加。

（四）维持体液平衡

正确记录出入液量,肝性脑病多有水、钠潴留倾向,水不宜摄入过多,一般为尿量加 1 000 mL/d,

对疑有脑水肿的患者尤应限制;显著腹水者钠盐应限制在 250 mg/d。除肾功能有障碍者,钾应补足。按需要测定血钠、钾、氯化物、血氨、尿素等。有肝性脑病倾向的患者应避免快速和大量利尿及放腹水。

（五）用药护理

（1）降氨药物:常用的有谷氨酸钠、谷氨酸钾、精氨酸。①谷氨酸钠:严重水肿、腹水、心力衰竭、脑水肿时慎用谷氨酸钠。使用这些药物时,滴速不宜过快,否则可出现流涎、呕吐、面色潮红等反应。②谷氨酸钾:一般根据患者血钠、血钾情况混合使用。患者有肝肾综合征、尿少、尿闭时慎用谷氨酸钾,以防血钾过高。③精氨酸:常用于血 pH 偏高患者的降氨治疗,精氨酸系酸性溶液,含氯离子,不宜与碱性溶液配伍。

（2）乳果糖:降低肠腔 pH,减少氨的形成和吸收。①适应证:对有肾功能损害或耳聋、忌用新霉素的患者,或需长期治疗者,乳果糖常为首选药物。②不良反应:乳果糖有轻泻作用,多从小剂量开始服用,需观察服药后的排便次数,以每日排便 2～3 次,粪 pH 以 5.0～6.0 为宜。该药在肠内产气较多,易出现腹胀、腹痛、恶心、呕吐,也可引起电解质紊乱。

（3）必需氨基酸:静脉注射支链氨基酸可以补充能量,降低血氨。静脉注射精氨酸时速度不宜过快,以免引起流涎、面色潮红与呕吐等。

（4）新霉素:少数可出现听力和肾脏损害,故服用新霉素不宜超过 6 个月,做好听力和肾功能监测。

（5）大量输注葡萄糖的过程中,必须警惕低血钾、心力衰竭和脑水肿。

九、健康指导

本病的发生有明显诱因且易去除,肝功能恢复较好,门体分流性肝性脑病者预后较好;腹水、黄疸明显,有出血倾向者预后较差。

（1）告诫患者及家属保持合理的饮食,保持大便通畅,不滥用损伤肝脏的药物,积极防治各种感染,戒烟戒酒等,是减少和防止肝性脑病发生的重要措施。

（2）既要使患者认识本病的严重性,以引起患者重视,又要让患者对通过自我保健可使疾病不致恶化树立起信心,自觉地进行自我保健。

（3）要求患者必须严格遵医嘱用药,不可擅自停用和改换其他药物,也不能随意增减药物用量;患者应定期门诊复查。

（孙芹利）

第五节　肝衰竭的护理

一、定义

肝衰竭是原来无肝病者肝脏受损后短时间内发生的临床综合征,死亡率高,最常见的病因是病毒性肝炎。

二、病因及发病机制

（一）病因

在中国引起肝衰竭的主要病因是肝炎病毒（主要是乙型肝炎病毒），其次是药物及肝毒性物质（如乙醇、化学制剂等）。在欧美国家，药物是引起急性、亚急性肝衰竭的主要原因。

（二）发病机制

1.内毒素与肝损伤

内毒素使肝脏能量代谢发生障碍。还可诱导中性粒细胞向肝内聚集，并激活中性粒细胞，参与导致大块肝细胞坏死的炎症过程。内毒素作用于肝窦内皮细胞及微血管，引起肝微循环障碍，导致缺血缺氧性损伤。

2.细胞因子与肝损伤

细胞因子不仅是肝坏死过程的主要因素，还与肝衰竭时肝细胞再生抑制状态有关。

3.细胞凋亡

肝细胞凋亡在肝衰竭病理形成过程中也起着重要的作用。

4.多器官功能衰竭与肝衰竭

肝衰竭是多器官功能衰竭的主要起因，而多器官功能衰竭又可加重肝衰竭。

三、临床表现

（一）神经、精神症状

早期以性格和行为改变为主，如情绪激动、精神错乱、行为荒诞等，少数患者可被误诊为精神病。晚期出现肝性脑病、肝臭，各种反射迟钝或消失，肌张力改变，踝阵挛阳性。

（二）黄疸

典型病例先是尿色加深，2～3天以后皮肤巩膜出现黄疸，迅速加深，少数患者的黄疸可出现在神经、精神症状前，但较轻微，以后随病情恶化而加深。

（三）出血

因肝脏内凝血因子合成障碍，导致弥散性血管内凝血、血小板减少。

（四）肝脏缩小

多数急性肝衰竭肝脏呈进行性缩小，此为诊断本病的重要体征。

（五）腹水

多数患者迅速出现腹水，大多属于漏出液，少数为渗出液或血性。

（六）脑水肿、脑疝综合征

其发生率24％～82％，单纯脑水肿表现为呕吐、头痛、烦躁、血压轻度上升。合并脑疝则出现去大脑强直、抽搐、瞳孔对光反应减弱或消失、呼吸节律不齐、呼吸骤停等。

（七）肝肾综合征

表现为少尿或无尿、氮质血症、稀释性低血钠、低尿钠，尿中可无蛋白质及管型。

四、实验室及其他检查

肝炎病毒学检查：肝功能检查转氨酶升高或发生胆-酶分离现象；血生化检查凝血酶原时间延长。

五、紧急救护

（一）去除诱因

针对引起急性肝衰竭的不同诱因,给予治疗和护理。

（二）保肝治疗

(1)应用细胞活性药物,如 ATP、辅酶 A、肌苷、1,6-二磷酸果糖等。

(2)胰岛素-胰高血糖素疗法。

(3)促肝细胞生长素促使肝细胞再生。

(4)前列腺素 E 可扩张血管,改善肝微循环,稳定肝细胞膜,防止肝细胞坏死。

(5)适量补充新鲜血、新鲜血浆及清蛋白,有利于提高胶体渗透压,促进肝细胞的再生和补充凝血因子。

（三）对症处理

1.肝性脑病

避免使用麻醉、镇痛、催眠等中枢抑制药物,及时控制感染和上消化道出血,注意纠正水、电解质和酸碱平衡紊乱。降低血氨:

(1)禁止经口摄入蛋白质,尤其动物蛋白,以减少氨的形成。

(2)抑制肠道产氨细菌生长,可口服或鼻饲新霉素 1～2 g/d,甲硝唑 0.2 g,每日 4 次。

(3)清除肠道积食、积血或其他含氮物质,应用乳果糖或拉克替醇,口服或高位灌肠,可酸化肠道,促进氨的排出,减少肠源性毒素吸收。

(4)视患者的电解质和酸碱平衡情况酌情选择谷氨酸钠、谷氨酸钾、精氨酸等降氨药。

(5)使用支链氨基酸或支链氨基酸与精氨酸混合制剂,以纠正氨基酸失衡。

2.出血

(1)预防胃应激性溃疡出血,可用 H_2 受体阻滞剂或质子泵抑制药。

(2)凝血功能障碍者注射维生素 K,可促进凝血因子的合成。血小板减少或功能异常者可输注血小板悬液。

(3)胃肠道出血者可用冰盐水加血管收缩药物局部灌注止血。

(4)活动性出血或需接受损伤性操作者,应补充凝血因子,以输新鲜血浆为宜。

(5)一旦出现 DIC、颅内出血,须积极配合抢救。

（四）急性并发症的处理

1.肝肾综合征

(1)及时去除诱因,如避免强烈利尿及大量放腹水,不使用损害肾功能的药物。

(2)在改善肝功能的前提下,适当输注右旋糖酐 40、清蛋白等胶体溶液,以提高循环血容量。

(3)补充血容量的同时给予利尿药,常用 20%甘露醇,无效时可用呋塞米,可消除组织水肿、腹水,减轻心脏负荷,清除有害代谢产物。

(4)应用血管活性药,可选用多巴胺、酚妥拉明等药物,以扩张肾血管,增加肾血流量。

(5)经上述治疗无效时,宜尽早进行血液透析,清除血内有害物质,减轻氮质血症、纠正高钾血症和酸中毒。

2.感染

一旦出现感染,可单用或联合应用抗生素,但不应使用有肝、肾毒性的药物。

3.脑水肿

颅内压增高者给予高渗性脱水药。

（五）血液净化疗法

血液净化疗法可清除因肝功能严重障碍而产生的各种有害物质，使血液得以净化，帮助患者度过危险期。血浆置换是较为成熟的血液净化方法，可以去除与血浆蛋白结合的毒物，补充血浆蛋白、凝血因子等人体所需物质，从而减轻急性肝衰竭患者的症状。

（六）肝替代治疗

（1）人工肝支持治疗：人工肝是指通过体外的机械、物理化学或生物装置，清除各种有害物质，补充必需物质，改善内环境，暂时替代衰竭肝的部分功能的治疗方法，能为肝细胞再生及肝功能恢复创造条件或等待机会进行肝移植。

（2）肝移植。

六、观察要点

（1）判断神志是否清醒，性格和行为有无异常，以便及时发现肝性脑病的先兆。

（2）密切观察生命体征变化，注意每天测量腹围、体重。

（3）黄疸：了解黄疸的程度，有无逐渐加重。

（4）出血：注意皮肤、黏膜及消化道等部位有无出血，抽血及穿刺后要长时间压迫穿刺点，防止渗血。

（5）监测中心静脉压、血气分析变化。

（6）监测肝功能、凝血功能变化。

（7）对接受谷胰高血糖素、胰岛素疗法患者，用药期间随时监测血糖水平，以便随时调整药物的用量。

（8）应用谷氨酸钾时须监测钾、钠、氯含量，保持电解质平衡。

七、护理要点

（一）充分休息与心理护理

患者应绝对卧床休息，腹水患者采取半卧位。鼓励患者保持乐观情绪，以最佳心理状态配合治疗。

（二）饮食护理

给予低脂、低盐、高热量、清淡、易消化的食物。戒烟酒，忌辛辣刺激性食物，少量多餐可进食流质或半流质，以保证营养充分吸收，促进肝细胞再生和修复。有腹水者控制钠盐摄入，肝性脑病者忌食蛋白。

（三）口腔护理

饭前饭后可用5％碳酸氢钠漱口。

（四）皮肤护理

保持皮肤清洁干燥，黄疸较深、瘙痒严重者可给予抗组胺药物。

（五）并发症的护理

（1）肝肾综合征：严格控制液体入量，避免使用损害肝、肾功能的药物。注意观察尿量的变化及尿的颜色和性质，准确记录每日出入液量。

（2）感染：加强支持疗法，调整免疫功能。

（3）大量腹水。①安置半卧位，限制钠盐和每日入水量。②遵医嘱应用利尿药，避免快速和大量利尿，用药后注意监测血电解质。③每日称体重，测腹围，记录尿量，密切观察腹水增长及消退情况。④腹腔穿刺放腹水一次量不能超过3 000 mL，防止水、电解质紊乱和酸碱失衡。

（4）脑水肿：密切观察患者有无头痛、呕吐、眼底视盘水肿及意识障碍等表现。一旦发生，应协助患者取平卧位，抬高床头 15°～30°，以利颅内静脉回流，减轻脑水肿。使用脱水药、利尿药后易出现电解质紊乱，应定时监测。

（六）安全防护

对于昏迷患者加护床挡，烦躁患者慎用镇静药，必要时可用水合氯醛灌肠。

（七）肠道护理

灌肠可清除肠内积血，使肠内保持酸性环境，减少氨的产生和吸收，协助患者采取左侧卧位，用37～38 ℃温水 100 mL 加食醋 50 mL 灌肠 1～2 次/天，或乳果糖 500 mL 加温水 500 mL 保留灌肠，使血氨降低。肝性脑病者禁用肥皂水灌肠。

（孙芹利）

第六节　胆道感染的护理

胆道感染是临床上常见的疾病，按发生部位分为胆囊炎和胆管炎。按发病急缓和病程经过分为急性、亚急性和慢性炎症。胆道感染与胆结石互为因果关系。胆结石引起胆管梗阻胆汁淤积，细菌繁殖致胆道感染，胆道感染的发作又是胆石形成的重要的致病因素和促发因素。

急性胆囊炎是胆囊发生的急性化学性或细菌性炎症。约95％的患者合并有胆囊结石，称结石性胆囊炎，发病原因为结石导致胆囊管梗阻以及继发细菌感染所致。致病菌可通过胆管逆行侵入胆囊，或经血循环或淋巴途径进入胆囊，致病菌主要为革兰氏性阴杆菌，以大肠埃希菌最常见，其次有肠球菌、铜绿假单胞菌、厌氧菌等。5％的患者未合并有胆囊结石，称非结石性胆囊炎，发病原因尚不十分清楚，易发生在严重创伤、烧伤、手术后及危重患者中，可能是这些患者都有不同程度的低血压和组织低血流灌注，胆囊也受到低血流灌注损害，导致黏膜糜烂，胆囊壁受损。急性胆囊炎病理过程分为急性单纯性胆囊炎、急性化脓性胆囊炎和急性坏疽性胆囊炎 3 个阶段。

慢性胆囊炎是急性胆囊炎反复发作的结果，70％～95％的患者合并胆囊结石。

急性梗阻性化脓性胆管炎（AOSC）又名急性重症胆管炎（ACST），是急性胆管炎和胆管梗阻未解除，感染未控制，病情进一步发展的结果。由于胆管内压力持续升高，管腔内充满脓性胆汁，高压脓性胆汁逆流入肝，大量细菌和毒素经肝窦入血，导致脓毒症和感染性休克。

一、护理评估

（一）健康史

注意询问患者饮食习惯和饮食种类，发病是否有与饱食和高脂饮食有关，既往有无胆囊结石、胆囊炎、胆管结石、胆管炎及黄疸病史。

（二）身体状况

1.急性胆囊炎

（1）腹痛：急性发作典型表现是突发右上腹阵发性绞痛，常在饱餐、进油腻食物后，或在夜间发作。疼痛常放散到右肩部、肩胛部和背部。病变发展可出现持续性疼痛并阵发性加重。

（2）发热：患者常有轻度发热，通常无寒战。如果胆囊积脓、穿孔或合并急性胆管炎，可出现明显的寒战高热。

（3）消化道症状：疼痛时常伴有恶心、呕吐、厌食等消化道症状。

（4）体格检查：右上腹部可有不同程度和范围的压痛、反跳痛及肌紧张，墨菲征（Murphy）阳性，可扪及肿大的胆囊。

（5）并发症：胆囊积脓、胆囊穿孔、弥漫性腹膜炎、急性化脓性胆管炎、急性坏死性胰腺炎。

2.慢性胆囊炎

临床症状常不典型，多数患者有胆绞痛病史，尔后有厌油腻、腹胀、嗳气等消化道症状，右上腹部和肩背部隐痛，一般无畏寒、高热和黄疸。体格检查右上腹胆囊区轻压痛或不适感，Murphy征可呈阳性。

3.急性梗阻性化脓性胆管炎

发病急骤、病情发展迅速、并发症凶险。除一般胆道感染的夏柯三联征（腹痛、寒战高热、黄疸）外，患者迅速出现休克、中枢神经系统受抑制表现，即雷诺（Reynolds）五联征，如果患者不及时治疗，可迅速死亡。查体可有不同程度的上腹部压痛和腹膜刺激征。

（三）心理-社会状况

患者因即将面临手术、担心预后、疾病反复发作等因素引起患者及其亲属的焦虑与恐惧。急性梗阻性化脓性胆管炎患者，因病情危重，患者及其亲属常难以应对。

（四）辅助检查

1.实验室检查

胆囊炎患者白细胞计数和中性粒细胞比例增高；急性梗阻性化脓性胆管炎患者，白细胞计数 $>10 \times 10^9/L$，中性粒细胞比例增高，胞质可出现中毒颗粒。血小板计数降低，凝血酶原时间延长。

2.B超检查

急性胆囊炎可见胆囊肿大、壁厚、囊内有结石。慢性胆囊炎囊壁厚或萎缩，其内有结石或胆固醇沉着。急性梗阻性化脓性胆管炎患者可在床旁检查，能及时了解胆管梗阻的部位和病变性质，以及肝内外胆管扩张情况。

（五）治疗要点

1.非手术治疗

包括禁食、输液、纠正水、电解质及酸碱失衡，全身支持疗法，选用有效的抗生素控制感染，解痉止痛等处理。大多数急性胆囊炎患者病情能控制，待以后行择期手术。而急性梗阻性化脓性胆管炎患者，如病情较轻，可在6小时内试行非手术治疗，若无明显好转，应紧急手术治疗。

2.手术治疗

（1）急性胆囊炎发病在72小时内、经非手术治疗无效且病情恶化或有胆囊穿孔、弥漫性腹膜炎、急性化脓性胆管炎、急性坏死性胰腺炎等并发症者，均应急诊手术。争取行胆囊切除术，但高危患者，或局部炎症水肿、粘连重，解剖关系不清者，应选用胆囊造口术，3个月后再行胆囊切除术。

（2）其他胆囊炎患者均应在患者情况处于最佳状态时择期行胆囊切除术。

（3）急性梗阻性化脓性胆管炎手术的目的是抢救生命,应力求简单有效,常采用胆总管切开减压、T形管引流。其他方法还有经内镜鼻胆管引流术（ENAD）等。

二、护理诊断及合作性问题

（一）焦虑与恐惧

焦虑、恐惧与疼痛、病情反复发作、手术有关。

（二）急性疼痛

急性疼痛与疾病本身和手术伤口有关。

（三）体温升高

体温升高与术前感染、术后炎症反应有关。

（四）营养失调

低于机体需要量与胆管功能失调,胆汁排出受阻,或手术后胆汁引流至体外导致消化不良、食欲缺乏、肝功能受损有关。

（五）体液不足

体液不足与T形管引流、呕吐、感染性休克有关。

（六）潜在并发症

胆囊穿孔、弥漫性腹膜炎、急性化脓性胆管炎、急性坏死性胰腺炎、感染性休克等。

三、护理目标

患者情绪平稳,积极配合治疗,疼痛缓解,体温正常,营养得到改善,能维持体液平衡,无胆囊穿孔、弥漫性腹膜炎、急性化脓性胆管炎、急性坏死性胰腺炎、感染性休克等并发症发生。

四、护理措施

（一）非手术疗法及术前护理

（1）心理护理:加强与患者沟通,介绍胆囊炎的有关知识,解释术前准备的目的和必要性,使之配合。急性梗阻性化脓性胆管炎患者应将其病情的严重性告知患者亲属,使其理解配合。

（2）病情观察:应密切观察体温、脉搏、血压、黄疸、神志、腹痛程度及腹部体征,发现异常,及时通知医师。

（3）禁食、输液:急性胆囊炎需禁食,补充水、电解质和纠正酸碱紊乱。凝血酶原低者,补充维生素K,若紧急手术者,可输全血供给凝血酶原。

（4）营养支持:向慢性胆囊炎患者解释进食低脂饮食的意义,提供低脂、高热量饮食。

（5）抗感染与对症处理:遵医嘱应用解痉、镇痛及抗感染药物,高热者用物理或药物降温。

（6）急性梗阻性化脓性胆管炎患者应及时完成手术前各项准备工作,如扩容、广谱、足量、联合使用抗生素,视病情使用激素、血管活性药物等抗休克措施,争取尽快手术。

（二）术后护理

急性梗阻性化脓性胆管炎患者仍需严密观察病情变化,继续积极抗休克治疗。

（三）健康指导

指导患者宜进低脂、高热量、高维生素易消化饮食,如出现发热、腹痛、黄疸等情况,及时来医院就诊。

五、护理评价

患者是否情绪平稳,是否积极配合治疗,疼痛是否缓解,体温是否恢复正常;营养是否得到改善,能否维持体液平衡,有无胆囊穿孔、弥漫性腹膜炎、急性化脓性胆管炎、急性坏死性胰腺炎、感染性休克等并发症发生。

（陈思静）

第七节　胆道蛔虫病的护理

蛔虫进入胆总管、肝内胆管和胆囊引起急腹症统称为胆管蛔虫病,本病发病率与卫生条件有关,我国农村发病率较高,多发于青少年。近年由于卫生条件的改善,发病率明显下降,在大城市医院已成为少见病。

蛔虫寄生在小肠中下段,厌酸喜碱,具有钻孔习性。当宿主高热、消化功能紊乱、饮食不节、驱蛔虫不当、胃酸降低、Oddi 括约肌功能失调、肠道内环境改变时,蛔虫窜动,经十二指肠乳头钻入胆管,刺激 Oddi 括约肌发生痉挛,引起胆绞痛、胆管梗阻、胆道感染、肝脓肿、胰腺炎及胆管结石。蛔虫还可经胆囊管钻入胆囊,引起胆囊穿孔。

一、护理评估

（一）健康史

应注意询问患者的饮食卫生习惯,有无肠道蛔虫病史。

（二）身体状况

(1)症状:①腹痛,突起剑突下阵发性钻顶样绞痛,可放射至右肩及背部,患者常弯腰捧腹,坐卧不宁,大汗淋漓,表情痛苦。不痛时安然如常。如此反复发作,持续时间不一。②恶心、呕吐,30％的患者呕出蛔虫。③发热、黄疸,提示合并胆管梗阻、感染。

(2)体征:单纯性胆管蛔虫病,腹软,剑突右下方仅有轻度深压痛,此种体征与症状不相符合,是胆管蛔虫的最大特点。若并发胆道感染、胰腺炎、肝脓肿等,则有相应的体征。

（三）心理-社会状况

患者突发剧烈疼痛,难以忍受,使患者及其亲属十分恐惧。

（四）辅助检查

(1)实验室检查:大便内可找到蛔虫卵,白细胞计数及嗜酸性粒细胞计数比例可升高。

(2)B超检查:可能显示胆管内蛔虫。

(3)经内镜逆行性胰胆管造影(ERCP):偶可见胆总管开口处有蛔虫。

（五）治疗要点

多数胆管蛔虫病,可通过中西医结合,以解痉、止痛、消炎利胆、排蛔,并驱除肠道蛔虫等非手术治疗可治愈。少数患者因非手术治疗无效或出现严重胆道感染时才考虑手术取蛔虫。

二、护理诊断及合作性问题

（一）急性疼痛

急性疼痛与蛔虫钻入胆管，Oddi 括约肌阵发性痉挛有关。

（二）体温过高

体温过高与蛔虫携带细菌进入胆管，引起继发感染，并发胆管炎症、胆源性肝脓肿等有关。

（三）知识缺乏

知识缺乏与卫生基本知识缺乏，卫生习惯不良有关。

三、护理措施

（一）密切观察及时施治

注意观察体温、腹痛情况，遵医嘱及时给予解痉、止痛、输液、抗感染等治疗。出现高热、黄疸等症状提示有严重胆道感染，应及时报告医师做进一步处理。

（二）驱虫护理

驱虫尽量在症状缓解期进行，于清晨空腹或晚上临睡前服药；服药后注意观察有无蛔虫排出。

（三）手术准备

如患者出现严重胆道感染，需要手术治疗，应积极完成术前各项准备。

（四）健康指导

宣传卫生知识，养成良好的饮食卫生习惯。

（陈思静）

第八节　肠结核和结核性腹膜炎的护理

肠结核和结核性腹膜炎均由结核分枝杆菌感染所致。肠结核是结核分枝杆菌侵犯肠道引起的慢性特异性感染，结核性腹膜炎则是由结核分枝杆菌侵犯腹膜引起的慢性弥漫性腹膜炎症。一般见于青壮年，女性多于男性，男女之比约为 1∶2。过去我国肠结核和结核性腹膜炎比较常见，近几十年来，随着卫生条件改善和生活水平的提高，结核患病率逐渐下降。但由于肺结核目前在我国仍然常见，故对本病仍须提高警惕。

一、肠结核

（一）病因与发病机制

肠结核主要由人型结核分枝杆菌引起，约占 90％。少数患者可由牛型结核分枝杆菌感染致病。其感染途径有以下几种。①经口感染：是最常见的感染途径，患者大多是开放性肺结核或喉结核，经常吞咽含结核分枝杆菌的痰液而引起本病；或经常和开放性肺结核患者密切接触、共餐、餐具未消毒而导致感染；或饮用未经消毒的带菌牛奶或乳制品而感染牛型结核杆菌。结核分枝杆菌进入肠道后,多在回盲部引起结核病变,可能和下列因素有关:含结核分枝杆菌的肠内容物在回盲部停留时间较久,增加了局部肠黏膜的感染机会;结核分枝杆菌易侵犯淋巴组织,而回盲部有丰富的淋巴组织,因此成为肠结核的好发部位。但胃肠道其他部位有时也可受累。②血行播散,肠外结核病灶经血行播散侵犯肠道,多见于粟粒型肺结核。③直接蔓延,由腹腔内结核病灶如女性生殖器结核直接蔓延引起。

结核病的发病是人体和结核分枝杆菌相互作用、相互斗争的结果。经上述途径感染结核杆菌并不一定会发病,只有当入侵的结核分枝杆菌数量较多、毒力较强、人体免疫功能低下、肠功能紊乱引起局部抵抗力削弱时,才会发病。

(二)病理变化

肠结核发病部位主要在回盲部,其他部位依次为升结肠、空肠、横结肠、降结肠、阑尾、十二指肠和乙状结肠等处,少数见于直肠。结核菌数量、毒力及人体对结核菌的免疫反应程度影响本病的病理性质。若人体变态反应强,病变以渗出为主;当侵入的结核分枝杆菌数量多、毒力强,可有干酪样坏死,形成溃疡,称为溃疡型肠结核;若人体免疫状况好、感染轻,则表现为大量肉芽肿和纤维组织增生,使局部肠壁增厚、僵硬,肠腔变窄甚至梗阻,称为增生型肠结核。兼有两种病变者称为混合型或溃疡增生型肠结核,此型并不少见。

(三)临床表现

1.症状

(1)腹痛:多位于右下腹,也可牵涉至上腹或脐周。间歇性发作,疼痛性质一般多为隐痛或钝痛,于进餐后加重,并有排便感,可能与进食引起胃肠反射或肠内容物通过炎症、狭窄的肠段,引起局部肠痉挛有关。排便或肛门排气后疼痛有不同程度的缓解。并发肠梗阻时,有腹部绞痛。

(2)腹泻与便秘:溃疡性肠结核的主要表现是腹泻。排便次数因病变严重程度和范围不同而异,一般每日2~4次,重者每天可达10余次,粪便呈糊状或稀水状,不含黏液、脓血,因直肠未受累,无里急后重感。有时腹泻与便秘交替,粪便呈羊粪状,隔数天再有腹泻,这与病变引起的胃肠功能紊乱有关。增生型肠结核的主要表现是便秘。

(3)全身症状和肠外结核表现:溃疡性肠结核常有结核毒血症及肠外结核,特别是活动性肺结核的表现,如不同热型的长期发热、盗汗、消瘦、倦怠、贫血,随着病程的发展可出现营养不良的表现。增生型肠结核病程较长,全身一般情况较好,无发热或有时低热,多伴有肠外结核表现。

2.体征

腹部肿块常位于右下腹,一般比较固定,质地中等,伴有轻度或中度压痛。腹部肿块主要见于增生型肠结核。当溃疡型肠结核并发局限性腹膜炎、局部病变肠段和周围组织粘连,或同时有肠系膜淋巴结结核时,也可出现腹部肿块。

3.并发症

并发症见于晚期患者,肠梗阻多见,慢性穿孔可有瘘管形成,肠出血少见,也可并发急性肠穿孔、结核性腹膜炎。

(四)实验室及其他辅助检查

1.实验室检查

(1)血常规:溃疡性肠结核可有轻至中度贫血,部分患者血红蛋白、红细胞呈轻、中度降低,无并发症时白细胞总数一般正常。

(2)大便检查:溃疡性肠结核粪便多为糊状,一般无肉眼黏液和脓血,显微镜下可见少量脓细胞和红细胞,隐血试验阳性,粪便浓缩有时可查到结核分枝杆菌,对痰菌阴性者有意义。

（3）血沉:多明显加快,可作为评估结核病活动程度的指标之一。

（4）结核菌素试验:呈强阳性反应有助本病诊断。

2.X线检查

X线胃肠钡餐造影和钡剂灌肠检查对肠结核的诊断具有重要价值。溃疡型肠结核X线钡影呈跳跃征象,即钡剂在病变段排空快、充盈不佳,呈激惹状态,而在病变的上、下两端钡剂则充盈良好。增生型肠结核表现肠管狭窄,收缩畸形,肠管充盈缺损,黏膜皱襞紊乱等X线征象。结核性腹膜炎患者的腹部X线平片可见到钙化影,提示钙化的肠系膜淋巴结结核。钡餐造影可发现肠结核、肠粘连、肠瘘、肠腔外肿块等征象,对本病诊断有辅助价值。对并发肠梗阻者只宜做钡剂灌肠检查。

3.纤维结肠镜检查

纤维结肠镜检查对本病诊断有重要价值。可直接观察到全结肠和回肠的病变范围及性质,内镜下见肠黏膜充血、水肿、溃疡（常呈横形、边缘呈鼠咬状）、大小及形态各异的炎症息肉或肠腔变窄等。并可做肠黏膜组织活检,找到结核分枝杆菌或干酪样坏死性肉芽肿,则可以确诊。

（五）诊断要点

如有以下情况应考虑本病:①中青年患者有肠外结核,主要是肺结核。②临床表现有腹痛、腹泻、右下腹压痛、腹部肿块、原因不明的肠梗阻,伴有发热、盗汗等结核毒血症状。③X线小肠钡剂检查发现跳跃征、溃疡、肠管变形和肠腔狭窄等征象。④结肠镜检查发现回盲部肠黏膜充血、水肿、溃疡、炎症息肉或肠腔狭窄。⑤结核菌素试验强阳性。如活体组织病检发现干酪性肉芽肿可以确诊,活检组织中找到抗酸染色阳性杆菌有助诊断。对疑似病例,试行抗结核治疗2～6周,症状明显改善,2～3个月后肠镜检查病变明显改善或好转,可作出肠结核的临床诊断。

（六）治疗要点

肠结核的治疗目的是消除症状、改善全身情况、促使病灶愈合及防治并发症。及早治疗肠结核,可以使病变逆转。

1.休息与营养

摄取足够的营养,多休息能增强患者的抵抗力,是治疗的基础。

2.抗结核化学药物治疗

有血行播散或严重结核毒血症状时,可加用糖皮质激素短期治疗。

3.对症治疗

对症治疗包括以下几点。①纠正水、电解质酸碱平衡紊乱:对于腹泻或营养摄入不足者,应加强营养,适量补充维生素A、维生素D或静脉高营养,纠正水、电解质代谢紊乱和酸碱平衡失调。②腹痛:可应用解痉、止痛药物。③对不完全肠梗阻者,需行胃肠减压。

4.手术治疗

对以下情况应进行手术治疗:①对内科治疗未见好转的肠梗阻。②急性肠穿孔,或慢性肠穿孔瘘管形成经内科治疗而未能闭合者。③肠道大量出血经积极抢救不能有效止血者。④诊断困难需剖腹探查者。

二、结核性腹膜炎

（一）病因与发病机制

本病由结核分枝杆菌感染腹膜引起，多继发于肺结核或体内其他部位结核病。主要感染途径是由腹腔内的结核病灶直接蔓延感染腹膜引起，如肠结核、肠系膜淋巴结结核、输卵管结核等活动性结核病灶为常见的原发病灶。少数病例可由血行播散引起，常由活动性肺结核、关节、骨、睾丸结核引起，并可伴结核性多浆膜炎、结核性脑膜炎等。

（二）病理变化

根据本病的病理解剖特点，可分为渗血、粘连、干酪三型，以前两型为多见。在本病发展的过程中，上述两种或三种类型的病变可并存，称为混合型。

（三）临床表现

本病因病理类型及机体反应性的不同临床表现各异。一般起病缓慢，早期症状较轻；少数起病急骤，以急性腹痛、高热为主要表现；极少数患者起病隐匿，无明显症状，仅因腹部其他疾病进行手术时，才被意外发现。

1.症状

（1）全身症状：结核毒血症最常见，主要是发热与盗汗。多为低热和中等热，约1/3患者有弛张热，少数可呈稽留热。高热伴有明显毒血症者，主要见于渗血型、干酪型，或见于伴有粟粒型肺结核、干酪样肺炎等严重结核病的患者。部分患者有食欲下降、体重减轻、贫血、水肿等营养不良表现。

（2）腹部症状：①腹痛与腹胀，疼痛多位于脐周、下腹或全腹。早期腹痛不明显，以后可呈持续性隐痛或钝痛，也可始终无腹痛。当并发不完全性肠梗阻时，有阵发性绞痛。偶可出现急腹症表现，系因肠系膜淋巴结结核或腹腔内其他结核的干酪样坏死病灶溃破引起，或肠结核急性穿孔所致，多数患者出现不同程度的腹胀，多为结核毒血症或腹膜炎伴有肠道功能紊乱引起，也可因腹水或肠梗阻所致。②腹泻与便秘，腹泻常见，一般每天不超过3～4次，粪便多呈糊样。腹泻主要由腹膜炎所致的肠功能紊乱引起，也可由溃疡型肠结核导致吸收不良、干酪样坏死病变引起的肠管内瘘等引起。有时腹泻与便秘交替出现。

2.体征

腹壁柔韧感常见。脐周可有大小不一肿块，边缘不整，表面粗糙，活动度小。可有轻微腹部压痛，也可有少量至中等量腹水。

（1）全身情况：慢性病容，后期有消瘦、贫血、水肿、舌炎、口角炎等营养不良表现。

（2）腹部压痛和反跳痛：多数患者有腹部压痛，但一般轻微；少数压痛严重，且有反跳痛，常见于干酪型结核性腹膜炎。

（3）腹部肿块：多位于脐周，大小不一，边缘不整，表面粗糙，有时呈结节感，活动度小。多见于干酪型或粘连型，主要是由增厚的大网膜、肿大的肠系膜淋巴结、粘连成团的肠曲或干酪样坏死脓性物积聚而成。

（4）腹壁柔韧感：常见是腹膜受到轻度刺激或慢性炎症引起，是结核性腹膜炎的常见临床特征。

（5）腹水：多为少量至中量。患者常有腹胀感，与腹水、结核毒血症或腹膜炎导致肠功能紊乱等有关。

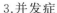

3.并发症

发生肠梗阻最常见,也可出现肠瘘、急性肠穿孔及腹腔内脓肿。

肠结核和结核性腹膜炎的临床表现,见表12-2。

表12-2 肠结核和结核性腹膜炎的临床表现

区别点	肠结核	结核性腹膜炎
腹痛部位	多位于右下腹	多位于脐周,下腹或全腹
腹痛性质	多呈隐痛或钝痛,有时进食可诱发或加重疼痛伴便意,排便后可有不同程度的缓解。并发肠梗阻时,有腹部绞痛	可呈持续性隐痛或钝痛,也可始终无腹痛。如腹痛呈阵发性加剧,应考虑并发不完全型肠梗阻
腹泻	溃疡性肠结核的主要表现是腹泻,每日2~4次不等,重者可达10余次,粪便呈糊状,不含黏液、脓血,无里急后重感。有时患者腹泻与便秘交替。增生型肠结核的主要表现是便秘	腹泻常见,一般每日不超过3~4次,粪便呈糊状,有时腹泻与便秘交替出现。患者可有不同程度的腹胀
全身症状	溃疡性肠结核常有结核毒血症的表现,如不同热型的长期发热、盗汗伴有倦怠、消瘦,后期可出现营养不良的表现;可同时有肠外结核特别是活动性肺结核的表现。增生型者一般情况较好,多伴有肠外结核表现	结核毒血症状,主要是发热与盗汗。后期可有消瘦、水肿、贫血、舌炎等营养不良表现
体征	主要为腹部肿块,常在右下腹扪及,较固定,质地中等,伴有轻、中度压痛	腹壁柔韧感常见。脐周可有大小不一肿块,边缘不整,表面粗糙,活动度小。可有轻微腹部压痛,也可有少量至中等量腹水
并发症	肠梗阻多见,慢性穿孔可有瘘管形成	肠梗阻常见,也可出现肠瘘及腹腔内脓肿

(四)实验室及其他辅助检查

1.实验室检查

(1)血常规:病程较长而有活动性病变的患者有轻至中度贫血。白细胞计数多正常,有腹腔结核病灶急性扩散或干酪型患者,白细胞计数可增高。

(2)红细胞沉降率:病变活动时血沉增快,病变趋于静止时逐渐正常,故血沉检查可作为活动性病变的指标。

(3)结核菌素试验:试验呈强阳性有助于本病诊断。

2.腹水检查

腹水为渗出液,多呈草黄色,静置后有自然凝固块,少数为淡血色,偶见乳糜性,比重一般超过1.018,蛋白质含量>30 g/L,白细胞$>500\times10^6$/L,以淋巴细胞为主。但有时因低清蛋白血症,腹水蛋白含量减少,腹水性质可接近漏出液,可检测血清—腹水清蛋白梯度来鉴别。腹水腺苷脱氨酶活性增高时,可能是结核性腹膜炎。本病的腹水浓缩找结核分枝杆菌或结核分枝杆菌培养的阳性率都很低。腹水细胞学检查目的是排除癌性腹水,宜作为常规检查。

3.腹部B超检查

通过B超可发现少量腹水和判断腹部包块性质,并可在B超的定位下进行腹腔穿刺抽腹水。

4.X 线检查

腹部 X 线平片检查有时可见到钙化影,提示钙化的肠系膜淋巴结结核。胃肠 X 线钡餐检查可发现肠结核、肠粘连、肠瘘、肠腔外肿块等征象,对本病诊断有辅助价值。

5.腹腔镜检查

腹腔镜检查对诊断有困难者具确诊价值。一般适用于有游离腹水的患者,可见腹膜、网膜、内脏表面有散在或集聚的灰白色结节,浆膜失去正常光泽,呈混浊粗糙,活组织检查有确诊价值。如腹膜有广泛粘连者则不能进行腹腔镜检查。

(五)诊断

有以下情况应考虑本病:①青壮年患者,有结核病史,伴有其他器官结核病证据。②不明原因发热达2周以上,伴有腹痛、腹胀、腹水、腹壁柔韧感或腹部包块。③腹水为渗出液,以淋巴细胞为主,普通细菌培养阴性。④X 线胃肠钡餐检查发现肠粘连等征象。⑤结核菌素试验呈强阳性。

典型病例可作出临床诊断,予抗结核治疗 2 周以上,如有效可确诊。不典型病例,主要是有游离腹水病例,行腹腔镜检查并做活检,符合结核改变可确诊。

(六)治疗要点

及早给予合理、足够疗程的抗结核化学药物治疗是本病治疗的关键,其目的是早日康复、避免复发和防止发生并发症。

1.抗结核化学药物治疗

在用药过程中需注意:对一般渗出型患者,由于腹水及症状消失较快,患者常会自行停药,而导致复发,故必须强调全程规则治疗;对粘连型或干酪型患者,由于大量纤维增生,药物不易进入病灶达到有效浓度,故需联合用药及适当延长抗结核的疗程。

2.腹水治疗

如有大量腹水,可适当放腹水以减轻症状。

3.手术治疗

经内科治疗未见好转的肠梗阻、肠穿孔、肠瘘均可行手术治疗。本病诊断有困难,与急腹症不能鉴别时,可考虑剖腹探查。

三、肠结核和结核性腹膜炎患者的护理

(一)主要护理诊断

1.疼痛:腹痛

腹痛与结核分枝杆菌侵犯肠壁,导致肠蠕动增加、结肠痉挛、肠梗阻、腹膜炎症或盆腔结核有关。

2.腹泻

腹泻与结核分枝杆菌感染、腹膜炎致肠功能紊乱有关。

3.便秘

便秘与肠功能紊乱、肠腔狭窄或梗阻有关。

4.营养失调:低于机体需要量

营养失调:低于机体需要量与结核分枝杆菌毒素所致毒血症、消化吸收功能障碍有关。

5.潜在并发症

潜在并发症肠梗阻、肠穿孔、肠瘘、腹腔脓肿等。

6.体温过高

体温过高与结核毒血症有关。

7.体液过多

体液过多与腹膜炎症致腹水形成有关。

8.焦虑

焦虑与病程长、治疗疗程长有关。

（二）护理措施

1.一般护理

（1）休息与活动：嘱患者卧床休息，减少活动，以降低代谢，减少毒素的吸收。

（2）饮食。①做好解释工作：向患者及其亲属解释结核病是一种慢性消耗性疾病，通过加强营养、多休息、适当活动，保持心情舒畅有利于疾病的康复。②饮食原则：应给予高热量、高蛋白、高维生素、易消化的食物，如新鲜蔬菜、水果、鲜奶、肉类及蛋类等。注意食物的色、香、味以促进患者食欲。腹泻明显的患者应少食乳制品、富含脂肪的食物和粗纤维食物，以免加快肠蠕动。肠梗阻的患者应禁食，并给予静脉营养。③全胃肠外营养：严重营养不良者遵医嘱给予静脉营养治疗，以满足机体代谢需要。④营养状况监测：每周测体重一次，并监测血红蛋白、红细胞、电解质等有关指标，以判断营养改善状况。

2.病情观察

严密观察腹痛的部位、性质、特点，正确评估病程进展状况。如患者疼痛突然加重，压痛明显，或出现便血等应及时报告医师并积极配合采取抢救措施。观察粪便的颜色、量、性质、化验检查结果及伴随症状。

3.用药护理

（1）遵医嘱给予抗结核化学药物：嘱患者按时、按量规则服用药物，可帮助患者制订一个切实可行的用药计划，以免漏服。

（2）解痉、止痛药：向患者解释药物的作用和不良反应，如阿托品可松弛肠道平滑肌，缓解腹痛，但有口干不良反应，应嘱患者多饮水，以解除不适。

4.对症护理

（1）疼痛的护理。①心理护理：护士与患者多交流，分散其注意力，教会患者相应心理防卫机制，以提高疼痛阈值，使疼痛感减轻。②物理止痛：可采用热敷、按摩、针灸等方法来缓解疼痛。③药物止痛：遵医嘱给患者抗胆碱能药、止痛药。④对肠梗阻所致疼痛加重者，应行胃肠减压。

（2）腹泻的护理：①选择恰当的饮食，应少食乳制品及富含脂肪和粗纤维的食物，以免加快肠蠕动。②注意腹部保暖。③加强肛周皮肤的护理。

5.心理护理

由于慢性结核毒血症状，以及腹痛、腹泻等不适，加之病程长，需长期服药，患者易产生焦虑情绪。护理人员应向患者及亲属介绍有关肠结核和结核性腹膜炎的相关知识，告之只要早期、足量、合理应用抗结核药物，症状可以逐渐缓解和治愈，从而增强患者战胜疾病的信心。指导患者转移注意力，保持轻松愉快的心情，以缓解紧张、焦虑。

6.健康教育

（1）病因及疾病预防指导：向患者及亲属解释该病的病因及消毒、隔离等知识，防止结核分枝杆菌的传播；如告知肺结核患者要注意个人卫生，不可吞咽痰液；牛奶应消毒后饮用；提倡用公筷进餐及分餐制;对结核患者的粪便要消毒处理等。

(2)生活指导:合理营养、充足的休息、加强身体锻炼、劳逸结合,保持心情愉快,以增强机体抵抗力。

(3)用药指导:指导患者坚持遵医嘱服药,不可自行停药。学会自我监测药物的作用和不良反应,如恶心、呕吐等胃肠道反应以及肝肾功能损害等。定期复查,及时了解病情变化,以利于治疗方案的调整。

(孙芹利)

第九节　溃疡性结肠炎的护理

溃疡性结肠炎是一种病因尚不十分明确的直肠和结肠慢性非特异性炎症性疾病。病变主要限于大肠黏膜与黏膜下层。临床表现为腹泻、黏液脓血便、腹痛。病情轻重不等,多呈反复发作的慢性病程。本病可发生在任何年龄,多见于 20～40 岁,亦可见于儿童或老年。男女发病率无明显差别。

一、症状

(一)腹泻

腹泻为最主要的症状,黏液脓血便是本病活动期的重要表现。大便次数及便血的程度可反映病情轻重,轻者每日排便 2～4 次,便血轻或无;重者每日 10 次以上,脓血显见,甚至大量便血。

(二)腹痛

轻型患者可无腹痛或仅有腹部不适。一般诉有轻度至中度腹痛,多为左下腹或下腹的阵痛,亦可涉及全腹。有疼痛-便意-便后缓解的规律,常有里急后重。

(三)其他症状

可有腹胀,严重病例有食欲不振、发热、恶心、呕吐等。

二、体征

患者呈慢性病容,精神状态差,重者呈消瘦、贫血貌。轻者仅有左下腹轻压痛,有时可触及痉挛的降结肠或乙状结肠。重型和暴发型患者常有明显压痛和鼓肠。若有腹肌紧张、反跳痛、肠鸣音减弱应注意中毒性巨结肠、肠穿孔等并发症。

三、评估要点

(一)一般情况

患者呈慢性病容,精神状态差,重者呈消瘦、贫血等不同程度的全身症状。

(二)专科情况

(1)腹痛的特点,是否间歇性疼痛,有无腹部绞痛,疼痛有无规律、有无关节痛。

(2)评估排便次数、颜色、量、性质是否正常。

(3)评估患者的出入量是否平衡,水、电解质是否平衡。

（三）实验室及其他检查

1.血液检查

可有红细胞和血红蛋白减少。活动期白细胞计数增高,血沉增快和 C 反应蛋白增高是活动期的标志。

2.粪便检查

肉眼检查常见血、脓和黏液,显微镜检查见多量红细胞、白细胞或脓细胞。

3.结肠镜检查

结肠镜检查是本病诊断的最重要的手段之一,可直接观察病变肠黏膜并取活检。

4.X 线钡剂灌肠检查

可见黏膜粗乱或有细颗粒改变。

四、护理措施

（1）休息与活动:在急性发作期或病情严重时均应卧床休息,缓解期也应适当休息,注意劳逸结合。

（2）病情观察:严密观察腹痛的性质、部位以及生命体征的变化,以了解病情的进展情况。

（3）用药护理:遵医嘱给予柳氮磺吡啶(SASP)和(或)糖皮质激素,以减轻炎症,使腹痛缓解。注意药物的疗效及不良反应,嘱患者餐后服药,服药期间定期复查血常规;应用糖皮质激素者,要注意激素的不良反应,不可随意停药,防止反跳现象。

（4）给患者安排舒适、安静的环境,同时注意观察大便的量、性状、次数并做好记录,保持肛周皮肤的清洁和干燥。

（5）由于本病为慢性反复发作性的过程,患者会产生各种不良情绪,护士应做好心理疏导。指导患者及家属正确对待疾病,让患者保持情绪稳定,树立战胜疾病的信心。

（孙芹利）

参 考 文 献

[1] 解春丽,王亚茹,甘玉萍.实用临床内科疾病诊治精要[M].青岛:中国海洋大学出版社,2019.

[2] 张红玉.常见疾病诊治与康复[M].西安:世界图书出版西安有限公司,2020.

[3] 陈晓庆.临床内科诊治技术[M].长春:吉林科学技术出版社,2020.

[4] 王姗姗.实用内科疾病诊治与护理[M].青岛:中国海洋大学出版社,2019.

[5] 唐华平.呼吸内科疾病诊治[M].北京:科学技术文献出版社,2018.

[6] 邓辉.内科临床诊疗实践[M].汕头:汕头大学出版社,2019.

[7] 范鹏涛,刘琪,刘亮.临床内科疾病诊断[M].长春:吉林科学技术出版社,2019.

[8] 郭礼总.最新临床内科诊疗精要[M].西安:西安交通大学出版社,2018.

[9] 李杰.神经内科疾病诊断与防治[M].青岛:中国海洋大学出版社,2019.

[10] 郑麒,潘书宏,龚保柱,等.神经内科疾病治疗与康复[M].上海:上海交通大学出版社,2018.

[11] 李欣吉,郭小庆,宋洁,等.实用内科疾病诊疗常规[M].青岛:中国海洋大学出版社,2020.

[12] 刘晓红,陈彪.老年医学[M].北京:人民卫生出版社,2020.

[13] 佟俊旺.现代内科处置精要[M].北京:科学技术文献出版社,2019.

[14] 费沛.内科常见病诊断与治疗[M].开封:河南大学出版社,2020.

[15] 胡凡.神经内科临床诊疗实践[M].北京:科学技术文献出版社,2018.

[16] 王鑫.常见消化内科疾病治疗精要[M].汕头:汕头大学出版社,2019.

[17] 冯辉,李卫萍.老年人尿失禁照护[M].长沙:中南大学出版社,2020.

[18] 刘玉庆.临床内科与心血管疾病诊疗[M].北京:科学技术文献出版社,2019.

[19] 于宁,董华伟,罗正武,等.现代内科疾病诊断与治疗[M].北京:科学技术文献出版社,2018.

[20] 杜闻博.消化系统疾病内科诊治[M].北京:科学技术文献出版社,2019.

[21] 李敏.实用内科疾病诊疗规范[M].北京:科学技术文献出版社,2018.

[22] 刘丽梅.内科常见病诊断思维[M].北京:科学技术文献出版社,2019.

[23] 韩慧.内科疾病综合诊断与治疗[M].北京:科学技术文献出版社,2018.

[24] 廖祖宁.神经内科临床诊断与治疗[M].北京:科学技术文献出版社,2019.

[25] 徐微微.临床内科常见疾病学[M].上海:上海交通大学出版社,2018.

[26] 冯辉,朱小妹.老年人压疮照护[M].长沙:中南大学出版社,2020.

[27] 王璇.神经内科诊断与治疗学[M].西安:西安交通大学出版社,2018.

［28］刘洋.内科疾病诊断与防治［M］.北京:科学技术文献出版社,2019.

［29］徐东成.现代内科疾病规范化治疗［M］.北京:科学技术文献出版社,2018.

［30］王岩.临床心内科疾病诊治［M］.北京:科学技术文献出版社,2019.

［31］苑超.肿瘤内科疾病诊治精要［M］.长春:吉林科学技术出版社,2019.

［32］矫丽丽.临床内科疾病综合诊疗［M］.青岛:中国海洋大学出版社,2019.

［33］李旭红.消化内科基础与临床［M］.北京:科学技术文献出版社,2019.

［34］闫朝光.实用临床内科肿瘤诊断与治疗［M］.长春:吉林科学技术出版社,2019.

［35］潘圣学.实用消化内科诊疗［M］.北京:科学技术文献出版社,2019.

［36］朱人定,丁新苑,王娟娟,等.低镁血症对老年脑出血患者的影响［J］.中华老年医学杂志,2019,38(8):848-851.

［37］梁思聪,陈愉.军团菌肺炎的诊治策略［J］.中国实用内科杂志,2020,40(5):357-361.

［38］郭芳含,钟镝,陈洪苹,等.急诊脑出血内科管理的研究进展［J］.卒中与神经疾病,2019,26(4):490-492.

［39］周春霞,孙婧,徐凤琴,等.流感病毒性肺炎治疗研究进展［J］.中华医院感染学杂志,2020,30(2):302-307.

［40］周文红,颜华东.乙型肝炎肝硬化预后影响因素分析［J］.中国预防医学杂志,2019(12):1171-1174.